TERAPIA INTENSIVA
EM PEDIATRIA

SÉRIE PEDIATRIA

TERAPIA INTENSIVA EM PEDIATRIA
Carlos Eduardo Lopes
Marcelo Barciela Brandão
Ricardo Vilela
Sarvier, 1ª edição, 2010

Projeto Gráfico
CLR Balieiro Editores

Revisão
Maria Ofélia da Costa

Fotolitos / Impressão e Acabamento
Bartira Gráfica e Editora

Direitos Reservados
Nenhuma parte pode ser duplicada ou
reproduzida sem expressa autorização do Editor.

sarvier
Sarvier Editora de Livros Médicos Ltda.
Rua dos Chanés 320 – Indianópolis
04087-031 – São Paulo – Brasil
Telefax (11) 5093-6966
sarvier@uol.com.br
www.sarvier.com.br

Dados Internacionais de Catalogação na Publicação (CIP)
(Câmara Brasileira do Livro, SP, Brasil)

> Lopes, Carlos Eduardo
>   Terapia intensiva em pediatria / Carlos
> Eduardo Lopes, Marcelo Barciela Brandão,
> Ricardo Vilela. -- São Paulo : SARVIER, 2010. --
> (Série pediatria)
>
>   Vários colaboradores.
>   ISBN 978-85-7378-211-0
>
>   1. Pediatria de urgência 2. Terapia intensiva
> pediátrica I. Lopes, Carlos Eduardo. II. Brandão,
> Marcelo Barciela. III. Vilela, Ricardo. IV. Título.
> V. Série.
>
> 10-07609
>   CDD-618.920028
>   NLM-WS 366

Índices para catálogo sistemático:

1. Pediatria intensiva : Medicina   618.920028
2. Terapia intensiva : Pediatria   618.920028

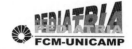

SÉRIE PEDIATRIA

TERAPIA INTENSIVA EM PEDIATRIA

Carlos Eduardo Lopes
Coordenador da Unidade de Terapia Intensiva Pediátrica do Hospital de Clínicas da Universidade Estadual de Campinas. Coordenador da Unidade de Terapia Intensiva Pediátrica do Centro Médico de Campinas.

Marcelo Barciela Brandão
Mestre em Saúde da Criança e do Adolescente na Área de Pediatria FCM – UNICAMP. Título de Especialista em Terapia Intensiva com Habilitação em Terapia Intensiva Pediátrica pela Associação de Medicina Intensiva Brasileira (AMIB). Médico da Unidade de Terapia Intensiva Pediátrica HC-UNICAMP. Médico Coordenador da Unidade de Terapia Intensiva Pediátrica Hospital Estadual Sumaré – UNICAMP. Médico da Unidade de Terapia Intensiva Pediátrica do Centro Médico de Campinas. Médico do Pronto-Socorro de Pediatria HC-UNICAMP.

Ricardo Vilela
Mestre em Saúde da Criança e do Adolescente da FCM – UNICAMP. Médico Assistente da UTI Pediátrica do HC-UNICAMP. Médico Assistente da UTI Pediátrica do Centro Médico de Campinas.

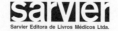

Colaboradores

Adriana Gut Lopes Riccetto
Mestre e Doutora em Saúde da Criança e do Adolescente. Especialista em Terapia Intensiva Pediátrica pela AMIB. Médica Pediatra – Ambulatório e Unidade de Terapia Intensiva Pediátrica. Hospital de Clínicas – Universidade Estadual de Campinas – UNICAMP.

Alexandre Esteves de Souza Lima
Mestrado em Saúde da Criança e do Adolescente – Área de Pediatria. Especialização em Terapia Intensiva Pediátrica pela Associação de Medicina Intensiva Brasileira (AMIB). Especialização em Nutrição Parenteral e Enteral pela Sociedade Brasileira de Nutrição Parenteral e Enteral (SBNPE). Nutrólogo pela Associação Brasileira de Nutrologia (ABRAN). Médico Assistente da Unidade de Terapia Intensiva Pediátrica (UTIP) e da Equipe Multiprofissional de Terapia Nutricional (EMTN) do Hospital de Clínicas da Universidade Estadual de Campinas (HC-UNICAMP). Coordenador Clínico da EMTN e Médico da Enfermaria de Pediatria do Hospital Municipal Dr. Mário Gatti de Campinas. Médico da UTIP e da EMTN do Hospital Centro Médico de Campinas.

Ana Paula Damiano
Mestre em cardiologia pela USP. Especialista em Terapia Intensiva Pediátrica pela AMIB. Especialista em Cardiologia Infantil pela Sociedade Brasileira de Cardiologia. Coordenadora do setor de Cardiologia Infantil da UNICAMP.

Anna Leticia de Oliveira Cestari
Especialista em Terapia Intensiva Pediátrica pela AMIB. Médica Pediatra das Unidades de Terapia Intensiva Pediátrica do Centro Infantil Boldrini e do Hospital Estadual Sumaré – Universidade Estadual de Campinas.

Antonia Teresinha Tresoldi
Professora Associada do Departamento de Pediatria da FCM – UNICAMP.

Antônio Gonçalves de Oliveira Filho
Professor Doutor. Cirurgião Pediátrico do Serviço de Cirurgia Pediátrica do HC-UNICAMP.

Armando Augusto Almeida Jr.
Mestrado em Saúde da Criança e do Adolescente – Área de Pediatria, FCM – UNICAMP. Especialização em Terapia Intensiva Pediátrica pela Asso-

ciação de Medicina Intensiva Brasileira (AMIB). Médico Assistente da Unidade de Terapia Intensiva Pediátrica (UTIP) e da Enfermaria de Pediatria do Hospital de Clínicas da Universidade Estadual de Campinas (HC-UNICAMP). Médico Assistente da Unidade de Terapia Intensiva Pediátrica (UTIP) do Hospital Estadual Sumaré (HES) – UNICAMP.

Bruno Vieira Scarpim
Médico Residente da Disciplina de Neurocirurgia da FMC – UNICAMP.

Caio Rodrigo Massaini
Médico Pediatra Intensivista pela UNICAMP. Médico da Equipe de UTI Pediátrica do Centro Médico de Campinas. Médico da Equipe de UTI Pediátrica do Hospital Estadual de Diadema. Médico da Equipe de UTI Pediátrica do Complexo Hospitalar Ouro Verde – Campinas.

Cláudia Pereira de Castro Ferreira
Especialista em Terapia Intensiva Pediátrica pela AMIB. Médica Diarista da UTI Pediátrica do Hospital Estadual Sumaré. Médica Plantonista da UTI Pediátrica do Hospital de Clínicas da UNICAMP.

Cláudio Manoel Henriques Guedes
Especialista em Terapia Intensiva Pediátrica pela AMIB. Médico Diarista da UTI Pediátrica Hospital Municipal Dr. Mário Gatti. Médico Assistente da UTI Pediátrica do Hospital de Clínicas UNICAMP.

Cristina Mamprin Losano
Especialista em Terapia Intensiva Pediátrica pela AMIB. Plantonista da Unidade de Terapia Intensiva Pediátrica do HC da UNICAMP. Coordenadora e Diarista da Unidade de Terapia Intensiva Neopediátrica da Santa Casa de Rio Claro.

Donizeti César Honorato
Docente do Departamento de Neurologia da FCM – UNICAMP. Chefe da Disciplina de Neurocirurgia da FCM – UNICAMP.

Flavio Henrique Gilli
Médico Pediatra Especialista em Terapia Intensiva Pediátrica pela AMIB. Coordenador Médico, Diarista e Plantonista da Unidade de Terapia Intensiva Pediátrica Onco-Hematológica do Centro Infantil Dr. Domingos Boldrini, Campinas, SP. Diarista e Plantonista da Unidade de Terapia Intensiva Pediátrica da Fundação Centro Médico de Campinas.

Helder José Lessa Zambelli
Doutor em Ciências Médicas pela UNICAMP. Coordenador do Serviço de Neurocirurgia do Hospital Estadual Sumaré – HES. Coordenador da Organização de Procura de Órgãos da UNICAMP. Neurocirurgião do Hospital de Clínicas da UNICAMP. Professor da Pós-Graduação em Saúde da Criança e do Adolescente da UNICAMP. Diretor Clínico do Hospital Estadual Sumaré – HES.

Hugo Hideo Kunii
Especialista em Terapia Intensiva Pediátrica pela AMIB. Médico Assistente da Unidade de Terapia Intensiva Pediátrica do Hospital de Clínicas da UNICAMP. Médico Diarista da Unidade de Terapia Intensiva Pediátrica do Hospital Samaritano de São Paulo.

Idivan Luís Spoladore
Especialista em Terapia Intensiva Pediátrica pela AMIB. Plantonista da Unidade de Terapia Intensiva Pediátrica do HC-UNICAMP. Diarista e Plantonista da Unidade de Terapia Intensiva Pediátrica Hospital Centro Médico de Campinas.

Joaquim Murray Bustorff-Silva
Professor Titular da Disciplina de Cirurgia Pediátrica, Departamento de Cirurgia da FCM – UNICAMP.

José Roberto Fioretto
Professor Adjunto. Responsável pela Disciplina de Medicina Intensiva Pediátrica do Departamento de Pediatria da Faculdade de Medicina de Botucatu – UNESP. Coordenador do Complexo de Terapia Intensiva do HC da UNESP de Botucatu. Chefe da UTI Pediátrica – HC-UNESP de Botucatu e Hospital Estadual Bauru. Presidente da Comissão Científica da Área de Pediatria da Sociedade Paulista de Terapia Intensiva. Presidente do Núcleo Centro-Sul da Sociedade Paulista de Terapia Intensiva.

Juliana Toshica Kunisawa
Especialista em Terapia Intensiva Pediátrica pela AMIB. Médica Pediatra das Unidades de Terapia Intensiva Pediátrica do Complexo Hospitalar Ouro Verde e Hospital de Clínicas – Universidade Estadual de Campinas – UNICAMP.

Khristiani de Almeida Batista
Médica Diarista da UTI Pediátrica – HC-UNESP de Botucatu.

Leonardo Diogo de Almeida e Pontes
Médico Pediatra das Unidades de Terapia Intensiva Pediátrica do Complexo Hospitalar Ouro Verde e do Hospital Galileu, Valinhos.

Liliane Cury Prates
Mestre em Saúde da Criança e do Adolescente. Especialista em Nefrologia Pediátrica. Médica Pediatra – Responsável pelo Setor de Transplante Renal em Pediatria. Hospital de Clínicas da Universidade Estadual de Campinas – UNICAMP.

Louandre Fralete Ayres Vallarelli
Coordenador e Diarista da UTI Pediátrica do Centro Infantil de Investigações Hematológicas Dr. Domingos Boldrini. Diarista e Plantonista da UTI Pediátrica do Hospital Centro Médico de Campinas.

Luciana Figueira Pegorer
Médica Pediatra das Unidades de Terapia Intensiva Pediátrica do Com-

plexo Hospitalar Ouro Verde e do Centro Médico de Campinas.

Luiz Antonio Belli
Médico Assistente da UTI Pediátrica do Hospital São Paulo da Universidade Federal de São Paulo (UNIFESP). Médico da UTI Pediátrica do Hospital Santa Catarina. Médico Assistente da UTI Pediátrica do Hospital Municipal e Infantil Menino Jesus. Mestre em Pediatria pela UNIFESP.

Luiz Antonio da Costa Sardinha
Médico Neurologista e Intensivista. Mestre em Ciências Médicas pela UNICAMP. Médico da Organização para Procura de Órgãos para Transplante – OPO-UNICAMP.

Luiz Eduardo Rodrigues Silvério
Médico pela UFJF. Pediatra Intensivista pela UNICAMP. Título de Especialista em Pediatria pela SBP. Título de Especialista em Terapia Intensiva Pediátrica pela AMIB. Médico Assistente da UTI Pediátrica do Hospital de Clínicas – UNICAMP. Emergencista Pediátrico do Hospital Municipal de Paulínia.

Maraísa Centeville
Mestre em Saúde da Criança e do Adolescente pela FCM – UNICAMP. Especialista em Pediatria e Terapia Intensiva Pediátrica pela Sociedade Brasileira de Pediatria. Médica Assistente dos Ambulatórios de Reumatologia Pediátrica e Imunodeficiência Secundária Pediátrica do HC--UNICAMP. Plantonista da UTI Pediátrica do HC-UNICAMP e da UTI Pediátrica e Enfermaria de Pediatria do Hospital Municipal Dr. Mario Gatti.

Marcelo Conrado dos Reis
Mestrando em Saúde da Criança e do Adolescente – Área de Pediatria. Médico Pediatra do Hospital Estadual Sumaré. Coordenador Médico da UER de Pediatria do HC-UNICAMP.

Márcio Lopes Miranda
Professor Doutor Cirurgião Pediátrico do Serviço de Cirurgia Pediátrica – HC-UNICAMP.

Marcos Antonio de Paolis
Médico Assistente da UTI Pediátrica do HC-UNICAMP. Médico da Unidade de Terapia Intensiva Pediátrica do Centro Médico de Campinas. Título de Especialista em Terapia Intensiva com Habilitação em Terapia Intensiva Pediátrica pela AMIB.

Marcos Tadeu Nolasco da Silva
Professor Doutor do Departamento de Pediatria da Faculdade de Ciências Médicas da Universidade Estadual de Campinas.

Marcos Vinicius Calfat Maldaun
Doutor em Neurologia pela Universidade de São Paulo. Médico Neurocirurgião do Hospital Estadual Sumaré – UNICAMP. Médico Neurocirurgião da Disciplina de Neurocirurgia do HC-UNICAMP. Médico Neurocirurgião do Hospital Sírio-Libanês de São Paulo.

Maria Angela Bellomo Brandão
Mestre e Doutora em Pediatria pela Faculdade de Ciências Médicas da Universidade Estadual de Campinas – UNICAMP. Especialista em Pediatria e Gastroenterologia Pediátrica pela Sociedade Brasileira de Pediatria e Federação Brasileira de Gastroenterologia. Médica Assistente dos Serviços de Gastroenterologia, Hepatologia e Nutrição Pediátrica. Responsável pelo Transplante Hepático Pediátrico do Hospital de Clínicas da Universidade Estadual de Campinas – UNICAMP.

Mariana Porto Zambon
Doutorado em Saúde da Criança e do Adolescente – Área de Pediatria. Professora Doutora do Departamento de Pediatria da FCM – UNICAMP. Coordenadora do Internato e dos Alunos da UER de Pediatria do HC-UNICAMP.

Maristela Boina Coltro
Especialista em Terapia Intensiva Pediátrica pela AMIB. Diarista da Unidade de Terapia Intensiva Pediátrica do HC-UNICAMP. Diarista e Plantonista da Unidade de Terapia Intensiva Pediátrica do Hospital Centro Médico de Campinas.

Mônica Armani Cirino de Macedo
Médica Assistente da UTI Pediátrica do HC-UNICAMP. Título de Especialista em Terapia Intensiva com Habilitação em Terapia Intensiva Pediátrica pela AMIB.

Olberes Vitor Braga de Andrade
Professor Assistente do Departamento de Pediatria da Faculdade de Ciências Médicas da Santa Casa de São Paulo – Setor de Nefrologia Pediátrica da Santa Casa de São Paulo. Mestre em Nefrologia pela UNIFESP e Doutor pela FCMSCSP. Médico do CTI Pediátrico do Hospital Israelita Albert Einstein.

Renato Lopes de Souza
Doutor em Pediatria pela Escola Paulista de Medicina/Universidade Federal de São Paulo (EPM-UNIFESP). Diretor do Serviço de Clínica Pediátrica do Hospital Infantil Cândido Fontoura, São Paulo. Médico Assistente da UTI Pediátrica da EPM-UNIFESP. Vice-Presidente do Departamento de Terapia Intensiva da SPSP.

Ricardo Mendes Pereira
Professor Doutor do Departamento de Pediatria. Preceptor dos Residentes do HC-UNICAMP.

Roberta Ferreira de Barros
Médica Pediatra das Unidades de Terapia Intensiva Pediátrica do Complexo Hospitalar Ouro Verde e da Casa de Saúde de Campinas. Médica Pediatra do Pronto-Socorro Infantil do Hospital Municipal Dr. Mário Gatti.

Roberto José Negrão Nogueira
Mestre em Saúde da Criança e do Adolescente. Pediatra (SBP-AMB) e Nutrólogo (ABRAN-AMB). Especia-

lista em Nutrição Parenteral e Enteral (SBNPE-AMB) e Terapia Intensiva Pediátrica (AMIB-AMB). Coordenador Clínico da Equipe Multiprofissional de Terapia Nutricional (EMTN) do Hospital de Clínicas da UNICAMP e do Hospital Centro Médico de Campinas.

Rodrigo de Freitas Nóbrega
Presidente do Departamento de Terapia Intensiva da SPSP. Membro do Departamento de Pediatria da AMIB.

Sérgio Massayuki Tani
Mestre em Saúde da Criança e do Adolescente pela UNICAMP. Especialista em Terapia Intensiva Pediátrica pela AMIB. Professor Assistente do Departamento de Pediatria da Faculdade de Medicina de Jundiaí. Médico Pediatra das Unidades de Terapia Intensiva Pediátrica do Hospital de Clínicas da UNICAMP, do Centro Infantil Boldrini e do Hospital Municipal Dr. Mário Gatti.

Tatiana Kvint
Especialista em Terapia Intensiva Pediátrica pela AMIB. Médica Pediatra das Unidades de Terapia Intensiva Pediátrica do Hospital Municipal Dr. Mário Gatti, do Complexo Hospitalar Ouro Verde e Hospital de Clínicas da Universidade Estadual de Campinas – UNICAMP.

Toshio Matsumoto
Médico Coordenador da UTI Pediátrica do Hospital Municipal Infantil Menino Jesus – São Paulo, SP.

Venâncio Pereira Dantas Filho
Médico Neurocirurgião do HC-UNICAMP. Doutor em Ciências Médicas pela UNICAMP. Presidente do Comitê de Bioética do HC-UNICAMP. Médico Consultor da Organização para Procura de Órgãos para Transplante – OPO-UNICAMP.

Vera Maria Santoro Belangero
Professora Associada do Departamento de Pediatria. Coordenadora da Área de Nefrologia Pediátrica. Faculdade de Ciências Médicas da Universidade Estadual de Campinas – UNICAMP.

Werther Brunow de Carvalho
Professor Titular de Terapia Intensiva/Neonatologia do Instituto da Criança do Hospital das Clínicas da Faculdade de Medicina da Universidade de São Paulo. Chefe da UTI Pediátrica do Hospital Santa Catarina, São Paulo.

Agradecimentos

Agradecemos à participação de cada um dos colaboradores deste livro com os quais compartilhamos a satisfação ao finalizá-lo.

Prefácio

É com muito prazer que apresento o livro *Terapia Intensiva em Pediatria*, um livro prático, didático que será muito útil no atendimento do paciente criticamente doente.

A terapia intensiva pediátrica no Brasil apresentou um grande avanço nos últimos 20 anos e coincide com a criação da Unidade no Hospital de Clínicas da Faculdade de Ciências Médicas da Unicamp, em 1988, sob a responsabilidade do Dr. Carlos Eduardo Lopes, coordenador da equipe e um dos editores deste livro. As indicações de internação em UTI não se limitaram mais às complicações agudas de doenças infecciosas, mas, no decorrer destes anos, a UTI tem sido também fundamental no suporte pós-operatório de pacientes com doenças crônicas, incluindo os transplantes.

Infelizmente, há ainda carência de leitos principalmente no setor público. Para garantir bons resultados não basta apenas investir na criação de unidades com estrutura física adequada, mas também possuir profissionais qualificados para essa tão nobre função. Daí a importância dessa área no Departamento de Pediatria, que tem ao longo dos anos formado vários profissionais que atuam na maioria das unidades de terapia intensiva da região e traduz, neste livro, a experiência acumulada nestes anos de atendimento ao paciente grave.

O conteúdo do livro é dividido em 10 partes, com capítulos gerais e alguns mais específicos. Chama a atenção o enfoque prático do livro, enfatizando o manejo, sem desprezar a fisiopatologia que fornece subsídios para a decisão da terapêutica eficaz.

Parabéns aos editores e colaboradores que não mediram esforços nem tempo para com entusiasmo escreverem os capítulos deste livro. O produto deste trabalho nos atualiza para que possamos enfrentar novos e antigos desafios. Os leitores e os pacientes agradecem.

Prof. Dr. Gabriel Hessel
Coordenador do Departamento de Pediatria
FCM/UNICAMP

Apresentação

A UTI Pediátrica do Hospital de Clínicas da Unicamp tem em comum com a maioria das UTIs pediátricas do Brasil seu forte caráter assistencial. As condutas terapêuticas adotadas passam por um rigoroso crivo das evidências científicas que as fundamentam, uma atitude promovida na equipe desde sua formação. Este livro, em grande parte, traduz esta atitude, ou seja, nossa proposta em elaborá-lo foi agregar informações práticas na condução de pacientes na UTI pediátrica com bom grau de evidência.

Os autores convidados que não pertencem ao nosso serviço tiveram importante influência na formação da equipe. Alguns já pertenceram ao grupo e outros interagem diariamente com ele, contribuindo para a definição de sua personalidade.

Todos os autores tiveram a liberdade de expressar seus conteúdos de forma independente, promovendo ocasionalmente um debate salutar entre os capítulos, sobre temas intensamente discutidos na literatura médica. Além disto, a comparação do nosso trabalho com o de outros autores adicionará conhecimentos e estimulará a crítica dos leitores. Ela é, em nossa opinião, o motor para a continuidade no estudo da terapia intensiva.

Algumas características que valorizamos no atendimento à criança gravemente doente e na medicina em geral são a coerência e a racionalidade terapêutica. Um exemplo pode ajudar a compreender estes princípios. "Febre é igual a antibiótico"? Não. Febre é um indício frequente de inflamação. Inflamação pode ter causa infecciosa. Se houver evidência clínica de infecção, utilizamos antibióticos enquanto a reavaliação diária demonstrar que eles são necessários. Esta atitude expressa coerência na decisão e racionalidade no emprego do insumo terapêutico. A proteção dos pacientes da unidade contra bactérias multirresistentes é um fruto dessa atitude.

O profissionalismo, a independência e a ética são valores intensamente provocados em nosso meio. O intensivista está em uma posição única de integrar opiniões dos vários especialistas envolvidos no atendimento ao paciente e avaliar qual o melhor momento para implementar as propostas terapêuticas sugeridas, considerando risco e benefício.

O certo e o errado às vezes se confundem. A observação desses princípios tem ajudado a resolver a maior parte das situações.

Boa prática!

Carlos Eduardo Lopes
Marcelo Barciela Brandão
Ricardo Vilela

Conteúdo

Parte I
Avaliação do Paciente Crítico

1. **Insuficiência Respiratória** 3
   Armando Augusto Almeida Jr. e Alexandre Esteves de Souza Lima

2. **Choque** 21
   Mônica Armani Cirino de Macedo e Marcelo Barciela Brandão

3. **Parada Cardiorrespiratória** 42
   Toshio Matsumoto

4. **Sepse e Choque Séptico** 61
   Carlos Eduardo Lopes, Mônica Armani Cirino de Macedo e Marcelo Barciela Brandão

5. **Disfunção de Múltiplos Órgãos e Sistemas** 81
   Idivan Luis Spoladore

Parte II
Doenças Respiratórias

1. **Insuficiência Respiratória Obstrutiva Alta** 93
   Cláudia Pereira de Castro Ferreira

2. **Asma Grave** 110
   Alexandre Esteves de Souza Lima

3. **Bronquiolite Grave** 126
   Adriana Gut Lopes Riccetto

4. **Síndrome do Desconforto Respiratório Agudo** 134
   Hugo Hideo Kunii

5. Ventilação Mecânica Invasiva 144
   Armando Augusto Almeida Jr. e Alexandre Esteves de Souza Lima

6. Ventilação Mecânica Não Invasiva 158
   Armando Augusto Almeida Jr.

7. Monitorização Respiratória 162
   Alexandre Esteves de Souza Lima

Parte III

Doenças Cardiovasculares

1. Insuficiência Cardíaca em Crianças 183
   Juliana Toshica Kunisawa, Ricardo Vilela e Maristela Boina Coltro

2. Arritmias Cardíacas em Terapia Intensiva Pediátrica 193
   Ana Paula Damiano, Ricardo Vilela e Maristela Boina Coltro

3. Crises Hipertensivas na Infância 224
   Cláudio Manoel Henriques Guedes

4. Crises Hipoxêmicas nas Cardiopatias Congênitas Cianogênicas 233
   Ricardo Vilela e Maristela Boina Coltro

5. Pós-Operatório de Cirurgia Cardíaca 239
   Juliana Toshica Kunisawa, Ricardo Vilela e Maristela Boina Coltro

6. Monitorização Hemodinâmica 265
   Rodrigo de Freitas Nóbrega e Renato Lopes de Souza

Parte IV

Doenças Renais

1. Insuficiência Renal Aguda 277
   Tatiana Kvint, Adriana Gut Lopes Riccetto e Vera Maria Santoro Belangero

2. Métodos Dialíticos 292
   Khristiani de Almeida Batista e José Roberto Fioretto

3. Síndrome Hemoliticourêmica 311
   Ricardo Vilela e Anna Leticia de Oliveira Cestari

4. Transplante Renal 319
   Adriana Gut Lopes Riccetto e Liliane Cury Prates

PARTE V

Metabolismo e Nutrição

1. Distúrbios dos Minerais 331
   Roberto José Negrão Nogueira e Tatiana Kvint

2. Distúrbios Acidobásicos 351
   Luiz Antonio Belli, Olberes Vitor Braga de Andrade e
   Werther Brunow de Carvalho

3. Distúrbios do Metabolismo da Glicose 381
   Marcelo Barciela Brandão

4. Nutrição Enteral 403
   Alexandre Esteves de Souza Lima

5. Nutrição Parenteral 420
   Roberto José Negrão Nogueira

6. Insuficiência Hepática Aguda 430
   Marcelo Barciela Brandão

7. Síndrome de Reye 439
   Sérgio Massayuki Tani

8. Transplante Hepático Pediátrico 444
   Maria Angela Bellomo Brandão e Marcos Antonio de Paolis

PARTE VI

Doenças Neurológicas

1. Estado de Mal Epiléptico 459
   Cristina Mamprin Losano

2. Sedação e Analgesia em UTI Pediátrica 465
   Cláudia Pereira de Castro Ferreira

3. Morte Encefálica 482
   Venâncio Pereira Dantas Filho, Luiz Antonio da Costa
   Sardinha e Helder José Lessa Zambelli

4. **Pós-Operatório de Neurocirurgia** 508
   Helder José Lessa Zambelli, Venâncio Pereira Dantas Filho,
   Bruno Vieira Scarpim, Marcos Vinicius Calfat Maldaun e
   Donizeti César Honorato

5. **Coma** 522
   Roberto José Negrão Nogueira e Maraísa Centeville

Parte VII

Doenças Hematológicas e Oncológicas

1. **Coagulação Intravascular Disseminada** 533
   Ricardo Vilela

2. **Emergências Oncológicas – O Paciente Oncológico Pediátrico na UTI** 539
   Flávio Henrique Gilli e Louandre Fralete Ayres Vallarelli

3. **Emergências Hematológicas – O Paciente Hematológico Pediátrico na UTI** 571
   Louandre Fralete Ayres Vallarelli e Flávio Henrique Gilli

4. **Fenômenos Tromboembólicos** 591
   Luiz Eduardo Rodrigues Silvério e Maraísa Centeville

Parte VIII

Acidentes

1. **Traumatismo Cranioencefálico** 603
   Marcelo Barciela Brandão

2. **Traumatismo Raquimedular** 616
   Marcelo Barciela Brandão

3. **Traumatismo Abdominal Fechado** 624
   Joaquim Murray Bustorff-Silva, António Gonçalves de
   Oliveira Filho e Márcio Lopes Miranda

4. **Traumatismo de Tórax** 632
   Joaquim Murray Bustorff-Silva, António Gonçalves de Oliveira
   Filho e Márcio Lopes Miranda

5. **Acidente por Submersão** 638
   Mônica Armani Cirino de Macedo

Parte IX

Infecções

1. **Uso Racional de Antimicrobianos em Terapia Intensiva Pediátrica**................ 651
   Carlos Eduardo Lopes e Marcos Tadeu Nolasco da Silva

2. **Infecção Hospitalar em Terapia Intensiva Pediátrica**.................. 659
   Ricardo Mendes Pereira, Ricardo Vilela e Antonia Teresinha Tresoldi

3. **Meningites Bacterianas, Meningoencefalites Virais e Meningites Secundárias à Derivação Ventriculoperitoneal**.................. 676
   Cláudio Manoel Henriques Guedes

4. **Doenças Infecciosas de Interesse em Terapia Intensiva Pediátrica**.................. 688
   Tatiana Kvint, Juliana Toshica Kunisawa e Carlos Eduardo Lopes

Parte X

Procedimentos e Monitorização

1. **Intubação Orotraqueal**.................. 697
   Mariana Porto Zambom e Marcelo Conrado dos Reis

2. **Procedimentos em Terapia Intensiva Pediátrica**...... 709
   Caio Rodrigo Massaini, Leonardo Diogo de Almeida e Pontes, Luciana Figueira Pegorer, Roberta Ferreira de Barros e Ricardo Vilela

3. **Escores Utilizados em UTI Pediátrica**.................. 736
   Marcelo Barciela Brandão

Bulário 747

Apêndice – Uso de Hemoderivados em UTI Pediátrica 799

Índice Remissivo 805

PARTE I

AVALIAÇÃO DO PACIENTE CRÍTICO

CAPÍTULO 1

Insuficiência Respiratória

ARMANDO AUGUSTO ALMEIDA JR.
ALEXANDRE ESTEVES DE SOUZA LIMA

INTRODUÇÃO

A insuficiência respiratória (IR) é importante causa de morbidade e mortalidade na faixa etária pediátrica. Está entre as causas frequentes de internação em unidades de tratamento intensivo (UTI) pediátricas, sendo a terceira causa mais comum de morte em lactentes segundo dados do Centro Nacional de Estatística em Saúde dos EUA, seguindo-se às anomalias congênitas e aos acidentes. Quanto à idade, dois terços dos casos de IR ocorrem no primeiro ano de vida e destes 50% no período neonatal.

A magnitude desse problema pode ser avaliada pelas taxas de mortalidade, pelos estudos epidemiológicos das crianças internadas e pelas taxas das doenças mais comumente associadas com falência respiratória. A IR como causa primária de admissão em UTIs pediátricas apresenta uma taxa de aproximadamente 50%.

No Brasil, existem poucos dados estatísticos quanto à incidência de IR, e a falta de informações pode ser explicada pelo estabelecimento recente da terapia intensiva pediátrica como especialidade. No Hospital de Clínicas da Faculdade de Ciências Médicas da Universidade Estadual de Campinas (UNICAMP) foi realizado estudo que demonstrou que 76,2% dos lactentes internados necessitaram de ventilação mecânica, sendo que a mortalidade destes foi de 37,5%.

CONCEITO

Incapacidade do sistema respiratório de atender às demandas do oxigênio e/ou eliminar o dióxido de carbono produzido pelo organismo.

DEFINIÇÃO

Diminuição da pO_2 (< 60mmHg) e/ou aumento da pCO_2 (> 50mmHg) em paciente respirando ao nível do mar e com uma fração de oxigênio inspirada (FiO_2) de 21% (ar ambiente) e sem alteração cardíaca.

FATORES PREDISPONENTES

Existem vários fatores predisponentes para IR na faixa etária pediátrica oriunda de diferenças anatômicas, fisiológicas, imunológicas e histológicas.

O calibre das vias aéreas (diâmetro e comprimento) é proporcionalmente menor e a língua maior que no adulto. A epiglote é curta, fina, angulada, rígida e em forma de "U" ou "V", projetando-se em um ângulo de 45° em relação à parede anterior da faringe e próxima ao palato, estreitando a retrofaringe e opondo maior resistência ao fluxo aéreo. As cordas vocais têm abertura anteriorizada e a laringe é afunilada até aproximadamente os 10 anos de idade, com consequente aumento da resistência e da turbulência. O brônquio-fonte direito é mais inclinado, predispondo o acúmulo de secreções e intubação seletiva.

O pequeno diâmetro das vias aéreas inferiores e superiores gera uma maior resistência ao fluxo de ar, tornando a criança mais suscetível ao aparecimento de quadros obstrutivos. Como a resistência das vias aéreas é diretamente proporcional à quarta potência do raio, pequenas diminuições do calibre resultam em grandes aumentos da resistência, explicando o motivo pelo qual doenças obstrutivas (inclusive a laringite) são mais graves entre lactentes e crianças menores.

A respiração é predominantemente nasal até o quarto ou sexto mês de vida, e a idade até a qual o lactente é um respirador nasal obrigatório não é estabelecida com certeza, tendo como consequência que qualquer obstrução nasal pode tornar-se crítica. As narinas opõem uma resistência ao fluxo aéreo de 11 a 41% do total, e este efeito não diminui com o crescimento, mas é atenuado pelo uso acessório da boca em condições de estresse e pela menor probabilidade de obstrução total pelo seu maior calibre.

A resistência pulmonar total (RPT) resulta da soma da resistência das vias aéreas e da resistência ou viscosidade dos tecidos que também é maior nos recém-nascidos (até 40% da RPT), principalmente devido ao excesso de líquido no interstício pulmonar, sabendo-se que a resistência das vias aéreas periféricas nas crianças até 5 anos de idade é 4 vezes maior que nos adultos.

Os alvéolos também aumentam em tamanho e quantidade em função da idade, sendo a superfície alveolar da criança bem menor em comparação à do adulto. Existem aproximadamente 24 milhões de alvéolos no período neonatal, 250 milhões com 4 anos de idade e 300 milhões na idade adulta. A superfície alveolar apresenta tamanho de 150 a 180µ aos 2 meses de idade, aumentando para 250 a 300µ na idade adulta, com maior propensão ao colapso alveolar pela maior tensão superficial, a qual é inversamente proporcional ao raio.

Devido ao fato de que os volumes correntes gerados são pequenos, há necessidade de que a frequência respiratória seja maior para que desenvolva um volume minuto suficiente, resultando em um gasto energético elevado. Existe também menor eficácia ventilatória devido ao fato de se ventilar mais vezes áreas de espaço morto anatômico (traqueia e brônquios) que não participam das trocas gasosas. Além disso, a pequena superfície alveolar de crianças torna-as propensas a apresentar hipoxemia mais precocemente, mesmo com pequenos comprometimentos do parênquima pulmonar.

Pacientes pediátricos apresentam maiores taxas metabólicas em relação aos adultos, sendo que o consumo de O_2 nas crianças é de 6 a 8mL/kg/min, enquanto nos adultos é de 3 a 4mL/kg/min. Têm capacidade residual funcional (CRF) e reservas de oxigênio baixas, além de diminuição da capacidade de difusão pulmonar de O_2 e CO_2, sendo somente de um terço à metade da observada em adultos, mesmo quando corrigido pela superfície corporal e, por conseguinte, apresentam uma propensão de desenvolver hipóxia mais precoce do que em adultos.

Devido ao fato de a caixa torácica da criança ser mais elástica e complacente do que em adultos, aumentos da força contrátil da musculatura intercostal e diafragmática do movimento inspiratório da "alça de balde" geram uma maior pressão negativa intratorácica, ocasionando retrações do arcabouço torácico (retrações intercostais), além do deslocamento das costelas superiores para dentro, enquanto o abdome se movimenta para fora, ocasionando a retração subcostal ou "balancim" e, dessa forma, o aumento compensatório da força muscular não é eficiente em resultar em maior volume corrente.

O diafragma apresenta diferentes tipos de fibras musculares, sendo as do tipo I de contração lenta, vermelhas, com metabolismo oxidativo (aeróbio) e altamente resistentes à fadiga, as do tipo IIa com metabolismo predominantemente anaeróbio e passíveis de fadiga e as do tipo IIb de metabolismo somente glicolíticas e altamente fadigáveis, utilizadas nos movimentos musculares rápidos como tosse e espirro. Os recém-nascidos apresentam 25% das fibras diafragmáticas do tipo I, sendo que prematuros podem ter apenas 10%, desenvolvendo padrão semelhante ao adulto a partir de 1 ano de idade, isto é, com 55% do tipo I e 45% divididos nos tipos IIa e IIb. A limitação da função muscular intercostal e a diafragmática, pela presença de fibras imaturas com escassez de retículo sarcoplasmático e com desproporcionalidade entre a massa muscular sistêmica, principalmente em prematuros, lactentes jovens e/ou desnutridos são fatores que influenciam a redução da resistência muscular com maior risco de evoluir para fadiga e consequente apneia.

Os recém-nascidos e lactentes têm um sistema imunológico imaturo, sendo mais suscetíveis a infecções bacterianas e virais. A resposta imunocelular por células T está bem desenvolvida ao nascimento, mas a imunidade humoral é deficiente em vários aspectos, com hipogamaglobulinemia transitória fisiológica dos 3 aos 7 meses de vida, provável deficiência funcional dos polimorfonucleares e da atividade quimiotática, além de imaturidade do sistema complemento com defeito na opsonização.

O sistema pulmonar não é plenamente desenvolvido ao nascimento, observando-se redução ou ausência dos poros interalveolares de Kohn e canais bronquioalveolares de Lambert, havendo pouca ventilação colateral, o que explica a maior prevalência de atelectasias, e, consequentemente, podendo levar à persistência da resistência vascular pulmonar elevada com desenvolvimento de hipertensão pulmonar primária ou secundária, resultando hipoxemia.

Além destes fatores, os pacientes podem apresentar doenças congênitas pulmonares primárias como hipoplasia pulmonar, cisto congênito, enfisema lobar congênito ou secundárias como cardiopatias congênitas, hérnia diafragmática.

FISIOPATOLOGIA

Geralmente se deve à associação de mais de um mecanismo fisiopatogênico (doenças ventilatórias obstrutivas com componente restritivo e vice-versa) e as alterações da relação ventilação/perfusão ($\dot{V}/\dot{Q}$) participam em diferentes graus de quase todos os quadros de IR.

Na maioria das vezes, a hipoxemia resulta da diminuição da ventilação ou da difusão, levando a um mecanismo reflexo de vasoconstrição pulmonar e desvio do fluxo, diminuindo a alteração da relação ventilação/perfusão.

Diferencia-se hipoxemia da hipóxia caracterizando-se a última, como o resultado da oferta de O_2 insuficiente para uma determinada taxa metabólica, ocasionando metabolismo anaeróbio com acidose metabólica, aumento de lactato e diminuição do HCO_3^- sérico. Portanto, hipoxemia com redução de taxa metabólica nem sempre resulta em hipóxia e o inverso também ocorre, ou seja, mesmo não hipoxêmico, o paciente pode estar com hipóxia tecidual.

A insuficiência pulmonar pode ser dividida em três etapas: pulmonar, sanguínea (transporte de O_2 através do sangue) e celular. *Os mecanismos básicos da insuficiência respiratória de causa pulmonar que podem levar à hipoxemia e/ou hipercapnia são:*

– Alterações da relação $\dot{V}/\dot{Q}$.
  • Efeito *shunt*.
  • Efeito espaço morto.
– Hipoventilação.
– Defeito da difusão.

A etapa pulmonar envolve a ventilação, ou seja, a entrada de ar nas vias aéreas superiores até os alvéolos e sua relação com a circulação sanguínea pulmonar (unidade alveolocapilar pulmonar). Para que as trocas gasosas ocorram de forma adequada, devem ser proporcionais, e essa proporção é chamada relação ventilação-perfusão ($\dot{V}/\dot{Q}$), na qual $\dot{V}$ é ventilação alveolar e $\dot{Q}$ é o fluxo capilar pulmonar, sendo que quase todos os distúrbios respiratórios levam a alterações na relação $\dot{V}/\dot{Q}$.

A relação $\dot{V}/\dot{Q}$ normal é de aproximadamente 0,8, sendo secundária a fatores como postura, volume pulmonar, exercício e diferenças regionais em unidades alveolares distintas em um mesmo momento. Mesmo na ausência de alterações pulmonares, existem diferenças regionais na relação $\dot{V}/\dot{Q}$ como, por exemplo, na posição supina, na qual os ápices pulmonares podem ser mais ventilados e menos perfundidos e as bases pulmonares que são mais perfundidas e menos ventiladas.

As alterações da relação $\dot{V}/\dot{Q}$ não ocorrem de forma tão simplificada, existindo diferenças regionais na distribuição do fluxo sanguíneo e gasoso em unidades alveolares distintas em um mesmo momento e, dependendo do tipo de comprometimento pulmonar, predomina uma alteração, seja por diminuição, seja por aumento.

O efeito *shunt* é definido como uma área pobremente ou não ventilada e que apresenta uma circulação pulmonar adequada que, no entanto, não participa das trocas gasosas (por exemplo, atelectasia). Nos casos mais graves, há prioritariamente uma hipoxemia resistente ao aumento de FiO_2 e com mínima repercussão na $paCO_2$ (principalmente nas fases iniciais), como, por exemplo, na síndrome de desconforto respiratório agudo (SDRA).

Uma redução da relação $\dot{V}/\dot{Q}$ com fluxo sanguíneo normal causa redução da pO_2 e conteúdo de oxigênio, sendo que os alvéolos passam a atuar como *shunts* venoarteriais parciais (efeito *shunt*) e, quando ocorre obstrução total da ventilação (relação $\dot{V}/\dot{Q} = 0$), há uma mistura de sangue venoso diretamente na circulação arterial.

O *shunt* anatômico normal é cerca de 2% do débito cardíaco (DC) através das veias brônquicas, pleurais e de Thebesius. O derivado da distribuição $\dot{V}/\dot{Q}$ é de apenas 1% do DC e o *shunt* fisiológico total normal é cerca de 3 a 4% do DC (até 6 a 8% nos recém-nascidos). Clinicamente, é difícil separar o *shunt* do efeito *shunt*, a não ser que o paciente receba uma FiO_2 de 100% até a lavagem de N_2 dos alvéolos mal ventilados. Pode ser extrapulmonar (por exemplo, cardíacos) ou intrapulmonar, exemplificado por atelectasia, doença de membrana hialina, pneumonia, edema pulmonar etc.

Os efeitos da redução da FiO_2 sobre a relação $\dot{V}/\dot{Q}$ podem causar um mecanismo reflexo de vasoconstrição pulmonar com diminuição do fluxo sanguíneo nas regiões pulmonares pouco ventiladas (isto é, com baixa relação $\dot{V}/\dot{Q}$) para a readequação da relação e desvio para áreas mais bem ventiladas. Por sua vez, uma elevação na FiO_2 causa aumento da paO_2 com diminuição da vasoconstrição pulmonar pré-capilar e aumento da perfusão de áreas mal ventiladas, com consequente elevação do efeito *shunt* e da mistura venosa.

Um desequilíbrio entre o gás inspirado e o expirado no alvéolo sob FiO_2 elevada (100%) em regiões nas quais há diminuição da ventilação acarreta grande parte do gás absorvido pelo sangue, podendo ocorrer colapso gradual deste alvéolo, convertendo áreas pouco ventiladas em áreas sem ventilação (*shunt*).

Se o volume de gás absorvido pelo sangue em certo alvéolo se equilibra exatamente com o volume de gás que entra neste alvéolo durante a inspiração, observa-se o "alvéolo instável", pois qualquer diminuição da ventilação ou aumento na concentração de O_2 fará com que seu conteúdo interno de gás seja menor, com perda progressiva de volume, até que a tensão superficial no interior desse alvéolo supere as forças oponentes e gere o colapso (atelectasia). Em adultos, unidades pulmonares com $\dot{V}/\dot{Q} < 0,08$ são instáveis somente com respiração em ar ambiente e, provavelmente, crianças apresentarão alvéolos instáveis com relações $\dot{V}/\dot{Q}$ até maiores pela redução da ventilação colateral. Portanto, nas doenças com diminuição da ventilação e capacidade residual funcional (CRF) como SDRA, devem-se evitar FiO_2 elevadas em ventilação espontânea para evitar transformar áreas com efeito *shunt* em verdadeiros *shunts* e a utilização de CPAP ou PEEP contribui para estabilizar o alvéolo por aumento da CRF.

Um aumento do *shunt* causa diminuição da paO_2 e, como regra, não aumenta a paCO_2, pois os quimiorreceptores centrais aumentam a ventilação alveolar com eliminação do CO_2.

Em graus elevados de *shunt*, pequenas alterações na paO_2 podem aumentar o conteúdo arterial de O_2 pela maior afinidade da hemoglobina pelo O_2 e estão localizados na porção mais rapidamente variável da curva de dissociação de oxi-hemoglobina, embora, em pO_2 elevada, seja horizontalizada com consequente dificuldade de detectar pequenos *shunts* com O_2 a 100%.

O efeito espaço morto pode ser anatômico ou alveolar. O anatômico corresponde ao volume corrente que permanece nas vias aéreas durante cada inspiração (inclusive com o uso de vias aéreas artificiais), e o alveolar (VD), ao ar inspirado que chega aos alvéolos, mas que não participa das trocas gasosas devido à perfusão inadequada. O somatório dos dois representa o espaço morto fisiológico (VT), que é a porção do volume corrente que não participa das trocas gasosas. Por exemplo, na embolia pulmonar e na hipertensão pulmonar, a hipoxemia é resistente ao aumento da FiO_2 sem afetar a ventilação e, portanto, sem reter CO_2.

A equação de Bohr modificada corresponde a aproximadamente 30% do volume corrente, sendo que acima de 0,6 é incompatível com a ventilação espontânea.

$$VD/VT = (paCO_2 - peCO_2)/paCO_2 \cong 0,3$$

O VD/VT elevado prejudica as trocas gasosas e acarreta hipoxemia, sendo correlacionado com o grau de *shunt* (Fig. I-1). Adicionalmente, há diminuição da ventilação alveolar efetiva e menor eliminação de CO_2 no ar expirado e tendência a hipercapnia. A ventilação alveolar é calculada a partir da diferença do volume corrente menos o espaço morto multiplicada pela frequência respiratória. Quando a ventilação é excessiva com elevado volume corrente ou frequência respiratória, mas com paCO_2 alta ou até normal, deve-se suspeitar de aumento do espaço morto ou acidose.

Na hipoventilação, a ventilação alveolar está inadequada para um determinado nível de metabolismo, mesmo mantendo uma adequada circulação pulmonar causando aumento da pACO_2 (pressão alveolar de CO_2), sendo que o valor normal é de aproximadamente 40mmHg. A pAO_2

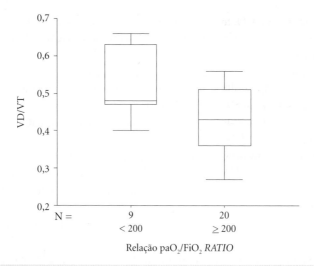

Figura I-1 – Distribuição dos valores de VD/VT de acordo com as categorias de $paO_2/FiO_2 < 200$ e > 200 em lactentes com bronquiolite aguda.

(pressão alveolar de O_2) depende da oferta de O_2 e da transferência alveolocapilar, causando, em consequência, redução da paO_2. Na hipoventilação pura, sem alteração na transferência, tendo $D(A-a)O_2$ (diferença arterioalveolar de oxigênio) normal (por exemplo, central), geralmente, nas fases iniciais, a circulação pulmonar está preservada e pequenas elevações na fração inspirada de O_2 (FiO_2) aumentam a paO_2.

A membrana alveolocapilar é composta pela membrana alveolar, líquido intersticial, membrana capilar, plasma e hemácias (meio líquido). Existem alguns fatores que influenciam a difusão, como tempo para equilíbrio entre os gases dos alvéolos e dos capilares pulmonares, número suficiente de unidades alveolocapilares, espessura da membrana alveolocapilar (barreira), diferença de pressão do gás entre os lados da membrana (alvéolo e sangue), tempo para combinar com a hemoglobina e coeficiente de difusão do gás.

A velocidade de difusão varia conforme a pressão direcional do gás, o coeficiente de solubilidade e o tamanho da molécula. Conforme a lei de Grahan, "a difusão de um gás através de um líquido é diretamente proporcional a seu coeficiente de solubilidade e inversamente proporcional à raiz quadrada de sua densidade".

Sabe-se que o CO_2 tem uma capacidade de difusão 20 vezes maior que o O_2 e, a hipoxemia decorrente exclusivamente da alteração difusional somente ocorre se a capacidade de difusão para o O_2 reduzisse para 1/6 ou menos.

Exemplificam-se alterações da difusão como colagenoses, pneumonias intersticiais, hipertensão pós-capilar mantida e edema pulmonar recorrente, pneumoconiose, linfangites carcinomatosas, fibroses idiopáticas etc.

A maior parte do O_2 está quimicamente ligada à hemoglobina, sendo que 1g de hemoglobina totalmente saturada com O_2 tem capacidade de transportar 1,34mL de O_2, enquanto 100mL de plasma transporta apenas 0,3mL de O_2 dissolvido, em condições ideais, com uma paO_2 de 100mmHg. Existe um mecanismo renal mediado pela eritropoetina que regula a quantidade total de hemoglobina para manter um balanço entre o O_2 necessário e o oferecido, com aumento da produção diária de até duas vezes o valor normal. Alterações na fase sanguínea da IR podem ser observadas, por exemplo, na anemia e na intoxicação pelo monóxido de carbono.

A curva de dissociação oxigênio-hemoglobina (P50) define a paO_2 na qual 50% da hemoglobina (Hb) está saturada em condições-padrão de temperatura e pH, sendo o valor normal de 26mmHg. Quando a hemoglobina é exposta a pO_2 alveolar normal de aproximadamente 100mmHg, 97% dela está saturada com O_2 (ao nível do mar). A hemoglobina fetal tem maior afinidade pelo O_2, sendo seu P50 de 19mmHg, mas apresenta maior concentração de O_2 no recém-nascido a termo (maior que 16g/mL), com destruição gradual até atingir a anemia fisiológica entre o terceiro e o quarto mês de vida. Causas que aumentam a afinidade da hemoglobina e, portanto, desvio da curva para a esquerda são: alcalose (metabólica e/ou respiratória), hipotermia, diminuição da 2,3-DPG (que estabiliza a forma reduzida da hemoglobina).

AVALIAÇÃO GASOMÉTRICA

Para efeito de definição do distúrbio primário, lembrar que o organismo **NUNCA** "hipercorrige", bastando apenas esclarecer se o motivo dessa alteração é metabólico e/ou respiratório.

- **pH**: faixa da normalidade: 7,35-7,45 (7,4).
  Acidose: < 7,4.
  Alcalose: > 7,4.
- **pCO_2**: faixa da normalidade: 35-45mmHg (40mmHg).
  Acidose respiratória: > 40mmHg.
  Alcalose respiratória: < 40mmHg.

Estima-se que para cada 10mmHg modificados na pCO_2 implicará alteração de 0,08 no pH, sendo que em pacientes com insuficiência respiratória crônica causa alteração de 0,03.

- HCO_3^-: faixa da normalidade: 22-26mEq/L (24mEq/L).
  Alcalose metabólica: > 24mEq/L.
  Acidose metabólica: < 24mEq/L.

Estima-se que para cada 10mEq/L modificados no HCO_3^- implicará alteração de 0,15 no pH, sendo que em pacientes com insuficiência respiratória crônica causa alteração de 0,33.

A reserva alcalina (mEq/L) é o somatório do HCO_3^- sérico (mEq/L) mais o CO_2 (mmHg) multiplicado por 0,03 (coeficiente de solubilidade). Para efeitos práticos, a reserva alcalina e o HCO_3^- sérico refletem a mesma coisa.

AVALIAÇÃO DA OXIGENAÇÃO

Ressalta-se que a avaliação e a interpretação de uma paO_2 isolada sem associá-la com a FiO_2 oferecida não pode ser interpretada adequadamente.

Existem vários índices para a avaliação da oxigenação como:

– Diferença alveoloarterial de oxigênio.
– paO_2/PAO_2.
– Índice de oxigenacão de Horovitz (paO_2/FiO_2).

A diferença alveoloarterial de oxigênio é realizada sempre em ar atmosférico e após com O_2 a 100% por 20 a 30 minutos sem influência de distúrbios difusionais e avalia alterações pulmonares como o efeito *shunt*. Tem como valores de referência em FiO_2 21% de 5 a 15mmHg (50 a 60mmHg nos RNs) e em FiO_2 de 100% de 50 a 100mmHg que corresponde à parcela da circulação pulmonar que retorna ao coração esquerdo sem participar das trocas. Define-se como *shunt* leve até 15%, moderado de 15 a 25% e grave se maior de 25%.

$$D(A-a)O_2 = pAO_2 - paO_2$$

onde, A = alveolar e a = arterial
$pAO_2 = \{[FiO_2 \times (P\ atm - P\ vapor\ d'água)] - (pCO_2/constante)\}$
$\{[FiO_2 \times (760\text{-}47)] - pCO_2/0,8\}$
$\cong FiO_2\ (\%) \times 5$

No entanto, sempre é aferido na mesma FiO_2, não sendo útil para monitorizar a evolução em FiO_2 variáveis (proporcionalidade) e também não informa o nível de FiO_2 adequada para o paciente. Quando decorre de depressão do sistema nervoso central (SNC) e com os pulmões e circulação normais, apresenta-se com hipoxemia e hipercapnia com $D(A - a)O_2$ normal (hipoventilação *vera*).

A paO_2/pAO_2 determina qual porcentagem da pAO_2 que consegue alcançar o sangue capilar e, consequentemente, o arterial. O valor normal é $\geq 0,75$, sendo que valores maiores denotam um aumento do *shunt* fisiológico e, como os demais índices, sofre influência do débito cardíaco e conteúdo venoso de O_2, sendo alterado se a hipoxemia depende apenas da hipoventilação. Não serve como indicador em FiO_2 menor que 30%, pois alterações na pCO_2 influenciam a taxa de oxigenação, sendo útil em pacientes sem muita alteração da CO_2 com avaliação da eficiência pulmonar de captação de O_2.

O índice de oxigenação de Horovitz (paO_2/FiO_2) ou "prova de hiperóxia" deve ser realizada com a oferta de O_2 (FiO_2) de, no mínimo, 60 a 70% por 20 a 30 minutos (Fig. I-2). Classifica-se o efeito *shunt* em:
– Leve: até 15% do DC = $paO_2/FiO_2 > 300$.
– Moderado: 15 a 25% do DC = paO_2/FiO_2 de 300 a 200.
– Grave: > 25% do DC = $paO_2/FiO_2 < 200$.

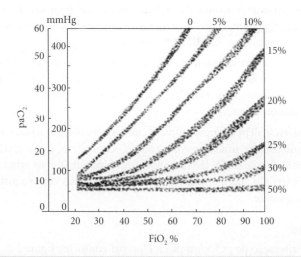

Figura I-2 – Diagrama do iso-*shunt*. Nota-se o efeito da FiO_2 na paO_2 na presença de diferentes graus de *shunt*. The use of iso-*shunt* lines for control of oxygen therapy. Benatar et al. Br J Anaesth1973; 45: 711-8.

CLASSIFICAÇÃO

Todos os pacientes com IR são hipoxêmicos, podendo ter ou não associação com hipercapnia. A classificação pode ser feita a partir do tipo, evolução ou local.

Tipos

Hipoxêmica (tipo I) – ocorre predominantemente a diminuição da pO_2 (hipoxemia) sem retenção simultânea de CO_2, não havendo comprometimento ou diminuição significativa do volume minuto com aumento do $D(A-a)O_2$.

Exemplos:
- Alteração na permeabilidade da membrana alveolocapilar com diminuição da capacidade de difusão (por exemplo, SDRA, edema pulmonar, pneumonia intersticial etc.).
- Alteração na relação ventilação/perfusão ($\dot{V}/\dot{Q}$):
  - aumento do espaço morto (áreas ventiladas e não perfundidas): embolia pulmonar;
  - efeito *shunt* (área perfundida e não ventilada): atelectasia.

Hipercápnica (tipo II) – coexistem hipoxemia e hipercapnia com diminuição do volume minuto e da perfusão pulmonar regional (hipóxia e hipercapnia alveolares) com consequente vasoconstrição pulmonar (reversível com administração de O_2).

- Central: ocorre hipoxemia e elevação da pCO_2 sem aumento significativo do $[D(A-a)O_2]$. A causa da diminuição do volume minuto é extrapulmonar ou central, sem comprometimento do parênquima, pleuras ou vias aéreas.
- Periférica: além da hipercapnia secundária à diminuição do volume minuto ocorre uma desproporção $\dot{V}/\dot{Q}$ com alteração do gradiente alveoloarterial de O_2 $[D(A-a)O_2]$ com hipoxemia mais acentuada. Por exemplo, nas doenças pulmonares obstrutivas como a asma ou bronquiolite.

Evolução

Aguda – alteração de pO_2 e/ou pCO_2 e/ou pH conforme figura I-3.

Crônica – sempre que apresentar alcalose metabólica (retenção de HCO_3^-) por um mecanismo renal entre 24 e 48 horas após a manutenção da pCO_2 elevada (hipoventilação) com retenção do HCO_3^- e excreção do H^+.

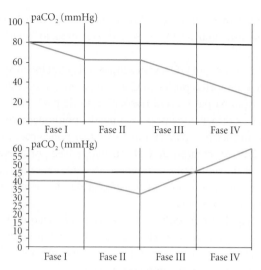

Fase I – paO_2 baixa, $paCO_2$ normal.
Fase II – paO_2 baixa, $paCO_2$ baixa: fase de hiperventilação.
Fase III – paO_2 mais baixa, $paCO_2$ se eleva: insuficiência.
Fase IV – paO_2 decrescente, $paCO_2$ acima do normal: falência.

Figura I-3 – Evolução da $paCO_2$ e paO_2 na insuficiência respiratória aguda.

É um complexo sintomático e não uma entidade mórbida isolada, sem consenso na definição e, portanto, sem prevalência estabelecida. Tem como causas fibrose cística, broncodisplasia, síndromes aspirativas, bronquiectasias etc.

Observa-se uma desorganização da arquitetura pulmonar com alteração do leito capilar pulmonar, a alteração da produção de muco do trato respiratório. A diferença alveoloarterial de O_2 está aumentada, sendo que o valor da relação de *shunt* pode mostrar alterações mínimas a moderadas que pioram durante a descompensação.

A acidose metabólica no paciente com insuficiência respiratória crônica ocorre em consequência da hipóxia tecidual e/ou aumento do trabalho muscular. A hipoxemia está sempre presente, sendo importante o conhecimento dos valores basais (habituais) da paO_2, bem como da radiografia de tórax para comparação.

O paciente desenvolve mecanismos compensatórios como aumento da taxa de extração de O_2 tecidual, aumento de 2,3-DPG, aumento da hemoglobina e eritrocitose, vasoconstrição hipóxica da circulação pulmonar, aumento do débito cardíaco etc.

Como regra, ocorre diminuição do consumo de O_2 (trabalho respiratório) para não aumentar o CO_2, ou seja, o paciente não "quer" ser crônico mas "precisa" ser.

As alterações na relação $\dot{V}/\dot{Q}$ levam à hipoxemia e/ou hipercapnia com estimulação de quimiorreceptores ao CO_2, com aumento do volume corrente e diminuição da $paCO_2$ sem normalização da paO_2 pela curva de dissociação de O_2 e principalmente pelas unidades pulmonares com baixas relações $\dot{V}/\dot{Q}$ com eficiência para eliminar CO_2 mas pouco para captar O_2.

Pode observar-se retenção de CO_2 ou não, talvez por alteração no controle central da ventilação. A retenção de CO_2 causa aumento do trabalho respiratório, aumento da resistência de vias aéreas e menor complacência com hipoxemia.

Quanto ao equilíbrio acidobásico observa-se elevação no CO_2 com retenção de HCO_3^- e consequente elevação do pH. A retenção de HCO_3^- é duas vezes maior do que na hipercapnia aguda e o pH normal denota retenção de CO_2 crônico com compensação eficaz.

Com relação ao metabolismo renal, observa-se disfunção com retenção de líquido, taxa de filtração glomerular normal, porém com diminuição do fluxo plasmático renal efetivo e retenção de Na^+ com aumento da reabsorção renal de HCO_3^-. Nos casos com paO_2 menor que 40mmHg, observa-se diminuição do débito urinário e taxa de excreção de Na^+.

A insuficiência respiratória crônica apresenta-se com um quadro clínico geralmente "florido", observando-se alterações como desdobramento da segunda bulha cardíaca, baqueteamento digital, unhas em "vidro de relógio", alteração do nível de consciência com oscilação entre agitação e sonolência, podendo chegar até ao coma.

Local

Sistema nervoso (central ou periférico) ou muscular – hipoventilação com retenção de CO_2 e hipoxemia sem dispneia correspondente ou outros sinais de disfunção respiratória. Há diminuição do volume minuto por diminuição do volume corrente ou da frequência respiratória. Exemplos: síndrome do coma, intoxicações exógenas, infecções do sistema nervoso central (SNC), poliomielite, traumatismos (traumatismo cranioencefálico) etc.

Vias aéreas superiores – acometimento obstrutivo desde a orofaringe e fossas nasais até a região subglótica e porção traqueal de localização extratorácica. Na fase inicial apresenta hipoxemia, sendo a hipercapnia um sinal tardio e de mau prognóstico (asfixia iminente). Exemplo: laringite, aspiração de corpo estranho, epiglotite, traqueomalacia.

Vias aéreas inferiores – redução do diâmetro e aumento do trabalho respiratório, ou seja, dificuldade tanto na entrada quanto na saída de ar dos pulmões. Exemplo: bronquiolite, asma.

Parênquima – caracteriza-se por diminuição da complacência pulmonar com hipoxemia e devido à evolução do comprometimento pulmonar e à diminuição da ventilação alveolar. Exemplo: pneumonia, edema pulmonar, afogamento, contusão pulmonar.

Pleura – causa restritiva por compressão do parênquima pulmonar e estruturas mediastinais ou a uma diminuição na distensibilidade da superfície pleural. Exemplo: tumores primários ou metástases.

Parede torácica – deficiência ventilatória restritiva com redução na capacidade vital e na capacidade pulmonar total. Exemplo: cifoescoliose, hérnia diafragmática.

QUADRO CLÍNICO

Ressalta-se que o aumento no trabalho respiratório geralmente antecede a alteração nos gases arteriais, salientando-se a importância da clínica, estando associado ao pH e às tensões dos gases sanguíneos e apresentam sinais e sintomas como:

- Gerais: sudorese, anorexia, náuseas, fadiga.
- Respiratórios: taquidispneia, presença de ruídos adventícios, cianose.
- Cardiovasculares: alteração da frequência ou ritmo cardíaco, lentificação da perfusão periférica, palidez, pulso fino, alteração da pressão arterial (PA).
- Sistema nervoso: agitação, irritabilidade inicial evoluindo para depressão do nível de consciência com apatia, confusão, delírio até inconsciência.

Os efeitos da hipoxemia podem ser observados secundariamente à ausência de circulação sanguínea cerebral por 10 segundos com perda de consciência. Caso o paciente apresente apneia sem alteração pulmonar respirando em ar ambiente (FiO_2 de 21%), a queda da paO_2, até alteração do nível de consciência, pode levar aproximadamente 90 segundos ou até 180 segundos se recebeu FiO_2 prévia de 100%. Deve-se esclarecer que durante uma parada cardiorrespiratória com reanimação por meio de ventilação "boca-boca", consegue-se oferecer, no máximo, uma concentração de O_2 de 16-17%, com tensão alveolar máxima de 80mmHg.

O tempo de sobrevida dos órgãos varia com o consumo e o armazenamento de O_2, acúmulo de metabólitos e mecanismos compensatórios, como aumento da ventilação alveolar, aumento da pressão da artéria pulmonar e da resistência vascular pulmonar, alteração do débito cardíaco e frequência cardíaca, alteração da PA, aumentos do fluxo sanguíneo cerebral, do metabolismo anaeróbio e da hemoglobina (crônico), vasoconstrição periférica.

Também se observam efeitos secundários à hipercapnia, dependendo do órgão envolvido, ou seja, o SNC apresenta vasodilatação desde edema cerebral até narcose (se $paCO_2$ maior que 80 a 100mmHg) ou hiperexcitabilidade neuronal, caso haja redução acentuada da pCO_2, aumento do volume minuto e desvio da curva de dissociação da oxi-hemoglobina para a direita, elevação do débito cardíaco se pCO_2 aumentar até 40-80mmHg ou redução se pCO_2 menor que 25 ou maior que 80mmHg, disritmias, vasoconstrição, aumento de catecolaminas, vasoconstrição das arteríolas com redução da filtração glomerular e alteração da taxa de excreção de HCO_3^- (crônico). Os eletrólitos com acúmulo de CO_2 desencadeiam saída de K^+ da célula e sua redução leva à queda do Ca^{++} com possibilidade de tremores e hiperexcitabilidade.

A avaliação objetiva de pacientes com insuficiência respiratória inclui, além do quadro clínico, avaliação laboratorial com gasometria arterial, radiografia de tórax, determinação dos eletrólitos, hemoglobina/hematócrito, cálculos de relação VD/VT, fórmulas de *shunt* e triagem infecciosa.

TRATAMENTO

O princípio do tratamento é de que o ideal é antecipar e reconhecer o problema respiratório oferecendo suporte e repondo funções comprometidas. Inclui, se possível, a reversão da etiologia, oxigenoterapia e medidas adjuntas.

Conforme descrito por Lavoisier, *o oxigênio é uma arma de dois gumes: se por um lado é essencial à vida, por outro, pode causar grave dano à saúde.*

O uso em excesso pode causar toxicidade, com diminuição do volume alveolar por meio da "lavagem do nitrogênio alveolar", caso seja mantida oferta prolongada com $FiO_2 > 80\%$.

Na prática, orienta-se a menor oferta de O_2 suficiente para manter o paciente sem hipoxemia, ou seja, uma paO_2 de:

- $\geq$ 50mmHg em RN pré-termo.
- $\geq$ 55mmHg em RN até 6 meses.
- $\geq$ 70mmHg de 6 a 12 meses.
- $\geq$ 80mmHg em pacientes maiores de 1 ano de idade.

1 INSUFICIÊNCIA RESPIRATÓRIA

A oferta de O_2 varia conforme o meio e o fluxo utilizados, tendo como exemplos máscara simples ou com reservatório (*nonrebreathing*), tenda facial, Hood ("capuz") ou cateter nasal.

O uso de ventilação mecânica deve visar primariamente manter as trocas gasosas adequadas para as necessidades do paciente, com a máxima eficácia e menor lesão pulmonar possível. A intubação inclui preparação com posicionamento adequado e ventilação prévia com O_2 a 100% (se possível), monitorização correta com monitor cardíaco, oxímetro de pulso, drogas de urgência calculadas e preparadas, a intubação deve ser interrompida caso apresente sinais de hipoxemia como cianose, palidez ou bradicardia.

As indicações absolutas de ventilação mecânica são:

- Apneia e/ou parada cardiorrespiratória.
- Insuficiência respiratória evoluindo para insuficiência respiratória.
- Promoção de trocas supranormais (por exemplo no traumatismo cranioencefálico e hipertensão pulmonar).
- Inadequação do controle ventilatório pelo SNC (perda de reflexos protetores).

A insuficiência respiratória é definida como pO_2 menor que 60mmHg recebendo FiO_2 maior que 0,6 e/ou pH < 7,2 devido à elevação da pCO_2, não responsiva às medidas terapêuticas adotadas. O manejo da insuficiência respiratória inclui fatores primários como a abertura e a manutenção das vias aéreas pérvias, ventilação com a maior oferta de O_2 possível e acesso vascular.

Medidas adjuntas para otimizar o tratamento da insuficiência respiratória incluem desobstrução das vias aéreas, posicionamento adequado do paciente, suporte nutricional, fisioterapia respiratória, otimização do transporte de O_2 através da adequação do débito cardíaco e conteúdo arterial de O_2 da hemoglobina (CaO_2).

O controle da oxigenação é feito por meio da paO_2 da gasometria arterial ou oximetria de pulso, salientando-se que a observação da cianose é um sinal tardio.

BIBLIOGRAFIA

Almeida-Junior AA, Da Silva MT, Almeida CC et al. Relationship between physiologic deadspace/tidal volume ratio and gas exchange in infants with acute bronchiolitis on invasive mechanical ventilation. Pediatr Crit Care Med 2007;8:408-9.

Carvalho WB. Ventilação pulmonar mecânica em pediatria. J Pediatr (Rio J) 1998;74 (Supl 1):S113-24.

D'Elia C, Barbosa MCM. Abordagem na disfunção respiratória aguda. J Pediatr (Rio J) 1999;75(Supl 2):S168-76.

Derek CA, Walter TL-Z, Gilles C et al. Epidemiology of neonatal respiratory failure in the United State. Am J Respir Crit Care Med 2001;164:1154-60.

Ellovitch MEF. Insuficiência respiratória aguda. In Hirschheimer MR, Matsumoto T, Carvalho WB. Terapia Intensiva Pediátrica. Editora Atheneu; 1997. pp.254-84.

Emmerich JC. Monitorização da ventilação. In Emmerich JC. Monitorização Respiratória: Fundamentos. Editora Revinter; 1996. pp.49-64.

Helfaer MA, Nichols DG. Developmental physiology of the respiratory system. In Rogers MC. Textbook of Pediatric Intensive Care. Williams & Wilkins; 1996. pp. 97-126.

III Consenso Brasileiro de Ventilação Mecânica. J Bras Pneumol 2007;33(Supl 2): S51-3.

Kornecki A, Kavanagh BP. Mechanical ventilation. In Wheeler DS, Wong HR, Shanley TP. The Respiratory Tract in Pediatric Critical Illness and Injury. Springer-Verlag; 2009. pp. 6780.

Lima AES. Avaliação Clínica e Laboratorial de Lactentes Submetidos a Ventilação Pulmonar Mecânica Invasiva na Unidade de Terapia Intensiva Pediátrica do Hospital de Clínicas da Universidade Estadual de Campinas. 2003. Dissertação de Mestrado em Saúde da Criança e do Adolescente – Universidade Estadual de Campinas.

Nichols DG. Roger's Textbook of Pediatric Intensive Care. Lippincott Williams & Wilkins; 2008. pp.509-31.

Piva JP, Garcia PCR, Santana JCB et al. Insuficiência respiratória na criança. J Pediatr (Rio J) 1998;74(Supl 1):S99-112.

CAPÍTULO 2

Choque

MÔNICA ARMANI CIRINO DE MACEDO
MARCELO BARCIELA BRANDÃO

INTRODUÇÃO

Choque é definido como uma disfunção aguda e complexa do sistema cardiocirculatório que se torna incapaz de transportar oxigênio e outros nutrientes para suprir as demandas metabólicas dos tecidos.

Os efeitos dessa hipoperfusão tecidual podem ser revertidos no início do quadro, porém a privação prolongada de oxigênio leva à hipóxia celular generalizada, resultando em metabolismo anaeróbio e acidose tecidual que pode causar dano celular irreversível.

O tratamento agressivo nas primeiras horas de apresentação do choque pode prevenir a progressão e resultados ruins que caracterizam o curso natural do choque, manifestado clinicamente por danos teciduais, falência de múltiplos órgãos e morte.

A avaliação inicial do choque em criança deve incluir as seguintes metas:

– Identificação imediata da condição ameaçadora da vida.
– Rápido reconhecimento do comprometimento circulatório.
– Classificação precoce do tipo e causa do choque.

FISIOPATOLOGIA

O choque desenvolve-se como resultado de situações que causam a diminuição do volume intravascular, distribuição anormal do volume intravascular e/ou prejuízo da função cardiovascular.

Embora o choque possa ser causado por uma série de doenças ou injúrias, ele é, em última análise, um estado de hipóxia celular aguda.

O transporte de oxigênio (DO_2) é uma função direta do débito cardíaco (DC) e do conteúdo arterial de O_2 (CAO_2), onde:

$$CAO_2 = (1,34 \times Hb \times SatO_2) + (PAO_2 \times 0,031)$$

Portanto, a concentração de oxigênio depende da quantidade de hemoglobina (Hb), da saturação arterial de oxigênio desta hemoglobina ($SatO_2$) e da pressão de oxigênio no sangue arterial (pAO_2).

O débito cardíaco (DC) é determinado pela frequência cardíaca (FC) e pelo volume sistólico (VS), que é o volume de sangue ejetado pelo coração a cada sístole. O volume sistólico depende de três fatores: pré-carga, contratilidade cardíaca e pós-carga

$$DC = FC \times VS$$

O consumo de oxigênio ($\dot{V}O_2$) pode ser entendido como a necessidade de oxigênio do organismo e aumentar em determinadas situações como febre, taquidispneia, agitação e hipermetabolismo.

Quando por algum motivo ocorre queda no transporte de oxigênio, as células dos órgãos procuram manter suas necessidades metabólicas por meio do aumento na extração de oxigênio. Portanto, mesmo com queda no transporte, o consumo mantém-se graças ao aumento da extração. Porém, quando o transporte cai abaixo de um ponto crítico, no qual a extração não consegue mais compensar, cai também o consumo de oxigênio, que não supre mais a necessidade celular, gerando assim danos teciduais e falência de órgãos (Fig. I-4).

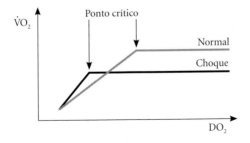

Figura I-4 – Ponto crítico da DO_2:$\dot{V}O_2$ do paciente em choque.

Para manter sua homeostase, o organismo usa uma sofisticada rede de controle do sistema cardiovascular por meio da bomba cardíaca, do volume circulante, do tônus vascular e da circulação periférica. Na presença de hipóxia tecidual, uma série de mecanismos compensatórios envolvendo essa rede são ativados. Vale ressaltar que uma das prioridades destes mecanismos de compensação é preservar o fluxo sanguíneo para órgãos de maior demanda metabólica, coração e cérebro, à custa de uma redução do fluxo dos tecidos menos essenciais (pele, fígado, leito vascular renal e sistema gastrintestinal). Ocorre elevação da frequência cardíaca para aumentar o débito cardíaco. A queda da pressão arterial pode desencadear uma resposta reflexa com o aumento do tônus adrenérgico e ativação humoral. O aumento do tônus adrenérgico determina a produção de noradrenalina nas terminações nervosas adrenérgicas e a ativação humoral estimula a secreção de adrenalina e noradrenalina no córtex da suprarrenal, de vasopressina na hipófise e a secreção de angiotensina II. Estas respostas levam a um aumento da frequência cardíaca, contratilidade e débito cardíaco com consequente aumento da pressão arterial.

Devido a sua natureza progressiva, o choque pode ser classificado em compensado, descompensado e irreversível. No choque compensado, a função vital dos órgãos é mantida pelos mecanismos compensatórios descritos acima. Uma criança saudável pode compensar e manter sua pressão arterial normal durante um estado de hipoperfusão. Com a progressão, os mecanismos de compensação esgotam-se, o choque passa a ser considerado descompensado e seu marcador neste momento é a hipotensão (os principais mecanismos considerados de compensação e de descompensação estão listados no quadro I-1). No choque irreversível, os danos aos órgãos vitais são tão intensos que a morte ocorre mesmo que o tratamento restaure a função cardiovascular a níveis adequados.

CLASSIFICAÇÃO E ETIOLOGIA

A insuficiência cardiocirculatória pode dar-se por redução absoluta ou relativa da perfusão. Quando a redução da perfusão não é suficiente para suprir as demandas metabólicas normais, temos a forma absoluta, e quando as demandas metabólicas estão aumentadas e a perfusão tecidual não as supre, temos a forma relativa. Nas duas situações, o débito cardíaco é insuficiente.

A classificação do choque é baseada no mecanismo fisiopatológico que resulta na diminuição da perfusão tecidual. Em algumas situações, a classificação pode ser mista. Por exemplo, pacientes com choque distri-

Quadro I-1 – Mecanismos de compensação e descompensação no choque.

Mecanismos de compensação	
Barorreceptores	Localizado no seio carotídeo e arco aórtico, sua estimulação causa: – ↓ Tônus vagal: ↑ FC, ↓ resistência coronariana (melhora o suprimento miocárdico de O_2) – ↑ tônus simpático: venoconstrição, constrição das reservas de sangue (↑ volume sanguíneo circulante)
Quimiorreceptores	Localizado no leito dos tecidos sensível à hipóxia (devido a um fluxo sanguíneo inadequado nos tecidos periféricos) causa: – vasoconstrição – estimulação respiratória
Isquemia cerebral	Considerada quando PPC < 40mmHg Ativa o sistema simpaticoadrenal: ↑ catecolaminas liberadas tanto pela glândula adrenal como nervos simpáticos
Reabsorção de líquido tecidual	↓ PAM, vasocontrição arteriolar, ↓ pressão venosa capilar → ↓ pressão hidrostática →↑ reabsorção de fluido
Vasoconstritores endógenos	Adrenalina e noradrenalina – vaconstrição, ↑ débito cardíaco Vasopressina (ADH) – potente vasoconstritor Renina – produz angiotensina, potente vasoconstritor
Conservação de água endógena pelo rim	Liberação de aldosterna (estimulado pela vasopressina) – ↑ reabsorção de Na^+ nos túbulos distais → a água "segue" o Na^+
Mecanismos de descompensação	
Insuficiência cardíaca	↓ Fluxo sanguíneo → ↑ fluxo sanguíneo coronariano → ↓ Função cardíaca
Acidose metabólica	↓ Função cardíaca ↓ Resposta a catecolaminas
Depressão do sistema nervoso central	Secreção de opioides
Coagulação intravascular disseminada	Diluição e perda de fatores da coagulação
Disfunção do sistema reticuloendotelial	Função deprimida no choque Perda da função antibacteriana Pode absorver endotoxinas de bactérias do próprio organismo Agrava ainda mais uma situação já comprometida

*FC = frequência cardíaca; PPC = pressão de perfusão cerebral; PAM = pressão arterial média; O_2 = oxigênio; Na^+ = sódio; HDA = hormônio antidiurético.

butivo por sepse frequentemente têm outras anormalidades fisiológicas que podem ocasionar perda de volume (vômitos, diarreia, baixa ingestão por via oral, perdas insensíveis aumentadas por taquipneia e febre).

Hipovolêmico – é o tipo de choque mais comum em crianças. Ocorre diminuição do volume intravascular circulante efetivo. Suas causas seriam perdas de líquidos e eletrólitos (vômitos, diarreia, diurese osmótica), hemorragia (traumatismos), perdas capilares (queimados). Por definição, a pré-carga está diminuída, a resistência vascular sistêmica pode estar aumentada por mecanismos compensatórios e a contratilidade cardíaca é normal.

Distributivo – pode ocorrer como resultado de sepse, anafilaxia ou lesão neurológica. Ocorre distribuição anormal do fluxo sanguíneo por alteração do tônus vasomotor. A resistência vascular pode ser baixa ou aumentada. Na sepse e na anafilaxia, a depleção de volume desenvolve-se por aumento da permeabilidade capilar que causa perda de plasma do espaço intravascular para o intersticial. Nestes casos, também pode ocorrer depressão miocárdica que também contribui para a piora da perfusão tecidual.

Choque neurogênico pode desenvolver-se em uma criança com traumatismo cranioencefálico ou raquimedular (acima da sexta vértebra torácica). Vasodilatação descontrolada ocorre como resposta à perda repentina do tônus simpático, sendo que os mecanismos compensatórios simpáticos, taquicardia e vasoconstrição periférica estão ausentes.

Cardiogênico – a disfunção cardiocirculatória resulta de uma falência da bomba cardíaca, cujo marcador é a diminuição do débito cardíaco, que na maioria das vezes resulta da diminuição da contratilidade. Nestes quadros observam-se taquicardia, aumento da resistência vascular sistêmica e diminuição do débito cardíaco. Pode ser encontrado em pós-operatório de cirurgia cardíaca, doenças cardíacas isquêmicas, cardiopatias congênitas, miocardites, intoxicação.

Obstrutivo – é causado por uma inabilidade de produção de débito cardíaco adequado, mesmo com volume intravascular e função miocárdica normais. As causas podem estar dentro da circulação pulmonar ou sistêmica ou no próprio coração. São exemplos tamponamento cardíaco, pneumotórax hipertensivo, embolia pulmonar e coarctação/interrupção do arco aórtico.

Dissociativo – é uma condição clínica na qual a perfusão tecidual está normal, porém ocorre afinidade aumentada da hemoglobina pelo oxigênio, impedindo sua liberação para os tecidos. Ocorre na intoxicação por monóxido de carbono e na meta-hemoglobinemia. É classificado como choque devido à alteração da relação $DO_2/\dot{V}O_2$, sendo que seu manejo e condução não são os mesmos dos outros tipos de choque e não será abordado neste capítulo.

Esta é uma forma simplificada de classificação, pois muitas vezes os mecanismos usados separadamente na classificação podem estar associados, principalmente na evolução do quadro, como é o exemplo do choque séptico.

DIAGNÓSTICO

Os sinais e sintomas do choque estão relacionados com a diminuição da perfusão tecidual e com os mecanismos de compensação do organismo. Seu diagnóstico é basicamente clínico e seu reconhecimento precoce requer alto grau de suspeita e conhecimento das condições que predispõem a criança ao choque. Um exame físico rápido e focado na avaliação dos seguintes itens é essencial:

– Frequência cardíaca (FC).
– Frequência respiratória (FR).
– Pulsos periféricos e centrais.
– Perfusão periférica.
– Temperatura.
– Pele e extremidades.
– Pressão arterial (PA).
– Diurese.

As principais manifestações clínicas do choque são taquicardia, taquipneia, alterações dos pulsos, alteração da perfusão periférica, cor e temperatura das extremidades, alterações do nível de consciência e diminuição da diurese. Elas variam com a etiologia do choque e estão descritas mais detalhadamente no quadro I-2.

Diante das manifestações clínicas presentes no choque, algumas considerações devem ser discutidas, pois os sinais vitais são extremamente variáveis no choque.

A taquicardia é um sinal precoce e sensível de diminuição do transporte de oxigênio, mas apresenta baixa especificidade.

A bradicardia é um achado tardio de choque e acusa a iminência da parada cardiocirculatória.

Taquipneia é um sinal precoce e facilmente identificável. A hipertermia pode estar presente no choque séptico, enquanto a hipotermia pode ocorrer em todos os outros tipos.

Quadro I-2 – Alterações clínicas encontradas nos diversos tipos de choque.

Sinais clínicos	Choque Hipovolêmico	Distributivo	Cardiogênico	Obstrutivo
Frequência respiratória	Aumentada			
Esforço respiratório	Normal para aumentado		Cansaço	
Pressão arterial	Normal ou elevada (choque compensado) →		Baixa (choque descompensado)	
Frequência cardíaca	Aumentada			
Pulsos periféricos	Finos ou ausentes	Finos, amplos ou ausentes	Finos ou ausentes	
Pulsos centrais	Finos	Finos ou amplos	Finos	
Perfusão periférica	Diminuída	Variável	Diminuída	
Pele e extremidades	Pálida, fria, rendilhada, cianose	Quente ou fria, pálida, rendilhada, cianose	Pálida, fria, rendilhada, cianose	
Temperatura	Hipo ou hipertermia			
Débito urinário	Diminuído			
Nível de consciência	Variando de irritabilidade, torpor, coma			

*Adaptado de "Pediatric Advanced Life Support", 2006.

Na faixa etária pediátrica, a presença de hipotensão não é necessária para o diagnóstico, uma vez que seu aparecimento é tardio e indica a falha dos mecanismos compensatórios. Porém, quando temos hipotensão, o diagnóstico de choque está confirmado.

A diminuição da perfusão tecidual pode ser identificada por alterações na temperatura da superfície do corpo, no tempo de enchimento capilar prolongado e por diminuição das funções dos órgãos. Diminuição da temperatura e perfusão da pele reflete a predominância da resposta simpática neuro-humoral à hipotensão e são indicadores de perfusão periférica adequada.

Um tempo de enchimento capilar menor ou igual a dois segundos em um ambiente de temperatura normal é considerado adequado.

Alguns sinais ao exame físico podem sugerir a etiologia do choque (Fig. I-5):

– Criança com estridor ou chiado pode ter anafilaxia.
– Distensão de veias do pescoço pode ser vista na insuficiência cardíaca, tamponamento cardíaco ou pneumotórax hipertensivo.
– Uma condição cardíaca é sugerida por qualquer destes sinais: cianose central, ritmo de galope, diminuição dos pulsos ou pressão arterial nas extremidades.
– Distensão abdominal, presença de massas ou tensão são sugestivos de uma catástrofe abdominal, obstrução abdominal, perfuração ou peritonite.
– Criança com hepatomegalia pode apresentar insuficiência cardíaca.
– Púrpura pode ser vista em choque séptico.

O papel da história no diagnóstico será de definir a etiologia do quadro que irá ajudar na sua condução.

EXAMES COMPLEMENTARES

Os exames laboratoriais não são necessários para o diagnóstico de choque, mas podem ser úteis para a avaliação do quadro, caracterização de algumas etiologias e acompanhamento do tratamento. Apesar de não depender de nenhum exame laboratorial para seu diagnóstico e condução, alguns exames são úteis para melhor avaliação inicial do quadro, assim como avaliar o prognóstico e a melhora na evolução e condução do quadro, que seriam:

– Gasometria arterial.
– Eletrólitos (sódio, potássio e cálcio).
– Glicemia.
– Lactato.
– Hemograma completo (hemoglobina, hematócrito, contagem de leucócitos e plaquetas).
– Radiografia de tórax.
– Culturas.

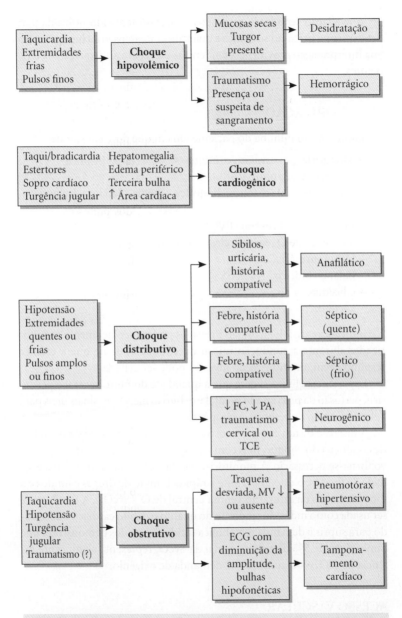

Figura I-5 – Tipos e subtipos de choque com seus sinais sugestivos ao exame físico. FC = frequência cardíaca; PA = pressão arterial; TCE = traumatismo cranioencefálico; MV = murmúrio vesicular; ECG = eletrocardiograma.

A avaliação seriada de gasometria e lactato tem sido utilizada para determinar a perfusão sistêmica e quantificar a extensão da hipoperfusão. Sua interpretação providencia tendências úteis para a adequação da terapêutica.

MONITORIZAÇÃO

A monitorização mínima do paciente em choque deve constar de:

- Monitorização cardíaca contínua.
- Oximetria de pulso.
- Pressão arterial (sistólica, diastólica e média) não invasiva ou invasiva.
- Pressão venosa central (PVC).
- Saturação de O_2 em veia cava superior.
- Débito urinário.
- Balanço hídrico.
- Glicemia.
- Lactato.

Indicadores fisiológicos não invasivos podem ser facilmente monitorizados durante a condução inicial do choque e, desde que a criança responda bem, monitorização invasiva pode ser evitada.

Experiência clínica sugere que a qualidade do pulso central e periférico, perfusão da pele, estado mental e débito urinário são sinais úteis para a determinação da resposta à terapêutica.

A inserção de um cateter venoso central não é necessária na fase inicial de condução do choque, mas com a progressão do quadro este dispositivo torna-se necessário. A monitorização da PVC pode indicar a necessidade de fluidos; o cateter permite a rápida infusão de drogas e fluidos e a monitorização da saturação venosa central de O_2 ($SvcO_2$). A $SvcO_2$ pode ser usada como indicador indireto do quanto o débito cardíaco é adequado para suprir a demanda metabólica tecidual. Estudos demonstram que diminuição de 5% do valor normal da $SvcO_2$ representa significante falência no DO_2 e/ou aumento na demanda de oxigênio.

ACESSO VASCULAR

Acesso vascular deve ser rapidamente obtido assim que se identifica o comprometimento circulatório. Inicialmente, pode puncionar-se uma veia periférica, mas não deve dispender-se mais do que 5 minutos nesta tentativa. Se rápido acesso periférico não puder ser obtido, principalmente em crianças com hipotensão, a punção intraóssea deve ser considerada. Para crianças em choque refratário a volume, deve proceder-se à passagem de um acesso venoso central. A via de acesso deve ser escolhida pelo médico baseada na sua habilidade e maior segurança para o procedimento.

TRATAMENTO

A condução do choque baseia-se em dois princípios: reconhecimento e agressividade. O reconhecimento refere-se ao diagnóstico precoce do quadro de choque e agressividade à rapidez diante das condutas. Estes princípios estão diretamente relacionados ao prognóstico do paciente, e quanto mais precoce o diagnóstico e mais agressivo o tratamento maior a chance de uma evolução satisfatória.

Em adição ao tratamento do processo de base, a terapêutica deve envolver esforços para otimizar o transporte e diminuir o consumo de oxigênio.

Intubação orotraqueal e ventilação pulmonar mecânica

Crianças com sinais de choque devem receber suplementação de oxigênio. Intubação e ventilação com pressão positiva devem ser consideradas para pacientes com via aérea comprometida ou para evitar insuficiência respiratória e ainda nos casos de instabilidade hemodinâmica.

O paciente em choque e com instabilidade hemodinâmica, a princípio, deverá ser intubado e submetido à ventilação pulmonar mecânica. Casos de choque que respondem apenas a volume poderão ser mantidos sem intubação, como ocorre em muitos casos de desidratação secundária à diarreia grave, entretanto, em caso de dúvida, é melhor intubar o paciente. A forma de ventilação mecânica vai depender da análise de cada caso, avaliando as necessidades de cada paciente.

Terapia fluídica

O primeiro passo no tratamento do choque é a reposição volêmica, que deve ser iniciada o mais precocemente possível, ainda na sala de urgência. O objetivo desta reposição é o aumento da pré-carga do ventrículo esquerdo, com melhora do transporte de oxigênio pelo aumento do débito cardíaco.

A escolha do tipo de solução utilizada para a ressuscitação volumétrica é assunto controverso.

As soluções cristaloides, como soro fisiológico e Ringer-lactato, são as mais utilizadas. Apresentam fácil armazenamento, maior disponibilidade nos serviços e menor custo. O principal problema é que apenas 25% do volume oferecido permanece no espaço intravascular, o que exige que se use grandes quantidades destas soluções.

As soluções coloides, principalmente a albumina a 5% e dextrana, apresentam substâncias de grande peso molecular e por isso permanecem no espaço intravascular. A albumina a 5% promove expansão equivalente ao volume infundido e com duração prolongada. Os que são contra seu uso advogam que ocorre uma passagem desta substância osmoticamente ativa, principalmente para o interstício pulmonar, ocasionando quadro de SARA.

Nos últimos anos, vários estudos randomizados compararam o uso de soluções coloides e cristaloides na ressuscitação volêmica do choque e não demonstraram diferenças entre estas soluções quanto aos resultados. Devido ao custo menor e à maior disponibilidade, os autores indicam o uso das soluções cristaloides.

No choque hipovolêmico ou distributivo, iniciar a ressuscitação com volume de 20mL/kg, em infusão rápida (cerca de 5 a 10 minutos), e repetir de acordo com as reavaliações clínicas. Em geral, na primeira hora são necessários de 40 a 60mL/kg, podendo, em alguns casos, ser necessários volumes de até 200mL/kg.

Na suspeita de choque cardiogênico, as crianças que também estiverem hipovolêmicas devem receber bolos iniciais de 5 a 10mL/kg a cada 10 a 20 minutos.

Terapia farmacológica

Drogas vasoativas devem ser usadas para crianças com choque que, após ressuscitação fluídica adequada, permanecem com quadro hemodinâmico alterado. Estas drogas têm efeito sobre a contratilidade miocárdica, frequência cardíaca e vasculatura e podem melhorar o débito cardíaco.

As drogas mais comumente utilizadas no manejo inicial do choque incluem dobutamina, dopamina, noradrenalina, adrenalina e milrinona. A escolha destes agentes depende dos parâmetros fisiopatológicos que serão manipulados.

De forma geral, o manejo farmacológico do choque segue os princípios da condução do choque séptico que está apresentado no capítulo Sepse e Choque Séptico.

A seguir discutiremos as medicações mais comumente utilizadas na condução do choque.

PRINCIPAIS DROGAS VASOATIVAS

Drogas inovasopressoras

Dopamina – é utilizada tradicionalmente como medicamento de primeira linha no suporte circulatório. É uma precursora da noradrenalina na medula adrenal e um neurotransmissor no sistema nervoso central. Produz efeitos hemodinâmicos sistêmicos dose-dependentes (Quadro I-3) com alguns efeitos (α-1 e β-1 adrenérgicos) mediados indiretamente pela liberação de noradrenalina pelas vesículas simpáticas.

Quadro I-3 – Efeitos dose-dependente da dopamina.

Dose	Receptores	Efeito
< 3mcg/kg/min	Dopaminérgicos (DA)	↑ fluxo sanguíneo renal
3-5mcg/kg/min	DA (80-100%) β-adrenérgicos (5-20%)	↑ fluxo sanguíneo renal inotrópico
5-10mcg/kg/min	β-adrenérgicos (predominante) α-adrenérgicos (menor grau)	Inotrópico ↑ RVS (vasoconstrição)
> 10mcg/kg/min	α-adrenérgicos	↑ RVS

RVS = resistência vascular sistêmica.

Tem sido utilizada no tratamento de diversos tipos de doenças críticas como suporte não específico ao fluxo sanguíneo renal e esplâncnico e para prevenir a progressão para insuficiência renal aguda. Não há evidências a favor dessa prática, e vários ensaios abrangentes e meta-análises indicam que este benefício não existe. Ela não traz nenhum benefício.

Os efeitos dose-dependentes da dopamina são variáveis em crianças, uma vez que também dependem das catecolaminas endógenas e, à medida que os quadros de choque evoluem, ocorre esgotamento das catecolaminas e seu efeito torna-se cada vez mais imprevisível. Pode ser observada insensibilidade à dopamina em lactentes com menos de 6 meses, principalmente porque esta faixa etária não apresenta ainda todas as vesículas simpáticas.

Alguns serviços dão preferência a medicamentos que tratem as alterações relacionadas ao débito cardíaco e à resistência vascular sistêmica (RVS) de forma independente e específica (por exemplo, administração de dobutamina e noradrenalina a pacientes com débito cardíaco reduzido e baixa RVS).

Evidências recentes indicam que a dopamina apresenta vários efeitos colaterais que podem influenciar negativamente a morbidade e a mortalidade (Quadro I-4), fazendo com que vários serviços tenham a noradrenalina como o primeiro vasopressor de escolha no manejo do choque. Preferem iniciar já com noradrenalina em vez da dopamina com o vasopressor de escolha.

Quadro I-4 – Principais efeitos colaterais indesejáveis descritos para a dopamina.

Redução no consumo de oxigênio e no phi da mucosa gástrica do intestino
Comprometimento da motilidade gástrica
Diminuição do impulso respiratório hipóxico em pacientes submetidos à ventilação mecânica
Comprometimento da relação ventilação/perfusão com piora da hipoxemia
Comprometimento da secreção do hormônio hipofisário anterior e da imunidade mediada por células
Agravamento do comprometimento da função da tireoide em doenças críticas

Noradrenalina – é uma catecolamina natural produzida na glândula adrenal, sendo considerado um agente direto. É um potente agonista alfa-adrenérgico com algum efeito agonista beta-adrenérgico. Trata-se, portanto, de um vasopressor potente que redireciona o fluxo sanguíneo do músculo esquelético para a circulação esplâncnica e renal, mesmo na vigência de débito cardíaco reduzido. Este redirecionamento com eventual isquemia regional fez com que no passado seu uso fosse limitado a situações críticas, entretanto estudos mais recentes, principalmente em pacientes com choque séptico, têm mostrado que ela pode elevar a pressão sanguínea sem causar a temida deterioração na função orgânica.

Cuidado deve ser tomado na avaliação do estado volêmico do paciente, e é necessário ter certeza que a volemia do paciente foi corrigida antes de iniciar seu uso. Vários ensaios mostram a capacidade da noradrenalina em restaurar a estabilidade hemodinâmica em pacientes com reposição volêmica adequada que não responderam ao tratamento com dopamina. Quando comparada com a dopamina, a condução com noradrenalina está associada à resolução mais rápida da acidose láctica.

Em pacientes com comprometimento da contratilidade, a pós-carga adicional imposta pela noradrenalina por meio do aumento da RVS pode afetar seriamente o débito cardíaco. Em alguns pacientes com comprometimento do débito cardíaco, pode ser necessária a associação de um agente inotrópico. Atualmente, recomenda-se a associação de dobutamina, que é um potente inotrópico e que possui uma ação vasodilatadora intrínseca que contrabalança a vasoconstrição excessiva da noradrenalina. A dose inicial de noradrenalina é de 0,02mcg/kg/min.

Drogas inotrópicas

Dobutamina – é um agonista sintético com estimulação complexa dos receptores adrenérgicos, principalmente β1, de forma direta, mas com ação discreta sobre β2, α1 e α2, preponderantemente por meio de um metabólito. O fato de ser um agonista sintético faz com que sua ação não dependa das catecolaminas endógenas. A dobutamina aumenta a contratilidade miocárdica e a frequência cardíaca. A frequência cardíaca aumenta, mas é mantida em níveis seguros na maioria dos casos, quando a taxa de administração da droga estiver abaixo de 20mcg/kg/min. Pode levar a uma redução da RVS, em parte devido à remoção reflexa do tônus simpático. Esse efeito hipotensivo parece ser observado mais frequentemente em adultos do que em crianças. Está indicada para os pacientes com débito cardíaco reduzido acompanhado de RVS elevada. Na dose de 5mcg/kg/min parece aumentar o fluxo sanguíneo esplâncnico por meio de um efeito direto na microvasculatura, independentemente do aumento do débito cardíaco. Efeitos colaterais que podem ser encontrados com o uso da dobutamina incluem queda na pressão arterial, taquicardia em níveis muito altos, arritmia atrial e ventricular e aumento no consumo de oxigênio pelo miocárdio. A dose inicial recomendada é de 5mcg/kg/min, chegando-se ao máximo de 20mcg/kg/min, dose esta em que ocorre a maioria dos efeitos indesejados.

Adrenalina – é uma catecolamina natural que possui efeitos inotrópicos e cronotrópicos potentes. É um agente direto produzido na glândula adrenal, sendo o principal hormônio do estresse, com amplos efeitos hemodinâmicos e metabólicos. Age diretamente sobre os receptores β1 do miocárdio e das células do marca-passo e do tecido condutor. Esta estimulação independe das alterações da função cardíaca secundárias ao aumento do retorno venoso e outros efeitos vasculares periféricos.

É uma boa escolha para a condução de pacientes com débito cardíaco baixo e perfusão periférica insuficiente, pois aumenta a frequência cardíaca e a contratilidade miocárdica, principalmente para os pacientes que responderam mal à dobutamina ou quando já se chegou à dose máxima desta. Pode produzir efeitos variáveis na RVS, dependendo da dose administrada. Em doses baixas (geralmente < 0,3mcg/kg/min), aumenta a ativação de receptores adrenérgicos β2, resultando em vasodilatação do músculo esquelético e em leitos vasculares cutâneos, desviando o fluxo sanguíneo da circulação esplâncnica. Em altas doses, a ativação de receptores adrenérgicos α1 torna-se mais proeminente, e pode ocorrer aumento da RVS e da frequência cardíaca. Em pacientes com RVS muito elevada, a adrenalina pode ser administrada concomitantemente com um vasodilatador. As doses iniciais são de 0,01mcg/kg/min podendo chegar até 2mcg/kg/min.

Pacientes tratados com adrenalina podem apresentar concentrações elevadas de ácido láctico, independentemente de alterações na perfusão orgânica. Esse efeito acontece, pois a adrenalina aumenta a glicogênese e a glicogenólise, resultando em elevadas concentrações séricas de glicose, assim pode estimular a gliconeogênese fazendo com que o músculo esquelético libere mais ácido láctico para ser transportado ao fígado para a síntese da glicose. Portanto, as concentrações séricas elevadas de lactato podem não refletir um equilíbrio entre oferta e demanda de oxigênio, devendo ser monitorizadas ao se iniciar o tratamento com adrenalina. A secreção de insulina é inibida via receptores α e a secreção de glucagon aumenta pela ação dos receptores β das células alfa das ilhotas pancreática, devendo haver monitorização dos níveis glicêmicos.

Milrinona – é um inibidor da fosfodiesterase tipo III (FDE III) que produz efeitos hemodinâmicos ao promover o aumento do AMP cíclico intracelular no miocárdio e no músculo liso vascular, resultando em aumento do inotropismo e vasodilatação concomitantes, independentes das vias adrenérgicas e do sistema Na^+-K^+-ATPase. A milrinona aumenta a contratilidade miocárdica, reduz a pós-carga de ambos os ventrículos, por meio de vasodilatação sistêmica e pulmonar, e aumenta a perfusão coronariana. É útil em pacientes com contratilidade miocárdica e débito cardíaco reduzidos e elevada RVS. Ao contrário de outros inotrópicos, a milrinona não aumenta o consumo miocárdico de oxigênio nem tem ação cronotrópica potente. A combinação do aumento do inotropismo associado com a vasodilatação levou ao uso do termo inodilatadores para descrever o efeito farmacodinâmico da milrinona e de agentes similares.

Os efeitos colaterais apresentados pela milrinona incluem disritimias atriais e ventriculares, hipotensão arterial, cefaleia, angina, tremores e trombocitopenia.

Devido à vasodilatação causada, a milrinona pode provocar redução na pressão arterial sistêmica, sendo necessária a infusão de volume para corrigir ou prevenir a hipotensão ou associação de um vasopressor. Tem meia-vida longa, de 2-6 horas; assim, pode levar horas até atingir concentrações séricas estáveis. Para a obtenção rápida de níveis séricos, alguns clínicos fazem uma dose de ataque inicial de 50mcg/kg por 10 a 30 minutos, com uma dose de infusão de 0,25 a 0,75mcg/kg/min. Devido a sua meia-vida longa, é aconselhável interromper a infusão de milrinona se ocorrerem efeitos colaterais sérios, principalmente disritmia, hipotensão ou vasodilatação excessiva. Como a milrinona é eliminada principalmente na urina, talvez seja preciso ajustar a dosagem em pacientes com agravamento da função renal, a fim de prevenir a toxicidade.

Drogas vasodilatadoras

Nitroprussiato de sódio – age relaxando diretamente tanto o músculo liso arteriolar como venular e, com isso, diminui a RVS e melhora o débito cardíaco pela redução da pós-carga ventricular. Está indicado em pacientes com choque que apresentem RVS muito elevada e débito cardíaco normal ou reduzido, sendo encontrado principalmente em pacientes em uso de adrenalina contínua em altas doses. O nitroprussiato é o vasodilatador de primeira linha, devido a sua meia-vida curta, que permite que a hipotensão seja rapidamente revertida com a interrupção da infusão.

É infundido a uma taxa inicial de 0,5mcg/kg/min até a dose máxima de 8mcg/kg/min. É preciso ficar atento à toxicidade, que inclui o acúmulo de tiocianato de sódio, no caso de insuficiência renal, e a toxicidade do cianeto devido a infusões de altas doses por tempo prolongado.

Drogas vasopressoras

Vasopressina – é sintetizada no hipotálamo na forma de um pré-hormônio, sendo estocada na hipófise posterior, em que apenas 10 a 20% do seu total pode ser prontamente liberado diante de um estímulo apropriado. Tem meia-vida de cerca de 5 a 15 minutos, sendo por isso administrada na forma de infusão contínua no choque com padrão de vasodilatação.

A vasopressina tem várias funções, as mais conhecidas seriam a vasoconstrição da musculatura lisa vascular e a osmorregulação. Os efeitos sobre os vários leitos vasculares e tecidos são bem complexos e algumas vezes parecem ser paradoxais. A diversidade dessa ação está relacionada à localização dos subtipos de receptores da vasopressina, os quais são classificados em V1-vascular, V2-renal, V3-hipófise e oxitocina, e P2--receptores purinérgicos (Quadro I-5).

Os níveis séricos normais de vasopressina no paciente hemodinamicamente estável estão entre 1 e 7pg/mL, dependendo do nível de hidrata-

Quadro I-5 – Fisiologia dos receptores da vasopressina.

Receptor	Localização	Ação
V1R	Musculatura vascular lisa Rim, plaquetas, bexiga, baço, testículo Miocárdio	Vasoconstrição Constrição seletiva das arteríolas aferentes renais Inotropismo (?)
V2R	Ducto coletor renal Endotélio	Antidiurético Secretor de fatores da coagulação
V3R Oxitocina (OTR)	Hipófise Tecido reprodutor e não reprodutor Endotélio vascular Coração	Secreção de ACTH Contrações uterinas Vasodilatação mediada por NO Secreção de ANP
P2R (purinérgico)	Miocárdio Endotélio cardíaco	↑ Contratilidade cardíaca Vasodilatação coronária seletiva

ANP = peptídeo atrionatriurético; ACTH = hormônio adrenocorticotrópico; NO = óxido nítrico.
* Adaptado de Choong e Kissoon, 2008.

ção e osmolaridade. Os mais importantes estímulos para a liberação da vasopressina são aumento da osmolaridade plasmática, hipotensão e hipovolemia. Outros importantes estimuladores da vasopressina incluem as endotoxinas e citocinas pró-inflamatórias (interleucina-1β, interleucina-6, fator de necrose tumoral-α).

A eficácia da vasopressina tem sido demonstrada em vários grupos de pacientes com choque com componente de vasodilatação, que inclui choque séptico, síndrome de pós-perfusão (causada pelo *bypass* cardiopulmonar em determinadas cirurgias cardíacas), hemorragia prolongada e doadores de órgãos hemodinamicamente instáveis. A vasopressina é um agente atraente nestas situações por reverter os mecanismos responsáveis pela vasoplegia e resistência a catecolaminas.

A ação de vasoconstritor sistêmico com baixas doses de vasopressina se dá diretamente pela inativação dos canais de potássio na musculatura lisa vascular inativando a adenosina trifosfato, mecanismo-chave responsável pela vasodilatação patológica, e a resistência às catecolaminas vasopressoras que caracteriza o choque com componente de vasodilatação.

Somando-se a esta ação, ela quebra o aumento da guanosina monofosfato induzida pelo óxido nítrico e pelo peptídeo atrionatriurético e inibe a produção de interleucina-1β, mecanismo fortemente implicado na vasodilatação.

Ainda que seja um potente vasoconstritor sistêmico, a mesma dose baixa provoca vasodilatação da circulação pulmonar, cerebral e coronariana via estimulação de receptores de oxitocina e liberação de óxido nítrico. Baixas doses de vasopressina podem ser melhores em preservar a perfusão de órgãos vitais quando comparada com catecolaminas vasopressoras.

Paradoxalmente, a vasopressina (ou hormônio antidiurético) aumenta o débito urinário e o *clearance* de creatinina no paciente com choque séptico quando comparado com a noradrenalina.

A vasopressina é um potente estimulador do hormônio adrenocorticotrópico (ACTH) com consequente liberação de cortisol, o qual é um importante dado diante da prevalência de disfunção adrenocortical encontrado no paciente criticamente enfermo.

As doses de vasopressina descritas na literatura são variáveis, não devendo ultrapassar a uma dose máxima de 0,008 unidade/kg/min.

MANEJOS ESPECÍFICOS

Choque hipovolêmico

A perda de volume intravascular é a principal causa do choque hipovolêmico, portanto o manejo deve estar focado na reposição de fluidos e na prevenção de novas perdas. Infusões de agentes vasoativos podem não melhorar a perfusão. Crianças que já receberam 60mL/kg e não melhoraram merecem algumas considerações:

- A estimativa das perdas pode ter sido subestimada, ou ainda podem estar ocorrendo novas perdas.
- Pacientes com hipoalbuminemia, que não melhoram após terapia inicial com cristaloide, podem beneficiar-se do uso de coloide.
- Pacientes com quadro hemorrágico que não apresentam melhora devem receber sangue e necessitam de tratamento definitivo para a causa da hemorragia.

Choque hipovolêmico não é comum em crianças com cetoacidose diabética. Nestes casos, quadros que não apresentem melhora após 10mL/kg de solução isotônica devem ser avaliados para outras causas de choque.

Choque anafilático

Uma história de alergia e/ou a presença de estridor, chiado, urticária ou edema facial sugerem anafilaxia. Crianças com anafilaxia devem receber adrenalina por via intramuscular (IM), difenidramina por via IM ou intravenosa e corticoide, em associação com a rápida infusão de líquidos. Pacientes com colapso cardiovascular ou aqueles que não responderam bem à adrenalina por via IM devem recebê-la por via intravenosa.

Choque cardiogênico

História de doença cardíaca, exame cardíaco anormal e/ou estado clínico que piore com a ressuscitação fluídica são sugestivos de choque cardiogênico.

Pontos importantes do manejo devem ser considerados:

– Choque cardiogênico deve ser considerado para qualquer criança sem causa de choque prontamente identificável, cujas condições piorem com a terapia fluídica.
– Algumas crianças com função cardíaca deprimida podem estar hipovolêmicas também. A administração de líquidos deve ser feita em alíquotas de 5 a 10mL/kg, lentamente.

O uso de dobutamina ou milrinona pode melhorar a contratilidade miocárdica e reduzir a resistência vascular sistêmica.

BIBLIOGRAFIA

Alderson P, Bunn F, Lefevre C et al. Human albumin solution for resuscitation and volume expansion in critically ill patients. Cochrane Database Syst Rev 2004;4: CD001208.

Beale RJ, Hollenberg SM, Vincent JL et al. Vasopressor and inotropic support in septic shock: an evidence-based review. Crit Care Med 2004; 32(Suppl):S455-65.

Boluyt N, Bollen CW, Bos AP et al. Fluid resuscitation in neonatal and pediatric hypovolemic shock: a Dutch Pediatric Society evidence-based clinical practice guideline. Intensive Care Med 2006;32:995-1003.

Brierley J, Carcillo JA, Choong K et al. Clinical practice parameters for hemodynamic support of pediatric and neonatal septic shock: 2007 update from American College of Critical Care Medicine. Crit Care Med 2009;37:666-88.

Carcillo JA, Davis AL, Zaristky A. Role of early fluid resuscitation in pediatric septic shock. JAMA 1991;266:1242-5.

Choong K, Kisson N. Vasopressin in pediatric shock and cardiac arrest. Pediatr Crit Care Med 2008;9:372-9.

Debaveye YA, Van Den Berghe GH. Is there still a place for dopamine in the modern intensive care unit? Anesth Analg 2004;98: 461-8.

Irazuzta J, Sullivan KJ, Garcia PCR et al. Pharmacologic support of infants and children in septic shock. J Pediatr (Rio J) 2007;83(Suppl 2):S36-45.

Kanter RK, Zimmerman JJ, Straus RH et al. Pediatric emergency intravenous access. Am J Dis Child 1986;140:132-4.

Ngo NT, Cao XT, Kneen R et al. Acute management of dengue shock syndrome: a randomized double-blind comparison of 4 intravenous fluid regimens in the first hour. Clin Infect Dis 2001;32:204-13.

Oca MJ, Nelson M, Donn SM. Randomized trial of normal saline versus 5% albumin for treatment of neonatal hypotension. J Perinatol 2003;23:473-6.

Proulx F, Joyal JS, Mariscalco MM et al. The pediatric multiple organ dysfunction syndrome. Pediatr Crit Care Med 2009;10: 12-22.

Samuels LE, Darzé ES. Management of acute cardiogenic shock. Cardiol Clin 2003;21:43-9.

Stoner MJ, Goodman DG, Cohen DM et al. Rapid fluid resuscitation in pediatrics: testing the American College of Critical Care Medicine guideline. Ann Emerg Med 2007; 50:601-7.

CAPÍTULO 3

Parada Cardiorrespiratória

TOSHIO MATSUMOTO

INTRODUÇÃO

Todos nós vamos sofrer uma parada cardíaca, mas muitos poucos terão uma segunda. Os dados de literatura até o final do século XX mostravam que o resultado da parada cardíaca na criança era desanimador, principalmente quando ocorriam fora do ambiente hospitalar. Friesen et al. estudaram 66 crianças que sofreram parada cardíaca inesperada e apenas 6 sobreviveram. As doenças respiratórias foram as maiores causas, mas também apresentaram os melhores prognósticos. Somente uma dentre 34 crianças com assistolia sobreviveu, mas com grave sequela neurológica. Das 41 crianças que apresentaram parada cardíaca fora do hospital, apenas uma sobreviveu. Não houve sobreviventes entre os pacientes com parada cardíaca decorrente de sepse ou traumatismo, mesmo quando a ressuscitação inicial foi bem-sucedida. Schindler et al. estudaram a ressuscitação de 101 pacientes pediátricos externos, separando-os em dois grupos. Um grupo de pacientes que apresentavam apenas apneia (21 crianças) e em outro que chegaram em parada cardiorrespiratória (80 crianças). A ressuscitação inicial foi obtida em todas as crianças com apneia, mas em apenas 43 (53%) deles com parada cardiorrespiratória. Na unidade de terapia intensiva (UTI), 12 das 21 crianças com apneia faleceram e, desses 12 sobreviventes, 5 tiveram alta em boas condições neurológicas. Por outro lado, dos 43 pacientes encaminhados para a UTI do grupo com parada cardiorrespiratória apenas 6 sobreviveram (37 óbitos na UTI) e todos esses sobreviventes com sequela neurológica moderada ou grave.

No entanto, no século presente estão sendo descritos melhores resultados. Atkins et al. descrevem um estudo multicêntrico (EUA e Canadá) com dados de 624 pacientes < 20 anos e 25.405 ≥ 20 anos submetidos à ressuscitação cardiopulmonar ou desfribrilação pela equipe médica de emergência fora do ambiente hospitalar em um estudo de coorte de 16 meses. Foram excluídos pacientes com ferimentos perfurantes, traumatismos ou queimaduras, mas foram incluídos afogamento e sufocação. Os pacientes < 20 anos foram distribuídos em 3 grupos etários: < 1 ano (n = 277), 1 a 11 anos (n = 154) e 12 a 19 anos (n = 193). A sobrevida foi de 6,4% (3,3% em < 1 ano, 9,1% em 1 a 11 anos e 8,9% em 12 a 19 anos) contra 4,5% em adultos. Em outro estudo publicado por Nadkarni et al., são descritos pacientes pediátricos que sofreram parada cardíaca em ambiente hospitalar. Eles relatam 36% de sobrevida por 24 horas e 27% tiveram alta hospitalar. Esses resultados mostram melhor taxa de sobrevida comparada com a do adulto.

A sobrevivência de crianças criticamente enfermas ou gravemente feridas é influenciada diretamente pela prontidão e exatidão com que as atitudes terapêuticas são tomadas. Para tanto, tornou-se uma ferramenta fundamental o ensino e o treinamento das situações de risco para leigos, enfermeiras, médicos e outros profissionais de saúde; o objetivo é identificar e tratar condições previsíveis e evitáveis que possam impedir a evolução para uma situação de risco, como a de parada cardiorrespiratória.

MODELO UTSTEIN

Em 1990, representantes da AHA (American Heart Association), ERC (European Resuscitation Council), HSFC (Heart and Stroke Foundation of Canada) e ARC (Australian Resuscitation Council) participaram de uma reunião no mosteiro de Utstein, Noruega, tendo como propósito discutir os problemas de nomenclatura e falta de padronização nos relatos a respeito de parada cardíaca em adultos fora do ambiente hospitalar. Deste grupo surgiu, poucos anos depois, a ILCOR (International Liaison Committee on Resuscitation). Na reunião seguinte em Surrey, Inglaterra, foi adotado o termo *Utstein Style* para uniformizar esses referidos relatos. Desde então, este consenso tem sido ampliado com relatos adicionais sobre temas relacionados, inclusive ressuscitação cardíaca em pediatria e neonatologia. Hoje muitos dos estudos têm aderido o modelo Utstein, que possibilita melhor análise comparativa dos dados apresentados. São definidos termos e dados pontuais de tempo e intervalo, assim como os resultados clínicos e tabelas. Alguns dos termos definidos são descritos a seguir.

Ressuscitação – definida como um termo global não limitada à terapia da vítima sem pulso e sem respiração; ela se refere a todas as medidas de suporte básico e avançado de vida.

Parada cardíaca – cessação da atividade mecânica do coração, determinada pela incapacidade de se palpar um pulso central, estar não responsivo e apneico. Esta é uma definição clínica; assim, a parada cardíaca está presente na criança com ausência de pulsos palpáveis, mesmo quando for observada atividade elétrica organizada ao ECG ou quando alguma técnica revelar a presença de contrações cardíacas que geram pressão de pulso ou contrações observáveis. Esta última condição era conhecida como *pseudodissociação eletromecânica*, mas agora deve ser chamada de *pseudoatividade elétrica sem pulso*.

Parada respiratória – definida como a ausência de respirações (apneia). Tanto a parada respiratória como o comprometimento respiratório isolado são caracterizados pela presença de pulsos palpáveis.

Ressuscitação cardiopulmonar (RCP) – é um termo amplo que significa uma tentativa de restaurar de modo espontâneo e efetivo a ventilação e a circulação. A RCP é subclassificada em básica e avançada, e seus resultados podem ser classificados como com sucesso ou sem sucesso.

RCP básica – tentativa de restabelecer ventilação efetiva por meio da insuflação pulmonar utilizando o ar expirado, e a circulação com o uso de compressões torácicas externas.

RCP avançada – adição de manobras invasivas para restaurar efetivamente a ventilação e a circulação.

Retorno da circulação espontânea – retorno de pulsos centrais palpáveis, espontâneos no paciente que sofreu parada cardíaca, independentemente de sua duração. O retorno da circulação espontânea pode ser classificado posteriormente como *intermitente* ou *mantido*. Para facilitar a padronização, considera-se mantido quando o retorno durar 20 minutos ou mais.

Retorno da ventilação espontânea – retorno do esforço respiratório espontâneo na criança que estava apneica, excluindo respirações agônicas ou *gasping*.

As intervenções recomendadas no atendimento da parada cardíaca devem ser baseadas em evidências científicas comprovadas. O quadro I-6 mostra a classificação das recomendações da AHA baseada nos relatos científicos da ILCOR.

Quadro I-6 – Classificação das intervenções no atendimento da parada cardíaca*.

Classe I	Classe IIa	Classe IIb	Classe III
Benefício >>> Risco	Benefício >> Risco	Benefício > Risco	Risco ≥ Benefício
Procedimento/ tratamento ou teste/avaliação diagnóstica deve ser realizada/ administrada	É razoável realizar o procedimento/ administrar o tratamento ou realizar o teste/ avaliação diagnóstica	Procedimento/ tratamento ou teste/avaliação diagnóstica pode ser considerado	Procedimento/ tratamento ou teste/avaliação diagnóstica não deve ser realizada/ administrada Não é útil e pode ser prejudicial

Classe indeterminada:
*Obs.:
As pesquisas estão no início.
Área de pesquisa contínua.
Sem recomendações até novas pesquisas.

FASES DA PARADA CARDÍACA

Na evolução temporal da parada cardíaca podem ser identificadas quatro fases: pré-parada, sem fluxo (parada cardíaca sem tratamento), baixo fluxo (RCP) e a fase pós-ressuscitação.

A fase pré-parada é aquela que precede a parada. Nessa fase, podem ser diagnosticadas condições clínicas que se não tratadas adequadamente evoluem fatalmente para parada cardíaca. Em pediatria, no ambiente hospitalar, as principais condições recaem sobre os distúrbios respiratórios e o choque. É a fase ideal para reduzir a mortalidade e a morbidade da parada cardíaca.

A fase sem fluxo, ou parada cardíaca sem tratamento, deve ser prontamente identificada para que as manobras de ressuscitação (suporte básico e avançado de vida) sejam instituídas de imediato. A demora implica comprometer qualquer possibilidade de prognóstico do paciente.

Na fase de baixo fluxo, as manobras de ressuscitação (massagem cardíaca e ventilação) devem ser de alta qualidade para otimizar a pressão de perfusão coronariana e cerebral, além de fluxo sanguíneo para os órgãos vitais.

A fase pós-ressuscitação é também bastante crítica. Neste período, pode ocorrer lesão cerebral pós-reperfusão, disritmias e lesões em outros órgãos.

A reperfusão pode levar a processos inflamatórios e oxidativos que agravam ainda mais a lesão inicial da parada cardíaca. Existem estudos promissores em adultos com hipotermia (32-34°C), mas não ainda em crianças. Esta fase não faz parte do escopo deste capítulo.

RESSUSCITAÇÃO CARDIOPULMONAR

A parada cardiorrespiratória é caracterizada pela ausência de pulso central (grandes artérias como femoral e carótida) e em apneia, porém não é a única situação que exige o início das manobras de ressuscitação. A RCP pode ser aplicada também a três situações distintas de gravidade: os indivíduos que desenvolvem bradiarritmia progressiva ou com pulsos menores que 60 batimentos por minuto; taquiarritmia com pulso com ou sem má perfusão e as ausências de pulso conhecidas como ritmos de colapso (taquiarritmias ventriculares: fibrilação ventricular ou taquicardia ventricular sem pulso; assistolias; pseudoatividade elétrica sem pulso). A RCP apesar de ser uma situação crítica deve ser organizada. Os membros que dela participam devem conhecer suas funções no atendimento, sendo a coordenação e a liderança dessa equipe realizadas pelo membro mais experiente.

O atendimento da parada cardiorrespiratória segue as orientações publicadas pelo ILCOR. O algoritmo universal do atendimento da parada cardiorrespiratória pode ser vista na figura I-6.

Suporte básico de vida (RCP básica)

A RCP básica pode ser ministrada também fora do ambiente hospitalar e por leigos treinados. Inicialmente, deve ser procedida uma verificação visual da vítima, procurando-se por movimentos, choros ou respirações, e avaliando o tônus muscular e a coloração. A seguir, deve-se garantir a segurança da vítima e do ressuscitador, avaliando-se o ambiente em que ela foi encontrada, lembrando-se que deve ser removida se o local apresentar algum perigo para esta. O uso de precauções universais pelos ressuscitadores e profissionais de saúde, tais como luvas, óculos de proteção e outros dispositivos de barreira minimizam o risco de transmissão de doenças infecciosas da vítima para o ressuscitador.

Se a criança encontrada não estiver responsiva, solicitar por auxílio e iniciar 5 ciclos de RCP (cerca de 2 minutos) antes de ativar o serviço médico de emergência (se estiver fora do hospital) ou a unidade de terapia intensiva. Quando em uma situação em ambiente extra-hospitalar, o

3 PARADA CARDIORRESPIRATÓRIA

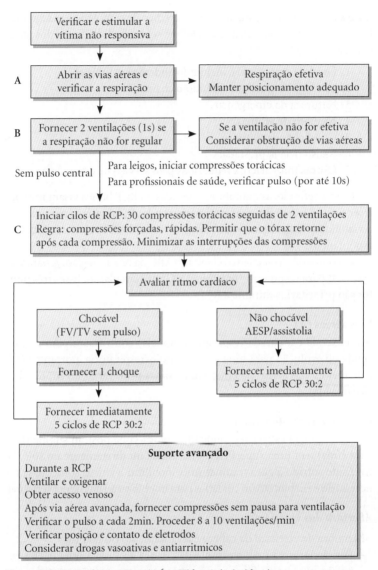

Figura I-6 – Algoritmo universal do atendimento da parada cardiorrespiratória.

ressuscitador precisa passar ao serviço médico de emergência as seguintes informações, e nunca desligar o telefone sem o pedido direto dos atendentes:

1. Local da emergência, incluindo endereço e direções.
2. Telefone do qual está fazendo o chamado.
3. Natureza da emergência.
4. Número de vítimas.
5. Condições das vítimas.
6. Assistência já prestada.
7. Outras informações requeridas pelo serviço de emergência.

Como definido, as manobras realizadas na RCP básica visam restabelecer a ventilação pulmonar efetiva e a circulação sanguínea para manter a viabilidade dos órgãos vitais, além da volta dos batimentos cardíacos espontâneos.

Essas manobras seguem o chamado ABC da ressuscitação: **A** para vias aéreas; **B** para respiração (*breathing*) e **C** para circulação. Esses três pontos são prioritários durante a RCP.

Vias aéreas (A)

A hipoxemia e a parada respiratória (apneia) contribuem para a piora aguda ou evolução para uma parada cardiorrespiratória, portanto abrir e manter as vias aéreas patentes são medidas prioritárias no suporte básico de vida.

Posicionamento da vítima

Se a criança não estiver respondendo, colocá-la na posição supina (face para cima), em uma superfície plana, rígida ou diretamente no solo. Se tiver sido sofrido algum traumatismo, mobilizar a vítima somente se for necessário e em bloco com cuidados para imobilização da coluna vertebral.

Abertura das vias aéreas

- Manobra de extensão da cabeça e levantamento do mento
  - Posicionar uma mão na fronte da criança levando a uma ligeira extensão, até que ela fique com a cabeça em uma posição neutra.
  - Levantar a mandíbula para cima apoiando a outra mão abaixo do mento.
- Manobra de deslocamento anterior da mandíbula

Ainda que raros, os traumatismos de coluna cervical são catastróficos em crianças, necessitando da imobilização adequada da coluna cervical.

Para abrir as vias aéreas nestas situações, utiliza-se a manobra de deslocamento anterior da mandíbula por meio de uma tração manual nos seus ramos, preferencialmente de forma bilateral, colocando-se de dois a três dedos nos ramos mandibulares e propiciando a anteriorização destes.

- Manobra de tração da mandíbula e língua

Após o posicionamento da vítima, utilizar dois a três dedos para apreender a língua e a mandíbula pela porção mentoniana, realizando uma tração anterior.

Em todos os casos descritos acima, lembre-se de não aproximar os lábios, não ocluindo a entrada de ar. Remova secreções e corpos estranhos eventualmente presentes.

Essas manobras permitem o melhor posicionamento para o paciente respirar livremente se apresentar respiração espontânea regular e efetiva.

Ventilação (B) e circulação (C)

Quando o paciente não apresentar respiração efetiva e pulsos centrais palpáveis, é procedido de ventilação de resgate e as compressões torácicas externas.

O aspecto hemodinâmico da ressuscitação tem sido estudado desde a descrição inicial da massagem cardíaca externa introduzida por Kouwenhoven et al. em 1960. A hipótese inicial, conhecida como a da bomba cardíaca, relacionava o fluxo sanguíneo diretamente às compressões cardíacas decorrentes das compressões torácicas. Tanto o ventrículo direito como o esquerdo seriam comprimidos entre o esterno e a coluna vertebral, criando um gradiente pressórico entre os ventrículos e suas vias de saída (aorta e artéria pulmonar). Durante a compressão haveria fechamento da válvula mitral e da tricúspide. Na fase de descompressão torácica, os ventrículos seriam preenchidos. Anos depois, surgiu a hipótese da bomba torácica que relacionava o fluxo ao aumento da pressão intratorácica promovido pela compressão torácica, mais do que a compressão cardíaca. Nesse caso, as válvulas atrioventriculares permaneceriam abertas e o coração seria apenas um condutor de sangue e não uma bomba. Como a compressão torácica gera a mesma pressão sobre os ventrículos, o gradiente pressórico entre o lado arterial e venoso extratorácico é criado pelas características dos vasos do lado arterial e venoso. A menor complacência do lado arterial permite a transmissão de boa parte da pressão para a região extratorácica. A maior complacência e a presença de válvulas do lado venoso reduzem a pressão transmitida para além do tórax. Assim, é criado um gradiente necessário para o fluxo sanguíneo nos vasos extratorácicos. Esses mecanismos ainda são alvo de discussão.

Estudos com fibrilação ventricular sem ressuscitação cardiopulmonar, em modelo animal, mostram que o fluxo sanguíneo cai exponencialmente, mas ainda continua por cerca de 5 minutos. Durante a ressuscitação o fluxo adiante na aorta ocorre durante a compressão torácica. O fluxo na artéria coronária é retrógrado durante a compressão e anterógrado durante a descompressão. O que foi notado é que o fluxo carotídeo aparece em segundos após o início da RCP, mas leva cerca de 1 minuto de RCP mantida para atingir um platô de fluxo. E ainda que mesmo breves interrupções da RCP promovem queda substancial do fluxo carotídeo é necessário outro período para atingir novo platô de fluxo.

Outro aspecto importante está relacionado à ventilação pulmonar. Diante da parada cardiorrespiratória, é muito comum ventilar o paciente de modo excessivo. Para muitos, garantir a ventilação significa ventilar o mais rápido possível. No entanto, como o sistema respiratório é um sistema em fundo cego, implica a obrigatoriedade de fases distintas para inspiração e expiração. Caso a frequência respiratória da ventilação não permita um tempo adequado para que o pulmão exale todo o ar inspirado, o ar ficará represado, levando a uma hiperinsuflação. Essa condição pode comprometer o retorno venoso e consequentemente o débito cardíaco. Portanto, a ventilação pode prejudicar a eficiência da compressão torácica pelo menor retorno venoso, e as interrupções da compressão torácica podem prejudicar o fluxo carotídeo. A hiperinsuflação pulmonar também pode favorecer vômitos e aspiração, assim como barotraumas.

Em 2005, as novas recomendações de RCP enfatizam a importância de alguns pontos em relação à compressão torácica e à ventilação de resgate. As compressões corretas têm as seguintes características:

– Compressões devem ser forçadas.
– Compressões devem ser rápidas.
– Permitir retorno do tórax após compressão.
– Minimizar interrupções das compressões.
– Evitar ventilação excessiva.

Esses pontos devem ser rigorosamente seguidos durante a ressuscitação cardiopulmonar.

Respiração de resgate

Após a abertura das vias aéreas, a respiração de resgate deve ser providenciada, quer por meio de uma máscara, quer de uma barreira de proteção facial plástica ou de uma bolsa-valva-máscara.

A respiração de resgate deve ser realizada por meio de duas insuflações pulmonares, durante cada uma 1 segundo, observando que haja expansão torácica. Permitir um intervalo entre as respirações para a exalação e, se possível, deixar uma fonte de oxigênio acoplada quando estiver utilizando uma bolsa-valva-máscara.

A respiração de resgate pode ser realizada por diversas técnicas, como a respiração boca a boca, boca a boca-nariz, boca a nariz e boca. Nos lactentes menores de 1 ano de idade, deve-se dar preferência à ventilação boca do ressuscitador, boca e nariz da vítima. Já nas crianças maiores, deve ocluir-se o nariz com o polegar e o indicador de uma das mãos e realizar boca a boca. Quando a boca do ressuscitador é pequena diante da vítima, pode-se permitir que seja realizada a ventilação boca do ressuscitador nariz da vítima, técnica esta que pode ser ensinada para crianças ressuscitarem adultos. Quando são utilizadas as técnicas de ventilação direta (tipo boca-boca), oferecemos entre 17 e 19% de oxigênio.

A máscara de silicone transparente deve ser adaptada entre a base do nariz e o mento da vítima, possibilitando a visualização das vias aéreas e a presença de secreções ou vômitos.

Circulação

Na ausência de sinais de circulação pela palpação de pulsos centrais, devem ser iniciadas as compressões torácicas. O pulso braquial é o recomendado para ser palpado nos lactentes e o carotídeo ou femoral nas crianças maiores e adultos. A palpação não deve levar mais do que 10 segundos. Se o pulso for inferior a 60 batimentos por minuto e estiver associado a sinais de má perfusão, apesar de oxigenação e ventilação, iniciar imediatamente a RCP. Quando possível, monitorizar o paciente, para identificar qual distúrbio de ritmo está presente, propiciando melhor terapêutica.

As compressões torácicas são realizadas na metade inferior do esterno, sem comprimir o apêndice xifoide. De acordo com o tamanho e idade do paciente, podem ser aplicadas técnicas diferentes. Para garantir a qualidade das compressões é recomendada, quando possível, a troca do ressuscitador que faz as compressões a cada 2 minutos.

Compressões torácicas para crianças menores de 1 ano de idade:

• Técnica de circunscrição das mãos ao redor do tórax
Esta técnica é recomendada quando estão presentes dois participantes. O ressuscitador coloca os dedos polegares sobre a metade inferior do esterno, circulando o tórax com as mãos, até que os demais dedos se toquem no dorso. O uso dos dois polegares permite melhor força de compressão.

• Técnica de compressão torácica de lactentes com dois dedos
Para esta técnica coloque dois dedos de uma das mãos sobre a metade inferior do esterno e as compressões seguem como a técnica anterior.

- Técnica para crianças entre 1 ano e 8 anos de idade

As compressões torácicas poderão ser realizadas utilizando-se a base palmar de uma das mãos, enquanto a outra poderá ser utilizada para manter uma ligeira extensão da cabeça e com isso manter as vias aéreas abertas. A compressão torácica nesta faixa etária deverá compreender entre 2,5 e 4cm (um terço à metade da altura do tórax).

- Técnica para crianças maiores de 8 anos de idade

A técnica é similar àquela utilizada em adultos. Com ambas as mãos, uma sobre a outra na metade inferior do esterno, o tórax é comprimido 4 a 5cm. O ressuscitador deve manter os braços esticados, sem fleti-los, durante a compressão.

Relação ventilação/compressão

Com exceção do período neonatal, no qual foi mantida a relação 3:1 de ventilação/compressão, houve alteração significativa dessa relação para as outras faixas etárias pediátricas. Respeitando as características das compressões corretas, a relação ventilação/compressão deve ser de 15:2 para todas as idades quando realizada por profissionais de saúde. Quando houver apenas um ressuscitador, a relação deve ser de 30:2. A frequência das compressões deve ser de 100/min em qualquer faixa etária, exceto em recém-nascidos. Caso o paciente esteja com alguma via aérea avançada (por exemplo, intubação, máscara laríngea), as compressões devem ser contínuas sem interrupções para as ventilações. As ventilações serão realizadas a cada 3-5 segundos para evitar ventilação excessiva.

O quadro I-7 mostra as frequências recomendadas nas diversas condições clínicas.

Compressões torácicas somente?

Uma das maiores dificuldades encontradas para a realização de RCP no ambiente fora do hospital é aplicar a ventilação boca a boca em estranhos. Em adultos com fibrilação ventricular, a ventilação pode não ser essencial nos primeiros 5 minutos e a presença de *gaspings* pode prover algum grau de ventilação. Um estudo (SOS-Kanto) realizado em adultos que sofreram parada cardíaca e foram atendidos pelo espectador fora do ambiente hospitalar mostram resultado interessante. Dos 4.068 pacientes estudados, 2.917 não tiveram nenhuma RCP, 712 tiveram RCP convencional e 439 receberam apenas compressões cardíacas. Os pacientes que não tiveram nenhuma RCP apresentaram os piores resultados neurológicos. E entre aqueles que receberam algum tipo de ressuscitação os melhores resultados foram encontrados naqueles que receberam apenas compressões cardíacas.

Quadro I-7 – Frequência aplicada de ventilações e complicações nas diversas faixas etárias.

Faixa etária	Neonatal	1 mês-8 anos	> 8 anos e adultos
Relação ventilação/ compressão	3:1	15:2 (se 2 ou mais profissionais de saúde) 30:2 (se 1 ressuscitador apenas)	30:2 (se 1 ou mais ressuscitadores)
Frequência de compressão	120/min	100/min	100/min
Ventilação/ compressão com via aérea avançada	3:1	Manter compressões contínuas sem interrupções para ventilação (100/min) Ventilação: 8-10/min	Manter compressões contínuas sem interrupções para ventilação (100/min) Ventilação: 8-10/min
Ventilação de resgate quando pulso presente, sem respiração	40-60/min	12-20/min	10-12/min

Entretanto, em pediatria o uso de compressões somente pode não ser tão promissor, uma vez que a grande maioria das paradas cardíacas está associada à asfixia, o que requer atenção tanto às compressões como às ventilações.

Suporte vital avançado

O suporte vital avançado é complementar ao suporte básico. Inclui procedimentos para restabelecer as funções cardiopulmonares. Neste suporte estão envolvidos instalação de acessos vasculares e vias aéreas, equipamentos auxiliares para a ventilação pulmonar, utilização de oxigênio, medicamentos, expansores de volumes, desfibriladores/cardioversores e monitorização. A identificação dos fatores contribuintes para a parada cardíaca ou disritmia são importantes para o melhor atendimento do paciente. Existe uma regra mnemônica para lembrar os principais fatores: 6 H e 5 T.

6 H: Hipovolemia; Hipóxia; Íon Hidrogênio (acidose); Hipo/Hiperpotassemia; Hipoglicemia; Hipotermia.

5 T: Toxinas; Tamponamento cardíaco; Tensão (pneumotórax); Trombose coronariana ou pulmonar; Traumatismo.

A permeabilidade das vias aéreas é assegurada por meio da instalação de uma via aérea artificial como intubação ou máscara laríngea. Porém, antes da instalação dessas vias, deve ser garantida a melhor ventilação e oxigenação possível. Para intubação, a via orotraqueal é a mais recomendada na RCP. O uso da **sequência rápida de intubação** (SRI) facilita o procedimento, mas deve ser realizado apenas por profissionais experientes na técnica. A SRI utiliza medicamentos dados em sequência para analgesia/sedação e bloqueio neuromuscular, além de garantir a oxigenação do paciente. Habitualmente, não são utilizadas cânulas traqueais com balonete em crianças com idade inferior a 8 anos, mas seu uso não é proibitivo. A presença de vazamento pericânula que impede a melhor ventilação pulmonar é sinal sugestivo da necessidade de cânula com balonete. Processos pulmonares com baixa complacência ou mesmo com resistência aumentada de vias aéreas podem requerer o uso desta cânula. Caso seja utilizado o balonete, a pressão de insuflação deste deve ser < 20cmH$_2$O. O calibre da cânula traqueal pode ser estimado grosseiramente pelo calibre do dedo mínimo do paciente. Podem ser utilizadas ainda algumas fórmulas para cálculo do calibre interno (ID) da cânula:

Cânula sem balonete (mm ID): (**idade em anos/4**) + 4

Cânula com balonete (mm ID): (**idade em anos/4**) + 3

Estando o paciente intubado e com melhora das condições ventilatórias, se houver deterioração clínica súbita, devem ser consideradas as seguintes hipóteses (DOPE):

Deslocamento do tubo da traqueia.
Obstrução do tubo.
Pneumotórax.
Equipamento (falha).

Em caso de impedimento de intubação traqueal por motivos como traumatismo de face, malformações de vias aéreas, o acesso às vias aéreas pode ser obtido pela cricotireoidostomia.

O acesso vascular na parada cardiorrespiratória ou choque deve ser aquele mais rapidamente disponível e que não interrompa as manobras de ressuscitação. Nos quadros de choque compensado, um acesso vascular periférico com cateter curto e calibroso pode ser suficiente. Um cateter venoso central é necessário quando se deseja infusão de grandes volumes, medidas da pressão venosa central e infusão de múltiplas drogas de fluxo controlado. O acesso venoso por via femoral é o mais acessível durante a

RCP. Cateterização arterial periférica é difícil no momento da parada, mas pode ser obtida depois do retorno da circulação espontânea, permitindo a coleta de sangue para gasometrias e outros dados bioquímicos.

Se em alguns minutos de um quadro de choque ou RCP não for possível obter um acesso vascular, a via intraóssea torna-se a opção mais favorável, mesmo em crianças maiores e adolescentes. A punção intraóssea é frequentemente realizada na porção anterior da tíbia, sendo sítios alternativos a porção distal do fêmur, a espinha ilíaca anterossuperior e o maléolo medial. A via intraóssea é uma via segura para infusão de drogas, fluidos e componentes sanguíneos. A agulha especialmente desenhada para a punção intraóssea deve ser a preferida, porém na sua ausência pode ser tentadas as agulhas de aspiração de medula óssea, agulhas hipodérmicas ou até agulhas do tipo *butterfly*.

A monitorização do ritmo cardíaco é importante durante a RCP. A detecção de disritmias ou ritmos chocáveis podem ser vitais. Em casos de parada cardíaca súbita, é imprescindível a presença de desfibriladores. Hoje, felizmente, a disponibilidade de DEA (desfibrilador externo automático) para atendimento de pacientes fora do ambiente hospitalar já é realidade em muitos locais em nosso país. O quadro I-8 orienta sobre os equipamentos adequados para cada faixa etária que são utilizados durante a RCP.

Os medicamentos utilizados na RCP visam, principalmente, a retorno da circulação espontânea, correção de disritmias, correção de acidemia e distúrbios eletrolíticos. O uso de medicamentos não implica negligenciar as manobras de RCP, que devem ser mantidas até o pronto restabelecimento da circulação e ventilação.

Os principais medicamentos estão resumidos no quadro I-9.

Quando parar a RCP?

Um dos maiores questionamentos durante a RCP é definir quando ela deve ser terminada. Diversos são os fatores envolvidos para a reversibilidade da parada cardíaca. Fatores como doença básica, disfunções orgânicas estabelecidas e tempo de parada podem ajudar na decisão. Existem dados que consideram fútil a ressuscitação quando já se passaram 15-20 minutos de RCP ou quando duas ou mais doses de adrenalina já foram utilizadas. Mas relatos recentes indicam melhor prognóstico de crianças em parada cardíaca e enfatizam a qualidade da RCP para este resultado. Assim, a questão quando parar a RCP continua sendo muito difícil de ser respondida.

Equipamento	Recém-nascido <1 ano (3-5kg)	<1 ano (6-9kg)	1 a 2 anos (10-11kg)	Criança (12-14kg)	Criança (15-18kg)	Criança (19-22kg)	Criança (24-30kg)	Adolescente (>30kg)
Bolsa-valva de ressuscitação	Lactente	Lactente	Criança	Criança	Criança	Criança	Criança/adulto	Adulto
Máscara de O_2	Neonatal	Neonatal	Pediátrica	Pediátrica	Pediátrica	Pediátrica	Adulto	Adulto
Cânula orofaríngea (nº)	0	1	1	1-2	2	2	2-3	3 ou +
Lâmina de laringoscópio	Reta 0-1	Reta 1	Reta 1	Reta 2	Reta ou curva 2	Reta ou curva 2	Reta ou curva 2-3	Reta ou curva 3
Cânula traqueal (ID mm)**	Prematuro 2,5 A termo 3,0-3,5 Sem balonete	3,5 sem balonete	4,0 sem balonete	4,5 sem balonete	5,0 sem balonete	5,5 sem balonete	6,0 com balonete	6,5 com balonete
Comprimento da cânula traqueal (cm do lábio)	9-10	10-10,5	11-12	12,5-13,5	14-15	15,5-16,5	17-18	18,5-19,5
Fio-guia (F)	6	6	6	6	6	14	14	14

Quadro I-8 – Equipamentos de ressuscitação pediátrica conforme o peso.*

Sonda de aspiração (F)	6-8	8	8-10	10	10	10	10	12
Manguito de PA	Recém--nascido/ lactente	Recém--nascido/ lactente	Lactente/ criança	Criança	Criança	Criança	Criança/ adulto	Adulto
Cateter IV (G)	22-24	22-24	20-24	18-22	18-22	18-20	18-20	16-20
Escalpe (G)	23-25	23-25	23-25	21-23	21-23	21-23	21-22	18-21
Sonda nasogástrica (F)	5-8	5-8	8-10	10	10-12	12-14	14-18	18
Sonda vesical (F)	5-8	5-8	8-10	10	10-12	10-12	12	12
Pás de desfibrilação/ cardioversão	Pás para lactente < 1 ano	Pás para lactente < 1 ano ou 10kg	Pás para adulto quando ≥ 1 ano ou ≥ 10kg	Pás para adulto	Pás para adulto	Pás para adulto	Pás para adulto	Pás para adulto
Dreno torácico (F)	10-12	10-12	16-20	20-24	20-24	24-32	28-32	32-40
Máscara laríngea	1	1,5	1,5	2	2	2-2,5	2,5	3

* Adaptado da Fita de Ressuscitação Pediátrica de Broselow.
** Considerar cânulas com balonete se necessário.

Quadro I-9 – Medicamentos utilizados na RCP avançada.

Medicamentos	Ação	Dose-via	Observação
Adrenalina (epinefrina)	α-adrenérgico; promove vasoconstrição e aumenta a pressão diastólica da aorta e da pressão de perfusão coronariana	0,01mg/kg (0,01mL/kg de solução 1:10.000), IV/IO 0,1mg/kg (0,1mL/kg de solução 1:1.000) ET	Dose máxima: 1mg, IV/IO; 10mg, ET Pode ser repetido a cada 3-5min Megadose não recomendada Não misturar com bicarbonato
Atropina	Parassimpatolítico; acelera o marcapasso sinusal e atrial e acelera a condução atrioventricular Indicada nas bradicardias por estímulo vagal	0,02mg/kg, IV/IO 0,03mg, ET	Dose mínima: 0,1mg Dose máxima unitária para crianças: 0,5mg Se ET, instilar com 5mL de soro fisiológico, seguido de 5 ventilações
Bicarbonato de sódio a 8,4% (1mL = 1 mEq)	Alcalinizante Considerar em parada prolongada	1mEq/kg/dose, IV/IO	Infundir lentamente Assegurar ventilação adequada
Cálcio-gluconato a 10%	Considerar em hiperpotassemia sintomática e intoxicação por bloqueadores do canal de cálcio	0,6-1mL/kg	Infundir lentamente Garantir acesso intravascular, provoca necrose se extravasar para o subcutâneo
Glicose	Correção de hipoglicemia Fazer teste rápido de glicemia para o diagnóstico	0,5-1g/kg, IV/IO	SG a 10% 5-10mL/kg SG a 25% 2-4mL/kg SG a 50% 1-2mL/kg
Magnésio-sulfato a 10%	Correção de hipomagnesemia documentada ou para *torsades de pointes* (taquicardia ventricular polimórfico associado com intervalo QT longo)	0,25-0,5mL/kg em 10-20min	Dose máxima: 2g (20mL) Infundir mais rapidamente em *torsades*

3 PARADA CARDIORRESPIRATÓRIA

Naloxona	Reverte a depressão respiratória provocada por overdose de narcótico opioide	< 5 a ou < 20kg: 0,1mg/kg, IV/IO/ET >5 anos ou > 20kg: 2mg, IV/IO/ET	Usar doses menores para reverter a depressão provocada por dose terapêutica de opioide (1-15µg/kg)
Adenosina	Bloqueio temporário da condução do nó atrioventricular e interrompe os circuitos de reentrada que o envolvem. Indicada na taquicardia supraventricular paroxística	0,1mg/kg (máximo: 6mg) Repetir 0,2mg/kg (máximo 12mg)	Utilizar torneira T para infusão rápida (em bolo) Monitorizar ECG
Amiodarona	Lentifica a condução atrioventricular, prolonga o período refratário atrioventricular e intervalo QT e lentifica a condução ventricular	5mg/kg, IV/IO Repetir até 15mg/kg	Dose máxima: 300mg Administrar lentamente no paciente com pulso. Pode ser rápido no paciente em parada ou fibrilação ventricular Monitorizar ECG e PA
Lidocaína	Reduz a automaticidade e suprime as disritmias ventriculares	Em bolo: 1mg/kg, IV/IO ET: 2-3mg Infusão contínua: 20-50mcg/kg/min	Dose máxima (bolo): 100mg
Procainamida	Prolonga o período refratário dos átrios e ventrículos e deprime a velocidade de condução	15mg/kg, IV/IO em 30-60min Dose adulto: 20mg/min infusão IV até o total	Dose máxima: 17mg/kg Monitorizar ECG e PA

IV = intravenoso; IO = intraósseo; ET = endotraqueal.
(Se ET, instilar com 5mL de soro fisiológico, seguido de 5 ventilações)

Medicamentos que podem ser administrados por via ET
A = Adrenalina
L = Lidocaína
A = Atropina
N = Naloxona

BIBLIOGRAFIA

Andreka P, Frenneaux MP. Haemodynamics of cardiac arrest and resuscitation. Curr Opin Crit Care 2006;12:198-203.

Atkins DL, Everson-Stewart S, Sears GK et al. Epidemiology and outcomes from out-of-hospital cardiac arrest in children – the resuscitation outcomes consortium epistry-cardiac arrest. Circulation 2009;119: 1484-91.

Berg MD, Nakdarni VM, Zuecher M et al. In-hospital pediatric cardiac arrest. Pediatr Clin North Am 2008;55:589-604.

Fuchs S. Cardiopulmonary resuscitation and pediatric advanced life support update for the emergency physician. Pediatr Emerg Care 2008;24:561-68.

International Liaison Committee on Resuscitation (ILCOR) – Guidelines for pediatric cardiopulmonary resuscitation and emergency cardiovascular care. Circulation 2005;112:112-87.

Sherman M. The new American Heart Association cardiopulmonary resuscitation guidelines: should children and adults have to share? Curr Opin Pediatr 1997;19:253-7.

Sos-Kanto Study. Cardiopulmonary resuscitation by bystanders with chest compression only (Sos-Kanto): an observational study. Lancet 2007;369:920-6.

Timerman S, Gonzales MMC, Mesquita ET et al. Aliança Internacional dos Comitês de Ressuscitação (ILCOR). Papel nas novas diretrizes de ressuscitação cardiopulmonar e cuidados cardiovasculares de emergência 2005-2010. Arq Bras Cardiol 2006;87:e201-8.

Topjian AA, Nadkarni VM, Berg RA. Cardiopulmonary resuscitation in children. Curr Opin Crit Care 2009;15:203-8.

Zaritsky A, Nadkarni VM, Hazinski MF et al. Recommended guidelines for uniform reporting of pediatric advanced life support: The Utstein Style. Resuscitation 1995; 30:95-115.

CAPÍTULO 4

Sepse e Choque Séptico

CARLOS EDUARDO LOPES
MÔNICA ARMANI CIRINO DE MACEDO
MARCELO BARCIELA BRANDÃO

INTRODUÇÃO

Sepse é uma síndrome clínica caracterizada por uma inflamação sistêmica de causa infecciosa com dano tecidual difuso.

Embora a mortalidade de crianças associada à sepse tenha diminuído de 97% para 9% nas últimas décadas, principalmente relacionado ao advento das unidades de terapia intensiva neonatal e pediátrica, e termos taxas de mortalidade marcadamente melhor que os adultos (9% contra 28%), ela ainda permanece como importante causa de morbidade e mortalidade em pediatria.

Em 1995, Watson et al. relataram 42.000 casos de sepse nos EUA (pediátrica e neonatal) com mortalidade de 10,3%. Dados da Organização Mundial da Saúde mostram que em 2004 nos Estados Unidos ocorreram 39.555 mortes em crianças até 14 anos de idade (não considerando o período neonatal) e, destas, 460 mortes por infecção meningocócica e sepse, o que representa 1,16% do total de mortes. Estas melhorias estão relacionadas a políticas voltadas para o reconhecimento precoce, com uma terapêutica mais agressiva e baseada em metas, que vêm sendo aplicadas e reavaliadas desde 2002 em unidades de terapia intensiva.

Em 2004 (dados da OMS) foram notificadas no Brasil, através do CID-10, um total de 74.547 mortes de zero a 14 anos. Considerando apenas as mortes notificadas devido à infecção meningocócica e sepse, tivemos um total de 2.290 mortes, o que representa 3,07% do total (não contabilizadas outras doenças infecciosas bacterianas, virais, Aids e malária, e não considerando as falhas de notificação/classificação). Se formos comparar o mesmo período e os mesmos grupos nos Estados Unidos, observamos que em números absolutos são cinco vezes maior e percentualmente três vezes maior. Considerando que a população norte-americana é maior do que do Brasil, estes dados por si só demonstram a magnitude do problema.

DEFINIÇÕES

As variáveis clínicas utilizadas nas definições de síndrome de resposta inflamatória sistêmica, sepse e disfunção de órgãos são afetadas pelas variações fisiológicas normais que ocorrem com a idade dos nossos pacientes. Portanto, a população pediátrica foi agrupada em faixas que combinam riscos, recomendações e alterações cardiorrespiratórias fisiológicas conforme quadro I-10.

Quadro I-10 – Grupos de idade de crianças para definição de sepse.

Recém-nascido	0 dia a 1 semana
Neonato	1 semana a 1 mês
Lactente	1 a 12 meses
Pré-escolar	2 a 5 anos
Escolar	6 a 12 anos
Adolescente	13 a 18 anos

*Modificado de International Pediatric Sepsis Consensus Conference, 2009.

Síndrome de resposta inflamatória sistêmica (SRIS) – presença de pelo menos dois dos seguintes critérios, sendo que um deve ser alteração na temperatura ou contagem de leucócitos obrigatoriamente (Quadro I-11):
- Temperatura > 38,5°C (hipertermia) ou < 36°C (hipotermia).
- Taquicardia, definida como dois desvios padrões acima da média da frequência cardíaca (FC) normal para a idade na ausência de estímulo externo, drogas ou estímulo doloroso; ou elevação persistente e não explicada por um período acima de 30 minutos a 4 horas; *ou* em crianças menores de 1 ano com bradicardia, definida como FC menor que o percentil 10 da média para a idade na ausência de estímulo vagal externo, drogas bloqueadoras, ou cardiopatia congênita; ou de forma não explicada por um período acima de 30 minutos.
- Taquipneia, definida como dois desvios padrões acima da média da frequência respiratória (FR) normal para a idade ou ventilação pulmonar mecânica para um processo agudo não relacionado à doença neuromuscular ou à anestesia geral.

1 SEPSE E CHOQUE SÉPTICO

Quadro I-11 – Variáveis clínicas e laboratoriais utilizadas na definição de sepse.

Idade	FC (bpm) Taquicardia	FC (bpm) Bradicardia	FR (mpm)	Leucócitos	PAS (mmHg)
Até 7 dias	> 180	< 100	> 50	> 34.000	< 65
7 dias-1 mês	> 180	< 100	> 40	> 19.500 ou < 5.000	< 75
1 mês-1 ano	> 180	< 90	> 34	> 17.500 ou < 5.000	< 100
2-5 anos	> 140	NA	> 22	> 15.500 ou < 6.000	< 94
6-12 anos	> 130	NA	> 18	> 13.500 ou < 4.500	< 105
13- < 18 anos	> 110	NA	> 14	> 11.000 ou < 4.500	< 117

FC = frequência cardíaca; bpm = batimentos por minuto; FR = frequência respiratória; mpm = movimentos por minuto; PAS = pressão arterial sistólica; NA = não se aplica.
Modificado de International Pediatric Sepsis Consensus Conference, 2009.

- Leucocitose ou leucopenia para a idade (não relacionada à quimioterapia) ou 10% de neutrófilos imaturos.

Infecção – presença de qualquer patógeno suspeito ou confirmado (por cultura positiva, bacterioscopia, ou proteína C-reativa) *ou* uma síndrome clínica associada com alta probabilidade de infecção. Evidência de infecção incluem achados positivos:

- Exame clínico (púrpura ou petéquia, ou púrpura fulminante).
- Exames de imagem (radiografia consistente com pneumonia ou vísceras perfuradas).
- Testes laboratoriais (leucócitos em fluidos corporais normalmente estéreis).

Sepse – SRIS na presença de ou como resultado de uma infecção suspeita ou comprovada.

Sepse grave – sepse e mais um dos seguintes achados: disfunção cardiovascular caracterizada por sinais de hipoperfusão tecidual que necessitaram de menos de 40mL/kg de expansão volêmica, *ou* síndrome do desconforto respiratório agudo, *ou* duas ou mais disfunções de outros órgãos (Quadro I-12).

Quadro I-12 – Definições de disfunção de órgãos.

Disfunção cardiovascular	Após a infusão de 40mL/kg de cristaloides em 1h ↓ PA abaixo do 5º percentil para a idade ou pressão arterial sistólica 2 desvios padrões abaixo do normal para idade **ou** Necessidade de droga vasoativa para manter PA em valores normais (dopamina 5mcg/kg/min, ou dobutamina, adrenalina ou noradrenalina em qualquer dose) **ou** Dois dos seguintes critérios: – acidose metabólica não explicada: BE < 5mEq/L – aumento do lactato arterial > 2 vezes o limite normal – oligúria: débito urinário < 0,5 L/kg/h – perfusão periférica prolongadal: > 5s – diferença da temperatura central para periférica > 3ºC
Disfunção respiratória	paO_2/FiO_2 < 300 na ausência de cardiopatia cianótica ou doença pulmonar crônica **ou** $paCO_2$ > 20mmHg acima do nível de base da $paCO_2$ **ou** FiO_2 > 50% para manter $SO_2 \geq 92\%$ **ou** Necessidade de ventilação pulmonar mecânica invasiva ou não invasiva (não eletiva)
Disfunção neurológica	Escala de coma de Glasgow ≤ 11 **ou** Mudança aguda no estado mental com queda na escala de coma de Glasgow de 3 pontos
Disfunção hematológica	Plaquetas < 80.000/mm³ ou queda em 50% nas plaquetas a partir do valor mais alto encontrado nos últimos 3 dias (para doença hematológica/pacientes oncológicos) **ou** RNI > 2
Disfunção renal	Creatinina ≥ 2 vezes o maior limite para a idade ou aumento em 2 vezes no valor de base
Disfunção hepática	Bilirrubina total > 4mg/dL (não é aplicável em recém-nascidos) **ou** ALT ≥ 2 vezes acima do limite normal para a idade

*Modificado de Briilli e Goldstein, 2005.

Choque séptico – sepse mais disfunção cardiovascular.

Choque frio – diminuição da perfusão manifestada por um estado mental alterado ou diminuído, reenchimento capilar > 2 segundos, extremidades frias e marmóreas, diminuição do débito urinário (< 1mL/kg/h).

Choque quente – diminuição da perfusão manifestada por estado mental alterado ou diminuído, reenchimento capilar instantâneo, pulsos amplos, diminuição do débito urinário (< 1mL/kg/h).

Choque volume refratário/dopamina resistente – persistência de choque após 60mL/kg de ressuscitação volêmica e infusão de dopamina 10mcg/kg/min.

Choque/catecolamina resistente – persistência de choque a despeito do uso da ação direta de catecolaminas: adrenalina e noradrenalina.

Choque refratário – persistência do choque a despeito do uso de inotrópicos, vasopressores, vasodilatadores e manunteção da homeostase metabólica (glicemia e cálcio) e hormonal (tireoide e adrenal).

FISIOPATOLOGIA

A pele e a mucosa intestinal são as mais importantes barreiras de defesa na prevenção da invasão de micro-organismos. Quando estas barreiras são rompidas (queimaduras, cateteres, traumatismos etc.), o hospedeiro torna-se vulnerável. A segunda linha de defesa é o sistema imune que pode reconhecer, combater e destruir o agente invasor. Ainda que bastante efetivo, o sistema imune não é perfeito, uma falta de regulação levando à resposta exacerbada pode pôr em risco o hospedeiro. Na primeira situação, fica o organismo suscetível a infecções, enquanto na segunda a destruição do agente invasor também causa danos ao paciente. O que medeia as situações descritas é a base genética do hospedeiro.

A sepse representa uma resposta do sistema imune à infecção, e a resposta do paciente a este agente agressor regulará a gravidade da reação inflamatória.

Quando o processo inflamatório é iniciado por quadro infeccioso, a presença de micro-organismos e seus produtos (componentes da membrana celular, toxinas secretadas, componentes intracelulares liberados pela lise celular) são potentes ativadores da produção de citocinas, que é um pré-requisito para o início do processo anti-infeccioso. Sua produção exacerbada durante processo inflamatório contribui para consequências prejudiciais ao próprio organismo. As citocinas possuem a capacidade de perpetuar sua própria produção quando descontrolada a resposta inflamatória.

A interleucina-1 (IL-1) e o fator de necrose tumoral alfa (TNF-α) são importantes mediadores neste processo, capazes de induzir outros mediadores inflamatórios, contribuindo para sua propriedade pró-inflamatória. Fosfolipase, ciclo-oxigenase e lipo-oxigenase são ativados pela IL-1 e TNF-α, levando à liberação de prostaglandinas, tromboxano, leucotrienos e fator de ativação plaquetária (PAF). Outras citocinas, como IL-6, IL-8, IL-11, e algumas derivadas das células T, como a linfotoxina-α, também estão envolvidas na cascata da citocina.

As células endoteliais são importantes células-alvo e desempenham papel essencial durante a resposta inflamatória, como produtoras de mediadores inflamatórios.

Entre outras ações, a IL-1 e a TNF-α são capazes de induzir atividade pró-coagulante nas células endoteliais. TNF-α e IL-1 ativam a coagulação por meio da indução de fatores teciduais. Ao contrário da IL-1 e TNF-α, a IL-6, que também está envolvida neste processo, não é capaz de induzir à fibrinólise.

Radicais livres (superóxido – O_2^-, óxido nítrico – NO) e enzimas proteolíticas são mediadores produzidos em resposta a IL-1 e TNF-α. Os ânions superóxidos gerados pela ação da enzima de membrana NADPH oxidase apresentam atividade antimicrobiana, mas também podem ser tóxicos às células locais.

Em toda esta cascata pró-inflamatória, a IL-6 desempenha importante papel. Muitos investigadores têm demonstrado que o nível de IL-6 circulante está relacionado com a gravidade do quadro séptico e pode predizer sua evolução. Ainda que considerada uma citocina inflamatória, muitas destas atividades estão associadas à ação anti-inflamatória.

Outra citocina que merece ser citada é a IL-11, devido a sua atividade de revitalização sobre o trato intestinal, um dos maiores indutores na atividade da resposta inflamatória.

Durante o curso da sepse, o organismo pode desenvolver uma resposta anti-inflamatória, descrita como síndrome de resposta anti-inflamatória compensatória (SRAC). Vários estudos têm mostrado que na fase pós-aguda do choque séptico os monócitos se tornam hiporresponsivos. Estas observações oferecem suporte para o conceito de que a resposta anti-inflamatória pode desativar o monócito levando a um estado de "imunoparalisia". Entretanto, não está claro se este estado hiporresponsivo dos monócitos e macrófagos é um processo ativo de contrarregulação ou se simplesmente reflete um estado de exaustão após resposta imune tão intensa.

As citocinas são frequentemente divididas em duas categorias principais, dependendo de sua atividade anti-inflamatória ou pró-inflamatória. Esta dicotomia pró-inflamatória *versus* anti-inflamatória é uma simplificação, com várias citocinas, podendo exercer tanto uma atividade pró como anti-inflamatória, dependendo da célula-alvo. Citocinas e receptores solúveis de citocinas, com propriedades anti-inflamatórias,

Quadro I-13 – Propriedades anti-inflamtórias das citocinas e seus receptores solúveis.

Citocinas	Atividade
IL-10	Supressão da função do linfócito e monócito/macrófago
IL-4	Diminuição da síntese da citocina LPS-indutora pelo monócito e macrófagos
IL-13	Contrarregulação das funções dos macrófagos e monócitos
IL-6	Inibição da produção de IL-1 e TNF
TGF-β	Desativação dos monócitos e macrófagos (diminuição da expressão do complexo principal de histocompatibilidade classe II, inibe a síntese de TNF e IL-1)
IL-1ra	Inibe a ativação celular mediada pela IL-1 por meio do bloqueio do seu receptor
Receptores solúveis	
TNRF p55, p75	Liga-se ao TNF e previne a interação com seu receptor
IL-6R	Prolonga a meia-vida da IL-6

*Adaptado de Calandra e Heumann, 2002.

estão listados no quadro I-13. Todas estas moléculas inibem a produção das citocinas pró-inflamatórias TNF-α e IL-1, assim como podem ser consideradas mediadores anti-inflamatórios.

Sendo assim, diante deste complexo mecanismo envolvendo estes dois processos em resposta ao micro-organismo, podemos concluir que seu controle e resolução vão estar diretamente relacionados com a capacidade de se manter o equilíbrio entre atividade anti-inflamatória e pró-inflamatória. Quanto maior o desequilíbrio, pior será a evolução do paciente.

FATORES DE RISCO E PROGNÓSTICOS

Fatores relacionados ao hospedeiro, local da infecção e microbiologia podem influenciar a progressão de SRIS para sepse grave ou choque séptico. Raça, etnia, gênero e idade podem influenciar a incidência e a evolução para sepse. Estudos em adultos mostram que negros têm tendência maior para ser internados com quadros de sepse do que brancos, embora estudos em pediatria sejam poucos disponíveis. Em relação ao gênero, alguns estudos demonstram que crianças do gênero masculino teriam uma incidência significativamente maior para desenvolver sepse do que do gênero feminino, principalmente entre 1 e 9 anos de idade. Em relação à idade, quanto mais jovem, isto é, mais imaturo o sistema imune, maior o risco de desenvolver sepse, assim pacientes menores de 1 ano e principalmente os menores de 1 mês de idade apresentam maior risco.

A presença de uma comorbidade predispõe significativamente tanto na incidência como na evolução da sepse em pediatria. Watson et al. descreveram que o índice de casos fatais de sepse grave foi alto na faixa etária de 1 a 12 meses e quando havia alguma comorbidade presente este índice foi maior ainda, independente da faixa etária. Cerca de metade das crianças com sepse grave apresenta comorbidade de base, e as mais comuns seriam desordens neuromuscular, cardiovascular e respiratória. Pacientes pediátricos com desordens onco-hematológicas compreendem um grupo de alta mortalidade quando associados à sepse, principalmente nos menores de 1 ano. Crianças com endocardite, infecção do SNC e bacteriemia primária apresentaram os maiores índices de casos fatais, com índices de 21%, 17%, e 16%, respectivamente.

Nas crianças maiores, as desordens cardiovasculares têm maior taxa de mortalidade entre todas as comorbidades. Pacientes com alteração da imunidade, sejam primárias ou secundárias, estão sujeitos a um risco maior de sepse.

Os procedimentos cirúrgicos também aumentam o risco de desenvolver sepse, e quanto maior o porte da cirurgia maior o risco. A circulação extracorporal da cirurgia cardíaca também eleva este risco.

O risco de morte por sepse é proporcionalmente maior à medida que o número de órgãos ou sistemas se mantêm em disfunção.

Além das comorbidades, fatores ambientais relacionados a procedimentos/dispositivos de terapia intensiva, que levam à quebra da barreira da pele ou mucosas e tornam-se um sítio em potencial para a contaminação local, aumentam o risco de sepse. Exemplos de procedimentos/dispositivos envolvidos neste ambiente seriam a presença de cateteres venosos profundos, cateteres arteriais, ventilação pulmonar mecânica, tubo orotraqueal, sondas digestivas, nutrição parenteral, sonda vesical, diálise peritoneal e hemodiálise, além dos presentes em pacientes crônicos como traqueostomia e gastrostomia. Vale lembrar que a transmissão microbiana dentro do ambiente de terapia intensiva continua sendo a que segue a via nariz para as mãos e para os dispositivos.

MANIFESTAÇÕES CLÍNICAS

No estágio inicial, a sepse é caracterizada por um estado fisiológico hiperdinâmico, com diminuição da resistência vascular sistêmica, débito cardíaco elevado, pulsos amplos e extremidades quentes e úmidas. Os pacientes frequentemente apresentam aspecto doente ou toxemiado. Taquicardia, taquipneia, enchimento capilar normal e febre são ocorrências comuns. Choque séptico sem febre pode ocorrer principalmente em recém-nascidos.

A pressão arterial pode inicialmente se apresentar normal ou mesmo aumentada, como uma resposta do organismo para manter os fluxos sanguíneos cerebral, cardíaco e renal adequados. Dessa forma, não se deve considerar apenas a pressão arterial do paciente para se caracterizar o quadro de choque.

Com a progressão do quadro, há comprometimento da perfusão e utilização anormal de oxigênio levando à acidose metabólica.

A ventilação minuto, representada pela frequência respiratória, frequentemente está aumentada para compensar a acidose metabólica, e a gasometria mostra alcalose respiratória causada pelo estímulo ao centro respiratório.

Com o agravamento da sepse, há progressão da lesão tecidual, com aumento da permeabilidade vascular e extravasamento de fluidos para o espaço intersticial (do intravascular para o extravascular). Nos pulmões, este aumento de água extravascular resulta em hipoxemia e contribui para o desenvolvimento da falência respiratória.

O extravasamento fluídico para o espaço intersticial leva à diminuição do intravascular, com aumento da resistência vascular sistêmica para a manutenção da pressão arterial média.

O extravasamento capilar pode resultar em edema periférico, mesmo antes da restauração do volume intravascular. Portanto, a presença de edema não deve ser usada como guia de hipervolemia.

Outros sintomas incluem gemência, irritabilidade, confusão mental, letargia e diminuição da ingestão oral. Hipoglicemia e hipotonia podem estar presentes em recém-nascidos.

Na fase tardia do choque séptico, os pacientes frequentemente desenvolvem hipotensão, aumento da resistência vascular sistêmica e diminuição do débito cardíaco. Outros sinais tardios incluem falência respiratória, cianose, extremidades frias, pulsos finos, letargia e coma.

O quadro I-14 apresenta as principais manifestações clínicas e metabólicas encontradas no choque quente e no choque frio.

Quadro I-14 – Principais manifestações clínicas e metabólicas do choque quente e frio.

Estágio	Clínica	Fisiologia	Bioquímica
Choque quente	Perfusão periférica boa Pele quente e seca ↑ Frequência cardíaca Instabilidade térmica ↑ Frequência respiratória Pulsos cheios Alteração do nível de consciência Sinais clínicos não refletem gravidade	Débito urinário normal ou ↓ ↑ Débito cardíaco (DC) ↓ Resistência vascular sistêmica (RVS) Trombocitopenia ↑ $SO_2VCS \geq 70\%$	Hipóxia Alcalose respiratória ↑ Lactato Hiperglicemia ↓ P_vO_2
Choque frio	Acrocianose e/ou cianose Pele úmida e fria Pulsos finos Respiração superficial ↓ Frequência cardíaca ↓ Nível de consciência	Oligúria ↓ DC com ↑ RVS ↓ DC com ↓ RVS Trombocitopenia ↓ $SO_2VCS < 70\%$	Hipóxia Acidose metabólica Coagulopatia Hipoglicemia

MONITORIZAÇÃO

Além da avaliação clínica constante, a monitorização do paciente com sepse/choque séptico baseia-se em variáveis hemodinâmicas que reflitam como se encontra a perfusão de órgãos e tecidos, assim como a resposta do organismo às condutas tomadas diante do caso. A monitorização inicial recomendada inclui oxímetro de pulso, eletrocardiografia contínua, pressão arterial não invasiva, temperatura, débito urinário, glicemia e cálcio iônico sérico. À medida que o quadro de sepse se desenvolve evoluindo para choque, devemos acrescentar pressão venosa central (PVC), saturação de O_2 em veia cava superior (SO_2VCS), pressão arterial invasiva de forma contínua, débito cardíaco, RNI, lactato e *anion gap*.

Análises do balanço hídrico e do cálculo de sobrecarga hídrica também são recomendadas para melhor monitorização do paciente, principalmente nas primeiras 72 horas de evolução.

Avaliações seriadas de gasometria e lactato sérico têm sido utilizadas para determinar a perfusão sistêmica e quantificar a extensão da hipoperfusão, assim como fornecer dados para o ajuste da terapêutica. A SO_2VCS

pode ser usada como indicador indireto do quanto o débito cardíaco é adequado para suprir a demanda metabólica tecidual, devendo-se manter terapêutica direcionada para se obter uma $SO_2VCS > 70\%$.

A monitorização adequada como acesso venoso central, de preferência em veia jugular interna direita, uma linha arterial, podendo ser radial ou mesmo femoral e sonda vesical de demora, são necessários.

Outras formas de monitorização e procedimentos, como cateter de artéria pulmonar, Doppler transesofágico e ecocardiograma, podem ser utilizadas, dependendo da experiência do serviço.

DIAGNÓSTICO

O diagnóstico de sepse baseia-se na FC, FR, temperatura e leucograma, conforme descrito anteriormente. Suspeita de choque séptico deve ser levantada e rapidamente conduzida diante do paciente com suspeita ou presença de sepse com sinais clínicos de choque, portanto o diagnóstico é clínico, sendo que os sinais e sintomas estão apresentados no quadro I-15. O diagnóstico aplica-se tanto para pacientes provenientes da comunidade como para pacientes internados (infecção intra-hospitalar). A utilização das definições para sepse grave, choque séptico e assim por diante permite uma classificação do quadro de forma retrospectiva, sendo úteis para se uniformizar as terminologias.

TRATAMENTO

É consenso que a rápida reversão do quadro de sepse e choque séptico resultam em melhor evolução e prognóstico; para isso, deve haver pronto reconhecimento do quadro e rapidez na sua condução.

A evolução dos quadros de SIRS/sepse para choque séptico envolve uma série de alterações fisiopatológicas que resultam em hipóxia tecidual regional e global. A terapêutica deve ser dirigida para a correção da hipóxia tecidual, visando equilibrar a oferta e o consumo de oxigênio. A fase inicial do tratamento, chamada de ressuscitação, deve ser iniciada ainda na sala de urgência, ou onde quer que tenha sido feito o diagnóstico, e não deve ultrapassar 1 hora. A segunda fase, de estabilização, deve ser conduzida preferencialmente na UTI.

Desde 2002, propôs-se a utilização de uma diretriz com terapêutica baseada em metas para a condução do suporte hemodinâmico no choque séptico pediátrico. E o proposto em 2002 foi revisto e atualizado em 2007.

Quadro I-15 – Sinais de suspeita de infecção e dados clínicos para o diagnóstico de choque séptico.

Presença ou suspeita de infecção	Presença de qualquer patógeno suspeito ou confirmada por: – cultura positiva – bacterioscopia – ou PCR **ou** Síndrome clínica associada à alta probabilidade de infecção com achados positivos que incluem: – exame clínico (por exemplo, púrpura ou petéquia, ou púrpura fulminante) – exames de imagem (por exemplo, radiografia consistente com pneumonia ou vísceras perfuradas) – testes laboratoriais (por exemplo, leucócitos em fluidos corporais normalmente estéreis)
Sinais clínicos	Taquicardia Taquipneia Enchimento capilar prolongado ($\leq$ 2s) ou diminuído Pulsos periféricos diminuídos ou ausentes Pulsos centrais diminuídos Extremidades frias e úmidas Pulsos periféricos finos Hiper ou hipotermia Diminuição do débito urinário Estado mental alterado Hipotensão (que não precisa estar presente, mas quando está define que o paciente está em choque)

Vários estudos testaram as recomendações deste algoritmo e relataram evidências de sua utilidade e efetividade. A maior ênfase das recomendações está na reanimação fluídica da primeira hora e uso de agentes inotrópicos, objetivando-se frequência cardíaca e pressão arterial normal para a idade e enchimento capilar $\leq$ 2 segundos. Na UTI, o suporte hemodinâmico deve ser direcionado por metas de se manter uma SO_2VCS $\geq$ 70% e o índice cardíaco 3,3-6L/min/m².

As novas recomendações incluem:
- uso de agentes inotrópicos em acesso vascular periférico na fase de reanimação;
- não utilização de etomidato no choque séptico;
- remoção de fluidos por meio de diuréticos ou diálise em pacientes que foram adequadamente ressuscitados mas não conseguem eliminar sua sobrecarga de líquido através do débito urinário.

1 SEPSE E CHOQUE SÉPTICO

Quadro I-16 – Objetivos terapêuticos na fase de ressuscitação e estabilização.	
Fase de ressuscitação	Enchimento capilar < 2s Pulsos normais, sem diferença entre pulso central e periférico Extremidades quentes Débito urinário > 1mL/kg/h Estado mental normal Pressão arterial normal para a idade Glicemia normal Cálcio iônico normal
Fase de estabilização	Enchimento capilar < 2s Pulsos normais, sem diferença entre pulso central e periférico Extremidades quentes Débito urinário > 1mL/kg/h Estado mental normal Índice cardíaco entre 3,3 e 6L/min/m² $SO_2VCS \geq 70\%$ Pressão de perfusão normal para a idade Lactato normal *Anion gap* normal RNI normal

Tendo em vista as recomendações do American College of Critical Care Medicine (ACCCM) de 2007 e a experiência do nosso serviço na condução do choque séptico, apresentamos a figura I-7, utilizada em nosso serviço.

Já os objetivos terapêuticos ou metas, tanto da fase de ressuscitação como estabilização, estão apresentados no quadro I-16.

Reanimação fluídica

A reanimação fluídica deve ser iniciada com infusão rápida de 20mL/kg de solução cristaloide isotônica ou coloide e deve ser repetida até a obtenção de sinais de melhora do débito cardíaco, com reavaliação após cada fase. Crianças normalmente necessitam de 40 a 60mL/kg na primeira hora, podendo alguns casos necessitar de até 200mL/kg. Em nosso serviço, o expansor de escolha é o cristaloide, solução fisiológica ou Ringer-lactato. Alguns trabalhos recomendam expansões volêmicas com coloide (albumina) em pacientes com choque séptico por malária e dengue.

As infusões devem ser suspensas se aparecer sinais de sobrecarga fluídica (início ou piora do esforço respiratório, hepatomegalia ou ritmo

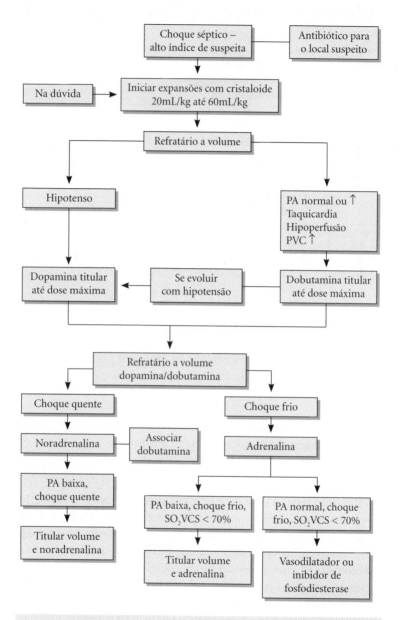

Figura I-7 – Algoritmo de condução do choque séptico em UTI Pediátrica HC-UNICAMP.

de galope). A necessidade de grande quantidade de líquido na fase aguda do choque não aumenta a incidência de síndrome do desconforto respiratório ou edema cerebral.

O plasma fresco congelado (PFC) pode ser usado para corrigir anormalidades do tempo de protrombina, mas não deve ser utilizado como expansor, pois a infusão rápida pode liberar cininas vasoativas que causam hipotensão.

O uso de sangue como expansor de volume não é recomendado no choque séptico.

Ventilação mecânica

Existem várias razões para se indicar a ventilação mecânica como suporte hemodinâmico ao paciente com choque séptico. A ventilação promove suporte para a circulação, uma vez que mais de 40% do débito cardíaco pode ser necessário para manter o trabalho respiratório, além de facilitar a monitorização hemodinâmica invasiva.

A sedação e a ventilação também facilitam o controle da temperatura e reduz o consumo de oxigênio.

É evidente a ventilação nos casos de insuficiência respiratória ou alterações do estado mental.

Suporte farmacológico

O princípio que rege o uso de drogas vasoativas é o de que o choque séptico é um processo dinâmico e que os agentes selecionados e suas doses de infusão devem ser reavaliados continuamente sempre para adequada perfusão (Quadro I-17).

A dopamina é a droga de primeira escolha para os casos de choque, após ressuscitação volumétrica. Deve ser iniciada na dose de 5mcg/kg/min e aumentada gradativamente até 20mcg/kg/min. Caso o paciente não responda a esta droga ou responda com aumento exagerado da RVS, a dopamina pode ser associada. Em nosso serviço, iniciamos dopamina quando o paciente apresenta hipotensão, portanto com doses alfa-adrenérgicas. Caso o paciente apresente pressão arterial normal com necessidade de aumento do inotropismo cardíaco, devido ao volume oferecido, iniciamos dobutamina, um fármaco sintético não dependente de catecolaminas endógenas para sua ação e com ação principal em receptores beta-1-adrenérgicos. Os efeitos vasodilatadores descritos no uso da dobutamina em adultos são menos frequentes em crianças, sendo que na nossa experiência não é um achado comum.

Quadro I-17 – Drogas vasoativas habitualmente utilizadas no choque séptico.

Medicação	Receptor	Dose (mcg/kg/min)	Ação
Dopamina	Δ_1 β_1 α_1	< 5 5-10 > 10	Inotrópico e ↑ FC vasoconstrição periférica
Dobutamina	$\beta_1, \beta_2 >>> \alpha_1$	2,5-20	Inotrópico
Adrenalina	$\beta_1, \beta_2 >>> \alpha_{1\,e\,2}$ (α em altas doses)	0,01-0,3 > 0,3	Inotrópico Inotrópico e vasopressor
Noradrenalina	$\alpha_{1\,e\,2}, \beta_1$	0,05-2	Vasoconstritor, inotrópico
Milrinona	Inibidor PDE	Ataque: 50mcg/kg Manutenção: 0,5-1	Inotrópico, vasodilatador
Nitroprussiato	Ativação NO Artérias > veias	0,5-8	Vasodilatador

β_1 = receptor beta-1-adrenérgico; β_2 = receptor beta-2-adrenérgico; D_1 = receptor dopaminérgico; α_1 = receptor alfa-1-adrenérgico; α_2 = receptor alfa-2-adrenérgico; PDE = fosfodiesterase; NO = óxido nítrico; FC = frequência cardíaca.

Alguns autores advogam o uso de baixas doses de noradrenalina como primeira escolha para choque refratário a fluidos com hipotensão e padrão hiperdinâmico. Outros recomendam a associação de noradrenalina e dobutamina, reconhecendo que a dobutamina é um potente inotrópico, que tem uma ação vasodilatadora intrínseca, podendo ser útil para contrabalançar a excessiva vasoconstrição da noradrenalina.

Se o choque for resistente à dopamina, devemos rapidamente identificar suas características para a escolha da próxima droga. Se o choque for frio iniciar adrenalina e, se for quente, noradrenalina.

Após a primeira hora da reanimação, os pacientes com choque refratário a volume e resistente à dopamina, que persistem com choque apesar do uso de noradrenalina ou adrenalina, apresentam choque resistente às catecolaminas. Estes pacientes já deverão estar em ambientes de UTI, com monitorização instalada, e a escolha da próxima droga ou associação deve considerar os dados da monitorização e as metas terapêuticas.

Nesse momento, se a apresentação for de choque com baixo índice cardíaco, pressão arterial normal e RVS alta, a escolha deve ser para uma droga com efeito vasodilatador, nitroprussiato de sódio. Uma desvantagem para o uso do nitroprussiato é que ele causa dilatação venosa que pode resultar em queda da pré-carga do ventrículo direito, além de piorar a relação ventilação/perfusão, com consequente hipoxemia sistêmica grave. No caso de toxicidade por estas drogas, pode-se utilizar a milrinona, um inibidor da fosfodiesterase, em doses moderadas e sem dose de ataque. Os efeitos adversos mais importantes são as taquiarritmias e a hipotensão, que podem ser revertidas com o uso de noradrenalina.

Caso o cenário seja de índice cardíaco baixo com baixa resistência vascular sistêmica, devemos associar noradrenalina à adrenalina para aumentar a pressão diastólica e a RVS. Quando uma PA adequada estiver presente, pode associar-se dobutamina para melhorar o índice cardíaco e a SO_2VCS.

Nos casos de choque com índice cardíaco alto e baixa resistência vascular sistêmica, nos quais a norepinefrina e a infusão de líquido não resolveram a hipotensão, podem-se usar baixas doses de vasopressina, angiotensina ou terlipressina, no entanto estes potentes vasopressores podem reduzir o débito cardíaco, necessitando de drogas inotrópicas adicionais.

Insuficiência renal

O paciente com choque séptico não precisa preencher os critérios clássicos de insuficiência renal para ser indicada terapia de substituição renal, a "simples" diminuição da diurese acompanhada de uma hipervolemia já em uso de drogas vasoativas pode ser indicativo. Estudos recentes mostram que pacientes com sobrecarga hídrica (Fig. I-8) maior que 10% que foram submetidos à terapia de substituição renal apresentaram evolução melhor estatisticamente significativa do que aqueles que não o fizeram.

$$\text{Sobrecarga hídrica} = \frac{\text{líquidos infundidos (L)} - \text{líquidos eliminados (L)}}{\text{peso (kg)}} \times 100$$

Figura I-8 – Cálculo de sobrecarga hídrica.

Antibioticoterapia

O uso de antibioticoterapia é fundamental na condução da sepse e do choque séptico de origem bacteriana. Deverá ser iniciado o mais rápido possível, fazendo-se uma cobertura do sítio infeccioso sob suspeita. Culturas deverão ser colhidas baseadas no foco e de preferência antes do início do antibiótico. A escolha do agente se baseará no foco suspeito. Em relação às infecções intra-hospitalares, o esquema antibiótico deverá ser baseado nas informações fornecidas pela comissão de controle de infecção intra-hospitalar com relação ao agente predominante na unidade. O quadro I-18 mostra os principais sítios e agentes de infecções comunitárias, assim como o esquema antibiótico recomendado. Já o quadro I-19 apresenta os principais agentes envolvidos nas infecções intra-hospitalares.

Quadro I-18 – Locais infecciosos e micro-organismos e antimicrobiano recomendado.

Foco inicial	Micro-organismo	Antimicrobiano
Pele	*Staphylococcus aureus* *Streptococcus*	Cefalosporina 1ª geração ou oxacilina
Osteoarticular	*Staphylococcus aureus* *Haemophilus influenzae* (< 5 anos)	Cefalosporina 1ª geração ou oxacilina Cefalosporina 1ª geração ou oxacilina + cloranfenicol (< 5 anos)
Vias aéreas superiores e seios paranasais	*Streptococcus pneumoniae* *Haemophilus influenzae* (< 5 anos)	Ampicilina ou cloranfenicol
Vias aéreas inferiores	*Streptococcus pneumoniae*	Ampicilina
Vias aéreas inferiores (casos graves)	*Streptococcus pneumoniae* *Staphylococcus aureus* *Haemophilus influenzae* (< 5 anos)	Cefalosporina 1ª geração ou oxacilina Cefalosporina 1ª geração + cloranfenicol (< 5 anos)
Celulite periorbitária pó-septal	*Staphylococcus aureus* *Haemophilus influenzae* (< 5 anos)	Oxacilina ou oxacilina + cloranfenicol (< 5 anos)
Sistema nervoso central (meningite)	*Neisseria meningitidis* *Streptococcus pneumoniae* *Haemophilus influenzae* (< 5 anos)	Cefalosporina 3ª geração ou ampicilina + cloranfenicol
Sistema nervoso central (meningite com válvula)	*Staphylococcus epidermidis* *Neisseria meningitidis* *Streptococcus pneumoniae* *Haemophilus influenzae* (< 5 anos)	Vancomicina + cefalosporina 3ª geração
Sistema nervoso central (abscesso)	*Streptococcus pneumoniae* *Staphylococcus aureus* *Haemophilus influenzae* (< 5 anos) Anaeróbios	Oxacilina ou oxacilina + cloranfenicol (< 5 anos)
Vias urinárias	*Escherichia coli* *Klebsiella* sp. *Proteus* sp.	Aminoglicosídeo ou cefalosporina 3ª geração
Púrpura infecciosa	*Neisseria meningitidis* *Streptococcus pneumoniae* *Haemophilus influenzae* (< 5 anos) *Rickettsia rickettsi* (áreas de risco)	Cefalosporina 3ª geração + cloranfenicol (áreas de risco) ou ampicilina + cloranfenicol

Quadro I-19 – Micro-organismos envolvidos em infecção intra-hospitalar.

Dispositivo	Micro-organismo
Cateteres venosos	*Staphylococcus* sp., *Pseudomonas* sp., *Acinetobacter* sp., *Enterobacter* sp., *Bacterioides* sp.
Sondas vesicais	*Escherichia coli*, *Klebsiella* sp., *Proteus mirabilis*, *Pseudomonas* sp., *Acinetobacter* sp.
Ventilação mecânica	*Pseudomonas* sp., *Acinetobacter* sp., *Enterobacter* sp., *Staphylococcus* sp., *Serratia* sp.

Controle da glicemia

O controle glicêmico no paciente com sepse/choque séptico é essencial. A hipoglicemia pode levar a danos neurológicos importantes quando não diagnosticada e tratada, entretanto pode ser identificada e rapidamente conduzida. A hiperglicemia é considerada um fator de risco para mortalidade, sendo que existe recomendação para a correção de níveis acima de 140mg/dL com o uso de insulina. Foi mostrado que sua utilização em pacientes com *anion gap* elevado apresentou sua resolução com melhor prognóstico nestes pacientes. Além do efeito de controlar a glicemia, a infusão de insulina e glicose apresenta inotrópicos efetivos. É importante lembrar que as necessidades de insulina diminuem cerca de 18 horas após o início do quadro de choque, sendo necessário atenção redobrada com a glicemia nesse momento. Alguns grupos entendem que o uso de insulina levaria a um risco de hipoglicemia que seria catastrófico, preconizando assim uma diminuição da taxa de infusão de glicose, assim como a retirada de soluções contendo glicose para diluição de medicamentos, se estas medidas não surtirem efeito, mantendo o paciente hiperglicêmico, aí sim seria discutida a introdução da insulina. Nosso serviço compartilha desse conceito. Vale lembrar que pacientes com insuficiência hepática tendem a fazer hipoglicemia, necessitando de oferta maior de glicose, de acordo com suas necessidades.

Corticoide

O uso de corticoide é recomendado em pacientes que tenham insuficiência adrenal absoluta, definida por um cortisol basal < 18mcg/dL e por um pico da concentração de cortisol < 18mcg/dL quando estimulado pelo hormônio adrenocorticotrópico (ACTH). Os pacientes com risco para uma produção inadequada de cortisol/aldosterona incluem meningococcemia, crianças com púrpura fulminante e síndrome de Waterhouse-Friderichsen, pacientes que tenham recebido previamente terapia com esteroides para doenças crônicas e crianças com anormalidades na hipófise ou adrenal. Outro grupo de risco em que é recomendado o uso de corticoide seriam os pacientes com choque refratário ao uso de catecolaminas. O corticoide recomendado é a hidrocortisona com titulação de dose a partir de 2 até 50mg/kg/dia, podendo ser oferecida de forma intermitente ou contínua por um período que tolere sua dependência, para minimizar os riscos potenciais relacionados ao longo tempo de uso. Atualmente, em nosso serviço, indicamos hidrocortisona para pacientes com risco para insuficiência adrenal já citados e choque, catecolamina resistente em doses a princípio de 10 a 20mg/kg/dia, de forma contínua no período de 5 a 7 dias.

BIBLIOGRAFIA

Brierley J, Carcillo JA, Choong K et al. Clinical practice parameters for hemodynamic support of pediatric and neonatal septic shock: 2007 update from American College of Critical Care Medicine. Crit Care Med 2009;37:666-88.

Briilli RJ, Goldstein B. Pediatric sepsis definitions: past, present, and future. Pediatr Crit Care Med 2005;6:S6-8.

Calandra T, Heumann D. Inhibitory cytokines. In Vincent JL. Immune Response in the Critically Ill. Springer; 2002. pp.67-83.

Carcillo JA, Davis AI, Zartsky A. Role of early fluid resuscitation in pediatric septic shock. JAMA 1991;266:1242-5.

Cavaillon JM, ADIB-Conquy M. The proinflammatory cytokine cascade. In Vincent JL. Immune Response in the Critically Ill. Springer; 2002. pp.37-66.

Ceneviva G, Paschal JA, Maffei F et al. Hemodynamic support in fluid refractory pediatric septic shock. Pediatrics 1998;102:e19.

De Oliveira CF, De Oliveira DS, Gottschald AF et al. ACCM/PALS haemodynamic support guidelines for paediatric septic shock: an outcomes comparison with and without monitoring central venous oxygen saturation. Intensive Care Med 2008;34:1065-75.

Foland JA, Fortenberry JD, Warshaw BL et al. Fluid overload before continuous hemofiltration and survival in critically ill children: a retrospective analysis. Crit Care Med 2004;32:1771-6.

Nhan NT, Phuong CXT, Kneen R et al. Acute management of dengue shock syndrome: a randomized double-blind comparasion of 4 intravenous fluid regimens in the first hour. Clin Infect Dis 2001;32: 204-12.

Parker MM, Hazelzet JA, Carcilo JA. Pediatric considerations. Crit Care Med 2004; 32(Suppl 11):S591-4.

Rudigera A, Stotzb M, Singerc M. Cellular processes in sepsis. Swiss Med Wkly 2008; 138:629-34.

Stoner MJ, Goodman DG, Cohen DM et al. Rapid fluid resuscitation in pediatrics; testing the ACCM guidelines. Ann Emerg Med 2007;50:601-7.

Van Der Poll T. Pro-inflamatory cytokines: double-edged swords in the pathogenesis of bacterial infection. In Vincent JL. Mechanisms of Organ Dysfunction in Critical Illness. Springer; 2002. pp.146-58.

Watson RS, Carcillo JA, Linde-Zwirbe WT et al. The epidemiology of severe sepsis in children in the United States. Am J Respir Crit Care Med 2003;167:695-701.

World Health Organization database in: http://apps.who.int/whosis/database/mort/ table1_process.cfm, acessado em 09/07/2009.

CAPÍTULO 5

Disfunção de Múltiplos Órgãos e Sistemas

IDIVAN LUIS SPOLADORE

HISTÓRICO

Em 1975, Baue redefiniu uma síndrome clínica previamente descrita por Tilney que se caracteriza pela disfunção de diversos órgãos ou sistemas em pacientes com alterações circulatórias causadas por traumatismo, choque, sepse ou com patologias cirúrgicas.

A assistência a pacientes com doenças graves favoreceu muito o estudo dessa síndrome, principalmente em períodos de conflitos armados. Graças ao desenvolvimento de técnicas adequadas de ressuscitação e de manutenção de pacientes em estado grave, novos desafios passaram a surgir que, antes do desenvolvimento dessas técnicas, não havia tempo de eles se manifestarem clinicamente.

DEFINIÇÃO

É a etapa final da complexa interação entre agente agressor e hospedeiro. Entenda-se como agente agressor: traumatismo, infecção (viral, bacteriana, fúngica, protozoária) ou cirurgia (por exemplo, transplante de fígado, cirurgia cardíaca em cardiopatia congênita). Esta agressão desencadeia no hospedeiro uma resposta inflamatória cujo objetivo inicial é a defesa do organismo, tentando restringir esse processo a seu ponto de origem (por exemplo, sistema nervoso central, pulmão, rim, fígado). No entanto, se a agressão for muito grave, repetitiva, persistente ou sistêmica, esse processo inflamatório pode perder sua capacidade de autorregulação. Neste processo, múltiplos mediadores inflamatórios estão envolvidos, levando à autoagressão com lesão celular generalizada que clinicamente se manifesta como alteração funcional de órgãos e sistemas (disfunção de múltiplos órgãos e sistemas – DMOS).

Acredita-se que essa disfunção corresponda ao estágio final da síndrome da resposta inflamatória sistêmica (SRIS).

É importante lembrar que esse não é um processo necessariamente linear. (agressão → bacteriemia → sepse → sepse grave → choque séptico → SRIS → DMOS). Como mostram as figuras I-9 e I-10, esse processo pode ser simultâneo.

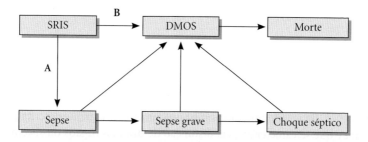

Figura I-9 – Relação entre síndrome da resposta inflamatória sistêmica (SRIS), sepse, sepse grave, choque séptico e disfunção de múltiplos órgãos e sistemas (DMOS) (modificado de Despond et al., 2001). **A)** Caminho quando há infecção. **B)** Caminho quando não há infecção.

DMOS é a ocorrência simultânea da disfunção de dois ou mais órgãos ou sistemas. Uma disfunção orgânica está presente se pelo menos um dos critérios descritos no quadro I-20 for encontrado.

Portanto, vale ressaltar a necessidade de uma visão generalizada do paciente, mesmo que clinicamente esteja evidente somente uma alteração específica (por exemplo, insuficiência renal, insuficiência respiratória etc.). Essa alteração pode ser a expressão clínica de um processo inflamatório generalizado e progressivo.

EPIDEMIOLOGIA

A incidência de falência de múltiplos órgãos varia de 11 a 27%, demonstrada por Wilkinson em 1986 e 1987, por Pronls em 1994 e1996 e Gon em 1999.

Falência de múltiplos órgãos em criança pode ocorrer já nos dois primeiros dias de internação em UTI com os sistemas respiratório (68-95%),

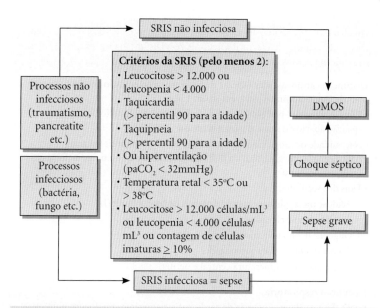

Figura I-10 – Disfunção de múltiplos órgãos e sistemas (DMOS) como evento final comum da síndrome da resposta inflamatória sistêmica (SRIS) infecciosa e não infecciosa. Critérios clínicos e laboratoriais para o diagnóstico da SRIS (modificado de Shane, 2005).

cardiovascular (36-84%) e neurológico (36-84%), sendo os mais afetados. A mortalidade é de 36 a 57% e pode aumentar com um maior número de órgãos comprometidos simultaneamente, com a intensidade deste comprometimento ou se o início das alterações orgânicas acontecerem mais tardiamente, ou seja, a falência de múltiplos órgãos secundária.

Wilkinson et al. (1987) encontraram associação entre mortalidade em unidade de terapia intensiva (UTI) e aumento no número de órgãos afetados. Vários grupos de pesquisadores confirmaram tal relação e o número de crianças que faleceram em UTIs sem alcançar os critérios para DMOS é pequeno (Tabela I-1).

Apesar dos avanços em tecnologia médica e estratégias terapêuticas inovadoras, 97 a 100% das mortes ocorridas em UTI são atribuídas à DMOS. De fato, os avanços no atendimento pré-hospitalar e hospitalar têm favorecido o aparecimento dessa enfermidade dos dias atuais.

Diferentemente do que acontece com adultos, em pediatria a disfunção sequencial é rara.

Quadro I-20 – Critérios para a disfunção orgânica (retirados do Consenso Pediátrico Internacional de Definições para sepse e Disfunção Orgânica em Pediatria (modificado de Goldstein et al., 2005).

Disfunção cardiovascular (apesar da administração em bolo de 40mL/kg ou mais de fluido isotônico intravenoso em 1 hora)
- Pressão arterial < percentil 5 para a idade ou pressão sistólica < 2 desvios-padrão abaixo do normal para a idade **ou**
- Necessidade de droga vasoativa para manter a PA em níveis normais (dopamina > 5mcg/kg/min ou dobutamina, epinefrina ou norepinefrina em qualquer dose) **ou**
- Dois dos seguintes:
  – Acidose metabólica inexplicável, déficit de base > 5mEq/L
  – Lactato arterial elevado em mais de 2 vezes o normal
  – Oligúria: débito urinário < 0,5mL/kg/h
  – Reenchimento capilar prolongado: > 5s
  – Variação entre temperatura central e periférica > 3°C

Disfunção respiratória
- paO_2/FiO_2 < 300 na ausência de cardiopatia cianogênica ou doença pulmonar preexistente **ou**
- $paCO_2$ > 65 ou 20mmHg acima da linha de base da $paCO_2$ **ou**
- Necessidade de FiO_2 de 50% ou mais para manter saturimetria ≥ 92% **ou**
- Necessidade não eletiva de ventilação mecânica (invasiva ou não invasiva)

Disfunção neurológica
- Escala de coma de Glasgow ≤ 11 **ou**
- Mudança no estado mental com queda de 3 pontos ou mais na escala de coma de Glasgow

Disfunção hematológica
- Contagem de plaquetas < 80.000/mm³ ou queda de 50% do valor mais alto da contagem de plaquetas dos últimos 3 dias (para pacientes oncológicos ou hematológicos crônicos) **ou**
- RNI > 2

Disfunção renal
- Creatinina sérica ≥ 2 (limite superior da normalidade) ou aumento de 2 vezes na linha de base da creatinina

Disfunção hepática
- Bilirrubina total ≥ 4 (não aplicado em RN) **ou**
- ALT 2 vezes maior que limite superior de idade

PA = pressão arterial; RNI = reação normatizada internacional; ALT = alamina aminotransferase.

1 DISFUNÇÃO DE MÚLTIPLOS ÓRGÃOS E SISTEMAS

Tabela I-1 – Sumário dos estudos epidemiológicos da DMOS em Pediatria (modificado de Furhmann e Zimmerman, 2006).

Autores	Wilkinson et al.	Wilkinson et al.	Proulx et al.	Proulx et al.	Kutco et al.	Tantalean et al.
Ano de publicação	1986	1987	1994	1996	2003	2003
Nº de admissões	831	726	777	1.058	2.346	276
Idade média dos pacientes (meses)	32,5	ND	42,6	35,0	ND	19,5
Média de idade de pacientes com DMOS (meses)	17	22	23	ND	ND	ND
Incidência de:						
DMOS	226 (27%)	177 (24%)	85 (10,9%)	191 (18%)	ND	156 (56,5%)
DMOS + sepse	ND	47%	22%	38%	3%	56%
1 DO n (%)	241 (52%)	ND	ND	ND	ND	85 (75%)
2 DO n (%)	142 (30%)	ND	ND	86 (5%)	ND	78 (50%)
3 DO n (%)	72 (15%)	ND	ND	59 (31%)	ND	54 (34,6%)
4 DO n (%)	12 (3%)	ND	ND	24 (13%)	ND	19 (12%)
5 DO n (%)	ND	ND	ND	6 (3%)	ND	4 (2,%)
6 DO n (%)	ND	ND	ND	3 (1%)	ND	1 (0,6%)

Tabela I-1 – Sumário dos estudos epidemiológicos da DMOS em Pediatria (modificado de Furhmann e Zimmerman, 2006). *(continuação)*.

Autores	Wilkinson et al.	Wilkinson et al.	Proulx et al.	Proulx et al.	Kutco et al.	Tantalean et al.
Mortalidades						
DMOS	(54%)	(47%)	(50,6%)	(36%)	ND	(41,6%)
DMOS + sepse	ND	46%	ND	22%	18,6%	51,7%
1 DO	0,8%	ND	ND	ND	ND	ND
2 DO	11%	26%	6%	ND	ND	29,4%
3 DO	50%	62%	80%	ND	ND	38,8%
4 DO	75%	88%	78%	ND	ND	84,2%
5 DO	ND	ND	83%	ND	ND	100
PRISM dos sobreviventes (média ± DP)	ND	ND	10 ± 6	ND	9 ± 6	16
Escores PRISM dos não sobreviventes (média ± DP)	ND	ND	22 ± 11	ND	24 ± 16	22

DMOS = disfunção de múltiplos órgãos e sistemas; ND = não disponível; DO = disfunção orgânica; PRISM = *Pediatric Risk of Mortality*.

A maioria das mortes associadas à DMOS ocorre em sete dias após o diagnóstico.

A análise de múltiplas variáveis identificou três fatores de risco que aumentam a mortalidade:

– Maior número de órgãos acometidos simultaneamente.
– Idade menor ou igual a 1 ano.
– Escore *Pediatric Risk of Mortality* (PRISM) no dia da admissão em UTI.

A discussão sobre a DMOS primária e secundária foi proposta em 1996: DMOS primária foi definida como ocorrência de duas disfunções orgânicas simultaneamente na primeira semana de admissão em UTI, sem evidências subsequentes de disfunção orgânica sequencial; a DMOS secundária foi definida como uma das seguintes:

– Surgimento da DMOS após sete dias de internação na UTI; ou
– Aparecimento da disfunção antes do sétimo dia de internação na UTI com disfunção orgânica sequencial subsequente, definida a partir de 72 horas entre o diagnóstico de DMOS e o maior número de órgãos afetados.

Esses pacientes com DMOS secundária apresentam maior índice de mortalidade, maior duração da disfunção, maior número de dias de internação e pior escore PRISM.

Em comparação com a primária, a incidência da secundária é menor (12% *versus* 88%), mas a mortalidade da secundária é seis vezes e meia maior.

FISIOPATOLOGIA

Classicamente, três hipóteses têm sido pesquisadas:
1. Inflamação descontrolada.
2. Perda da função de barreira das células do epitélio intestinal.
3. Círculo vicioso isquemia-reperfusão e inflamação (alterações na microcirculação associada à endoteliopatia generalizada).

Explicando as três hipóteses acima:

1. O processo inflamatório é controlado pelos leucócitos, macrófagos, células endoteliais e pelos mediadores que estas células produzem. Os macrófagos são ativados por um agente infeccioso que desencadeia a produção de mediadores inflamatórios como o fator de necrose tumoral alfa (TNF-α) e interleucinas, que iniciam a cascata do processo inflamatório. Mediadores como o fator ativador plaquetário, interferon gama, interleucinas-6, 8, 10 e 13 entram em ação e estimulam a produção de mediadores secundários como óxido nítrico, metabólitos do ácido araquidônico, bradicinina e histamina que, por sua vez, voltam a ativar macrófogos, leucócitos e células endoteliais, perpetuando o processo.

2. A ideia de que lesão e inflamação intestinal funcionam como motor da DMOS tem sido postulada por décadas. As células intestinais são particularmente vulneráveis ao dano hipoxicoisquêmico resultante das alterações hemodinâmicas sofridas pelo organismo em situação de choque, quando a prioridade é manter o fluxo sanguíneo para o sistema nervoso central e sistema cardiocirculatório. Por meio do processo de translocação e perda da função de barreira intestinal, bactérias intestinais e endotoxinas ganham a circulação sistêmica pela veia porta. Porém, alguns estudos não conseguiram demonstrar tal fato e apontam para a translocação de mediadores inflamatórios dos linfócitos intestinais que estimulam mais neutrófilos e pioram a injúria das células intestinais.

3. O círculo vicioso que ocorre entre a isquemia-reperfusão e a inflamação influencia e contribui para a ativação endotelial. Em adultos, o sistema endotelial corresponde a aproximadamente 1kg do peso, cobre de 4.000 a 7.000m² de superfície e é responsável por tônus vasomotor, trânsito celular, angiogênese, coagulação e permeabilidade capilar. Uma variedade de danos, incluindo débito cardíaco diminuído, extravasamento capilar, constrição arteriolar, vasoplegia generalizada, diminuição dos eritrócitos e leucócitos deformados, assim como células endoteliais ativadas e propensas à coagulação (e trombose) podem diminuir o fluxo sanguíneo da microcirculação e alterar o comportamento endotelial, comprometendo a oferta de nutrientes às células. A isquemia altera vários processos intracelulares, levando à alteração do meio intracelular que fica mais "oxidativo"; aumentado a concentração intracelular de cálcio pela ativação do canal cálcio voltagem-dependente que estimula a enzima óxido nítrico sintetase. Isso tudo promove alterações importantes no fluxo sanguíneo da microcirculação como hemoconcentração, trombose, aumento da permeabilidade capilar (levando a um extravasamento difuso), edema das células endoteliais, agregação de leucócitos e plaquetas, edema intersticial que é a *capilary leak syndrome*.

Em resumo, a resposta endotelial ao dano isquêmico é caracterizada por quatro importantes atividades: 1. vasomotora; 2. coagulação; 3. permeabilidade; 4. inflamação. Essas alterações no fluxo sanguíneo da microcirculação causam uma heterogeneidade na oferta de nutrientes e substratos, como o oxigênio, às células, promovendo a disoxia celular, na qual a respiração mitocondrial não se sustenta. A disoxia celular pode estar presente mesmo com a oferta global de oxigênio aumentada.

Vale lembrar que o aumento do cálcio intracelular é um dos fatores que aumentam a formação dos ânions superóxidos, pois age como cofator na produção da enzima xantina oxidase que aumenta a produção do ânion superóxido a partir do oxigênio proveniente da reperfusão. Esses ânions superóxidos alteram profundamente o metabolismo e a fisiologia celular, ao ponto de promover necrose ou de alterar e acelerar o processo de apoptose celular. Toda célula tem um período de vida pré-programado geneticamente. Quando este período chega ao fim, inicia-se o processo de morte (**apoptose**), no qual os restos celulares são fagocitados pelos macrófagos adjacentes, sem causar danos às células vizinhas. Esse processo está profundamente alterado na DMOS, como vários estudos já comprovaram ao associar a DMOS com a apoptose precoce de linfócitos. Alguns autores chegam a considerar a DMOS um estado de apoptose generalizado.

TRATAMENTO

Várias abordagens terapêuticas alternativas têm sido testadas: filtração de plasma, infusão de imunoglobulina, de anticorpo monoclonal, de antiendotoxinas, ou de fator estimulador de colônia de macrófagos e granulócitos. Porém, não mostraram diminuição na mortalidade, reforçando que o tratamento mais efetivo é o de suporte.

Para o tratamento de suporte, alguns pontos básicos são fundamentais:

– Manter oxigenação tecidual.
– Prevenir e tratar infecções.
– Promover suporte nutricional precoce (preferencialmente enteral).
– Procurar equilíbrio metabólico e acidobásico.
– Tratar as falências específicas.

Para se manter uma boa oxigenação tecidual, é importante manter boa oferta de oxigênio e bom fluxo sanguíneo que consiga transportar o oxigênio ofertado. Com esse objetivo podemos utilizar a ventilação pulmonar mecânica precocemente, utilizar medidas de otimização do aparelho cardiocirculatório como fluidos por via intravenosa (cristaloides ou coloides) e drogas vasoativas.

Vale lembrar que na DMOS o pulmão pode estar acometido com disfunção da unidade alveolocapilar pela síndrome de desconforto respiratório agudo, sendo mais um motivo para iniciar a ventilação pulmonar mecânica precocemente.

As infecções devem ser tratadas com antibioticoterapia dirigida ao foco infeccioso. Deve-se estar atento também para o aparecimento dos focos de necrose ou abscesso. Os patógenos mais prováveis para a doença e para a faixa etária devem ser cobertos até que se confirme o agente etiológico e por meio do antibiograma e da resposta clínica deve-se rever a antibioticoterapia. É importante evitar esquemas amplos e desnecessários, pois podem favorecer a superinfecção por fungos.

O suporte nutricional e metabólico deve ser uma preocupação constante, pois o paciente em DMOS se apresenta em um estado de hipermetabolismo que cursa com aumento do consumo de aminoácidos cuja fonte é muscular, causando "autocanibalismo" que deve ser evitado com a oferta de dieta, preferencialmente, pela via enteral, assim que as condições hemodinâmicas permitam.

O tratamento das disfunções específicas deve ser feito prontamente e de acordo com cada órgão, tendo sempre em mente que as ações terapêuticas devem ser consideradas amplamente de acordo com suas consequências para que se evitem ações iatrogênicas.

Um melhor entendimento da fisiopatologia se faz necessário para que novas abordagens terapêuticas se tornem mais efetivas para controlar e reverter esse estado inflamatório desequilibrado e evitar a progressão para o quadro de apoptose generalizada que caracteriza a DMOS.

BIBLIOGRAFIA

Baue AE. Multiple progressive or sequential systems failure. A syndrome of the 70`s. Arch Surg 1975;110:779-81.

Cenzig P, Zimmerman JJ. Pediatric multiple organ dysfunction syndrome. In Furhmann BP, Zimmerman JJ. eds. Pediatric Crit Care 3rd ed; 2006. pp.1494-1507.

Despond O et al. Pediatric sepsis and multiple organ dysfunction syndrome. Emerg Crit Care Pediatr 2001;13:247-53.

Goldstein B, Giroir B, Randolph A and the members of the International Consensus Conference on Pediatric Sepsis and Organ Dysfunction In Pediatrics. Pediatr Crit Care Med 2005;6:2-8.

Shane MT. Review: Pediatric sepsis and multiple organ failure. Hosp Med 2005;66: 152-7.

Wilckinson JD, Pollack MM, Ruttimann UE et al. Outcome of pediatric patients with multiple organ dysfunction. Crit Care Med 1986;14:271-9.

Wilckinson JD, Pollack MM, Glass NL et al. Mortality associated with multiple organ system failure and sepsis in pediatric intensive care unit. J Pediatr 1987;111:324-8.

PARTE II

DOENÇAS RESPIRATÓRIAS

CAPÍTULO 1

Insuficiência Respiratória Obstrutiva Alta

CLÁUDIA PEREIRA DE CASTRO FERREIRA

INTRODUÇÃO

A insuficiência respiratória por obstrução das vias aéreas superiores é causa comum de falência ventilatória nas crianças, que são mais vulneráveis devido às características das estruturas respiratórias próprias dessa faixa etária. As crianças que apresentam maior risco de obstrução respiratória alta são os lactentes e menores de 5 anos. Pode ser uma das possíveis causas da síndrome da morte súbita em crianças. É definida como bloqueio da parte das vias aéreas situada acima da entrada torácica (extratorácica).

ANATOMIA E FISIOLOGIA DAS VIAS AÉREAS SUPERIORES

A anatomia e fisiologia das vias aéreas superiores nas crianças apresentam diferenças em relação aos adultos, com consequências clínicas importantes:

- São muito menores em diâmetro e mais curtas.
- A laringe está em posição mais cefálica (no nível de C2-C3, enquanto a do adulto está em C5-C6) e anteriorizada em relação às vértebras cervicais.
- A língua da criança é maior em relação a outras estruturas da orofaringe.
- Em crianças menores de 10 anos, a laringe tem forma de funil, uma estrutura mais maleável (mais sujeita a compressão externa e colapso) e a parte mais estreita das vias aéreas está abaixo das cordas vocais, no nível da cartilagem cricoide. Em adultos e adolescentes, a laringe tem forma de cilindro e a porção mais estreita é na enseada da glótica.

- A epiglote é longa, flexível, estreita e angulada.
- A fixação anterior das cordas vocais é mais inferior.
- A região subglótica é menor e mais complacente, e a cartilagem de suporte menos desenvolvida. Pode colapsar ou estreitar-se se ocorrer obstrução das vias aéreas superiores. Apresenta importante estreitamento que pode facilitar a obstrução e dificultar a progressão do tubo traqueal.

Em decorrência destas diferenças anatômicas, uma obstrução relativamente pequena ou edema levam à redução relativamente grande do diâmetro das vias aéreas. A redução do diâmetro causa aumento da resistência ao fluxo de ar e, consequentemente, aumento do trabalho respiratório.

Qualquer diminuição no raio da luz da via aérea aumenta a resistência ao fluxo de ar, em razão da lei de Poiseuille:

- Fluxo laminar (respiração em repouso): a resistência ao fluxo é inversamente proporcional à quarta potência do raio da luz da via aérea. Por exemplo, com um edema circunferencial de 1mm ocorre diminuição de 75% na área da secção transversal e aumento da resistência das vias aéreas, e consequentemente do trabalho respiratório, de 16 vezes. Já no adulto, o edema de 1mm ocasiona diminuição de 44% da área da secção transversal e aumento de 3 vezes na resistência das vias aéreas.
- Fluxo turbulento (por exemplo, criança chorando): a resistência ao fluxo é inversamente proporcional à quinta potência do raio da luz da via aérea. Ocorre aumento da resistência das vias aéreas e consequentemente do trabalho respiratório de 16 a 32 vezes.

SINAIS E SINTOMAS

A obstrução das vias aéreas extratorácicas acima do nível glótico causam sintomas predominantemente na fase inspiratória, pois a pressão na via aérea superior é negativa em relação à da atmosfera, podendo ocorrer o colapso das vias aéreas superiores complacentes. A obstrução parcial gera um fluxo turbulento e ruidoso, produzindo o estridor. Quando a obstrução ocorre abaixo das cordas vocais, o ruído é bifásico (na inspiração e expiração).

A obstrução pode ser em qualquer nível: nariz; boca; laringe; faringe; traqueia.

A etiologia varia com a idade da criança, anamnese e exame físico minuciosos são essenciais para o diagnóstico. O grau de obstrução determina outros sinais e sintomas, além do estridor, como retrações, taquidispneia, taquicardia e hipertensão. A cianose é um sinal tardio de obstrução. Dependendo da doença, pode também ocorrer febre, tosse ladrante, voz rouca, salivação, posição preferencial, toxemia.

DIAGNÓSTICO DIFERENCIAL

Causas congênitas

- Atresia de coanas, estenose de coanas.
- Micrognatia (sequência de Pierre Robin, síndrome de Cornelia de Lange, síndrome de DiGeorge).
- Macroglossia (hipotireoidismo, trissomia do cromossomo 21, glicogenose).
- Atresia de laringe, membranas, fendas.
- Estenose subglótica congênita (pouco comum).
- Paralisia de cordas vocais.
- Traqueomalacia, laringomalacia.
- Encefalocele nasal, estenose de abertura piriforme nasal.
- Estenose traqueal congênita.
- Cisto tireoglosso e glossofaríngeo.
- Fístula traqueoesofágica.

Causas infecciosas

- Epiglotite.
- Laringotraqueobronquite (crupe).
- Laringite bacteriana pseudomembranosa.
- Laringotraqueíte espasmódica ou laringite estridulosa.
- Celulite cervical, adenite.
- Abscesso retrofaríngeo e peritonsilítico.
- Mononucleose.
- Difteria.
- Angina de Ludwig.

Causas traumáticas e iatrogênicas

- Sequelas da intubação.
- Lesão por inalação (queimaduras, gás tóxico, hidrocarbonetos).
- Corpo estranho.
- Hematoma.
- Queimadura.
- Compressão mecânica com ou sem fratura de traqueia ou laringe.

Causas tumorais, vasculares e hematológicas
- Anel vascular.
- Linfoma.
- Papilomatose laríngea.
- Hemangioma.
- Neoplasias: rabdomiossarcoma, teratoma, neuroblastoma, angiofibroma, linfoma, tumor de tireoide, timoma.
- Pólipo nasal.

Causas alérgicas
- Anafilaxia.
- Edema angioneurótico.

UM POUCO MAIS SOBRE AS PRINCIPAIS CAUSAS

Congênitas

Fístula traqueoesofágica
- Comunicação entre a traqueia e o esôfago, ocorrendo a passagem de alimentos e saliva para a árvore respiratória.
- Os sintomas iniciam-se desde o nascimento, relacionados à alimentação. A criança pode apresentar tosse, apneia, crise de cianose, sibilos, tiragem subcostal e intercostal e também estridor que pode ser discreto.
- O diagnóstico pode ser realizado com o exame contrastado, sendo visualizada a fístula. A endoscopia também é indicada para investigação da fístula.
- O tratamento definitivo é cirúrgico. Em alguns casos, é necessário inicialmente um tratamento de suporte, até a criança estar estável para ser submetida à cirurgia.

Laringomalacia
- É a causa congênita mais comum de estridor na infância, sendo detectada desde o nascimento ou nas primeiras semanas de vida.
- A cartilagem da laringe é flácida, ocorrendo colapso das pregas ariepiglóticas sobre a glote durante a inspiração.
- A etiologia não é conhecida (pesquisadores relatam que resulta de uma incoordenação neuromuscular ou da imaturidade do arcabouço cartilaginoso da região subglótica).
- O estridor normalmente é inspiratório, agudo e altera-se conforme a posição da criança. Os sintomas diminuem quando a criança

está sentada ou com a cabeça fletida e aumentam com a atividade física, durante a alimentação, agitação e com infecção do trato respiratório.
- Devido ao esforço respiratório, a criança pode ter dificuldade para se alimentar, com baixo ganho ponderal.
- O diagnóstico é feito por laringoscopia.
- Normalmente, a criança melhora por volta dos dois anos de idade, não necessitando de intervenção cirúrgica. Quando não há melhora espontânea, se a criança apresentar sintomas de apneia obstrutiva do sono, *cor pulmonale* ou quando o baixo ganho ponderal é muito importante, com interferência no desenvolvimento da criança, pode ser necessária a intervenção cirúrgica. Pode ser realizada a cirurgia da prega ariepiglótica ou a epiglotoplastia, com boa resposta e, em casos graves, pode ser necessária a traqueotomia.
- Em casos de infecção viral, pode haver piora do quadro, às vezes com necessidade de suporte ventilatório. A indicação de intubação é clínica.
- Em geral, as crianças com maior risco de quadros graves são aquelas com outras doenças de base, como, por exemplo, síndrome de Down, cardiopatias, desnutrição, neuropatias, prematuridade, pneumopatias.

Traqueomalacia
- Etiologia desconhecida.
- Malformação ou ausência dos anéis cartilaginosos que dão suporte para a traqueia, com perda de sua rigidez, ocorrendo o colabamento da luz da via aérea durante a inspiração.
- É mais comum associada a outras anomalias como atresia de esôfago e fístula traqueoesofágica.
- As infecções virais podem piorar a obstrução causada pela traqueomalacia.
- Na maioria dos casos, não há necessidade de tratamento específico, porém em casos mais graves há necessidade de traqueotomia e suporte ventilatório.

Anomalias craniofaciais
- Diversas doenças podem causar a desproporção entre os componentes craniofaciais, impossibilitando ou dificultando o fluxo de ar.
- As síndromes mais frequentes que cursam com estas alterações são Beckwith-Wiedemann, Down, Appert, Cornelia de Lange, Treacher Collins, Möbius, Hurler e a sequência de Pierre Robin.

- As alterações anatômicas mais comuns são macroglossia (pode ocorrer obstrução oral devido à massa da língua aumentada), micrognatia (empurra a língua contra a parede faríngea posterior, causando obstrução).
- O grau de obstrução é variável e, dependendo da doença de base, pode haver fatores que agravam o quadro, como, por exemplo, comprometimento do SNC, hipotonia da musculatura respiratória, respiração incoordenada, pneumonia aspirativa etc.
- O lábio leporino e a fenda palatina podem estar associados a outros defeitos na face. A língua da criança recém-nascida pode impactar-se na fenda, causando obstrução.
- A investigação pode ser realizada com radiologia simples e também com contraste (esofagograma, estudo da deglutição).

Paralisia das cordas vocais
- É a segunda doença congênita mais comum da laringe.
- Pode ser:
  - Congênita – as principais etiologias são malformação de Arnold-Chiari e hidrocefalia.
  - Adquirida – traumatismo por intubação ou sobre o pescoço, iatrogenia durante cirurgias cervicais ou torácicas, doença da tireoide ou mediastinal e tumor do SNC.
  - Unilateral – é mais comum que a bilateral. Normalmente é causada por um problema periférico, sendo necessária a investigação do trajeto do nervo recorrente. O diagnóstico é realizado com laringoscópio flexível, e normalmente não é necessária a abordagem cirúrgica. A criança apresenta estridor aos esforços físicos, podendo estar associado à dispneia e à disfonia (choro rouco, fraco ou abafado). Em alguns pacientes, os sintomas podem ser reduzidos, colocando-se a criança sobre o lado paralisado (a corda vocal paralisada é afastada da linha média).
  - Bilateral – a maioria das crianças apresenta estridor inspiratório, que piora com o estresse, geralmente acompanhado de dispneia e retrações intercostais. A disfonia é rara. A criança pode apresentar pneumonia de repetição, devido à tosse ineficaz e às aspirações frequentes. Normalmente, a criança que apresenta dispneia aguda necessita de intubação e posteriormente de traqueostomia. Anormalidades do SNC como hidrocefalia e malformação de Arnold-Chiari podem produzir paralisia bilateral. A correção cirúrgica nem sempre é necessária, podendo ocorrer regressão espontânea.

Estenose traqueal

- Um tecido fibroso e espessado forma-se devido a uma provável isquemia intrauterina, ocorrendo diminuição importante no calibre da via aérea. Aproximadamente 12% dos casos de obstrução congênita são devidos à estenose traqueal, que é mais frequente em meninos. Pode também ser secundária à manipulação da via aérea ou causada por agentes corrosivos.
- O estridor ocorre desde as primeiras semanas de vida ou no primeiro quadro de infecção de vias aéreas, nos casos congênitos, não ocorrendo alteração com mudança de decúbito. Pode ser acompanhado de dispneia e tiragem intercostal.
- Diagnóstico: é realizado com broncoscopia (aproximadamente 30% das crianças com estenose traqueal congênita apresentam outras malformações, com alterações cardíacas ou vasculares).
- Tratamento: inicialmente é realizada dilatação sequencial com broncoscópio e corticoide (inalatório ou sistêmico) e, se não houver resposta, o tratamento é cirúrgico.

Infecciosas

- É importante o diagnóstico diferencial entre obstrução supra e subglótica.
- Supraglótica: estridor moderado, voz abafada, disfagia, postura sentada, febre alta (40 graus Celsius), aparência toxemiada, trismo, salivação, edema facial. Exemplos: epiglotite, abscesso peritonsilítico e retrofaríngeo.
- Infraglótica: estridor alto, voz e tosse roucas, hipertermia moderada (38-39 graus Celsius), sem aparência toxemiada (a não ser que haja traqueíte), sem edema facial. Exemplo: laringite aguda viral.

Epiglotite

- Doença bacteriana em que ocorrem edema e inflamação aguda da região supraglótica, rapidamente progressiva, sendo considerada uma emergência médica.
- Idade predominante: 3-6 anos (porém, pode ocorrer em menores de 3 anos).
- Etiologia: 97% dos casos são causados pelo *H. influenzae* tipo b (a incidência desta doença diminuiu muito devido à vacinação). Os outros agentes que podem causar a epiglotite, porém com menor frequência, são *S. aureus, S. Pneumoniae, Klebsiella* sp., *S. pyogenes, H. parainfluenzae* e *Candida albicans* (pacientes imunodeprimidos).

- A evolução é rápida, com alto risco de obstrução total da via aérea. O pródromo é curto e a criança inicia quadro de febre, estridor, voz abafada, apresentando toxemia, prostração e posição preferencial sentada para frente, com respiração bucal, sialorreia intensa relacionada a disfagia, retrações supraesternais e agitação. Não apresenta tosse.
- O diagnóstico é clínico. Pode ser realizada a radiografia cervical lateral, na qual se observa aumento do volume da epiglote, ou a visualização direta da epiglote. Porém, estes são procedimentos que aumentam o risco para o paciente, pois pode haver hipoxemia e espasmo reflexo, com risco de parada cardiorrespiratória.
- O tratamento deve ser realizado com urgência, devido à rápida progressão do edema, com risco de morte. Inicialmente, a criança deve ser mantida sentada, com O_2 umidificado, acompanhada de alguém familiar, com manipulação mínima para que possa manter-se o mais tranquila possível, até a realização de procedimentos para a garantia da via aérea. A intubação é necessária em aproximadamente 73 a 100% das crianças com epiglotite e, como a piora é rápida, deve ser realizada sem perda de tempo. O procedimento deve ser realizado em local apropriado, pelo profissional mais experiente e de preferência em centro cirúrgico ou UTI. Se houver dificuldade de intubação, pode ser necessária a cricotireoidostomia ou traqueotomia, para a qual é recomendável a presença de cirurgião experiente. A criança deve ser mantida em ventilação por aproximadamente 48-72 horas. Solicitar hemoculturas e cultura de secreção traqueal e iniciar esquema antibiótico específico para *Haemophilus influenzae*, incluindo cloranfenicol (100mg/kg/dia) ou ceftriaxona (100mg/kg/dia), dependendo do padrão de resistência na comunidade.

Laringotraqueobronquite aguda (ou laringite viral aguda)
- Inflamação da laringe, de etiologia predominantemente viral (vírus parainfluenza 1 e 3, influenza A e B, rinovírus, adenovírus e sincicial respiratório).
- Ocorre mais frequentemente em crianças de 6 meses a 6 anos de idade e normalmente é mais grave em crianças menores, devido ao calibre das vias aéreas.
- É mais frequente no final do outono, começo do inverno, e pode ocorrer de forma epidêmica.
- Os sintomas iniciais são inespecíficos (coriza hialina, obstrução nasal, espirros, febre baixa) e ocorrem dois a três dias antes do comprome-

timento laríngeo. O curso da doença é insidioso e normalmente autolimitado, não necessitando de internação. A criança apresenta tosse rouca (ou ladrante), rouquidão, estridor inspiratório, geralmente mantendo estado geral pouco comprometido. Dependendo do grau de obstrução, pode haver taquidispneia, com tiragem e retração, agitação, sudorese, cianose e prostração.
- O diagnóstico é clínico. Pode ser realizada radiografia cervical (anteroposterior e perfil) com sinal da torre (estreitamento subglótico com dilatação a montante e da traqueia).
- Tratamento:
  • Repouso, hidratação e oxigênio umidificado.
  • Corticoide – dexametasona:
  Dose: 0,15 a 0,6 mg/kg/dose, em dose única ou a cada 6 horas (VO, IM ou IV).
  Início de ação: 4 horas.
  Duração da ação: 2 dias.
  • Inalação com adrenalina:
  Dose: adrenalina (1:1000) 2mL diluído em 2mL de SF (independente da idade ou peso da criança) ou 0,5mL/kg, até 5mL, pura ou diluída em igual volume de soro fisiológico.
  Início de ação: imediato.
  Duração da ação: 2 a 4 horas.
  No caso de uso muito frequente (a cada 1 a 2 horas), pode haver efeito rebote, além de intoxicação alfa-adrenérgica, com taquicardia, palidez, tremores e arritmia.
  • Suporte ventilatório (intubação orotraqueal e ventilação mecânica) nos casos de insuficiência respiratória grave.

Laringotraqueobronquite membranosa (traqueíte bacteriana)
- Doença infecciosa bacteriana (*S. aureus*, estreptococo do grupo A, *Pneumococcus* e *H. influenzae*), que pode inflamar laringe, traqueia e às vezes brônquios, formando uma placa membranosa purulenta.
- Ocorre principalmente em crianças de 3 meses a 12 anos (mais frequente em menores de 2 anos).
- Sintomas: pródromo de 2 a 3 dias com sintomas gripais, evoluindo então, súbita ou gradualmente, com febre alta, tosse, estridor e queda do estado geral, afonia, tiragem supraclavicular e supraesternal e retrações torácicas.
- Diagnóstico:
  • Radiografia cervical – estreitamento subglótico e imagens densas na traqueia.

- Radiografia de tórax – às vezes podem ser vistas deformidades da luz traqueal (placas aderidas à traqueia).
- Tratamento: antibioticoterapia (cloranfenicol 200mg/kg/dia + oxacilina 200mg/kg/dia).
- Intubação orotraqueal quando necessário (geralmente é necessário manter a criança em ventilação durante 3 a 5 dias).
- Em alguns casos, é necessária a realização de laringoscopia direta para a remoção da membrana purulenta.

Laringite estridulosa (ou espasmódica)
- Processo inflamatório da laringe.
- Ocorre em crianças de 3 meses a 3 anos, mais frequente em meninos.
- Geralmente o quadro é súbito, com choro rouco, tosse ladrante, estridor e dispneia, com piora à noite.
- O diagnóstico é clínico.
- Tratamento: nebulização com oxigênio.

Angina de Ludwig
- Celulite que se estende pela fáscia, músculo e tecidos conjuntivos da boca, normalmente proveniente de abscesso dentário.
- Os sintomas são causados pelo edema da língua e induração da área supra-hióidea, fazendo com que a língua obstrua a via aérea. Ocorre disfagia, trismo, sialorreia e dor na boca.
- Etiologia: os principais micro-organismos são estreptococo β-hemolítico do grupo A, *Staphylococcus* sp. e anaeróbios.
- Tratamento:
  - Antibiótico – clindamicina ou penicilina + metronidazol.
  - Drenagem cirúrgica quando necessário.

Abscesso retrofaríngeo
- É mais frequente em lactentes e pré-escolares.
- Agentes mais frequentes: estreptococo β-hemolítico do grupo A, estafilococos e anaeróbios.
- Ocorre drenagem, pelo sistema linfático, de material infectado da trompa de Eustáquio, rinofaringe e seios da face para o espaço virtual entre a fáscia cervical e a coluna vertebral (base do crânio até a vértebra T2). A coleção purulenta cresce em direção à hipofaringe, causando dor, disfagia, voz abafada, sialorreia, febre, toxemia e, com a evolução da doença, obstrução respiratória alta, com estridor inspiratório e desconforto respiratório. A criança assume posição preferencial, com hiperextensão da região cervical.

– Diagnóstico: a região afetada não deve ser muito manipulada (palpação, uso de espátulas e laringoscopia direta), pois há risco de rompimento do abscesso e drenagem do material para os brônquios. A realização de radiografia lateral da região cervical, com deslocamento anterior da faringe, pode auxiliar o diagnóstico. Solicitar também radiografia de tórax, para avaliar possível extensão da infecção para o mediastino.
– Tratamento:
  • Drenagem cirúrgica.
  • Antibioticoterapia (penicilina cristalina, oxacilina ou vancomicina, dependendo da epidemiologia local).
– Complicações:
  • Ruptura com aspiração de material purulento.
  • Mediastinite.
  • Obstrução de vias aéreas.

Mononucleose
– Doença infecciosa viral (vírus Epstein-Barr – grupo herpes).
– Período de incubação: 30-50 dias.
– A transmissão ocorre por contato íntimo do indivíduo doente com o sadio.
– Manifestação clínica: é bastante variada, podendo comprometer vários órgãos e sistemas, podendo ocorrer diversas complicações (neurológicas, oculares, hepáticas, cardíacas, renais, pulmonares, hematológicas). A febre é o sinal mais frequente (pode ser alta, porém normalmente não compromete o estado geral). Pode ocorrer também intenso exsudato faringotonsilítico, inapetência, náuseas, vômitos, dor de garganta, mialgia e cefaleia. Pode ocorrer linfadenomegalia generalizada, esplenomegalia, edema palpebral, exantema, icterícia. Em crianças pode ocorrer também gastroenterite, traqueobronquite, epilepsia, infecção do trato urinário.
– Tratamento: repouso, antitérmico, antivirais (não devem ser usados de rotina). Os corticoides podem ser usados em alguns casos específicos, como no caso de obstrução grave das vias aéreas. Se não houver boa resposta, pode haver necessidade de suporte ventilatório.

Traumática e iatrogênica

Aspiração de corpo estranho
– Mais comum em crianças de 1 a 5 anos.

- Pode ocorrer com os mais diversos objetos (moeda, tampa de caneta, apito, anel, caroço, semente, osso, bala, pipoca). O quadro normalmente é súbito e a gravidade é variável. A família pode ou não ter presenciado o acidente.
- As manifestações clínicas variam de acordo com a localização do corpo estranho:
  • Região supraglótica – geralmente a obstrução é parcial e intermitente, podendo deslocar-se de acordo com a posição da criança e com a característica do objeto aspirado (por exemplo, um objeto penetrante). Quando o objeto se desloca, pode ocorrer estímulo das cordas vocais, com espasmo reflexo, tosse e asfixia. A criança pode apresentar rouquidão, afonia, tosse metálica, cianose, taquidispneia, agitação e às vezes até parada cardiorrespiratória, se houver obstrução completa. Deve ser realizada a broncoscopia em centro cirúrgico para a retirada do objeto. A tentativa de retirar o objeto com a mão, espátulas ou pinças pode deslocar o objeto causando uma obstrução total com risco de morte imediato.
  • Região infraglótica – nos casos de obstrução parcial, o corpo estranho pode localizar-se desde a região subglótica até a árvore brônquica. Os sintomas são variados, incluindo tosse irritativa, tosse rouca, estridor, sibilos, tiragem supraesternal e supraclavicular. Pode haver redução da aeração em alguma área pulmonar. Na radiografia de tórax em expiração, pode ocorrer hiperinsuflação em um segmento do pulmão, nos casos em que o objeto provoque obstrução do tipo valvular. A visualização direta do objeto na radiografia ocorre apenas se o objeto for radiopaco, o que acontece na minoria dos casos. A broncoscopia geralmente é necessária para a retirada do objeto.
- Conduta em situações de emergência no atendimento pré-hospitalar:
  • Se houver forte suspeita ou certeza de aspiração e a criança estiver apresentando tosse espontânea vigorosa, ela deve ser encorajada.
  • Se a tosse for ineficaz (sem som), desconforto respiratório importante com estridor, cianose e perda de consciência, as manobras de liberação da via aérea devem ser iniciadas imediatamente, pois nos casos de obstrução total das vias aéreas há risco de morte iminente. Em lactentes, deve ser realizada a manobra de golpes dorsais, com a criança em posição prona (com a face para baixo), sobre o antebraço do socorrista, combinada com compressões torácicas, com a criança em posição supina, sobre o antebraço do socorrista, sempre com a criança com a cabeça mais baixa que o

tronco. Em crianças maiores, devem ser realizadas compressões abdominais subdiafragmáticas. A manobra de Heimlich, em posição ortostática com o socorrista atrás do paciente, é indicada em crianças conscientes e as compressões com o paciente em decúbito dorsal nas inconscientes. As compressões aumentam a pressão intratorácica, criando uma tosse artificial que causa a saída do corpo estranho com o ar. A manobra de Heimlich não deve ser realizada em lactentes, pois pode causar ruptura de estômago, diafragma, esôfago e jejuno. O risco de lesão hepática é alto, pois o fígado não é protegido pela caixa torácica.

Laringite pós-extubação
– Processo inflamatório da via aérea superior que se manifesta após a extubação.
– É mais comum em crianças do que em adultos, devido às diferenças anatômicas e mais frequentes em pacientes de 1 a 4 anos.
– Incidência: varia de 1 a 48%.
– Fatores de risco:
  • Dificuldade ou traumatismo na intubação.
  • Tempo de permanência com o tubo.
  • Troca frequente de tubo (por extubação acidental, obstrução etc.).
  • Uso de tubo de tamanho inadequado.
  • Uso de tubo de material irritante.
  • Movimento frequente do tubo na via aérea (criança agitada, tubo com fixação inadequada).
  • Outros: baixo peso ao nascer, convulsões, infecções graves, síndrome de Down, ventilação com parâmetros elevados, hipoperfusão.
– O tubo traqueal pode causar traumatismo mecânico e irritação na árvore laringotraqueal. Podem ocorrer ulceração, cistos, formação de granuloma, membranas, estenose, necrose e infecções.
– O grau de obstrução é variável, assim como a duração. Podem ocorrer vários graus de lesão:
  • Edema – aparece nas primeiras 3 horas pós-extubação, devido à inflamação local, sem lesão definitiva, normalmente com boa resposta ao tratamento medicamentoso.
  • Estenose subglótica – ocorre isquemia local devido à pressão do *cuff* sobre a mucosa traqueal ou ao atrito entre o tubo traqueal e a mucosa, principalmente em pacientes agitados. Nas primeiras 2 a 4 horas pós-intubação, ocorre congestão da mucosa. Nas próximas 6 horas, inicia-se erosão e após 48 horas ocorre comprometimento do pericôndrio com inflamação, úlcera e estenose subglótica.

- Granuloma laríngeo e traqueal – devido à resposta tecidual hiperplástica, podendo aparecer semanas ou meses após a extubação.
- O diagnóstico inicial é clínico e em casos mais graves, com dificuldade de extubação, é indicada a realização de nasofibrolaringoscopia.
- Tratamento:
  - Nebulização com oxigênio.
  - Inalação com adrenalina – produz vasoconstrição, com redução do edema da mucosa laríngea e relaxamento da musculatura lisa dos brônquios. Pode ocorrer efeito rebote.
  - Dexametasona – esteroide anti-inflamatório e imunossupressor. Pode ser administrado profilaticamente em pacientes com alto risco de apresentar laringite pós-extubação (há evidência favorável em recém-nascidos).
  - Tratamentos controversos – CPAP, Heliox.
  - Em aproximadamente 20% dos casos não há resposta efetiva ao tratamento clínico e a criança deve ser reintubada, normalmente, com um tubo traqueal menor e sem balonete, durante três a quatro dias, quando deverá ser reavaliada a possibilidade de extubação se houver redução do edema. Um critério de melhora é o vazamento laríngeo à ausculta hipofaríngea durante a ventilação com pressão de 20cmH$_2$O. Em alguns casos, é necessária a realização de traqueotomia. Esta permanece por um período indefinido. A criança é acompanhada pelo otorrinolaringologista até que a melhora da inflamação permita a retirada da cânula. Em raros casos, pode ser necessária correção cirúrgica tardia (laringoplastia).

Tumorais, vasculares e hematológicas

Anel vascular

- Compressão extrínseca da via aérea causada por malformações do arco aórtico e suas ramificações.
- Geralmente os sintomas se iniciam no primeiro ano de vida, eventualmente desde o nascimento, com piora gradativa. A criança pode apresentar estridor, tosse seca, sibilos, cianose e infecções respiratórias recorrentes. Os sintomas respiratórios podem ser intermitentes e variar com mudanças de posição.
- O diagnóstico pode ser realizado com esofagograma ou endoscopia respiratória (encontro de abaulamento pulsátil na traqueia distal). A angiotomografia computadorizada ou angiorressonância deverá ser realizada posteriormente para determinar a anatomia da malformação, permitindo um planejamento cirúrgico mais adequado.

– O tratamento é cirúrgico e em alguns casos (aproximadamente 10% dos casos), ocorre manutenção dos sintomas respiratórios após a correção cirúrgica da malformação. Isto ocorre porque a compressão prolongada pode causar a distorção da árvore traqueobrônquica ou malacia localizada. Nestes casos, normalmente os sintomas melhoram após um ano, aproximadamente.

Hemangioma subglótico
– Ocorre devido ao crescimento anormal dos vasos sanguíneos.
– Localização: porção posterior da subglote do lado esquerdo.
– Produz estridor bifásico, que se inicia com algumas semanas de vida e é progressivo, piora com agitação, choro e infecções de vias aéreas superiores.
– É mais comum em meninas.
– As manifestações clínicas ocorrem nos primeiros meses de vida.
– Em 50% dos casos, ocorre hemangioma cutâneo associado.
– Diagnóstico: endoscopia direta (nasofibroscopia). Não é indicada a realização de biópsia, pois pode ocorrer sangramento importante. A radiografia da região subglótica demonstra estreitamento assimétrico da subglote.
– Nos casos mais leves, a conduta é expectante e ocorre involução espontânea aos 2 ou 3 anos de idade. Em casos mais graves, pode ser necessária a realização de traqueotomia. Nesses casos podem ser administrados corticoide sistêmico e interferon na tentativa de reduzir o hemangioma ou cirurgia com laser.

Angiofibroma nasofaríngeo juvenil
– É o tumor vascular mais frequente da cavidade nasal. Apresenta aumento lento e progressivo. É um tumor invasivo, podendo causar deformidade facial importante. Acomete o palato, o terço médio da face ou a faringe. Ocorrem obstrução nasal, epistaxe recorrente importante, fala anasalada e anosmia.
– Mais comum em meninos, com idade entre 7 e 21 anos.
– Se houver infecção secundária das cavidades paranasais, pode ocorrer rinorreia purulenta.
– O diagnóstico é realizado com tomografia computadorizada ou carotidoangiografia.
– Tratamento: radioterapia ou cirurgia.

Linfangioma (higroma cístico)
- Dilatação linfática regional de consistência mole, indolor, compressível. É um tumor benigno.
- A maioria ocorre antes do final do segundo ano de vida.
- As manifestações clínicas dependem do seu local de origem. Normalmente, está localizado no triângulo posterior do pescoço. Ocorre compressão faríngea e infiltração oral. Frequentemente é necessária a realização de traqueotomia para manter a via aérea pérvia.
- Tratamento: remoção cirúrgica.

Alérgicas

Edema de glote
- Pode ocorrer em casos de reação anafilática grave, envolvendo os sistemas respiratório, gastrintestinal, cardiovascular e cutâneo. Os sintomas são decorrentes de liberação de histamina e outros mediadores químicos (desencadeados por anticorpos IGE) que levam à contração dos músculos lisos, ao aumento da permeabilidade dos capilares e ao aumento da secreção das glândulas mucosas. A anafilaxia pode ser fatal devido ao choque, à obstrução respiratória alta ou ao broncoespasmo. A reação anafilática grave é pouco frequente em crianças e, quando ocorre, o edema de glote é incomum.
- Os agentes mais comuns são: picada de inseto, remédios, contraste iodado, alimentos, soros heterólogos.
- Ocorre edema de lábios, língua e faringe que pode estender-se para a laringe e traqueia, causando sintomas de obstrução alta. O início é súbito, com rouquidão, afonia, estridor (inspiratório e expiratório), dispneia e rápida evolução para a obstrução total, com cianose e parada cardiorrespiratória. Podem estar associados também outros sinais e sintomas envolvendo a pele (urticária, edema angioneurótico, edema de pálpebras e de face), aparelho digestório (dor abdominal, vômitos e diarreia), trato respiratório (sibilos, dor torácica) e sistema cardiovascular (hipotensão, colapso vascular, pulsos finos, taquicardia, arritmia) e também sudorese e agitação, nos casos mais graves com risco iminente de morte.
- Diagnóstico: é clínico e deve ser realizado sem perda de tempo, pois trata-se de uma emergência médica, podendo ocorrer progressão muito rápida para parada cardiorrespiratória.

– Tratamento:
- Adrenalina (1:1.000) – 0,01mg/kg = 0,01mL/kg, IM ou SC ou IV, dose máxima = 0,3mL para crianças e 0,5mL para adultos. Deve ser aplicada imediatamente, IM ou SC, até se obter um acesso venoso. Se necessário, pode ser repetida a cada 2 a 5 minutos.
- Oxigênio por máscara ou cateter nasal e, se necessário, por intubação traqueal (normalmente é necessária uma cânula 0,5 a 1mm menor do que o recomendado para a idade).
- Expansões com soro fisiológico, conforme a necessidade, se houver choque associado.
- Anti-histamínico
  Difenidramina – 1 a 2mg/kg, IM ou IV lenta, em 5 a 10 minutos. Adultos: 25 a 75mg/dose. Dose máxima = 300mg/dia.
  Prometazina – 0,25 a 0,5mg/kg, IM ou IV. Dose máxima = 25mg.
- Corticoide – tem ação lenta e, portanto, não é medicação de urgência.
  Metilprednisolona (1 a 2mg/kg até 75mg/dose), ou
  Hidrocortisona (5mg/kg).

BIBLIOGRAFIA

Cohen LF. Stridor and upper airway obstruction in children. Pediatr Rev 2000;21: 4-5.

Ganos D. Laringite pós-extubação:...respirando aliviados? J Pediatr 2001;77:157-9.

Garcia PCR, Piva JP. Medicina Intensiva em Pediatria. Rio de Janeiro: Revinter; 2005. pp.377-400.

Humphrey C, Duncan C, Fletcher S. Decade of experience with vascular rings at a single institution. Pediatrics 2006;117:903-8.

MacPherson RI, Leithiser RE. Upper airway obstruction in children: an update. Radiographics 1985;5:339-76.

Matsumoto T, Carvalho WB, Hirschheimer MR. Terapia Intensiva Pediátrica. 2ª ed. São Paulo: Atheneu; 2001. pp.292-300.

Murahovschi J. Emergências em Pediatria. 6ª ed. São Paulo: Sarvier; 2003. pp.273-82.

Rodriguez BJ, Von Dessauer GB, Duffau TG. Post extubation laryngitis. Revista Chilena de Pediatria 2002;73:142-51.

Rogers MC. Textbook of Pediatric Intensive Care. 3ª ed. Estados Unidos: Williams & Wilkins; 1998. pp.73-5.

Rogers MC. Manual de Tratamento Intensivo em Pediatria. Rio de Janeiro: Medsi; 1991. pp.25-39.

Rudolph AM. Rudolph's Pediatrics. 19ª ed. East Norwalk, Reino Unido: Appleton & Lange; 1987. pp.1469-518.

Sih T. Manual de Otorrinolaringologia Pediátrica da IAPO. Guarulhos: Lis Gráfica e Editora; 2006. pp.117-34.

CAPÍTULO 2

Asma Grave

ALEXANDRE ESTEVES DE SOUZA LIMA

DEFINIÇÃO

Asma é definida como uma doença inflamatória crônica das vias aéreas inferiores, de caráter recidivante, que se manifesta por hiper-reatividade brônquica (edema, hipersecreção e broncoconstrição), com aumento na resistência por aumento variável do fluxo aéreo, desencadeada por estímulos imunológicos e não imunológicos e que tem reversibilidade espontânea ou medicamentosa.

É uma doença primariamente inflamatória com envolvimento de várias células, principalmente mastócitos, eosinófilos e linfócitos e consequente produção de citocinas pró-inflamatórias (histamina, leucotrienos, fator de ativação plaquetária – PAF etc.), ressaltando-se que o processo inflamatório está presente mesmo fora dos períodos de exacerbação da doença.

Resulta da interação entre genética, exposição ambiental a alergenos, irritantes ou outros fatores específicos que levam ao desenvolvimento e à manutenção dos sintomas. Pode apresentar-se, clinicamente, de diferentes maneiras, sendo proposta uma classificação da doença de acordo com seu fenótipo, tendo como utilidade o manejo individual da doença. O fenótipo mais comum de asma é o atópico com aumento de eosinófilos, IgE total e mastócitos com seus produtos. Alguns pacientes, no entanto, apresentam um processo inflamatório crônico com maior participação de neutrófilos e, inclusive estes, parecem ser a maior parte dos casos de asma grave e/ou fatal.

Estado de mal asmático (EMA) é definido como a crise asmática que não responde à terapêutica habitual com broncodilatadores, corticosteroides e oxigênio e apresenta progressão para falência respiratória, manifestando-se com sofrimento respiratório, hipoxemia, alteração do nível de consciência e/ou hemodinâmica.

EPIDEMIOLOGIA

A asma é a doença crônica mais frequente na infância e trabalhos apontam que o Brasil está em 8º lugar no *ranking* mundial de ocorrência da doença, observando-se 360.000 hospitalizações/ano, o que corresponde à terceira causa com necessidade de gastos maiores de 100 milhões de reais e mortalidade de 2,6/100.000 habitantes.

Deve-se identificar o paciente asmático de risco, pois a subestimação da gravidade da crise pode incorrer em tratamento inadequado. Consideram-se como fatores: antecedente de internações prévias em unidade de terapia intensiva (UTI), história recente de necessidade de ventilação mecânica (< 1 ano), episódio anterior com retenção de CO_2, pacientes menores de 3 anos, baixo nível socioeconômico com dificuldade de acesso à assistência médica e distúrbios psicossociais.

Dados da literatura sugerem aumento na morbimortalidade devido à asma grave com aumento da necessidade de intubação em pacientes com EMA. Pacientes com internação prévia em UTI, hospitalizações recorrentes e aqueles que necessitaram de suporte de ventilação mecânica apresentam maior risco de evolução fatal.

FISIOPATOLOGIA

O comprometimento pulmonar não se dá de forma homogênea, observando-se áreas parcialmente obstruídas ou ventiladas, nas quais, na inspiração ocorre pequena entrada de ar e na expiração há dificuldade de saída de ar e, em outras áreas, ocorre obstrução completa da via aérea, resultando em atelectasias e *shunt*. No entanto, existem áreas não comprometidas e que são hiperventiladas para compensar a hipoxemia mantendo o volume-minuto.

A combinação destas alterações na relação ventilação/perfusão ($\dot{V}/\dot{Q}$) de forma heterogênea pode levar à hipoxemia e ao aumento do trabalho respiratório à custa do uso de musculatura acessória.

A obstrução ao fluxo aéreo distal com aumento na resistência é causada por contração da musculatura lisa brônquica, associada a acúmulo de secreção, *debris* celulares, edema da mucosa e espessamento da membrana basal epitelial.

A redução do calibre com consequente aumento da resistência desencadeia uma retenção de ar com alteração $\dot{V}/\dot{Q}$, redução dos fluxos e volumes expiratórios com aumento do trabalho respiratório, taquidispneia e alteração do CO_2. A exaustão dos mecanismos compensatórios acarreta retenção de CO_2 e piora da hipoxemia, podendo evoluir para depressão ou parada cardiorrespiratória.

A asma pode ser dividida em três fases:

– A primeira (rápida ou espasmogênica) é devida à liberação de histamina pelos mastócitos, 10 a 15 minutos após exposição a alergeno com reversão espontânea ou com início de tratamento e com inibição pelo uso de cromoglicato de sódio e antagonista de histamina, mas sem inibição pelo uso de corticoides.
– A segunda (tardia mantida) é secundária à liberação de mediadores inflamatórios após 6 a 8 horas da exposição, reativação dos mastócitos e edema submucoso, podendo ser inibida pelo uso de corticoide prévio.
– A terceira (subaguda ou crônica) é decorrente da broncoconstrição grave, prolongada e resistente à terapêutica, com processo inflamatório intenso na submucosa brônquica consequente à liberação de fatores quimiotáticos dos mastócitos, mobilização de células inflamatórias e liberação de mediadores citotóxicos.

As doenças com caráter obstrutivo apresentam aumento na constante de tempo por aumento na resistência ao fluxo aéreo. Constante de tempo (τ) é definida como o tempo necessário para que se alcance uma situação de equilíbrio com taxa de enchimento e esvaziamento de cada unidade pulmonar.

Quando o tempo disponível para a insuflação é fixado, a distribuição da ventilação nos pulmões é heterogênea e, especialmente em pacientes com frequência respiratória elevada, as unidades pulmonares com constantes longas enchem menos e, principalmente, esvaziam mais lentamente que as áreas com resistência (Rva) normais. Ocorre desvio de maior volume de gás inspirado para menor quantidade de unidades "normais", necessitando de maiores pressões transpulmonares para manter a ventilação alveolar com consequente diminuição da complacência (Csr) que, associada à incoordenação entre a ventilação e a perfusão, podem provocar hipoxemia.

Assim,

$$\tau = Rva \times Csr$$

Sendo assim, há aumento no tempo expiratório e a exalação do volume corrente inspirado durante a ventilação mecânica é interrompida pela próxima inspiração do ventilador. Tal fato ocorrerá sucessivamente a cada inspiração, levando a aprisionamento de ar e desenvolvimento do auto-PEEP, tendo como consequência a hiperinsuflação, com risco de desenvolver pneumotórax ou depressão cardiovascular.

QUADRO CLÍNICO

A asma manifesta-se clinicamente por episódios recorrentes de sibilância, dispneia, aperto no peito e tosse, particularmente à noite e pela manhã.

O diagnóstico clínico e o estadiamento deve considerar alguns questionamentos como frequência, repercussão e gravidade das crises, fatores desencadeantes, além do uso de medicação profilática e para tratamento.

Deve-se atentar para alguns sinais e sintomas associados à falência respiratória iminente e gravidade como:

– Alteração do nível de consciência.
– Inabilidade de falar.
– Ausência de sons respiratórios.
– Uso de musculatura acessória e dispneia persistente.
– Cianose central.
– Pulso paradoxal.

A sibilância, como dado isolado, não se correlaciona com a gravidade da crise. Porém, a ausência de sibilos, associada a sinais persistentes de dispneia, pode indicar obstrução grave das vias aéreas.

A presença de pulso paradoxal (diferença na pressão sistólica > 10mmHg entre a inspiração e a expiração) tem boa correlação com a gravidade da crise. O artifício utilizado para sua detecção é a palpação suave no arco arterial palmar profundo, sentindo-se pulsação irregular.

No paciente pediátrico, Wood et al. desenvolveram um escore de avaliação para a crise asmática (Quadro II-1), baseados nos sinais e sintomas da obstrução da via aérea, uso de musculatura acessória, oxigenação e função cerebral. Os valores obtidos com a soma dos pontos orientam a avaliação da gravidade e evolução da crise.

EXAMES SUBSIDIÁRIOS

A mensuração da saturação da hemoglobina por oximetria de pulso (satO$_2$) é útil, rápida e segura na avaliação e acompanhamento da gravi-

Quadro II-1 – Escala clínica de Wood.

Item	0	1	2
Cianose ou paO$_2$	Ausente > 70 (FiO$_2$ = 21%)	FiO$_2$ 21% < 70 (FiO$_2$ = 21%)	FiO$_2$ = 40% < 70 (FiO$_2$ ≥ 40%)
Ruído inspiratório	Normal	Desigual	↓ ou ausente
Uso de musculatura acessória	Sem	Moderado	Acentuado
Nível de consciência	Normal	Deprimido/ agitado	Coma
Sibilo expiratório	Mínimo	Moderado	Acentuado

Índice ≥ 5: insuficiência respiratória.
Índice ≥ 7: falência respiratória.

dade da crise asmática, sendo que a satO$_2$ inferiores a 91-93% em ar ambiente sugerem crises mais graves. Algum grau de hipoxemia sempre estará presente, mas geralmente é leve e facilmente revertida com o aumento na oferta de O$_2$ e, caso apresente hipoxemia grave e resistente à suplementação com O$_2$, deve-se pensar em complicações ou falência respiratória, sendo sugerida avaliação gasométrica. Salienta-se que o critério para a necessidade de intubação e ventilação mecânica é iminentemente clínico, e não deve ser retardado ou baseado em valores isolados de gasometria.

A radiografia de tórax está indicada para elucidar outras hipóteses diagnósticas ou complicações como pneumonia, pneumotórax, pneumomediastino, atelectasia, corpo estranho etc. Deve-se tomar o cuidado para que este procedimento não acarrete atraso ou suspensão da terapêutica e da monitorização.

A dosagem de eletrólitos, principalmente o potássio, deve ser controlada quando o paciente recebe altas doses de ß$_2$-agonista por via intravenosa pelo risco de hipocalemia.

O hemograma tem a finalidade de avaliar especialmente o valor da hemoglobina, visando minimizar a hipóxia tecidual com regularização da síndrome anêmica e melhorando a liberação tecidual de oxigênio, principalmente em paciente hipoxêmico com variáveis elevadas de ventilação mecânica.

TRATAMENTO

O tratamento baseia-se em pontos principais como controlar os sintomas, suporte clínico até a reversão ou melhora da obstrução ao fluxo aéreo e minimizar os efeitos adversos das medicações necessárias.

As medidas para o tratamento da asma incluem:

Oxigênio

A base do tratamento é o uso de oxigênio, potente broncodilatador e necessário para evitar ou reverter a hipoxemia. A restauração da saturação arterial de oxigênio melhora a vasoconstrição hipóxica, bem como a oferta de O_2 aos músculos respiratórios e demais órgãos.

Oferta hídrica

Pacientes com asma grave têm aumento da pressão intratorácica, o que pode desencadear a secreção inapropriada do hormônio antidiurético (SSIADH) e, portanto, a oferta hídrica deve ser criteriosa. No entanto, o paciente pode estar desidratado na internação e, principalmente se necessitar de intubação traqueal e ventilação mecânica, deve ser mantido euvolêmico com adequação da pré-carga.

β-agonistas

As medicações de escolha para o tratamento da asma aguda são os β-agonistas. Seus principais mecanismos de ação são:
- Ativação da cinase proteica dependente de AMPc e fosforilação da cinase da miosina, mediando o relaxamento da musculatura lisa bronquial por meio do aumento do AMPc.
- Sequestro do cálcio do citosol pelo retículo sarcoplasmático.
- Ativação da bomba extrusora de cálcio.
- Inibição da liberação colinérgica da acetilcolina.

Convém lembrar que o beta-receptor é constituído de sete domínios inseridos na membrana celular, dispostos em círculos e com alças extras e intracelulares. Os beta-agonistas de curta duração estimulam os domínios alcançados externamente (daí sua ação rápida), além da broncodilatação devido à ação direta na musculatura lisa da via aérea (ou indireta, pela inibição da secreção de mediadores). Existem outros efeitos devido à estimulação dos beta-agonistas, tais como estimulação da depuração mucociliar, diminuição da hiperpermeabilidade microvascular brônquica, vasodilatação pulmonar em pacientes com vasoconstrição pulmonar hipóxica e aumento da contratilidade diafragmática.

Administram-se três inalações a cada 20 minutos ou continuamente em 1 hora, dependendo da resposta clínica do paciente. A administração por via inalatória é considerada ótima, sendo que a via subcutânea ou intravenosa em infusão contínua deve ser reservada para quadros graves, quando tem contraindicação para a via inalatória (devido ao estado de consciência) ou retenção progressiva de CO_2 e/ou piora do quadro clínico.

Sabe-se que menos de 10% da droga nebulizada alcança o pulmão em condições ideais e que a liberação da droga depende de alguns fatores, como padrão respiratório, volume corrente, tipo de nebulizador, fluxo do gás (10-12L/min) e tamanho das partículas (0,8-3mm).

As catecolaminas como a adrenalina, que tem duração de ação curta (de 1 a 2 horas), podem ser utilizadas por via subcutânea, o que pode ser benéfico caso o paciente tenha contraindicação ou sem resposta efetiva pela via inalatória.

Os β_2-agonistas de curta duração como salbutamol, terbutalina e fenoterol são os medicamentos de escolha para alívio dos sintomas com início de ação em alguns minutos.

A terbutalina e o fenoterol utilizados por via inalatória não apresentam diferença quanto à eficácia quando administrados em doses equivalentes. Podem ser utilizado de forma contínua ou intermitente, todavia ainda não existe consenso na literatura a respeito da melhor forma. Diversos trabalhos em crianças com broncoespasmo têm demonstrado efetividade e segurança dos β_2-agonistas por meio de inalação contínua. O objetivo deste tipo de tratamento é induzir ao máximo de estimulação sem causar efeitos colaterais significantes, tendo assim sido sugerida sua utilização precoce.

Em estudos prospectivos em crianças com asma grave, não foi observada toxicidade cardiovascular significativa com o uso de terbutalina intravascular, sendo que a taquicardia e os tremores mostraram taquifilaxia, reação esta que não ocorre para a ação broncodilatadora.

Os efeitos colaterais são dose-dependentes e ocorrem independente da via de administração, embora, para determinado grau de broncodilatação, sejam mais evidentes quando se utiliza da via intravenosa ou oral. Seus principais efeitos colaterais são mediados pelos receptores da musculatura lisa vascular com aumento na pressão sistólica e diminuição na diastólica, palpitações, tremores e hipopotassemia secundária à mobilização com entrada do potássio para a musculatura esquelética. Nas células que participam do metabolismo de carboidratos e lipídios, pode desenvolver dislipidemia e/ou hiperglicemia.

Deve-se manter a medicação até melhora clínica e laboratorial evidente e, caso ocorram efeitos colaterais, reduzir ou suspender a dose. Com a melhora respiratória, a dose do β-agonista por via intravenosa deve ser diminuída lentamente para que se reinicie o uso da via inalatória. Utilizam-se como critério para a reintrodução da via inalatória a melhora clínica e, consequentemente, a estabilização das taxas de infusão da droga, mantidas por um mínimo de 4 horas.

Os $β_2$-agonistas de longa duração não constituem medicação apropriada no tratamento do EMA, pois, apesar de terem duração de ação de 12 horas, têm seu início de ação retardado devido ao fato de que precisam entrar na membrana celular para estimular o receptor lateralmente e necessidade da repetição de várias doses, sem a mesma resposta dos $β_2$ de curta duração.

Brometo de ipratrópio

O brometo de ipratrópio é um anticolinérgico derivado quaternário da atropina que compete com a acetilcolina nos receptores muscarínicos e, portanto, sem indicação para pacientes menores de 1 ano de idade. Tem pico de ação entre 2 e 4 horas e duração de 4 a 6 horas, sem absorção sistêmica e com mínimos efeitos cardíacos, podendo causar midríase ou pupila fixa por ação local da máscara inalatória sobre os olhos.

Sua ação se deve ao bloqueio da produção de muco pelas glândulas mucosas e sua associação com os β-adrenérgicos tem-se mostrado eficaz no tratamento de crianças com asma aguda grave. Demonstra-se sua ação por meio do aumento significativo da função pulmonar quando adicionado a β-agonistas, observando-se redução das internações para crianças com asma moderada a grave, mas não evidenciando diminuição na duração da internação ou necessidade de cuidados intensivos.

Corticoides

Levando-se em consideração que a asma é uma doença inflamatória, os corticoides são elementos de primeira linha no tratamento, sendo contraindicados apenas em poucas exceções. São recomendados para pacientes que não responderam pronta e completamente à terapia com β-agonistas.

Os mecanismos de ação dos corticoides incluem:

- Potencialização da ação broncodilatadora dos β-adrenérgicos (4 a 6 horas após a administração).
- Aumento da síntese dos receptores e do AMPc.
- Inibição dos mecanismos colinérgicos.
- Potencialização dos efeitos adrenérgicos.
- Diminuição da permeabilidade vascular e síntese de muco.

- Anti-inflamatório: diminuição da síntese de alguns mediadores envolvidos no processo inflamatório.
- Potencialização das membranas lisossômicas.

Podem apresentar efeitos colaterais, como, por exemplo, hiperglicemia, hipertensão, psicose aguda e infecções não usuais ou graves.

Não existem evidências concretas de que doses maiores causem alguma vantagem, inclusive com risco de desenvolver efeitos colaterais. Desde que não tenha comprometimento da função absortiva do trato digestório e não haja contraindicação, indica-se o uso por via enteral, não existindo maior efeito com a administração por via intravenosa sobre a via oral.

A terapia após a internação dura geralmente 5 dias, sem necessidade de esquema de retirada se for utilizada até 10 dias, sendo que o uso sistêmico demonstrou benefício em diminuir recorrências por três semanas após seu uso inicial.

Em pacientes sabidamente asmáticos, o uso precoce do corticoide inalatório diminui a gravidade e a duração das exacerbações. No entanto, não existe evidência para recomendar o uso de corticoide inalatório isolado para o tratamento das exacerbações, demonstrando apenas uma tendência de diminuição da necessidade de internações.

Como os corticoides têm início de ação retardado (6 a 12 horas após a administração por via intravenosa), devem ser administrados precocemente. Embora não haja diferenças clínicas significativas quanto à resposta anti-inflamatória com o uso da hidrocortisona ou metilprednisolona, recomenda-se metilprednisolona devido à menor ação mineralocorticoide e manutenção de nível sérico mais homogêneo.

Os produtos de depósito (de aplicação intramuscular) não são recomendados devido a seus efeitos prolongados no eixo hipotálamo-hipófise-suprarrenal e também pela presença de metabissulfitos (na dexametasona e betametasona) que podem piorar o quadro da asma.

Sedação

Para que os objetivos da ventilação sejam atingidos, é importante que o paciente se encontre acoplado ao respirador. Para tanto, deve-se realizar uma sedação/analgesia efetiva visando prevenir a agitação e o assincronismo respiratório paciente-ventilador.

A sedação pode ser realizada frequentemente com o uso de benzodiazepínicos, cetamina ou fentanil, levando-se em consideração seus mecanismos de ação e, principalmente, evitando seus potenciais efeitos colaterais.

Deve-se evitar o uso de meperidina e morfina por promover a liberação de histamina, broncoespasmo, vômitos e aumento de secreções, assim como doses elevadas de benzodiazepínicos que também têm como principal inconveniente o aumento da produção de secreção nas vias aéreas com maior risco de atelectasias.

Os anestésicos inalatórios como o halotano e, principalmente, o isoflorano apresentam ação de broncodilatação potente, sem estimular a produção de secreções, podendo ser utilizados como terapia de resgate em crises asmáticas refratárias. Apresentam efeitos colaterais como depressão miocárdica e arritmias que são agravadas pela acidose e hipóxia, normalmente presentes nestes casos.

A cetamina é um anestésico geral com propriedade broncodilatadora secundária, com efeito por 10 a 15 minutos e sem depressão respiratória significante. No entanto, aumenta a secreção brônquica e, portanto, deve ser administrada em conjunto com anticolinérgicos como a atropina, além de possuir efeito alucinógeno, sendo importante a associação com benzodiazepínicos.

Outros

Aminofilina

As metilxantinas, como a aminofilina, ainda não têm seu mecanismo de ação esclarecido, considerando que seu principal efeito seja a inibição da fosfodiesterase com consequente elevação do AMPc e outras ações que indiretamente podem trazer algum benefício, como melhorar a contratilidade diafragmática, aumentar a sensibilidade dos quimiorreceptores ao CO_2, estimular o centro respiratório, antagonizar os receptores de adenosina (neuromodulador inibitório do controle respiratório), liberar catecolaminas e estimular o efluxo de cálcio.

Trabalhos demonstraram que, quando em monoterapia, apresenta feito broncodilatador inferior aos β-agonistas, além de não trazer benefício na sua adição ao uso de altas e frequentes doses de β-adrenérgicos. Ressalta-se que a dose terapêutica é muito próxima da dose tóxica e, portanto, seu uso deve ser acompanhado do controle periódico do nível sérico e a administração parenteral da aminofilina deve ser realizada em bolo a cada 6 horas com infusão lenta ou contínua.

Heliox

A mistura hélio-oxigênio (Heliox) apresenta-se como um gás com menor densidade e redução da resistência das vias aéreas nos brônquios que apresentam consequente diminuição da turbulência do fluxo. Além disso, reduz a possibilidade de hiperinsuflação, diminuindo o risco de barotrauma e volutrauma nas crianças submetidas à ventilação mecânica.

Contudo, até o momento, existem resultados controversos na literatura, sendo que estudos prospectivos, randomizados e duplo-cego em crianças extubadas com asma grave não demonstraram efeitos no mecanismo respiratório ou escore da asma, podendo inclusive piorar a hiperinsuflação dinâmica ou a oxigenação, dependendo da concentração na mistura. Deve-se também ressaltar a necessidade de oferecer FiO_2 e volume corrente adequados, pois esses diferem dos valores ajustados no respirador.

Magnésio
O mecanismo de ação no relaxamento da musculatura lisa provavelmente se deve ao bloqueio dos canais de cálcio. Alguns trabalhos em pediatria demonstraram sua eficácia principalmente após o uso de β-adrenérgicos, com poucos efeitos colaterais associados como hipotensão, hipotonia ou alteração dos reflexos osteotendíneos.

Mucolíticos
Agentes mucolíticos como a N-acetilcisteína pode diminuir a viscosidade do muco, entretanto, seu efeito é discutível em pacientes com respiração espontânea ou em EMA.

Bloqueador neuromuscular
O uso de bloqueador neuromuscular pode ser necessário para sincronia, diminuir a necessidade de pressões e/ou descanso da musculatura ou ainda pela opção de utilizar a estratégia de hipoventilação controlada. Sabendo-se do risco de desenvolver miopatia, principalmente em pacientes que também estão utilizando corticosteroide, deve-se utilizar pelo menor tempo possível, pois a duração do bloqueio neuromuscular parece relacionar-se com a ocorrência da miopatia.

Antibiótico
Como a maioria da infecção que precipita a asma é viral, não há indicação rotineira do uso de antibiótico.

INTUBAÇÃO

Deve-se evitar ao máximo a intubação traqueal em pacientes asmáticos, sabendo-se que a ventilação com pressão positiva aumenta o risco de barotrauma e hipotensão e que mais de 50% da morbimortalidade ocorre durante ou imediatamente após a intubação. A necessidade de ventilação mecânica em pacientes com EMA corresponde a menos de 1% das internações de crianças asmáticas e 5-10% dos pacientes internados na UTI pediátrica.

A via preferencial de intubação é a orotraqueal, por permitir a introdução do tubo endotraqueal de maior diâmetro possível, reduzir a resistência ao fluxo aéreo e facilitar a aspiração de secreções, evitando as rolhas de muco.

Salienta-se que a hipercapnia com acidose respiratória isolada não é indicação de intubação, sendo que as indicações absolutas de intubação e ventilação mecânica são:

– Comprometimento cardíaco.
– Hipóxia grave.
– Deterioração rápida no estado mental.

Existem outras indicações relativas como fadiga muscular respiratória com exaustão ou presença de pulso paradoxal. Sabendo-se desses riscos e problemas, orienta-se que o procedimento seja realizado com os seguintes cuidados:

– Pré-oxigenação efetiva.
– Descompressão do estômago por meio de sondagem gástrica.
– Aspiração de vias aéreas efetiva.
– Sedação e/ou bloqueador neuromuscular suficientes.
– Uso de sequência de intubação rápida (se possível).
– Cânulas de maior diâmetro possível com ou sem balonete.

Imediatamente após a intubação, deve-se avaliar a necessidade de corrigir ou evitar algumas complicações como:

– Depressão circulatória (choque ou hipotensão).
– Permitir Texp longo com ventilações manuais cuidadosas.
– Obstrução do tubo (secreções).
– Pneumotórax.

VENTILAÇÃO MECÂNICA

O objetivo da ventilação mecânica é manter a oxigenação adequada da criança, até que as medicações broncodilatadoras e anti-inflamatórias exerçam seu efeito e ocorra melhora do processo obstrutivo.

Independente do regime de ventilação utilizado, deve-se ofertar oxigênio suficiente para corrigir a hipoxemia e restabelecer o equilíbrio $\dot{V}/\dot{Q}$. Sugere-se o uso da menor fração inspirada de oxigênio suficiente para manter o paciente normoxêmico ajustado com base na gasometria arterial ou uma $satO_2$ arterial acima de 93%.

Evita-se o uso de pressões elevadas devido aos riscos de baro e volutrauma e, embora se saiba que nem toda a pressão administrada na fase inspiratória do ciclo chegará ao alvéolo, deve-se tentar restringir principalmente a pressão de platô (P_{plat}) e a pressão expiratória positiva final (PEEP) limitada aos menores valores possíveis.

A pressão de platô apresenta melhor correlação com a hiperinsuflação, pois, como na asma não há comprometimento importante da complacência, sua elevação decorre do aprisionamento de ar nos pulmões, dando uma estimativa da auto-PEEP presente nas unidades alveolares heterogeneamente acometidas.

Visando evitar o aprisionamento de ar, utiliza-se a estratégia denominada hipercapnia permissiva, adotando frequências respiratórias baixas e tolerando níveis elevados de pCO_2, desde que o pH arterial se mantenha acima de 7,1 a 7,2, na ausência de hipertensão intracraniana e instabilidade hemodinâmica (Quadro II-2).

Quadro II-2 – Hipercapnia permissiva.

pH > 7,2 (7,1)
$paCO_2$ 40-90mmHg
paO_2 80-120mmHg
PIP < 50mmHg (45-60)
P_{plat} < 30-35mmHg
Auto-PEEP < 15mmHg

Utiliza-se dos menores valores de pressão suficientes para a expansibilidade pulmonar. Compreende utilizar uma pressão inspiratória (PIP) máxima ao redor de $50cmH_2O$ e, principalmente, a P_{plat} menor ou igual a $35cmH_2O$ associado à medida para manter o auto-PEEP menor de $15cmH_2O$.

Não existe consenso quanto ao melhor modo ventilatório para pacientes pediátricos com quadros obstrutivos (pressão ou volume controlado), embora a ventilação com pressão controlada e monitorização do volume corrente expirado sejam mais seguras e com menor risco de ocorrer auto-PEEP e barotrauma. Fundamental e mais importante é utilizar o modo que a equipe esteja completamente familiarizada.

As variáveis ventilatórias devem ser ajustadas para minimizar a hiperinsuflação pulmonar, por meio da redução do volume-minuto e o prolongamento do tempo expiratório.

Orienta-se o uso de frequência respiratória do ventilador baixa com maior tempo expiratório possível (T_{exp}), mantendo uma relação inspiratória/expiratória mínima de 1:3, utilizando-se para tal de fluxo inspiratório elevado, visando-se otimizar o tempo inspiratório e maximizar o T_{exp}. Sugere-se o uso de volume corrente baixo (5 a 7mL/kg), tentando manter um volume inspiratório final ($V_t - V_{exp}$) menor de 20mL/kg/min.

Durante a ventilação mecânica, o paciente pode desenvolver auto-PEEP, que corresponde à diferença entre a pressão alveolar e a pressão existente na abertura das vias aéreas no término da expiração (PEEP externa). Tem como sinônimos PEEPs intrínseca, oculta, endógena ou interna.

A etiologia da auto-PEEP divide-se em:
– hiperinsuflação dinâmica; e/ou
– atividade dos músculos expiratórios.

A hiperinsuflação dinâmica ocorre por limitação do fluxo expiratório sem retornar à capacidade residual funcional (CRF) por colapso das vias aéreas, retenção de gás a montante nos pulmões e manutenção de pressão supra-atmosférica nos alvéolos e vias aéreas. Também podem ser observados, secundários ao tubo traqueal estreito, dobras ou líquido no circuito, conectores, válvulas ou umidificadores inadequados ou em demasia e ajustes equivocados do respirador. Estas alterações acarretam volume superior à CRF com aumento da pressão elástica e alveolar e, consequentemente, ciclos mais próximos à capacidade pulmonar total (CPT), em que a complacência é menor com interferência no disparo do ventilador, aumento do trabalho respiratório e comprometimento hemodinâmico (similar à PEEP extrínseca), com diminuição da pré-carga, comprometimento da diástole (carga), aumento da pós-carga pela elevação da resistência vascular pulmonar (RVP) e da pressão da artéria pulmonar com consequente diminuição do débito cardíaco (DC).

A atividade dos músculos expiratórios é observada apenas em pacientes ativos, ocorrendo ao nível da CRF ou até com volumes menores, sendo que a hiperinsuflação dinâmica concomitante não é mandatória. Pode ser desenvolvida por aumento do *drive* respiratório e/ou resistência expiratória elevada, tendo como consequências que o respirador não ciclará próximo à CPT, sem comprometimento do disparo ou alteração da medida da complacência, e o uso de PEEP extrínseca pode comprometer a função muscular respiratória.

A medida do auto-PEEP pode ser realizada por meio da oclusão das vias aéreas ao término da expiração, pela avaliação da pressão de platô quando utilizada ventilação a volume ou pela indução de apneia com interrupção por 20 a 30 segundos, dividindo-se o volume encontrado pela complacência.

Durante a ventilação, existem fatores determinantes da hiperinsuflação dinâmica como o volume corrente inspiratório, o tempo expiratório e a gravidade da obstrução ao fluxo aéreo. As estratégias ventilatórias para minimizar a hiperinsuflação pulmonar visam à redução do volume-minuto e/ou aumento do tempo expiratório por meio da elevação do fluxo inspiratório e/ou diminuição da frequência respiratória.

De forma geral, indica-se restrição nos níveis da PEEP, sendo utilizados valores menores de 10cmH_2O. No entanto, principalmente quando o componente predominante for a hiperinsuflação dinâmica e em situações graves, pontuais e associado à monitorização adequada, podem-se utilizar valores maiores da PEEP. Tem-se como intuito homogeneizar o parênquima pulmonar e/ou reduzir o trabalho respiratório, facilitando a sincronização com o ventilador. Para tanto, titula-se o nível da PEEP até que se observe aumento do volume corrente exalado, associado à desinsuflação pulmonar e à otimização da ventilação mecânica. Após um período variável da homogeneização, observa-se aumento da expansibilidade pulmonar e redução dos valores aferidos de pressão, com possibilidade de redução da PEEP, bem como da pressão inspiratória máxima.

Outras medidas que podem ser utilizadas em pacientes com doenças obstrutivas incluem evitar aspirações endotraqueais frequentes, adequação da oferta nutricional para as necessidades metabólicas evitando-se hiperalimentação e contraindicação do uso de alcalinizantes para induzir uma alcalose metabólica medicamentosa.

Os critérios de extubação baseiam-se na evolução clínica e laboratorial, devendo ser o mais precoce possível, salientando-se que **sempre** se deve questionar a necessidade da manutenção da ventilação mecânica e viabilizando a possibilidade de extubação. A estratégia deverá ser ajustada de acordo com a resposta individual de cada paciente e conforme as variações do próprio paciente ao longo do tratamento.

Sendo assim, o intensivista pode utilizar o algoritmo da ventilação mecânica nas doenças obstrutivas (Fig. II-1), em busca do ajuste mais adequado para cada caso.

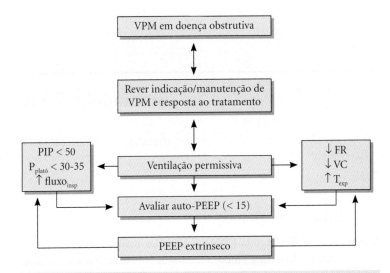

Figura II-1 – Algoritmo para ventilação de insuficiência respiratória obstrutiva. VPM = ventilação pulmonar mecânica; PIP = pressão positiva inspiratória; $P_{platô}$ = pressão de platô; $fluxo_{insp}$= fluxo inspiratório; FR = frequência respiratória; VC = volume corrente; T_{exp} = tempo expiratório; PEEP = pressão positiva do final da expiração.

BIBLIOGRAFIA

Barbas CSV, Pinheiro BV, Vianna A. III Consenso Brasileiro de Ventilação Mecânica: ventilação mecânica na crise de asma aguda. J Bras Pneumol 2007;33(Suppl 2): S106-10.

Carvalho CRR, Franca AS, Okamoto VN. Consenso Brasileiro de Ventilação Mecânica – Parte I. Rev Bras Terap Intens 2000;12: 132-67.

Chung KF, Godard P, Adelroth E et al. ERS Task Force on Difficult/Therapy-Resistant Asthma. Eur Respir J 1999;13:1198-208.

Fritscher CC, Sole D, Rosario N. III Consenso Brasileiro no Manejo da Asma. J Pneumol 2002;28(Suppl 1).

Gerald MF. Extracts from "Clinical Evidence": Acute Asthma. BMJ 2001;323: 841-5.

Helfaer MA, Nichols DG, Chantarojanasiri T. Lower airway disease: bronchiolitis and asthma: In Rogers MC. Textbook of Pediatric Intensive Care. Williams & Wilkins; 1996. pp.258-95.

Hirschheimer MR, Matsumoto T, Carvalho WB. Terapia Intensiva Pediátrica. Atheneu; 1997. pp.301-14.

Jenkins HA, Cherniack R, Sszefler SJ et al. A comparison of the clinical characteristics of children and adults with severe asthma. Chest 2003;124:1318-24.

Piva JP, Canani SF, Pitrez PMC et al. Asma aguda grave na criança. J Pediatr 1998;74 (Suppl 1):S59-68.

Stirbulov R, Bernd LAG, Sole D. IV Diretrizes Brasileiras para a manejo da asma. J Bras Pneumol 2006;32(Suppl 7):S447-74.

CAPÍTULO 3

Bronquiolite Grave

ADRIANA GUT LOPES RICCETTO

CONSIDERAÇÕES GERAIS

A bronquiolite viral aguda (BVA) é uma das mais frequentes doenças respiratórias em lactentes. Embora menos de 10% de todos os casos sejam considerados moderados e graves, dados dos *Centers for Disease Control and Prevention* (CDC) mostraram que nos Estados Unidos, entre 2007 e 2008, cerca de 125.000 lactentes foram hospitalizados por BVA. Os pacientes que necessitam de cuidados intensivos apresentam comprometimento predominante do sistema respiratório; entretanto, alterações hemodinâmicas, metabólicas e neurológicas são comuns, levando a internações prolongadas. Há baixa mortalidade geral (menos de 1% do total de casos); os casos graves e os óbitos acontecem principalmente entre os prematuros menores de 32 semanas, os nascidos com menos de 1.500 gramas, cardiopatas, pneumopatas, neuropatas e portadores de imunodeficiências (condições definidas como "comorbidades").

O principal agente etiológico da BVA é o vírus sincicial respiratório (VSR); este vírus pertence à ordem *Mononegavirales*, família Paramyxoviridae, subfamília Pneumovirinae e gênero *Pneumovirus*. O VSR pode ser classificado em dois grupos, A e B; em cada grupo há diferentes subgrupos, classificados pelas glicoproteínas de sua superfície (F e G) e também de acordo com a sequência de seus nucleotídeos. Até hoje não foi possível encontrar correlação entre a gravidade da doença e o subtipo do vírus; alguns autores, entretanto, observaram pior evolução clínica nos pacientes infectados com o grupo A. Todos os anos, um ou mais genótipos diferentes do vírus estão em circulação; há um padrão de sazonalidade bem determinado: outono-inverno nos países de clima temperado e subtropical e meses chuvosos nos países de clima tropical. Para as cidades de São Paulo e Campinas, o maior número de casos ocorre de maio a julho, até setembro.

Metapneumovírus, rinovírus e bocavírus têm sido identificados como outros importantes agentes de BVA entre lactentes. Além disso, a coinfecção MPV e VSR parece aumentar consideravelmente o risco para ventilação mecânica.

A doença causada pelo VSR ocorre pela ação citopática direta sobre o epitélio das vias aéreas inferiores (VAI); porém, linfócitos CD4 e CD8, anticorpos antivirais, eosinófilos e interleucinas secretadas por linfócitos Th1 e Th2 levam a uma resposta inflamatória de intensidade variável nos indivíduos infectados. O resultado desta ação sobre os bronquíolos leva à diminuição do diâmetro da via aérea, por aumento de secreções, edema de mucosa e submucosa, descamação de células epiteliais com formação de *plugs* mucosos e broncoconstrição (mecanismos humorais e neurogênicos). Podem ocorrer infiltrado inflamatório peribronquiolar e comprometimento alveolar/intersticial com pneumonia associada.

QUADRO CLÍNICO

A transmissão do VSR ocorre por contato direto com as secreções dos pacientes ou fômites contaminados, sendo que o vírus pode permanecer ativo por até 24 horas no ambiente. Após incubação de 3-5 dias, há sintomas das vias aéreas superiores e, na sequência, de vias aéreas inferiores (tosse, dispneia, estertores e sibilância), característicos da BVA. A radiografia mostra sinais de hiperinsuflação; alguns casos apresentam também opacidades com broncogramas aéreos e atelectasias. A maior parte dos casos tem desconforto respiratório leve, com duração de 3 a 5 dias.

Para admissão e cuidados em unidade de terapia intensiva pediátrica (UTIP), o bom senso determina que todos os pacientes de risco, ou seja, que apresentam comorbidades e têm menos de 2 meses de idade devam ser cuidadosamente avaliados quanto a:

Apneia

Situação na qual não há movimento respiratório por 20 segundos, ou pausa respiratória acompanhada de bradicardia (frequência cardíaca menor que 80 batimentos por minuto), queda na saturimetria, cianose e perda do tônus muscular. São considerados pacientes de risco aqueles com menos de 60 dias de vida e portadores de comorbidades, especialmente prematuridade. O comprometimento do sistema nervoso central imaturo pelo VSR é a causa mais comum de apneia nestes pacientes. Mais de 80% dos episódios ocorrem nos primeiros cinco dias de doença; um terço ocorre no domicílio, verificada por pais e cuidadores; nos pacientes hospitalizados, ocorrem em 2,5 a 25% dos casos. A maior parte dos episódios desaparece após três dias de seu início; porém, neste período, podem levar a intubação orotraqueal (IOT) e ventilação pulmonar mecânica (VPM) caso se repitam por duas vezes ou mais. Os pacientes com comorbidades podem apresentam episódios tardios e mais duradouros, o que demanda observação mais rigorosa e prolongada.

Insuficiência respiratória

Dos pacientes hospitalizados por infecções respiratórias agudas baixas no primeiro ano de vida, menos de 15% necessitam de VPM. As causas para esta são episódios recorrentes de apneia, choque e insuficiência respiratória aguda baixa, que pode ser obstrutiva ou mista (quando pneumonia ou atelectasia estão presentes). Os fatores prognósticos para VPM à admissão dos pacientes com BVA são idade menor que 3 meses e saturimetria menor que 90% em ar ambiente. Os sinais clínicos de falência respiratória (frequência respiratória maior que 70 respirações por minuto, retração subcostal, respiração paradoxal, taquicardia, sudorese) devem levar à IOT precoce, antes que se instale bradicardia, cianose e parada cardiorrespiratória. Como na maioria dos casos o componente obstrutivo predomina, a indicação gasométrica se dá pela presença de acidemia por acidose respiratória (pH < 7,30). Após a IOT, a maior parte necessitará de VPM por cerca de cinco dias. Pacientes com atelectasias, principalmente se bilaterais, têm evolução arrastada. Em nosso serviço, maior tempo de VPM esteve relacionado a maiores valores de pressão arterial de gás carbônico ($paCO_2$) e índice de ventilação (IV = pressão inspiratória × frequência respiratória mecânica × $paCO_2$/1.000) > 37 do primeiro ao quinto dia. A VPM nestes pacientes pode cursar com várias complicações como barotrauma, episódios de hipertensão pulmonar, insuficiência cardíaca pela miocardite viral associada, insuficiência renal por hipóxia, hipervolemia com hiponatremia, convulsões, infecção nosocomial; monitorização e tratamento precoce e específico para cada situação são necessários para a boa evolução. Uma pequena parte dos pacientes evolui com quadro obstrutivo persistente que impede extubação após duas semanas ou mais; nestes, avaliação complementar (tomografia de tórax, cintilografia, biópsia) e interconsulta com pneumologista pediátrico são necessárias, para a pesquisa de bronquiolite obliterante e diagnóstico diferencial de outras pneumopatias.

Manifestações cardíacas

A miocardite pelo VSR é a manifestação extrapulmonar mais comum. Taquicardia, hepatomegalia, edema, oligúria são os sinais clínicos de insuficiência cardíaca presentes; são também reportadas arritmias (taquicardia ventricular, taquicardia supraventricular e bloqueio atrioventricular). Além do ecocardiograma e do eletrocardiograma, o aumento das enzimas cardíacas e especialmente da troponina (altamente sensível e específica como marcador de lesão miocárdica) fornecem suporte para este diagnóstico. Estudos têm mostrado elevação da troponina em até 54,5% dos pacientes em UTIP por VSR; há relação com maior uso de inotrópicos, maior tempo de VPM e diagnóstico associado de sepse. Há maior mortalidade por esta manifestação nos pacientes menores de 3 meses e naqueles com comorbidades, especialmente cardiopatia congênita com hipertensão pulmonar.

Síndrome da secreção inapropriada do hormônio antidiurético (SSIHAD)

A avaliação de 23 crianças hospitalizadas com BVA mostrou que 96% apresentaram evidências de hipersecreção de hormônio antidiurético (aumento de peso, diminuição de osmolaridade sérica, aumento da osmolaridade urinária e aumento dos níveis séricos de hormônio antidiurético) à admissão na UTIP. Entretanto, estas crianças apresentavam níveis elevados de renina plasmática com sódio sérico normal (por resposta adequada à hipervolemia dos receptores intratorácicos). Na SSIHAD verdadeira, há diminuição da renina plasmática e hiponatremia; isto pode ocorrer em até 33% dos pacientes. A hipótese mais aceita para explicar esta condição é de que a hiperinsuflação dos pulmões causa hipovolemia pulmonar e menor enchimento atrial esquerdo (no qual há receptores de pressão), levando à produção de hormônio antidiurético; especula-se também que algumas interleucinas (como a IL-6) podem estimular a produção deste hormônio nas crianças com BVA.

Manifestações neurológicas

Manifestações agudas neurológicas como apneia, convulsões, letargia, dificuldades alimentares ou de deglutição, estrabismo, alterações liquóricas ou do eletroencefalograma foram encontradas em 39% dos pacientes com VSR em UTIP. As convulsões geralmente são tônico-clônicas generalizadas ou parciais motoras e podem ocorrer em 0,7 a 6,6% dos quadros de VSR; estão geralmente associadas à hiponatremia. Outras manifestações já descritas foram polineuropatias, encefalites e *flutter* diafragmático com contrações involuntárias de alta frequência (relacionadas à dificuldade de extubação).

Outras manifestações menos frequentes

Insuficiência renal aguda com necessidade de diálise pode ocorrer nos pacientes muito graves, com hipóxia prolongada ou síndrome hipóxico-isquêmica após parada cardiorrespiratória. Manifestações gastrointestinais como distensão abdominal e íleo paralítico também podem ocorrer por consequência de hipóxia ou distúrbos hidroeletrolíticos. Transaminases elevadas podem ser encontradas em até 49% de crianças com VSR e VPM, principalmente de dois a quatro dias após a admissão; podem cursar com coagulopatias (verificadas em 80% das crianças com cardiopatias congênitas nesta condição). Estes fatos podem indicar congestão venosa hepática como resultado da falência ventricular direita, com hepatopatia isquêmica; outros consideram que esta é consequência da resposta imunológica associada ao VSR. Outras manifestações raramente descritas nos pacientes com BVA foram hipotermia, exantema escarlatiniforme, trombocitopenia e conjuntivite.

Óbito

A cada ano, estima-se que 600.000 óbitos no mundo sejam atribuíveis ao VSR. Em UTIP, em geral, a mortalidade é menor que 1%. Os óbitos acontecem principalmente em crianças com sérias comorbidades, como cardiopatias, pneumopatias, doenças neurológicas, cromossomopatias e imunodeficiências. Estudo britânico realizado em oito anos consecutivos, com mais de 400 crianças internadas em UTIP, encontrou taxa de mortalidade para o grupo com comorbidades de 8,6%. Das 35 crianças avaliadas, 18 morreram por lesão direta pelo VSR, como pneumonia, bronquiolite, falência cardíaca e respiratória, encefalopatia hipóxico-isquêmica (vírus detectável no momento do óbito); 17 crianças já haviam negativado a pesquisa para VSR e morreram por outras causas (infecções nosocomiais).

DIAGNÓSTICO

O diagnóstico etiológico da BVA pode ser realizado pela análise da secreção nasofaríngea dos pacientes, por meio de teste rápido à beira do leito, imunofluorescência (sensibilidade de 80% e especificidade de 90%) e reação em cadeia de polimerase (sensibilidade de até 94% em alguns estudos). Todos estes métodos são caros e por isso não são rotineiramente utilizados na maioria dos serviços em nosso país.

Entretanto, o diagnóstico etiológico da BVA possibilita o uso racional de antibióticos, orienta medidas de isolamento de contato para os pacientes hospitalizados e reduz a possibilidade de infecção nosocomial viral.

TRATAMENTO

Cuidados gerais

Para crianças com BVA moderada, com desconforto respiratório ou sepse, as medidas iniciais incluem decúbito elevado, jejum, acesso venoso seguro, expansão cuidadosa com cristaloide, oxigenoterapia (cateter nasal, traqueia ou oxitenda) e monitorização contínua com saturimetria de pulso. Antitérmicos e sedativos leves, como o hidrato de cloral por via retal, trazem muito conforto nesta fase. O jejum deve ser mantido durante todo o período de observação inicial (6 a 8 horas); a dificuldade de deglutição está presente em todas as BVA moderadas e a administração de leite ou a oferta de seio materno pode piorar o desconforto respiratório e provocar vômitos e eventual asfixia.

Neste período inicial são administrados medicamentos inalatórios; embora o uso dos β2-agonistas não seja recomendado pela literatura; na prática, o mesmo ocorre largamente, pelos efeitos benéficos imediatos observados em muitos pacientes. A droga geralmente disponível é o fenoterol (uma gota para cada 3 a 4kg de peso, máximo de 7 gotas, diluídas em 5mL de solução fisiológica); se houver resposta clínica, as nebulizações podem ocorrer com intervalos de 1 ou 2 horas ou na forma contínua (por 1 hora, uma ou duas vezes no máximo). As nebulizações devem ser suspensas se taquicardia excessiva para a idade, queda da saturimetria, cianose, sudorese, tremores. O uso concomitante do brometo de ipratrópio não é recomedado na abordagem inicial.

Outras medicações inalatórias podem ser utilizadas, como a epinefrina e a solução salina hipertônica a 3%. A inalação com epinefrina é recomendada por diferentes autores pelo seu efeito vasoconstritor na mucosa e subsequente redução do edema local; há riscos inerentes como taquicardia e efeito rebote. A dose preconizada da adrenalina a 0,1% é de 0,05mg/kg a cada 4 horas. Com relação à solução salina hipertônica a 3%, seu uso de forma isolada ou associada à droga β2-agonistas mostrou melhora nos escores clínicos e no tempo de internação nos três primeiros dias de tratamento, em comparação aos controles que utilizaram solução salina a 0,9%. Como não apresentou efeitos adversos, constitui, até o momento, uma opção terapêutica na fase inicial do tratamento da BVA. Outras medicações inalatórias apontadas na literatura ainda não são recomendações universais, por falta de evidências consistentes quanto aos seus benefícios (inalação com furosemida, DNAse recombinante em aerossol, surfactante pulmonar).

Está indicada a IOT se durante o período de observação houver progressão de BVA de moderada para grave e para aqueles pacientes que já são admitidos ao hospital nesta situação, ou seja, falência respiratória por critérios clínicos e gasométricos, choque, apneia, parada cardiorrespiratória.

Ventilação pulmonar mecânica

Em nossa UTIP, utilizamos rotineiramente a VPM por ventilação mandatória intermitente sincronizada (SIMV), procurando-se utilizar baixas pressões e volumes, a fim de se evitar barotraumas. Outras modalidades podem ser utilizadas, como a ventilação mandatória intermitente (VMI), embora estudo realizado comparando-se os dois métodos (SIMV e VMI) em UTIP não mostrou vantagem de um sobre o outro. A ventilação de alta frequência está indicada por alguns autores para os pacientes em VPM convencional que apresentam piora clínica ou extravasamento de gás significativo (pneumotórax, enfisema intersticial, pneumopericárdio). A principal vantagem da utilização desta modalidade é a possibilidade de otimizar a ventilação e a oxigenação com menor risco de lesão pulmonar induzida pelo aparelho de VPM.

Tem crescido na literatura os relatos sobre a utilização de ventilação não invasiva (VNI) em pacientes com BVA, sendo que, em algumas coortes, obteve-se êxito em até 83% dos casos; os casos sem sucesso ocorreram em pacientes com menos que 5kg e com comorbidades. A VNI pode ser indicada como primeira escolha de suporte ventilatório nos episódios de apneia, seja no modo de pressão contínua nas vias aéreas (CPAP), seja de pressão em dois tempos (BIPAP).

O uso de mistura heliox e oxigênio (70/30) parece ser benéfico em algumas coortes, mas não há consenso sobre o tema. Outro gás eventualmente utilizado na BVA em VPM é o óxido nítrico, quando da presença de episódios de hipertensão pulmonar; os resultados, porém, são variáveis.

Medicações, oferta hídrica e nutrição

Os pacientes em BVA usualmente necessitam de sedativos em bolo ou de forma contínua; eventualmente, curares. Deve-se atentar para as doses e a melhor forma de administrar essas medicações, de acordo com a situação de cada momento. Drogas inotrópicas podem ser necessárias se há miocardite com insuficiência cardíaca ou necessidade de PEEP elevada. Antibióticos são comumente prescritos, porém deve ser lembrado o fato de que, em até 75% das radiografias de tórax na BVA, podem estar presentes opacidades compatíveis com pneumonia, que, na maioria das vezes, é causada pelo próprio VSR. O uso de antibioticoterapia deve restringir-

-se aos quadros sépticos. Outras medicações, como terbutalina e corticoides, não têm respaldo na literatura; seu uso deve ser discutido caso a caso, nos pacientes com evolução complicada e atípica. O mesmo vale para o antiviral ribavirina, o anticorpo monoclonal palivizumab e a azitromicina como anti-inflamatório.

A nutrição enteral deve ser iniciada tão logo quanto possível; caso ocorra distensão abdominal (por hipóxia ou distúrbios eletrolíticos), choque ou outras situações impeditivas, não se deve postergar a alimentação parenteral por mais de três dias.

A administração de líquidos a estes pacientes (expansões, sedação, medicamentos, soro basal) usualmente leva a uma oferta hídrica total maior que 150mL/kg/dia. Isto pode incorrer em insuficiência cardíaca e anasarca. A eventual presença de síndrome da secreção inapropriada do hormônio antidiurético pode agravar os quadros metabólicos existentes, especialmente hipervolemia e hiponatremia e suas consequências neurológicas (convulsões). Dessa forma, recomenda-se vigilância quanto à oferta total administrada, peso e balanço hídrico nestes pacientes.

BIBLIOGRAFIA

Almeida-Junior AA, Da Silva MTN, Almeida CCB et al. Association between ventilation index and time on mechanical ventilation in infants with acute viral bronchiolitis. J Pediatr (Rio J) 2005;81:466-70.

Carvalho WB, Johnston C, Fonseca MC. Bronquiolite aguda, uma revisão atualizada. Rev Assoc Med Bras 2007;53:182-8.

Checcia P. Identification and management of severe respiratory syncytial virus. Am J Health-Syst Pharm 2008;65(1 Suppl 8):S7.

Eisenhut M. Extrapulmonary manifestations of severe respiratory syncytial virus infection – a systematic review. Crit Care 2006;10:R107.

Mayordomo-Colunga J, Medina A, Rey C et al. Predictores de êxito y de fracaso em la ventilación no invasiva em la bronquiolitis aguda. An Pediatr (Barc) 2009;70:34-9.

Moraes MA, Bonatto RC, Carpi MF et al. Comparison between intermittent mandatory ventilation and synchronized intermittent mandatory ventilation with pressure support in children. J Pediatr (Rio J) 2009;85:15-20.

Riccetto AGL, Da Silva LHA, Spilki FR et al. Genotypes and clinical data of respiratory syncytial virus and metapneumovirus in brazilian infants: a new perspective. Braz J Infect Dis 2009;13:44-8.

Riccetto AGL, Ribeiro JD, Silva MTN et al. Fatores prognósticos para ventilação mecânica em lactentes com doença respiratória aguda. Rev Assoc Med Bras 2006;52:342-6.

Subcommittee on Diagnosis and Management of Bronchiolitis. Diagnosis and management of bronchiolitis. Pediatrics 2006;118;1774-93.

Thorburn K. Pre-existing disease is associated with a significantly higher risk of death in severe respiratory syncytial virus infection. Arch Dis Child 2009;94:99-103.

CAPÍTULO 4

Síndrome do Desconforto Respiratório Agudo

HUGO HIDEO KUNII

INTRODUÇÃO

A síndrome do desconforto respiratório agudo (SDRA) é uma entidade clínica descrita por Ashbaugh et al., em 1967, em adultos com taquipneia, hipóxia, infiltrado difuso à radiografia de tórax e diminuição da complacência pulmonar. Em 1994, a Conferência de Consenso Americano-Europeu em SDRA realizou uma proposta para uniformizar as pesquisas e a terapêutica (Quadro II-3). Definiu SDRA como evento agudo, com edema pulmonar não cardiogênico, com infiltrado pulmonar bilateral à radiografia e relação paO_2/FiO_2 menor que 200. A lesão pulmonar aguda (LPA) tem os mesmos achados, exceto uma relação paO_2/FiO_2 entre 200 e 300.

Quadro II-3 – Consenso Americano-Europeu: definição de lesão pulmonar aguda e síndrome do desconforto respiratório agudo.

Definição	Tempo	paO_2/FiO_2	Radiografia de tórax	POAP
LPA	Início agudo	≤ 300	Infiltrado bilateral	≤ 18mmHg ou ausência de insuficiência cardíaca
SDRA	Início agudo	≤ 200	Infiltrado bilateral	≤ 18mmHg ou ausência de insuficiência cardíaca

LPA = lesão pulmonar aguda; SDRA = síndrome do desconforto respiratório agudo; POAP = pressão de oclusão da artéria pulmonar.

A lesão pulmonar aguda e SDRA são sistêmicas, quase sempre com envolvimento de múltiplos órgãos, caracterizando uma síndrome de resposta inflamatória sistêmica (SRIS).

FISIOPATOLOGIA

A LPA é caracterizada por edema intersticial e alveolar, com disfunção do surfactante, resulta em colapso alveolar e aumento do espaço morto com *shunt* intrapulmonar. A lesão pode ser de causa pulmonar ou não (Quadro II-4).

Quadro II-4 – Causas de lesão pulmonar aguda.

Lesão pulmonar direta	Pneumonia
	Aspiração de conteúdo gástrico
	Contusão pulmonar
	Embolia pulmonar
	Acidente por submersão
	Lesão por inalação
Lesão pulmonar indireta	Sepse
	Politraumatismo
	Circulação extracorporal
	Pancreatite aguda
	Múltiplas transfusões

A lesão endotelial, tanto sistêmica como pulmonar, com aumento da permeabilidade capilar e secreção pelos macrófagos de numerosas citocinas pró-inflamatórias (fator de necrose tumoral, interleucinas-1, 6 e 8) também estimulam a quimiotaxia e a ativação de neutrófilos. Os neutrófilos liberam proteases, radicais óxidos, leucotrienos, fator de agregação plaquetária e outras citocinas. A lesão endotelial, associada à alteração da coagulação e à fibrinólise, pode levar à obstrução ou destruição do leito vascular pulmonar, com remodelamento e hipertensão pulmonar.

O epitélio alveolar normal, composto de células planas do tipo I, responsável pela troca gasosa e barreira epitelial, sofre edema citoplasmático, vacuolização e necrose. As células cuboides do tipo II, responsáveis pela produção de surfactante, transporte de íons e fluidos, além de regeneração das células do tipo I, também sofrem a mesma agressão, exacerbando o edema pulmonar. Ocorrem atelectasias devido à diminuição da produção de surfactante e sua inativação pela presença de proteína nos alvéolos (Fig. II-2).

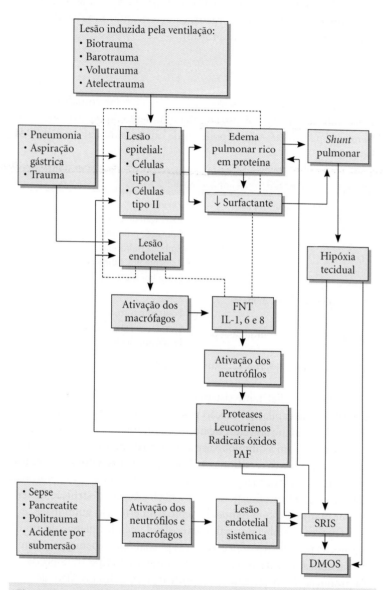

Figura II-2 – Fisiopatologia da lesão pulmonar aguda. IL = interleucina; FNT = fator de necrose tumoral; PAF = fator de agregação plaquetária; SRIS = síndrome da resposta inflamatória sistêmica; DMOS = disfunção de múltiplos órgãos e sistemas.

A ventilação pulmonar mecânica pode causar lesão pulmonar ou agravar uma lesão prévia, por meio de altas frações inspiradas de oxigênio (FiO_2), altas pressões (barotrauma) e altos volumes correntes (volutrauma), causando aumento da permeabilidade e edema pulmonar. Também, a constante abertura e colapso alveolar (atelectrauma) e o estresse celular pela ventilação (biotrauma) liberam mediadores pró-inflamatórios.

Após a fase aguda ou exsudativa da injúria pulmonar ou SDRA, pode ocorrer resolução da injúria pulmonar, com reabsorção do edema, por meio da regeneração das células epiteliais tipo II, que realizam o transporte de íons e fluidos. Há também a diferenciação destas em células tipo I e apoptose dos neutrófilos. Caso persista o quadro inflamatório pulmonar, após 5 a 10 dias, os alvéolos preenchidos com fibroblastos e pró-colágeno podem evoluir para alveolite fibrosante.

ASPECTOS CLÍNICOS

A incidência da LPA e SDRA variam de 1 a 5% nas admissões em unidades de terapia intensiva pediátricas, nos Estados Unidos. As principais causas são a pneumonia e a sepse. A presença de choque séptico, como na doença meningocócica grave, ou doenças graves associadas como imunodeficiência, aumenta a letalidade. Quando associada às múltiplas transfusões, usualmente se inicia nas 6 horas após as transfusões; e são fatores de risco cirurgia recente, traumatismo, sepse, câncer e doença cardíaca.

A lesão pulmonar aguda pode evoluir para SDRA pela SRIS, ou ser consequência de terapêutica inadequada, como ventilação com alto volume corrente e retenção fluídica excessiva.

À medida que os pulmões se tornam edemaciados e consolidados, com diminuição da complacência, ocorrem taquipneia e hipoxemia devido à doença restritiva pulmonar, com atelectasias e fadiga muscular. Ocorre redução da capacidade residual funcional, sendo a hipoxemia resultante de *shunt* pulmonar e da baixa relação ventilação-perfusão.

TRATAMENTO

Ventilação com baixo volume corrente

Numerosos estudos demonstraram que volumes correntes excessivos traumatizam as estruturas pulmonares, com aumento de mediadores pró-inflamatórios. A pesquisa de *ARDS Network Trial*, publicada em 2000, mostrou que a estratégia ventilatória protetora, com baixos volumes correntes (4 a 6mL/kg), comparada com a tradicional (10 a 15mL/kg), reduziu significativamente a mortalidade, dias com disfunção de outros órgãos e aumentou os dias livres de ventilação. Recomenda-se também limitar a pressão de platô em 30cmH$_2$O.

PEEP elevada e recrutamento alveolar

A pressão expiratória final positiva (PEEP) auxilia no recrutamento alveolar, melhorando a oxigenação, minimizando a toxicidade do oxigênio e o atelectrauma. A utilização de PEEP elevada, entre 10 e 15 cmH$_2$O, mostrou-se segura, sem aumento da incidência de barotrauma.

Na análise da curva pressão-volume, a PEEP ideal situa-se próximo do ponto de inflexão inferior (P$_{flex}$) e a pressão inspiratória (PIP), do ponto de inflexão superior (Fig. II-3). Alguns autores sugerem PEEP 2cmH$_2$O acima do P$_{flex}$, no entanto, estudos utilizando tomografia de tórax demonstraram que esta PEEP pode causar hiperdistensão pulmonar. Outros autores sugerem utilizar o ponto de máxima deflexão na fase expiratória da curva pressão-volume. Na prática, a PEEP ideal deve ser guiada pela resposta clínica, ou seja, a menor PEEP que resulta em melhora da oxigenação, após 30 minutos, tempo necessário para o recrutamento alveolar com esta PEEP. A meta é a FiO$_2$ entre 50 e 60%. Níveis acima de 15cmH$_2$O podem ser titulados, mas levam a um aumento não significativo, mas consistente de barotrauma, além do risco de auto-PEEP, com repercussões negativas ventilatória (retenção de CO$_2$ e piora da hipoxemia) e hemodinâmica (diminuição do débito cardíaco).

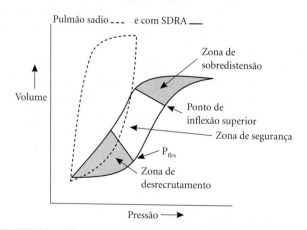

Figura II-3 – Curva pressão-volume. Áreas escuras correspondem a zonas de lesão pulmonar. A zona de segurança corresponde à área entre os pontos de inflexão inferior (P$_{flex}$) e de inflexão superior.

4 SÍNDROME DO DESCONFORTO RESPIRATÓRIO AGUDO

A PIP ideal deve promover expansão torácica adequada, em vista de o recrutamento alveolar também ser um fenômeno inspiratório. A necessidade de PIP maior que 35cmH$_2$O é comum.

A utilização da manobra de recrutamento alveolar em adultos, apesar de resultar em aumento significativo na oxigenação, sem sérios eventos adversos (hipotensão e dessaturação transitórias são comuns), não é recomendada como rotina. A melhora na oxigenação é transitória, não há padronização dos valores de PEEP e PIP utilizados, em quais doenças deve ser usada (por exemplo, na pneumonia não ocorre boa resposta), não existem relatos de sua influência no prognóstico e faltam estudos em pediatria. Em adultos, pode-se utilizar pressão positiva contínua (CPAP) de 40cmH$_2$O, por 40 segundos; ou PEEP 10cmH$_2$O acima do ponto de inflexão inferior da curva pressão-volume, por 15 minutos.

Hipercapnia permissiva

A hipercapnia permissiva faz parte da ventilação protetora. Manter o pH acima de 7,25 e a pCO$_2$ entre 60 e 70mmHg é bem tolerado. Pode ser necessário aumentar a sedação. É contraindicada na presença de hipertensão intracraniana e anemia falciforme.

Posição prona

A utilização da posição prona recruta zonas dependentes com atelectasias no pulmão, melhora a oxigenação, pode diminuir a injúria pulmonar induzida pela ventilação e a incidência de pneumonia nosocomial. Não há melhora significativa na mortalidade, com maior incidência de úlceras por pressão, deslocamentos do tubo endotraqueal e de cateteres venosos centrais. Em pacientes com níveis lesivos de FiO$_2$ (> 60%) e pressão de platô (> 30cmH$_2$O), com hipoxemia grave e persistente, pode ser considerada terapia de resgate. Há relatos de melhora dos índices de oxigenação com períodos de 8 a 12 horas por dia.

Ventilação de alta frequência por oscilação (VAFO)

Utiliza volumes correntes entre 1 e 2mL/kg com frequências de 5 a 15Hz. Ocorre melhora da oxigenação, com ventilação dentro da zona de segurança, com tendência à diminuição na mortalidade, mas não significativa. Há redução estatisticamente significativa da necessidade de oxigênio suplementar nos sobreviventes, aos 30 dias, em estudo pediátrico. A VAFO pode ser utilizada como terapia de resgate nos pacientes com hipoxemia grave, em uso de ventilação com altas pressões e FiO$_2$ tóxica, especialmente na presença de fístula broncopleural com alto débito.

Corticosteroide

Os corticosteroides, em teoria, seriam benéficos na fase exsudativa, com diminuição das citocinas e outros mediadores, além de atuar na degradação do colágeno. Nos estudos realizados, quando iniciado após 14 dias de evolução da SDRA, houve aumento na mortalidade. O tratamento com corticosteroide reduziu a duração da ventilação mecânica e a internação em UTI por mais de 4 dias. Ele também reduziu escores de gravidade, como o escore de síndrome de disfunção de múltiplos órgãos (MODSS) em 32%, o escore de injúria pulmonar (LIS) em 18% e a oxigenação (relação paO_2/FiO_2) em 50%. Houve tendência à diminuição da mortalidade em vários estudos. Entretanto, devido ao pequeno número de pacientes envolvidos, não houve redução significativa da mortalidade final, após 60 dias. Pode-se iniciar seu uso antes de 14 dias como terapia de resgate nos pacientes hipoxêmicos graves. Doses menores, como metilprednisolona 2mg/kg/dia, resultam em menos efeitos adversos e possibilitam a administração prolongada. Se ocorrer melhora na oxigenação, próximo de 7 dias, iniciar diminuição gradual em três a quatro semanas. Se não houver resposta, suspender imediatamente.

Não observamos efeitos colaterais, mas são descritos hiperglicemia, miopatia e neuropatia tardiamente.

Drogas vasoativas

A SDRA é acompanhada pela SRIS, com alteração na oferta e consumo de oxigênio, associadas à hipertensão pulmonar secundária à hipóxia e à alteração da circulação arterial pulmonar. Pode ocorrer disfunção cardíaca associada ou não à sobrecarga ventricular direita. Neste contexto, a utilização da dobutamina em doses habituais, como 5mcg/kg/min, para aumentar a oferta de oxigênio tecidual, deve ser considerada.

Manejo fluídico

O manejo fluídico conservador comparado com o liberal, não reduz a mortalidade, mas sim a morbidade, com maior número de dias livres de ventilação. Em pacientes pediátricos, o balanço hídrico acumulativo não está associado com a duração do desmame ventilatório ou evolução após extubação. No entanto, o edema excessivo piora o edema pulmonar, dificulta a alimentação enteral, aumenta o risco de edema cerebral e de lesões na pele por pressão. Recomendamos evitar a administração excessiva de fluidos, com oferta hídrica total de cerca de 80% da necessidade basal. Se necessário, utilizar furosemida em infusão intermitente ou contínua.

Associar hidroclorotiazida pode aumentar a diurese. Considerar a substituição renal dialítica, precocemente, na presença de insuficiência renal, edema importante e diurese inadequada mesmo com o uso de diuréticos. Por outro lado, devido ao uso de PEEP elevada, ocorre menor retorno venoso, que pode ocasionar baixo débito cardíaco e diminuição na oferta de oxigênio, mesmo com edema periférico, devido à alteração de permeabilidade da SRIS. Evitar hipovolemia, mantendo balanço hídrico próximo de zero, com pressão venosa central (PVC), pressão arterial e diurese adequadas. Observar sinais como a queda da PVC, a elevação desproporcional da ureia em relação à creatinina e a elevação do ácido láctico.

Sedação

A utilização de fentanil, em infusão contínua, mostra-se segura em pacientes hemodinamicamente instáveis, além de diminuir o reflexo de tosse nos pacientes em ventilação. A associação com midazolam em infusão contínua promove relaxamento muscular e amnésia. Quando possível o uso de drogas enterais, utilizamos hidrato de cloral em doses habituais, para atingir um nível adequado de sedação, com as menores doses de cada droga. A associação com cetamina, em bolos ou infusão contínua, pode ser utilizada. O uso do propofol em infusão contínua não é recomendado em pediatria, mas é útil em procedimentos de curta duração, em bolos, como na intubação orotraqueal.

O uso de droga bloqueadora neuromuscular pode ser necessário, em bolos, e menos frequentemente em infusão contínua. Pode-se utilizar rocurônio pela menor liberação de histamina e estabilidade cardiovascular, ou cisatracúrio, pela compatibilidade em infusão contínua com outras drogas, como fentanil e midazolam. É especialmente necessária durante a VAFO.

Profilaxia da hemorragia digestiva

A utilização de drogas para a profilaxia de hemorragia digestiva alta não é utilizada rotineiramente. O aumento do pH gástrico está relacionado à colonização gástrica por enterobactérias e risco maior de pneumonia nosocomial. Na presença de disfunção de múltiplos órgãos, fatores de risco para sangramento, como coagulopatia e plaquetopenia, e uso de corticosteroide, podemos utilizar sucralfato ou ranitidina. Quando a nutrição enteral tem boa retenção, considerar a suspensão desta profilaxia.

Nutrição

Deve-se iniciar a nutrição enteral precocemente, preferencialmente por via gástrica. Ela mantém o trofismo intestinal, importante na prevenção da disfunção de múltiplos órgãos, pois acreditamos que a disfunção intestinal seja uma das causas da DMOS. Preveniria também a translocação bacteriana.

A gastroparesia é comum, devido à SRIS e à sedação, sendo necessário nutrição em infusão contínua com bomba de infusão, ou a utilização de sonda duodenal ou jejunal. Associar nutrição parenteral se houver dificuldade na progressão da dieta.

Hemoderivados

Os hemoderivados estão associados a maior risco de lesão pulmonar aguda e SDRA. Adultos que receberam uma estratégia liberal em relação às transfusões de glóbulos vermelhos apresentaram tendência ao aumento da mortalidade e risco maior de SDRA. Não ocorre aumento na oferta de oxigênio tecidual após a transfusão, na ausência de instabilidade hemodinâmica e níveis de hemoglobina maiores que 8mg/dL. A utilização de hemácias marcadas demonstrou a formação de microtrombos pulmonares, provavelmente devido à menor maleabilidade das hemácias estocadas. Níveis de hemoglobina entre 8 e 10mg/dL, mostram-se seguros, comparados com níveis maiores que 10mg/dL, e são recomendados quando há estabilidade hemodinâmica.

O plasma fresco congelado (PFC) é o mais implicado na lesão pulmonar relacionada à transfusão, provavelmente devido a presença de anticorpos, lipídios e citocinas. Ele estaria relacionado ao desenvolvimento de lesão pulmonar em pacientes de UTI. Não indicamos seu uso na presença de coagulopatia, exceto quando há sangramento ativo e antes de procedimentos com alto risco de sangramento, como o acesso à circulação venosa profunda.

Outras terapias

A utilização de surfactante, na tentativa de recrutar alvéolos colapsados em adultos com SDRA, levou à melhora significativa da oxigenação, mas foi transitória e não alterou a sobrevida final. Não há indicação fora de estudos clínicos.

O óxido nítrico inalado, em torno de 20ppm, causa melhora transitória da oxigenação. Atuaria no relaxamento da musculatura vascular pulmonar e teria efeitos benéficos na função dos neutrófilos, mas não alterou a mortalidade final. Por isso, ele somente é indicado em casos de hipóxia grave, nos pós-operatórios de cirurgia cardíaca com hipertensão pulmonar importante.

BIBLIOGRAFIA

Adhikari NJK, Burns KEA, Friedrich JO et al. Effect of nitric oxide on oxygenation and mortality in acute lung injury: systematic review and meta-analysis. BMJ 2007; 334:779.

Adhicari NJK, Burns KEA, Meads MO. Pharmacologic therapies for adults with acute lung injury and acute respiratory distress syndrome (Cochrane Review). In The Cochrane Library. Oxford: Update Softwares, vol 4, 2008.

Arroliga AC, Thompson BT, Ancukiewicz M et al. Use of sedatives, opioids and neuromuscular blocking agents in patients with acute lung injury and acute respiratory distress syndrome. Crit Care Med 2008;36(4):1083-8.

Ashbaugh DG, Bigelow DB, Petty TL, Levine BE. Acute respiratory distress in adults. Lancet 1967;2:319-23.

Bernard GR, Artigas A, Brigham KL et al. Report of the American-European consensus conference on ARDS: definitions, mechanisms, relevant outcomes and clinical trial coordination. Intensive Care Med 1994; 20:225-32.

Church GD, Matthay MA, Michael A et al. Blood product transfusions and clinical outcomes in pediatric patients with acute lung injury. Pediatric Crit Care Med 2009; 10(3): 297-302.

Fan E, Wilcox ME, Brower RG et al. Recruitment maneuvers for acute lung injury: a systematic review. Am J Respir Crit Care Med 2008;178(11):1156-63.

Furhman BP, Zimmerman JJ. Pediatric Critical Care Medicine. 3rd ed. Philadelphia: Elsevier; 2006. 1904p.

Gatinoni L, Eleonora C, Caironi P. Monitoring of pulmonary mechanics in acute respiratory distress syndrome to titrate therapy. Curr Opin Crit Care 2005;11:252-8.

Hannah W, James M. High-frequency ventilation versus conventional ventilation for treatment of acute lung injury and acute respiratory distress syndrome. (Cochrane Review). In The Cochrane Library, Oxford: Update Software, volume 4, 2008.

Hartman ME, McCrory DC, Schulman SR. Efficacy of sedation regimens to facilitate mechanical ventilation in the pediatric intensive care unit: a systematic review. Pediatr Crit Care Med 2009;10(2):246-54.

Jia X, Malhotra A, Saeed M et al. Risk factors for ARDS in patients receiving mechanical ventilation for > 48h. Chest 2008; 133:853-61.

Kopterides P, Siempos II, Armaganidis A. Prone positioning in hipoxemic respiratory failure: meta-analysis of randomized controlled trials. J Crit Care 2009;24:89-100.

Lacroix J, Hebert P, Hutchison J et al. Transfusion strategies for patients in pediatric intensive care Units. NEJM 2007;356: 1609-19.

Petrucci N, Iacovelli W. Lung protective ventilation strategy for the acute respiratory distress syndrome (Cochrane Review). In The Cochrane Library, Oxford: Update Software, vol 4, 2008.

Phoenyx SI, Paravastu S, Columb M et al. Does a higher positive end expiratory pressure decrease mortality in acute respiratory distress syndrome? A systematic review and meta-analysis. Anesthesiol 2009;110: 1098-105.

Randolph AG, Forbes PW, Gedeit RG et al. Cumulative fluid intake minus output is not associated with ventilator weaning duration or extubation outcomes in children. Pediatr Crit Care Med 2005;6:642-7.

Tang BMP, Craig JC, Eslick GD et al. Use of corticosteroids in acute lung injury and acute respiratory distress syndrome: a systematic review and meta-analysis. Crit Care Med 2009;37:1594-603.

CAPÍTULO 5

Ventilação Mecânica Invasiva

ARMANDO AUGUSTO ALMEIDA JR.
ALEXANDRE ESTEVES DE SOUZA LIMA

A ventilação mecânica (VM) deve ser entendida como uma interação entre o paciente e o ventilador. Diversos ajustes são necessários para alcançar os objetivos principais, como os de manter as trocas gasosas adequadas para as necessidades clínicas com a máxima eficácia possível associado à menor lesão pulmonar e o desconforto para o paciente.

Não existem regras fixas para cada doença, mais sim recomendações que devem ser adaptadas a cada situação por meio de ajustes constantes e evolutivos. Os ventiladores possibilitam opções de ajustes, permitindo individualizar o suporte ventilatório para cada paciente em determinado momento de sua evolução clínica.

Basicamente, estas opções baseiam-se em controlar como cada ciclo mecânico é iniciado, mantido e terminado, levando em conta a equação do movimento dos gases e a existência de ciclos mecânicos, espontâneos ou os dois combinados. Para que haja movimento de ar para dentro dos pulmões, é necessário vencer as forças elásticas e resistivas do pulmão, caixa torácica e vias aéreas.

A pressão promove o fluxo de ar para dentro dos pulmões, sendo que a complacência (C_{sr}) e a resistência (R_{va}) representam a carga imposta ao fluxo de ar, ou seja, constituem a impedância (impedem o enchimento dos pulmões) contra a qual o ventilador e a musculatura têm que exercer a força.

Complacência (C_{sr}) é a propriedade que descreve o comportamento elástico de uma estrutura:

5 VENTILAÇÃO MECÂNICA INVASIVA

$$C_{sr} = \Delta V/\Delta P_{el} \; (P_{alv} - PEEP)$$

onde:

V = volume = fluxo (V') × tempo
P_{el} = pressão elástica
P_{alv} = pressão alveolar

Resistência (R_{va}) é a oposição ao fluxo de ar pela força de atrito no sistema respiratório.

$$R_{va} = \Delta P \; (P_{tr} - P_{alv})/\Delta V'$$

onde:

P_{tr} = pressão traqueal
P_{alv} = pressão alveolar

A resistência e a complacência variam em função da doença pulmonar, e as variáveis como pressão, fluxo ou volume podem ser determinadas por ajustes no ventilador. Pela equação do movimento dos gases, fica fácil compreender que, se uma variável for fixada, as outras duas vão variar conforme as alterações na complacência e resistência pulmonar. Assim, se o operador fixar o volume que o ventilador deve liberar para os pulmões (controlada a volume), a pressão e o fluxo necessários para alcançar este volume irão variar em função das alterações na complacência e resistência da doença pulmonar.

$$P_{musc} + P_{vent} = P_{res} + P_{el}$$
$$= V' \times R_{va} + V/C_{sr}$$

onde:

P = pressão = impedância × fluxo
P_{musc} = pressão gerada pelos músculos na inspiração
P_{vent} = pressão gerada pelo ventilador
P_{res} = pressão de resistência
P_{el} = pressão elástica

Em resumo, os ventiladores oferecem gases para os pulmões usando pressão positiva a uma determinada *frequência*. A quantidade de gás oferecida pode ser *limitada* por tempo, pressão ou volume, e a duração pode ser *ciclada* por tempo, pressão ou fluxo. A ventilação pulmonar é cíclica (inspiração/expiração) e, portanto, todos os parâmetros da mecânica pulmonar variam em função do tempo.

PARÂMETROS AJUSTÁVEIS NA VENTILAÇÃO PULMONAR INVASIVA

Variável de controle

Na maioria dos ventiladores, somente uma das três variáveis da equação do movimento dos gases pode ser controlada por vez em cada ciclo mecânico: pressão, volume ou fluxo. No entanto, alguns ventiladores podem mudar a variável de controle entre os ciclos mecânicos com monitorização e controle de duas variáveis ao mesmo tempo (controle dual).

Os parâmetros iniciais dos ventiladores controlados a volume ou a pressão estão demonstrados nas figuras II-4 e II-5 (respectivamente).

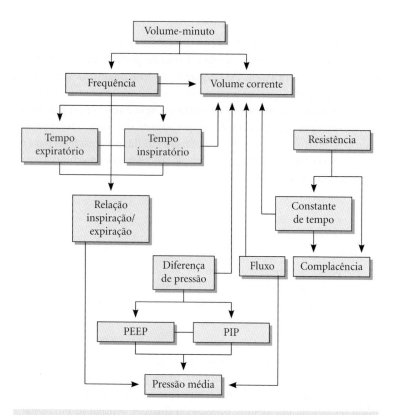

Figura II-4 - Variáveis em modalidade pressão controlada. PEEP = pressão positiva no final da expiração; PIP = pressão inspiratória positiva. Scanlan et al. 2000.

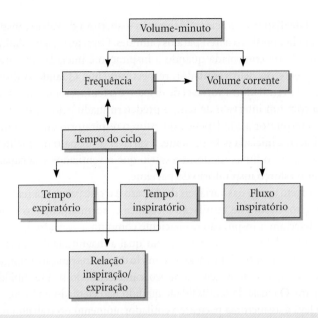

Figura II-5 – Variáveis em modalidade volume controlado. Scanlan et al., 2000.

Volume controlado

$$P = R_{va} \times fluxo + volume/C_{sr} + PEEP$$

Pressão controlada

Mantém a pressão na via aérea constante durante a inspiração. O fluxo é livre, suficiente até atingir a pressão determinada. O T_{insp} é controlado diretamente, o volume inspiratório é resultante do fluxo, limitado pela P_{insp}, T_{insp} e mecânica respiratória.

$$P = PC = R_{va} \times fluxo + volume/C_{sr} + PEEP$$

Variável de fase

Para uma operação correta dos ventiladores mecânicos, é importante entender a função de cada variável que pode ser ajustada durante todo o ciclo ventilatório. Devem ser realizadas quatro ações básicas, cada uma associada a uma variável passível de ser ajustada:

Variável de disparo – iniciar a inspiração – abertura da válvula inspiratória para liberar fluxo aéreo para os pulmões. Caracteriza a modalidade em assistida ou controlada quando a inspiração é iniciada (disparada) pelo paciente ou pelo ventilador, respectivamente. Quando o disparo ocorre pelo ventilador, a variável de disparo é o tempo, sendo iniciada de acordo com um intervalo de tempo predeterminado pelo ajuste da frequência respiratória e independe do esforço respiratório do paciente. Se a inspiração é iniciada pelo paciente, a variável de disparo normalmente é a pressão ou o fluxo, sendo necessário que o ventilador seja capaz de detectar o esforço inspiratório do paciente.

O correto ajuste das variáveis de disparo é o que permite a realização dos diversos modos de ventilação mecânica e, normalmente, os ventiladores detectam a inspiração do paciente como uma variação da pressão ou fluxo basal. O operador deve ajustar qual a magnitude desta queda a partir da qual o ventilador considera o início de uma respiração espontânea do paciente, iniciando o ciclo mecânico, caracterizando-se a sensibilidade de disparo. O ajuste da sensibilidade quando não efetuado de forma adequada leva a assincronia paciente-ventilador, aumento do trabalho respiratório e uso inadequado de sedação e medicamentos paralisantes.

O trabalho respiratório é o esforço (pressão) requerido para mover o volume corrente pulmonar, sendo composto pelo binômio ventilador/paciente e secundário a modalidade, variável de disparo e sensibilidade.

Variável de limite – realizar a inspiração propriamente dita – limita a magnitude de algum parâmetro durante a inspiração. A variável de limite é a magnitude de um determinado parâmetro ajustável, o qual não deve ser ultrapassado e que pode ser atingido e mantido durante a fase inspiratória mecânica, podendo ser volume, pressão ou fluxo. Não é responsável pelo término da inspiração e somente estabelece o limite superior que determinada variável pode alcançar até o término da inspiração.

Uma variável de controle pode funcionar também como variável de limite e a variável de limite pode ou não ser alcançada. Por exemplo, na ventilação ciclada a tempo e limitada à pressão, mantém-se um fluxo fixo e contínuo (variável de controle) com regulagem pela válvula expiratória (fechamento parcial ou total). O valor de pressão para o fechamento da válvula não é fixo, mas pode ser ajustado, constituindo um limite de pressão inspiratória. Se durante a inspiração não chegar ao limite de pressão, a válvula ficará fechada com todo o fluxo para paciente, funcionando semelhante ao modo de volume controlado (1). Se chegar ao limite, o fluxo é cortado exponencialmente, semelhante à pressão controlada (2).

5 VENTILAÇÃO MECÂNICA INVASIVA

$$P = \text{fluxo} \times R_{va} + \text{volume}/C_{sr} + PEEP \quad (1)$$
$$P = P \text{ limite} = \text{fluxo} \times R_{va} + \text{volume}/C_{sr} + PEEP \quad (2)$$

Variável de ciclo – determinar o fim da insuflação pulmonar – mudança de fase inspiratória para a expiratória, com o fechamento da válvula inspiratória e a abertura da válvula expiratória. Pressão, volume, fluxo ou tempo inspiratório podem ser variáveis de ciclo. A variável de ciclo é preestabelecida pelo operador e, sendo atingida, determina o fim da inspiração e início da expiração. Estabelece, conceitualmente, quando deve ocorrer a mudança de fase inspiratória para a expiratória.

Variável basal – permitir o esvaziamento pulmonar – fase expiratória com a saída passiva do ar. A variável basal é o parâmetro que pode ser controlado durante a fase expiratória. Pressão, fluxo ou volume podem funcionar como variável basal. Por exemplo, a PEEP é um nível mínimo de pressão que deve ser mantido nas vias aéreas na expiração, sendo assim a pressão a variável basal ajustável. Em alguns ventiladores pediátricos, pode ser ajustado um fluxo constante na fase expiratória mecânica, permitindo assim que exista fluxo de ar suficiente no circuito do ventilador para que o paciente tenha respirações espontâneas.

MODALIDADES DE VENTILAÇÃO MECÂNICA

As várias modalidades de VM existentes são uma combinação entre as variáveis de controle e de fase nos ciclos mecânicos, associados ou não à presença de ciclos respiratórios espontâneos. Alguns exemplos de modalidades são:

Ventilação controlada (CMV: *controlled mandatory ventilation*) – o ventilador disponibiliza apenas de ciclos controlados (mecânicos) disparados com base no tempo, ou seja, na frequência respiratória programada diretamente ou derivada de outros parâmetros como tempos inspiratórios, apneia etc.

Ventilação assistida – todos os ciclos mecânicos são disparados pelo paciente. Também define as janelas de tempo, mas, caso o paciente exerça esforço reconhecido pelo ventilador, será iniciado um ciclo assistido e, ao mesmo tempo, reiniciada a contagem de tempo da janela. Se não houver respiração espontânea, o ventilador não cicla e o paciente entra em apneia (aqui entendida como ausência de qualquer tipo de ventilação, seja mecânica, seja espontânea), funcionando como CPAP. É imprescindível a existência de esforço respiratório do paciente e o ajuste correto da sensibilidade pela variável de disparo. Se existirem ciclos espontâneos, mas a sensibilidade estiver ajustada inadequadamente, podem ocorrer duas situações: ausência de detecção da respiração espontânea, não existindo o disparo de ciclos mecânicos, sendo que a ventilação funcionará como CPAP, ou o disparo (*trigger*) é ajustado de forma tão sensível que o ventilador avalia que toda queda de pressão ou de fluxo como se fosse uma respiração espontânea levando a autociclagem e auto-PEEP.

Ventilação assistida-controlada (A/C) – modalidade por meio da qual o ventilador combina ventilações assistidas quando detecta respiração espontânea ou controlada caso não houver ou não detecte respiração espontânea, ciclando por tempo em uma frequência respiratória mínima pré-ajustada (frequência de resgate), evitando o risco de apneia.

Ventilação mandatória intermitente (IMV: *intermittent mandatory ventilation*) – existem ciclos mecânicos disparados exclusivamente pelo tempo em uma frequência preestabelecida e também respirações espontâneas, mas estas não iniciam os ciclos mecânicos. Dessa forma, pode ocorrer superposição entre os ciclos espontâneos e mecânicos, com consequente desconforto, agitação e aumento do trabalho respiratório.

Ventilação intermitente mandatória sincronizada (SIMV: *synchronized intermittent mandatory ventilation*) – o ventilador disponibiliza os ciclos controlados, assistidos e espontâneos, também utilizando as janelas de tempo, mas não é reiniciada a cada ciclo (constantes) e sem sobreposição dos ciclos espontâneos ou assistidos com os controlados. Oferece o ciclo controlado pela frequência respiratória (FR) estabelecida e, se reconhecer esforço respiratório antes do final da janela, iniciará um ciclo assistido sem reiniciar a contagem de tempo e, se ainda nesta janela reconhecer outro esforço, disponibilizará um ciclo espontâneo. Caso tenha reconhecido esforço na janela anterior, na próxima não enviará um ciclo controlado, mas aguardará outro esforço respiratório para oferecer primeiramente um ciclo assistido e demais espontâneos. Se não ocorrer nenhum esforço respiratório na janela anterior, inicia com ciclo controlado, necessitando programar o *backup* a fim de evitar apneia. O paciente contribui com a ventilação-minuto e determina a FR acima da IMV. No entanto, pode sobrecarregar o paciente precocemente ou ser insuficiente para as necessidades da doença de base. Depende do ajuste correto da sensibilidade do disparo, do tempo de resposta do ventilador e da ocorrência de respirações espontâneas. Caso o ventilador não detecte respirações espontâneas, funcionará sequencialmente como IMV e controlada.

Pressão positiva contínua nas vias aéreas (CPAP: *continuous positive airway presure*) – disponibiliza apenas ciclos espontâneos. Caracterizado pela manutenção de uma pressão positiva constante nas vias aéreas e somente a variável basal no caso a pressão é ajustada. É obrigatório que exista algum tipo de alarme de apneia.

Ventilação com pressão de suporte (PSV: *pressure support ventilation*) – exclusivamente nos ciclos espontâneos nos modos básicos SIMV e CPAP. Suporte ventilatório parcial que auxilia a ventilação espontânea do paciente por meio de uma pressão positiva predeterminada e constante durante a inspiração. Os ciclos da PSV são disparados e ciclados pelo paciente, ou seja, o ventilador detecta o esforço respiratório do paciente (fluxo ou pressão) e eleva a pressão no circuito até o nível predeterminado (limite de pressão) por meio de autoajuste contínuo de fluxo adicional que desacelera a partir do aumento da pressão pulmonar até valor crítico com abertura da válvula expiratória. O T_{insp} depende do esforço e da mecânica ventilatória do paciente e atua para complementar o esforço do paciente para vencer a forças resistivas e elásticas (trabalho respiratório). O término da inspiração dá-se por valor crítico ou fluxo de corte (não é o tempo) que pode ser 25% do pico do fluxo, 5% do fluxo máximo ou fixo e predeterminado (4 a 10L/min). A pressão de suporte mínima é de 5 a 10cmH$_2$O para vencer as resistências intrínsecas do sistema de ventilação com aumento do volume corrente em 5-7mL/kg ou redução da FR espontânea. A pressão de suporte máxima resulta em aumento do volume corrente de 10-12mL/kg, diminuição da FR, sendo que, em excesso, pode causar comprometimento hemodinâmico.

$$P = PS = fluxo/R_{va} + volume/C_{sr} + PEEP - P_{el}$$

$$Fluxo = (PS + P_{el} - volume/C_{sr} - PEEP)/R_{va}$$

$$SP = [(P_{PIP} - P_{plat})/V'_{insp\ VPM}] \times V'_{insp\ espont}$$

Os ventiladores mecânicos têm opções que permitem selecionar o tipo de modalidade em que se deseja operar, porém esta somente ocorrerá, de fato, se houver ajuste correto das variáveis de controle e de fase. Mesmo que se tenha escolhido fazer ventilação na modalidade SIMV, está só ocorrerá, de fato, se o paciente estiver respirando espontaneamente e se as respirações espontâneas estiverem sendo detectadas para que possa ocorrer a sincronia entre os ciclos mecânicos e espontâneos.

A escolha da modalidade ventilatória depende principalmente da situação clínica do paciente. Em situações mais graves, podem ser utilizadas apenas ventilações controladas, visando diminuir o trabalho respiratório, otimizar a ventilação e oferecer um controle mais preciso sobre a função ventilatória, ao passo que, em situações menos graves, podem ser liberadas ventilações espontâneas combinadas ou não com a pressão de suporte.

A avaliação minuciosa do paciente e a compreensão de sua condição clínica como um todo, e não apenas da função respiratória, devem guiar a escolha da estratégia ventilatória a ser adotada, bem como das mudanças que se fizerem necessárias evolutivamente.

Resumindo, o *ciclo* é definido como a repetição fásica e regular dos determinantes da função respiratória (*pressão, fluxo, volume* e *tempo*), que poderão gerar atividade do paciente (*espontâneo*) ou do ventilador (*mandatório*) e se gerados pelo ventilador, mas desencadeados pelo paciente (*assistidos*).

DEFINIÇÕES

Constante de tempo (t) é, por definição, o tempo suficiente para chegar a uma situação de equilíbrio com taxa de enchimento e esvaziamento de cada unidade pulmonar.

$$t = R_{va} \times C_{sr}$$
$$V_{máx.} = (PC - PEEP) \times C_{sr}$$

Sabe-se que uma constante de tempo equilibra 63% das unidades; duas, 86,5%; três, 95%; e assim sucessivamente.

Inicialmente, utiliza-se a frequência respiratória de 2/3 da considerada normal para a faixa etária, com avaliação sequencial da necessidade do volume-minuto para a adequação da ventilação.

A relação inspiratória/expiratória mínima proposta é de 1:2, sendo que em doenças obstrutivas, as quais apresentam uma constante de tempo maior, ela deve manter uma relação maior ou igual a 1:3.

Janela de tempo é o intervalo de tempo em 1 minuto, na qual ocorre a inspiração e a expiração, ou seja, 60 segundos dividido pela frequência respiratória. A janela de tempo (ou tempo total = T_{total}) é composta pelo tempo inspiratório (T_{insp}) e expiratório (T_{exp}).

$$T_{total} = T_{insp} + T_{exp}$$

O tempo inspiratório deve ser aproximadamente o fisiológico para a idade, variando de 0,4 segundo para recém-nascidos até 1 segundo para adolescentes, dependendo do valor da FR necessária.

Deve-se calcular a porcentagem do tempo inspiratório (%T_{insp}), na qual se aplica o fluxo inspiratório gerando o volume inspiratório e consequente pressão inspiratória, conforme a complacência e resistência do sistema respiratório.

$$T_{insp} = T_{total} - T_{exp}$$
$$\%T_{insp} = T_{insp}/T_{total} \times 100$$

Volume corrente (V_t) é a quantidade de ar que circula nos pulmões a cada ciclo. Utiliza-se, inicialmente de 8-10mL/kg, no entanto, deve ser ajustado levando-se em conta a doença pulmonar e o risco de volutrauma. Em doenças com diminuição da complacência, sugere-se a redução para 3 a 8mL/kg.

Volume-minuto (V_e) é o volume corrente multiplicado pela frequência respiratória.

$$V_e = \text{volume-minuto} = V_t \times FR$$

O fluxo inspiratório necessário para os ciclos controlados e assistidos pode ser calculado por meio da divisão do volume minuto pela porcentagem do tempo inspiratório:

$$\text{Fluxo inspiratório: } V_e/\%T_{insp}$$

Exemplo de cálculo do fluxo inspiratório:
- Paciente com peso de 10kg e utilizando ventilação com FR de 40cpm:
  a) janela de tempo: 60/40 = 1,5
  b) T_{insp} = 0,5 → T_{exp} = 1 → relação I/E → 0,5:1 = 1:2
  c) %T_{insp} = 0,5/1,5 = 1/3 = 0,33
  d) V_t = volume corrente = 10mL × 10kg = 100mL
  e) V_e = volume-minuto = V_t × FR = 100mL × 40 = 4.000mL/min
  f) fluxo inspiratório = V_e/%T_{insp} → V_e/0,33 = V_e/(1/3) = V_e × 3 = 4.000 × 3 = 12.000mL/min = 12L/min = 0,2L/s

O fluxo inspiratório pode ser liberado de forma contínua ou secundário à demanda do paciente. O fluxo contínuo é liberado para ventilações espontâneas e o de demanda é proporcional às necessidades inspiratórias, sendo liberado por sistemas pneumáticos, eletromecânicos ou microprocessados.

O tempo de resposta do ventilador depende da sensibilidade de disparo (*trigger*), presença de autoPEEP, complacência e espaço morto do circuito, valor do fluxo (contínuo), transdutor e funcionamento das válvulas (demanda).

O controle da sensibilidade é importante estar adequado a fim de diminuir o trabalho respiratório. Os principais controles são:

1. Pressão: 0,5 a 1,5cmH$_2$O abaixo pressão expiratória basal.
2. Fluxo: 1 a 3L/min abaixo do fluxo basal ou ajustável (*bias flow*).

A pressão inspiratória (PIP) é o valor acima do PEEP suficiente para a expansibilidade pulmonar adequada, podendo ser avaliado a partir da inspeção da expansibilidade torácica e ausculta de murmúrio vesicular.

Pode utilizar-se do ponto de inflexão superior (UIP) para avaliar o valor, a partir do qual aumentos dos níveis pressóricos não desenvolvem aumento de volume corrente pulmonar proporcional, podendo, inclusive, levar a uma sobredistensão alveolar de áreas menos atingidas e de maior complacência com risco de barotrauma.

Sugere-se o menor valor de pressão inspiratória suficiente para assegurar a ventilação do paciente, sendo ideal que seja menor de 50cmH$_2$O e, principalmente, uma pressão média de vias aéreas menor de 30 a 35cmH$_2$O.

A pressão positiva expiratória final (PEEP) apresenta as seguintes ações:

1. Aumento da capacidade residual funcional (CRF).
2. Redistribuição da água pulmonar extravascular.
3. Aumento da igualdade $\dot{V}/\dot{Q}$.
4. Recrutamento alveolar.

O uso da PEEP tem sido difundido desde sua descrição na ARDS, com o aumento na oxigenação e a possibilidade de ventilação com FiO$_2$ menos tóxica. A aplicação da PEEP não altera a evolução da lesão pulmonar, portanto, nem tem indicação de seu uso em caráter preventivo.

Já foram descritas várias denominações e indicações como "PEEP ótima", na qual se observa a complacência máxima, "super-PEEP" com redução do "efeito *shunt*" para 15%, "melhor PEEP" com obtenção da maior saturação venosa de O$_2$ e, por último, "PEEP mínima" a partir da qual se mantém a paO$_2$ maior que 60mmHg com FiO$_2$ menor que 0,6.

Embora pacientes que necessitaram de maiores valores de PEEP tenham alta incidência de ruptura alveolar, não foi demonstrada associação exclusiva e direta com o uso da PEEP, pois estes pacientes apresentavam-se com quadro clínico mais grave e, portanto, mais propensos a desenvolver barotrauma.

Pode utilizar a monitorização gráfica do ponto de inflexão inferior (LIP), resultado de fatores externo, como complacência da parede torácica, pressão intra-abdominal e estado de recrutamento alveolar (complacência), titulando o valor necessário para abrir e manter aberto os alvéolos.

Inicialmente, utiliza-se de PEEP com valores de 3 a 5cmH$_2$O, sugerindo-se a PEEP suficiente para a manutenção do paciente normoxêmico com a menor FiO$_2$ possível, sendo, de forma ideal, menor que 0,6.

COMPLICAÇÕES ASSOCIADAS À VENTILAÇÃO MECÂNICA

- Infecciosas: pneumonia, sinusite, otite média etc.
- Assincronia paciente-aparelho de ventilação mecânica, autoPEEP, hiperventilação, aumento do trabalho respiratório.
- Não relacionadas ao sistema cardiorrespiratório: disfunção renal, gastrointestinal, aumento da pressão intracraniana.
- Vias aéreas: lesão de corda vocal, glote ou traqueia, extubação acidental, obstrução de via aérea (tubo, traqueotomia), intubação seletiva.
- Comprometimento cardiovascular.
- Toxicidade pelo oxigênio.

Estudos sugerem que os pulmões de pacientes pediátricos são mais vulneráveis à lesão induzida pela ventilação mecânica (VILI) que o adulto. As lesões pulmonares induzidas pela ventilação mecânica podem ser divididas em:

- Barotraumas: secundárias à pressão.
- Volutrauma: secundário ao volume.
- Atelectrauma: secundária ao colabamento alveolar.
- Biológicas: por meio da ação de mediadores inflamatórios sistêmicos.

Convém ressaltar que os pacientes submetidos à ventilação mecânica prolongada com FR de aproximadamente 30 ciclos/min têm aproximadamente 1.300.000 aberturas dos alvéolos em um mês, e estas, por si, podem levar a uma lesão pulmonar induzida por ventilação (VILI).

A heterogeneidade do pulmão em doença pulmonar restritiva, como a ARDS, demonstra áreas pulmonares sadias que podem representar apenas 20% do volume pulmonar normal (*baby lung*) e que podem ser sobredistendidas durante um esquema de ventilação com variáveis elevadas. Inclusive, trabalhos demonstraram que o volume, e não a pressão, provavelmente é a chave para desenvolver ruptura alveolar e que, inclusive, a PEEP pode ter ação protetora nestas situações. Visando evitar a lesão pulmonar, orienta-se a estratégia da ventilação protetora, na qual se liberam as pressões alveolares usando baixos volumes correntes e preocupado em abrir e manter os alvéolos abertos ao final da expiração com PEEP suficiente.

Outra possível complicação, principalmente em doenças obstrutivas, é a auto-PEEP (ou PEEP intrínseca, PEEP oculta, PEEP endógena), que é a diferença entre a pressão alveolar e a pressão existente na abertura das vias aéreas no término da expiração (PEEP externa). Apresenta como etiologias a hiperinsuflação dinâmica e/ou secundária à atividade dos músculos expiratórios. A hiperinsuflação dinâmica ocorre quando o tempo expiratório é insuficiente, mantendo-se um volume residual do último ciclo.

A interação entre o paciente e o ventilador deveria ser descrita como a interação entre o operador (médico), o paciente e o ventilador. Apesar de toda a tecnologia atual, os ventiladores somente realizam aquilo que são programados pelo operador, sendo incapazes de se adequar às mudanças frequentes que ocorrem na condição clínica do paciente. Otimizar a interação entre o paciente e o ventilador é responsabilidade do operador, visando melhorar o conforto do paciente, diminuir o risco de lesão pela ventilação mecânica, reduzir a necessidade de sedação e reduzir o tempo de ventilação mecânica associado as suas complicações.

Basicamente, para que a interação paciente-ventilador seja adequada, é necessário que o ventilador reconheça o esforço respiratório do paciente (*sensibilidade*), seja capaz de adequar-se às demandas do paciente (resposta) e não interfira com os esforços do paciente (sincronia).

A monitorização gráfica é uma ferramenta utilizada para identificar interações adversas da ventilação mecânica e da mecânica respiratória em várias situações potencialmente lesivas, como hiperinsuflação pulmonar, assincronia, auto-PEEP etc.

DESMAME VENTILATÓRIO E EXTUBAÇÃO

O desmame da ventilação mecânica e a extubação são decisões subjetivas e baseadas em dados clínicos e laboratoriais que incluem: resolução do processo da doença de base, grau de sedação, quantidade e qualidade das secreções, FiO_2, FR do paciente (espontânea), grau de suporte de ventilação mecânica, pressão inspiratória e gasometria.

O uso dos índices de oxigenação e ventilação calculados diariamente pode ajudar a reconhecer pacientes com menor ou maior risco de ventilação prolongada em algumas situações. Alguns trabalhos recentes sugerem que o teste de respiração espontânea com tubo T tenha os melhores resultados em definir pacientes com maior possibilidade de suportar a extubação.

Salienta-se que ainda não existe evidência de literatura a respeito de um método fidedigno para estimar o sucesso no desmame ou extubação, considerando-se mais importante o uso de protocolos e uma evolução clínica coerente do que um método específico.

BIBLIOGRAFIA

Almeida-Junior AA, Da Silva MTN, Almeida CCB et al. Associação entre índice de ventilação e tempo de ventilação mecânica em lactentes com bronquiolite viral aguda. J Pediatr (Rio J) 2005;81:466-70.

Boles J-M, Bion J, Connors A et al. TASK FORCE – Weaning from mechanical ventilation. Statement of the Sixth International Consensus Conference on Intensive Care Medicine. Eur Respir J 2007;29:1033-56.

Carvalho CRR. Ventilação mecânica – Vol I. São Paulo, Atheneu. 2000, pp.69-146.

Carvalho WB. Ventilação pulmonar mecânica em pediatria. J Pediatr (Rio J) 1998; 74(Suppl 1):S113-24.

Cheifetz IM. Invasive and noninvasive pediatric mechanical ventilation. Resp Care 2003;48:422-53.

Emmerich JC. Monitorização da ventilação. In Emmerich JC. Monitorização Respiratória: Fundamentos. Rio de Janeiro: Editora Revinter; 1996. pp.49-64.

Heulitt MJ, Alsaatti BZ, Fiser RT et al. Mechanical ventilation. In Slonim AD, Pollack MM. Pediatric Critical Care Medicine. Lippincott Williams & Wilkins, chapter 43, 2006.

Heulitt MJ, Wolf GK, Arnold JH. Mechanical Ventilation. In Nichols DG. Roger's Textbook of Pediatric Intensive Care. Lippincott Williams & Wilkins; 2008. pp.508-31.

III Consenso Brasileiro de Ventilação Mecânica. J Bras Pneumol 2007;33(Suppl 2):S51-3.

Mesiano G, Davis GM. Ventilatory strategies in the neonatal and paediatric intensive care units. Paediatr Respir Rev 2008;9:281-9.

Newth CJ, Venkataraman S, Willson DF et al. Weaning and extubation readiness in pediatric patients. Pediatr Crit Care Med 2009;10:1-11.

Rimensberger PC. Mechanical ventilation in paediatric intensive care. Ann Fr Anesth Reanim 2009;28:682-4.

Rotta AT, Steinhorn MD. Ventilação mecânica convencional em pediatria. J Pediatr (Rio J) 2007;83(2 Suppl):S100-8.

Scanlan CL, Wilkins RL, Stoller JK. Fundamentos da Terapia Respiratória de Egan. São Paulo: Manole; 2000. pp.861-954.

CAPÍTULO 6

Ventilação Mecânica Não Invasiva

ARMANDO AUGUSTO ALMEIDA JR.

INTRODUÇÃO

Define-se ventilação mecânica não invasiva (VMNI) como suporte ventilatório com pressão positiva por meio de máscaras nasais, oronasais ou prongas nasais. As principais vantagens da VMNI são:
- Evitar a intubação traqueal e a traqueostomia.
- Diminuição do risco de pneumonia nosocomial e de pneumonia associada à ventilação invasiva.
- Diminuição da necessidade de sedação.
- Diminuição do risco de lesão pulmonar associada a ventilação invasiva.

PRINCÍPIOS E FORMAS DA VENTILAÇÃO MECÂNICA NÃO INVASIVA

A VMNI pode utilizar um único nível de pressão contínua em vias aéreas (CPAP), ou dois níveis de pressão (BiPAP). O uso de dois níveis de pressão é muito semelhante à ventilação com pressão de suporte (PSV – *pressue support ventilation*) utilizada no método invasivo: existe a pressão basal (EPAP) e a pressão inspiratória (IPAP) que podem ser reguladas pelo operador, e o paciente determina a frequência e o tempo inspiratório (disparado pelo paciente). Alguns ventiladores utilizados para VMNI permitem também determinar uma frequência mandatória mínima (disparo por tempo ou pelo paciente). A maioria dos trabalhos publicados sugere que o maior benefício da VMNI em pacientes críticos seria nas agudizações de quadros respiratórios crônicos e na tentativa de se evitar a intubação diante de um quadro de falência respiratória iminente. Ainda existem poucos trabalhos em pediatria, porém benefícios do uso da VMNI em quadros agudos como pneumonia, edema pulmonar, estado de mal asmático já foram descritos.

Os principais efeitos da VMNI são:
- Diminuir o trabalho respiratório.
- Reverter a hipoventilação.
- Manter a patência das vias aéreas.
- Aumentar a capacidade residual funcional.
- Melhorar o débito cardíaco.

O uso de CPAP de forma não invasiva é relativamente mais fácil de ser ofertado ao paciente do que o BiPAP. Para que a VMNI com dois níveis de pressão funcione adequadamente, é necessário que a sincronia entre o paciente e o ventilador seja otimizada. Isto só é possível com o ajuste correto da interface com o paciente (pronga nasal, máscara nasal etc.). A otimização da VMNI demanda tempo e necessita ser continuamente reavaliada. Normalmente, inicia-se com baixas pressões para evitar o desconforto por fluxo de gás alto. É recomendado iniciar-se com níveis de IPAP entre 7 e 8cmH$_2$O, e EPAP de 4 e 5cmH$_2$O. Deve-se então aumentar gradativamente os níveis pressóricos até alcançar os efeitos desejados: manter oxigenação e ventilação adequadas, diminuindo o trabalho respiratório com o mínimo de desconforto para o paciente. A diminuição de frequência respiratória do paciente é considerada o parâmetro isolado mais fidedigno da boa resposta ao uso do BiPAP. Logicamente, a observação de melhora da oxigenação, desconforto e uso de musculatura acessória devem ser sempre considerados. A resposta adequada ao BiPAP e a decisão de mudança ou não para ventilação invasiva devem ser avaliadas logo no início da VMNI, preferencialmente nas duas primeiras horas. Deve-se evitar protelar em demasiado a decisão pela mudança de VMNI para VMI, com risco de submeter o paciente a risco desnecessário e intubação em condições desfavoráveis.

As contraindicações para o uso do BiPAP em pediatria incluem:
- Instabilidade hemodinâmica.
- Não tolerância ao uso da máscara.
- Alterações importantes do nível de consciência.
- Alterações importantes de vias aéreas superiores.
- Cirurgias recentes ou sangramento do trato gastrointestinal superior.
- Inabilidade do paciente em mobilizar de forma adequada secreções de vias aéreas superiores.

COMPLICAÇÕES

As complicações mais comuns do uso da VMNI são:
- Lesões de pele devido às máscaras, inclusive podendo ocorrer escaras importantes.
- Irritação ocular.
- Insuflação gástrica.
- Pneumotórax.
- Diminuição do débito cardíaco com o uso de pressões elevadas.

CONCLUSÃO

Em suma, as evidências de sucesso do uso de VMNI em pediatria vêm aumentando nos últimos anos. O sucesso da sua utilização depende da seleção adequada dos pacientes e da monitorização e reavaliação constantes em busca de sinais de boa resposta ou resposta inadequada. A compreensão do paciente, sua doença e dos recursos tecnológicos disponíveis devem sempre nortear a boa prática clínica.

BIBLIOGRAFIA

Akingbola O, Palmisano J, Servant G et al. BiPAP mask ventilation in pediatric patients with acute respiratory failure [abstract]. Crit Care Med 1994;22:144.

Barreiro TJ, Gemmel DJ. Noninvasive ventilation. Crit Care Clin 2007;23:201-22.

Beers SL, Abramo TJ. Bilevel positive airway pressure in the treatment of status asthmaticus in pediatrics. Am J Emerg Med 2007;25:6-9.

Cheifetz IM. Invasive and noninvasive pediatric mechanical ventilation. Resp Care 2003;48:422-53.

Deis JN, Abramo TJ, Crawley L. Noninvasive respiratory support. Pediatr Emerg Care 2008;24:331-8.

Fortenberry JD, Del Toro J, Jefferson LS et al. Management of pediatric acute hypoxemic respiratory insufficiency with bilevel positive pressure (BiPAP) nasal mask ventilation. Chest 1995;108:1059-64.

Friedman O, Chidekel A, Lawless ST et al. Postoperative bilevel positive airway pressure ventilation after tonsillectomy and adenoidectomy in children: a preliminary report. Int J Pediatr Otorhinolaryngol 1999; 51:177-80.

Ganesan R, Watts KD, Steven L. Noninvasive mechanical ventilation. Clin Pediatr Emerg Med 2007;8:139-44.

Hertzog JH, Siegel LB, Hauser GJ et al. Noninvasive positive pressure ventilation facilitates tracheal extubation after laryngotracheal reconstruction in children. Chest 1999;116:260-3.

Loh LE, Chan YH, Chan I. Noninvasive ventilation in children: a review. J Pediatr (Rio J) 2007;83(Suppl 2):S91-9.

Lucangelo U, Pelosi P, Zin WA et al. Respiratory system and artificial ventilation. Springer-Verlag Italia; 2008.

Morley CJ, Davis PG. Continuous positive airway pressure: current controversies. Curr Opin Pediatr 2004;16:141-5.

Nichols DG. Roger's textbook of pediatric intensive care. Lippincott Williams & Wilkins; 2008.

Padman R, Lawless ST, Kettrick RG. Noninvasive ventilation via bilevel positive airway pressure support in pediatric practice. Crit Care Med 1998;26:169-73.

Serra A, Polese G, Braggion C et al. Non-invasive proportional assist and pressure support ventilation in patients with cystic fibrosis and chronic respiratory failure. Thorax 2002;57:50-4.

Slonim AD, Pollack MM. Pediatric Critical Care Medicine. Lippincott Williams & Wilkins; 2006.

Teague GW. Noninvasive ventilation in the pediatric intensive care unit for children with acute respiratory failure. Pediatr Pulmonol 2003;35:418-26.

Teague WG, Lowe E, Dominick J et al. Non-invasive positive pressure ventilation (NPPV) in critically ill children with status asthmaticus. Am J Respir Crit Care Med 1998;157:542.

Thill PJ, McGuire JK. Noninvasive positive-pressure ventilation in children with lower airway obstruction. Pediatr Crit Care Med 2004;5:337-42.

Wheeler DS, Wong HR, Shanley TP. The respiratory tract in pediatric critical illness and injury. Springer-Verlag London Limited; 2009.

CAPÍTULO 7

Monitorização Respiratória

ALEXANDRE ESTEVES DE SOUZA LIMA

A monitorização respiratória é um conjunto de métodos para identificar alterações funcionais do sistema respiratório precocemente, visando adequar as necessidades do paciente em relação ao suporte respiratório e prevenir as complicações.

Os pacientes em terapia intensiva devem ser monitorizados em vários parâmetros respiratórios primários, principalmente pela avaliação clínica, por meio da inspeção do padrão respiratório, ausculta respiratória e frequência respiratória (FR).

Cabe ao examinador obter informações clínicas (história, exame físico etc.) associadas a exames complementares (radiológicos ou outros), exame físico, controles dos sinais vitais e, avaliando os dados da monitorização por meio do próprio respirador ou de outros aparelhos, instituir intervenção adequada para corrigir anormalidades da fisiologia respiratória.

A função respiratória primária pode ser dividida em ventilação e oxigenação. Podem ser quantificadas pela habilidade do sistema respiratório de eliminar o dióxido de carbono (CO_2) e formar oxi-hemoglobina respectivamente. Portanto, a melhor monitorização respiratória é aquela que permite ao médico mensurar as capacidades de ventilação e oxigenação.

As causas de anormalidades de ventilação/oxigenação são:

– hipoventilação;
– alteração de difusão; ou
– alteração ventilação/perfusão ($\dot{V}/\dot{Q}$).

Existem basicamente três áreas de monitorização da ventilação mecânica: 1. evolução das trocas gasosas; 2. mecânica respiratória; 3. função neuromuscular respiratória.

EVOLUÇÃO DAS TROCAS GASOSAS

Os fatores que interferem nos níveis de pressão parcial do oxigênio e de gás carbônico no alvéolo e no sangue são: ventilação, circulação, distribuição e difusão.

Avaliação da oxigenação

Gasometria arterial

A determinação mais acurada das trocas gasosas é a mensuração direta em amostra de sangue arterial pela gasometria. Apresenta como vantagem uma análise imediata da situação do paciente. No entanto, apresenta desvantagens como não ser realizada de forma contínua, causar esfoliação de sangue e ser invasiva.

Avalia-se diretamente a pressão parcial de CO_2 ($paCO_2$), a pressão parcial de oxigênio (paO_2), o pH, além da carbóxi-hemoglobina e meta-hemoglobina. De forma indireta, por meio do nomograma de alinhamento a partir do pH e da $paCO_2$ em determinado momento, calcula-se a diferença de base, bicarbonato e CO_2 total.

Estima-se que para cada aumento de 10mmHg na $paCO_2$ ocorra redução de 0,075 ou 0,0025 no pH de pacientes com insuficiência respiratória aguda ou crônica, respectivamente. Da mesma forma, para cada aumento de 10mEq/L no HCO_3^- implica uma elevação de 0,15 ou 0,03 no pH para insuficiência respiratória aguda ou crônica, respectivamente.

Em condições ideais com paO_2 de 100mmHg, a maior parte do O_2 está quimicamente ligada à hemoglobina, sendo que 1g de hemoglobina totalmente saturada com O_2 tem capacidade de transportar 1,36mL de O_2, enquanto em 100mL de plasma apenas 0,3mL de O_2 está dissolvido.

A curva de dissociação oxigênio-hemoglobina apresenta P50 definida como a paO_2 na qual 50% da hemoglobina está saturada em condições padrão de temperatura e pH e valor normal aproximado de 26mmHg (Fig. II-6).

A curva de dissociação de hemoglobina em paO_2 elevada é horizontalizada a apresenta dificuldade em detectar pequenos *shunts* com FiO_2 a 100%. A posição da curva varia em função da pressão parcial de gás carbônico e existem ainda fatores que aumentam a afinidade da hemoglobina (desvio para a esquerda), como alcalose metabólica e respiratória, hipotermia ou elevação da 2,3-DPG (que estabiliza a forma reduzida da hemoglobina). A hemoglobina fetal tem maior afinidade pelo O_2 apresentando seu P50 de 19mmHg mas, no entanto, apresenta nos recém-nascidos a termo maior nível sérico compensatório (maior que 16g/mL).

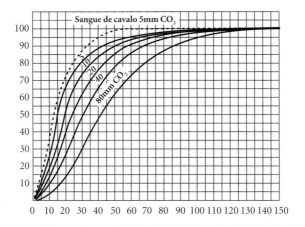

Figura II-6 – Curva de dissociação oxigênio-hemoglobina (Terzi, 1998).

A paO_2 acima de 60mmHg implica, de acordo com a curva de dissociação de hemoglobina, saturação superior a 91%. Assim, se a taxa de hemoglobina (Hb) for normal, tem-se o conteúdo arterial de O_2 (CaO_2) adequado, correspondente à quantidade real deste gás transportado pelo sangue aos tecidos através do débito cardíaco (DC).

$$CaO_2 = [Hb \times satO_2 \times 1,36] + [0,031 \times paO_2]$$
$$DO_2 = CaO_2 \times DC \times 10 = \text{oferta de } O_2 \text{ aos tecidos}$$

Índices de oxigenação

Um índice simples e rápido para avaliar a capacidade de oxigenação pulmonar é a relação paO_2/FiO_2 (ou índice de Horovitz). Calcula-se que uma pessoa ao nível do mar sem alterações pulmonares e com paO_2 acima de 60mmHg em ar ambiente (FiO_2 de 21%) apresente relação maior que 300.

Caso o paciente apresente relações inferiores, considera-se a presença de algum grau de lesão pulmonar e consequente comprometimento da função de oxigenação dos pulmões. Pode-se utilizar este índice para diferenciar, por exemplo, lesão pulmonar aguda (*acute lung injury* = ALI) com relação $paO_2/FiO_2 <$ que 300 da síndrome do desconforto respiratório agudo (*acute respiratory distress syndrome* = ARDS) com relação < que 200.

Esse índice não é fidedigno se o paciente apresentar alteração do DC ou se a causa da hipoxemia seja secundária à hipoventilação. Conforme

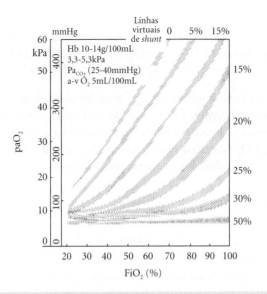

Figura II-7 – Relação paO_2/FiO_2 (Benatar et al., 1973).

observado na figura II-7, ocorre dificuldade de diferenciar os graus de "efeito *shunt*" caso seja calculado em pacientes com FiO_2 menor que 40 a 50% devido à sobreposição das curvas.

Categoriza-se o "efeito *shunt*" ($paO_2/FiO_{2)}$ em:

a) leve: < 15% do DC (> 300);
b) moderado: entre 15 e 25% do DC (300 a 200);
c) grave: > 25% do DC (< 200).

Pode-se ainda utilizar da diferença alveoloarterial de O_2 $D(A-a)O_2$, que avalia a parcela da circulação pulmonar que retorna ao coração esquerdo sem participar das trocas pulmonares.

O valor normal é de 3-6%, ou seja, cerca de 5% do DC para cada 100mmHg de $D(A-a)O_2$ ou até 8% nos recém-nascidos. Representa *shunt* leve até 15%, moderado de 15 a 25% e grave se maior que 25%.

$$D(A-a)O_2 = pAO_2 - paO_2$$
$$pAO_2 = \{[FiO_2 \times (P_{atm} - P_{H_2O})] - (paCO_2/QR)\}$$
$$\{[FiO_2 \times (760 - 47)] - pCO_2/0,8\}$$
$$\cong FiO_2 (\%) \times 5$$

onde:
pAO_2 = pressão alveolar de O_2
paO_2 = pressão arterial de O_2
P_{atm} = pressão atmosférica
P_{H_2O} = pressão parcial de vapor d'água a 37°C
$paCO_2$ = pressão arterial de CO_2
QR = quociente respiratório

No entanto, como somente é válido quando é comparado à FiO_2 oferecida naquele momento, torna-se inadequado para a monitorização evolutiva caso ocorra necessidade de alteração na oferta de O_2 e também não define a FiO_2 necessária para determinado paciente e apresenta variação com a idade (diminui com o envelhecimento).

Oximetria de pulso

A oximetria de pulso, inquestionavelmente, é o maior avanço na monitorização respiratória nas últimas décadas. Baseia-se na curva de dissociação da oxi-hemoglobina, permitindo monitorização contínua, não invasiva e de custo cada vez menor, na qual estima-se a oxi-hemoglobina com expressão da porcentagem da hemoglobina total.

Devido à alta incidência de hipoxemia em pacientes críticos e à necessidade frequente de ajustes de fluxo de O_2, a oximetria deve ser usada de forma rotineira e contínua. A Associação de Medicina Intensiva considera a oximetria de pulso essencial para a monitorização de todos os pacientes que recebem suplementação de O_2.

Usa o princípio de espectrofotometria, distinguindo-se entre a hemoglobina oxidada que absorve menos a luz vermelha (Â =/− 660nm) e mais a infravermelha (Â+/− 910 a 940nm) e a reduzida (relação oposta). Determina-se a saturação do oxigênio por meio da relação entre a absorção das diferentes luzes quando são direcionadas de um di-iodo para um fotodetector por meio de um leito pulsátil com consequente aferição dos valores e formação de curvas.

A oximetria de pulso mede a saturação da hemoglobina no tecido durante as fases arterial e venosa da pulsação. Durante a diástole, a absorção é devida aos componentes teciduais não vasculares (por exemplo, osso, músculo e interstício) e sangue venoso e, durante a sístole, a absorção é determinada por todos estes componentes acrescidos do sangue arterial. A amplitude do pulso é responsável por apenas 1 a 5% do sinal total, sendo que esta diferença de absorção se deve à presença do sangue arterial. A mudança da relação de absorção entre sístole e diástole pode ser usada para calcular uma estimativa da saturação arterial de oxigênio.

A absorção é medida centenas de vezes por segundo, a média do sinal mensurado várias vezes e então demonstrado numericamente, sendo que a maioria dos oxímetros mede os valores com margem de erro em 2% da saturação arterial de oxigênio.

Apresenta excelente correlação com os resultados obtidos por meio da gasometria arterial. Estima-se que os pacientes que apresentam $satO_2$ de 94 a 95% estejam com a paO_2 acima de 60mmHg e, portanto, sem hipoxemia.

Apresenta alguns problemas e limitações, como a baixa acurácia quando a saturação for menor que 75 a 80%, não detectar hiperoxigenação e depender da curva de dissociação de hemoglobina.

Descrevem-se alguns fatores de alteração na aferição dos valores como:

- Baixa detecção do sinal: mau posicionamento do sensor, movimentação, hipotermia, vasoconstrição, hipotensão, pele escura.
- Valores falsamente baixos: presença de esmalte na unha, luz ambiente, hiperlipemia, azul de metileno, anemia.
- Valores falsamente elevados: elevação de carbóxi-hemoglobina ou da meta-hemoglobina, luz ambiente, hipotermia.

Avaliação da ventilação

Capnografia

Visando avaliar o índice de ventilação, utiliza-se a capnometria/capnografia, que é a quantificação da concentração de CO_2 expirado em amostra de gás realizada de forma contínua por um analisador adaptado à cânula de intubação do paciente. Forma uma curva na qual o valor do CO_2 no platô equivale ao exalado no final da expiração ($PetCO_2$), sendo aferido em mmHg.

A complexa dependência da concentração de CO_2 no metabolismo secundária a alterações circulatórias, trocas gasosas e ventilação, denota a importância da monitorização dos valores de CO_2.

As principais indicações de seu uso são: ressuscitação cardiopulmonar, transporte e avaliação do local do tubo endotraqueal. Apresenta interferência de alguns fatores como uso de HCO_3^-, alteração do débito cardíaco ou perfusão pulmonar.

Pode-se realizar um registro gráfico da curva de CO_2 em função do tempo (ciclo respiratório), chamado capnograma, com interpretação representada pela figura II-8 da seguinte forma:

A – B: esvaziamento do espaço morto das vias aéreas – primeira fase da expiração durante a qual o ar das vias aéreas superiores que não foram envolvidos nas trocas gasosas é analisado.

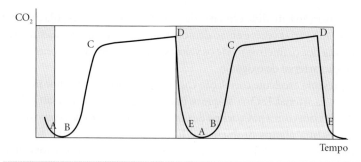

Figura II-8 – Capnografia (Terzi, 1998).

B – C: gás do espaço morto das vias aéreas inferiores – elevação progressiva do CO_2 do ar analisada, sendo parte das vias aéreas superiores e parte dos alvéolos.

C – D: pressão parcial final do CO_2 – maior concentração do CO_2 exalado proveniente do final da expiração ($PetCO_2$) e representa a porção final do ar envolvido nas trocas gasosas alveolares.

D – E: inspiração – queda rápida da concentração de CO_2 pela inalação de ar fresco sem CO_2.

Em condições ideais, pode representar o valor encontrado da $paCO_2$ na gasometria arterial, representando o CO_2 alveolar com boa aproximação.

Obs.: valor normal: ~ 5 a 5,3% ou 38 a 40mmHg.

Descrevem-se abaixo alguns exemplos e interpretações de alterações encontradas na capnografia:

- Queda exponencial na pCO_2 – *shunt* cardiopulmonar, insuficiência cardíaca, embolia pulmonar, sangramento maciço, hipotensão arterial abrupta.
- pCO_2 persistentemente baixa (com platô) – hiperventilação (aumento do volume-minuto), hipotermia, choque.
- pCO_2 persistentemente baixa (sem platô) – ventilação alveolar insuficiente, doença pulmonar obstrutiva crônica (DPOC), obstrução de vias aéreas superiores ou do tubo endotraqueal.

Obs.: na DPOC ocorre distribuição desigual da ventilação, sem atingir um platô e com gradiente de $paCO_2$–$PetCO_2$ > 10 a 20mmHg (normalmente < 4mmHg) e, portanto, a $PetCO_2$ não reflete de forma fidedigna a $paCO_2$.

- Queda abrupta da pCO_2 (próxima de zero) – extubação acidental, estenose de vias aéreas acentuada, desconexão, intubação esofágica.
- Aumento gradual da pCO_2 – aumento do metabolismo, hipertermia, hipoventilação.
- Queda abrupta da pCO_2 (mas acima de zero) – vazamento no tubo, estenose parcial de vias aéreas, tubo na laringofaringe.
- pCO_2 de platô não horizontal – asma, alteração de distribuição ventilatória (assincronia).
- pCO_2 persistentemente alta – depressão respiratória (drogas), alcalose metabólica (com acidose respiratória compensatória), ventilação minuto insuficiente.

MECÂNICA PULMONAR

As propriedades mecânicas respiratórias são definidas pela equação do movimento:

$$P_{va} = P_{musc} + P_{vent} = V_t + P_{res} + P_{el} + PEEP$$
$$P_{va} = V_t + V' \times R_{sr} + V/C + PEEP$$

onde:

P_{va} = pressão das vias aéreas
P_{musc} = pressão muscular
P_{vent} = pressão de ventilação
P_{res} = pressão de resistência = $V' \times R_{sr}$
V' = fluxo inspiratório
R_{sr} = resistência do sistema respiratório

P_{el} = pressão de recolhimento elástico do sistema respiratório = V_t/C
V_t = volume corrente = $V' \times$ tempo
C = complacência do sistema respiratório
P = pressão = impedância $\times$ fluxo

Constante de tempo (τ) é, por definição, o tempo para que se alcance uma situação de equilíbrio entre a taxa de enchimento e o esvaziamento de cada unidade pulmonar. Quando o tempo disponível para a insuflação é fixado, as unidades pulmonares apresentam distribuição da ventilação diferente, variando conforme a constante de tempo local relacionada a sua complacência e resistência.

$$\tau = R\ (cmH_2O/L/s) \times C\ (mL/cmH_2O)\ (cmH_2O/L/s)$$

Doenças obstrutivas que apresentam aumento da resistência necessitam de maior tempo para chegar ao equilíbrio, ao passo que doenças restritivas que se caracterizam por diminuição da complacência necessitam de menos constantes de tempo. Considerando-se a heterogenicidade do sistema pulmonar, deve-se analisar continuamente a resultante dessas variações, a fim de determinar-se a situação de predominância naquele momento, ressaltando seu caráter evolutivo.

Complacência

A complacência (inverso da elastância) é a medida da variação do volume por unidade de pressão aplicada, geralmente medida em mL/cmH$_2$O e com valor normal aproximado de 80mL/cmH$_2$O.

A elastância estática (Est$_{rs}$) do sistema respiratório e sua recíproca complacência (C$_{est}$) são mensuradas clinicamente usando o método de oclusão aérea no final de inspiração. A equação para a elastância é baseada no diferencial de pressões entre a pressão de platô e a PEEP intrínseca dividida pelo volume corrente (V$_t$). No entanto, a variação da elastância não diferencia se o problema primário é pulmonar ou extrapulmonar (caixa torácica ou distensão abdominal, por exemplo).

$$Est_{rs} = (P_{plat} - PEEP)/V_t \text{ e, como } C = 1/Est_{rs}$$
$$\text{temos: } C_{est} = V_t/(P_{plat} - PEEP)$$

A complacência dinâmica (C$_{dyn}$) deriva da divisão do V$_t$ pela diferença da pressão de pico menos a PEEP. Como existem perdas da pressão elástica e resistiva durante o fluxo inspiratório pela cânula orotraqueal e sistema respiratório, alternativamente se utiliza a medida pela divisão da pressão onde o fluxo é zero pelo V$_t$.

$$C_{dyn} = V_t/(P_{inicial} - PEEP)$$

Resistência

A resistência corresponde à oposição ao fluxo de gases e ao movimento dos tecidos devido às forças de fricção por meio do sistema, respiratório. A energia gasta é dissipada na forma de calor dentro do sistema, sendo aferida em cmH$_2$O/L/s e com valor de normalidade de 4 a 7cmH$_2$O/L/s. Pode ser desmembrada em dois subcomponentes: vias aéreas e tecidual.

Existem fatores que influenciam a resistência do sistema respiratório, como a geometria da árvore traqueobrônquica, o volume pulmonar, a complacência das vias aéreas e a musculatura lisa dos brônquios. Fatores físicos podem ser sistematizados sob a forma da lei de Poiseuille para fluxo laminar.

$$\Delta P = 8 \times \mu \times l \times V'/\omega \times r^4$$
$$R = P/V' = 8 \times \mu \times l/\omega \times r^4$$

onde:

μ = viscosidade
l = comprimento do tubo
V' = fluxo aéreo
r = raio do tubo
R = resistência

A resistência das vias aéreas pode ser mensurada em paciente em ventilação mecânica pela técnica de rápida oclusão durante a inflação constante. Medem-se as resistências máximas e mínimas que refletem as propriedades viscoelásticas e a constante de tempo do sistema respiratório.

$$R_{máx} = (P_{pico} - P_{platô})/V$$
$$R_{mín} = (P_{pico} - P_{inicial})/V$$

Caso não seja possível medir diretamente a resistência, pode-se inferir a partir das complacências estáticas e dinâmicas. Uma queda na C_{dyn} indica alteração no sistema respiratório devido a problemas resistivos e/ou parenquimatosos. Se a C_{st} for aproximadamente normal, a alteração da C_{dyn} deve ser secundária a um aumento do componente restritivo do movimento de gases e/ou tecidos.

Curvas de pressão, volume e fluxo

A curva de complacência ou curva pressão-volume (P-V) é uma técnica utilizada para descrever as propriedades mecânicas do sistema respiratório (Fig. II-9).

A resultante da curva P-V tem forma sigmoide na qual a faixa central corresponde à região com maior complacência e, portanto, onde se deve priorizar a ventilação. Abaixo dessa região representa a área onde os alvéolos estão colapsados, e acima, a área de sobredistensão pulmonar.

Durante a ventilação, o deslocamento do sistema respiratório necessita opor-se a forças resistivas, elásticas e de inércia sobre a caixa torácica e pulmões. Podem ser exercidas de forma espontânea pelos músculos respiratórios ou pelo ventilador.

Doenças do parênquima pulmonar alteram essencialmente o componente elástico do sistema respiratório e, consequentemente, a complacência.

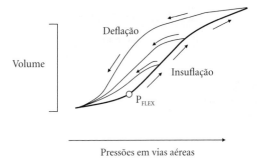

Figura II-9 – Curvas P-V em pulmão isolado (Terzi, 1998).

O sistema respiratório possui igualmente propriedades viscoelásticas, as quais correspondem a uma diminuição rápida das forças elásticas de retração para uma mesma pressão. Observa-se, a partir de uma pausa inspiratória, a queda de pressão em alguns milissegundos para determinado volume fixo, equilibrando-se em um platô (pressão inspiratória final ou de platô). As forças viscoelásticas podem ser consideráveis em pacientes com ARDS e principalmente quando são avaliadas por um método não estático.

Apresenta problema de interpretação a partir do fato de que sua análise se baseia na medida da pressão de todo o sistema respiratório com pulmão e parede torácica, inclusive além de ser necessário que o paciente esteja relaxado (com o uso de sedação ou bloqueio neuromuscular) e com os parâmetros ventilatórios inalterados.

Mensuração estática

O método de "superseringa" usado predominantemente em trabalhos científicos é a técnica mais utilizada, conhecida e antiga, sendo considerada referência para as curvas P-V estáticas do sistema respiratório. Consiste em insuflação de gás até volume total e aferição da pressão estática durante uma pausa sem fluxo no final da inspiração, com posterior plotagem dos pontos individuais e criação de curva (Fig. II-10).

Apresenta numerosas limitações e artefatos, como a necessidade de desconexão do paciente do respirador, tempo para a realização da curva (45 a 60 minutos), perda de volume pulmonar pelo consumo de O_2 mais rápido do que a produção de CO_2, insuflação contínua de O_2 levando a recrutamento de áreas pulmonares colapsadas, com consequente diminuição do volume de deflação, redução do volume expiratório e fenômeno de histerese.

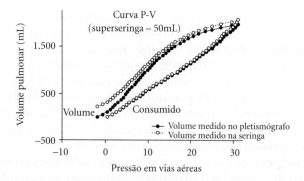

Figura II-10 – Mensuração estática (Terzi, 1998).

Mensuração dinâmica

Baseia-se no princípio de que, quando um fluxo constante penetra nos pulmões, a razão de mudança das pressões é inversamente proporcional à complacência do sistema respiratório. Durante a monitorização, podem ser identificadas duas porções na curva: a primeira está relacionada com as propriedades restritivas, e a segunda, com as propriedades elásticas do sistema respiratório e é caracterizada por aumento linear na pressão da via aérea a uma razão inversamente proporcional à complacência (Fig. II-11).

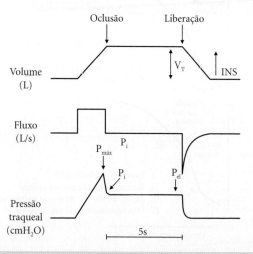

Figura II-11 – Oclusão ao final da inspiração sob fluxo constante (Terzi, 1998).

Permite a monitorização contínua da mecânica respiratória e, em particular, das respostas às alterações do respirador, refletindo melhor a complexa interação do paciente, tubo endotraqueal e respirador. Pode ser obtida tanto proximal como distalmente ao tubo endotraqueal e ainda ser plotada em oposição ao volume corrente para produzir uma curva P-V dinâmica. A mensuração proximal mais comumente utilizada pode apresentar como artefato maior influência da resistência do tubo endotraqueal e com subestimação do pico de pressão e da PEEP que são pontualmente medidos, não sendo devidamente validados.

Os principais objetivos das curvas P-V na lesão pulmonar são calcular e monitorizar a complacência do sistema respiratório ao longo da evolução da doença e titular os valores dos pontos de inflecção.

Existe uma forma característica da curva em pacientes com lesão pulmonar que inclui uma curva inspiratória "sigmoidal" com ponto de inflexão superior (*upper inflection point* = UIP = fase IV) e inferior (*lower inflection point* = LIP = fase I) (Fig. II-12).

A redução da complacência é demonstrada a partir de uma acentuação no recuo de pressão em todos os volumes pulmonares e alteração da inclinação da curva entre os pontos de inflecção configurando um aspecto característico "achatado" (Fig. II-13).

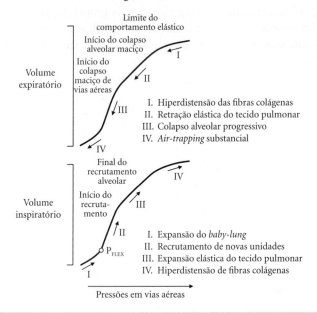

Figura II-12 – Esquema teórico das fases da curva P-V (Terzi, 1998).

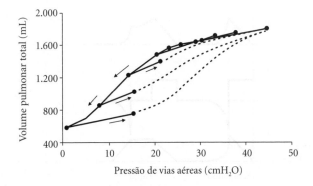

Figura II-13 – Recrutamento e redução da complacência(Terzi, 1998).

Pode utilizar-se da localização do ponto crítico de inflecção inferior (LIP) para titular a PEEP ótima para a abertura dos alvéolos colapsados e, a partir da determinação do ponto de inflecção superior (UIP), evitar ultrapassá-lo como estratégia para evitar consequente hiperdistensão alveolar (Fig. II-14).

A forma da curva varia com o modo ventilatório, ou seja, no modo ventilatório com volume controlado o fluxo é tipicamente constante (Fig. II-15). No modo pressão controlada (Fig. II-16), o fluxo é variável, com subida rápida na fase inspiratória, até atingir o valor de pressão predeterminado com volume secundário à integral do fluxo, tempo inspiratório e complacência, sendo mantida a pressão de platô e o retorno para zero tendo o curso da fase expiratória dependente da resistência do sistema respiratório.

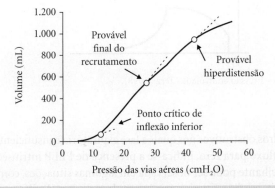

Figura II-14 – Pontos de inflecção da curva P-V (Terzi, 1998).

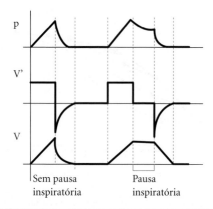

Figura II-15 – Volume controlado (Terzi, 1998).

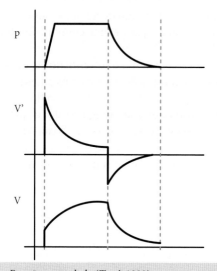

Figura II-16 – Pressão controlada (Terzi, 1998).

Em quadros obstrutivos nos quais a fase expiratória é insuficiente para retornar ao fluxo para zero, indica-se a presença de PEEP intrínseca. Alteração semelhante pode ser observada em algumas situações, como uso de relação inspiratória e expiratória invertida, presença de filtros expiratórios ou nebulização no circuito.

Normalmente, no final da expiração, o volume pulmonar aproxima-se do volume de relaxamento do sistema respiratório, resultado da diferença entre as pressões opostas de recolhimento elástico do pulmão e caixa torácica (= capacidade residual funcional = CRF).

Caso este volume seja maior que a CRF, ocorre aumento da pressão de recolhimento elástico do sistema respiratório e, consequentemente, da pressão alveolar, denominando-se auto-PEEP. Apresenta como sinônimos PEEP intrínseca, oculta, endógena ou interna.

Ocorre devido à limitação do fluxo aéreo e tem como etiologia mais frequente a elevação de valores de FR ou V_t e/ou tempo expiratório insuficiente (hiperinsuflação dinâmica), podendo também ocorrer pela atividade dos músculos expiratórios (Fig. II-17).

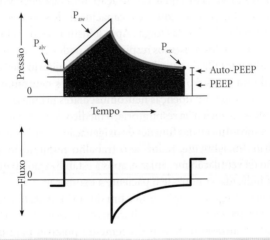

Figura II-17 – Auto-PEEP (Terzi, 1998).

Pode ocasionar alterações importantes na fisiologia respiratória e hemodinâmica e, portanto, sua monitorização é fundamental, principalmente para pacientes com quadros obstrutivos graves e unidades alveolares com diferentes constantes de tempo.

Pode-se diagnosticar e monitorizar a auto-PEEP a partir de simples oclusão da via expiratória ou, em alguns respiradores que possuem pausa expiratória, chegar a um equilíbrio entre a pressão alveolar e traqueal e visualizar-se no manômetro de pressão de ventilador o valor aferido.

No entanto, as interpretações das curvas vêm mudando, conforme descrito em trabalhos recentes, nos quais observaram-se, por exemplo, o fato de outras lesões pulmonares apresentarem o mesmo padrão de curva, que o uso de PEEP acima do ponto de inflecção inferior (LIP) é parte da estratégia de ventilação protetora pulmonar em SDRA com observação de menor índice de mortalidade, necessitando-se de outros estudos para elucidar as interpretações e aplicabilidades da monitorização das curvas de pressão, volume e fluxo.

FUNÇÃO NEUROMUSCULAR RESPIRATÓRIA

A avaliação clínica da função respiratória exige o conhecimento das bases anatômicas e fisiológicas do controle neural da respiração, as quais ajudam a assegurar melhor tratamento.

Quando a carga para a qual a contração muscular deve atuar eleva-se além de um valor crítico, reduz-se a capacidade de sustentar o trabalho respiratório até o "limiar da fadiga". Após a instituição da ventilação mecânica, a fraqueza dos músculos respiratórios pode ocorrer em decorrência de atrofia por falta de uso, desnutrição, desequilíbrio eletrolítico, uso prolongado ou excessivo de agentes bloqueadores neuromusculares ou sedativos, esteroides ou doenças neuromusculares primárias.

Durante a insuficiência respiratória, o médico deve aliviar os sintomas e realizar a substituição das funções de oxigenação e ventilação do sistema respiratório. Inicialmente, reduz-se o trabalho respiratório a partir da instituição da ventilação mecânica e, após a estabilização do quadro para a qual foi indicada, conduz-se o paciente à extubação.

O desmame seguro e oportuno é um dos principais objetivos quando se trata de pacientes que necessitaram de suporte ventilatório mecânico, sendo realizado o mais precocemente possível para diminuir a duração do uso do ventilador, internação, custos e morbimortalidade.

Durante o período em que o paciente está em uso do ventilador, deve-se otimizar a função diafragmática utilizando estratégia ventilatória permissiva com o uso das menores variáveis para as quais se assegure as necessidades do organismo, reduzir-se a dose e frequência de sedativos ou bloqueadores neuromusculares, respeitando a necessidade primária de manter o paciente confortável e tentando evitar ou minimizar a dissincronia e/ou hipotonia da musculatura respiratória.

Com relação à interação paciente-respirador, monitorizar a curva fluxo-volume para avaliação da sensibilidade do respirador (*trigger*), nível do fluxo inspiratório (variável) e viabilização de ciclos espontâneos.

Graficamente pode analisar-se o trabalho respiratório imposto e distinguir as porções elásticas e restritivas. Por meio da monitorização gráfica do esforço respiratório do paciente, observa-se a pressão negativa inicial e, a partir desta detecção (*trigger*), permite-se a liberação de ciclos espontâneos ou desencadeiam-se ciclos assistidos pelo ventilador com liberação da pressão positiva sincronizada.

Existem outras formas de monitorização respiratória como plestimografia respiratória, medida de pressão esofágica, medida de pressão de oclusão de via aérea, capacidade vital, relação frequência/volume corrente etc. tendo como perspectivas de tornarem-se fatores preditivos de sucesso de extubação, quantificação do esforço respiratório do paciente e adequação da ventilação mecânica às necessidades do paciente sem excessos ou privações.

BIBLIOGRAFIA

Alexander CM, Teller LE, Gross JB. Principles and practical oximetry: theorical and pratical considerations. Anesth Analg 1989; 68:851-2.

Amato MBP, Barbas CSV, Medeiros DM et al. Beneficial effects of the "open lung approach" with low distending pressure in ARDS. Am J Respir Crit Care Med 1995;152: 1835-46.

Barbas CSV. Estudo das propriedades mecânicas do sistema respiratório em pacientes portadores de síndrome do desconforto respiratório do adulto submetidos a ventilação mecânica (tese de doutorado). São Paulo, Faculdade de Medicina da Universidade de São Paulo. 1995. 314p.

Bates JHT, Ludwig MS, Sly PD et al. Effect of valve closure time on the determination of respiratory resistance by flow interruption. Med Biol Eng Comput 1987;25:136-40.

Bhathia T, Mahlmeister M. Current applications of capnography. Resp Therapy 1995;6:47.

Benatar SR, Heweett AM, Num JF. The use of isoshunt lines for control of oxygen therapy. Br J Anaesth 1973;45:711.

Carvalho CRR. Controle do paciente em ventilação mecânica. In Cid MD. Ventilação Mecânica. Da Fisiologia ao Consenso Brasileiro. Rio de Janeiro: Revinter; 1996. pp.179-99.

Carvalho RRD. Ventilação mecânica. Vol I Básico. Séries Clínicas Brasileiras de Medicina Intensiva. São Paulo: Editora Atheneu; 2000.

Gattinoni L, Mascheroni D, Basilico E et al. Volume/pressure curve of total respiratory system in paralyzed patients: artifacts and correction factors. Intensive Care Med 1987; 13:19-25.

Helfaer MA, Nichols DG. Developmental physiology of the respiratory system. In Rogers MC. Textbook of Pediatric Intensive Care. Baltimore: Williams & Wilkins; 1996. pp.97-126.

Ingram Jr RH, Pedley TJ. Pressure-flow relationships in the lungs. In Macklem PT, Mead J. Handbook of Physiology. The Respiratory System. Mechanics of Breathing. Bethesda: American Physiological Society. 1986. 277p.

Jubran A, Tobin MJ. Passive mechanics of lung and chest wall in patients who failed or succeeded in trials of weaning. Am J Respir Crit Care Med 1997; 155:916-21.

Lu Q, Vieira SRR, Richecoeur J et al. A simple automated method for measuring pressure-volume curves during mechanical ventilation. Am J Respir Crit Care Med 1999;159:275-82.

Marini JJ, Michael Rodriguez R, Virnita L. Bedside estimation of the inspiratory work of breathing during mecahnical ventilation. Chest 1986;89:56-63.

Matamis D, Lemaire F, Harf A et al. Total respiratory pressure-volume curves in the adult respiratory distress syndrome. Chest 1984;86:58-66.

Pepe PE, Marini JJ. Occult positive end-expiratory pressure in mechanical ventilated patients with airflow obstruction: the auto-PEEP effect. Am Rev Respir Dis 1982;126:166-70.

Ranieri VM, Giuliani R, Flore T et al. Volume-pressure curve of the respiratory system predicts effects of PEEP in ARDS: "occlusion" versus "constant flow" technique. Am J Respir Crit Care Med 1994;149: 19-27.

Shapiro BA, Cane RD. Blood gas monitoring: yesterday, today and tomorrow. Crit Care Med 1989;17:573-81.

Stenqvist O. Practical assessment of respiratory mechanics. Br J Anaesth 2003;91:92-105.

Terzi RGG. Monitorização respiratória em UTI. Série Clínicas Brasileiras de Medicina Intensiva. São Paulo: Editora Atheneu; 1998.

Tobin MJ, Van de Graaf WB. Monitoring of lung mechanics and work of breathing. In Tobin MJ. Principles and Practice of Mechanical Ventilation. McGraw-Hill: Inc. New York; 1994. pp.967.

Vieira SRR. Curvas de complacência ou curvas pressão-volume na insuficiência respiratória aguda. J Pneumol 1999;25:335-9.

PARTE III

DOENÇAS CARDIOVASCULARES

CAPÍTULO 1

Insuficiência Cardíaca em Crianças

JULIANA TOSHICA KUNISAWA
RICARDO VILELA
MARISTELA BOINA COLTRO

DEFINIÇÕES

A síndrome da insuficiência cardíaca (SIC) em pediatria é usualmente decorrente do *shunt* intracardíaco da esquerda para a direita, com função ventricular esquerda inicialmente normal. Também pode ser decorrente de lesão obstrutiva ventricular ou, menos frequentemente, de uma disfunção sistólica do ventrículo sistêmico. A SIC pode apresentar também, na sua evolução, disfunção ventricular diastólica.

A insuficiência cardíaca de alto débito é incomum, mas os pacientes são referidos às unidades de terapia intensiva pediátrica e neonatal (UTIP e UTIN). Decorre de um fenômeno extracardíaco que leva à redução da resistência vascular sistêmica com consequente diminuição da pós-carga e aumento da contratilidade miocárdica. São exemplos a anemia importante, o hipertireoidismo e a fístula arteriovenosa.

A consequência, independente do valor isolado de débito cardíaco, é uma oferta insuficiente para atender às demandas metabólicas. Por isso ocorre a ativação de uma cascata neuro-hormonal, principalmente do sistema renina-angiotensina-aldosterona e sistema nervoso simpático que, embora inicialmente compensatória, acaba levando à SIC. Além disso, a insuficiência cardíaca é acompanhada de anormalidades moleculares que causam deterioração progressiva do coração e morte prematura dos miócitos.

ETIOLOGIA

Lesões cardíacas estruturais

- Com sobrecarga de volume (hiperfluxo pulmonar por *shunt* esquerda → direita):
  - Não cianogênicas – persistência do ducto arterial (PDA), defeito do septo ventricular (DSV), forma total do defeito do septo atrioventricular, janela aortopulmonar.
  - Cianogênicas – tronco arterial, drenagem anômala total de veias pulmonares, dupla via de saída do ventrículo direito sem estenose da válvula pulmonar, ventrículo único sem obstrução do fluxo pulmonar.
- Com sobrecarga de pressão (lesão obstrutiva): coartação da aorta (CoAo) e estenose aórtica (EAo).
- Com sobrecarga de volume e de pressão combinadas: CoAo com DSV, EAo com DSV.
- Lesões valvares:
  - Insuficiência pulmonar – sobrecarga de volume no ventrículo direito (VD).
  - Insuficiência aórtica aguda – sobrecarga pressórica do ventrículo esquerdo (VE) com congestão pulmonar retrógrada.
  - Insuficiência aórtica crônica – sobrecarga pressórica e de volume ao VE.
  - Insuficiência tricúspide – hipofluxo pulmonar e disfunção do VD.
  - Insuficiência mitral – sobrecarga de volume.

Disfunção miocárdica

- Primária:
  - Miocardiopatias:
    erros inatos do metabolismo;
    distrofia muscular;
    forma familiar.
  - Miocardite.
- Secundária: asfixia perinatal, sepse, taquiarritmia mantida, hipertensão arterial sistêmica.

QUADRO CLÍNICO

A SIC caracteriza-se por sinais congestivos pulmonares (taquipneia, dispneia, tosse, sibilos ou estertores), sintomas congestivos sistêmicos (ganho de peso ou edema, hepatomegalia, turgência jugular) e sinais de comprometimento do desempenho cardíaco (taquicardia, cardiomegalia, ritmo de galope, extremidades frias, sudorese, atraso de crescimento).

No recém-nascido e no lactente, chamam a atenção a taquipneia, a alimentação trabalhosa e a sudorese; os sinais de má perfusão periférica ou choque são tardios e preocupantes; estertores pulmonares são incomuns nesta faixa etária. Já crianças e adultos jovens relatam sintomas específicos, como, por exemplo, a intolerância ao exercício; ao exame físico, podem apresentar ascite e edema periférico, incomuns em crianças menores.

EXAMES COMPLEMENTARES

Achados laboratoriais frequentes na SIC incluem acidemia metabólica e respiratória devido a perfusão inadequada e congestão pulmonar, hiponatremia e hipocloremia decorrente da retenção hídrica e aumento nos níveis de creatinina pela hipoperfusão renal. Os níveis de hemoglobina devem ser monitorizados, pois a anemia pode ser o fator desencadeante da insuficiência cardíaca (IC) de alto débito, bem como acentuar a IC de qualquer natureza. Embora não usualmente dosado, o aumento no nível sérico de norepinefrina, aldosterona, angiotensina II e vasopressina tem relação com pior prognóstico.

Aumento da área cardíaca à radiografia de tórax tem sensibilidade de 85% e especificidade de 95% no diagnóstico de IC; além disso, pode ser notado aumento da vasculatura pulmonar. O espessamento do septo interlobular ocasionado pelo excesso de líquido não retirado pelos vasos linfáticos pode ser identificado à radiografia de tórax por meio das linhas A e B de Kerley. Outro achado de edema intersticial é a imagem tipo "vidro moído" que apaga a sombra da vasculatura pulmonar. É importante lembrar que em pediatria esses achados podem não estar presentes, sendo mais comum a opacidade heterogênea difusa e com distribuição assimétrica. As alterações eletrocardiográficas são inespecíficas, com achados de sobrecarga atrial, hipertrofia ventricular, anomalias do segmento S-T e da onda T. Alterações de ritmo como taquicardia ventricular, taquicardia supraventricular, fibrilação atrial ou bloqueio atrioventricular podem estar presentes.

O método de imagem mais rápido e preciso de avaliação da função cardíaca é o ecocardiograma, fornecendo informações sobre a anatomia do coração e estimativas de gradiente, *shunts* e débito cardíaco. Crianças com miocardiopatia dilatada apresentam disfunção de VE, com predomínio de hipocinesia global. Na miocardiopatia hipertrófica, é característica a hipertrofia assimétrica do septo interventricular, com ou sem o movimento anterior da válvula mitral durante a sístole. Podem ser evidenciadas também lesões obstrutivas à via de saída do VE. Na miocardiopatia restritiva, pode ser encontrada dilatação atrial importante, tipicamente com função do VE normal ou próxima do normal, sem hipertrofia ou dilatação significativas, que podem surgir na evolução.

TRATAMENTO

A maioria das crianças com IC que chegam à UTIP apresentam quadros crônicos e estão recebendo medicações que poderão afetar a avaliação e a terapêutica.

Tratamento ambulatorial

Neste contexto, os objetivos do tratamento são controle dos sintomas, garantir a função ventricular a longo prazo e aumentar a sobrevida. As medicações atuam principalmente como antagonistas dos mecanismos neuro-hormonais compensatórios.

Os diuréticos são usados nos pacientes com IC e sinais e sintomas de sobrecarga hídrica. Diuréticos de alça e tiazídicos são os mais utilizados, com crescente uso em pediatria dos antagonistas da aldosterona (espironolactona 1,5-3,5mg/kg/dia), com base em trabalhos em adultos mostrando melhora na mortalidade.

Os inibidores da enzima conversora de angiotensina (IECAs) foram os primeiros medicamentos a promover o alívio dos sintomas, a redução na progressão da IC, a diminuição do número de hospitalizações e o aumento da sobrevida nos adultos com IC. Em pediatria, não há estudos de grande amostra, controlado e randomizado dessa classe de medicamentos. O captopril (1-3mg/kg/dia) promove rapidamente o aumento do índice cardíaco, a diminuição da resistência vascular sistêmica, a melhora do volume diastólico e sistólico finais do VE nos pacientes com miocardiopatia dilatada e melhora a sobrevida no primeiro ano de tratamento.

Betabloqueadores agem como inibidores dos efeitos da ativação do sistema nervoso simpático. Em pequeno estudo randomizado controlado, pacientes com miocardiopatia dilatada apresentaram aumento das frações de ejeção e de encurtamento, além de melhora funcional na classificação de sintomas da *New York Heart Association*.

A digoxina (10mcg/kg/dia), um dos medicamentos mais antigos no tratamento da IC, age aumentando a contratilidade por meio dos canais de sódio e potássio nos miócitos. Embora atue no controle dos sintomas, não reduz a mortalidade, sendo doses elevadas associadas à maior mortalidade. O risco de toxicidade é maior na insuficiência renal, na hipocaliemia, na hipercalcemia e no hipotireoidismo. Náuseas, vômitos, fraqueza, alteração de percepção de cores, arritmias estão presentes na intoxicação digitálica. A recomendação do uso em crianças deriva de estudos realizados em adultos.

Arritmias são consequência importante da IC e os dados para a escolha de antiarrítmicos para crianças são limitados. O metoprolol pode ser usado, por exemplo, nas taquicardias com mecanismo de reentrada, nas provocadas por foco ectópico e na fibrilação atrial. O papel do carvedilol como antiarrítmico ainda não está claro, mas parece diminuir disritmias atriais e ventriculares em adultos após o infarto agudo do miocárdio. A amiodarona tem efeito sobre diversos tipos de arritmia, porém não promove maior sobrevida e em alguns estudos está relacionada com menor sobrevida. Pacientes com arritmias ventriculares e função de VE diminuída estão sob maior risco de morte súbita. Sabe-se que a ocorrência desses fenômenos em crianças é menor do que em adultos. O uso de cardioversores-desfibriladores implantáveis deve ser considerado; no entanto, atualmente, ainda não se dispõe de protocolos para sua indicação na população pediátrica.

Tratamento da descompensação aguda

Nas descompensações agudas, o manejo terapêutico pode ser guiado por um algoritmo de rápida execução. O paciente é classificado em úmido ou seco, de acordo com a presença ou ausência de sinais de congestão, seja pulmonar, seja sistêmica, e em relação à perfusão, quente ou frio. A meta é o estado quente e seco.

Paciente úmido e quente

No estado de congestão com perfusão adequada (úmido e quente), o diurético pode ser a única terapia necessária para a melhora dos sintomas. Uma preocupação é a poliúria excessiva que pode ocasionar piora da função renal. A manutenção das medicações de uso crônico (betabloqueadores e IECA) somente poderá ser considerada na presença de perfusão adequada. No entanto, geralmente é contraindicado o uso de betabloqueadores durante a descompensação aguda pelo seu efeito inotrópico negativo.

Paciente úmido e frio

O alívio do trabalho cardíaco por meio da ventilação mecânica invasiva e da sedação e o uso de diuréticos em altas doses são recomendáveis. Geralmente, utilizamos furosemida em bolos de 1 a 2mg/kg seguidos da injeção contínua de 4 a 6mg/kg/dia. Embora frequentemente este tipo de paciente seja conduzido com o uso precoce de inotrópicos, como a dobutamina e a milrinona, o consequente aumento da frequência cardíaca e da contratilidade ocasiona maior consumo miocárdico de oxigênio. Vários estudos recentes, principalmente em adultos, têm demonstrado que o uso destas drogas nas descompensações agudas da IC não favorece o prognóstico a longo prazo e pode mesmo estar relacionado a aumento na mortalidade tardia. É necessário estar atento a novos estudos controlados que avaliem a adequação destes fármacos para crianças e outras opções como o levosimendano. Por ora, a redução da pós-carga com o uso de vasodilatadores, como o nitroprussiato de sódio e a nitroglicerina, seria o modo mais viável de aumentar o débito cardíaco, embora seja necessário extrema cautela para seu uso.

Paciente seco e frio

Pacientes com pressões de enchimento normais (secos) e má perfusão (frios) são um grupo muito frágil e de difícil manipulação. O uso de vasodilatadores pode piorar o quadro de má perfusão e a manutenção da vida geralmente requer o uso de suporte inotrópico, como a dobutamina e a milrinona. Nos pacientes que apresentam melhora da contratilidade com o uso de inotrópicos, pode-se considerar a associação de vasodilatadores.

No entanto, frequentemente, o uso dos inotrópicos citados não resulta na melhora desejada ou não é suficiente para devolver ao paciente seu estado basal. Terapias adicionais nos casos refratários com comprometimento grave da perfusão ou choque cardiogênico incluem o cloreto de cálcio, a epinefrina e a vasopressina.

O cloreto de cálcio pode aumentar a contratilidade miocárdica e o débito cardíaco sem elevação da frequência cardíaca, principalmente em recém-nascidos, mas a segurança e a eficácia na IC descompensada em crianças não estão respaldadas em estudos. É necessário manter o nível sérico de cálcio ionizado dentro da normalidade.

A epinefrina em doses baixas tem efeito beta predominante com aumento da FC e da contratilidade e vasodilatação. Em doses maiores, há predomínio alfa com vasoconstrição e aumento da RVS. Embora o aumento da contratilidade e da RVS possam promover melhora da perfusão agudamente, isto ocorre à custa de aumento no consumo miocárdico de oxigênio e do trabalho cardíaco. Longos períodos de infusão de epinefrina são pobremente tolerados pelo coração falido.

A vasopressina atua na musculatura lisa vascular levando a um aumento na RVS. Além disso, aumenta o cálcio no miocárdio por meio dos receptores V1, tendo efeito inotrópico, sem taquicardia. Mesmo com sua ação direta sobre o miocárdio, o aumento na RVS não é bem tolerado por longos períodos.

O suporte inotrópico cada vez maior causa enorme estresse ao coração já esgotado. Inotrópicos alternativos e suporte circulatório mecânico devem ser instituídos somente em casos agudos potencialmente reversíveis (por exemplo, na miocardite) ou se houver condições de oferecer o transplante cardíaco ao paciente. De outra forma, a terapia paliativa deve ser considerada.

MANUSEIO CLÍNICO DAS MIOCARDIOPATIAS DIAGNOSTICADAS AGUDAMENTE

O manejo dos pacientes agudamente diagnosticados com miocardiopatia dilatada inclui a exclusão de um quadro de miocardite ou de causas cirurgicamente tratáveis, como, por exemplo, artéria coronária esquerda anômala e obstrução do arco aórtico. Pode ser necessário lidar com eventos tromboembólicos e arritmias. A escolha do antiarrítmico deve levar em consideração o potencial de deprimir ainda mais a função ventricular, sendo o risco de morte súbita maior nestes pacientes. O tratamento da IC oriunda da miocardiopatia dilatada consiste no uso de diuréticos para alívio dos sintomas de sobrecarga hídrica e congestão venosa e suporte inotrópico para aumentar o débito cardíaco. Uma vez controlada a descompensação aguda, a ênfase do tratamento muda para o esquema por via oral com betabloqueadores, IECA e diuréticos.

A terapia da miocardiopatia hipertrófica é direcionada para o alívio dos sintomas e prevenção de complicações. A mais temida é a morte súbita. Tradicionalmente, são utilizados os betabloqueadores ou os bloqueadores de canais de cálcio como o verapamil. Estes medicamentos promovem diminuição da frequência cardíaca, o que melhora o enchimento ventricular por prolongar o tempo de diástole. A hipovolemia deve ser corrigida. Diuréticos e IECAs devem ser evitados, pois estes pacientes toleram mal a redução da pré-carga.

Nenhuma estratégia terapêutica consistente está descrita para o tratamento da miocardiopatia restritiva primária na população pediátrica. Tem sido usada uma combinação de medicamentos como digoxina, agentes redutores de pós-carga, bloqueadores de canais de cálcio e betabloqueadores. Diuréticos devem ser usados com cautela, pois esses pacientes são sensíveis a alterações da pré-carga. Utilizam-se IECAs, pois, em tese, podem reduzir a atividade de fibroblastos, a fibrose intersticial e a rigidez do miocárdio, mas seu benefício não está comprovado, tampouco a segurança de seu uso. Dada a incidência de 21% de eventos tromboembólicos, está indicada a anticoagulação e a antiagregação plaquetária. Considerando-se a inefetividade da terapia medicamentosa, o surgimento comum de hipertensão pulmonar e a mortalidade elevada, o transplante cardíaco é o tratamento de escolha.

MIOCARDITE AGUDA

Definida como uma inflamação do miocárdio acompanhada por necrose e degeneração de miócitos adjacentes, a miocardite é a principal causa de miocardiopatia dilatada em crianças.

A maioria dos casos é de etiologia viral, com mudança na epidemiologia ao longo dos anos. Entre a década de 1970 e a de 1980, os enterovírus, particularmente o Coxsackie B, eram os agentes mais comumente identificados. Nos anos 1990, o adenovírus passou a ser o mais comum. A partir de 2000, houve predomínio de casos relacionados ao parvovírus B19. Embora menos comuns, outros vírus também podem estar implicados na miocardite aguda em crianças, tais como citomegalovírus, Epstein-Barr, hepatite C, herpes simples, HIV, influenza, sincicial respiratório, vírus da parotidite, rubéola e varicela. Outros agentes infecciosos incluem bactérias, fungos, parasitas, protozoários, riquétsias e leveduras. Além da ação direta dos micro-organismos citados, a miocardite pode ocorrer também pelo efeito de toxinas produzidas por infecções em outros sítios (por exemplo, difteria e parotidite). Como causas não infecciosas têm-se medicamentos, reações de hipersensibilidade, doenças autoimunes e do colágeno, febre reumática, além da doença de Kawasaki e sarcoidose.

As manifestações clínicas podem variar desde a ausência de sintomas com anormalidades do eletrocardiograma e ecocardiograma, até um quadro de IC de início abrupto na qual não se identifica outra etiologia. Em muitos casos, um quadro inespecífico de gripe ou gastrenterite pode preceder os sintomas de IC.

Quando da suspeita clínica de miocardite, são colhidos de rotina os biomarcadores cardíacos. No entanto, a creatinaquinase (CK) e sua isoforma mb (CK-mb) possuem baixo valor preditivo. A troponina T é um marcador cardíaco específico e de alta sensibilidade para a lesão miocárdica em crianças. Seu nível sérico aumenta em três a quatro dias, permanecendo elevada por 6 a 14 dias. Sensibilidade de 71% e especificidade de

86% foram atribuídas ao valor de corte de 0,052ng/mL para o diagnóstico de miocardite em crianças, valor menor do que o utilizado em adultos (0,1ng/mL). Exames de imagem com radioisótopos, o anticorpo antimiosina marcada com índio (indicador de necrose de miócitos de qualquer etiologia) e a cintilografia com gálio (marcador de inflamação) não são específicos. A facilidade da execução da cintilografia com gálio tornou-a um método de triagem em nosso meio. A biópsia endomiocárdica continua sendo o método para diagnóstico histológico definitivo de miocardite. A sensibilidade varia com a qualidade da amostra obtida, sendo os resultados falso-negativos observados em áreas não acometidas pela doença, que pode ter característica focal. O critério de Dallas, utilizado no diagnóstico histopatológico e baseado no grau de inflamação encontrado, não considera a etiologia e apresenta considerável variação intra e interobservadores. Além disso, muitos casos de disfunção cardíaca provocada por vírus podem ter pouca ou nenhuma inflamação, colocando à prova a aplicabilidade deste critério. Pode ser realizada reação em cadeia de polimerase (PCR) e hibridização de RNA na amostra para a identificação de material genético viral. Além disso, está em estudo a correlação da PCR de aspirado traqueal com a PCR das amostras de biópsias, com resultados idênticos em um pequeno grupo avaliado. Como método invasivo, a abordagem do ventrículo direito traz um risco de perfuração e de morte, principalmente em crianças pequenas, em uso de inotrópico e com dilatação ventricular grave. Diante deste cenário, a ressonância magnética parece ser o método de imagem promissor. Ela poderia identificar alterações teciduais presentes na inflamação e na lesão dos miócitos, podendo diferenciar a miocardite de outras condições inflamatórias e de eventos isquêmicos agudos em adultos. Estuda-se também seu uso para direcionar a biópsia de lesões focais e para o acompanhamento evolutivo.

O tratamento visa à manutenção do débito cardíaco suficiente para promover perfusão tecidual adequada. Ventilação mecânica pode ser necessária para minimizar as repercussões hemodinâmicas do trabalho respiratório e evitar a hipoxemia. O suporte inotrópico pode ser feito com dobutamina e dopamina em doses baixas (5mcg/kg/min). A necessidade de aumento na dose ou de adição de outras catecolaminas, como adrenalina em dose maior que 0,03mcg/kg/min e noradrenalina, sugere a necessidade de suporte mecânico. Fazem parte da terapia também a redução da pós-carga (milrinona ou nitroprussiato de sódio) e o uso de diuréticos (furosemida), anticoagulantes para a prevenção de fenômenos tromboembólicos (aspirina, warfarina ou heparina) e antiarrítmicos (amiodarona para arritmias refratárias, lidocaína para arritmias ventriculares).

O uso de imunossupressores é controverso. Alguns estudos em animais sugerem maior citotoxicidade induzida pelo vírus, no grupo que recebeu imunossupressores. Nenhum benefício foi comprovado nos ensaios clínicos em adultos. É descrito o uso de imunoglobulina na dose de 1 a 2g/kg, com base em um estudo não controlado no qual observou-se tendência a um melhor prognóstico nas crianças tratadas.

BIBLIOGRAFIA

Batra AS, Lewis AB. Acute myocarditis. Curr Opin Pediatr 2001;13:234-9.

Breinholt JP, Nelson DP, Towbin JA. Heart failure in infants and children: Myocarditis. In Nichols DG (ed.). Rogers' Textbook of Pediatric Intensive Care. 4th ed. Lippincott Williams & Wilkins; 2008. pp.1082-92.

Kim JJ, Rossano JW, Nelson DP, Price JF et al. Heart failure in infants and children: etiology, pathophysiology, and diagnosis of heart failure. In Nichols DG (ed.). Rogers' Textbook of Pediatric Intensive Care. 4th ed. Lippincott Williams & Wilkins; 2008. pp.1064-74.

Levi D, Alejos J. An approach to the treatment of pediatric myocarditis. Pediatric Drugs 2002;4:637-47.

Nelson KH, Li T, Afonso L. Diagnostic approach and role of MRI in the assessment of acute myocarditis. Cardiol Rev 2009;17: 24-30.

Rossano JW, Price JF, Nelson DP. Treatment of heart failure in infants and children: medical management. In Nichols DG (ed.). Rogers' Textbook of Pediatric Intensive Care. 4th ed. Lippincott Williams & Wilkins; 2008. pp.1093-108.

Towbin JA, Lowe AM, Colan SD, Sleeper LA et al. Incidence, causes and outcomes of dilated cardiomyopathy in children. JAMA 2006;296:1867-76.

CAPÍTULO 2

Arritmias Cardíacas em Terapia Intensiva Pediátrica

ANA PAULA DAMIANO
RICARDO VILELA
MARISTELA BOINA COLTRO

INTRODUÇÃO

O tecido cardíaco é dotado das propriedades de automatismo, excitabilidade, condução e contração. As arritmias decorrem de anormalidades nestas propriedades intrínsecas, resultando em alterações na formação do estímulo elétrico, na sua condução e simultaneamente na formação e condução.

As arritmias podem ter causas intrínsecas ou extrínsecas ao coração.

Dentre as causas extrínsecas, a mais comum, na infância, é a hipóxia decorrente da insuficiência respiratória. Também são causas de arritmia distúrbios endocrinometabólicos, afecções do sistema nervoso central (SNC), processos infecciosos, doenças do colágeno e intoxicações exógenas. Algumas substâncias favorecem alterações do ritmo cardíaco. Podem estar associadas a distúrbios do ritmo com aumento da frequência cardíaca (FC): álcool, anticolinérgicos (antidepressivos tricíclicos, anti-histamínicos, atropina e fenotiazinas) e simpatomiméticos (cafeína, anfetamina, cocaína e teofilina). Podem estar associados a distúrbios do ritmo com redução da FC: barbitúricos, betabloqueadores, colinérgicos, digitálicos, hipnóticos-sedativos e narcóticos.

A arritmia de causa intrínseca, embora presente em corações estruturalmente normais, é mais frequente nas cardiopatias congênitas, podendo agravar-se no período pós-operatório imediato e tardio. Distúrbios do ritmo ocorrem precocemente no pós-operatório e estão relacionados a manutenção da hipóxia, disfunção ventricular, fibrose cicatricial e uso de tecidos sintéticos ou orgânicos exógenos. O aparecimento tardio de arritmias está correlacionado a correção cirúrgica tardia, presença de arritmia no período pós-operatório precoce, hipertensão arterial, técnica cirúrgica, cardiomegalia, disfunção ventricular e lesão residual com repercussão. Além disso, as arritmias são mais frequentes nas cirurgias com manipulação dos átrios ou ventriculotomia (exemplo: cirurgia de Senning ou Mustard).

A manipulação dos átrios aumenta o risco de disfunção do nó sinusal, e arritmias atriais e cirurgias com manipulação dos ventrículos estão associadas com arritmias ventriculares e risco de morte súbita.

Algumas cardiopatias têm maior probabilidade de apresentar arritmia nos períodos pré ou pós-operatórios por comprometimento do tecido de condução secundário à alteração da arquitetura cardíaca. A anomalia de Ebstein está associada à síndrome de Wolff-Parkinson-White em até 25% dos casos, à presença de onda Q profunda em derivações precordiais direitas e às arritmias supraventriculares e ventriculares. A transposição anatomicamente corrigida das grandes artérias (TCGA) e a comunicação interatrial (CIA) também estão relacionadas à taquicardia supraventricular (TSV). A valvopatia aórtica predispõe a arritmias ventriculares devido à hipertrofia do ventrículo esquerdo (VE). Por outro lado, as doenças da valva pulmonar têm menor probabilidade de desenvolver arritmia, exceto se houver insuficiência significativa da valva pulmonar no pós-operatório de Fallot, levando à disfunção do ventrículo direito (VD) e ocasionando o risco de morte súbita em até 5% dos casos.

Após cirurgias com extensa manipulação dos átrios, ventriculotomia ou comunicações interventriculares amplas, há maior propensão ao aparecimento precoce ou tardio de arritmias, como na cirurgia de Fontan (derivação cavopulmonar total) com evolução para *flutter* atrial e taquicardia juncional ectópica quando há aumento da pressão pulmonar, disfunção miocárdica e hipoxemia. Também podem estar presentes as bradiarritmias, incluindo a disfunção do nó sinusal e o bloqueio atrioventricular (BAV). No pós-operatório tardio, 40 a 60% dos pacientes evoluem com taquicardia atrial e *flutter*. Na cirurgia de Senning (derivação cavopulmonar parcial), estudos mostram incidência variando de 30 a 100% dos casos, evoluindo com taquiarritmias atriais após 16 anos de correção.

Nas cirurgias com fisiologia biventricular, tais como a de Jatene, realizada para a correção da transposição das grandes artérias, existe risco de estenose até oclusão das artérias coronárias, levando à morte súbita. No pós-operatório da correção total da tetralogia de Fallot, até 70% dos casos apresentam padrão de bloqueio de ramo direito persistente, sendo mais comum a TJE no pós-operatório imediato e as arritmias ventriculares no período tardio.

Classificação

Diversas classificações são possíveis. Mais comumente levam em conta o risco de causar instabilidade hemodinâmica ou o mecanismo fisiopatológico. Na prática, para a abordagem terapêutica rápida e eficaz, embora não específica, as arritmias devem ser diferenciadas pelo efeito sobre o pulso central em taquiarritmias, bradiarritmias e ritmos de colapso.

Fisiopatologia e aspectos clínicos

Os mecanismos da arritmia são falha na formação do impulso, bloqueio da condução do impulso, pré-excitação por meio da condução por vias anômalas e automaticidade.

As vias acessórias ou feixes anômalos são remanescentes das vias que comunicavam átrios e ventrículos no período fetal, antes da formação do anel fibroso no plano das valvas atrioventriculares, que normalmente vem a separar estas estruturas. A existência destas vias acessórias favorece a pré-excitação ventricular, ou seja, toda ou uma parte da massa ventricular sofre despolarização antes do que seria esperado para o coração normal.

O automatismo é a capacidade que tem o coração de gerar seu próprio estímulo elétrico, o qual promove a contração das células miocárdicas. É o grau do automatismo que determina o ritmo cardíaco e a frequência dos batimentos do coração. No automatismo normal, o comando é dado pela despolarização das células do nó sinusal, pois são as que atingem mais rapidamente o limiar de excitação, sendo as primeiras a despolarizar-se. Nos casos de arritmias por automaticidade, este mecanismo é desencadeado por outras células.

Lembramos que, nestes mecanismos, estão envolvidos o desequilíbrio dos canais de sódio, potássio e cálcio que atuam na despolarização e repolarização do miócito.

O débito cardíaco (DC) é produto direto da FC e do volume sistólico. Com o aumento da FC há redução do tempo de enchimento ventricular, levando à redução do DC e, consequentemente, à desproporção na relação entre a oferta e a demanda de oxigênio. A diástole reduzida prejudica a perfusão coronariana, o que contribui para a disfunção miocárdica. Por outro lado, a redução da FC pode levar à redução direta do DC, mesmo que ocorra maior volume sistólico compensatório.

A tolerância à arritmia e o desenvolvimento dos sintomas dependem da anatomia cardíaca, da função e da frequência ventricular, da duração da arritmia e do grau de comprometimento hemodinâmico prévio. Portadores de cardiopatia congênita apresentam maior probabilidade de desenvolver sintomas, tanto nas arritmias que se apresentam constantes (incessantes) como nas intermitentes (paroxísticas).

Os sintomas são variáveis, conforme a faixa etária. Recém-nascidos e lactentes toleram FC elevada por mais tempo e o diagnóstico muitas vezes só e feito pelo registro ou ausculta da FC aumentada para a faixa etária. Os lactentes apresentam sudorese e palidez, recusa alimentar e irritabilidade. Os pré-escolares podem queixar-se de precordialgia, fadiga ou tontura e apresentar irritabilidade. Raramente referem palpitação. A criança maior, mais comumente, queixa-se de palpitação, com início e término súbitos e sem relação com a atividade física, além de dispneia, precordialgia e tontura, apresentando-se com palidez e sudorese. A síncope é rara e sinal de gravidade. Com a persistência da arritmia, pode haver evolução para baixo DC e sinais de ICC, em um quadro conhecido como taquicardiomiopatia.

Diagnóstico

A FC e a amplitude das ondas do eletrocardiograma (ECG), assim como os intervalos e os eixos variam conforme a idade (Quadro III-1).

Quadro III-1 – Valores de normalidade conforme faixa etária.

Idade	PR (milissegundos, D_{II})	QRS (milissegundos, V_5)	QT (milissegundos, V_5)
0-1 dia	79-161	21-76	210-370
1-3 dias	81-139	22-67	223-346
3-7 dias	74-135	21-68	220-327
7-30 dias	72-138	22-79	220-301
1-3 meses	72-130	23-75	222-317
3-6 meses	73-146	22-79	221-305
6-12 meses	73-157	25-76	218-324
1-3 anos	82-148	27-76	248-335
3-5 anos	84-161	31-72	264-354
5-8 anos	90-163	32-79	278-374
8-12 anos	87-171	32-85	281-390
12-16 anos	92-175	34-88	292-390

Além disso, há padrões de normalidade para cada faixa etária. De modo geral, observa-se dominância ventricular direita no recém-nascido (RN) com evolução gradual para padrão de dominância ventricular esquerda, que se completa por volta dos 8 anos de idade. O RN prematuro apresenta alta incidência de bradicardia, taquicardia relativa, baixa voltagem do complexo QRS, onda T negativa e eixo QRS desviado para a esquerda. Já o RN a termo apresenta até o final da primeira semana de vida onda P apiculada, QRS desviado para a direita, padrões Rs, RS ou R pura nas precordiais direitas e rS nas esquerdas. A onda T é positiva em V_1 nas primeiras 24 a 72 horas de vida. Com o passar do tempo, há progressiva diminuição da expressão do VD. Aos 2 meses, o padrão é de RSR' em V_1 e em torno do oitavo mês o eixo do complexo QRS torna-se menor que 90°, com onda R dominante em V_6. Entre 4 e 8 anos de idade, o R diminui de amplitude em V_1, passando do padrão Rs para RS ou rS e em V_6 o padrão é de qRs. Há onda T negativa em precordiais direitas e positiva nas precordiais esquerdas.

O registro inicial da arritmia é o eletrocardiograma de 12 derivações. Quando possível, além de realizar o ECG da crise, devemos solicitar ao paciente um ECG anterior ao episódio (ECG basal) para a comparação.

Para posterior estudo e tratamento da arritmia, outros métodos podem ser necessários, tais como monitorização com Holter (ECG de 24 horas), ECG por estimulação cardíaca transesofágica e, em alguns casos, pode ser necessária a realização de estudo eletrofisiológico para a localização dos feixes ou focos ectópicos e cauterização por crioablação.

TAQUIARRITMIAS

Elevação da frequência do pulso central por um período sustentado. As taquiarritmias são classificadas conforme sua origem anatômica em supraventriculares e ventriculares.

Na avaliação inicial das taquiarritmias supraventriculares deve-se:
- Localizar a onda P, mais bem vista nas derivações D_{II} e V_1. Avaliar o eixo e a morfologia. Determinar a frequência de contração atrial.
- Estabelecer a relação da onda P com o complexo QRS.
- Avaliar a morfologia do complexo QRS.
- Procurar outras alterações que ajudem no diagnóstico do tipo de arritmia como, por exemplo, a resposta à terapêutica adotada.

Taquicardia sinusal

É a causa mais comum de taquicardia de origem supraventricular. Não se trata de uma arritmia propriamente dita, mas de um sinal clínico inespecífico. É uma resposta fisiológica ao aumento da demanda miocárdica ou à necessidade de elevação do débito cardíaco. Entre as causas estão hipoxemia, hipovolemia, hipertermia, dor, hipercapnia, distúrbio metabólico, falência miocárdica, drogas, ansiedade, toxinas, anemia, fístula arteriovenosa.

São característicos da taquicardia sinusal a variabilidade da FC, com valores inferiores a 220bpm no lactente e 180bpm na criança com mais de 1 ano. O ECG mostra onda P presente e com polaridade positiva em D_I, D_{II} e aVF, definindo o ritmo sinusal. A duração do QRS é normal ($\leq$ 0,08 milissegundo), o intervalo R-R é variável (a maior FC é até 100% superior à menor) e o PR é constante.

O tratamento da TS é obtido pelo controle da sua causa. No pós-operatório de cirurgia cardíaca devemos estabilizar a volemia, controlar a temperatura e a dor e ajustar as drogas com efeito hemodinâmico. Neste contexto, excepcionalmente indica-se o uso de betabloqueador ou digital, visando reduzir rapidamente a FC para evitar a descompensação cardíaca. Há risco de piora irreversível do débito cardíaco com o uso destas medicações.

Taquicardia supraventricular

É o tipo de arritmia mais comum em pediatria e geralmente ocorre em corações estruturalmente normais. Pode decorrer de mecanismos diversos tais como reentrada nodal, taquicardia por via acessória e automatismo. Estes mecanismos têm origem no tecido dos átrios ou na junção atrioventricular.

Na taquicardia por reentrada nodal há duas vias de condução no próprio tecido do nó atrioventricular. Normalmente, fora da arritmia, a onda de despolarização desce por uma via rápida. Durante a arritmia o estímulo desce pela via anormal (lenta) e sobe pela rápida. Já na taquicardia por via acessória o mecanismo é semelhante, porém o estímulo, na maioria das vezes, desce pela via normal e sobe pela via acessória (condução ortodrômica).

Geralmente a história é incompatível com taquicardia sinusal, sem causa aparente para choque (como desidratação ou traumatismo), febre ou dor. A onda P está ausente ou apresenta morfologia anormal, a FC não varia com a atividade e costuma ser superior a 220bpm no lactente e 180bpm nas crianças maiores, com interrupção abrupta espontânea. Em mais de 90% das crianças com TSV o complexo QRS é estreito ($\leq$ 80 milissegundos).

O mecanismo fisiopatológico é variável, demandando terapêuticas diversas.

Taquicardia por reentrada atrial

Assemelha-se à taquicardia sinusal por apresentar ondas P sinusais e ser regular. Pode ser distinguida desta por seu início e término abruptos.

Síndrome de Wolff-Parkinson-White

A TSV relacionada à síndrome de Wolff-Parkinson-White ocorre por reentrada que emprega em seu circuito o nó atrioventricular e uma via acessória que conecta o átrio ao ventrículo. É a TSV mais comum na faixa etária pediátrica, tanto em coração estruturalmente normal quanto nos portadores de cardiopatias congênitas, por exemplo, anomalia de Ebstein e TCGA. Tem caráter paroxístico, história inespecífica e o exame físico revela sinais variáveis de insuficiência cardíaca. Quanto mais nova a criança e mais duradoura a taquicardia, maior a probabilidade de instabilidade hemodinâmica.

O ECG apresenta FC superior a 220bpm nos lactentes e 180bpm nas crianças maiores, com onda P não visível ou presente, porém negativa (não sinusal), podendo ocorrer logo após o complexo QRS (onda P "retrógrada"). O intervalo R-R é fixo e se a via de condução pelo nó atrioventricular durante a taquicardia for anterógrada temos QRS estreito.

Entretanto, o QRS é alargado se a condução for retrógrada ou associada com bloqueio de ramo previamente existente. Se a taquicardia for persistente pode ocorrer isquemia ventricular levando a alterações do segmento ST e da repolarização ventricular. Nos casos em que o intervalo R-R é muito estreito é possível a realização do ECG com velocidade dobrada (50mm/s) para melhor avaliação da morfologia do traçado e possibilitar a identificação da onda P.

No ECG de base, sem TSV, observa-se PR curto e nos casos em que a via acessória conduz os impulsos de forma anterógrada observamos empastamento inicial do QRS (onda delta), representando a pré-excitação (Fig. III-1). Entretanto, existem pacientes em que a via preferencial nos períodos fora da arritmia é a condução habitual e a onda delta não é visível (Wolff oculto).

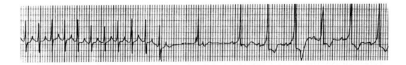

Figura III-1 – TSV por feixe anômalo, seguida da reversão com adenosina e aparecimento da onda delta.

O risco de morte súbita na síndrome de Wolff-Parkinson-White é de 0,5% na infância e ocorre por degeneração do ritmo em fibrilação ventricular, sendo mais comum nos pacientes com período refratário da via acessória inferior a 250 milissegundos.

Costuma responder à manobra vagal e a agentes que agem no nó atrioventricular (por exemplo, adenosina, digoxina, betabloqueador, verapamil), lembrando que o verapamil e os betabloqueadores não devem ser usados em crianças menores de 1 ano, portadores de insuficiência cardíaca e depressão miocárdica devido ao efeito inotrópico negativo. No tratamento de manutenção não devemos usar digoxina e verapamil, mesmo em crianças de mais idade e adultos, pelo risco de ocorrer encurtamento do período refratário da via acessória e potencialização da resposta ventricular, fibrilação atrial ou *flutter*. Costuma ser indicada a ablação do feixe anômalo.

Taquicardia por reentrada nodal

É mais comum em crianças maiores e adolescentes e raramente ocorre na criança com coração estruturalmente normal.

Ocorre por mecanismo de reentrada dentro do nó atrioventricular utilizando duas vias de condução com velocidade e períodos refratários diferentes (uma via de condução rápida com período refratário longo e uma via de condução lenta com período refratário curto). Geralmente, após uma extrassístole atrial, o estímulo seguinte encontra a via rápida ainda no período refratário e não consegue descer através desta, fazendo então o caminho anterógrado pela via lenta. O estímulo então sobe pela via rápida, despolarizando os átrios retrogradamente e fechando o circuito da taquicardia. Há ativação simultânea dos átrios e dos ventrículos. Na forma típica, o ECG basal é normal (condução pela via rápida) e durante a arritmia o QRS é estreito com intervalo RR regular e não se identificando a onda P que ocorre dentro do QRS ou como uma discreta deformação da porção final do complexo QRS.

O objetivo do tratamento é lentificar a condução do nó atrioventricular, podendo ser usados digoxina, bloqueadores de canal de cálcio e betabloqueadores. Pode ser responsiva à manobra vagal. Em alguns casos é necessária a combinação de dois agentes antiarrítmicos do grupo I para o controle da arritmia (Quadro III-2).

Taquicardia atrial
O foco da taquicardia está restrito ao átrio e não depende do nó atrioventricular e demais estruturas para sua manutenção, ocorrendo por mecanismo de reentrada ou automatismo. Pode ser classificada em taquicardia atrial ectópica, *flutter* atrial e fibrilação atrial. Geralmente não é interrompida por manobra vagal ou adenosina, pois o nó atrioventricular não participa do circuito.

Taquicardia atrial ectópica – costuma ser incessante na criança, apresentando FC elevada (superior a 300bpm) e evolui para ICC secundária à taquicardiomiopatia se não tratada adequadamente.

O ECG mostra RR regular, QRS estreito, intervalo RP maior do que o PR e ondas P visíveis e anormais porém iguais entre si. Nos pacientes com cardiomiopatia dilatada é importante identificar a onda P para o diagnóstico diferencial com taquicardia sinusal. Pode ocorrer reversão espontânea, embora a maioria dos pacientes necessite de tratamento específico.

Flutter **atrial** – trata-se de arritmia por mecanismo de macrorreentrada e costuma ser paroxística. É mais prevalente em fetos e recém-nascidos e nestes casos é frequente evoluir para reversão espontânea e ter bom prognóstico, exceto nos pacientes hidrópicos. Pode ocorrer em corações estruturalmente normais (10% dos casos). Quando ocorre na cardiopatia congênita está correlacionado ao prognóstico desfavorável, sendo mais frequente nos pacientes que sofreram manipulação atrial durante a cirurgia.

O *flutter* pode ser classificado em tipo I (forma típica), seguindo no sentido anti-horário pelo anel tricúspide e apresentando ondas P negativas em D_2, D_3 e aVF quase sem intervalo entre elas (morfologia em "dente de serra") ou tipo II (forma atípica), seguindo no sentido horário pelo anel tricúspide, com ondas P positivas em D_2, D_3 e aVF (Fig. III-2).

O ECG evidencia também FC elevada (frequência atrial em torno de 300 a 500bpm). O intervalo RR pode ser regular ou irregular e vários graus de BAV podem estar presentes.

Quadro III-2 – Principais medicamentos antiarrítmicos usados em crianças. Inclui a classificação de Vaughan-Williams (I a IV).

Classe	Droga	Dose	Indicação	Efeito colateral
I – Atuam sobre os canais de sódio	Procainamida	VO: 20-100mg/kg/dia (a cada 4 ou 6h) IV: 10-15mg/kg (ataque em 30min) e 20-80mg/kg/min contínuo	*Flutter*, TSV paroxística, TJE, TV	Prolonga QT (*torsades*), síndrome lupoide, hipotensão, disfunção ventricular, diarreia
	Quinidina	VO: 20-60mg/kg/dia (a cada 6h)	*Flutter*, FA	Prolonga QT (*torsades*), hipotensão, disfunção ventricular, alterações intestinais, anorexia
	Lidocaína	IV: 1mg/kg (a cada 5min, 3×) e 20-50mcg/kg/min contínuo	TV e FV com isquemia miocárdica	Nistagmo, disartria, convulsão
	Flecainida	VO: 100-200mg/m²/dia (2 a 3×/dia)	*Flutter*, TRN, TJE, SWPW	Bradicardia, BAV, TV, tontura, cefaleia, disfunção ventricular
	Propafenona	VO: 200-600mg/m²/dia (3×/dia) IV: 1-2mg/kg (em 3 a 5 min)	TSV (SWPW, TRN), FA, TV	Bradicardia, BAV, TV, piora da TSV, efeito gastrointestinal, elevação enzimas hepáticas
II – Betablo-queadores	Propranolol	VO: 0,5-4mg/kg/dia (3 a 4×/dia) IV: 0,01-0,15mg/kg/dose (3 a 4×/dia)	*Flutter*/FA para controle da FC, taquicardias adrenérgicas, TSV, TV por síndrome do QT longo	Bradicardia, BAV, alterações gastrintestinais, hipotensão, broncoespasmo, hipoglicemia, cefaleia
	Esmolol	IV: 500mcg/kg (ataque) e 50-400mcg/kg/min contínuo	*Flutter*/FA, TSV para controle rápido. Não é droga de manutenção	Hipotensão, bradicardia, BAV, cefaleia, broncoespasmo

	Atenolol	VO: 0,5-2mg/kg/dia (1×/dia) (máx: 100mg/dia)	*Flutter*/FA, TSV catecolamina+, TV refratária	Hipotensão, bradicardia, BAV, broncoespasmo, alterações gastrointestinais
	Sotalol	VO: 2-8mg/kg/dia (2 a 3×/dia) (máx: 640mg/dia)	TSV refratária, TAE, SWPW, *Flutter*/FA para controle da FC	**Efeito igual classe III, importante**, exceto hipotireoidismo; (prolonga QT, *torsades*), bradicardia, BAV, ESV, cefaleia, depressão, dor abdominal
III – Atuam sobre os canais de potássio	Amiodarona	VO: impregnação com 10-20mg/kg/dia (2×/dia), por 7-10 dias e manutenção de 5mg/kg/dia IV: resgate com 5mg/kg e impregração com 10-15mg/kg/dia por 3 dias	*Flutter*, TAE, TRN, TJE, TSV recorrente, TV	Hipotensão, bradicardia, BAV, TV, prolonga QT (*torsades* é rara), hiperpigmentação, depósito corneano, alterações função tireoidiana, pneumonite
IV – Atuam sobre os canais de cálcio	Verapamil	VO: 4-10mg/kg/dia (3×/dia)	TRA, TRN, *Flutter*/FA. Não usar na TV (exceto na TV idiopática do VE)	**Não usar com betabloqueador. Não usar em crianças < 1 ano.** Bradicardia, BAV, hipotensão, cefaleia
Glicosídeo digitálico	Digoxina	VO: 8-15mcg/kg/dia (2×/dia) EV: 5-7,5mcg/kg/dia (2×/dia)	*Flutter* em RN, FA para controle da FC, TSV, TJE, TRN	Bradicardia, BAV, arritmias ventriculares, alterações gastrointestinais, cefaleia, letargia
Nucleosídeo endógeno	Adenosina	100mcg/kg, geralmente 3× até dose máxima de 350μ/kg (em bolo)	TSV para o diagnóstico diferencial nas taquicardias atriais, TJE e algumas TV	Assistolia transitória (efeito desejado), precordialgia, dispneia, broncoespasmo
Agonista beta-adrenérgico	Isoproterenol	IV: 0,02-0,05mcg/kg/min	BAV não revertido pela atropina	Hipotensão, taquicardia, tontura, arritmias ventriculares

TJE = taquicardia funcional ectópica; TSV = taquicardia supraventricular; TV = taquicardia ventricular; FA = fibrilação atrial; FV = fibrilação ventricular; TRN = taquicardia por reentrada nodal; SWPW = síndrome de Wolff-Parkinson-White; BAV = bloqueio atrioventricular; FC = frequência cardíaca; TAE = taquicardia atrial ectópica; VE = ventrículo esquerdo; ESV = extrassístole ventricular.

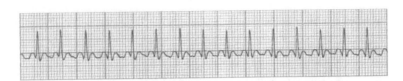

Figura III-2 – *Flutter* atrial em D2. Lactente em pós-operatório tardio de interrupção de arco aórtico, desenvolvendo a arritmia durante a inserção de cateter venoso central pela veia jugular interna. Reversão após amiodarona.

Geralmente é responsivo à estimulação atrial (*overdrive suppression*) e à cardioversão elétrica sincronizada.

Fibrilação atrial – é rara em crianças e geralmente está associada à cardiopatia estrutural. São condições facilitadoras para o desenvolvimento desta arritmia a presença de insuficiência mitral importante com átrio esquerdo aumentado, cardiopatias com sobrecarga do átrio direito tais como a anomalia de Ebstein e a atresia tricúspide, miocardiopatias, tumores atriais e pós-operatório tardio de cirurgias com manipulação atrial. Também pode estar relacionada à disfunção do nó sinusal, ao hipotireoidismo e ao uso de drogas (*ecstasy*) em adolescentes.

É causada por múltiplos circuitos microrreentrantes nos átrios. Pode ser paroxística ou persistente.

O ECG mostra linha de base irregular sem onda P visível, com frequência atrial alta (350 a 600bpm) e a frequência ventricular irregular e muito inferior à atrial demonstrando um grau variado de BAV.

Quando está associada à síndrome de Wolff-Parkinson-White deve ser tratada rapidamente pelo alto risco de evolução para fibrilação ventricular.

Taquicardia juncional ectópica

É rara na faixa etária pediátrica, porém pode estar presente no pós-operatório de cirurgia cardíaca (CIV, TGA, tetralogia de Fallot), estando relacionada com o tempo de isquemia prolongado e manipulação cirúrgica da região dos feixes de condução. Na forma incessante pode evoluir rapidamente para falência miocárdica com alta taxa de mortalidade (35%) e deve receber tratamento rápido e agressivo.

No ECG, o QRS é estreito e com morfologia habitual, há dissociação atrioventricular com RR regular que varia com a temperatura corporal e o tônus autonômico, caracterizando aquecimento (aceleração progressi-

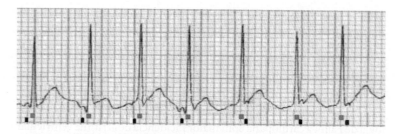

Figura III-3 – Taquicardia juncional ectópica. Observa-se dissociação atrioventricular com frequência atrial (marcas pretas) menor que a ventricular (marcas cinzas).

va) e desaquecimento. A frequência ventricular costuma variar de 110 a 250bpm. Um dos critérios para diagnóstico deste tipo de arritmia é que a frequência atrial seja menor do que a ventricular (Fig. III-3).

Não é responsiva à estimulação atrial e à cardioversão. O tratamento inicial costuma ser efetivo apenas no controle da taquicardia, mas não na recuperação do ritmo sinusal. A associação de digoxina e betabloqueador deve ser seguida pelo uso de antiarrítmicos da classe IC ou III, sendo a amiodarona o mais eficaz destes agentes (Quadro III-2). Se não houver resposta, pode ser tentada a hipotermia (33 a 35°C) e a redução das drogas adrenérgicas, além da correção dos distúrbios metabólicos, principalmente a hipomagnesemia.

Taquicardia ventricular

É rara na faixa etária pediátrica, porém é responsável por altos índices de mortalidade. Por definição, taquicardias com complexo QRS alargado em RN ou crianças maiores são de origem ventricular até que se prove o contrário. Na TSV, a morfologia do QRS é semelhante à do ritmo sinusal em 98% dos casos e a TSV com aberrância de condução ocorre em menos de 2% das crianças.

A taquicardia ventricular é definida como três ou mais batimentos consecutivos que se originam nos ventrículos com uma frequência mínima 10% acima do ritmo sinusal basal. Pode ser sustentada quando a duração da arritmia for maior que 30 segundos ou não sustentada se a duração for menor que 30 segundos.

Costuma estar associada a condições predisponentes tais como a síndrome do QT longo, intoxicação ou uso de drogas (por exemplo, cocaína, anfetamina, antidepressivo tricíclico, halotano, descongestionantes orais, antraciclinas, organofosforados, macrolídeos, cisaprida e antiarrítmicos de uso habitual como propranolol, amiodarona e procainamida) e a cardiopatias congênitas ou adquiridas (por exemplo, miocardite, contusão miocárdica por traumatismo ou manipulação de cateteres intracardíacos, miocardiopatia hipertrófica ou dilatada e displasia arritmogênica do ventrículo direito).

É mais comum nos casos de ventriculotomia pregressa, sendo a tetralogia de Fallot a cardiopatia com maior incidência de arritmia ventricular no pós-operatório. Nestes casos, são fatores de risco a idade avançada no momento da operação e maior tempo de pós-operatório, alargamento do QRS ao ECG (superior a 180 milissegundos), lesão residual significativa, disfunção ventricular, aumento da pressão sistólica e diastólica do VD, circulação extracorporal prolongada e sintomatologia significativa com palpitação e síncope.

Quanto à apresentação clínica e evolução a, taquicardia ventricular pode ser dividida em três grupos:

– Forma benigna: corresponde à maioria dos casos, ocorre em corações estruturalmente normais, é paroxística e não costuma estar associada à morte súbita.
– Forma associada à cardiopatia estrutural: pode ter ou não manifestações clínicas significativas, até mesmo morte súbita. Apresenta-se na forma paroxística ou intermitente.
– Forma maligna: em coração estruturalmente normal, ocorrendo síncope por comprometimento hemodinâmico ou morte súbita.

O ECG mostra FC aumentada, porém menos do que na TSV e complexo QRS alargado (> 0,08s), embora no lactente isto pode não estar presente. Não se identifica a onda P e há dissociação atrioventricular. Geralmente o intervalo RR é regular, mas pode ter amplitude variável com aspecto sugerindo taquicardia ventricular do tipo *torsades de pointes*. A taquicardia ventricular pode ser monomórfica (quando a estrutura do QRS é uniforme) ou polimórfica (morfologia do QRS variável).

Devido ao caráter potencialmente fatal da taquicardia ventricular na criança, a identificação desta arritmia demanda uma investigação exaustiva para afastar doenças cardíacas associadas.

As formas mais comuns de taquicardia ventricular são:

Taquicardia ventricular monomórfica idiopática

Tem origem na via de saída do VD e é mais comum em corações normais. A maioria dos pacientes é oligossintomática, porém até 20% dos casos podem apresentar síncopes, além de extrassístoles ventriculares com morfologia de bloqueio de ramo esquerdo ao ECG basal (D_2, D_3 e aVF positivos). Pode ser paroxística ou sustentada e costuma responder à manobra vagal e à adenosina, daí a denominação de taquicardia adenosina-sensível. O prognóstico é bom com remissão espontânea em 20% dos pacientes. A ablação por radiofrequência costuma ter sucesso nestes casos, porém é pouco efetiva nas demais taquicardias ventriculares.

Taquicardia ventricular fascicular

Também é mais comum em corações estruturalmente normais, tendo origem junto aos fascículos do ramo esquerdo. O paciente refere crises de palpitações paroxísticas e sustentadas, com FC entre 130-160bpm. Geralmente é bem tolerada, tendo prognóstico favorável. O ECG evidencia morfologia de bloqueio de ramo direito com bloqueio divisional anterossuperior na maioria dos casos. É uma taquicardia verapamil-sensível. Nos casos de falha desta medicação, pode ser tentada amiodarona ou ablação.

Taquicardia ventricular polimórfica com QT longo ou *torsades de pointes*

Pode ser congênita ou adquirida, está secundária ao uso de drogas tais como fenotiazinas, antidepressivos tricíclicos, terfenadina, eritromicina, espiramicina, sulfametoxazol-trimetoprima e vários antiarrítmicos (ver Quadro III-2). O QT longo pode ser persistente ou intermitente. A arritmia depende do estímulo adrenérgico, como ocorre na resposta ao estresse relacionado à cirurgia cardíaca ou à atividade física.

A síndrome do QT longo é uma das causas de taquicardia ventricular polimórfica em coração estruturalmente normal, podendo ter herança autossômica recessiva ou dominante. A apresentação clínica é heterogênea, sendo que a maioria dos pacientes se torna sintomática na adolescência e a morte súbita ocorre em até 8% dos portadores. Entretanto, nos casos que têm aparecimento precoce, antes do final do primeiro ano de vida, o prognóstico costuma ser ruim.

Para o diagnóstico da síndrome do QT longo, são necessários dois critérios maiores ou um maior e dois menores, tomando-se em conta a história clínica e o ECG de repouso. Os critérios maiores incluem prolongamento do intervalo QT (QT corrigido > 450 milissegundos), síncope induzida pelo estresse e história familiar da síndrome. Os critérios menores incluem surdez congênita, alternância da morfologia da onda T durante o ritmo sinusal, FC reduzida para a idade e repolarização ventricular anormal com onda T bizarra.

O QT corrigido (QTc) pode ser calculado pela fórmula de Bazett: QTc = QT medido/$\sqrt{RR}$. Atenção: utilizar valores em segundos. Os valores de QTc até 0,4s são considerados normais. Valores superiores alertam para a possibilidade de síndrome do QT longo, principalmente quando acima de 0,48s.

Durante a arritmia, observa-se rotação de 180° do eixo do QRS de modo progressivo e repetitivo em torno de um eixo imaginário (Fig. III-4).

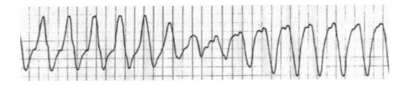

Figura III-4 – *Torsades de pointes.*

É uma arritmia maligna de difícil tratamento. Raramente é sustentada. Geralmente dura menos de 30 segundos e termina subitamente, retornando ao ritmo sinusal, ou degenera para fibrilação ventricular.

O tratamento depende da causa, repercussão hemodinâmica e idade do paciente. Inicialmente, devem-se corrigir os distúrbios eletrolíticos, principalmente a hipocaliemia, e suspender as medicações que levam ao prolongamento do intervalo QT. Nos casos de instabilidade hemodinâmica, o tratamento é a cardioversão imediata. Se não houver resposta, considerar sulfato de magnésio por via intravenosa, 25 a 50mg/kg, na dose máxima de 2g, que pode ser repetida uma vez. Podem ser usadas também manobras para elevar a frequencia atrial, tais como isoproterenol e *overdrive suppression*.

Podem ser usados agentes antiarrítmicos das classes I e III para a supressão aguda e o tratamento de manutenção (ver Quadro III-2). Nas formas adrenérgicas, desencadeadas pelo estresse no teste de esforço, o uso de betabloqueador é o mais indicado, reduzindo de forma importante o risco de morte súbita, quando mantido após o controle da crise. Se o paciente for refratário ao uso do betabloqueador ou bradicárdico, pode ser associado o marca-passo definitivo. Já nos casos de QT longo adquirido o objetivo do tratamento inicial é encurtar o intervalo QT e deprimir os pós-potenciais precoces, o que é possível aumentando-se a FC com isoproterenol, atropina ou por meio de marca-passo provisório.

TRATAMENTO DAS TAQUIARRITMIAS

Na unidade de terapia intensiva pediátrica, o tratamento inicial das taquiarritmias deverá ser instituído antes do diagnóstico específico. A abordagem inicial visa ao controle da FC e, após a estabilização da criança, esta deve ser avaliada pelo cardiologista pediátrico para a programação terapêutica de manutenção. A escolha da abordagem terapêutica depende basicamente de três fatores: mecanismo da arritmia, tipo de arritmia e comprometimento hemodinâmico.

Os pacientes devem ser avaliados no esquema do ABC da ressuscitação cardiopulmonar e as seguintes ações devem ser desencadeadas de forma simultânea, porém respeitando a prioridade na sequência descrita:

– **Avaliar A e B**: observar sinais clínicos de insuficiência respiratória, oferecer oxigênio ou ventilar conforme a necessidade.

– **Avaliar C**: observar sinais clínicos de choque, manter a monitorização cardíaca com cardioscópio e controlar a pressão arterial. Manter via de acesso venoso adequada e funcionante. Se houver instabilidade hemodinâmica, o acesso central é o ideal. Realizar eletrocardiograma para o diagnóstico diferencial.

O tratamento das taquiarritmias pode ser realizado da seguinte forma: interrupção do episódio, controle da FC e profilaxia das recorrências.

– **Interrupção do episódio**: na abordagem inicial podemos diferenciar a arritmia conforme o traçado em QRS estreito (até 0,08s) e QRS largo (maior que 0,08s) e com ou sem sinais de instabilidade hemodinâmica. Dessa forma, é possível a abordagem agressiva das taquicardias ventriculares ou TSV com comprometimento hemodinâmico e que têm maior probabilidade de evolução desfavorável (Fig. III-5). Devemos estar atentos à correção dos distúrbios eletrolíticos ou metabólicos e hipoxemia, suspender medicamentos que estejam relacionados ao possível aumento de ectopias e à instituição de tratamentos específicos para taquicardia ventricular induzida por droga (por exemplo, Digibind® ou fenitoína para os casos de intoxicação digitálica, bicarbonato de sódio para intoxicação por antidepressivos tricíclicos).

Taquicardia com QRS estreito ($\leq 0,08s$)

Manobras vagais – deprimem a condução pelo nó atrioventricular e podem ser realizadas no paciente hemodinamicamente estável. Podem ser instituídas nas crianças instáveis até que a cardioversão seja preparada.

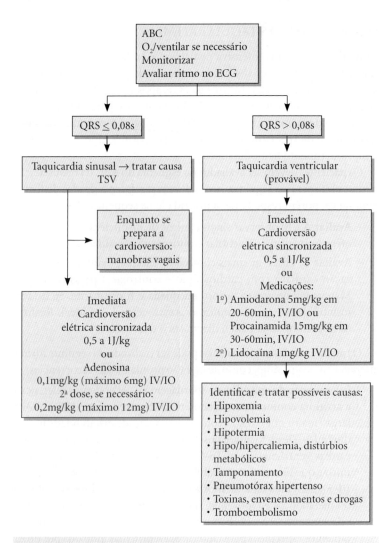

Figura III-5 – Fluxograma da taquicardia com pulsos palpáveis e má perfusão.

Nas crianças menores de 2 anos, coloca-se água gelada (toalha ou gelo picado em saco plástico) na face, sobre os olhos, sem obstruir as vias aéreas, por 5 a 10 segundos. A manobra de Valsalva é realizada provocando-se tosse com estimulação traqueal ou vômito com espátula na língua e as crianças maiores podem ser orientadas a soprar contra uma resistência (um canudo entupido ou o dorso da mão, por exemplo). A massagem do seio carotídeo é obtida com a pressão circular da região cervical anteros-superior, próximo ao ângulo da mandíbula, por curtos períodos (3 a 5s). A compressão do globo ocular é contraindicada pelo risco de lesão permanente das estruturas intraoculares.

Cardioversão química e elétrica – são os procedimentos de escolha para os pacientes com sinais de hipoperfusão sistêmica e devem ser realizados o mais rapidamente possível.

• Cardioversão química – é realizada pelo uso da adenosina. É uma droga eficaz e altamente segura, podendo ser utilizada com outros antiarrítmicos e em pacientes com disfunção miocárdica. Deve ser administrada em acesso venoso próximo do coração, pela técnica de injeção com duas seringas. Primeiro, injeta-se rapidamente a adenosina 0,1mg/kg (máximo 6mg) e a seguir lava-se rapidamente a via de infusão com 5mL de soro fisiológico. Pode-se repetir o procedimento com o dobro da dose, no máximo 12mg. A adenosina bloqueia completamente a condução pelo nó atrioventricular por cerca de 10 segundos. A parada ventricular neste breve período indica que sua administração foi adequada. Nas arritmias confinadas ao átrio, durante a administração da adenosina, ocorre redução transitória da resposta ventricular, porém rápido retorno ao ritmo taquicárdico, sendo possível, em alguns casos, a identificação da onda P e a definição sobre o ritmo de base.

No tratamento farmacológico das taquiarritmias cujo estímulo passa pelo nó atrioventricular, podem ser usadas também drogas que lentificam a condução neste, além da adenosina, tais como digoxina, propranolol e verapamil. Fibrilação atrial, *flutter*, taquicardia funcional ectópica, taquicardia atrial ectópica e taquicardia por reentrada nodal podem ter boa resposta com estas medicações. Nas arritmias confinadas ao átrio, durante a administração da adenosina, embora a reversão para o ritmo sinusal seja pouco comum, ocorre redução transitória da resposta ventricular, sendo possível, em alguns casos, a identificação da onda P e a definição sobre o ritmo de base.

Nas demais, é possível a utilização de drogas que atuam no tecido atrial ou anômalo como amiodarona, procainamida, propafenona e quinidina. Neste grupo, dentro das taquicardias de QRS estreito, as principais são relacionadas à via acessória como a síndrome de Wolf Parkinson-White. Nestes casos, retardar a condução pelo nó atrioventricular pode ser perigoso levando à fibrilação ventricular.

• Cardioversão elétrica sincronizada – é realizada após sedação e analgesia e, quando necessário, ventilação assistida, além de monitorização da PA e possibilidade de marca-passo externo. Entretanto, não se deve retardar o procedimento em pacientes instáveis com tentativas de obter acesso vascular para a administração de adenosina ou mesmo sedação e analgesia.

O procedimento constitui-se em ativar o circuito sincronizador (*sync mode*), selecionar a derivação que forneça a onda R de maior amplitude, selecionar a carga inicial de 0,5 a 1J/kg, podendo chegar até a 2J/kg, conectar e posicionar as pás no tórax do paciente, avisar a equipe da liberação do choque, acionar os botões de descarga elétrica simultaneamente e durante o tempo necessário para que a carga seja disparada. Se não houver resposta, aumentar a segunda dose para o dobro da primeira, geralmente após um intervalo de 2 minutos.

No caso de pacientes portadores de marca-passo, alguns cuidados devem ser tomados, tais como o posicionamento das pás longe do gerador, menor quantidade de Joules e, assim que possível, avaliar o marca-passo após a cardioversão.

Taquicardia com QRS largo (> 0,08s)

Nos pacientes sem diagnóstico prévio da arritmia, a taquicardia com QRS largo deve ser tratada como taquicardia ventricular.

Quando há pulso, deve-se proceder à cardioversão elétrica sincronizada conforme descrito para a TSV. A cardioversão química pode ser tentada nos pacientes estáveis e com acesso venoso. São opções nestes casos a amiodarona, a procainamida, a propafenona e a lidocaína (esta em último caso, devido aos poucos estudos em crianças ou comprovação de ação) (Fig. III-5).

Na ausência de pulso, está indicada a desfibrilação. Devem ser liberados três choques seguidos, não sincronizados, com verificação do ritmo após cada choque, com carga de 2-4-4J/kg de peso. Se não houver sucesso, prosseguir com a RCP e considerar a administração de drogas antiarrítmicas, tais como amiodarona, lidocaína ou magnésio, antes de novos choques. As drogas devem ser administradas cerca de 30 a 60 segundos antes do choque para que cheguem ao local de ação antes da descarga elétrica e neste intervalo o paciente deve receber RCP. A sequência indicada é droga-RCP-choque ou droga-RCP-choque-choque-choque.

Se for caracterizada taquicardia ventricular *torsades de pointes*, após a desfibrilação segue-se a infusão contínua de lidocaína ou sulfato de magnésio. Também pode ser usada a estimulação cardíaca artificial temporária (*overdrive suppression*).

Outras medidas que devem ser adotadas são o reposicionamento dos cateteres intracardíacos que estejam com a ponta na parede ventricular e a suspensão de drogas associadas à taquicardia ventricular.

Controle da FC

Podem ser utilizados digitálicos, betabloqueadores ou bloqueadores do canal de cálcio. Muitas vezes, é a conduta inicial mais importante, principalmente no pós-operatório de cardiopatia congênita, mesmo que a reversão ao ritmo de base não seja atingida.

Profilaxia das recorrências

Para a escolha do tratamento definitivo, devemos ter conhecimento da anatomia e função cardíaca por meio do ecocardiograma.

Na TSV esporádica, bem tolerada e autolimitada, recomenda-se o acompanhamento clínico. Já na TSV frequente, de longa duração ou mal tolerada, está indicado o tratamento farmacológico ou não farmacológico (ablação por cateter de radiofrequência ou exérese cirúrgica do foco arritmogênico).

No pós-operatório de cirurgia cardíaca, após a reversão das taquiarritmias, o tratamento profilático deve ser mantido até que se tenha uma avaliação mais minuciosa do quadro pelo cardiologista infantil. Nestes casos, para a definição da droga de escolha, devemos estar atentos às medicações que o paciente já está recebendo, como, por exemplo, as catecolaminas por via intravenosa e a digoxina, que podem ter efeito deletério quando associadas a alguns agentes antiarrítmicos.

Atenção especial deve ser dada aos pacientes que apresentam depressão da função ventricular esquerda ou instabilidade hemodinâmica, pois drogas antiarrítmicas podem ter efeito inotrópico negativo ou pró-arritmogênico. Nos pacientes com evidência de pré-excitação estão contraindicados digital e verapamil.

Cuidados para a cardioversão elétrica bem-sucedida

Observar os fatores que determinam a impedância torácica, ou seja, a resistência ao fluxo da corrente elétrica através do tórax, a saber: carga selecionada (Joules), número de choques, intervalo de tempo entre os choques, tamanho das pás, material condutor, fase da ventilação e pressão das pás.

– Tamanho das pás: quanto maior a superfície de contato pá-pele, melhor. As pás não devem estar em contato, pois ocorrerá perda de corrente elétrica. Pás infantis devem ser usadas em crianças até 1 ano ou 10kg de peso corporal. Acima disso, usar pás adultas (8 a 13cm). Na indisponibilidade de pás infantis, é possível a utilização da pá de adulto com a potência calculada pelo peso da criança e colocando as pás em posição anterossuperior e posteroinferior do tórax.

- Interface: deve-se prover um meio de baixa impedância como gel de eletrodo, gazes em solução fisiológica ou adesivos condutores para a desfibrilação. Não deve ser utilizado o gel de ultrassom, álcool ou cardioversão a seco, e deve-se evitar que o meio condutor de uma pá entre em contato com a outra para não haver curto-circuito e perda de corrente.
- Posição das pás (eletrodos): normalmente, utiliza-se uma pá infraclavicular direita (na base do coração) e outra à esquerda do mamilo esquerdo (linha axilar anterior, na ponta do coração). Na dextrocardia, deve-se posicionar as pás em espelho desta posição.
- Segurança: somente deve-se aplicar o choque após verificar que não há pessoas em contato com o corpo do paciente e os objetos contíguos a ele (incluindo tubo traqueal, bolsa de ventilação e equipos de soro).

RITMOS DE COLAPSO (PARADA SEM PULSO)

Incluem a taquicardia ventricular sem pulso, a fibrilação ventricular, a atividade elétrica sem pulso e a assistolia.

Fibrilação ventricular

É uma arritmia rápida e irregular caracterizada por complexos QRS de baixa amplitude (Fig. III-6). Ela pode ser primária ou a manifestação degenerativa do ritmo da taquicardia ventricular. As situações mais comumente relacionadas à fibrilação ventricular são agressão intensa ao miocárdio, prolongamento do QT e síndrome de Wolff-Parkinson-White.

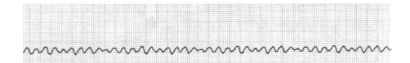

Figura III-6 – Fibrilação ventricular.

Atividade elétrica sem pulso (AESP)

Há um registro eletrocardiográfico de atividade elétrica rítmica, diferente de fibrilação ventricular ou taquicardia ventricular, sem pulso central palpável. Na maioria dos casos, é a condição que precede imediatamente a assistolia, após um período prolongado de hipóxia ou isquemia miocárdica. Ocasionalmente, decorre da queda do débito cardíaco devido a eventos potencialmente reversíveis.

Nestes casos, o ECG mostra FC normal, elevada ou rapidamente declinante. As principais causas são a hipovolemia grave, o pneumotórax hipertenso ou o tamponamento cardíaco.

Segundo o *American College of Cardiology* e a *American Heart Association*, as principais causas podem ser estudadas como 4H (**h**ipoxemia, **h**ipovolemia, **h**ipotermia, **h**iper ou **h**ipocaliemia e outros distúrbios metabólicos, incluindo acidose e hipoglicemia) e 4T (**t**amponamento cardíaco, pneumo**t**órax hipertenso, **t**oxinas, venenos e drogas e **t**romboembolismo pulmonar ou coronariano).

Assistolia

Ausência de atividade elétrica cardíaca, com traçado isoelétrico e eventuais escapes ventriculares ao ECG. É a forma mais comum de parada cardíaca em crianças, sendo geralmente precedida por um longo período de hipóxia ou isquemia, decorrente de insuficiência respiratória ou choque.

TRATAMENTO DOS RITMOS DE COLAPSO

Todas as causas devem ser tratadas com ressuscitação cardiopulmonar (RCP), com ventilação, oxigenação, compressões torácicas e adrenalina em doses convencionais, repetida a cada 3 a 5 minutos.

O tratamento da fibrilação ventricular é idêntico ao da taquicardia ventricular sem pulso, sendo necessário alternar a RCP com a desfibrilação elétrica. A adrenalina aumenta o vigor e a intensidade da fibrilação ventricular, favorecendo o sucesso da desfibrilação. Na taquicardia ventricular ou fibrilação ventricular resistentes ao choque pode ser usada amiodarona, lidocaína e magnésio. Veja mais detalhes na seção sobre o tratamento das taquiarritmias com QRS largo.

A AESP deve ser tratada com RCP associada à identificação e à correção das causas reversíveis (Fig. III-7).

BRADIARRITMIAS

Na unidade de terapia intensiva, a bradiarritmia não é definida por valores absolutos da FC, mas sim pelos sinais de comprometimento da perfusão sistêmica, hipotensão ou sinais de falência cardíaca. A FC mínima

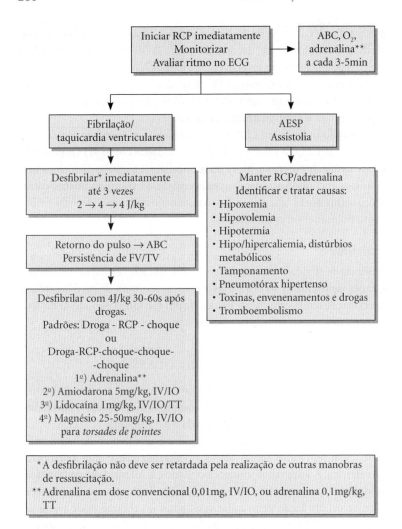

Figura III-7 – Fluxograma para a abordagem dos ritmos de colapso.

para a idade pode variar conforme o estado clínico da criança, devendo ter valores maiores, por exemplo, quando a criança estiver febril, no pós--operatório de cirurgia cardíaca ou em vigência de disfunção miocárdica.

A bradicardia geralmente é um ritmo pré-terminal associado à hipoxemia, à hipotensão e à acidose. Pode também ser causada por estimulação vagal excessiva, como na aspiração das vias aéreas, hipoglicemia, hipercaliemia, acidose, hipotermia, intoxicação por drogas (por exemplo, digoxina, betabloqueadores etc.) e outros medicamentos, doença cardíaca e disfunção do nó sinusal, pós-operatório de cirurgia cardíaca, agressões ao sistema nervoso central com elevação da pressão intracraniana, entre outros.

As síndromes bradicárdicas mais comuns são a bradicardia sinusal, a parada sinusal com ritmo juncional lento ou ritmo de escape ventricular, e os graus variados de bloqueio atrioventricular (BAV).

Os pacientes com BAV congênito e coração estruturalmente normal podem ser completamente assintomáticos, especialmente se o ritmo de escape apresentar FC maior e houver boa resposta cronotrópica ao exercício. Caso contrário, o paciente pode ter fadiga, intolerância ao exercício, síncope e sinais de ICC.

No pós-operatório, a bradicardia pode levar à má perfusão tecidual, ao débito urinário reduzido e à hipotensão.

Bradicardia sinusal

Não se trata de uma arritmia propriamente dita, pois o ritmo de base é sinusal (onda P com polaridade positiva em DI, DII e aVF). As pausas sinusais superiores a 3 segundos devem ser cuidadosamente avaliadas.

Bloqueio atrioventricular

Há retardo na condução ou interrupção da transmissão do impulso elétrico. Pode ser congênito, relacionado a modificações do tônus vagal ou adquirido, secundário a isquemia, infarto ou fibrose, uso de medicamentos ou drogas, toxinas, pós-operatório de transplante cardíaco, edema transitório ou lesão dos tecidos de condução nas cirurgias de cardiopatias congênitas e na ablação terapêutica das arritmias, doenças inflamatórias do miocárdio como miocardite, miocardiopatia dilatada ou hipertrófica.

O BAV divide-se em 1º, 2º (tipos I e II) e 3º graus, podendo ocorrer em qualquer nível do feixe de condução (nó sinusal, nó atrioventricular, feixe de His e feixes fasciculares).

1º Grau

O intervalo PR está aumentado. Mas o estímulo é sempre conduzido ao ventrículo, com uma relação 1:1 entre P e QRS.

Nestes casos, quando estiver associado a cardiopatias congênitas ou estiver presente no pós-operatório de cirurgia cardíaca, deve-se dar atenção à possibilidade de evolução para graus mais avançados de BAV. Digoxina e betabloqueadores devem ser usados com cautela. Nos casos isolados, é benigno e não requer tratamento.

2º Grau

A despolarização atrial não é conduzida para os ventrículos. Divide-se em Mobitz I ou II. No Mobitz I (bloqueio atrioventricular do tipo Wenckebach), ocorre alargamento gradual do intervalo PR até que um estímulo é totalmente bloqueado. Trata-se de um ritmo benigno que costuma ser secundário a um tônus vagal aumentado e não requer tratamento. Se for sintomático e associado a medicação cronotrópica negativa, esta deverá ser suspensa ou reduzida.

No BAV de 2º grau Mobitz II, ocorre falha súbita na condução para o ventrículo, sem que haja aumento dos intervalos PR precedentes. Dá-se o bloqueio logo abaixo do nó atrioventricular. É comum em pacientes portadores de cardiopatia congênita ou após cirurgia cardíaca. Pode evoluir para BAV total, devendo ser acompanhado com cautela. Nestes casos, há indicação de marca-passo definitivo, inclusive em pacientes em pós-operatório de cardiopatia congênita e com ritmo de escape com frequência baixa e sem melhora após 10 a 14 dias de pós-operatório.

Pode haver um padrão repetitivo no número de ondas P bloqueadas antes que haja condução nos BAVs de 2º grau (2:1 ou mais).

3º Grau

É o bloqueio atrioventricular completo em que a despolarização atrial não é conduzida aos ventrículos, havendo dissociação total entre P e QRS (Fig. III-8). Pode ser congênito ou adquirido. A FC é mantida pelo ritmo de escape gerado abaixo do local do bloqueio. Até 50% dos casos está associado a cardiopatia congênita, principalmente TCGA e anormalidade estruturais dos septos cardíacos. Na forma congênita, está relacionado à presença de lúpus eritematoso ou rubéola, acometendo a gestante durante a gravidez. A gestante portadora de lúpus apresenta anticorpos anti-Ro (SS-B) e anti-La (SS-A) que causam inflamação do sistema de condução do feto. A forma adquirida pode ocorrer após cirurgias cardíacas em 2 a 3% dos casos, especialmente aquelas com manipulação de regiões próximas aos feixes de condução, tais como as correções de CIV, defeitos do septo atrioventricular e tetralogia de Fallot, cirurgias de Fontan e Mustard.

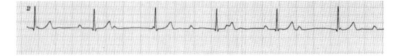

Figura III-8 – Bloqueio atrioventricular total.

Nos casos nos quais o coração apresenta fisiologia univentricular, a contração atrial tem contribuição importante para o débito cardíaco. Sendo assim, mesmo nos pacientes assintomáticos, é recomendado o uso de marca-passo definitivo quando ocorrer mais de 25% de ritmo juncional na vigília, em Holter de 24 horas, pausa sinusal acima de 3 segundos, disfunção ventricular e FC de repouso menor ou igual a 40 batimentos por minuto.

Na forma congênita, geralmente há boa resposta cronotrópica ao exercício, sendo indicado marca-passo definitivo apenas nos casos de síncope, pré-síncope ou sinais de ICC.

TRATAMENTO DAS BRADIARRITMIAS

É determinado pela presença de sinais de repercussão clínica e, em caso de BAV, se este é congênito ou adquirido. A idade da criança é importante na definição da FC limítrofe aceitável e na indicação do uso do marca-passo definitivo.

No bradicardia aguda, com sinais de hipoperfusão sistêmica, o tratamento deve ser imediato na seguinte sequência:

- Ventilar e oxigenar com oxigênio a 100%.
- Monitorização do ritmo cardíaco. O quanto antes deve-se obter ECG de superfície para a classificação da arritmia, sem retardar os esforços de RCP.
- Se FC < 60bpm e sinais de hipoperfusão sistêmica, iniciam-se manobras de RCP e apoio farmacológico.
- Na RCP, a adrenalina é a droga de escolha na maioria das situações e pode ser feita por via intravenosa, intraóssea ou intratraqueal. A atropina é a primeira opção nos casos de bloqueio cardíaco por estimulação vagal, também podendo ser usado o isoproterenol.
- Quando não houver resposta ao tratamento medicamentoso, em casos selecionados de BAV total ou função anormal do nó sinusal, poderá ser necessário o marca-passo transitório de emergência. Nestes casos, a estimulação cardíaca artificial se dá por eletrodos externos, aderidos à pele do paciente ou pela colocação de eletrodos internos por via intravenosa, nos pacientes de mais idade.
- Lembrar de suspender sedativos ou medicações que tenham efeito cronotrópico negativo.

Após a ressuscitação inicial, se o paciente mantiver FC abaixo da normal para idade e acima de 60 com sintomatologia de hipoperfusão tecidual ou bradicardia recorrente, considerar a injeção contínua de adrenalina, dopamina ou isoproterenol.

No pós-operatório de cirurgias com risco de BAV, como nos casos de circulação extracorporal ou com manipulação da região dos feixes de condução, eletrodos de superfície são implantados no epicárdio dos átrios e ventrículos e podem ser conectados a um gerador para a estimulação cardíaca artificial e controle dos distúrbios do ritmo cardíaco. A estimulação atrial pode ser usada se a condução atrioventricular estiver preservada, porém é mais seguro garantir a estimulação ventricular até que o controle definitivo para a FC seja instituído. Nos casos de bloqueio da condução pelo nó atrioventricular é necessária a estimulação ventricular e se possível a sincronização atrioventricular com marca-passo bicameral.

Em algumas situações, pode ser indicada a estimulação cardíaca artificial permanente (colocação de marca-passo definitivo), tais como o BAV congênito ou adquirido, a bradicardia sintomática irreversível após cirurgia cardíaca, a doença do nó sinusal e a síndrome do QT longo congênito.

A FC limítrofe para indicação do marca-passo varia conforme a idade e a presença e intensidade dos sintomas. De maneira geral, o recém-nascido e crianças portadoras de cardiopatia congênita com FC < 55bpm devem ser submetidas à colocação de marca-passo definitivo, mesmo quando assintomáticas, devido ao maior risco de apresentarem morte súbita. Nas crianças maiores, o marca-passo definitivo está indicado quando a FC média é inferior a 50bpm, nos pacientes sintomáticos e se houver QRS alargado, arritmia ventricular complexa ou QTc prolongado (> 460 milissegundos), devido ao risco de morte súbita, e na maioria dos pacientes portadores de BAV congênito, após a adolescência.

No pós-operatório de cirurgia cardíaca, pode-se aguardar o retorno ao ritmo sinusal por até 14 dias, pois o BAV pode ser secundário ao edema decorrente da manipulação cirúrgica. Após este período, deverá ser realizado o implante do marca-passo definitivo.

Os marca-passos definitivos implantados em crianças costumam ser unicamerais e o eletrodo epicárdico, praticamente não mais usado em adultos, continua sendo o preferencial. No seguimento tardio deste pacientes, deve-se estar atento à maior facilidade de perda de condução por aumento crônico do limiar, fratura do cabo-eletrodo e problemas na loja do gerador. Para a regulação do marca-passo definitivo, a FC mínima dependerá da idade do paciente, da cardiopatia de base e da sua condição clínica. A criança deve permanecer 24 horas em repouso no leito após a implantação do marca-passo definitivo, sendo liberada para atividades físicas leves após este período.

Lembramos que o uso de cardioversão e desfibrilação podem danificar o marca-passo definitivo, levando à perda de comando. Nestes casos, deve-se proteger o gerador de pulsos por meio do posicionamento invertido das placas de descarga elétrica, ou com a colocação de um ímã sobre o gerador de pulsos. Ressonância magnética também é proibida para os pacientes portadores de marca-passo definitivo.

EXTRASSÍSTOLES

Podem ser desencadeadas em vários locais do coração, visto que existe capacidade de condução elétrica tanto nos átrios quanto nos ventrículos. A morfologia da extrassístole será tanto mais próxima do complexo normal quanto mais "alto" for o ponto de escape, ou seja, mais próximo do nó sinusal.

As ectopias desencadeadas no átrio são mais comuns e costumam ser benignas, não necessitando de terapêutica específica. Podem ser conduzidas para o ventrículo gerando contração ventricular com padrão diferente do ritmo sinusal ou podem ser bloqueadas no nó atrioventricular. Caracteristicamente, as extrassístoles benignas costumam ser suprimidas pelo aumento da FC, apresentam intervalo de acoplamento constante e intervalo QT corrigido (QTc) normal.

São mais frequentes em recém-nascidos (até 30% deles apresentam extrassístoles) e costumam desaparecer espontaneamente com o passar dos dias. As extrassístoles juncionais também são comuns e fisiológicas, principalmente durante o sono e em indivíduos com tônus vagal aumentado. Já as extrassístoles ventriculares geralmente têm duração superior ao complexo QRS normal e morfologia diferente e, embora a maioria não tenha significado clínico, devem ser investigadas mais profundamente.

Em torno de 2% das crianças normais apresentam extrassístoles ventriculares ao ECG basal, entretanto, como os fatores relacionados e desencadeantes de extrassístoles ventriculares e taquicardia ventricular são semelhantes, a avaliação diagnóstica deve ser mais cuidadosa. As causas de extrassístoles ventriculares são semelhantes às da taquicardia ventricular: distúrbios metabólicos e hidroeletrolíticos, uso de drogas, toxinas e anormalidades estruturais ou adquiridas do miocárdio.

A extrassístole ventricular pode ser monomórfica ou polimórfica (morfologia diversa). A extrassístole ventricular monomórfica é um achado considerado benigno nas crianças assintomáticas, com QTc normal e coração estruturalmente normal, não sendo necessários maiores cuidados. Crianças sintomáticas devem ser submetidas a teste de esforço e, se houver aumento do número de extrassístoles durante o esforço ou degeneração para taquicardia ventricular, a investigação deverá ser ampliada. Cuidado especial também deve ser dado aos pacientes com doença cardíaca estrutural ou história de síncope, em que a extrassístole ventricular serve como sinalizador da possibilidade de degeneração para arritmia grave.

MEDICAMENTOS ANTIARRÍTMICOS

Os medicamentos antiarrítmicos são classificados de acordo com seu mecanismo de ação (Quadro III-2).

A amiodarona merece uma consideração especial. Ela se tornou importante arma na terapêutica de várias arritmias, devido à segurança e à eficácia do seu uso em adultos. No entanto, há poucas evidências destas qualidades no uso em crianças, principalmente na forma injetável. Além disso, um componente plástico do equipo de soro de PVC, tóxico para o sistema reprodutivo de meninos, é liberado em contato com a medicação. Como ainda não há consenso nem opção mais adequada, recomenda-se a administração fracionada e em curto período das doses intravenosas de resgate e impregnação. Injeções de 0,25 a 1,25mg/kg em 10 minutos foram associadas à menor frequência de complicações graves (hipotensão, bradicardia e BAV) do que a dose de 2,5mg/kg. Os intervalos entre estas alíquotas foram de 5 minutos na fase de resgate e de 2 horas na fase de impregnação. A droga deve ser aspirada no momento da administração e não permanecer em seringa ou reservatório plástico aguardando o momento do uso. A diluição é feita em soro glicosado a 5%, com no máximo 6mg/mL, sendo que concentrações superiores a 2mg/kg devem ser injetadas por cateter venoso central.

BIBLIOGRAFIA

Batra AS, Chun DS, Jhonson DR et al. A prospective analysis of the incidence and risk factors associated with junctional ectopic tachycardia following surgery for congenital heart disease. Pediatric Cardiol 2006;27:51-5.

Berger S, Dhala A. The diagnosis and management of acute arrhythmias in the pediatric intensive care unit. In Zucker S. Current Concepts in Pediatric Critical Care. SCCM; 1997. pp.115-32.

Bocka JJ. Electromechanical dissociation in human beings: an echocardiographic evaluation. Ann Emerg Med 1988;5:450-2.

Coltro MB, Vilela R. Arritmias cardíacas. In Reis MC, Zambon MP. eds. Manual de Urgências e Emergências em Pediatria. 2ª ed. Revinter: Rio de Janeiro; 2010. pp. 169-78.

Dubin A. Disturbances of rate and rhythm of the heart. In Behrman (ed.). Nelson Textbook of Pediatrics. 17th ed. Elsevier; 2004. pp.1554-65.

Gregoratos G, Abrams J, Epstein AE et al. ACC/AHA/NASPE 2002 guideline update for implantation of cardiac pacemaker and antiarrhythmia devices: summary article. A report of the American College of Cardiology/American Heart Association Task Force on Practice Guidelines (ACC/AHA/NASPE Committee to Update de 1998 Pacemaker Guidelines). J Cardiovasc Electrophysiol 2002;13:1183-99.

Hazinsky MF. Rhythm disturbances. In Hazinsky MF (ed). Pediatric Advanced Life Support. Provider Manual. American Heart Association, 2002, pp.185-228.

Heintz KM, Hollenberg S. Perioperative cardiac issues: postoperative arrhythmias. Surg Clin N Am 2005;85:1103-14.

Moreira DAR. Arritmias cardíacas. Clínica, Diagnóstico e Terapêutica. Artes Médicas, 1995.

Park MK. Cardiac Arrhythmias. In Park MK. Pediatric Cardiology for Practitioners. 4th ed. Mosby; 2002. pp.33-62.

Romanzin L, Costa R. Taquiarritmias e estimulação cardíaca artificial. In Croti UA, Mattos SS, Pinto Jr. VC et al. eds. Cardiologia e Cirurgia Cardiovascular Pediátrica. São Paulo: Roca; 2008, pp.699-730.

Saul JP, Scott WA, Brown S, Marantz P et al. Intravenous amiodarone for incessant tachyarrhythmias in children: a randomized, double-blind, antiarrhythmic drug trial. Circulation 2005;112:3470-77.

Schwam E. Pulseless electrical activity: when is closed chest cardiac massage beneficial? American Journal of Emergency Medicine 2003;2:160-1.

Stephanie JD, Ghazala QS. Pediatric Dysrhythmias. Pediatr Clin North Am 2006;53: 85-105.

Trappe HJ, Brandts B, Weismueller P. Arrhythmias in the intensive care patient. Curr Opin Crit Care 2003;9:345-55.

CAPÍTULO 3

Crises Hipertensivas na Infância

CLÁUDIO MANOEL HENRIQUES GUEDES

INTRODUÇÃO

A definição de hipertensão arterial (HA) na infância é estatística, visto que não há estudos que determinem quais são os níveis tensionais associados a doenças futuras. No fim dos anos 1990, foi publicada uma atualização que continha tabelas normativas com altura, idade e sexo, para o diagnóstico de HA em crianças e adolescentes (Tabelas III-1 e III-2).

A partir daí, definiu-se HA como a pressão arterial (PA) sistólica ou diastólica maior ou igual ao percentil 95 aferida em três ocasiões diferentes, comparando-se o resultado encontrado à aferição com os valores de referência adotados em 1996 (Tabelas III-1 e III-2).

Ressalta-se também que a partir da atualização de 1996 se considerou que, para todas as idades, o quinto som de Korotkoff (desaparecimento dos sons à desinsuflação do manguito durante a aferição da PA) servia para determinar a pressão diastólica. Para crianças menores de 1 ano de idade, este quinto som pode não existir, utilizando-se, dessa forma, a pressão arterial sistólica para definir HA.

A prevalência da HA na infância é de 1 a 13%. Esta variação ocorre devido à metodologia usada em cada estudo.

A escolha do aparelho de aferição da PA em crianças, bem como a técnica adequada são de fundamental importância. Em unidades de terapia intensiva, utilizam-se aparelhos automáticos para aferir a PA, os quais avaliam melhor a pressão sistólica. Entretanto, há necessidade de calibrações frequentes.

3 CRISES HIPERTENSIVAS NA INFÂNCIA

Tabela III-1 – Níveis de pressão arterial para o 90º e 95º percentis de pressão arterial relacionados com os percentis de altura de meninos de 1 a 17 anos. Adaptado de *National High Blood Pressure Education Program*, 1996.

Idade (anos)	Percentil da pressão sanguínea*	Pressão arterial sistólica por percentil de estatura em mmHg**								Pressão arterial diastólica por percentil de estatura em mmHg**							
		5%	10%	25%	50%	75%	90%	95%	5%	10%	25%	50%	75%	90%	95%
1	90º	94	95	97	98	100	102	102	50	51	52	53	54	54	55
	95º	98	99	101	102	104	106	106	55	55	56	57	58	59	59
2	90º	98	99	100	102	104	105	106	55	55	56	57	58	59	59
	95º	101	102	104	106	108	109	110	59	59	60	61	62	63	63
3	90º	100	101	103	105	107	108	109	59	59	60	61	62	63	63
	95º	104	105	107	109	111	112	113	63	63	64	65	66	67	67
4	90º	102	103	105	107	109	110	111	62	62	63	64	65	66	66
	95º	106	107	109	111	113	114	115	66	67	67	68	69	70	71
5	90º	104	105	106	108	110	112	112	65	65	66	67	68	69	69
	95º	108	109	110	112	114	115	116	69	70	70	71	72	73	74
6	90º	105	106	108	110	111	113	114	67	68	69	70	70	71	72
	95º	109	110	112	114	115	117	117	72	72	73	74	75	76	76
7	90º	106	107	109	111	113	114	115	69	70	71	72	72	73	74
	95º	110	111	113	115	116	118	119	74	74	75	76	77	78	78
8	90º	107	108	110	112	114	115	116	71	71	72	73	74	75	75
	95º	111	112	114	116	118	119	120	75	76	76	77	78	79	80
9	90º	109	110	112	113	115	117	117	72	73	73	74	75	76	77
	95º	113	114	116	117	119	121	121	76	77	78	79	80	80	81

Tabela III-1 – Níveis de pressão arterial para o 90º e 95º percentis de pressão arterial relacionados com os percentis de altura de meninos de 1 a 17 anos. Adaptado de *National High Blood Pressure Education Program*, 1996. (*continuação*).

Idade (anos)	Percentil da pressão sanguínea*	Pressão arterial sistólica por percentil de estatura em mmHg**							Pressão arterial diastólica por percentil de estatura em mmHg**						
		5%	10%	25%	50%	75%	90%	95%	5%	10%	25%	50%	75%	90%	95%
10	90º	110	112	113	115	117	118	119	73	74	74	75	76	77	78
	95º	114	115	117	119	121	122	123	77	78	79	80	80	81	82
11	90º	112	113	115	117	119	120	121	74	74	75	76	77	78	78
	95º	116	117	119	121	123	124	125	78	79	79	80	81	82	83
12	90º	115	116	117	119	121	123	123	75	75	76	77	78	78	79
	95º	119	120	121	123	125	126	127	79	79	80	81	82	83	83
13	90º	117	118	120	122	124	125	126	75	76	76	77	78	79	80
	95º	121	122	124	126	128	129	130	79	80	81	82	83	83	84
14	90º	120	121	123	125	126	128	128	76	76	77	78	79	80	80
	95º	124	125	127	128	130	132	132	80	81	81	82	83	84	85
15	90º	123	124	125	127	129	131	131	77	77	78	79	80	81	81
	95º	127	128	129	131	133	134	135	81	82	83	83	84	85	86
16	90º	125	126	128	130	132	133	134	79	79	80	81	82	82	83
	95º	129	130	132	134	136	137	138	83	83	84	85	86	87	87
17	90º	128	129	131	133	134	136	136	81	81	82	83	84	85	85
	95º	132	133	135	136	138	140	140	85	85	86	87	88	89	89

* O percentil de pressão foi determinado por uma única medida.
** O percentil de altura foi determinado pelas curvas-padrão de crescimento.

Tabela III-2 – Níveis de pressão arterial para o 50º e 95º percentis de pressão arterial relacionados com os percentis de altura de meninas de 1 a 17 anos. Adaptado de *National High Blood Pressure Education Program*, 1996.

Idade (anos)	Percentil da pressão sanguínea*	Pressão arterial sistólica por percentil de estatura em mmHg**							Pressão arterial diastólica por percentil de estatura em mmHg**						
		5%	10%	25%	50%	75%	90%	95%	5%	10%	25%	50%	75%	90%	95%
1	90º	97	98	99	100	102	103	104	53	53	53	54	55	56	56
	95º	101	102	103	104	105	107	107	57	57	57	58	59	60	60
2	90º	99	99	100	102	103	104	105	57	57	58	58	59	60	61
	95º	102	103	104	105	107	108	109	61	61	62	62	63	64	65
3	90º	100	100	102	103	104	105	106	61	61	61	62	63	63	64
	95º	104	104	105	107	108	109	110	65	65	65	66	67	67	68
4	90º	101	102	103	104	106	107	108	63	63	64	65	65	66	67
	95º	105	106	107	108	109	111	111	67	67	68	69	69	70	71
5	90º	103	103	104	106	107	108	109	65	65	66	67	68	68	69
	95º	107	107	108	110	111	112	113	69	69	70	71	72	72	73
6	90º	104	105	105	107	109	110	111	67	67	68	69	69	70	71
	95º	108	109	110	111	112	114	114	71	71	72	73	73	74	75
7	90º	106	107	108	109	110	112	112	69	69	69	70	71	72	72
	95º	110	110	112	113	114	115	116	73	73	73	74	75	76	76
8	90º	108	109	110	111	112	113	114	70	70	71	71	72	73	74
	95º	112	112	113	115	116	117	118	74	74	75	75	76	77	78
9	90º	110	110	112	113	114	115	116	71	71	72	73	74	74	75
	95º	114	114	115	117	118	119	120	75	75	76	77	78	78	79

Tabela III-2 – Níveis de pressão arterial para o 90º e 95º percentis de pressão arterial relacionados com os percentis de altura de meninas de 1 a 17 anos. Adaptado de *National High Blood Pressure Education Program*, 1996. (*continuação*).

Idade (anos)	Percentil da pressão sanguínea*	Pressão arterial sistólica por percentil de estatura em mmHg**								Pressão arterial diastólica por percentil de estatura em mmHg**							
		5%	10%	25%	50%	75%	90%	95%	5%	10%	25%	50%	75%	90%	95%
10	90º	112	112	114	115	116	117	118	73	73	73	74	75	76	76
	95º	116	116	117	119	120	121	122	77	77	77	78	79	80	80
11	90º	114	114	116	117	118	119	120	74	74	75	75	76	77	77
	95º	118	118	119	121	122	123	124	78	78	79	79	80	81	81
12	90º	116	116	118	119	120	121	122	75	75	76	76	77	78	78
	95º	120	120	121	123	124	125	126	79	79	80	80	81	82	82
13	90º	118	118	119	121	122	123	124	76	76	77	78	78	79	80
	95º	121	122	123	125	126	127	128	80	80	81	82	82	83	84
14	90º	119	120	121	122	124	125	126	77	77	78	79	79	80	81
	95º	123	124	125	126	128	129	130	81	81	82	83	83	84	85
15	90º	121	121	122	124	125	126	127	78	78	79	79	80	81	82
	95º	124	125	126	128	129	130	131	82	82	83	83	84	85	86
16	90º	122	122	123	125	126	127	128	79	79	79	80	81	82	82
	95º	125	126	127	128	130	131	132	83	83	83	84	85	86	86
17	90º	122	123	124	125	126	128	128	79	79	79	80	81	82	82
	95º	126	126	127	129	130	131	132	83	83	83	84	85	86	86

* O percentil de pressão foi determinado por uma única medida.
** O percentil de altura foi determinado pelas curvas-padrão de crescimento.

Quanto à técnica, deve-se colocar o manguito com a extremidade inferior 2cm acima da fossa cubital direita. A largura da bolsa inflável do manguito deve ser ao redor de 40% da circunferência do braço. O comprimento da bolsa deve envolver toda a circunferência do braço, e sua largura cobrir aproximadamente 75% dele. Um manguito com largura maior que a indicada reduz a medida e um manguito menor a superestima. Na falta de um manguito adequado, utilizar o de tamanho imediatamente maior. Há maior dificuldade na aferição da PA em recém-nascidos e lactentes.

A crise hipertensiva é uma das formas de apresentação ou de complicação da HA que compreende uma gama de situações clínicas que têm em comum a elevação rápida, inapropriada, intensa e sintomática da PA, que pode cursar com deterioração de órgãos-alvo (coração, cérebro, rins e artérias) e consequente risco imediato ou potencial de morte.

DEFINIÇÕES

Didaticamente, a crise hipertensiva é classificada em emergência e urgência hipertensiva. Entende-se por emergência hipertensiva a elevação acentuada da PA levando ou associando-se a comprometimento e deterioração rápida de função de órgãos-alvo, com risco imediato de morte. A urgência hipertensiva caracteriza-se pela elevação acentuada da PA, porém sem evidências de lesões em órgãos-alvo, sem risco de morte iminente, permitindo uma redução mais lenta dos níveis pressóricos.

Em crianças, a crise hipertensiva geralmente se apresenta com sinais e sintomas de encefalopatia hipertensiva (cefaleia, náuseas, vômitos que podem evoluir para alterações do sensório e visuais, convulsão, déficits neurológicos focais e coma). Outras manifestações incluem efeitos em outros órgãos-alvo, incluindo o coração (insuficiência ventricular esquerda, edema pulmonar, isquemia miocárdica aguda), os rins (hematúria, proteinúria, insuficiência renal) e os vasos sanguíneos (hemorragia retiniana, papiledema).

ETIOLOGIA

As causas de crises hipertensivas podem ser divididas em renais e não renais, sendo aquelas mais comuns do que estas.

As causas renais incluem anomalias congênitas (hidronefrose, rins policísticos), glomerulopatias (síndrome nefrítica, síndrome nefrótica), nefrolitíase; uropatias obstrutivas, pielonefrite, doença renovascular, transplante renal, síndrome hemoliticourêmica, púrpura de Henoch-Schönlein, lúpus eritematoso sistêmico, insuficiência renal aguda e crônica, tumores (tumor de Wilms, neuroblastoma).

Causas não renais incluem coartação da aorta, insuficiência aórtica, endocardite bacteriana, uso de corticoide, síndrome de Guillain-Barré, poliomielite, neurofibromatose, dermatomiosite, hiperplasia adrenal congênita, síndrome de Cushing, hiperaldosteronismo, distúrbios eletrolíticos (hipercalcemia, hipernatremia), doença falciforme, feocromocitoma, uso de medicações (descongestionantes nasais), uso de drogas ilícitas (cocaína e anfetaminas).

A história, o exame físico e a propedêutica armada são de suma importância para firmar o diagnóstico etiológico da crise hipertensiva. A aferição adequada da PA deve ser sempre lembrada. Palpação de pulsos e aferição da PA em membros superiores e inferiores.

Os exames subsidiários que devem ser solicitados são hemograma, urina tipo I, função renal, eletrólitos, gasometria arterial, radiografia de tórax e ECG. Se possível, dosagem de renina.

FISIOPATOLOGIA

Mecanimos de autorregulação mantêm relativamente constante a perfusão em órgãos-alvo com elevações leves a moderadas da PA.

O mecanismo clássico da patogênese da crise hipertensiva advém de um desequilíbrio entre o débito cardíaco e a resistência vascular periférica. Nas crises hipertensivas, aumentos agudos na resistência vascular sistêmica, decorrentes de agentes vasoconstritores liberados na circulação, cursam com elevações acentuadas da PA, aumento da permeabilidade vascular, lesão endotelial e necrose fibrinoide das arteríolas. A lesão vascular leva ao depósito de plaquetas e fibrina com quebra na autorregulação normal do fluxo sanguíneo. A isquemia resultante estimula a liberação de substâncias vasoativas, levando a um ciclo vicioso.

Modelos de estudos em adultos e em animais sugerem que a elevação da PA por si só não explica plenamente a patogênese da crise hipertensiva.

Na crise hipertensiva, o sistema renina-angiotensina-aldosterona é frequentemente ativado. A liberação da renina pode ser tanto primária (hipertensão renovascular) como secundária (hipovolemia, isquemia renal, aumento da atividade simpática). Em modelos animais, já se observou que a liberação da angiotensina II induz à expressão da interleucina-6, que é uma citocina pró-inflamatória. A angiotensina II também leva a um aumento da expressão do fator nuclear κB (NF-κB), e este, à expressão de citocinas pró-inflamatórias e adesão leucocitária. A angiotensina II promove também o aumento da atividade da NADPH oxidase, a qual gera radicais livres que indiretamente levam à vasoconstrição e ao aumento da expressão do NF-κB.

O resultado final desta cascata é, mais uma vez, a ocorrência de um ciclo vicioso com aumento na vasoconstrição, estresse oxidativo e inflamação. Tais eventos levarão a danos progressivos e efeitos citotóxicos na parede vascular com eventual isquemia tecidual.

A disfunção endotelial parece ser o gatilho da via final comum da patogênese da crise hipertensiva. A disfunção endotelial resulta não somente em diminuição da vasodilatação, como também em estados pró-trombóticos (ativação da cascata da coagulação e agregação plaquetária) e pró-inflamatórios (aumento da expressão das moléculas de adesão na parede vascular). Todos estes eventos em conjunto podem contribuir para a patogênese da crise hipertensiva.

TRATAMENTO

A redução da PA deve ser feita de forma agressiva para valores 25% inferiores aos níveis pressóricos iniciais da pressão arterial média inicial.

Quando tais níveis pressóricos forem atingidos, reduções posteriores mais lentas poderão ser feitas. Quedas abruptas da PA devem ser evitadas, visto que podem causar isquemia renal, cerebral ou coronariana.

A maneira mais segura de tratar uma crise hipertensiva é usar um anti-hipertensivo de forma contínua, em uma linha venosa profunda adequada, preferencialmente em unidade de terapia intensiva.

Quando uma criança se apresenta com crise hipertensiva, outras medidas de suporte devem ser lembradas, por exemplo, o estado volêmico pode estar depletado, levando à estimulação do sistema renina-angiotensina-aldosterona ou o paciente pode estar hipervolêmico, necessitando de diurético.

O nitroprussiato de sódio é uma droga habitualmente usada nas crises hipertensivas. É um potente vasodilatador arteriolar e venoso com consequente redução tanto na pós quanto na pré-carga. Tal efeito deve-se à liberação do óxido nítrico (NO) do endotélio vascular. O início de ação é imediato e o término do seu efeito ocorre entre 1 e 3 minutos após sua interrupção. Dose habitual: 0,5-8mcg/kg/min. Os frascos e as vias de administração devem ser protegidos da luz, a fim de se evitar a inativação da droga. Deve-se utilizá-lo por um período máximo de 48 horas em virtude do efeito tóxico do seu metabólito, o tiocianato.

A nicardipina é um bloqueador dos canais de cálcio. É primariamente um vasodilatador arteriolar. Mostrou-se efetiva e segura no tratamento de crise hipertensiva em crianças. Dose: 1-3mcg/kg/min. Suas principais limitações são a tromboflebite, se usada em veia periférica, e um potencial para causar aumento da pressão intracraniana.

O fenoldopam é um bloqueador alfa-adrenérgico. É um vasodilatador com seu principal efeito nos leitos esplâncnicos e renais. Leva à vasodilatação pelo aumento do AMP cíclico. Dose: 0,5-2mcg/kg/min. Sua principal desvantagem é causar tolerância com o uso acima de 48 horas, além de aumentar a pressão intraocular. O uso é limitado pela pouca experiência desta medicação em crianças.

O labetalol é um bloqueador combinado alfa e beta-adrenérgico que pode ser infundido tanto em bolo quanto de forma contínua. Dose: 0,5--3mg/kg/h. Tem duração da ação maior do que o nitroprussiato e a nicardipina. É contraindicado em pacientes com doenças pulmonares obstrutivas e deve ser usado com cautela em doentes com insuficiência cardíaca congestiva. Há poucas evidências que favoreçam seu uso em crianças.

CONSIDERAÇÕES FINAIS

A crise hipertensiva é rara na infância, porém sua abordagem deverá ser precoce e agressiva, a fim de evitar danos em órgãos-alvo.

O diagnóstico etiológico, se já não existir, é para ser feito o quanto antes, porém o manejo específico para a crise hipertensiva deverá ser instituído rapidamente.

Assim sendo, a escolha de uma droga anti-hipertensiva segura, por via intravenosa, poderá ser instituída o mais precoce possível. Em nossa unidade, o medicamento de escolha é o nitroprussiato de sódio.

BIBLIOGRAFIA

Markel H, Oski JA, Oski FA, McMillan JA. The portable pediatrician. Filadélfia: Hanley & elfuns Inc.; 1992. pp.166-9.

Martin JFV, Loureiro AAC, Cipullo JP. Crise hipertensiva: atualização clínico terapêutica. Arquivos Ciência e Saúde 2004;11: 253-61.

Mitsnefes M, Patel HP. Advances in the pathogenesis and management of hypertensive crisis. Curr Opin Pediatr 2005;17:210-4.

Mitsnefes M. Hypertension in children and adolescents. Pediatr Clin North Am 2006; 53:493-512.

National High Blood Pressure Education Program. Working Group on Hypertension Control in Children and Adolescents. Update on the 1987 Task Force Report on high blood pressure in children and adolescents: a working group report from the National High Blood Pressure Education Program. Pediatrics 1996;98:649-57.

Rogers MC. Textbook of Pediatric Intensive Care. 3ª ed. Baltimore, Williams & Wilkins, 1996.

Salgado CM, Carvalhaes JTA. Hipertensão arterial na infância. J Pediatr (Rio J) 2003;79: S115-24.

Santos AAC, Zanetta DMT, Cipullo JP et al. O diagnóstico da hipertensão arterial na criança e no adolescente. Pediatria (São Paulo) 2003;25:174-83.

Wajngarten M, Antunes JEA, Pileggi F. Crise hipertensiva – Conceito e diagnóstico. Arq Bras Cardiol 1982;39:189-92.

CAPÍTULO 4

Crises Hipoxêmicas nas Cardiopatias Congênitas Cianogênicas

RICARDO VILELA
MARISTELA BOINA COLTRO

CIANOSE

A cianose central é a coloração azulada da pele e das mucosas resultante da concentração da hemoglobina (Hb) não saturada por oxigênio (forma reduzida) acima de 5g/dL ou da meta-hemoglobina (forma oxidada) acima de 1,5g/dL na circulação sanguínea. Normalmente, há cerca de 2g/dL de Hb reduzida no território venular cutâneo. Portanto, na hipoxemia, um acréscimo de 3g/dL de Hb reduzida produz cianose clinicamente significativa (Fig. III-9).

A cianose pode ter causas pulmonares, hematológicas, tóxicas e cardíacas. Neste capítulo serão abordadas as causas cardíacas de hipoxemia sistêmica.

CARDIOPATIAS CONGÊNITAS CIANOGÊNICAS

- Hipofluxo pulmonar
  - Tetralogia de Fallot (TF).
  - Anormalidades da válvula tricúspide (atresia, estenose e deslocamento).
- Hiperfluxo pulmonar
  - Transposição das grandes artérias (TGA).
  - Drenagem venosa pulmonar anômala total.
  - Tronco arterioso.

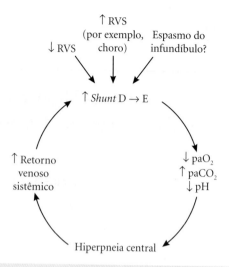

Figura III-9 – Ciclo vicioso da crise de cianose. RVS = resistência vascular sistêmica; RVP = resistência vascular pulmonar; paO$_2$ = pressão parcial do oxigênio arterial; paCO$_2$ = pressão parcial do gás carbônico arterial.

A TF é a cardiopatia congênita cianogênica (CCC) que gera o maior número de atendimentos nos serviços de emergência pediátrica do Hospital de Clínicas da UNICAMP. Segundo os dados da literatura atual, ela corresponde a 5 a 7% de todas as cardiopatias congênitas. Habitualmente, o surgimento da cianose na TF dá-se na faixa etária do lactente.

A causa cardíaca mais comum de cianose no recém-nascido é a TGA, que corresponde a 3 a 5% de todas as cardiopatias congênitas.

CRISES DE CIANOSE

As crises de cianose ocorrem em CCCs, acometendo mais frequentemente os pacientes portadores da tetralogia de Fallot. São episódios paroxísticos de hiperpneia e intensificação da cianose. O choro, a defecação e a alimentação são os fatores desencadeantes mais comuns. O horário mais frequente é pela manhã ao despertar, e a duração, de minutos a horas, a maioria de 15 a 60 minutos. Ocorrem mais frequentemente na idade de 1 mês a 12 anos. O pico de incidência dá-se entre 1 e 3 meses, e a fase de maior risco estende-se até os 2 anos de idade.

O paciente normalmente se encontra com respiração profunda e rápida, intensamente cianótico, sendo que as crianças com mais de 2 anos adotam espontaneamente a posição genupeitoral para o alívio dos sintomas. A persistência da crise pode levar à intensa palidez; ocasionalmente convulsões, acidentes vasculares cerebrais e óbito.

O evento fisiopatológico fundamental é o aumento do desvio do fluxo sanguíneo intracardíaco da direita para a esquerda, com redução aguda do fluxo sanguíneo pulmonar. Decorre principalmente da súbita diminuição da resistência vascular sistêmica (RVS) ou do aumento agudo da resistência vascular pulmonar e possivelmente do espasmo do infundíbulo pulmonar (via de saída do ventrículo direito). A acentuação da hipoxemia de base estimula a hiperpneia de origem central, a qual provoca o aumento do retorno venoso sistêmico ao coração, perpetuando, assim, o ciclo vicioso da crise de cianose (Fig. III-10).

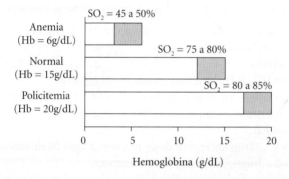

Figura III-10 – Exemplos dos níveis de saturação de Hb abaixo dos quais a cianose é perceptível em pessoas com anemia, com Hb normal e com policitemia. Área branca: Hb saturada. Área sombreada: cerca de 3g/dL de Hb não saturada. Hb = hemoglobina; SO_2 = saturação arterial de oxigênio.

TRATAMENTO DAS CRISES DE CIANOSE

Considerar sempre o ABC da ressuscitação:
- Colocar o paciente na posição genupeitoral.
- Oferecer oxigênio de forma não ameaçadora ao paciente, de preferência com a participação do acompanhante, se possível no colo. Para garantir altas concentrações de oxigênio, os dispositivos ideais são:
  • máscara não reinalável, com reservatório de oxigênio (respeitar o fluxo padrão de 10 a 15L/min para qualquer tamanho de paciente e garantir que fique bem vedado); é bem aceita por crianças.

- Capuz acrílico vedado com fluxo de 10L/min; é bem aceito por lactentes.
- Muitas vezes para garantir a aceitação dos dispositivos acima é necessário sedar o paciente com sedativos leves como o hidrato de cloral por via oral ou retal.

Geralmente não é necessário ventilar com dispositivo manual e máscara ou intubar o paciente.

– Morfina 0,1mg/kg por via subcutânea (SC). Evitar repetir mais de duas vezes, observando com atenção a dinâmica respiratória do paciente, pelo risco de apneia. O uso por via intravenosa (IV) desta medicação requer atenção redobrada.

Se não houver sucesso com as medidas acima, considerar também:

– Administrar soro fisiológico ou Ringer-lactato 20mL/kg.
– Vasoconstritores alfa-agonistas.
  - Fenilefrina:
    IM ou SC – 0,1mg/kg/dose a cada 1 a 2 horas; ou
    IV em bolo – 5 a 10mcg/kg/dose a cada 10 a 15 minutos; ou
    IV em injeção contínua – 0,1 a 0,5mcg/kg/min.
  - Cetamina:
    IM – 8 a 12mg/kg: repetir doses menores a cada 30 minutos;
    IV – 2 a 3mg/kg/dose a cada 30 minutos.
– Betabloqueadores por via IV:
  - Esmolol – 0,1 a 0,5mg/kg, em mais que um minuto;
  - Propranolol – 0,2mg/kg, em mais que um minuto.
– Bicarbonato de sódio: dose inicial de 2mEq/kg; pode-se calcular a correção pelo déficit de base em caso de acidose muito importante mesmo após a dose inicial ($NaHCO_3$ em mEq = 0,3 × peso corporal em kg × déficit de base; administrar a metade da dose em 30 minutos e o restante em 4 horas).

CONCEITOS E ORIENTAÇÕES ESPECIAIS

– Oxigênio: pode melhorar um pouco a saturação arterial de oxigênio.
– Morfina: suprime o centro respiratório e assim abole a hiperpneia.
– Expansão volêmica: reavaliar a necessidade de repeti-la a cada 20 minutos, nos pacientes com histórico de perdas (por exemplo, diarreia, desidratação, febre) ou que se apresentem com hipotensão persistente.

- Bicarbonato de sódio: indicar seu uso somente quando houver acidose metabólica documentada. Medicamento de uso controverso em crianças, nas lesões hipoxicoisquêmicas.
- Cetamina – seda e aumenta a RVS.
- Drogas betabloqueadoras: o mecanismo de ação do propranolol não é inteiramente claro. Seu uso primordial é como medicamento preventivo por evitar a queda súbita da RVS. Pode ser útil nos casos agudos. Acredita-se que nesses casos também reduza o espasmo infundibular. Em casos agudos, recomenda-se dar preferência para as drogas betabloqueadoras de curta duração como o esmolol. Quando não disponível, pode-se usar o propranolol por via IV, exceto no recém-nascido, pois provoca depressão miocárdica grave nesta faixa etária.
- As drogas beta-adrenérgicas são utilizadas para aumentar o fluxo sanguíneo pulmonar (aumento do débito do ventrículo direito), porém não recomendamos seu uso pelo risco de aumentarem o espasmo do infundíbulo.
- Os bloqueadores dos canais de cálcio são utilizados para diminuir a resistência vascular pulmonar, mas podem prejudicar o desempenho miocárdico, piorando a hipóxia, motivo pelo qual são contraindicados.
- É importante o diagnóstico e o tratamento dos casos de anemia (o objetivo é corrigir o nível de Hb para cerca de 12g/dL) ou policitemia.
- Recém-nascidos com crises de cianose e sem evidências de doença pulmonar restritiva estão sob forte suspeita de CCC. Devem receber prostaglandina na dose intravenosa contínua de 0,05 a 0,1mcg/kg/min para a melhora do débito cardíaco e da saturação arterial de oxigênio, pelo menos em torno de 80%. Depois de se atingir este objetivo, doses mais baixas, de 0,01 a 0,05mcg/kg/min, podem ser suficientes. Mantém-se a medicação e solicita-se a realização do ecocardiograma para o diagnóstico morfológico.

BIBLIOGRAFIA

Bernstein D. Cyanotic congenital heart disease: lesions associated with decreased pulmonary blood flow. In Behrman (ed.) Nelson Textbook of Pediatrics. 17th ed. Filadélfia: Saunders-Elsevier; 2004. pp.1524-34.

Bernstein D. Cyanotic congenital heart disease: lesions associated with increased pulmonary blood flow. In Behrman (ed.) Nelson Textbook of Pediatrics. 17th ed. Filadélfia: Saunders-Elsevier; 2004. pp.1534-45.

Deshpande JK, Wetzel RC, Rogers MC. Unusual causes of myocardial ischemia, pulmonary edema and cyanosis. In Mark C Rogers (ed.). Textbook of Pediatric Intensive Care. 3rd ed. Baltimore: Williams & Wilkins; 1996. pp.423-62.

Grifka RG. Cardiopatias congênitas cianóticas com hiperfluxo sanguíneo pulmonar. Clínicas Pediátricas da América do Norte, 1999; pp.405-25.

Park MK. Cyanotic congenital heart defects. In Park, Pediatric Cardiology for Practitioners. 4th ed. Saint Louis: Mosby; 2002. p.174-240.

Park MK. Pathophysiology of cyanotic congenital heart defects. In Park. Pediatric Cardiology for Practitioners. 4th ed. Saint Louis: Mosby; 2002. pp.113-27.

Waldman JD Wernly JA. Cardiopatias congênitas cianóticas com hipofluxo pulmonar em crianças. Clínicas Pediátricas da América do Norte 1999; pp.385-403.

CAPÍTULO 5

Pós-Operatório de Cirurgia Cardíaca

JULIANA TOSHICA KUNISAWA
RICARDO VILELA
MARISTELA BOINA COLTRO

INTRODUÇÃO

A condição em que as crianças chegam ao centro cirúrgico é influenciada por sua doença de base, idade e estado nutricional. A cardiopatia acarreta agravos como insuficiência cardíaca, hipoxemia e infecções respiratórias de repetição. Ressalta-se a imaturidade de órgãos em desenvolvimento nas crianças menores e o momento mais oportuno para a correção cirúrgica. Por sua vez, o estado nutricional é prejudicado pela doença e pelas condições socioeconômicas. Além disso, no centro cirúrgico uma série de ocorrências programadas e imprevistas resulta do ato anestésico, do traumatismo cirúrgico e do uso de circulação extracorpórea (CEC). Todos estes fatores têm uma enorme repercussão no período pós-operatório e devem ser identificados pelo médico intensivista na admissão à unidade de terapia intensiva pediátrica (UTIP). O conjunto de consequências inclui complicações imediatas do ato cirúrgico, diferentes graus de resposta inflamatória, alteração da taxa metabólica, reestruturação funcional e anatômica e lesões residuais.

CIRCULAÇÃO EXTRACORPÓREA

A circulação extracorpórea é um procedimento utilizado em cirurgias que requerem parada circulatória para a manipulação do miocárdio.

O sangue é drenado do átrio direito (AD) ou das veias cavas através de um circuito plástico para um reservatório trocador de calor, no qual ocorrem o resfriamento e o reaquecimento. Dali é direcionado a uma membrana através da qual ocorrem a oxigenação e a remoção ou adição

239

de gás carbônico. O sangue então retorna à circulação sistêmica impelido por um sistema de bombas que gera fluxo contínuo através de uma cânula localizada na aorta.

O circuito é previamente preenchido com soro fisiológico, Ringer-lactato, plasma ou albumina. O uso destas soluções contribui para o aumento do sódio e da água corporal total no pós-operatório. A sobrecarga de volume favorece o edema pulmonar e miocárdico, a diluição de fatores de coagulação e das plaquetas. A ultrafiltração modificada (UFM) perioperatória proporciona a remoção de água e citocinas. Seu emprego está associado à melhora da pressão arterial média (PAM), à redução de hemorragias e à diminuição do tempo de intubação. Embora a hemodiluição seja desejável para reduzir a viscosidade durante a hipotermia, em crianças muito pequenas pode ser necessário adicionar concentrado de hemácias para não causar hemodiluição excessiva.

A hipotermia visa à preservação dos órgãos. A maioria dos procedimentos é realizada sob hipotermia moderada, entre 25 e 28°C (ou até 32°C). Arritmias cardíacas transitórias são observadas na fase de reaquecimento. A hipotermia profunda (< 20°C) é utilizada quando se faz necessária a parada circulatória total. Neste caso, embora não se observem danos cerebrais graves permanentes, frequentemente ocorrem convulsões no pós-operatório. Rins, pulmões, fígado e outros órgãos são mais tolerantes à parada circulatória total e geralmente não apresentam repercussões.

É necessário evitar danos ao miocárdio reduzindo o metabolismo e torná-lo imóvel, o que é obtido pela hipotermia e pela injeção da solução de cardioplegia através das artérias coronárias. Os componentes principais da cardioplegia são as altas concentrações de potássio e a baixa temperatura. A fibrilação induzida também pode ser utilizada para a imobilização do miocárdio.

A anticoagulação previne a formação de trombos durante a CEC. Normalmente, inicia-se com 300 unidades de heparina por quilograma de peso corporal, visando manter o tempo de coagulação ativado acima de 400 segundos. Seu efeito deve ser revertido no final da cirurgia para evitar hemorragias.

Apesar das estratégias protetoras, os efeitos sistêmicos da CEC podem ser significativos.

RESPOSTA INFLAMATÓRIA

O aumento da concentração de mediadores da inflamação, como é o caso das citocinas pró e anti-inflamatórias, é um fato esperado em cirurgias em função do hipermetabolismo gerado. As citocinas pró-inflamatórias em destaque na cirurgia cardíaca são o fator de necrose tumoral alfa (FNT-α), a interleucina-6 (IL-6) e a interleucina-8 (IL-8), enquanto as anti-inflamatórias são as interleucinas-10 (IL-10) e 1ra (IL-1ra). Há evidências de que o desequilíbrio entre estes dois grupos de mediadores é mais importante para o prognóstico do que o aumento isolado de um determinado mediador.

A condição pré-operatória já descrita somada ao ato cirúrgico, com as particularidades pediátricas, como, por exemplo, a desproporção de tamanho do circuito utilizado, impõem maior risco de ampliação da resposta inflamatória. Os danos causados pela CEC e a resposta inflamatória subsequente resultam da ativação celular no contato do sangue com a superfície não epitelizada do circuito, do estresse mecânico sofrido pelo endotélio, da isquemia e reperfusão teciduais, da hipotensão, da perfusão não pulsátil, da hemodiluição, da administração de hemoderivados, protamina e heparina e da hipotermia.

Os elementos da resposta inflamatória combinam-se por efeitos sinérgicos, *feedback* positivo e cascatas de amplificação, resultando no quadro de lesão generalizada encontrado após a CEC (Fig. III-11). Esta reação inflamatória complexa tem como resultados finais a lesão endotelial, o extravasamento capilar e a disfunção orgânica.

Diante deste quadro inflamatório sistêmico, algumas estratégias anti-inflamatórias surgem como tentativas de limitar a morbidade e a mortalidade. São utilizados vários regimes de corticoide profilático com alta dose intraoperatória, associada ou não a doses pré ou pós-operatórias. Os ensaios clínicos controlados referentes a estas práticas têm resultados conflitantes, e nos estudos de meta-análise, os dados disponíveis até o momento não são suficientes para confirmar o uso de corticoide profilático, visando à atenuação da resposta inflamatória e de suas complicações, representadas por tempo de internação, febre e duração da ventilação mecânica. A aprotinina, inibidor não específico de proteases, parece limitar a ativação de leucócitos e plaquetas. O emprego da UFM promove a retirada das citocinas pró-inflamatórias IL-6, IL-8 e TNF-α. Além disso, outras terapias promissoras, como o anticorpo de cadeia única específico para a porção C5 do complemento e inibidores do fator nuclear κB (NF-κB), estão sendo pesquisadas.

EFEITOS DA CEC EM ÓRGÃOS E SISTEMAS ESPECÍFICOS

Sistema nervoso central

Alterações neurológicas importantes são incomuns após a CEC e a maioria das crianças desperta logo após a depuração dos anestésicos. Convul-

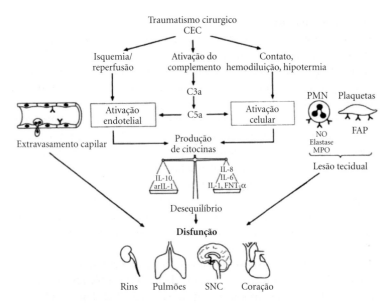

Figura III-11 – Representação esquemática dos mediadores inflamatórios em resposta ao traumatismo cirúrgico e à circulação extracorpórea (adaptado de Brix-Christensen, 2001). IL-1, IL-10 e IL-6 = interleucinas-1, 10 e 6; arIL-1 = antagonista do receptor da interleucina-1; FNT = fator de necrose tumoral; PMN = polimorfonucleares; NO = óxido nítrico; MPO = mieloperoxidase; FAP = fator de agregação plaquetária; SNC = sistema nervoso central.

sões clínicas e eletroencefalográficas são relatadas após a CEC com hipotermia profunda e parada circulatória total. Em recém-nascidos, observam-se alterações ecográficas (edema cerebral) que normalizam em duas semanas. A hemorragia intraventricular persiste, podendo ocorrer em 17% dos casos. Em crianças maiores, lesões isquêmicas e hemorrágicas radiologicamente detectáveis são ocasionais. Déficits neurológicos sutis são esperados em grande parte das cirurgias de cardiopatias congênitas.

Podem contribuir para o aparecimento de lesões cerebrais a formação de êmbolos e microêmbolos, a heparinização, a isquemia decorrente da perfusão inadequada, a hipertensão intracraniana devido ao retorno venoso prejudicado tanto pela canulação da veia cava superior como pelo aumento da pressão nesta, após os procedimentos de Glenn e Fontan. Doenças cerebrovasculares preexistentes podem manifestar-se devido à CEC.

Pulmões

Graus variáveis de lesão pulmonar resultam da CEC, podendo, frequentemente, apresentar imagem radiológica heterogênea persistente, ainda que com alterações funcionais mínimas ou ausentes. O intenso fluxo sanguíneo proveniente da artéria pulmonar e das artérias brônquicas faz com que o extenso endotélio pulmonar receba uma carga considerável de mediadores inflamatórios. A passagem do sangue pelo circuito da CEC acarreta a ativação do complemento e dos neutrófilos e o fluxo sanguíneo diminuído ativa a xantinaoxidase. Na reperfusão, os neutrófilos liberam radicais livres de oxigênio e elastase, e na presença de oxigênio a xantinaoxidase libera ânions superóxido e hidroxila. A lesão endotelial pulmonar resulta em extravasamento de proteína e água para o interstício e alvéolos, podendo acarretar hipoxemia. A lesão endotelial ocorre primariamente na vênula pós-capilar, contribuindo para a hipertensão pulmonar. A CEC está associada à inativação do surfactante, levando ao colapso alveolar e à perda de superfície de trocas gasosas.

Rins

Tanto a taxa de filtração glomerular como a capacidade de concentração urinária são imaturas nos recém-nascidos e lactentes. Na CEC, a pressão de perfusão renal reduzida leva à liberação de renina com consequente hipoperfusão renal. Há também liberação do hormônio antidiurético e do peptídeo natriurético e pode ocorrer lesão renal pela hemólise.

Normalmente são usados diuréticos na CEC, portanto a oligúria nas primeiras horas sugere disfunção miocárdica e baixo débito. Alguns pacientes evoluem com disfunção renal aguda, por vezes com necessidade de substituição renal. Ver Abordagem da disfunção renal.

Sistema endócrino

A liberação dos hormônios relacionados ao estresse ocorre em resposta à cirurgia. Níveis séricos elevados de adrenalina e noradrenalina estão relacionados à maior morbidade e mortalidade pós-operatória e podem ser minimizados ou abolidos pela analgesia adequada. Há tendência à hiperglicemia, influenciada pelos hormônios contrarreguladores e também pela administração de altas doses de corticoide no intraoperatório.

A supressão da tri-iodotironina é mencionada no item Síndrome de baixo débito cardíaco (SBDC).

SÍNDROME DE BAIXO DÉBITO CARDÍACO

No pós-operatório, a resposta inflamatória desencadeada pela CEC, a isquemia miocárdica provocada pelo pinçamento aórtico, a hipotermia, a lesão de reperfusão e a ventriculotomia podem levar à disfunção miocárdica. Observa-se disfunção grave nas cardiopatias congênitas complexas, em que são necessários tempos prolongados de CEC e pinçamento aórtico.

O diagnóstico da SBDC inclui sinais clínicos de má perfusão, sinais radiológicos e laboratoriais e a necessidade de drogas vasoativas em doses progressivamente maiores ou mesmo da associação de outras drogas.

Os dados clínicos que sugerem a SBDC incluem temperatura baixa da pele nas extremidades em comparação com a cabeça e o tronco, mesmo após o reaquecimento na UTIP, aumento do tempo de enchimento capilar, pulsos diminuídos (frequentemente com medidas de pressão arterial normal!), alteração do nível de consciência (passividade, não reconhecimento dos pais, irritabilidade, olhar vago ou coma), diferencial de temperatura central (retal ou esofágica) e periférica (axilar) superior a 2°C, oligúria, taquicardia e hipotensão.

Os sinais radiológicos e laboratoriais são cardiomegalia, derrame pleural, acidose metabólica, hiperlactatemia progressiva, baixa saturação venosa central de oxigênio (ou aumento da diferença arteriovenosa na saturação da hemoglobina pelo oxigênio), deterioração das medidas laboratoriais da função de diferentes órgãos (ALT, ureia, creatinina), ecocardiografia com disfunção miocárdica.

O tratamento consiste em diminuir a demanda metabólica (controle da temperatura corporal e suporte ventilatório) e promover a perfusão tecidual e o transporte de oxigênio adequados. Os fatores que influenciam o débito cardíaco, tais como a pré-carga, a contratilidade miocárdica, a pós-carga, a frequência cardíaca e o ritmo, merecem atenção especial.

A pré-carga é a interação entre o retorno de sangue venoso ao coração e características ventriculares, a pressão transmural e a complacência. A quantificação costuma ser feita por meio da medida da pressão intra-atrial, que na ausência de lesão valvar grave, corresponde à pressão diastólica final do ventrículo. Há limitação em usar a pressão diastólica final como indicador de pré-carga, pois a relação entre a pressão diastólica e o volume diastólico é curvilinear. Em baixas pressões diastólicas, há inclinação suave da curva, denotando que grandes alterações no volume são acompanhadas de pequenas alterações na pressão; acima da variação fisiológica de 12 a 15mmHg, a curva torna-se íngreme (exponencial), tanto que o aumento da pressão diastólica final não está relacionada com aumentos significativos no volume diastólico final ventricular.

A curva de função ventricular, que relaciona a pré-carga com o desempenho cardíaco, demonstra o mecanismo de Starling. Uma vez atingido o enchimento ventricular máximo, não há acréscimo no débito cardíaco, mesmo que a pressão atrial aumente mais.

A determinação do valor da pressão intra-atrial que corresponde ao enchimento ventricular máximo encontra limitantes técnicos que impedem sua generalização. Poder-se-ia dizer que a cada coração corresponde um valor diferente, especialmente quando submetido às condições extremas que resultam da cardiopatia e da cirurgia.

A pressão média do átrio esquerdo (AE) é 1 a 2mmHg maior que a do AD em crianças submetidas ao cateterismo cardíaco. No pós-operatório, ambas costumam ser maiores que 6 a 8mmHg e geralmente menores que 15mmHg. Se houver hipocontratilidade, hipertrofia ou obstrução à via de saída dos ventrículos, pode chegar a 18mmHg no AD e a 20mmHg no AE. O cirurgião pode informar qual o valor das pressões intra-atriais correspondente ao enchimento pleno das câmaras cardíacas e a partir do qual não ocorreu aumento da pressão arterial (PA), antes do fechamento do tórax. Não está claro como esta avaliação se correlaciona com o índice cardíaco no período pós-operatório.

Normalmente, as crianças chegam com a volemia normal ou aumentada e, além disso, a água corporal total está mal distribuída devido às alterações da permeabilidade capilar. Por outro lado, pode ocorrer poliúria em decorrência do uso de diuréticos osmóticos e de alça na CEC, o que compromete a volemia e requer sua restauração imediata.

Ao analisar-se o perfil hemodinâmico, graus variados de comprometimento do débito cardíaco são encontrados. Quando são necessárias expansões volêmicas, recomendam-se pequenas alíquotas (5 a 10mL/kg) sucessivas. Deve-se buscar a melhor pré-carga possível, de acordo com os dados de avaliação hemodinâmica disponíveis, valorizando o exame físico e considerando-se as medidas de pressões intra-atriais e do débito cardíaco, e exames laboratoriais. Expansões adicionais não levarão ao aumento no débito cardíaco e poderão resultar em intoxicação hídrica. A relação custo-benefício favorece o uso das soluções cristaloides, como o soro fisiológico e a solução de Ringer-lactato, embora pacientes selecionados, com necessidade de restrição hídrica rigorosa, possam beneficiar-se do uso de albumina humana a 5%.

O emprego de fármacos pode alterar a função cardíaca e vascular, resultando em melhora do débito cardíaco. Com isto, estabelecem-se novos patamares de pré-carga, que poderá então ser novamente explorada por meio de novas expansões, após o ajuste das medicações.

A utilização de inotrópicos inicia-se no centro cirúrgico, ou mesmo antes do procedimento, visando prevenir a SBDC. Os fármacos mais utilizados são as catecolaminas e os inibidores da fosfodiesterase. Todos têm potencial pró-arrítmico, levam ao aumento do consumo de oxigênio e ativam o sistema neuro-hormonal. Atualmente, o levosimendan, inodilatador que aumenta a sensibilidade do miócito ao cálcio e induz à vasodilatação, tem sido considerado promissor substituto ou adjunto terapêutico, principalmente nos pacientes refratários ou que apresentam taquifilaxia às outras formas de apoio inotrópico.

Dobutamina – consideramos a droga de escolha no baixo débito cardíaco, com vantagens de produzir maior redução da pré-carga ventricular, menor cronotropismo, menor consumo de oxigênio e menor potencial arritmogênico entre as catecolaminas. Esta é a droga mais utilizada em nosso serviço desde 1987. Durante 22 anos não observamos arritmias, exceto ocasional taquicardia transitória em estados de hipovolemia. A dose habitual varia de 5 a 20mcg/kg/min. Pode ser necessária a associação de vasopressores.

Dopamina – não previne a insuficiência renal. Indicada nos casos de hipotensão refratária à administração de fluidos. A dose habitual varia de 5 a 20mcg/kg/min. Deve-se titular a menor dose possível, já que, devido às particularidades farmacodinâmicas na criança, mesmo as doses baixas podem estar associadas ao aumento da resistência vascular pulmonar (RVP) e sistêmica (RVS). Dados de literatura referem RVP significativa acima de 7,5mcg/kg/min. Muitos pacientes costumam chegar do centro cirúrgico recebendo dopamina. Procuramos manter a dose inicial em 5mcg/kg/min.

Adrenalina – medicação preferencial na bradicardia. O efeito inotrópico é obtido com doses entre 0,03 e 0,1mcg/kg/min. Devido ao maior potencial arritmogênico, fica restrita aos casos não responsivos à dobutamina e à dopamina. Doses de 0,2 a 1mcg/kg/min têm efeito alfa predominante com o uso nas hipotensões resistentes à dopamina. Em doses altas observamos hiperglicemia e aumento do lactato sérico, o que deve ser diferenciado das alterações metabólicas decorrentes da resposta inflamatória, do baixo débito e das altas doses de corticoide.

Milrinona – recentemente ganhou espaço na prevenção e tratamento do baixo débito pós-operatório em cirurgia cardíaca, preconizando-se a dose de ataque de 75mcg/kg/min intraoperatória, seguida de manutenção com

0,75mcg/kg/min. Aumenta a contratilidade por inibição da degradação do AMPcíclico, aumenta o relaxamento miocárdico (efeito lusitrópico) e reduz a RVS. Tem meia-vida prolongada (3 a 15 horas), o que representa um desafio para o intensivista que normalmente prefere trabalhar com fármacos de titulação imediata, dada a labilidade do paciente neste contexto. Além disso, sua depuração fica prejudicada na disfunção renal. Sendo assim, consideramos um adjunto terapêutico em situações específicas, como é o caso da disfunção diastólica do ventrículo direito (VD), devendo ser suspenso na presença de hipotensão. Na literatura, a dopamina ou a adrenalina em baixas doses associadas à milrinona têm emergido como uma combinação comumente usada e não há sugestão de que a milrinona possa ser usada como monoterapia substituta às catecolaminas.

Noradrenalina – é indicada nos casos de choque pós-operatório com vasodilatação, pouco frequente em crianças. Utilizamos, eventualmente, em casos de hipotensão refratária à adrenalina, com a preocupação em relação às consequências da vasoconstrição sistêmica e suas repercussões a médio e longo prazo, principalmente nos rins e cérebro. É necessário manter o débito cardíaco com outra droga, sendo frequente a associação com a dobutamina.

Hormônio tireoidiano – os níveis de tri-iodotironina livre e total estão significativamente suprimidos durante as primeiras 48 horas de pós-operatório, coincidindo com a SBDC. Embora os estudos disponíveis quanto a seu uso sejam inconclusivos, alguns demonstram melhora do débito cardíaco, redução no uso de drogas vasoativas e no tempo de internação e de ventilação mecânica. Seu uso rotineiro por ora não é recomendado. Deve-se atentar para a reposição adequada nos portadores de hipotireoidismo, notadamente aqueles com síndrome de Down.

Redução da pós-carga – o nitroprussiato de sódio é um potente vasodilatador com meia-vida curta, prontamente titulável no paciente instável, o que o faz preferível à milrinona, a droga alternativa do momento. Seu uso é limitado nos pacientes com hipotensão arterial. Doses baixas (0,5 a 5mcg/kg/min), cuidadosamente tituladas, podem ser utilizadas para reduzir a pós-carga do ventrículo esquerdo (VE) na SBDC, tendo como efeito indireto o aumento do débito cardíaco. A nitroglicerina e outras drogas com crescente evidência, incluindo o nesiritida, o fenoldopam e o levosimendan não fazem parte de nosso arsenal terapêutico.

RECEPÇÃO E MANUTENÇÃO PÓS-OPERATÓRIA

Informações do cirurgião e do hemodinamicista
- Tempos de CEC, pinçamento aórtico e isquemia miocárdica.
- Grau de hipotermia.
- Anatomia pós-operatória.
- Lesão residual: pode ser proposital, como o *shunt* da direita para a esquerda para o alívio do VD nas cardiopatias com obstrução à via de saída do VD fixa ou transitória (hipertensão pulmonar); ou incidental, como a insuficiência valvar na correção do defeito do septo atrioventricular.
- Arritmias cardíacas, necessidade de desfibrilações e uso do marca-passo na saída de CEC.
- Reversão da anticoagulação e necessidade de completar a dose de protamina na UTIP.
- Eficiência da UFM.

Informações do anestesista
- Tempo de anestesia, anestésicos, miorrelaxantes e sua reversão química.
- Sedação e analgesia antes do transporte à UTIP.
- Balanço hídrico, volume de diurese, diuréticos utilizados.
- Distúrbios metabólicos, sua correção e últimos controles gasométricos e eletrolíticos.
- Controle de sangramentos e do nível de hemoglobina.
- Necessidades ventilatórias.
- Últimos exames.

Avaliação do paciente
- Via aérea e respiração: verificar a posição do tubo endotraqueal, a expansibilidade e ausculta pulmonar e o funcionamento e débito dos drenos.
- Circulação
  - Temperatura da pele (há aquecimento progressivo das regiões proximais para as distais), pulsos, débito urinário, sensório.
  - Atividade do precórdio e ritmo cardíaco (verificar funcionamento do marca-passo, caso esteja em uso).
  - Pressões arterial, do átrio esquerdo e do átrio direito. Em caso de coartação da aorta, verificar o gradiente pressórico residual.
  - Débito urinário.

- Abdome: observar distensão, posicionar cateter gástrico se ausente, avaliar ruídos hidroaéreos e hepatometria.
- Geral: localizar acessos vasculares e verificar sangramentos.

Exames subsidiários

- Gasometria, Na, K, Ca, glicose, lactato/Hb, hematócrito, plaquetas/U,C/TPAP, TTPA.
- Eletrocardiograma: avaliar ritmo, eixo, sobrecargas, distúrbio de condução (bloqueio atrioventricular, bloqueio de ramo), isquemia, alterações metabólicas.
- Radiograma do tórax: tamanho do coração, expansibilidade pulmonar, congestão, atelectasias, linhas de Kerling, pneumotórax, hemotórax, derrame pericárdico.

Monitorização não invasiva

- Temperatura: monitorizar a central (retal ou esofágica) e a periférica (axilar). Ver item Controle da temperatura.
- Oximetria de pulso: a SO_2 baixa pode ser ocasionada pelo baixo débito cardíaco, pela piora do *shunt* intracardíaco, pela hipertensão pulmonar e pelo *shunt* intrapulmonar.
- Débito urinário: nas primeiras 2 a 4 horas reflete o efeito dos diuréticos e após este período se relaciona à perfusão renal e, portanto, ao débito cardíaco.
- PA.

Monitorização invasiva

- A PA invasiva permite o ajuste de drogas vasoativas minuto a minuto. Se a frequência cardíaca estiver elevada, o domo pode superestimar a PA e deve ser confrontado com medida não invasiva. O cateter arterial pode ser utilizado para a coleta de gasometrias.
- A pressão do átrio direito (PAD) reflete o volume diastólico final do VD e sua monitorização ajuda a guiar as expansões volêmicas. É influenciada pela hipertrofia do VD, pela dilatação do AD e pela hipertensão pulmonar.
- A SvO_2 (saturação venosa central de oxigênio) ajuda a avaliar o débito cardíaco, que deve ser otimizado a fim de mantê-la em 70% nas cardiopatias não cianogênicas. Deve-se realizar sua monitorização contínua, porém é limitada pelo alto custo; o uso de medidas isoladas da SvO_2 pode levar à má interpretação, não sendo recomendado atualmente.

- A pressão do átrio esquerdo (PAE) reflete o volume diastólico final do VE. A medida fica prejudicada na disfunção mitral, que pode ocorrer na correção dos defeitos do septo atrioventricular. O cateter do AE não deve ser utilizado para a injeção de medicamentos devido ao risco de embolia gasosa relacionado à sua manipulação.

Marca-passo externo

O marca-passo multiprogramável habitualmente utilizado é do tipo temporário e bipolar, ou seja, os dois eletrodos estão em contato com o epicárdio. Os marca-passos são chamados de demanda ou não competitivos quando respeitam o ritmo próprio do paciente e assíncronos ou não competitivos quando o sistema de estimulação não reconhece a atividade elétrica cardíaca intrínseca.

Marca-passos unicamerais são mais frequentemente utilizados, com dois eletrodos ventriculares. Por outro lado, podem-se usar eletrodos bicamerais quando átrio e ventrículo são estimulados e monitorizados. Neste caso, a sincronização pode ser fornecida pelo aparelho ou garantida por um sistema cardíaco de condução íntegro.

Para identificar os vários modos de estimulação, utiliza-se um sistema de cinco letras. As três primeiras letras são as mais relevantes neste contexto. A primeira letra representa a câmara estimulada, A para átrio, V para ventrículo, D para átrio e ventrículo e O para nenhuma. A segunda letra indica a câmara sentida, A, V, D ou O. A terceira letra demonstra o comportamento do aparelho diante do sinal intrínseco, T para deflagra, I para inibe, D para deflagra e inibe e O para nenhuma. Por exemplo, VVI significa que estimula o ventrículo (V), sente o ventrículo (V) e se inibe (I) na presença de um sinal intrínseco (onda R). Em outro exemplo, no modo DDD, o marcapasso bicameral estimula átrio e ventrículo (D), sente o átrio e o ventrículo (D) e inibe ou deflagra a liberação espicular (D) em cada uma das câmaras se não for sentido o sinal intrínseco.

O marca-passo é importante nas cirurgias realizadas próximo ao sistema de condução, como no fechamento do defeito do septo interventricular, defeito do septo atrioventricular e correção da transposição das grandes artérias e tronco arterial. Quando se usa o marca-passo na bradicardia sintomática, os eletrodos ventriculares só permitem o aumento da frequência ventricular. Os eletrodos atriais permitem o controle da bradicardia atrial com sistema de condução intacto e a sincronização atrioventricular quando o sistema de condução está lesado. Os fios do marca-passo também podem ser utilizados para a monitorização do ritmo e para o tratamento de taquicardias com reentrada pela supressão de alta frequência. O fio atrial ou ventricular direito deve ser conectado ao polo positivo do marca-passo, e o esquerdo, ao pólo negativo.

Para a montagem do marca-passo, utiliza-se um cabo eletrodo bipolar e o gerador. Conecta-se o polo distal do cabo, marcado com o sinal negativo, ao polo negativo do gerador e assim também os polos positivos.

A sensibilidade indica a amplitude do evento elétrico cardíaco que é "enxergada" pelo aparelho. Quanto menor a sensibilidade do aparelho, maior a amplitude (medida em milivolts) deste evento, havendo um limiar de sensibilidade abaixo do qual o aparelho não enxerga mais o sinal do coração. O estímulo é a quantidade de energia (dada em volts) fornecida pelo gerador para despolarizar o miocárdio. O limiar de comando é o menor estímulo necessário para despolarizar o miocárdio e gerar uma onda R no monitor cardíaco.

Para o ajuste do marca-passo de demanda:

1º) Ajustar a frequência, o estímulo e a sensibilidade aos menores valores possíveis.
2º) Encontrar o limiar de sensibilidade, aumentando progressivamente a sensibilidade até perceber ondas ventriculares (R). Ajustar a sensibilidade para duas vezes o valor encontrado.
3º) Ajustar a frequência do marca-passo 20 a 30 batimentos acima da frequência intrínseca do paciente.
4º) Ajustar o estímulo até aparecerem ondas R no monitor (limiar de comando). Recomenda-se uma amplitude 2 a 3 vezes este valor.
5º) Ajustar a frequência até o mínimo desejado.

É necessário reavaliar periodicamente o marca-passo, pois pode ser necessário reajustar estes valores para seu bom funcionamento. Altos limiares de sensibilidade e comando podem estar relacionados a deslocamento do eletrodo. Além disso, o local de inserção do eletrodo pode sofrer inflamação e edema, resultando na alteração desses limiares. O tempo médio de uso pode chegar até a 14 dias.

Controle de drenos

Geralmente há um dreno pericárdico e um mediastinal ou pleural. O cirurgião pode recomendar a aspiração contínua, geralmente com pressão negativa em torno de 15 a 20cmH$_2$O. É fundamental o controle do volume de sangramento. A reexploração cirúrgica está indicada se, apesar do tratamento de uma eventual coagulopatia, o débito se mantiver maior que 10mL/kg/h, se ocorrer a drenagem ininterrupta de sangue vermelho-

-vivo, se houver sinais de tamponamento cardíaco ou mesmo se existir instabilidade com sangramento moderado. A drenagem serosa sugere edema pulmonar ou quilotórax. Neste, o fluido turva-se à medida que é reintroduzida a dieta. A retirada de drenos costuma ser indicada quando a drenagem residual é menor que 3mL/kg/dia, geralmente por volta do terceiro dia de pós-operatório, e requer controle radiológico após.

Tamponamento cardíaco

Geralmente decorre da obstrução do dreno mediastinal. Deve ser suspeitado no pós-operatório inicialmente tranquilo que deteriora subitamente, principalmente quando há baixo débito pelo dreno. Pode-se observar pulso paradoxal no traçado de PA invasiva, aumento da PAD, estase jugular, hipotensão, abafamento de bulhas, taquicardia e perfusão periférica lentificada. Requer imediata expansão da volemia enquanto se aguarda a presença do cirurgião para a reoperação.

Reversão da anticoagulação e controle de sangramentos

Como 1mg de protamina reverte o efeito de 100 unidades de heparina, administram-se 5mL de protamina (50mg) para cada 1mL (5.000U) de heparina. Geralmente são administrados dois terços no centro cirúrgico e o restante na UTIP.

Os efeitos hemodinâmicos da protamina geralmente estão relacionados à administração rápida. Discreta diminuição da PA, decorrente da liberação de histamina via ativação do complemento, requer apoio hemodinâmico pequeno. Hipertensão pulmonar grave, geralmente, acomete pacientes com hipertensão pulmonar pré-operatória, correndo maior risco indivíduos alérgicos a peixe, ou em uso de insulina (a protamina é um peptídeo derivado do esperma de truta acoplado à insulina para permitir ação prolongada). Anafilaxia é de ocorrência rara.

Deve ser realizado coagulograma após a administração da protamina. Alterações laboratoriais moderadas como R ou RNI em torno de 1,5 a 2,5 são frequentes, mas normalmente não requerem a reposição de fatores de coagulação por não terem expressão clínica. A reposição torna-se necessária em caso de sangramento expressivo ou mantido pelos drenos e nos locais de punção (ver também item Controle de drenos).

Líquidos, eletrólitos, glicose

No pós-operatório de cirurgia com CEC, as crianças apresentam geralmente a água corporal total aumentada, embora o aumento de permeabilidade capilar, a poliúria ocasionada pelo uso de diuréticos e a hipertermia possam ocasionar contração do volume intravascular. Recomenda-se restrição hídrica de 50 a 70% do volume calculado pela fórmula de Holliday-Segar. Líquido adicional poderá ser necessário para adequar a volemia.

A monitorização de eletrólitos é fundamental para o ajuste da oferta. Em nosso serviço avaliamos gases sanguíneos, eletrólitos, glicemia e lactatemia em uma mesma amostra de sangue, por análise instantânea.

O sódio basal é calculado em proporção ao volume total da solução de manutenção e não ao peso do paciente. A princípio, oferecemos 3mEq/100mL de sódio. O potássio é oferecido de acordo com a fórmula de Holliday-Segar com 2,5mEq/100 calorias.

Há uma sobrecarga de sódio devido às soluções utilizadas para o preenchimento do circuito de CEC. Por outro lado, o uso de diuréticos pode levar rapidamente à espoliação. É necessário monitorizar a evolução da natremia, corrigindo a oferta quando necessário.

A oferta de cloro também é aumentada pelo preenchimento do circuito e pelas eventuais expansões no pós-operatório. A hipercloremia frequentemente se desenvolve e leva à acidose metabólica persistente que pode ser confundida com o baixo débito ou a insuficiência renal e motivar a administração desnecessária e deletéria do bicarbonato de sódio. Em parte, pode ser evitada pelo uso de soluções com menos cloro (por exemplo, Ringer-lactato em pacientes sem lactiacidemia).

Geralmente, a poliúria pós-operatória ocasionada pelo uso de diuréticos espolia o potássio. Menos frequentemente, leva à perda do cálcio, que pode ser exacerbada pela hemodiluição e pelo uso de hemoderivados. É necessária a reposição imediata visando manter os valores de potássio e cálcio ionizado dentro da normalidade, já que o miocárdio é extremamente suscetível à variação destes eletrólitos. A hipocaliemia é corrigida na velocidade de 0,3 a 0,5mEq/kg/h em intervalos de 4 a 6 horas, com controles no decorrer. Transtornos do cálcio não são frequentes e a hipocalcemia leve costuma reverter-se espontaneamente.

A hipomagnesemia está relacionada a taquiarritmias e pode favorecer a hipocalcemia e a hipocaliemia. Hipofosfatemia pode ser clinicamente significativa com prejuízo na entrega de oxigênio, depressão miocárdica e insuficiência respiratória.

Nas cirurgias sem CEC, geralmente a solução de manutenção é 100% do basal, podendo ser feita restrição quando há insuficiência cardíaca instalada.

A glicemia deve ser testada à beira do leito. A hipoglicemia não deve ser tolerada, pois o miocárdio tem baixos estoques de glicose, sendo extremamente dependente da glicose circulante. Consideramos os valores normais para cada faixa etária. Em recém-nascidos, valores inferiores a 40mg/dL são corrigidos com bolo de glicose de 200mg/kg e aumenta-se a velocidade de infusão de glicose em 25 a 30%. Em crianças maiores, procuramos manter a glicemia acima de 80mg/100mL, administrando bolos de glicose de 500mg/kg quando abaixo de 60mg/dL e aumentando a taxa de infusão de glicose quando acima deste valor. A hiperglicemia é frequente, provavelmente pela liberação de hormônios contrarreguladores e pela administração perioperatória de altas doses de corticoide. Manipulamos a hiperglicemia superior a 250mg/dL apenas pela redução da taxa de infusão de glicose. Não recomendamos o uso rotineiro de insulinoterapia nestes casos devido à transitoriedade do evento e ao efeito catastrófico da hipoglicemia e hipocaliemia que a insulina pode ocasionar.

Sedação e controle da dor

Os agentes normalmente utilizados podem levar à redução do tônus vascular e à depressão miocárdica, tendo como consequência a hipotensão e o baixo débito. Este efeito pode ocorrer com quaisquer medicamentos, sendo muito evidente após benzodiazepínicos, e frequente após opiáceos. Por este motivo, preconizamos doses baixas e se possível evitar a injeção contínua.

A sedação pode ser necessária quando mantemos o paciente intubado na fase de estabilização. Iniciamos com hidrato de cloral 100mg/kg/dia (÷ 4). Quando necessário, acrescentamos a cetamina 1mg/kg, agente dissociativo que induz à liberação de catecolaminas evitando a hipotensão. No entanto, este efeito protetor pode não ocorrer em pacientes sem estoques de catecolaminas, o que não é incomum no pós-operatório cardíaco.

É fundamental evitar a intensa liberação endógena de catecolaminas provocada pela dor, que aumenta o consumo metabólico do miocárdio e sistêmico. Utilizamos normalmente a morfina 0,05mg/kg ou fentanil 1mcg/kg.

Ventilação mecânica

A ventilação mecânica prolongada está associada ao mau prognóstico, provavelmente como um fator dependente da resposta inflamatória e do baixo débito. A extubação precoce, que equivale a não esperar o dia seguinte à cirurgia para extubar, tem sido preconizada no pós-operatório de cardiopatias congênitas. Porém, depende de condições ideais do paciente, da anestesia, da CEC e do pós-operatório, incluindo as funções miocárdica, respiratória, neurológica e a necessidade de analgésicos potentes. A reunião destas condições ideais nos parece relativamente infrequente nas primeiras 24 horas.

Utilizamos a ventilação associada à sedação como um fator protetor, ao reduzir o consumo metabólico e favorecer a interação cardiorrespiratória. Porém não de forma sistemática e sim observando a evolução clínica e as necessidades da criança.

Ilustremos com alguns exemplos. Cirurgias como o fechamento de CIA e a correção da coartação da aorta geralmente permitem a extubação no pós-operatório imediato. O CIV com hiperfluxo e hipertensão pulmonar e a correção da tetralogia de Fallot, quando há prejuízo importante da contratilidade do VD, motivam a manter a intubação por pelo menos 24 horas, mesmo nos pacientes estáveis. Nos casos de SRIS grave ou SBDC, o critério de extubação é individualizado pela evolução de cada paciente.

Além disso, há situações específicas em que o retorno precoce à ventilação espontânea é preferível. Nos procedimentos de Glenn e Fontan, a circulação pulmonar é dependente de retorno venoso passivo ao tórax, o que pode ser prejudicado pela ventilação com pressão positiva. Por outro lado, a hipoventilação causa hipoxemia e acidose ventilatória que aumentam a RVP, prejudicando ainda mais a circulação pulmonar. A ventilação mecânica deve ser ajustada para as menores pressões inspiratória e expiratória e o tempo expiratório mais prolongado possível. A extubação só deve ser realizada se o paciente estiver totalmente recuperado da curarização e da sedação.

O volume pulmonar reflete diretamente na RVP. Os menores valores de RVP são encontrados no final da expiração, quando os pulmões se encontram preenchidos apenas pela capacidade residual funcional. A insuflação excessiva assim como a insuficiente resultam em aumento da RVP.

Controle de temperatura

A diferença da temperatura central menos a periférica maior de 2°C é compatível com baixo débito. A hipotermia e a hipertermia aumentam a demanda metabólica e o consumo de oxigênio. A hipertermia está relacionada à SRIS com ou sem infecção e ao baixo débito, no qual a má perfusão cutânea ocasiona redução da superfície de troca com consequente aumento da temperatura central. A hipotermia estimula a termogênese com aumento do consumo metabólico e leva à vasoconstrição periférica que ocasiona aumento da RVS.

Juntamente com a adequação do débito cardíaco, o controle de temperatura deve ser eficientemente obtido. Além da abordagem farmacológica, pode ser necessário o uso de meios físicos como o colchão e a manta térmica.

Abordagem da disfunção renal

A incidência de disfunção renal aguda no pós-operatório de cirurgia cardíaca varia na literatura de 2 a 17%, com mortalidade de 20 a 75% nos pacientes que necessitam de substituição renal. Estão sob maior risco de disfunção renal os recém-nascidos, os portadores de lesões cardíacas complexas, pacientes submetidos a tempo de CEC prolongado, com parada circulatória total e com SBDC. Normalmente, diuréticos osmótico (manitol) e de alça (furosemida) são usados, portanto, a oligúria nas primeiras horas provavelmente decorre da disfunção miocárdica e do baixo débito.

Não há consenso na literatura sobre os critérios de indicação da substituição renal nestes pacientes, sendo apontados:

- Evidências clínicas de hipervolemia (edema e balanço hídrico positivo): por exemplo, aumento do peso corporal superior a 10%.
- Débito urinário diminuído sem resposta ao uso de diuréticos e à otimização do apoio inotrópico.
- Distúrbios eletrolíticos (hipercaliemia, hiperfosfatemia) e do equilíbrio acidobásico (bicarbonato menor que 18mmol/L).
- Restrição hídrica comprometendo a oferta nutricional.
- Complicações respiratórias (edema pulmonar e restrição torácica pela ascite).

Níveis de ureia e creatinina parecem ser pouco úteis neste contexto, aumentando somente quando a substituição renal é indicada tardiamente ou em decorrência de lesões renais preexistentes.

A diálise peritoneal tem sido o método de escolha em nosso serviço, devido a sua fácil execução, baixo índice de complicações e menor interferência no fluxo sanguíneo renal. Devemos ressaltar, no entanto, que a distensão abdominal compromete diretamente a interação cardiorrespiratória, podendo ser necessário ajuste ventilatório e hemodinâmico. Recomenda-se que o cateter seja inserido no intraoperatório, sob visualização direta. Com isto, a diálise pode ser iniciada sem demora e há menor risco de complicações infecciosas e mecânicas. Apesar de a retirada de volume e de escórias nitrogenadas ser mais eficaz pela hemofiltração arteriovenosa e venovenosa, o risco de sangramento pela anticoagulação e a dificuldade de acesso vascular nas crianças pequenas reforçam a segurança da via peritoneal.

HIPERTENSÃO PULMONAR

A hipertensão pulmonar é uma complicação temida após a cirurgia cardíaca. Crianças com cardiopatias cirúrgicas são propensas a desenvolver aumento da RVP devido a sua condição de base de hiper-reatividade por hiperfluxo ou hipoxemia crônica. Mesmo na ausência destas condições, a hiper-reatividade pode ser desencadeada por fatores relacionados à CEC e à cirurgia.

Os fatores relacionados à CEC e à cirurgia que podem causar aumento da resistência vascular pulmonar (RVP) incluem microêmbolos e a vasoconstrição decorrente da disfunção endotelial e da descarga adrenérgica. Além disso, fatores extravasculares podem levar ao aumento da RVP. Observa-se redução volumétrica e inflamação dos pulmões e elevação da pressão intratorácica tanto pelo aumento do conteúdo no compartimento torácico, quanto pela ventilação mecânica. Outros mecanismos fisiopatológicos são a elevação da PAE por alteração da válvula mitral ou disfunção do VE, a obstrução das veias pulmonares, a redução da árvore vascular pulmonar e o *shunt* residual esquerdo-direito decorrentes do procedimento cirúrgico.

As estratégias terapêuticas convencionais para o controle da hiper--reatividade e da descarga adrenérgica são sedação, analgesia e ventilação adequadas. Objetiva-se pCO_2 de 35mmHg, oferta-se temporariamente FiO_2 elevada (80 a 90%, acima da qual ocorre a remoção total do nitrogênio que pode levar ao colapso alveolar) e otimiza-se a capacidade residual funcional com a PEEP.

As causas mecânicas e inflamatórias não respondem às estratégias convencionais, nem às mais específicas, como o uso de vasodilatadores de ação local ou sistêmica. As causas mecânicas muitas vezes requerem reavaliação cirúrgica (por exemplo, desobstrução de drenos ou mesmo reoperação). Ainda, na ausência de causas mecânicas, uma resposta parcial ao tratamento clínico sugere a existência de fator inflamatório subjacente a uma certa hiper-reatividade.

A estratégia específica requer o uso de vasodilatadores, incluindo inibidores da fosfodiesterase, nitroprussiato de sódio, nitroglicerina, prostaglandina E_1 e prostaciclina (PGI_2). O problema é que os efeitos destas drogas não se restringem à circulação pulmonar, frequentemente levando à hipotensão sistêmica, às vezes de forma mais intensa do que a queda na resistência vascular pulmonar desejada. Isto requer a associação de vasopressores e expansões volêmicas, com consequências na resposta inflamatória sistêmica, no desempenho cardíaco e evidentemente no prognóstico do paciente, não claramente estudadas até o momento.

Damos preferência ao uso do óxido nítrico inalatório. Por ser inalado e prontamente inativado pela hemoglobina; a circulação sistêmica é protegida de sua ação. A dose preconizada é de 5 a 20ppm. Pode-se chegar a doses mais altas (40ppm) em situações de resposta parcial à dose convencional. Excepcionalmente, são necessárias doses de 80 a 100ppm, como é o caso da hipertensão pulmonar com componente primário em recém-nascidos. Os efeitos colaterais costumam ser dependentes da dose, melhorando com sua redução. São relatados meta-hemoglobinemia, hipotensão arterial sistêmica, hiperglicemia, hematúria e acúmulo do óxido nitroso. Em nossa experiência, a hipertensão pulmonar rebote à retirada do óxido nítrico e a meta-hemoglobinemia leve são os efeitos indesejados mais frequentemente encontrados.

VENTRICULOTOMIA E FISIOLOGIA RESTRITIVA DO VENTRÍCULO DIREITO

A disfunção do ventrículo direito decorre da cardiopatia de base, da técnica cirúrgica, incluindo a ventriculotomia, e da CEC.

A "fisiologia restritiva" do VD foi descrita a partir de ecocardiografia como o fluxo diastólico anterógrado persistente do VD para a artéria pulmonar após a reconstrução da via de saída deste. Ocorre quando o VD apresenta disfunção diastólica, sendo incapaz de relaxar e encher-se durante a diástole.

Também se usa o termo "fisiologia restritiva" para descrever o VD de parede enrijecida, pouco complacente e por vezes hipertrofiado que se desenvolve quando há obstrução à VSVD, como ocorre na fase precoce da tetralogia de Fallot. O enchimento diastólico é reduzido e o volume de ejeção é baixo, limitando a pré-carga do VE. Além disso, a pressão diastólica do VD é alta, assim como a pressão do átrio direito, ocasionando hipertensão venosa sistêmica. Pode também afetar a função do VE por desvio septal.

A SBDC, com PAD elevada, hepatomegalia, ascite, derrame pleural ou débito aumentado pelo dreno torácico, sugerem fisiologia restritiva do VD.

Esta situação requer a manutenção da pré-carga, apesar da PAD elevada, apoio inotrópico, geralmente com dobutamina ou adrenalina em dose baixa. Neste caso, a milrinona pode ser útil como adjunto terapêutico graças ao efeito lusitrópico. Tanto a insuflação pulmonar excessiva como a insuficiente causam o aumento da resistência vascular pulmonar. A ventilação mecânica adequada e o controle da hipertensão pulmonar também devem ser uma meta nestes casos.

Shunt da direita para a esquerda para o alívio do VD
Algumas crianças se beneficiam com a preservação ou criação de um *shunt* interatrial que, funcionando como válvula de escape da direita para a esquerda, permite o alívio do VD e garante o débito cardíaco apesar da cianose transitória. Inicialmente, a saturação arterial de oxigênio é baixa, aumentando com a melhora da complacência do VD, geralmente após dois a três dias.

Esta opção se aplica à tetralogia de Fallot, e a situações com hipertensão pulmonar pós-operatória como o tronco arterial.

Este conceito pode também ser empregado na fisiologia decorrente da cirurgia de Fontan, quando a circulação pulmonar depende de fluxo passivo e o *shunt* pode preservar o débito cardíaco até a adaptação da circulação pulmonar.

PROCEDIMENTOS CIRÚRGICOS SEM CIRCULAÇÃO EXTRACORPÓREA
As correções cirúrgicas de coartação da aorta e persistência do canal arterial são realizadas por meio de toracotomia esquerda, com acesso à aorta garantido pelo colapso do pulmão esquerdo. Sangramento pulmonar com obstrução da cânula traqueal por coágulos, alterações na relação ventilação-perfusão, atelectasia, lesão dos nervos laríngeo recorrente e frênico e lesão do ducto torácico ilustram as complicações decorrentes desta abordagem e que podem prolongar o tempo de ventilação mecânica no pós-operatório.

Coartação da aorta
Estreitamento encontrado na aorta descendente, adjacente à origem da artéria subclávia esquerda e oposto ao canal arterial. Quando se manifesta no período neonatal, geralmente corresponde a um intenso estreitamento aórtico, levando ao início abrupto de insuficiência cardíaca no momento do fechamento do canal arterial. Nas crianças maiores, poderá

ter ocorrido adaptação com o desenvolvimento de circulação colateral, o exame clínico cuidadoso poderá denotar a diminuição de amplitude dos pulsos femorais e sopro cardíaco. A hipertensão arterial pode ou não estar presente.

São descritas duas técnicas cirúrgicas: a aortoplastia subclávia e a anastomose terminoterminal, sendo a escolha determinada pela idade da criança e a experiência do cirurgião. Na aortoplastia subclávia, mais usada em recém-nascidos, é realizado um retalho com o segmento proximal da artéria subclávia esquerda através da porção estreitada da aorta. Em crianças maiores, usualmente é feita a anastomose terminoterminal, com ou sem prótese sintética (Dacron).

A dificuldade relacionada ao ato cirúrgico envolve a necessidade de clampeamento aórtico, que pode resultar em hipoperfusão e isquemia da medula espinhal (paraplegia), trato gastrintestinal e rins. O aumento da pressão intra-aórtica proximal durante o clampeamento gera o aumento da pós-carga do VE que pode não ser bem tolerado pelos pacientes com insuficiência cardíaca.

Hipertensão arterial é frequente no pós-operatório, podendo persistir também a longo prazo. Sua fisiopatologia envolve a elevação dos níveis plasmáticos de catecolaminas durante o clampeamento aórtico (noradrenalina) e de renina liberada após revascularização, além de resposta autorreguladora anormal de barorreceptores. Complicações decorrentes de hipertensão arterial persistente incluem hemorragia pelo estiramento da linha de sutura, vasoconstrição mesentérica reflexa e hipoperfusão esplâncnica, com consequente isquemia intestinal, constituindo a chamada síndrome pós-coarctectomia.

O tratamento da hipertensão arterial inclui vasodilatadores, beta e alfa-bloqueadores.

O nitroprussiato de sódio provoca vasodilatação ao fornecer óxido nítrico que relaxa a musculatura lisa. Tem como vantagem sua meia-vida curta, sendo facilmente titulado nestes pacientes. A dose varia de 0,5 a 8mcg/kg/min. Seus metabólitos tóxicos são produzidos de forma dose-dependente e podem ser de risco, particularmente na insuficiência renal.

Os betabloqueadores são usados como droga adjuvante, não sendo indicados nos recém-nascidos e lactentes que dependem da frequência cardíaca para a manutenção do débito cardíaco. É indicado nos casos em que a hipertensão está associada à taquicardia.

Inibidores da enzima conversora da angiotensina são frequentemente utilizados como medicação de manutenção na retirada do nitroprussiato e requerem controle da função renal.

Em nosso serviço, dispomos do propranolol por via enteral, utilizado na dose de 1 a 2,mg/kg/dia, e do captopril por via enteral, iniciado na dose de 1mg/kg/dia, com aumentos sucessivos de até 3mg/kg/dia, quando necessário. Não é infrequente a necessidade de associação destes fármacos.

Persistência do canal arterial

Comumente encontrada nos recém-nascidos prematuros. A correção cirúrgica é indicada após a falha do tratamento farmacológico, indicado apenas nas duas primeiras semanas de vida. O uso da indometacina e do ibuprofeno para o fechamento do canal arterial requer função renal e contagem de plaquetas normais.

Em crianças maiores e lactentes assintomáticos, a cirurgia é realizada para prevenir complicações como hipertensão pulmonar, síndrome de Eisenmenger e endocardite infecciosa.

A ruptura do ducto é uma complicação rara, porém devastadora, devido à exsanguinação instantânea. Isto ocorre com mais frequência em crianças maiores em que o tecido ductal se encontra friável.

PROCEDIMENTOS PALIATIVOS

Em sua origem, os procedimentos paliativos eram necessários por não haver proposta cirúrgica de correção definitiva. Atualmente, estes procedimentos são realizados para manter uma fisiologia mais próxima do normal, até que a criança tenha tamanho suficiente para uma cirurgia definitiva, além de propiciar o desenvolvimento dos vasos pulmonares.

O *shunt* sistemicopulmonar está indicado nas condições de fluxo pulmonar inadequado ou dependente do canal arterial. O *shunt* Blalock--Taussig foi descrito originalmente em 1945 e consistia na anastomose da artéria subclávia com a artéria pulmonar. Alterações relacionadas à perfusão e desenvolvimento da musculatura do membro superior homolateral ao *shunt* levaram à modificação desta técnica. No Blalock-Taussig modificado, insere-se um tubo sintético entre a artéria subclávia e a artéria pulmonar. A principal preocupação é a trombose precoce do *shunt* nos recém-nascidos e nos pacientes com cardiopatia congênita cianogênica e hematócrito elevado. Medidas como manutenção de débito cardíaco, PA e hidratação adequada podem evitar esta complicação. Além disso, promove-se a anticoagulação sistêmica com heparina durante a cirurgia seguida do uso de ácido acetilsalicílico (1mg/kg/dia) no pós-

-operatório. Alguns pacientes apresentam manifestação clínica e radiológica de hiperfluxo pulmonar, transitoriamente na primeira semana de pós-operatório, ou mesmo persistente, levando à ICC.

Nas doenças com ventrículo único, na impossibilidade de cirurgia de correção definitiva, opta-se por separar a circulação sistêmica da pulmonar. O ventrículo funcionante (direito ou esquerdo) garante a circulação sistêmica e a circulação pulmonar passa a ser passiva, mantida pela pressão venosa sistêmica. Geralmente, esta fisiologia é obtida em dois passos sucessivos, nos procedimentos de Glenn e de Fontan.

A cirurgia de Glenn consiste na anastomose da veia cava superior com a artéria pulmonar direita. Pode ser realizada por meio de toracotomia direita ou esternotomia, dependendo da experiência do cirurgião, e geralmente não requer CEC. Como o fluxo depende da pressão venosa sistêmica, este *shunt* só pode ser realizado em pacientes com resistência vascular pulmonar normal ou baixa, não sendo, portanto, indicado em recém-nascidos. Aumento do retorno venoso para a artéria pulmonar pode ser obtido pelo decúbito elevado e ajuste ventilatório, visando à menor pressão média de vias aéreas.

Na cirurgia de Fontan, o fluxo da veia cava inferior é direcionado para a artéria pulmonar, diretamente ou por meio do AD. O fluxo passivo pode ser favorecido pela elevação dos membros inferiores. Alguns serviços dispõem também de calças pneumáticas.

Na transposição de grandes artérias, a oxigenação sistêmica pode ser melhorada criando-se uma comunicação entre os dois circuitos. Esta comunicação intra-atrial é obtida por cateterismo cardíaco utilizando-se um balão (procedimento de Rashkind). O cateter passa do AD para o AE através do forâmen oval. Confirmada a posição do balão por meio de radioscopia ou ecocardiograma, este é insuflado promovendo ruptura no septo atrial. Complicações incluem perfuração de câmara cardíaca ou de válvula atrioventricular, lesão de veias pulmonares ou de veia cava inferior e êmbolo gasoso ou de fragmentos do balão. Caso haja falha na atriosseptostomia por balão, pode ser necessária a cirurgia de Blalock-Hanlon, em que uma comunicação é criada pela excisão da porção posterior do septo interatrial.

A cerclagem da artéria pulmonar visa reduzir o fluxo de sangue excessivo para as artérias pulmonares em situações nas quais não é possível a realização da cirurgia de correção definitiva (por exemplo, comunicação interventricular com insuficiência cardíaca grave) ou para preservar a baixa RVP no ventrículo único. A abordagem é feita via toracotomia lateral. Geralmente, é ajustada para reduzir a pressão da artéria pulmonar à metade da pressão arterial sistêmica. Como consequência, pode haver queda na saturação de oxigênio e aumento da pós-carga do ventrículo direito, sendo necessário associar inotrópico, além de restrição hídrica e diurético. Uma bandagem excessiva pode causar cianose com exame radiológico mostrando pobreza da vasculatura pulmonar. Nestes casos, pode ser necessária nova intervenção cirúrgica.

BIBLIOGRAFIA

Auler Jr JOC, Barreto AC, Gimenez SC et al. Pediatric cardiac postoperative care. Revista do Hospital das Clínicas da Faculdade de Medicina de São Paulo 2002;57:115-23.

Bizzarro M, Gross I. Óxido nítrico inhalado para el tratamiento postoperatorio de la hipertensión pulmonar en lactantes y niños con cardiopatía congénita. In La Biblioteca Cochrane Plus (2), Oxford, Inglaterra, Update Software Ltd., 2008. Disponível em: http://www.update-software.com. (Traduzido de The Cochrane Library (2), Chichester, Inglaterra, John Wiley & Sons, Ltd., 2008).

Boigner H, Brannath W, Hermon M et al. Predictors of mortality at initiation of peritoneal dialysis in children after cardiac surgery. Ann Thorac Surg 2004;77:61-5.

Brix-Christensen V. The systemic inflammatory response after cardiac surgery with cardiopulmonary bypass in children. Acta Anaesthesiologica Scandinavica 2001;45:671-9.

Chan K, Ip P, Chiu CSW et al. Peritoneal dialysis after surgery for congenital heart disease in infants and young children. Ann Thorac Surg 2003;76:1443-9.

Cooper DS, Nichter MA. Advances in cardiac intensive care. Curr Opin Pediatr 2006;18:503-11.

Dimmick S, Badawi N, Randell T. Suplementación con hormona tiroidea para la prevención de la morbilidad y la mortalidad en lactantes sometidos a cirugía cardíaca. In La Biblioteca Cochrane Plus (2), Oxford, Inglaterra, Update Software Ltd., 2008. Disponível em: http://www.update-software.com. (Traduzido de The Cochrane Library (2), Chichester, Inglaterra, John Wiley & Sons, Ltd., 2008).

Echten JEKH, Goedvolk CA, Doornaar MBME et al. Acute renal insufficiency and renal replacement therapy after pediatric cardiopulmonary bypass surgery. Pediatr Cardiol 2001;22:321-6.

Kozik DJ, Tweddell JS. Characterizing the inflammatory response to cardiopulmonary bypass in children. Ann Thorac Surg 2006; 81:2347-54.

Lindberg L, Olsson AK, Jögi P et al. How common is severe pulmonary hypertension after pediatric cardiac surgery? J Thorac Cardiovasc Surg 2002;123:1155-63.

McLaughlin GE, Setzer NA, Schleien CL. Postoperative management of the cardiac surgical patient. In Rogers' Textbook of Pediatric Intensive Care. 3rd ed. Lippincott Williams & Wilkins; 1996. pp.463-523.

Ravishankar C, Tabbutt S, Wernovsky G. Critical care in cardiovascular medicine. Curr Opin Pediatr 2003;15:443-53.

Robertson-Malt S, Afrane B, EL Barbary M. Profilaxis con esteroides para la cirugía pediátrica a corazón abierto. In La Biblioteca Cochrane Plus (2), Oxford, Inglaterra, Update Software Ltd., 2008. Disponível em: http://www.update-software.com. (Traduzida de The Cochrane Library (2), Chichester, Inglaterra, John Wiley & Sons, Ltd., 2008).

Romão Jr JE, Fuzissima MG, Vidonho Jr AF et al. Outcome of acute renal failure associated with cardiac surgery in infants. Arq Bras Cardiol 2000;75:318-21.

Skippen PW, Krahn GE. Acute renal failure in children undergoing cardiopulmonary bypass. Crit Care Resuscitat 2005;7:286-91.

Sorof JM, Stromberg D, Brewer ED et al. Early initiation of peritoneal dialysis after surgical repair of congenital heart disease. Pediatr Nephrol 1999;13:641-5.

Stocker CF, Shekerdemian LS, Nørgaard MA et al. Mechanisms of a reduced cardiac output and the effects of milrinone and levosimendan in a model of infant cardiopulmonary bypass. Pediatr Crit Care 2007; 35:252-9.

Wessel DL, Fraisse A. Postoperative care of the pediatric cardiac surgical patient: general considerations. In Nichols DG (ed.). Rogers' Textbook of Pediatric Intensive Care. 4th ed. Lippincot Williams & Wilkins; 2008. pp.1159-80.

CAPÍTULO 6

Monitorização Hemodinâmica

RODRIGO DE FREITAS NÓBREGA
RENATO LOPES DE SOUZA

MONITORIZAÇÃO HEMODINÂMICA NÃO INVASIVA

Introdução

Pacientes criticamente enfermos devem ser monitorizados atentamente, para que se possam definir diagnósticos, atuar com base em princípios fisiopatológicos e avaliar os resultados, fechando o ciclo e reiniciando-o continuamente nesta sequência.

As alterações cardiovasculares são frequentes no paciente crítico, sendo a monitorização de seus parâmetros obrigatória em unidades de terapia intensiva.

A monitorização hemodinâmica pode utilizar métodos não invasivos e métodos invasivos.

As principais vantagens dos métodos não invasivos são a possibilidade de utilizá-los prontamente, de não trazerem riscos de iatrogenia ao paciente e de serem, geralmente, de mais baixo custo e acessíveis.

Apresentam como desvantagens menor fidedignidade e avaliação intermitente de alguns dos parâmetros.

Dentro da unidade de terapia intensiva (UTI), diversos parâmetros, de relevância para o sistema cardiocirculatório, podem ser acessados de forma não invasiva, produzindo dados bastante relevantes ao manejo do paciente. São eles: frequência cardíaca (FC), ritmo cardíaco, pressão arterial (PA), resistência vascular sistêmica (RVS) e pulmonar, pré-carga, pós-carga, contratilidade miocárdica, volume sistólico, débito cardíaco e perfusão e oxigenação de tecidos e sistemas.

Os métodos não invasivos de monitorização, que propiciam o acesso a tais parâmetros, podem ser divididos em: dados do exame clínico rotineiro, exames de imagem ou métodos que utilizam monitores específicos.

Os dados de exame clínico que acessam parâmetros cardiovasculares são os seguintes: palpação de pulsos, ausculta cardíaca, avaliação de temperatura e cor de regiões centrais e das extremidades, avaliação do tempo de enchimento capilar, ausculta pulmonar, avaliação de hepatimetria, medida de pressão arterial, avaliação do nível de consciência e do débito urinário.

Dentre os exames de imagem, a radiografia de tórax e o ecocardiograma apresentam dados hemodinâmicos de relevância para o intensivista pediátrico.

Dentre os aparelhos de monitorização não invasiva, comumente encontrados nas UTIs, o monitor cardíaco, o oxímetro de pulso, o monitor de PA não invasiva e o capnógrafo podem fornecer dados hemodinâmicos relevantes.

Ainda pouco utilizados em nosso meio, monitores de fluxo sanguíneo tecidual podem ser utilizados para a detecção precoce de alterações de fluxo sanguíneo renal ou de sistema nervoso.

Exame clínico

Palpação de pulsos centrais e periféricos – a palpação de pulsos centrais fornece a frequência cardíaca, podendo distinguir entre ritmos normais, rápidos, lentos e de colapso.

A comparação entre pulsos centrais e periféricos fornece importantes informações. Quando, na presença de pulsos centrais, os pulsos periféricos estão ausentes ou finos, temos alteração hemodinâmica significativa (choque).

Pulsos amplos podem denotar estado hiperdinâmico, como, por exemplo, choque em sua fase quente (com vasodilatação e aumento compensatório do débito cardíaco).

Ausculta cardíaca – a ausculta cardíaca também fornece a frequência cardíaca, auxiliando no diagnóstico de distúrbios do ritmo, como taquicardias, bradicardias, colapso, extrassístoles, entre outros.

A fonese das bulhas cardíacas fornece informações valiosas. Bulhas acentuadamente hipofonéticas podem indicar derrame pericárdico, sugerindo tamponamento cardíaco, responsável por choque obstrutivo.

A presença de desdobramento de bulha cardíaca e/ou sopro pode sugerir diversas alterações, na dependência do foco (mitral, tricúspide, pulmonar ou aórtico) e do momento (sístole, diástole), no qual ocorre a alteração. Alterações congênitas ou adquiridas podem levar a estas alterações. Determinadas condições hemodinâmicas também podem gerar sopros ou alterações de bulhas. Como exemplo, citamos o desdobramento de segunda bulha em foco pulmonar, que pode estar associado à hipertensão pulmonar.

Temperatura e cor de regiões centrais e das extremidades – frialdade e palidez de extremidades denotam aumento de resistência vascular e queda do débito cardíaco, estando presentes em diversos tipos de choque, como o hipovolêmico, o cardiogênico e o séptico, em sua fase fria (que é a mais comum em crianças).

A comparação entre a temperatura central e a periférica (quando a periferia está bem mais fria) é de grande valia no diagnóstico das alterações hemodinâmicas que cursam com baixo débito cardíaco.

Nos quadros sépticos, com extremidades quentes e ruborizadas, fazemos diagnóstico de choque quente, na qual há vasodilatação e aumento compensatório do débito cardíaco.

Tempo de enchimento capilar – o tempo de enchimento capilar deve ser verificado na região palmar da mão ou plantar do pé, sempre com o membro elevado em nível acima do coração. O tempo normal é de 2 segundos.

Tempo de enchimento capilar lento (maior que 3 segundos) está presente em estados hipodinâmicos, como o choque de diversas etiologias. Denota, em geral, queda no débito cardíaco.

Em estados hiperdinâmicos, como na fase quente do choque séptico, ou no choque anafilático, o tempo de enchimento capilar pode ser muito rápido (menor que 1 segundo).

Ausculta pulmonar – a presença de estertores bolhosos à ausculta pulmonar pode indicar edema pulmonar, de origem cardiogênica, sugerindo aumento de pré-carga e contratilidade miocárdica inadequada.

Hepatimetria – o aumento da pré-carga, que acontece em casos de insuficiência cardíaca e choque cardiogênico, leva a aumento das dimensões do fígado, por estase na veia cava inferior. Assim, a hepatimetria aumentada (maior que 6cm) pode auxiliar no diagnóstico destas situações.

Nível de consciência – o nível de consciência dá indicações sobre o fluxo sanguíneo cerebral, portanto, agitação ou torpor podem indicar queda no fluxo sanguíneo cerebral, sendo, assim, um indicador precoce de choque.

Débito urinário – o débito urinário é diretamente proporcional ao fluxo sanguíneo renal, assim, baixa volemia, redistribuição regional de fluxo sanguíneo ou queda do débito cardíaco podem levar à queda no débito urinário. Este é um sinal importante para o diagnóstico de distúrbios cardiocirculatórios como o choque, de diversas etiologias.

Em crianças menores, deve-se esperar um débito urinário de pelo menos 1mL/kg/h, e em crianças maiores, 40mL/m^2/h. Alterações hemodinâmicas usualmente levam a débitos urinários inferiores aos citados anteriormente.

Exames de imagem

Radiografia de tórax – dois parâmetros avaliados na radiografia apresentam correlação com o sistema cardiovascular.

Primeiramente, a avaliação da área cardíaca fornece dados significativos. Área cardíaca globalmente aumentada sugere insuficiência cardíaca, com diminuição da contratilidade miocárdica.

Determinados formatos específicos da área cardíaca podem sugerir cardiopatias congênitas específicas.

O segundo parâmetro a ser analisado é a presença de congestão pulmonar, que indica também a presença de insuficiência cardíaca congestiva.

Ecocardiograma – o ecocardiograma desempenha importante função na avaliação do sistema cardiocirculatório do paciente em UTI.

É um método ultrassonográfico, não invasivo, que permite o diagnóstico de doenças cardíacas congênitas e adquiridas, como defeitos de septos, alterações valvares, alterações de artérias (aorta ou pulmonar) ou veias (cavas ou pulmonares), bem como outras alterações mais complexas, com tetralogia de Fallot e transposição de grandes artérias. Sua fidedignidade é bastante alta, quando realizado por profissional habilitado.

Na avaliação de paciente com instabilidade hemodinâmica, permite a observação da contratilidade miocárdica, que dá a ideia do débito cardíaco. Em crianças com mais de 10kg, permite o cálculo deste, avaliando-se o fluxo sanguíneo por meio da raiz da aorta (que pode ser medida de forma fidedigna em pacientes com mais de 10kg).

Permite também a detecção de derrame pericárdico e tamponamento cardíaco, que pode ser responsável por choque obstrutivo.

Recentemente, tem-se estimulado o intensivista pediátrico a ter conhecimentos básicos da realização deste método, para que possa, a qualquer momento, avaliar a contratilidade miocárdica e a presença ou não de derrame pericárdico e tamponamento cardíaco.

Aparelhos de monitorização não invasiva

Monitorização cardíaca – a monitorização cardíaca contínua está indicada em pacientes internados em unidades de terapia intensiva. Fornece a frequência cardíaca e o traçado eletrocardiográfico em diversas derivações. Em diversos aparelhos, é possível imprimir o traçado.

6 MONITORIZAÇÃO HEMODINÂMICA

Além das informações, discutidas anteriormente, em relação à frequência cardíaca, a monitorização cardíaca fornece dados importantes sobre distúrbios do ritmo cardíaco e de outras alterações do traçado, que podem sugerir, por exemplo, distúrbios de potássio ou alterações isquêmicas.

Oximetria de pulso – permite a avaliação da saturação arterial de oxigênio. O transporte de oxigênio aos tecidos é uma das principais funções do sistema cardiovascular e é dado pela seguinte equação:

$$DO_2 = DC \times (CaO_2)$$

$$CaO_2 = (1{,}34 \times Hb \times SaO_2) + (0{,}031 \times paO_2)$$

onde:
DO_2 = transporte de oxigênio
DC = débito cardíaco
CaO_2 = concentração arterial de oxigênio
Hb = nível de hemoglobina
SaO_2 = saturação arterial de oxigênio
paO_2 = pressão arterial de oxigênio

Nota-se, portanto, que a saturação arterial de oxigênio é um importante parâmetro para o manejo das alterações do sistema cardicirculatório, devendo-se buscar sua adequação em situações como o choque, sendo de fundamental importância sua monitorização contínua por meio deste dispositivo

Monitorização não invasiva da pressão arterial – a pressão arterial pode ser medida por meio de dispositivo aneroide ou coluna de mercúrio, de forma manual. Pode também ser medida por meio de monitores de pressão não invasiva, de acionamento do monitor, em um dado momento, ou por programação de medidas intermitentes, a intervalos de tempo predeterminados.

A medida da pressão arterial fornece importante parâmetro hemodinâmico, sendo obrigatória na avaliação de pacientes em unidades de terapia intensiva. A pressão arterial depende diretamente do débito cardíaco e da resistência vascular sistêmica, representada na seguinte equação:

$$PA = DC \times RVS$$

onde:
PA = pressão arterial
DC = débito cardíaco
RVS = resistência vascular sistêmica

Assim, tanto alterações no débito cardíaco como na resistência vascular sistêmica podem levar a alterações da pressão arterial. Frequentemente, diante da alteração de um destes dois componentes de pressão (débito ou resistência), o outro se altera em sentido contrário, tentando manter estável a pressão arterial. Assim, quando temos queda no débito cardíaco, como, por exemplo, no choque hemorrágico, temos aumento compensatório na resistência vascular sistêmica, para manter a pressão arterial. Quando este e outros mecanismos compensatórios não mais conseguem manter a pressão arterial dentro de valores de normalidade, com queda significativa desta, chamamos o choque de descompensado.

A pressão arterial apresenta dois componentes: sistólico e diastólico. Na monitorização não invasiva, de pacientes em choque, a pressão sistólica apresenta maior fidedignidade.

Os níveis aceitáveis de pressão arterial sistólica (percentil 5) em crianças são dados pela seguinte equação:

$$PA = 70 + (idade \times 2) \text{ representada em mmHg}$$

Em relação à medida invasiva, a monitorização de PA não invasiva apresenta as seguintes vantagens:
- Menos agressiva para o paciente.
- Com menos riscos de iatrogenia.
- Mais rápida de se iniciar.
- Mais barata.

E as seguintes desvantagens:
- Ser menos fidedigna (principalmente em relação à pressão diastólica).
- Ser intermitente.

Capnografia – a capnografia mede a concentração de CO_2 exalado. Quando comparado ao CO_2 sanguíneo (determinado por meio de gasometria arterial), podemos calcular o espaço morto pela seguinte equação:

$$EM = VC \times (pCO_2 - ETCO_2)/pCO_2$$

O percentual do espaço morto sobre o volume corrente é dado por meio da seguinte equação:

$$EM/VC = 100 \times (pCO_2 - ETCO_2)/pCO_2$$

onde:
EM = espaço morto
VC = volume corrente
pCO_2 = pressão parcial de gás carbônico
$ETCO_2$ = gás carbônico exalado

Quando o espaço morto ultrapassa 30% do volume corrente ($ETCO_2$ baixo, em relação à pCO_2), inferimos que a perfusão pulmonar não está adequada, gerando alvéolos ventilados, não perfundidos, com consequente não eliminação de CO_2 e queda na $ETCO_2$ em relação à pCO_2.

O aumento de espaço morto (má perfusão pulmonar) está associado a algumas alterações hemodinâmicas, como hipertensão pulmonar, choque e tromboembolismo pulmonar.

MONITORIZAÇÃO HEMODINÂMICA INVASIVA

A função cardíaca resulta da interação de quatro fatores interdependentes: frequência cardíaca (FC), pré-carga, contratilidade e pós-carga. A FC é facilmente aferida à beira do leito, enquanto a estimativa de pré-carga tem sido feita por métodos invasivos, pressão venosa central e pressão de oclusão de capilar pulmonar.

As variáveis hemodinâmicas podem ser medidas ou calculadas, como mostra o quadro III-3.

Quadro III-3 – Variáveis hemodinâmicas medidas e calculadas.

Parâmetros	Fórmula	Limites	Unidades
Índice cardíaco	IC = DC/área SC	3,5-5,5	L/min/m²
Índice sistólico	IS = CI/FC	30-60	mL/m²
Conteúdo arterial de O_2	CaO_2 = (1,34 × Hb × SaO_2) + (paO_2 × 0,03)		mL/L
Transporte de O_2	DO_2 = IC × CaO_2	570-670	mL/min/m²
Equação de Fick	IC = VO_2/(CaO_2 – CvO_2)	160-180 lactentes 100-130 crianças	mL/min/m²
Extração de O_2	$ExtO_2$ = (SaO_2 – SvO_2)/SaO_2	0,24-0,28	
Índice de RVS	IRVS = 79,9× (PAM – PVC)/IC	800-1.600	Dina-s /cm⁵/m²
Índice de trabalho VE	ITVE = IS × PAM × 0,0136	50-62 adultos	g-m/m²

DC = débito cardíaco; SaO_2 = saturação de oxigênio; RVS = resistência vascular sistêmica; PAM = pressão arterial média.

As indicações de medida do débito cardíaco em pediatria são: cardiopatias congênitas ou adquiridas, choque e interações cardiopulmonares durante a ventilação pulmonar mecânica. Os métodos utilizados em pediatria, assim como suas vantagens e desvantagens estão no quadro III-4.

Quadro III-4 – Métodos de medida do débito cardíaco em pediatria.

Princípio	Método	Vantagem	Desvantagem
Fick	Calorimetria indireta	Acurácia	Requer amostra de sangue venoso misto
Diluição	Termodiluição: artéria pulmonar	Semicontínua	Variações com o ciclo respiratório. Morbidade pelo procedimento
	Termodiluição: transpulmonar	Fácil acesso em pequenos pacientes	Requer linha arterial
	Dye	Acurácia	Intermitente, limitação das medidas
	Lítio	Acurácia	Risco teórico de toxicidade
Doppler	Ecocardiografia	Informação estrutural e funcional	Alterações dependentes do operador
	Doppler Transesofágico	Contínuo	Erro na estimativa do DC
Bioimpedância	Torácica	Não invasivo	Acurácia duvidosa
	Intracardíaca	Acurácia	Invasivo
Contorno do pulso	Área da pressão sistólica	Contínua	Identificar nó dicrótico e cateter arterial

BIBLIOGRAFIA

American Heart Association. Reconhecimento da falência respiratória e choque SAVP. Manual para provedores. American Heart Association, 2003.

du Plessis AJ. Near-infrared spectroscopy for the in vivo study of cerebral hemodynamics and oxygenation. Curr Opin Pediatr 1995;7:632-9.

Fioretto JR. Monitorização hemodinâmica não-invasiva. In Jyh JH, Nóbrega RF, Souza RL. Atualizações em terapia intensiva pediátrica. São Paulo: Atheneu; 2007. pp. 69-76.

Lima A, Bakker J. Noninvasive monitoring of peripheral perfusion. Intensive Care Med 2005;31:1316-26.

Mangia CMF, Souza RL. Monitorização invasiva em UTI. In Jyh JH, Nóbrega RF, Souza RL. Atualizações em terapia intensiva pediátrica. São Paulo: Atheneu; 2007. pp.77-88.

Reuter D, Felbinger T, Kilger E et al. Otimising fluid therapy in mechanically ventilated patients after cardiac surgery by on-line monitoring of left ventricular stroke volume variations. Comparison with aortic systolic pressure variations. Br J Anaesth 2002;88:124-6.

Stefanini E. Avaliação cardiocirculatória não-invasiva do doente crítico. In Terzi R, Araújo S. Monitorização hemodinâmica e suporte cardiocirculatório do paciente crítico. São Paulo: Atheneu; 1995. pp.41-51.

Tibby SM, Murdock IA. Monitoring cardiac function in intensive care. Arch Dis Child 2003;88:46-52.

PARTE IV

DOENÇAS RENAIS

CAPÍTULO 1

Insuficiência Renal Aguda

TATIANA KVINT
ADRIANA GUT LOPES RICCETTO
VERA MARIA SANTORO BELANGERO

DEFINIÇÃO

Insuficiência renal aguda (IRA) é a condição definida por redução abrupta da taxa de filtração glomerular, com consequente aumento da concentração sérica de creatinina e escórias nitrogenadas e inabilidade na regulação da homeostase de fluidos e eletrólitos (distúrbios hidroeletrolíticos e do equilíbrio acidobásico). Oligúria não é obrigatória, porém está presente em 30-70% dos casos.

Nos últimos anos, a definição de IRA vem sendo alterada pela adoção de dois novos critérios, denominados RIFLE e AKIN. Em 2004, foi publicado pelo *Acute Dialysis Quality Group* o critério RIFLE (*Risk, Injury, Failure, Loss and Endstage renal disease*), que propõe estabelecer a presença ou ausência de IRA, bem como avaliar sua gravidade. O critério tem sido adotado pela maioria das unidades de terapia intensiva (UTI) adulto e pelas sociedades de nefrologia, para uniformizar o diagnóstico e facilitar estudos multicêntricos. O critério RIFLE demonstrou ser fator preditor independente quanto a duração de internação, custos, morbidade, mortalidade, com melhores resultados que o critério APACHE (*Acute Physiological Assessment and Chronic Health Evaluation*), amplamente utilizado na população adulta.

Em 2007, Akcan-Arikan et al. propuseram modificação no critério RIFLE para uso na população pediátrica (pRIFLE) em trabalho prospectivo realizado com 150 crianças (Quadro IV-1). Foram considerados

Quadro IV-1 – Critérios RIFLE modificados para pediatria.

	Clearance de creatinina estimado	Débito urinário
Risco	Redução > 25%	< 0,5mL/kg/h por 8 horas
Lesão	Redução > 50%	< 0,5mL/kg/h por 16 horas
Falência	Redução > 75% ou *clearance* < 35mL/min/1,73m^2	< 0,3mlL/kg/h por 24h ou anúria
Perda	Falência persistente por > 4 semanas	
Doença terminal	Doença renal terminal (falência persistente por > 3 meses)	

*Adaptado de Akcan-Arikan, 2007.

gravemente doentes os pacientes submetidos à ventilação pulmonar mecânica invasiva ou com falência cardiovascular (definida pelo uso de drogas vasoativas). Neste trabalho, a utilização do pRIFLE demonstrou que a incidência de IRA em pacientes pediátricos críticos é muito alta (82%), sendo associada com significativa morbidade; a IRA também foi mais comum na primeira semana da admissão, sendo que pacientes que não desenvolveram IRA nos primeiros 7 dias apresentaram risco muito reduzido de desenvolvê-la. Os pacientes que não apresentam melhora da função renal nas primeiras 48 horas da internação têm grande risco de necessitar de terapia de reposição renal. A presença de IRA foi associada à mortalidade, sugerindo que seja um fator de risco independente para o óbito.

Também em 2007 foi publicada uma versão modificada do critério RIFLE, pela *Acute Kidney Injury Network*, conhecida como classificação AKIN; esta propôs que os estágios *Risk, Injury e Failure* do RIFLE fossem substituídos por estágios 1, 2 e 3, sendo que a categoria *Loss e Endstage* foram eliminadas. Ainda não existe consenso na literatura sobre qual seria o melhor critério para avaliação da incidência e gravidade da IRA (RIFLE *versus* AKIN) nos trabalhos realizados em adultos; a grande crítica reside no fato de ambos basearem suas classificações em alterações dos níveis basais de creatinina sérica ou do *clearance* de creatinina, dados raramente disponíveis em qualquer faixa etária analisada. A existência de diferentes definições de IRA e a falta de consenso internacional sobre como estimar sua real incidência e gravidade levam à grande disparidade nos dados referentes a sua incidência em terapia intensiva pediátrica.

INCIDÊNCIA E PREVALÊNCIA

A incidência de IRA tem aumentado. Nas últimas décadas, a etiologia principal passou de doença renal intrínseca para causas multifatoriais, particularmente em crianças hospitalizadas. Nos hospitais terciários, as principais causas são doença renal primária, transplante e pós-operatório; nos países em desenvolvimento, as causas mais frequentes são síndrome hemoliticourêmica, sepse e glomerulonefrite difusa aguda.

A incidência de IRA na população pediátrica é difícil de determinar, já que nem todos os casos são reportados; em estudo multinacional realizado em unidades de terapia intensiva de adultos, a prevalência de IRA foi de 6% dos casos. Em UTIs neonatais, a incidência de IRA varia de 8 a 24% dos recém-nascidos gravemente acometidos em diferentes estudos, sendo particularmente comum naqueles submetidos à cirurgia cardíaca. Muito baixo peso ao nascer (< 1.500g), índice de Apgar menor que 5, persistência do canal arterial, medicações nefrotóxicas e infecções têm sido associados ao desenvolvimento de insuficiência renal aguda nesta faixa etária. Dados referentes a UTIs pediátricas e IRA são esparsos. Estudo prospectivo realizado em UTI pediátrica de hospital terciário encontrou incidência de IRA em 4,5% dos casos, sendo que os diagnósticos de admissão mais comuns foram síndrome hemoliticourêmica, neoplasias e pós-operatório de cirurgia cardíaca; a mortalidade deste grupo foi 11 vezes superior aos casos que não apresentaram IRA na evolução.

ETIOLOGIA, CLASSIFICAÇÃO E FISIOPATOLOGIA

A IRA pode ser dividida, segundo sua etiologia, em pré-renal, renal (incluindo lesões vasculares) e pós-renal (uropatias obstrutivas) (Quadro IV-2). A etiologia da IRA tem mudado nos últimos anos, das doenças renais primárias (síndrome hemoliticourêmica, glomerulonefrite difusa aguda) para complicações das doenças sistêmicas ou de seus tratamentos (cirurgia cardíaca, neoplasias, sepse). Em hospitais terciários há estudo concluindo que as etiologias associadas a lesões isquêmicas, uso de medicações nefrotóxicas e sepses foram as mais frequentes. Embora essas situações levem à IRA por mecanismos diferentes, a lesão renal final é a mesma, caracterizando a necrose tubular aguda (NTA). Deve-se ressaltar também que em até um quarto das crianças com lesão renal aguda há doença renal preexistente, que pode ser suspeitada por anamnese rigorosa dirigida.

Quadro IV-2 – Classificação da IRA e principais etiologias.

Pré-renal	Renal intrínseca	Pós-renal (obstrutiva)
1. **Depleção de volume intravascular** Desidratação Gastroenterite Hemorragia *Diabetes insipidus* Queimaduras Diuréticos	1. **Necrose tubular aguda**	Válvula de uretra posterior Obstrução de rim único Obstrução ureteral bilateral Bexiga neurogênica Traumatismo
2. **Redistribuição de fluidos/ vasodilatação** Sepse Pancreatite Obstrução intestinal Peritonite Síndrome nefrótica Insuficiência hepática	2. **Lesão isquêmica** Causas pré-renais	
3. **Redução do débito cardíaco** Insuficiência cardíaca congênita Choque cardiogênico Miocardite Tamponamento cardíaco	3. **Toxinas exógenas** Antibióticos nefrotóxicos Quimioterápicos AINE Inibidores da ECA Peçonhas Metais pesados Etilenoglicol	
	4. **Toxinas endógenas** Mioglobinúria/ hemoglobinúria Síndrome de lise tumoral	
	5. **Nefrite intersticial aguda** Induzida por drogas ou idiopática	
	6. **Glomerulonefrite aguda** Pós-infecciosa (Estreptocócica) Púrpura de Henoch-Schölein LES Síndrome de Goodpasture	

Pré-renal	Renal intrínseca	Pós-renal (obstrutiva)
	7. Doença vascular Trombose de artéria ou veia renal Síndrome hemoliticourêmica Púrpura trombocitopênica trombótica Necrose cortical	
	8. Congênita Displasia renal/hipoplasia Doença renal policística	

* AINE = anti-inflamatórios não esteroides; ECA = enzima conversora da angiotensina; LES = lúpus eritematoso sistêmico.
** Adaptado de Hackbarth, 2008.

Pré-renal

A IRA pré-renal ocorre quando há redução do fluxo sanguíneo renal, seja devido à diminuição verdadeira do volume intravascular (hemorragia, desidratação por perdas gastrintestinais ou renais, doença adrenal perdedora de sal, *diabetes insipidus* nefrogênico ou central, aumento de perdas insensíveis – queimaduras), seja devido à redução do volume sanguíneo efetivo (perdas para terceiro espaço, como na sepse, síndrome nefrótica, traumatismos e síndrome de extravasamento capilar). Em rins previamente normais, a lesão pré-renal é reversível, assim que ocorra reposição do volume sanguíneo, levando à estabilidade hemodinâmica. A lesão pré-renal prolongada pode causar lesão renal intrínseca devido à necrose tubular aguda, decorrente de lesão hipoxicoisquêmica. A evolução de lesão pré-renal para renal não é súbita; vários mecanismos compensatórios mantêm a perfusão renal enquanto as condições hemodinâmicas são inadequadas.

A diferenciação da IRA pré-renal e da renal nem sempre ocorre facilmente; osmolaridade, concentração urinária de sódio, fração de excreção de sódio e índice de falência renal podem ser usados nesta diferenciação. Nas UTIs pediátricas, a IRA pré-renal comumente evolui para a IRA renal hipoxicoisquêmica; esta é chamada também de nefropatia vasomotora ou necrose tubular aguda.

De acordo com o esquema apresentado, espera-se que na IRA pré-renal a osmolaridade urinária esteja entre 400 e 500mOsm/L, o sódio urinário, menor que 10-20mEq/L, e a fração de excreção de sódio (FE Na), menor que 1%. Na IRA renal hipoxicoisquêmica, a osmolaridade urinária é menor que 350mOsm/L; o sódio urinário é maior que 30-40mEq/L e a fração de excreção de sódio maior que 2%. O uso destes índices para diferenciar IRA pré-renal de IRA renal hipoxicoisquêmica requer função tubular previamente normal e ausência de uso de diuréticos, especialmente a furosemida. Em recém-nascidos com túbulos imaturos, crianças com doença renal preexistente ou doença perdedora de sal de causa renal ou adrenal, pode ocorrer IRA pré-renal com índices sugestivos de IRA renal hipoxicoisquêmica.

Renal

A necrose tubular aguda é o substrato mais frequente nas lesões renais agudas desencadeadas por eventos deletérios hemodinâmicos. No entanto, outros mecanismos, mais específicos, podem ocorrer como os descritos a seguir:

Necrose tubular aguda secundária a lesão hipoxicoisquêmica

Estudos recentes demonstram que a lesão, hipoxicoisquêmica pode acarretar a perda da função normal da óxido nítrico sintase endotelial (eNOS), que regula o tônus vascular e o fluxo sanguíneo renal, podendo precipitar a vasoconstrição. Em contraste, a atividade da óxido nítrico sintase induzível (iNOS) aumenta em decorrência de lesão hipoxicoisquêmica e pode participar da geração de moléculas reativas de oxigênio e nitrogênio; a geração de metabólitos tóxicos do óxido nítrico (NO) pela iNOS parece mediar a lesão tubular em modelos animais. Peptídeos da endotelina são potentes vasoconstritores também implicados na geração da lesão tubular em modelos animais. Uma resposta inicial à IRA hipoxicoisquêmica é a depleção de ATP, que leva a detrimento das respostas bioquímicas e fisiológicas, incluindo perda da arquitetura do citoesqueleto com perda da borda em escova apical e da polaridade da Na^+-K^+-ATPase localizada na membrana apical e basolateral. Moléculas reativas de oxigênio também são geradas na reperfusão, contribuindo para a lesão tecidual.

Em crianças com falência múltipla de órgãos, a resposta inflamatória sistêmica contribui para IRA, assim como para outras disfunções orgânicas pela ativação da resposta inflamatória, incluindo aumento da produção de citocinas e moléculas reativas do oxigênio, ativação de polimorfonucleares e aumento da expressão de moléculas de adesão leucocitária.

No passado, acreditava-se na recuperação completa de todos os casos de IRA de causa hipoxicoisquêmica e nefrotóxica; porém estudos recentes têm mostrado que a recuperação pode ser parcial e o paciente permanece sobre alto risco para doença renal crônica tardia.

Necrose tubular aguda por secundária a agentes nefrotóxicos
Dentre as medicações associadas à IRA renal, por lesão tubular tóxica, estão incluídos aminoglicosídeos, contrastes radiológicos por via intravenosa, anfotericina B, quimioterápicos, aciclovir e paracetamol. A nefrotoxicidade dos aminoglicosídeos tipicamente se apresenta como IRA não oligúrica; relaciona-se à dose e à duração da terapêutica, assim como ao nível de função renal prévio. A etiologia parece estar relacionada com a disfunção lisossomal nos túbulos proximais e é reversível quando o antibiótico é suspenso. Entretanto, assim que o aminoglicosídeo é interrompido, a creatinina sérica tende a aumentar nos dias seguintes, devido aos altos níveis de aminoglicosídeos intraparenquimatosos ainda existentes. Também são consideradas nefrotóxicas hemólise e rabdomiólise de qualquer causa; hemoglobinúria ou mioglobinúria são suficientes para induzir à lesão tubular renal e precipitar a IRA. Os mecanismos são complexos, mas relacionam-se a vasoconstrição, precipitação de pigmentos no lúmen tubular e/ou estresse oxidativo induzido pela heme.

Necrose tubular aguda por síndrome de lise tumoral
Crianças com leucemia aguda e linfoma de células B estão sob maior risco de IRA devido à nefropatia por ácido úrico ou síndrome de lise tumoral. Os mecanismos de lesão estão relacionados à precipitação de cristais nos túbulos (com obstrução do fluxo urinário) ou na microvasculatura renal (obstrução do fluxo sanguíneo renal). Na quimioterapia para leucemia com alopurinol há aumento pronunciado da excreção dos precursores do ácido úrico, incluindo xantina e hipoxantina, podendo precipitar a nefropatia induzida por xantina. A xantina é menos solúvel que o ácido úrico, e a precipitação da hipoxantina e xantina pode desempenhar papel no desenvolvimento de IRA na síndrome de lise tumoral. Rasburicase é uma forma recombinante de urato oxidase que catalisa a transformação do ácido úrico em alantoína, que é cinco vezes mais solúvel que o ácido úrico; tem-se mostrado efetiva e bem tolerada na prevenção da IRA em crianças com síndrome de lise tumoral. A IRA durante a lise tumoral também pode resultar da extrema hiperfosfatemia devido à morte celular rápida das células tumorais, que leva à precipitação de cristais de fosfato de cálcio.

Necrose tubular aguda por nefrite intersticial aguda

A nefrite intersticial aguda pode causar IRA como resultado de reação a drogas ou por causa idiopática. Crianças com nefrite intersticial aguda podem apresentar *rash* cutâneo, febre, artralgias, eosinofilia e piúria. Medicações comumente associadas à nefrite intersticial aguda incluem meticilina e outros análogos da penicilina, cimetidina, sulfonamidas, rifampicina, anti-inflamatórios não esteroides (AINE) e inibidores da bomba de prótons. Quando relacionada ao uso de AINE pode apresentar-se com proteinúria de alto grau e síndrome nefrótica. A terapia específica inclui a suspensão da droga suspeita; o uso de corticosteroides pode contribuir na resolução da insuficiência renal.

Glomerulopatias agudas

Muitas formas de glomerulopatias podem, a princípio, manifestar-se com perda aguda da função renal, quer seja por se apresentar na forma de glomerulonefrite crescêntica, que por lesão glomerular necrotizante ou por microangiopatia trombótica. Clinicamente, os pacientes evoluem com hipertensão, edema, hematúria (frequentemente macroscópica), aumento rápido de ureia e creatinina. A biópsia renal é imperativa, pois há necessidade de se definir o mecanismo de lesão e, dessa forma, orientar a terapêutica. Deve-se rapidamente diferenciar entre a patogênese associada a mecanismo autoimune dependente de reação antígeno-anticorpo (glomerulonefrite crescêntica pós-infecciosa, glomerulonefrite do lúpus eritematoso sistêmico e glomerulonefrite idiopática), dependente de vasculite pauci-imune (glomerulonefrites com anticorpo anticitoplasma de neutrófilo – ANCA – positivo ou negativo, púrpura de Hennoch-Schönlein) ou de mecanismo associado à microangiopatia trombótica (síndrome hemoliticourêmica primária ou secundária). Testes sorológicos, incluindo o anticorpo antinúcleo (ANA), ANCA, anticardiolipina, dosagem do complemento e sorologias para processos infecciosos associados à etiologia desses processos (sorologia para HIV, hepatites, citomegalovírus e parvovírus), são necessários para avaliar a etiologia.

Necrose tubular aguda por lesão vascular

A necrose cortical é causa muito comum de IRA em crianças pequenas, principalmente em recém-nascidos. Está associada a lesões hipoxicoisquêmicas devido a anoxia perinatal, descolamento placenta e transfusões fetofetal ou fetomaterna, que resulta na ativação da cascata da coagulação. Crianças e recém-nascidos com necrose cortical geralmente têm hematúria micro ou macroscópica, oligúria e hipertensão, além de alterações laboratoriais com aumento dos níveis de ureia e creatinina. Também pode ocorrer plaquetopenia devido à lesão microvascular. Nas fases iniciais, a ultrassonografia renal é normal, porém na evolução pode mostrar redução das dimensões renais devido à atrofia. O prognóstico da necrose cortical é pior do que da necrose tubular aguda, sendo que alguns pacientes podem apresentar recuperação parcial. A síndrome hemoliticurêmica é importante causa de necrose cortical, com alta taxa de morbimortalidade, podendo acarretar complicações a longo prazo.

Pós-renal

A obstrução do trato urinário pode levar à IRA quando há obstrução em rim único, em ambos os ureteres ou na uretra. A obstrução pode ser decorrente de malformações congênitas, como válvula da uretra posterior, anomalia da junção ureteropélvica bilateral ou ureterocele obstrutiva bilateral. A obstrução do trato urinário adquirida pode resultar da passagem de cálculos ou, mais raramente, de tumores vesicais, pélvicos ou retroperitoneais. Pacientes com quadros obstrutivos podem apresentar quadro de dor em flancos, além de alterações repentinas do fluxo urinário e dificuldade na micção. É importante a avaliação precoce por meio de exames de imagem, para determinação do tamanho renal, presença de hidronefrose, dilatação ureteral ou vesical e calculose. Os exames de imagem podem indicar a localização da obstrução e orientar o tratamento; em nosso meio, a ultrassonografia é o exame mais utilizado, pela facilidade de acesso e por não necessitar do uso de contraste, possivelmente nefrotóxico.

MANIFESTAÇÕES CLÍNICAS

A lesão renal aguda em terapia intensiva á comumente multifatorial. Avaliação rigorosa de dados relativos a eventos que tenham propiciado a hipoperfusão renal como perdas anormais, sepse com síndrome da resposta inflamatória sistêmica, disfunção cardíaca, vômitos e reposição volêmica insuficiente devem ser pesquisados. O estudo quantitativo do balanço hidroeletrolítico, a evolução seriada do peso (quando disponível) e a avaliação do débito urinário devem ocorrer em conjunto, a análise individual desses parâmetros pode levar a considerações inadequadas. Antecedentes de uso de medicações potencialmente nefrotóxicas e do estado anterior da função renal são muito úteis na interpretação da lesão renal aguda. O quadro clínico da IRA é bastante variável; ocorrem sintomas renais, associados ou não a sintomas sistêmicos. Os sintomas de origem renal incluem alteração no volume de diurese; hipervolemia (edema, insuficiência cardíaca, hipertensão arterial); acidose metabólica, hipercalemia e outros distúrbios metabólicos; uremia. Os sintomas sistêmicos associados podem incluir febre, dificuldade respiratória, púrpura, exantema, artite, entre outros, quando a IRA é secundária a quadros de sepse por diferentes etiologias ou doenças autoimunes.

Oligúria (volume urinário inferior a $250mL/m^2/h$, ou seja, aproximadamente 50mL/h em adolescentes e adultos e 1mL/kg/h em lactentes e crianças) ocorre em cerca de 50 a 70% dos casos de IRA. Quando presente, está associada à maior mortalidade. A IRA não oligúrica geralmente está associada a obstruções parciais do trato urinário ou ao uso de medicações nefrotóxicas e é particularmente frequente no período neonatal. Evolução para anúria não é comum, mas pode ocorrer na obstrução ureteral bilateral e na necrose cortical bilateral. Além do volume diminuído, a urina pode conter hemácias, mioglobina ou hemoglobina, de acordo com a etiologia de base.

Os distúrbios metabólicos associados à IRA podem levar a arritmias, parada cardíaca, fadiga muscular, parestesias (hipercalemia acentuada), vômitos, torpor, hemorragias (uremia), taquipneia, convulsões (acidose metabólica). A hipertensão secundária à hipervolemia também pode desencadear ou piorar os sintomas neurológicos descritos.

ALTERAÇÕES LABORATORIAIS

Conforme colocado na introdução, a evolução do fluxo urinário e dos valores da creatinina são os parâmetros laboratoriais mais utilizados para o diagnóstico. O exame de urina tipo I deve sempre ser realizado; poderá apresentar dados que sugiram o diagnóstico etiológico. Deve-se valorizar a densidade urinária (aumentada nas doenças glomerulares e diminuída na necrose tubular aguda), glicosúria, proteinúria, leucocitúria e hematúria. A importância dos valores sequenciais da creatinina deve ser salientada; é significativa qualquer elevação maior ou igual a 20% do valor precedente, considerando-se que os exames estejam sendo realizados em um mesmo laboratório. Hemograma completo, dosagem sérica de eletrólitos (sódio, potássio, cálcio e fósforo), gasometria e avaliação dos rins e vias urinárias pela ultrassonografia também devem ser realizados precocemente. A realização da fração de excreção de sódio, em amostra isolada de urina, quando em ausência do uso de diuréticos, é parâmetro bastante útil na diferenciação entre lesão renal aguda pré-renal e renal.

Exames mais específicos provavelmente serão necessários para a definição da etiologia, mas deverão ser individualizados a partir da história, exame físico e antecedentes pessoais.

Parâmetros úteis para a diferenciação de IRA pré-renal e IRA renal em crianças fora do período neonatal estão citados no quadro IV-3.

Podem também ser utilizados os critérios RIFLE, como descrito no item definição.

Quadro IV-3 – Parâmetros para diferenciação de IRA pré-renal e renal (fora do período neonatal).

Parâmetro	Pré-renal	Renal
Osmolaridade urinária (mOsm/kg H_2O)	> 500	< 350
Osmolaridade plasmática/urinária	> 1,3	< 1,1
Creatinina urinária/plasmática	> 40	< 20
Sódio urinário (mEq/L)	< 20	> 20
Fração de excreção de sódio (%)*	< 1	> 2

* Fração de excreção de sódio = Na urina × creatinina sérica/Na sérico × creatinina urinária (em amostra isolada de urina).
Adaptado de J Pediatria, 1986.

TRATAMENTO

Conservador

Medidas gerais – desde que exista a suspeita de lesão renal aguda, deve-se evitar a sobrecarga de volume, visto ser fator de risco para o aumento de morbidade e mortalidade. Assim, o controle do balanço hídrico deve ser rigoroso. As medidas de suporte devem ser instituídas visando à correção da volemia, dos distúrbios eletrolíticos e à manutenção da nutrição, até à recuperação da função renal.

Para os pacientes com IRA pré-renal, corrigir a desidratação ou choque; para os pacientes com IRA pós-renal providenciar a desobstrução. Após o estabelecimento da normovolemia, se o paciente persistir em oligúria ou anúria, pode-se fazer furosemida 1 a 2mg/kg/dose, até 4 doses. Considerar o uso da sonda vesical de demora para o controle da diurese em mL, quando o paciente não possui controle esfincteriano ou está inconsciente.

Se não houver reversão do quadro em 6 a 12 horas, deve-se considerar a IRA renal; pode-se manter a furosemida de horário ou em infusão contínua (1 a 4mg/kg/dia), até que medidas dialíticas sejam consideradas. A associação de dopamina em pequenas doses (0,5 a 5mcg/kg/min), e furosemida para melhorar a perfusão renal após eventos hipoxicoisquêmicos não apresentam evidência científica suficiente na literatura, embora sejam rotineiramente utilizadas em alguns serviços. Fenoldopam, agonista do receptor dopaminérgico-1, aumenta o fluxo sanguíneo renal, mas seu uso somente está validado em adultos (meta-análise) e em estudos isolados em recém-nascidos.

A correção dos distúrbios metabólicos deve ser feita conforme sugerida nos capítulos correspondentes a este tema.

Quando se faz o diagnóstico de IRA renal, após evolução desfavorável da forma pré-renal, geralmente ocorre hipervolemia. Nesta situação, a primeira medida a ser instituída é a restrição hídrica. O cálculo desta baseia-se na superfície corporal; pode ser de 300 a 400mL/m²/dia (não ultrapassar 600mL/m²/dia), mais as perdas mensuráveis. Quando as perdas urinárias mensuráveis forem abundantes e o paciente estiver muito edemaciado, devem ser repostas pela metade. Dentre as várias fórmulas existentes para o cálculo da superfície corporal, utilizamos a seguinte:

$$\text{Superfície corporal } (m^2) = [\text{peso (kg)} \times 4 + K]/100$$

onde:

K até 10kg = 9; 11 a 20kg = 9-1 para cada kg acima de 10; $\geq$ 20kg = 0

Outras medidas – o controle da hipertensão arterial deve ser feito se a pressão arterial diastólica for maior que 110mmHg. O tipo de hipotensor deve ser orientado pela etiologia do processo, optando-se por diuréticos de alça e/ou vasodilatadores do tipo hidralazina ou bloqueadores de canal de cálcio, do tipo nifedipina sublingual (0,25mg/kg/dose), embora seu uso não seja aceito amplamente pela possibilidade de queda abrupta da pressão arterial. Nitroprussiato de sódio por via intravenosa contínua (0,5 a 10mcg/kg/min) é a droga de escolha para casos de encefalopatia hipertensiva, e para seu uso devem-se conhecer efeitos terapêuticos, cuidados com o uso e efeitos colaterais.

Se o paciente estiver em uso de medicações para doenças associadas à IRA, deve-se fazer a correção das doses destas medicações. Para tanto, é necessário que se saiba o *clearance* de creatinina, que pode ser estimado pela fórmula de Schwartz:

> *Clearance* estimado de creatinina = k × estatura em cm/creatinina sérica

onde:

K = 0,33 – RN peso < 2,5kg
0,45-0 a 18 meses
0,55-2 a 16 anos ♀
0,55-2 a 13 anos ♂
0,70-13 a 16 anos ♂

Esta correção pode ser feita pelo prolongamento do intervalo entre as doses, mantendo o valor de cada dose; é mais comumente utilizado para as medicações apresentadas no quadro IV-4.

Antimicrobianos como ceftriaxona, clindamicina, cloranfenicol e eritromicina não necessitam de correção da dose. Devemos estar atentos para os medicamentos com nível sérico constante; para estes é melhor reduzir a dose, em vez de prolongar o intervalo (Quadro IV-5).

Deve-se atentar para o suporte nutricional destes pacientes, para que se obtenha redução do catabolismo proteico associado a esta condição; as orientações pertinentes são discutidas em outro capítulo deste livro.

Quadro IV-4 – Medicações em que é mais comumente utilizado o *clearance* de creatinina estimado.

Droga-intervalo (horas)	*Clearance* > 50	*Clearance* entre 10 e 50	*Clearance* < 10
Aciclovir	8	24	48
Amicacina	12-18	24-36	36-48
Ampicilina	6	6-12	12-16
Anfotericina B	24	24	24-36
Cefalotina	6	6	6-8
Cefotaxima	6-8	8-12	12-24
Ceftazidima	12	12-24	24-48
Gentamicina	8-12	12-24	24-48
Metronidazol	8	12	24
Oxacilina	6	6	6-12
Penicilina	6	6	9-12
Vancomicina	24-72	72-240	240

*Adaptado de Schartsman, 1997.

Quadro IV-5 – Medicações com nível sérico constante.

Droga-porcentagem	Clearance > 50	Clearance entre 10 e 50	Clearance < 10
Digoxina	100%	25-75%	10-25%
Insulina	100%	75%	50%

Terapia de substituição renal (TSR)

A instituição de um método dialítico na IRA é decisão que deve ser tomada entre o intensivista e o nefrologista pediátrico. Enquanto existam indicações indiscutíveis como distúrbios metabólicos refratários ao tratamento conservador (hipercalcemia maior que 7mEq/L, natremia menor que 110mEq/L), uremia maior que 200mg/100mL, acidose metabólica grave, hipervolemia com ou sem hipertensão arterial, insuficiência cardíaca e edema agudo de pulmão, é hoje sugerido que a indicação da TSR seja realizada precocemente, antes que esses parâmetros sejam alcançados. A indicação do método de diálise é função das circunstâncias clínicas do paciente e da experiência do centro de tratamento, não existindo estudos controlados sobre as diferentes modalidades de TSR.

Mas detalhes sobre os métodos dialíticos estão apresentados no respectivo capítulo deste livro.

PROGNÓSTICO

A IRA aguda que não necessita de diálise tem excelente prognóstico, uma vez controlada a causa de base. Para a IRA renal com necessidade de diálise, em geral no caso de necrose tubular aguda, pode advir um período de recuperação de dias a semanas, com aumento progressivo do volume urinário, até poliúria transitória. Se o rim é o único órgão acometido, a mortalidade pode ser de 10% ou menos; a associação com a disfunção de múltiplos órgãos e sistemas eleva esta em taxa em até 80% dos casos. De qualquer maneira, o diagnóstico e o tratamento precoces sempre estão associados a melhores resultados.

BIBLIOGRAFIA

Akcan-Arikan A, Zappitelli M, Loftis LL et al. Modified RIFLE criteria in critically ill children with acute kidney injury. Kidney Int 2007;71:1028-35.

Andreoli SP. Acute kidney injury in children. Pediatr Nephrol 2009;24:253-36.

Andreoli SP. Management of acute kidney injury in children. Pediatr Drugs 2008;10: 379-90.

Bagshaw SM, George C, Bellomo R, ANZICS Database Management Committee. A comparison of the RIFLE and AKIN criteria for acute kidney injury in critically ill patients. Nephrol Dial Transplant 2008;23: 1569-74.

Bailey D, Phan V, Litalien C et al. Risk factors of acute renal failure in critically ill children: a prospective descriptive epidemiological study. Pediatr Crit Care Med 2007;8:29-35.

Bigham MT, Hutson TK, Wheeler DS. Pharmacotherapy in the critically ill child with acute kidney injury. In Kiessling SG, Goebel J, Somers MJG. Pediatric nephrology in the ICU, Springer; 2009. pp.99-114.

Bonilla-Félix M. Peritoneal dialysis in the pediatric intensive care unit setting. Perit Dial Int 2009;29(Suppl 2):S183-5.

Fortenberry JD. Pediatric critical care management of septic shock prior to acute kidney injury and renal replacement therapy. Semin Nephrol 2008;28:447-56.

Hackbarth RM, Maxvold NJ, Bunchman TE. Acute renal failure and end-stage renal disease. In David G. Roger's textbook of pediatric intensive care. Lippincott Williams & Wilkins; 2008. pp.1662-76.

Luckritz KE, Symons JM. Renal replacement therapy in the ICU. In Kiessling SG, Goebel J, Somers MJG. Pediatric nephrology in the ICU. Springer; 2009. pp.115-25.

Passadakis PS, Oreopoulos DG. Peritoneal dialysis in patients with acute renal failure. Adv Perit Dial 2007;23:7-16.

Riccetto AGL, Zambon MP. Insuficiência renal aguda. In Riccetto AGL, Zambon MP. Manual de urgências e emergências pediátricas. Revinter, 2005. pp.213-17.

Romão Jr JE. Métodos dialíticos. In Hirschheimer MR, Matsumoto T, Carvalho WB. Terapia intensiva pediátrica. Atheneu, 1997. pp.725-38.

Schvartsman BGS. Insuficiência renal aguda. In Hirschheimer MR, Matsumoto T, Carvalho WB. Terapia intensiva pediátrica. Atheneu, 1997. pp.711-21.

Zappitelli M, Goldstein SL. Acute kidney injury – general aspects. In Kiessling SG, Goebel J, Somers MJG. Pediatric Nephrology in the ICU. Springer; 2009. pp.85-97.

CAPÍTULO 2

Métodos Dialíticos

KHRISTIANI DE ALMEIDA BATISTA
JOSÉ ROBERTO FIORETTO

A insuficiência renal aguda é um problema comum em unidades de terapia intensiva (UTI), sendo responsável por aumento da morbidade e mortalidade em pacientes internados. Sua principal causa é sepse/choque séptico. A necessidade de terapias de substituição renal nestes pacientes é crescente.

O manejo da insuficiência renal em UTI é um desafio para os médicos intensivistas e cabe a eles conhecerem o momento certo de indicar e o melhor método dialítico para seu paciente, melhorando a sobrevida.

INDICAÇÕES DE DIÁLISE

Quando o tratamento conservador não é suficiente para prevenir as complicações da insuficiência renal, é importante a indicação precoce dos métodos dialíticos. As principais indicações são:
- Anúria.
- Hipervolemia, na presença de insuficiência cardíaca congestiva, edema agudo de pulmão ou hipertensão arterial, resistentes a tratamento clínico.
- Ureia > 200mg/dL ou uremia sintomática (vômitos intratáveis, encefalopatia, sonolência, coma, hiper-reflexia, convulsão, sangramento, pericardite urêmica).
- Hipercatabolismo grave, com aumento da ureia > 20mg/dL/dia e da creatinina > 1mg/dL/dia.
- Creatinina > 6,0.

- Hiperpotassemia (K > 7mEq/L) ou com alteração ao eletrocardiograma (ECG), refratária a tratamento clínico.
- Acidose metabólica refratária.
- Hipo/hipernatremia graves, com manifestação de sistema nervoso central (SNC).
- Síndrome de lise tumoral (k > 6mEq/L, ácido úrico > 10mg/dL, creatinina >10 vezes o normal, uremia, fosfato > 10mg/dL, hipocalcemia sintomática, hipervolemia, hipertensão não controlada).
- Erros inatos do metabolismo com hiperamonemia ou acúmulo de aminoácidos de cadeia ramificada.
- Intoxicação exógena: salicilatos, aminoglicosídeos, fenobarbital, etanol, metanol, lítio.

MÉTODOS DIALÍTICOS

- Diálise peritoneal (DP).
- Hemodiálise (HD).
- Terapias contínuas lentas de substituição renal (CRRT):
  - Hemofiltração arteriovenosa contínua (CAVH).
  - Hemofiltração venovenosa contínua (CVVH).
  - Hemodiafiltração arteriovenosa contínua (CAVHDF).
  - Hemodiafiltração venovenosa contínua (CVVHDF).
  - Hemodiálise venovenosa contínua (CVVHD).
  - Ultrafiltração contínua lenta (SCUF).
- Terapias híbridas (combinam tecnologia da HD convencional com a duração prolongada das CRRT):
  - Diálise diária prolongada (EDD).
  - Diálise de eficiência lenta mantida (SLED).

DIÁLISE PERITONEAL

Indicada para recém-nascidos e crianças com peso inferior a 10Kg e com dificuldade de acesso vascular. É mais eficiente em crianças do que em adultos devido à superfície peritoneal ser maior na faixa etária pediátrica. A correção da homeostase é lenta; dessa forma, os pacientes apresentam menor risco de hipotensão e arritmias cardíacas. É o método de escolha em pacientes no pós-operatório de cirurgia cardíaca.

Neste método, infunde-se a solução de diálise no espaço peritoneal. A remoção dos solutos e água é passiva e ocorre através da membrana peritoneal devido a dois processos: difusão (troca de soluto entre duas soluções, sangue e dialisato) e ultrafiltração (movimento de água e soluto através de uma membrana semipermeável, gerado pelo gradiente de pressão hidrostática e osmótica entre sangue e dialisato). A ultrafiltração osmótica ocorre devido à pressão osmótica gerada pela concentração de glicose no dialisato.

O mecanismo de difusão depende de vários fatores: gradiente de concentração entre o sangue e o dialisato; tempo de permanência do dialisato na cavidade; fluxo sanguíneo e perfusão do peritônio (hipotensão arterial grave leva à diminuição do fluxo sanguíneo); peso molecular (permite maior transporte de moléculas grandes e depuração de moléculas pequenas em torno de 50%, em crianças).

As contraindicações são relativas e a indicação da diálise peritoneal dependerá dos benefícios a alcançar, riscos existentes e viabilidade de uso de outros métodos. São contraindicações: cirurgia abdominal recente (menos de 48 horas), queimadura extensa de parede abdominal, celulite de parede abdominal, traumatismo abdominal grave, colostomias, peritonite localizada, aderências intra-abdominais, íleo paralítico, coagulopatias, defeitos diafragmáticos, tumor abdominal e choque circulatório.

As soluções de diálise possuem composição eletrolítica semelhante ao plasma sanguíneo, porém não contêm potássio. A maioria das soluções utilizadas no Brasil contém o tampão lactato ou acetato. As soluções com bicarbonato são instáveis. A osmolaridade das soluções de diálise é mais elevada que a do plasma devido à alta concentração de glicose. Isso pode ocasionar hiperglicemia nos pacientes, sendo necessário acrescentar insulina de acordo com a concentração de dextrose da solução de diálise, 2,5U/L na solução a 1,5%, 5 a 10U/L na solução a 4,25%.

É aconselhável intercalar as soluções hipertônicas com soluções de 1,5% para evitar peritonite química, dor abdominal, infecções intracavitárias e alterações eletrolíticas e glicêmicas (Quadros IV-6 e IV-7).

Quadro IV-6 – Composição química da solução de diálise.

Substâncias	Concentração
Sódio	132mEq/L
Cloretos	102mEq/L
Magnésio	1,5mEq/L
Cálcio	3,5mEq/L
Lactato	35mEq/L
Dextrose	15-45g/L
pH	5,5
Água	1.000mL

Quadro IV-7 – Concentração de dextrose, concentração de glicose e osmolaridade das soluções de diálise disponíveis no mercado.

Dextrose (g%)	Glicose (g%)	Osmolaridade (mOsm/L)
1,5	1,36	346
2,5	2,27	396
3,5	3,17	447
4,25	3,86	485

Para evitar a obstrução do cateter por fibrina utiliza-se heparina 500U/L. O volume infundido na cavidade abdominal de uma criança varia de 20 a 50mL/kg ou no máximo 1.200mL/m² de superfície corporal e para adultos, 2.000mL. Durante a infusão, é preciso observar a tolerância do paciente (dor, distensão abdominal e padrão respiratório). O tempo de infusão é de aproximadamente 10 minutos, e o de saída cerca de 20 minutos.

Quando é necessária a retirada agressiva de líquido, algumas estratégias podem ser realizadas: soluções de dextrose a 2,5% ou a 4,5% alternando com solução a 1,5%; diminuir o tempo do banho; aumentar o volume do banho.

Monitorização de eletrólitos, glicemia, ureia, creatinina e peso do paciente devem ser diários. Quando o potássio sérico for menor que 3,5mEq/L, deve-se acrescentar potássio na bolsa de diálise (3 a 4mEq/L).

As principais complicações são:

- Dor abdominal: volume excessivo de dialisato, soluções muito hipertônicas, infusão de ar na cavidade peritoneal, posicionamento inadequado do cateter, aquecimento excessivo do dialisato, perfuração de vísceras, peritonites química e bacteriana.
- Vazamento: pode prejudicar o controle hídrico, levando a complicações.
- Fluxo inadequado: inserção incorreta do cateter ou sua obstrução por fibrina, omento ou alça intestinal.
- Acidentes de colocação do cateter: sangramento, devido à lesão de vasos da parede abdominal; perfuração da bexiga ou de outras vísceras; edema de parede abdominal e genitália externa (cateter pré-peritoneal).
- Distúrbios hidroeletrolíticos: hipo/hipervolemia, hipopotassemia, hipernatremia.

- Perda proteica: na diálise peritoneal intermitente há perda de 20 a 40g/dia; diálise peritoneal contínua, perda 5 a 10g/dia; presença de peritonite, perda 200 a 300g/dia.
- Hiperglicemia.
- Descompensação respiratória por diminuição do volume da caixa torácica.
- Alterações neurológicas: diálise excessivamente efetiva (síndrome do desequilíbrio), coma por alterações hidroeletrolíticas, acidobásicas e metabólicas (hiperglicemia).
- Hidrotórax: presença de dialisato na cavidade pleural, por defeitos congênitos ou adquiridos do diafragma.
- Infecção de pertuito.
- Peritonite bacteriana ou química.

HEMODIÁLISE

A hemodiálise representa uma troca extracorporal de fluidos e solutos através de uma membrana semipermeável que se localiza entre o sangue do paciente e uma solução (dialisato). Sangue e solução movimentam-se em direções opostas.

A remoção de solutos na hemodiálise ocorre por difusão (90%) e convecção (10%).

Na difusão, há passagem de soluto da região de maior concentração para a região de menor concentração, ou seja, a favor do gradiente de concentração. Moléculas pequenas (peso molecular menor 500 dáltons) difundem-se facilmente, por exemplo, ureia (U), creatinina (Cr), potássio (K), fósforo (P), ácido úrico. Moléculas com peso molecular entre 500 e 5.000 dáltons atravessam a membrana lentamente e moléculas com peso molecular maior que 5.000 dáltons não ultrapassam a membrana.

A convecção é resultante da ultrafiltração da água plasmática gerada por um gradiente pressórico através da membrana semipermeável. Isso resulta na passagem de água que arrastará consigo soluto de um lado para o outro da membrana.

A remoção de líquidos ocorre por ultrafiltração hidrostática e osmótica. A ultrafiltração osmótica ocorre por gradiente osmótico entre os lados da membrana, e a ultrafiltração hidrostática ocorre por gradiente de pressão hidrostática entre o sangue e o dialisato, sendo este o principal gerador de ultrafiltração. A pressão hidrostática pode ser positiva (aplicada sobre o continente sanguíneo do sistema extracorporal) ou negativa (aplicada na solução de diálise que banha a membrana dialisadora). A pressão positiva empurra a água do plasma através da membrana dialisadora e a pressão negativa cria um vácuo no lado do dialisato, puxando a água. A soma dessas duas pressões dará a pressão transmembrana (PTM).

Cada dialisador apresenta uma determinada permeabilidade à água (coeficiente de ultrafiltração – KUF). Cada paciente tem sua necessidade de perder líquido em um determinado período, assim é possível calcular a PTM para conseguir uma perda de peso desejável.

> PTM (mmHg) = volume total a ser removido/KUF (mL/h/mmHg) × tempo de diálise (h)

A eficácia da hemodiálise depende de vários fatores. A remoção de líquidos depende da PTM (diretamente proporcional à pressão arterial), e a remoção de solutos, do gradiente de concentração entre sangue e dialisato, peso molecular, fluxo de sangue de dialisato, superfície de área do dialisador e permeabilidade da membrana.

O dialisato apresenta composição semelhante à do líquido extracelular normal. Sódio 140mEq/L, potássio varia em função dos níveis séricos do paciente. Cálcio 3,5mEq/L, magnésio 0,5 a 1mEq/L, glicose 100-200mg/dL e bicarbonato 30mEq/L. Utilizam-se soluções com tampão bicarbonato para maior estabilidade hemodinâmica e melhor correção de acidose metabólica. A água deve ser isenta de partículas em suspensão e contaminantes químicos, mas não precisa ser estéril, pois bactérias e micro-organismos não ultrapassam a membrana dialisadora.

Os dialisadores são responsáveis pelas trocas difusionais e ultrafiltração do plasma. Há dois modelos: placas paralelas e capilares. O *prime* (volume de sangue no circuito extracorporal) não deve exceder 10% da volemia do paciente. Geralmente é constituído de soro fisiológico, exceto em pacientes com menos de 5kg, com anemia ou hipovolêmicos, nos quais o *prime* é composto por sangue.

Para a realização de hemodiálise é necessário acesso vascular e cateter duplo lúmen, que pode ser colocado nas seguintes veias: jugular interna, subclávia ou femoral.

Geralmente, a hemodiálise é realizada em dias alternados com duração de 3 a 4 horas, o fluxo sanguíneo inicial é de 1 a 2mL/kg/min, aumentando-se 1mL/kg/min/h, até no máximo 4mL/kg/min. Crianças maiores e adolescentes utilizam 125 a 180mL/min. Recomenda-se depuração de 60 a 70% da ureia em 4 horas, mantendo um *clearance* de ureia 3mL/kg/min, diminuindo o risco de síndrome do desequilíbrio. A anticoagulação é necessária, sendo realizada com heparina 100U/kg em bolo e manutenção

10 a 20U/kg/h, com tempo de tromboplastina parcial ativado (TTPA) mantido em duas vezes o normal. O ritmo de ultrafiltração varia com o dialisador usado, PTM e fluxo sanguíneo, sendo a redução de 7 a 8% do peso corporal mais segura.

Algumas medicações necessitam de suplementação após a hemodiálise.

Durante a hemodiálise, é importante controle da pressão arterial, frequência cardíaca, temperatura e peso pré e pós-diálise.

Complicações da hemodiálise:

- Hipotensão arterial.
- Hipóxia.
- Arritmias.
- Hipotermia.
- Hemólise, sangramento e extravasamento de sangue.
- Trombose.
- Embolia, ativação do complemento, leucopenia.
- Síndrome do desequilíbrio (ocorre por rápida diminuição da concentração de solutos no plasma durante a diálise, ocasionando edema cerebral. Caracterizada por náuseas, vômitos, cefaleia, crise convulsiva, sonolência e coma).

No quadro IV-8 apresentamos as doses de antibióticos para peritonite; no quadro IV-9, as drogas para insuficiência renal (não antibióticos; e no quadro IV-10, antimicrobianos).

TERAPIAS CONTÍNUAS LENTAS DE SUBSTITUIÇÃO RENAL (CRRT)

CRRT é um termo usado para descrever um grupo de terapias que promovem remoção lenta e contínua de solutos e fluidos e pode ser usada por 24 horas em UTI. As variantes da CRRT diferem de acordo com o tipo de acesso vascular (arteriovenoso ou venovenoso), com o mecanismo de remoção de solutos (hemodiálise, hemofiltração ou hemodiafiltração), com o tipo de membrana e com a presença ou ausência de solução de diálise.

A remoção do soluto pode ser por convecção (hemofiltração), difusão (hemodiálise) ou uma combinação dos dois métodos (hemodiafiltração). A hemodiálise remove com eficácia moléculas de baixo peso molecular, como ureia, creatinina e potássio. Moléculas de médio e grande peso molecular são removidas com mais eficácia através da hemofiltração. Na hemofiltração, o sangue passa por um circuito extra-

Quadro IV-8 – Doses de antibióticos para peritonite decorrente de diálise peritoneal.

	Dose de ataque[a]	Dose de manutenção	Terapia intermitente[b]
Glicopeptídeo			
Vancomicina	500mg/L	30mg/L	30mg/kg, a cada 5-7 dias
Teicoplanina	200mg/L	20mg/L	15mg/kg, a cada 5-7 dias
Cefalosporinas			
Cefazolina/cefalotina	250mg/L	125mg/L	15mg/kg, a cada 24h
Cefuroxima	200mg/L	125mg/L	15mg/kg, a cada 24h
Cefotaxima	500mg/L	250mg/L	30mg/kg, a cada 24h
Ceftazidima	250mg/L	125mg/L	15mg/kg, a cada 24h
Ceftizoxima	250mg/L	125mg/L	–
Antifúngicos			
Anfotericina B	1mg/kg, IV	1mg/kg, IV	–
Fluconazol	–	–	3-6mg/kg IP, IV ou VO, a cada 24-48h (máx. 200g)
Flucitosina	50mg/kg, IV ou VO (máx. 2g)	25-37,5mg/kg VO, a cada 24h (máx. 1g)	–
Aminoglicosídeos[c]			
Amicacina	25mg/L	12mg/L	–
Gentamicina	8mg/L	4mg/L	–
Netilmicina	8mg/L	4mg/L	–
Tobramicina	8mg/L	4mg/L	–
Penicilinas[c]			
Azlocilina	500mg/L	250mg/L	–
Piperacilina	–	250mg/L	150mg/kg, IV, a cada 12h
Ampicilina	–	125mg/L	–
Oxacilina	–	125mg/L	–

Quadro IV-8 – Doses de antibióticos para peritonite decorrente de diálise peritoneal. (*continuação*).

	Dose de ataque[a]	Dose de manutenção	Terapia intermitente[b]
Penicilinas[c]			
Nafcilina	–	125mg/L	–
Amoxicilina	250-500mg/L	50mg/L	–
Quinolonas			
Ciprofloxacino	50mg/L	25mg/L	–
Associações			
Ampicilina/ sulbactam	1.000mg/L	100mg/L	–
Imipenem/ cilastina	50mg/L	200mg/L	–
Sulfametoxazol/ trimetoprima	320/1.600mg/L	80/400mg/L	–
Outros			
Clindamicina	300mg/L	150mg/L	–
Metronidazol	–	–	15mg/kg/dia, VO, IV ou VR em 3 doses (máx. 1,5mg/dia)
Rifampicina	–	–	20mg/kg/dia, VO (máx. 600mg/dia)
Aztreonam	1.000mg/L	250mg/L	–

[a] Dose de ataque deve ser administrada durante o período de permanência-padrão de 3-6h. Concentração presumida da dose de ataque com a cavidade cheia (~ 1.100mL/m² de superfície corporal). Se volume menor for utilizado, a infusão deve ser aumentada para assegurar a infusão de uma massa igual de antibiótico. Dose intermitente de antibiótico deve ser administrada além de 6h em uma bolsa por dia de pacientes em CAPD, ou durante a permanência do banho na cavidade ao longo do dia para pacientes em DP, a menos que especificado de outra maneira.

[b] Eliminação acelerada de glicopeptídeo pode ocorrer em pacientes com função renal residual. Se terapia intermitente for estabelecida, a segunda dose de antibiótico deve ser baseada no tempo do nível sérico obtido de 3-5 dias após a dose inicial. Nova dose deve ser administrada se nível sérico for < 12mg/L para vancomicina, ou 8mg/L para teicoplanina. Terapia intermitente não é recomendada para pacientes com função renal residual, a menos que o nível sérico da droga seja monitorizado oportunamente.

[c] Aminoglicosídeos e penicilinas não devem ser misturados em líquido de diálise.

* IP = intraperitoneal; VO = via oral; IV = via intravenoso; VR = via retal.

Quadro IV-9 – Uso de drogas para insuficiência renal – não antibióticos.

Droga	Vida média	Método	Ajuste para insuficiência renal *clearance* de creatinina (mL/min) > 50	10-50	< 10	Dose suplementar em H/P*
Acetaminofeno	2-4h	I	4h	6h	8h	Sim H/não P
Ácido acetilsalicílico	2-19h	I	4h	4-6h	Evitar	Sim H/P
Alopurinol	1-3h	D ou I	100% 8h	50% 12-24h	10-25% 48-72h	?
Azatioprina	0,7-3h	D ou I	100% 24h	75% 36h	50% 48h	Sim H
Captopril	1-2,3h	D ou I	100% 8-12h	75% 12-18h	50% 24h	Sim H/não P
Carbamazepina	8-17h	D	100%	100%	75%	Não H/P
Ciclofosfamida	3-12h	D	100%	100%	75%	Sim H
Cimetidina	1,4-2h	D ou I	100% 6h	75% 8h	50% 12h	Não H/P
Digoxina	35-48h	D ou I	100% 24h	25-75% 36h	10-25% 48h	Não H/P
Difenidramina	4-7h	I	6h	6-12h	12-18h	?
Enalapril (IV)	1,3-6h	D	100%	75-100%	50%	?

Quadro IV-9 – Uso de drogas para insuficiência renal – não antibióticos. *(continuação).*

Droga	Vida média	Método	Ajuste para insuficiência renal *clearance* de creatinina (mL/min)			Dose suplementar em H/P*
			>50	10-50	<10	
Espironolactona	13-24h	I	6h	12-24h	Evitar	?
Famotidina	2,5-4h	D ou I	100% 8-12h	50% 24h	25% 36-48h	Não H/P
Fenobarbital	65-150h	I	8-12h	8-12h	12-16h	Sim H/P
Hidralazina	1-8h	I	4-6h	8h	8-24h	Não H/P
Hidrato de cloral	8-11h	D	100%	Evitar	Evitar	Sim H
Insulina regular	5-15min	D	100%	75%	25-50%	Não H/P
Metildopa	1-3h	I	8h	8-12h	12-24h	Sim H
Metoclopramida	2,5-6h	D	100%	50-75%	25-50%	Não H
Metotrexato	8-12h	D	67-75%	30-50%	Evitar	Sim H/não P
Primidona	10-16h	I	8h	8-12h	12-24h	Sim H
Ranitidina	1,8-2,5h	D	100%	75%	25%	Sim H
Tiazídicos	1-2h	D	100%	100%	Evitar	?

H = hemodiálise; P = diálise peritoneal; D = dose; I = intervalo.

Quadro IV-10 – Uso de drogas na insuficiência renal – antimicrobianos.

Antibiótico	Vida média	Método	Ajuste para insuficiência renal *clearance* de creatinina (mL/min) > 50	10-50	< 10	Dose suplementar em H/P*
Aminoglicosídeos						
Amicacina	1,5-3h	I	8-12h	12-18h	24-48h	Sim H/P
Gentamicina	1,5-3h	I	8-12h	12-18h	24-48h	Sim H/P
Tobramicina	1,5-3h	I	8-12h	12-18h	24-48h	Sim H/P
Cefalosporinas						
Cefaclor	0,5-1h	D	100%	100%	50%	Sim H/P
Cefadroxil	1-2h	I	12h	12-24h	24-48h	Sim H/não P
Cefazolina	1,5-2,5h	I	8h	12h	24h	Sim H/não P
Cefepima	1,8-2h	I	8h	12-24h	24-48h	Sim H/não P
Cefixima	3-4h	D	100%	75%	50%	Não H/P
Cefotaxima	1-3,5h	D	100%	ClCr < 20 → 50%		Sim H/não P
Cefoxitina	0,75-1,5h	I	8h	12h	24h	Sim H/não P
Cefprozil	1,3h	D	100%	ClCr < 30 → 50%		Sim H
Ceftaxima	1-2h	I	8-12h	12-24h	24-48h	Sim H/P

Quadro IV-10 – Uso de drogas na insuficiência renal – antimicrobianos. (*continuação*).

Antibiótico	Vida média	Método	Ajuste para insuficiência renal *clearance* de creatinina (mL/min)			Dose suplementar em H/P*
			>50	10-50	<10	
Cefalosporinas						
Ceftriaxona	8h	Não	100%	100%	100%	Sim H/P
Cefuroxima (IV)	1,6-2,2h	I	8-12h	12h	24h	Sim H/não P
Cefamandol	1h	I	6h	6-8h	12h	Sim H
Cefalexina	0,5-1,2h	I	6h	8-12h	12-24h	Sim H/não P
Cefalotina	0,5-1h	I	6-8h	6-8h	12h	Sim H/não P
Penicilinas						
Amoxicilina	1-3,7h	I	8-12h	12h	24h	Sim H/não P
Amoxicilina + clavulanato	1h	I	8-12h	12h	24h	Sim H/P
Ampicilina	1-4h	I	6h	6-12h	12-16h	Sim H/não P
Carbenicilina	0,8-1,8h	I	8-12h	12-24h	24-48h	Sim H
Meticilina	0,5-1,2h	I	4-6h	6-8h	8-12h	Não
Oxacilina	0,3-1,8h	D	100%	100%	Dose menor	Não P
Penciclina G	0,5-3,4h	D	100%	75%	20-50%	Sim H/não P

Piperacilina	0,4-1h	I	4-6h	8h	12h	Sim H/não P
Piperacilina + tazobactam	P:0,4-1h, T:0,7-0,9h	D e I	100% 6-8h	70% 6h	70% 8h	Sim H/não P
Ticarcilina	0,9-1,3h	I	4-6h	8h	12h	Sim H/não P
Miscelânea							
Azitromicina	12-68h	Não	100%	100%	100%	Não
Aztreonam	1,3-2,2h	D				Sim H
Cloranfenicol	1,5-3,5h	Não	100%	100%	100%	Não
Claritromicina	3-7h	D e I				?
Clindamicina	2,4h	Não	100%	100%	100%	Não
Cotrimoxazol (sulfametoxazol/ trimetoprima)	S:9-11h T:8-15h	D	100%	Se ClCr 15-30 = 50% Se ClCr < 15 = e vitar		Sim H/não P
Eritromicina	1,5-2h	D	100%	100%	50-75%	Não
Imipenem	1-1,4h	D e I	50-100% 6-8h	25-50% 12h	25% 12h	Sim H
Meropenem	1-1,4h	D e I	100% 8h	50-100% 12h	50% 24h	Sim H
Metronidazol	6-12h	D	100%	100%	100%	Sim H/não P
Teicoplanina	45h	I	24h	48h	72h	Dose em ClCr < 10, Sim H/P

Quadro IV-10 – Uso de drogas na insuficiência renal – antimicrobianos. (*continuação*).

Antibiótico	Vida média	Método	Ajuste para insuficiência renal *clearance* de creatinina (mL/min)			Dose suplementar em H/P*
			>50	10-50	<10	
Miscelânea						
Vancomicina	2,2-8h	I	6-12h	18-48h	48-96h	Sim-não H/não P
Fluoroquinolonas						
Ciprofloxacino	1,2-5h	D ou I	100% 18-24h	50-75% 18-24h	50% 18-24h	Sim H/P
Ofloxacino	5-7,5h	I	12h	24h	48h	Sim/não P
Tetraciclinas						
Doxiciclina	18h	Não	100%	100%	100%	Não
Tetraciclina	6-12h	I	8-12h	12-24h	evitar	?
Antivirais						
Aciclovir (IV)	2-4h	D e I	100% 8h	100% 12-24h	50% 24h	Sim H/não P
Foscarnet	3-4,5h	D		Ver bula		Sim H
Ganciclovir (IV)	2,5-3,6h	D e I	50-100% 12h	25-50% 24h	25% 24h	Sim H/não P

2 MÉTODOS DIALÍTICOS

			100%	100%	50%	Dose em ClCr < 10, Sim H/P
Zidovudina	1,1-1,4h	D	100%	100%	50%	Não H/P
Antifúngicos						
Anfotericina B	24h	I	24h	24h	24-48h	Sim H/P
Fluconazol	19-25h	D	100%	25-50%	25%	Sim H/P
Fluorocitosina	3-8h	I	6h	12h	24h	Sim H/P
Itraconazol	21h	D	100%	100%	50%	Sim H/P
Antiparasitários						
Pentamidina	6,4-9,4h	I	24h	36h	8h	Não
Pirimetamina	111h	Não	100%	100%	100%	Não
Antituberculosos						
Etambutol	2,5-3,6h	I	24h	24-36h	48h	Sim H/não P
Etionamida	2,1h	D	100%	100%	50%	Não
Isoniazida	0,5-4h	D	100%	100%	50%	Sim H/P
Pirazinamida	9h	D	100%	100%	50-100%	Sim H/não P
Rifampicina	3-4h	D	100%	50-100%	50%	Não

* H = hemodiálise; P = diálise peritoneal; D = dose; I = intervalo; ClCr = *clearance* de creatinina.

corporal que inclui um filtro e um dialisador, há uma membrana permeável e coloca-se solução de reposição no pré e pós-filtro. A água plasmática é filtrada através da membrana arrastando consigo os solutos. As moléculas maiores que os poros da membrana não a ultrapassam. Há, também, o mecanismo de adsorção, no qual a eliminação de soluto (hormônios, proteínas, mediadores inflamatórios) ocorre por adsorção das moléculas à membrana do filtro. Este efeito diminui quando a membrana está saturada. Caso esse efeito seja desejado, é prudente trocar o filtro a cada 8 a 12 horas. Durante a hemofiltração, ocorre ultrafiltração do sangue e eliminação de água por gradiente de pressão hidrostática entre o sangue e o ultrafiltrado.

O uso do circuito arteriovenoso é tecnicamente mais simples, pois não precisa de bomba de sangue, e o gradiente de pressão é determinado pela pressão arterial média (50 a 60mmHg) e pressão negativa no ultrafiltrado. Necessita de canulação de uma artéria que pode ser a artéria ou veia umbilical no recém-nascido e a artéria ou veia femoral em crianças. O fluxo de sangue deve ser de, no mínimo, 20mL/min. O circuito venovenoso é mais usado atualmente, requer uma bomba para circular o sangue. No entanto, mantém o fluxo sanguíneo estável e necessita de fluxo sanguíneo de 5 a 10mL/kg/min.

A passagem do sangue por um circuito extracorporal ocasiona a ativação de plaquetas e induz à produção de mediadores inflamatórios, resultando em depósito de fibrina na membrana de filtro, sendo a anticoagulação essencial. É realizado um ataque com 100U/kg de heparina e mantida infusão contínua com 5 a 20U/kg/h. É importante a monitorização do TTPA, que deve manter-se 1,5 a 2 vezes o normal. Quando há necessidade de reverter o efeito da heparina, pode ser administrada protamina na dose de 1mg/100-200U de heparina. Em pacientes com risco de sangramento, a heparinização torna-se contraindicação relativa e pode ser realizada hemodiálise sem anticoagulação.

Até o momento não há esclarecimento sobre a dose de medicamentos, principalmente antibióticos, durante a CRRT.

Indicações não renais de CRRT:

– Choque séptico, sepse grave e disfunção de múltiplos órgãos e sistemas. Tais situações geram grande quantidade de mediadores pró-inflamatórios e anti-inflamatórios. A CRRT seria responsável pela remoção desses mediadores por meio da convecção e em grande parte por adsorção. A maioria dos estudos controlados não demonstra efeitos da CRRT na concentração plasmática das citocinas. Há,

também, remoção de mediadores pró e anti-inflmatórios, o que pode acarretar desequilíbrio entre a resposta pró-inflamatória e anti-inflamatória.
- Insuficiência hepática com encefalopatia hepática, remoção de substâncias tóxicas do plasma e controle do edema cerebral.

As complicações relacionadas à CRRT são: sangramento por excesso de anticoagulante, hipotermia, distúrbios hidroeletrolíticos, ruptura e coagulação do filtro, ativação do catabolismo proteico, ativação dos sistemas biológico de cascatas, como complemento, citocinas, fatores de coagulação, plaquetas, polimorfonucleares, mononucleares e mediadores inflamatórios.

Alguns estudos prospectivos e observacionais sugerem superioridade da CRRT em relação à hemodiálise intermitente, principalmente em pacientes instáveis hemodinamicamente, pois na CRRT a remoção de solutos e fluidos é gradual e lenta, o que proporciona maior estabilidade hemodinâmica. Faltam estudos randomizados controlados comparando CRRT e hemodiálise intermitente. Dois estudos multicêntricos randomizados controlados estão em andamento. Estes estudos avaliarão a melhor dose de ultrafiltração na CRRT e a melhor modalidade de terapia de substituição renal em pacientes instáveis hemodinamicamente (Quadro IV-11).

Quadro IV-11 – Diferenças entre hemodiálise intermitente (IHD) e terapias contínuas lentas de substituição renal (CRRT).

IHD	CVVH
Transporte por difusão	Transporte por convecção
Clearance moléculas de baixo peso molecular	*Clearance* moléculas de baixo e médio peso molecular
Tecnicamente difícil	Tecnicamente menos difícil
Pessoal com treinamento Específico em diálise	Pessoal que trabalham em UTI é suficiente
Relativamente de baixo custo	3 a 5 vezes mais caro
Há possibilidade de ser realizada sem anticoagulação	Necessita de anticoagulação contínua
4 a 6h/dia	24h/dia
Velocidade da bomba 200 a 500mL/min	Velocidade da bomba 100 a 180mL/min

CONCLUSÃO

A mortalidade ainda é alta em pacientes internados em UTI e que desenvolvem insuficiência renal aguda.

Até o momento, o início da terapia de substituição renal, a escolha da modalidade e a dose utilizada dependem da indicação médica, da disponibilidade da modalidade escolhida no serviço, custo e equipe treinada. Faltam estudos randomizados e multicêntricos para estabelecer o momento ideal para iniciar a terapia de substituição renal, bem como a modalidade e dose que devem ser usadas.

BIBILOGRAFIA

Berrios HR, Palevsky PM. Treatment of acute kidney: na update on the management of renal replacement therapy. Curr Opin Nephrol Hypertens 2007;16:64-70.

Carvalho WB, Hirschheimer MR, Matsumoto T. Terapia intensiva pediátrica. São Paulo: Atheneu; 2006. pp.1615-35.

Jyh JH, Nóbrega RF, Souza RL. Atualização em terapia intensiva pediátrica. Atheneu; 2007. pp.335-49.

Jhon S, Eckardt K. Renal replacement strategies in the ICU. Chest 2007;132/4:1379-88.

Pannu N, Gibney RTN. Renal replacement therapy in the intensive care unit. Review. Ther Clin Risk Manag 2005;2:141-50.

Toporovski J, Mello VR, Filho DM et al. Nefrologia pediátrica. Rio de Janeiro: Guanabara Koogan, 2006.

Walters S, Porter C, Brophy PD. Dialysis and pediatric acute kidney injury: choise of renal support modality. Pediatric Nephrol 2009;24:37-48.

Weisbord S, Palavesky P. Acute renal failure in the intensive care unit. Semin Respir Care Med 2006;27:262-73.

CAPÍTULO 3

Síndrome Hemoliticourêmica

RICARDO VILELA
ANNA LETICIA DE OLIVEIRA CESTARI

INTRODUÇÃO

A síndrome hemoliticourêmica (SHU) é uma das principais causas de insuficiência renal aguda em crianças, responsável por 21% dos casos, precedida apenas pela necrose tubular aguda (23,3% dos casos). A SHU é definida pela presença de trombocitopenia, anemia por hemólise microangiopática e insuficiência renal aguda (IRA).

A SHU pode ser dividida em associada a diarreia (SHU D+) e SHU não associada à diarreia (SHU D−) (Fig. IV-1). A maioria dos casos é precedida por gastrenterite aguda causada pela *Escherichia coli*. A SHU D−, também chamada de SHU atípica, pode estar relacionada ao uso de fármacos (contraceptivos orais, ciclosporina), herança genética autossômica recessiva ou dominante, gravidez, transplante de órgãos e infecções como a invasiva por *Streptococcus pneumoniae*.

FISIOPATOLOGIA

Cerca de 90% dos casos de SHU são precedidos por um quadro diarreico, dos quais mais de 80% ocorrem após a infecção pela bactéria *Escherichia coli* produtora de toxina do tipo Shiga (*E. coli* O157:H7). Entre os pacientes com diarreia por *E. coli* O157:H7, 6 a 9% desenvolvem SHU em 5 a 10 dias. Crianças com infecção de trato urinário por *E. coli* O157:H7 também podem desenvolver SHU, sem diarreia. A gastrenterocolite por *Shigella dysenteriae* tipo 1 também pode ser associada a SHU D+.

A transmissão destes micro-organismos geralmente ocorre por meio da ingestão de alimentos contaminados, como carnes malcozidas, deri-

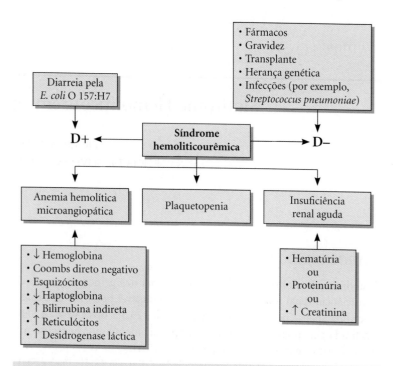

Figura IV-1 – Diagnóstico da síndrome hemoliticourêmica relacionada à diarreia (SHU D+) e atípica (SHU D–)

vados de leite, frutas e vegetais. A transmissão entre pessoas pode ocorrer em asilos, creches, escolas e entre os membros de uma família. A bactéria causa um quadro de diarreia, às vezes sanguinolenta, muito dolorosa, associada ou não a febre.

A *Escherichia coli* êntero-hemorrágica (ECE) é um subtipo de *E. coli* que produz uma variedade de citotoxinas potentes conhecidas como toxina do tipo Shiga (TTS) ou verotoxina. Recebe estes nomes porque é praticamente idêntica à toxina da *Shigella dysenteriae* e por ser extremamente citotóxica às culturas de células Vero (originadas do rim de macaco--verde africano). A *E. coli* O157:H7 produz dois tipos de TTS e é o protótipo da ECE por ser responsável por 90% dos casos de SHU; entretanto, dezenas de sorotipos produzem TTS.

A lesão do epitélio entérico pela ECE ocasiona aumento da permeabilidade com translocação de TTS e lipopolissacárides (LPS) para a corrente sanguínea. As citocinas liberadas pela lesão do epitélio entérico e os LPS parecem sensibilizar as células endoteliais à TTS.

O acometimento de órgãos específicos depende da presença e da densidade de receptores GB_3 para TTS nas células endoteliais. A agressão ao endotélio renal, em que há alta concentração de GB_3, é o evento fisiopatológico central da SHU. A TTS é transportada pelos neutrófilos até os rins, liga-se aos receptores GB_3 das células endoteliais glomerulares e é internalizada por endocitose. A lesão endotelial renal desencadeia ativação das plaquetas e da cascata de coagulação, resultando em microangiopatia trombótica.

No entanto, os alvos da TTS incluem também células endoteliais aórticas e cerebrais, células mesangiais renais, monócitos e células epiteliais dos túbulos renais, glomerulares e pulmonares. Isto explica a disfunção tubular que ocorre quando o acometimento arteriolar é mínimo e as manifestações neurológica e respiratória presentes em alguns pacientes. Há também evidências de que hemácias e plaquetas têm receptores para a TTS.

Nas formas atípicas de SHU, outros mecanismos fisiopatogênicos podem estar envolvidos. Na SHU associada à infecção invasiva por *Streptococcus pneumoniae*, há síntese de neuraminidase, enzima produzida pela bactéria que quebra o ácido n-acetilneuramínico, constituinte das glicoproteínas das membranas celulares expondo o antígeno de Huebner-Thomsen-Freidenreich (ou antígeno T), presente na superfície celular. A maioria dos indivíduos possui anticorpos naturais IgM anti-T circulantes, que se ligam ao antígeno T. Originalmente, acreditava-se que a ligação destes anticorpos ao antígeno T promovesse lesão endotelial, hemólise e plaquetopenia, explicando a patogênese da doença. Todavia, os anticorpos anti-T são frios e incapazes de causar aglutinação *in vivo*. Assim, a verdadeira patogênese é desconhecida.

A lesão microangiopática trombótica é a característica marcante da SHU. Do ponto de vista histopatológico, a SHU pode ser classificada em três grupos, de acordo com o tipo de lesão renal:

– Necrose cortical.
– Predominância de lesão glomerular.
– Predominância de lesão arteriolar.

Pode haver concomitância de lesões glomerulares e arteriolares. Os casos de SHU por *Escherichia coli* apresentam lesões predominantemente glomerulares. A lesão mais significativa nas formas atípicas é a arteriolar.

Alguns fatores relacionados ao hospedeiro podem estar associados a risco mais elevado de desenvolvimento da SHU: menor idade, imunidade comprometida, menor acidez gástrica, estresse, fatores genéticos que modulam a resposta do hospedeiro à infecção e uso prévio de antibióticos.

O uso de antibióticos em pacientes com infecção por *E. coli* vem sendo associado ao aparecimento da doença. Os mecanismos pelos quais isto ocorre continuam desconhecidos, mas parecem estar associados à lise bacteriana, com consequente liberação da TTS, ou à indução de translocações gênicas bacterianas que levam à maior produção da toxina.

QUADRO CLÍNICO E LABORATORIAL

Segundo os *Centers for Disease Control and Prevention* (CDC), a SHU pode ser definida pela presença de:

- Trombocitopenia (contagem de plaquetas inferior a 150.000/mm^3).
- Início agudo de anemia com sinais de hemólise microangiopática em esfregaço de sangue periférico.
- Insuficiência renal aguda (IRA) evidenciada por hematúria, proteinúria ou aumento do nível sérico de creatinina.

A contagem de plaquetas geralmente fica entre 25.000 e 55.000/m^3. A anemia hemolítica microangiopática caracteriza-se pela queda do nível de hemoglobina, associada à negatividade do teste de Coombs direto. Os níveis de hemoglobina ficam em torno de 5,3 a 6,9g/dL. O esfregaço de sangue periférico demonstra mais que 10% de células vermelhas danificadas (esquizócitos), resultantes do traumatismo mecânico das hemácias na vasculatura. O aumento da desidrogenase láctica, bem como o aumento de reticulócitos no sangue periférico, a elevação do nível sérico de bilirrubina e a queda da haptoglobina são indicativos de hemólise.

Podem ocorrer complicações neurológicas como irritabilidade, letargia, confusão, convulsões, acidente vascular cerebral e coma. Estas manifestações podem ser causadas por trombose microvascular, isquemia ou ação direta da toxina tipo Shiga.

A prevalência da SHU no Brasil é relativamente baixa se comparada à Argentina e aos Estados Unidos da América. Talvez por isto o grau de suspeição da doença seja limitado. Quando o diagnóstico é precoce, a SHU manifesta-se como insuficiência renal aguda. Quando mais tardio, abre-se a chave dos diagnósticos diferenciais.

Os principais diagnósticos diferenciais da SHU são:

- Insuficiência renal pré-renal associada à desidratação pela diarreia.
- Glomerulonefrite aguda.
- Choque séptico com insuficiência renal ou disfunção de múltiplos órgãos e sistemas.
- Púrpura trombocitopênica.
- Vasculite.

Como o quadro clínico muitas vezes se confunde com choque séptico e insuficiência renal aguda pré-renal, o manejo inicial com fluidoterapia pode levar rapidamente à anasarca e ao edema pulmonar.

TRATAMENTO

O tratamento baseia-se no manuseio da insuficiência renal aguda e dos distúrbios hematológicos. Não há tratamento específico para a SHU. Em casos mais graves é necessário o suporte ventilatório e o manejo hemodinâmico com inotrópicos. O uso de expansores deve ser feito com cautela devido à hipervolemia normalmente presente.

Novas estratégias estão sendo estudadas a fim de prevenir ou amenizar a manifestação da SHU, tais como vacina contra componentes da *E. coli*, substâncias neutralizadoras da TTS e moléculas que bloqueiam as vias celulares ativadas pela toxina.

Tratamento da insuficiência renal aguda

Uma vez diagnosticada a IRA, o tratamento adequado deve ser instituído, uma vez que a recuperação renal espontânea ocorre geralmente apenas após 5 a 10 dias. Dentre as possíveis consequências da IRA, deve-se estar atento ao desenvolvimento de distúrbios hidroeletrolíticos, hipertensão arterial, hemorragia gastrintestinal, encefalopatia e mais raramente pericardite urêmica.

Os princípios do tratamento conservador da IRA são a normalização do volume intravascular, da pressão arterial sistêmica e do fluxo sanguíneo renal; a manutenção da homeostase eletrolítica e do equilíbrio acidobásico; a minimização do acúmulo de escórias nitrogenadas, por meio da restrição da oferta proteica, garantindo oferta calórica adequada para que não ocorra o estado de catabolismo.

O uso de diuréticos pode ser realizado nos casos de IRA oligúrica para melhorar o débito urinário, o que facilita a depuração de toxinas e medicamentos. No entanto, o aumento do débito urinário não necessariamente reflete a melhora na taxa de filtração glomerular e a eliminação de escórias nitrogenadas.

A terapia de reposição renal por meio da diálise é a estratégia de escolha para a restauração rápida da homeostase hídrica e eletrolítica. As indicações de diálise são a sobrecarga hídrica com congestão pulmonar ou hipertensão arterial sistêmica, sem resposta a tratamento farmacológico, ou na presença de disfunção miocárdica; a uremia com encefalopatia ou sangramento; a hipercaliemia superior a 6mEq/L apesar do uso de medidas conservadoras; a acidose metabólica com pH inferior a 7,20 e bicarbonato inferior a 10mEq/L; o desequilíbrio da relação cálcio:fósforo, na presença de tetania ou convulsões; a ureia superior a 150 ou em rápida ascensão; as manifestações neurológicas secundárias à uremia ou aos distúrbios metabólicos.

Em 75-100% dos casos de SHU, há necessidade de diálise para o manejo da insuficiência renal aguda. O tempo médio de diálise varia de 10 a 32 dias. Nenhum estudo tem comparado a eficiência dos vários métodos dialíticos na SHU.

O tipo de diálise a ser utilizado deve ser avaliado de acordo com o estado clínico do paciente e com a indicação de diálise, considerando as vantagens e desvantagens de cada método.

Em pacientes com SHU, a diálise peritoneal pode ser uma boa escolha, principalmente naqueles sem instabilidade hemodinâmica. Estudos mostram que a instituição precoce de diálise peritoneal em pacientes com SHU pode diminuir a morbidade e a mortalidade da doença.

Tratamento dos distúrbios hematológicos

Uso de glóbulos vermelhos

Para a indicação da transfusão de hemácias, deve-se considerar o nível de hemoglobina, o quadro clínico da criança, a idade do paciente, a gravidade da doença, as comorbidades, a oferta tecidual de oxigênio e o nível sérico de lactato.

Nos casos de SHU D– associados à infecção pneumocócica invasiva, entende-se que a oferta de anticorpos anti-T ao paciente pode estar relacionada a uma exarcebação dos mecanismos de lesão endotelial. Dessa forma, alguns autores recomendam o uso hemácias lavadas, evitando-se a oferta de anticorpos naturais anti-T.

Uso de plasma fresco congelado e plaquetas

O plasma fresco congelado está indicado para pacientes com deficiência nos fatores de coagulação que apresentam sangramentos e naqueles que serão submetidos a procedimentos invasivos.

O uso de plaquetas está indicado:

- Quando a contagem de plaquetas estiver inferior a 50.000/mm^3 na presença de sangramentos ou em pacientes que serão submetidos a procedimentos invasivos.

- Quando houver trombocitopenia grave com contagem de plaquetas inferior a 5.000/mm^3, para a prevenção de sangramentos espontâneos.

Assim como no uso de glóbulos vermelhos, nos casos de SHU associada à infecção pelo *Streptococcus pneumoniae*, recomenda-se o uso cauteloso de plasma fresco congelado, bem como a preferência por plaquetas lavadas, evitando-se assim a oferta de anticorpos naturais anti-T. Alguns autores destacam a importância da detecção precoce da ativação do antígeno T nas infecções pneumocócicas invasivas para o uso cauteloso destes hemoterápicos.

PROGNÓSTICO

Na SHU D+, a taxa de sobrevivência é superior a 95% e a morbidade a longo prazo é inferior a 30%. Na SHU por *E. coli*, a incidência de insuficiência renal crônica é de aproximadamente 5%. Nos casos de SHU atípica, a mortalidade pode ser maior. Dentre os casos relatados na literatura de SHU associada à infecção invasiva por *Streptococcus pneumoniae*, a mortalidade variou de 29 a 50%.

Quando complicações neurológicas estão presentes, há piora na morbidade e na mortalidade da SHU.

BIBLIOGRAFIA

Amirlak I, Amirlak B. Haemolytic uraemic syndrome: an overview. Nephrology 2006; 11:213-8.

Brandt J, Wong C, Mihm S, Roberts J, Smith J, Brewer E et al. Invasive Pneumococcal disease and hemolytic uremic syndrome. Pediatrics 2002;110:371-6.

Bitzan M. Treatment options for SHU secondary to Escherichia coli O157:H7. Kidney Int Suppl 2009;112:S62-6.

Cabrera GR, Fortenberry JD, Warshaw BL, Chambliss CR, Butler JC, Cooperstone BG. Hemolytic uremic syndrome associated with invasive Streptococcus pneumoniae infection. Pediatrics 1998;101:699-703.

Cochran JB, Panzarino VM, Maes LY, Tecklenburg FW. Pneumococcus-induced T-antigen activation in hemolytic uremia sindrome and anemia. Pediatr Nefrol 2004;19:317-21.

Flynn JT. Choice of dialysis modality for management of pediatric acute renal failure. Pediatr Nephrol 2002;17:61-9.

Furusawa EA, Koch VH, Kim CA, Fujimura M, Saldanha B, Okay Y. Síndrome hemolítica-urêmica atípica na criança. J Bras Nefrol 1997;19:208-4.

Goldraich NP. Síndrome hemolíticourêmica e suas diferentes formas de apresentação: uma patologia atual da nefrologia. J Bras Nefrol 1997;19:294-300.

Huang DT, Chi HC, Lee H, Chiu N, Huang F. T-antigen activation for prediction pneumococcus-induced hemolytic uremic syndrome and hemolytic anemia. Pediatr Infect Dis J 2006;25:608-10.

Huang Y, Lin T, Wong K, Huang Y, Chiu C, Laz S, Hsia S. Hemolytic uremic syndrome associated with pneumococcal pneumonia in Taiwan. Eur J Pediatr 2006;165:332-5.

Iijima K, Kamioka I, Nozu K. Management of diarrhea-associated hemolytic uremic syndrome inchildren. Clin Exper Nephrol 2009;12(1):16-9.

Karmali MA. Host and pathogen determinants of verocytoxin-producing Escherichia coli-associated hemolytic uremic syndrome. Kidney Int Suppl 2009;112:S4-7.

Lee C, Liu S, Lue K, Chen J, Sheu J. Pneumococcal pneumonia with empyema and hemolytic uremic syndrome in children: report of three cases. J Microbiol Immunol Infect 2006;39:348-52.

Mhana MJ, Super DM. What hemoglobin value should one use in transfusing a critically ill child? Crit Care Med 2005;33: 2710-11.

Nathanson S, Deschenes G. Prognosis of Streptoccus pneumoniae- induced hemolytic uremic syndrome. Pediatr Nephrol 2001;16:362-5.

Proulx F, Sockett P. Prospective surveillance of Canadian children with the haemolytic uraemic syndrome. Pediatr Nephrol 2005;20:786-90.

Serna A, Boedeker EC. Pathogenesis and treatment of Shiga toxin-producing Escherichia coli infections. Curr Opin Gastoenterol 2008;24:38-47.

Strazdins V, Watson AR, Harvey B. Renal replacement therapy for acute renal failure in children: European guidelines. Pediatr Nephrol 2004;19:199-207.

CAPÍTULO 4

Transplante Renal

ADRIANA GUT LOPES RICCETTO
LILIANE CURY PRATES

CONSIDERAÇÕES GERAIS

O transplante renal (TR), último passo da terapia de reposição de substituição renal, acontece em 35 de 1.000.000 indivíduos nos Estados Unidos, a cada ano. O paciente-padrão tem idade média de 65 anos, é do gênero masculino e portador de insuficiência renal crônica por diabetes, hipertensão ou glomerulonefrite de diferentes causas. O objetivo do TR é prolongar e melhorar a qualidade de vida dos pacientes em esquema de diálise, desde que o risco do procedimento seja igual ou menor a este. O rim recebido (enxerto) pode ter origem de doador cadáver ou doador vivo; apesar do aumento das doações em pacientes com morte encefálica na última década, o doador vivo proporciona enxerto com maior probabilidade de sobrevivência e menor morbidade para o receptor. No caso do paciente pediátrico, o doador vivo pode ser um dos pais. A mortalidade dos pacientes transplantados é menor do que dos pacientes em diálise; a vida média após TR tem uma variação de 7 anos (doador cadáver) a 29 anos (para doador vivo HLA idêntico); em 5 anos a sobrevida oscila entre 52 a 87%.

A história do TR começa com Carrel, que no início do século XX tornou possível o método de sutura vascular necessário ao TR; por essa descoberta, recebeu o prêmio Nobel em 1912. Desde o primeiro TR em humanos, em 1933 (Voronoy, na Ucrânia), até hoje, muitos passos foram necessários:

- 1954: primeiro TR em doador vivo (irmãos gêmeos) com sobrevida maior de um ano;
- 1958: descrição do complexo de histocompatibilidade;

- 1959: imunossupressão por radiação; depois com azatioprina e corticoides;
- 1966: introdução do método de prova cruzada (*cross match*);
- 1970: leis sobre morte encefálica nos Estados Unidos e protocolos para doador cadáver;
- 1978: introdução da ciclosporina para imunossupressão;
- 1995: laparascopia para a retirada do rim em doador vivo.

O TR em crianças está relacionado a maiores dificuldades e pior prognóstico, especialmente para lactentes e pré-escolares. Estudo brasileiro que avaliou o pós-operatório de TR em 44 crianças mostrou que a evolução foi semelhante à encontrada em países desenvolvidos, com presença expressiva de complicações como rejeição aguda, necessidade de diálise novamente, perda do enxerto, rejeição crônica e óbito.

PRÍODO PRÉ-TRANSPLANTE

Neste período, devem ser identificados fatores de risco como uso de drogas, não aderência ao tratamento, comorbidades como hipertensão, diabetes, doença vascular. A etiologia da doença renal deve estar bem determinada, pois para algumas delas pode haver recorrência (glomerulosclerose segmentar e focal, síndrome hemoliticurêmica, amiloidose, cistinose, nefropatia por IgA).

Infecções dentárias, urinárias, dos locais de diálise e outras devem ser detectadas e tratadas; assim como fazer as devidas imunizações especiais e teste tuberculínico antes de iniciar a imunossupressão. Sorologia para citomegalovírus é importante, uma vez que esta é uma das maiores causas de morbidade em imunossuprimidos; outros vírus que devem ser detectados são o vírus herpes (pacientes com sorologia positiva ou história de herpes oral ou genital necessitam de aciclovir durante imunossupressão) e o de Epstein-Barr (para crianças com sorologia negativa, doadores também negativos são preferidos, para reduzir o risco de tumores linfoides malignos após o TR). Como a hepatite crônica ativa é a maior causa de mortalidade no pós-operatório tardio do TR, o tratamento da hepatite crônica ativa (B e C) pode beneficiar em muito o receptor.

Trombose é importante causa de perda do enxerto, especialmente em crianças; pacientes com risco de trombose são aqueles com trombose prévia de acesso vascular, trombose venosa profunda, anticorpos antifosfolipídios e trombose de veia renal em TR prévio. Crianças com síndrome nefrótica podem ter hipercoagulabilidade por perda urinária de anticoagulantes naturais como antitrombina III, proteínas C e S. Anticorpos antifosfolipídio podem ser encontrados em 30 a 50% dos pacientes com lúpus eritematoso sistêmico; também pode haver aumento sérico da homocisteína com trombofilia associada. Na presença desta última, há necessidade de heparina no intra e no pós-operatório e protocolo de anticoagulação por médio ou longo prazo.

Avaliação urológica da função vesical e da necessidade de reconstrução do trato urinário deve ser feita; também pode haver necessidade de remoção dos rins nativos antes ou durante o TR. Pacientes com bexiga contraída ou fibrótica com baixa capacidade de reservatório podem necessitar de ampliação vesical pré-TR, para suportar um volume normal de urina após este. A ampliação vesical deve ser feita preferencialmente por tecido com urotélio (ureteres) ou com tecido gástrico ou enteral. A ampliação vesical requer cateterização vesical intermitente, procedimento a que o paciente pode habituar-se antes do TR. São indicações para nefrectomia prévia ao TR rins policísticos, tumor renal, calculose intensa. Em crianças, a remoção pode ocorrer no mesmo tempo cirúrgico; para adultos, é feita com no mínimo seis semanas pré-TR.

Doador vivo

A seleção do doador vivo deve assegurar que ele tenha função renal normal após sua nefrectomia. O rim melhor é sempre deixado para o doador. O doador vivo é considerado não aceitável se apresentar doença mental, doença renal, alto risco de mortalidade no pré ou intraoperatório ou doenças transmissíveis. Também se há incompatibilidade ABO ou *cross match* positivo; porém, novos protocolos têm alterado esses critérios. Para o doador vivo, a lesão por hiperinfiltração no rim remanescente não é um problema; o nível sérico de creatinina diminui rapidamente após a nefrectomia e mostra-se sustentado por 10 anos ou mais; hipertensão tardia tem o mesmo risco do que para a população geral; o desenvolvimento de proteinúria é ínfimo. A mortalidade do doador vivo é estimada em 0,02%; o risco de um evento potencialmente fatal ou complicação com debilidade permanente é de 0,23%. A probabilidade de grande sucesso do procedimento torna estes riscos plenamente aceitáveis para o doador. A nefrectomia do doador é feita por via aberta ou laparoscópica, esta última preferida em vários centros de TR nos Estados Unidos. Parece haver uma sobrevida discretamente maior nos enxertos obtidos na cirurgia aberta, especialmente se o doador é adulto e o receptor é criança.

Doador cadáver

Doador cadáver ideal é aquele com morte cerebral comprovada e com função renal normal, sem hipertensão, sem diabetes, tumores (exceto se tumor de sistema nervoso central ou pele), sem infecção viral ou bacteriana generalizada, idade entre 6 e 50 anos e sorologia negativa para sífilis, hepatite, HIV e HTLV-1. Podem ser adotados critérios expandidos (doadores mais velhos ou mais novos, com hipertensão ou aumento de creatinina), embora o índice de sucesso seja menor; para crianças doadoras menores de 6 anos, há risco de problemas técnicos; para estes parece haver melhor resposta se o rim é transplantado em bloco com a aorta e a veia cava inferior.

A manutenção do doador cadáver antes da retirada do órgão requer manter a pressão sistólica acima de 90mmHg ou pressão arterial média de 60mmHg e débito urinário maior que 0,5mL/kg/h. Se a administração de fluidos não for suficiente para a manutenção da normovolemia, drogas vasoativas em baixas doses (dopamina ou dobutamina) podem ser necessárias; deve-se evitar o vasoespasmo associado a doses maiores. Os distúrbios hidroeletrolíticos e acidobásicos devem ser corrigidos e monitorizados a cada 2 horas. Mesmo com todas essas medidas, se não houver diurese, pode ser administrada furosemida 1mg/kg com ou sem manitol (0,5 a 1mg/kg). Outras medidas são tratar *diabetes insipidus* com vasopressina e evitar hipotermia. A realização do *cross match* é feita por amostra de sangue ou de linfonodo, antes da retirada dos órgãos.

Como a maioria dos doadores cadáveres são doadores de múltiplos órgãos, dá-se preferência a uma abordagem cirúrgica total da linha média, com esternotomia mediana, mesmo somente quando os dois rins são retirados. O grande temor, na retirada dos rins do doador cadáver, é a chamada isquemia quente, causada pelo afluxo sanguíneo durante a dissecção e retirada dos órgãos. Muitos cirurgiões preferem fazer a dissecção do rim *in situ*; neste caso, para se evitar a isquemia quente, faz-se o resfriamento do rim com gelo, enquanto se retira o pâncreas e o fígado.

A lesão da isquemia quente é resultado de uma falha na fosforilação oxidativa e morte celular por depleção de ATP – este é necessário para que a bomba sódio-potássio mantenha alta concentração intracelular de potássio e baixa concentração intracelular de sódio. Quando há dano nesta bomba, sódio e água entram nas células e há edema celular e lesão. A hipotermia reduz a necessidade energética das células, reduzindo esta lesão; a hipotermia do enxerto pode ser pelo resfriamento de sua superfície, perfusão pulsátil hipotérmica ou pela infusão de uma solução gelada com posterior armazenamento em gelo. Se esta solução for hiperosmolar com solutos como manitol, lactobionato, rafinose ou hidroxietil (UW ou Euro--Collins), há maior prevenção do edema das células endoteliais. O resfriamento do enxerto permite o TR em até 48 horas; entretanto, dá-se preferência para que este se realize o mais brevemente possível.

TRANSPLANTE RENAL

O ato cirúrgico do TR pode ser entendido por meio de seus pontos principais:

- Antibiótico profilático e início da imunossupressão.
- Inserção de sonda Foley na bexiga, conectada a um cateter de três vias para permitir encher e drenar a bexiga durante a cirurgia, especialmente em crianças pequenas ou com bexiga.
- Em adultos e crianças com mais de 20kg, o enxerto é usualmente posicionado extraperitônio na fossa ilíaca esquerda, pela incisão de Gibson, para preservar o reto; quando a fossa esquerda não comportar o enxerto, ele é posicionado na fossa ilíaca direita.
- Durante a anastomose vascular (artéria renal e artéria ilíaca interna ou externa, geralmente), há infusão de manitol, cristaloides e albumina para promover adequada perfusão renal. A anastomose das veias renal e ilíaca ocorre após.
- Há reconstrução do trato urinário, com ureteroneocistostomia antirrefluxo; outras intervenções podem ser necessárias, de acordo com os achados anatômicos do receptor e do doador.

PÓS-OPERATÓRIO

O manejo de fluidos e eletrólitos constitui a medida mais importante deste período. O uso de soluções salinas ou glicose a 5% é a regra; pode-se fixar, para adultos, um volume de 125 a 200mL/h de solução salina e bolo se ocorrer hipotensão. Devem-se monitorizar eletrólitos e demais exames laboratoriais de acordo com protocolo próprio, com as devidas correções necessárias (Quadro IV-12). A administração de fluidos deve manter a pressão venosa central adequada, assim como a pressão arterial média (> 60mmHg). Caso haja grande intervalo para o restabelecimento da função renal, deve-se proceder à investigação por cintilografia, ultrassonografia e biópsia. Esta demora caracteriza a função retardada do enxerto e pode requerer diálise na primeira semana após o TR. A função retardada do enxerto está relacionada a fatores do doador (idade, tempo de isquemia, características da captação) e do receptor (doença de base, sensibilização). Uma situação peculiar ocorre quando há grande desproporção entre doador e receptor (adulto e criança): neste caso, o rim pode ser o local de sequestro de líquido, em valores de até 400mL.

Na criança, deve-se dar especial atenção à reposição das perdas urinárias, o que pode ser feito da seguinte maneira:

Quadro IV-12 – Controle dos exames complementares no transplante renal pediátrico do HC-Unicamp.

	U/Cr	Na/K	Ca/P/Mg	Glicemia	HMG	Cya/FK[1]	CMV[2]	Doppler	Outros
Pré 48h	X	X		X	X		X		
Pré 24h									
Pré-operatório imediato	X				X				CGG
POi		X	X	X	X				
PO 6h	X	X	X	X	X				
PO1	X	X	X	X	X	X	Semana 1		CGG
PO2	X	X	X	X	X	X			
PO3	X	X	X	X	X				
PO4 a PO7		X	s/n	2/2 dias		s/n			Prot 24h
PO7 a PO10	X	X	s/n	2/2 dias	X	X			

U = ureia; Cr = creatinina; Na = sódio; K = potássio; Ca = cálcio; P = fósforo; MG = magnésio; HMG = hemograma; Cya = ciclosporina; FK = tacrolimus; CMV = citomegalovírus; POi = pós-operatório imediato; PO = pós-operatório; s/n = se necessário; Prot 24h = proteinúria de 24 horas.
[1] Nível sérico de ciclosporina (Cya: 150-200)/tacrolimus (FK: 7-12).
[2] Antigenemia para CMV.

- primeiro dia: reposição de 100% da diurese perdida com soro fisiológico, solução glicofisiológica 1:1 ou Ringer-lactato;
- segundo dia: reposição de 70 a 80% da diurese;
- a partir do terceiro dia: reposição de 50 a 60% da diurese.

No TR, o uso de furosemida não previne a necrose tubular aguda; doses excessivas estão relacionadas à nefrotoxicidade; está indicado somente quando há sobrecarga de volume.

O paciente neste pós-operatório apresenta uma série de tubos e drenos, além da sonda vesical; todos estes dispositivos devem ser monitorizados e cuidados quanto à infecção. A sonda vesical deve ser removida na primeira semana, e os drenos, quando a saída de urina for menor que 50mL/24h.

Deve-se cuidar da anticoagulação para prevenir trombose venosa profunda especialmente em estados de hipercoagulabilidade, como lúpus eritematoso sistêmico.

Imunossupressão

Para evitar e minimizar a rejeição, doador e receptor devem ser ABO compatíveis; substâncias A e B estão presentes nas células endoteliais e muitos indivíduos têm anticorpos contra hemácias; a exceção é o doador A2 em receptor O ou B, com baixo número de anticorpos anti-A2. Pode-se fazer a preparação do receptor com plasmaférese para remover anticorpos anti-A e anti-B, com ou sem esplenectomia.

Os antígenos do complexo maior de histocompatibilidade são glicoproteínas da membrana celular, codificadas a partir de genes do braço curto do cromossomo 6. A classe I desses antígenos compreende HLA-A, HLA-B, HLA-C; estão presentes em quase todas as células nucleadas. São detectados em linfócitos T teciduais, usando-se a técnica de PCR com amplificação do DNA. A classe II destes antígenos compreende o HLA-DR, HLA-DQ, HLA-DP; estão presentes em linfócitos B, linfócitos T ativados, monócitos, macrófagos, células dendríticas e células endoteliais. HLA-DR pode ser detectado em linfócitos B; HLA-DQ e DP não são detectados de rotina.

A técnica de prova cruzada (*cross matching test*) é feita pré-TR, no receptor, para averiguar-se a existência de anticorpos citotóxicos circulantes contra antígenos do complexo maior de histocompatibilidade do doador; novas técnicas têm sido utilizadas para permitir TR quando há *cross matcing* positivo, pelo uso de plamaférese e imunoglobulina para permitir TR antes proibidos. Por causa do padrão de herança dos antígenos HLA, cada receptor de TR pode ser bastante compatível com seus pais ou irmãos. Nos últimos cinco anos, a influência da histocompatibilidade na sobrevida do enxerto vem caindo pela existência de imunossupressores mais efetivos e menos tóxicos.

A imunossupressão comumente feita com um corticosteroide em combinação com outras drogas como ciclosporina ou tacrolimus (inibidores da calcioneurina) ou azatioprina ou micofenolato mofetila (antagonistas da purina). Há preparações de anticorpos antilinfócitos que são usadas como parte do regime de indução da imunossupressão para permitir que o enxerto se recupere da lesão de preservação, antes da administração de cilosporina ou tacrolimus. O corticoide é iniciado em altas doses e diminuído nas primeiras semanas do enxerto; ciclosporina ou tacrolimus são metabolizados pelo sistema do citocromo P450 (substâncias que inibem este sistema levam ao aumento do nível sérico destas drogas, como o cetoconazol). Em nosso serviço, as drogas imunossupressoras utilizadas estão descritas no quadro IV-13.

Quadro IV-13 – Imunossupressão no TR pediátrico HC-Unicamp.

Medicação	Pré--operatório 48h	Pré--operatório 24h	Pré--operatório imediato	Pós--operatório 4
Metilprednisolona			10mg/kg	
Basiliximabe (amp: 20mg)			0,4mg/kg	0,4mg/kg
Prednisona	2mg/kg/dia	Contínuo		Iniciar redução
Azatioprina[1] ou	2-3mg/kg/dia	Contínuo		
Micofenolato sódico[2]	20-30mg/kg/dia	Contínuo		
Ciclosporina[3] ou	8mg/kg/dia	Contínuo		
Tacrolimus[4]	0,2-0,4mg/kg/dia	Contínuo		
Ranitidina ou omeprazol				
Albendazol		3 dias		

[1] AZA comprimido = 50mg.
[2] MMS comprimido = 180 e 360mg.
[3] CYA comprimido = 25, 50 e 100mg; solução 100mg/mL.
[4] FK comprimido = 1 e 5mg.

Rejeição

A rejeição do enxerto pelo hospedeiro pode ocorrer de diferentes maneiras:

Rejeição hiperaguda – ocorre imediatamente após a revascularização renal; é um processo irreversível mediado por anticorpos previamente desenvolvidos por gravidez, transfusão de sangue ou TR malsucedido prévio. É muito raro se *cross match* é negativo.

Rejeição acelerada – mediada por imunidade humoral e celular; ocorre em dias ou semanas e não responde à terapia antirrejeição.

Rejeição aguda – pode ocorrer a qualquer tempo após o TR; cursa com dor no enxerto, hipertensão, oligúria, retenção de fluidos, aumento da creatinina, cintilografia com diminuição do fluxo renal, da filtração glomerular e da função tubular. Há alteração do exame de sedimento urinário com urocultura negativa. À biopsia observa-se infiltração de células mononucleares, tubulite e vasculite.

Rejeição crônica – há declínio gradual da função renal; fibrose intersticial, alterações vasculares e infiltração de mononucleares são mínimas; prova cruzada positiva para células B ou T é fator preditivo para este tipo de rejeição.

Problemas comuns no pós-operatório do TR

Disfunção precoce do enxerto – pode ser causada por infecção, rejeição, obstrução urinária, nefrotoxicidade por ciclosporina ou tacrolimus, hiperglicemia ou desidratação. Febre é um achado comum tanto para infecção quanto para rejeição; dessa forma, deve-se procurar sinusite, abscessos dentários, pneumonia, colecistite, apendicite, diverticulite e infecção na cicatriz. A realização de ultrassonografia com Doppler é necessária para verificar o fluxo no enxerto, hidronefrose e cálculos nos rins nativos.

Complicações vasculares – torção da artéria ou da veia do enxerto, estenose da linha de sutura ou trombose podem ocorrer. No caso de estenose da artéria renal, ocorre hipertensão cada vez mais difícil de tratar, com ou sem diminuição da função renal. Esta estenose pode ocorrer por ateroma, falha na sutura, traumatismo por *clamp* ou mecanismos imunológicos. Podem ocorrer também hematomas sobre o enxerto que também necessitam de intervenção cirúrgica.

Ruptura do enxerto – eventualidade rara que requer intervenção imediata; pode ocorrer por rejeição aguda ou trombose da veia renal; pode haver correção cirúrgica possível, com manutenção inicial do enxerto.

Necessidade de nefrectomia do enxerto – ocorre pela presença de rim sintomático e irreversivelmente rejeitado. Também pode ser necessário remover um rim cronicamente rejeitado assintomático, para prevenir o aparecimento de anticorpos anti-HLA, que podem atrasar ou impedir TR subsequente.

Hematúria – no pós-operatório imediato pode ocorrer hematúria por traumatismo do cateter ou pela reconstrução do trato urinário. Tratamentos necessários incluem irrigação do cateter ou endoscopia para eliminação de coágulos e fulguração de locais sangrantes na bexiga. Eventualmente, há necessidade de reabordagem cirúrgica. Hematúria tardia pode acontecer por doença renal, infecção, cálculo ou tumor, que devem ser adequadamente investigados.

Coleções de fluidos – podem ser incidentais à ultrassonografia e não requerem tratamento. Grandes coleções, associadas à dilatação do sistema coletor, dor, febre ou diminuição não explicada da função renal podem necessitar de aspiração guiada da coleção renal. Se houver pus, cultura e antibióticos adequados, mais mudança no esquema imunossupressor são necessários, assim como eventual drenagem cirúrgica. Coleção de sangue, urina ou linfa são diferenciáveis entre si pela creatinina e hematócrito; também requerem aspiração ou reabordagem cirúrgica, dependendo do caso.

Outras complicações possíveis – obstruções e cálculos, infecção urinária, refluxo vesicoureteral, pneumonia, tumores, hipertensão de causa não vascular e *diabetes mellitus* pelo tratamento com tacrolimus.

BIBLIOGRAFIA

Barry JM, Jordan ML, Conlin MJ. Renal failure and transplantion. In Wein AJ, Kavousi CR. Novick AC et al. Campbell-Walsh Urology. Philadelphia: Saunders; Eletronic Version, 2007.

Kusahara DM, Rocha PK, Peterlini MA et al. Retrospective analysis of renal transplantation outcomes in children admitted to a paediatric intensive care unit in Brazil. Nurs Crit Care 2006;11:2001-7.

Pitcher GJ, Beale PG, Bowley DM et al. Pediatric renal transplantation in a South African teaching hospital: A 20-year perspective. Pediatr Transplant 2006;10:441-8.

PARTE V

METABOLISMO E NUTRIÇÃO

CAPÍTULO 1

Distúrbios dos Minerais

ROBERTO JOSÉ NEGRÃO NOGUEIRA
TATIANA KVINT

VALORES NORMAIS PARA AS DIVERSAS IDADES

- Sódio (mEq/L) – prematuros: 128 a 147; 1 dia a 4 semanas: 132 a 147; 1 mês a 1 ano: 129 a 143; maior de 1 ano: 132 a 145.
- Potássio (mEq/L) – prematuros: 3,2 a 4,6; 1 dia a 4 semanas: 3,6 a 6,1; 1 mês a 1 ano: 3,6 a 5,8; maior de 1 ano: 3,1 a 5,1.
- Cálcio (mg/dL) – prematuros: 7,6 a 10; 2 meses a 1 ano: 8,4 a 10,8; 1 a 4 anos: 8,4 a 10,4; 5 a 20 anos: 9,2 a 11.
- Magnésio (mEq/L) – recém-nascidos: 1,2 a 1,8; 5 meses a 6 anos: 1,42 a 1,88; 6 meses a 12 anos: 1,39 a 1,74; 12 a 20 anos: 1,35 a 1,77.
- Fósforo inorgânico (mg/dL) – prematuros: 4 a 8,8; maior que 30 dias: mulher (M) 3 a 8, homem (H) 2,7 a 7,2; 1 a 3 meses: M 3 a 7,5/H 3 a 6,8; 4 meses a 1 ano: M 2,5 a 7/H 3 a 6,9; 13 meses a 2 anos: M 3 a 6,5/H 2,5 a 6,4; 2 a 13 anos: M 2,5 a 6/H 3 a 6; 14 a 16 anos: M 3 a 5,6/H 3 a 5,4; 17 a 18 anos: M 3 a 4,8/H 3 a 5,2; maior de 18 anos: 2,7 a 4,5.

Importante: estes valores podem variar. Assim, recomenda-se verificar o padrão do laboratório em que foi feito o exame.

SOLUÇÕES PARA USO POR VIA INTRAVENOSA

- NaCl a 20%: 1mL = 3,4mEq; NaCl a 10%: 1mL = 1,7mEq.
- KCl a 19,1%: 1mL = 2,5mEq.
- Fosfato de K (2mEq/mL): 1mL = 2mEq de K e 1,1mmol de fósforo; fósforo orgânico (2 apresentações): 1mL = 0,33mmol de fósforo e 0,66mEq de sódio **ou** 1mL = 1mmol de fósforo e 2mEq de sódio.

- Gluconato de cálcio a 10%: 1mL = 100mg = 0,47mEq de cálcio.
- Sulfato de magnésio a 10%: 1mL = 0,8mEq de magnésio; sulfato de magnésio a 10%: 1mL = 0,8mEq de magnésio; sulfato de magnésio (1mEq/mL): 1mL = 1mEq de magnésio; sulfato de magnésio a 25%: 1mL = 2mEq de magnésio; sulfato de magnésio a 50%: 1mL = 4mEq de magnésio.

Importante: nas apresentações manipuladas pode haver variações de acordo com o fornecedor. Verificar o frasco ou consultar a bula ou, ainda, a farmácia do serviço.

SÓDIO

Hipernatremia

Diz-se que há hipernatremia se sódio plasmático maior que 145mEq/L. Geralmente, as manifestações clínicas surgem quando os níveis de sódio estão acima de 150mEq/L. O quadro V-1 resume os principais fatores fisiopatológicos e etiológicos. Na instalação da hipernatremia, comumente, há náuseas, vômitos e irritabilidade. Se instalação lenta, o cérebro desenvolve a formação de osmóis idiogênicos que diminuem a perda de

Quadro V-1 – Fisiopatologia e etiologia da hipernatremia.

Hipovolêmica
Na^+ corporal total normal ou diminuído
– Na^+ urinário < 15mEq/L: perda de líquidos hipotônicos (*diabetes mellitus*, diarreia osmótica), perda de água livre (queimaduras, *diabetes insipidus*, aumento das perdas insensíveis, ingestão insuficiente de água)
– Na^+ urinário > 20mEq/L: diurese osmótica, uso de diuréticos, uso de soluções terapêuticas hipertônicas (diálise, enema, nutrição parenteral)
Euvolêmica
Na^+ corporal total normal
– Na^+ urinário < 15mEq/L: neurogênica
– Na^+ urinário > 20mEq/L: intoxicação salina (alguns casos), hipernatremia essencial
Hipervolêmica
Na^+ corporal total aumentado
– Na^+ urinário < 15mEq/L: hiperaldosteronismo, uso de corticoides, insuficiência cardíaca congestiva
– Na^+ urinário > 20mEq/L: intoxicação salina, insuficiência renal crônica

líquido para o espaço extracelular. Assim, a sintomatologia relacionada ao sistema nervoso central depende da rapidez da ocorrência da hipernatremia. As manifestações neurológicas graves ocorrem mais frequentemente se o sódio sérico for maior que 160mEq/L e, em particular, as convulsões estão associadas a oscilações rápidas dos níveis séricos do sódio.

Importante: na desidratação hipernatrêmica, as manifestações de hipovolemia podem não ser aparentes, o que pode retardar o diagnóstico.

Como podem ocorrer outros distúrbios associados, deve-se, além da dosagem plasmática de sódio, pesquisar as concentrações de potássio, cloreto, glicose, além de gasometria arterial, ureia e creatinina séricos. Para elucidação etiológica, colher também sódio urinário de 24 horas e urina tipo I. Ao instituir-se tratamento para a hipernatremia, lembrar que esta não constitui um diagnóstico *per se* e, sobretudo, é consequência das relações entre o fator causal e das adaptações do organismo. Assim, se houver outros distúrbios metabólicos, estes também devem ser tratados. Os sistemas renal, cardiorrespiratório e nervoso central estão envolvidos tanto na origem quanto na manutenção do problema, e devem ser considerados quando do tratamento. Assim, o tratamento da hipernatremia pode ser difícil. Para facilitar a condução, alguns preceitos devem ser seguidos:

- Considerar a suspensão da oferta de soluções ricas em sódio, corticoides, diuréticos.
- Caso haja convulsão ou coma durante a correção da hipernatremia, lembrar da possibilidade de edema cerebral, o que indica intubação traqueal para hiperventilação e uso de solução hipertônica (NaCl a 3%) ou manitol.
- Se houver insuficiência renal (com qualquer nível de sódio) ou hipernatremia grave (maior que 170mEq/L) com manifestações neurológicas, está indicada diálise.
- Sempre que a evolução não for satisfatória, avaliar a necessidade de diálise peritoneal.
- Realizar a ressuscitação fluídica somente quando existirem sinais de hipovolemia. Utilizar NaCl a 0,9% (soro fisiológico) na velocidade de 20mL/kg a cada 20 minutos, até estabilidade hemodinâmica e presença de diurese. Após a estabilização, iniciar soro de manutenção, com concentração de sódio de 2 a 3mEq/100mL, tendo-se o cuidado de reduzir a natremia em uma taxa máxima de 0,5mEq/L/h (manter controle laboratorial a cada 6 horas ou antes, se necessário).

- Nos casos em que não há depleção do volume extracelular (perda de água pura, perda de fluidos hipotônicos, ganho de sódio excessivo etc.), sugere-se a aplicação da fórmula abaixo, na qual estima-se o efeito da infusão de 1 litro de cada uma das soluções na concentração plasmática de sódio:

$$\text{Mudança no Na}^+ \text{ sérico} = \frac{\text{Na}^+ \text{ da solução} - \text{Na}^+ \text{ sérico}}{\text{Água corporal total} + 1}$$

$$\text{Água corporal total} = \text{peso do paciente} \times 0{,}6$$

Soluções para infusão (quantidade de Na^+ presente, mEq/L):
- Glicose a 5% = 0.
- NaCl a 0,2% com glicose a 5% = 34.
- NaCl a 0,45% com água = 77.
- Ringer-lactato = 130.
- NaCl a 0,9% = 154.

Obs.: se o cálculo obtido resultou em, por exemplo, 2,5mEq/L, recomenda-se a infusão da solução em 5 horas, no mínimo. Recomenda-se utilizar esta fórmula até a normalização do nível de Na.

Importante: a velocidade de queda de sódio não deve ser maior que 0,5mEq/L/h. Caso haja risco de edema cerebral.

Hiponatremia

Para fins didáticos, as etiologias estão descritas no quadro V-2 e os mecanismos fisiopatológicos e as síndromes envolvidas encontram-se no quadro V-3. Os sinais e sintomas estão agrupados no quadro V-4. A gra-

Quadro V-2 – Etiologia da hiponatremia.

Água e Na^+ normais	Diminuição de água e Na^+	Diminuição de água e Na^+	Aumento de água e Na^+ normal
Hiperglicemia Uso de manitol, glicerol	Insuficiência cardíaca Cirrose hepática Insuficiência renal aguda	Diarreia Perdas renais Insuficiência adrenal Perdas para terceiro espaço	Síndrome da secreção inapropriada de hormônio antidiurético Intoxicação hídrica Hipotireoidismo

1 DISTÚRBIOS DOS MINERAIS

Quadro V-3 – Fisiopatologia da hiponatremia.

Hipovolêmica (diminuição do volume extracelular)
Com diminuição do Na⁺ corporal e desidratação – perda renal: Na⁺ urinário > 20mEq/L, osmolaridade urinária e ureia plasmática variáveis
Com diminuição da água corporal – perda extrarrenal: Na⁺ urinário < 20mEq/L, aumento da osmolaridade urinária e da ureia plasmática
Euvolêmica/hipervolêmica
Com aumento da água corporal, sem edema clínico:
– Intoxicação hídrica: Na⁺ urinário > 20mEq/L, diminuição da osmolaridade urinária e da ureia plasmática
– Secreção inapropriada de hormônio antidiurético: Na⁺ urinário > 20mEq/L, aumento da osmolaridade urinária e diminuição da ureia plasmática
Com aumento da água corporal, com ou sem edema clínico – insuficiência renal aguda: Na⁺ urinário > 20mEq/L, osmolaridade urinária variável e aumento da ureia plasmática
Com aumento do Na⁺ corporal e edema – insuficiência cardíaca, cirrose hepática: Na⁺ urinário < 20mEq/L, aumento da osmolaridade urinária e ureia plasmática variável

Quadro V-4 – Sinais e sintomas da hiponatremia.

Gerais	Neurológicos	Cardiorrespiratórios
Anorexia
Apatia
Náuseas/vômitos
Câimbras	Letargia
Desorientação
Agitação
Convulsões
Coma
Diminuição dos reflexos osteotendíneos
Reflexos patológicos
Respiração de Cheyne-Stokes
Paralisia pseudobulbar
Hipotermia	Insuficiência respiratória aguda
Taquicardia
Se hipervolemia: edema pulmonar, hepatomegalia, cardiomegalia e hipertensão
Se hipovolemia: hipotensão e alteração de perfusão

vidade do quadro clínico depende da rapidez da instalação, sendo comumente mais grave se < 24 horas. Níveis mais baixos também se relacionam à gravidade (pior se Na⁺ < 120mEq/L). Recomenda-se colher: sódio, potássio, cloreto, gasometria arterial, ureia e creatinina séricos para fins de tratamento. Para esclarecimento etiológico, colher sódio urinário de 24 horas e urina tipo I.

Lembrete 1: há casos de síndrome hiperosmolar com hiponatremia. Considerar hiperglicemia (cada aumento de 100mg/dL na glicemia acima do normal equivale aproximadamente a uma redução de 1,6mEq/L no sódio).

Lembrete 2: a hiperlipidemia ou hiperproteinemia extremas podem ocasionar pseudo-hiponatremia.

Algumas observações são fundamentais para a instituição do tratamento correto:

- Cuidado, pois corrigir a hiponatremia não é apenas administrar sódio. A caracterização fisiopatológica da condição clínica do paciente: estado hemodinâmico, tempo de instalação do distúrbio, doença de base, presença de doença renal associada.
- Se a causa está relacionada à retenção de água, o tratamento inclui restrição hídrica, uso de diurético de alça e, em alguns casos, diálise peritoneal.
- A abordagem terapêutica desses distúrbios (insuficiência renal, síndrome da secreção inapropriada de hormônio antidiurético, insuficiência hepática) deve ser feita individualmente. A diferenciação de síndrome da secreção inapropriada de hormônio antidiurético e de síndrome perdedora de sal pode ser muito difícil (Quadro V-5).
- Em geral, pode-se garantir a reposição adequada do sódio da seguinte maneira:
  • Instalação aguda: infusão de solução salina a 3% (caso não esteja disponível, diluir a partir de soluções a 10 ou 20%), com concentração final 0,5mEq/mL. Usa-se a seguinte fórmula para o cálculo da quantidade a ser reposta:

$$mEq\ Na^+ = (130 - Na^+\ atual) \times 0,6 \times peso\ (kg)$$

  • Instalação crônica: infusão de solução salina a 3% (caso não esteja disponível, diluir a partir de soluções a 10 ou 20%), com concentração final 0,5mEq/mL. Usa-se a seguinte fórmula para cálculo da quantidade a ser reposta:

$$mEq\ Na^+ = (120 - Na^+\ atual) \times 0,6 \times peso\ (kg)$$

  • Infundir 50% do valor obtido na primeira hora. Nesta fase, não ultrapassar 5mEq/kg/h se instalação aguda e 2,5mEq/kg/h se crônica. Dar o restante de modo uniforme nas 24 horas seguintes sob a forma de soro de manutenção.

1 DISTÚRBIOS DOS MINERAIS

Quadro V-5 – Diferenças da síndrome perdedora de sal e da secreção inapropriada do hormônio antidiurético. Modificado de M. Cerdà-Esteve et al. (2008).

Síndrome	Perdedora de Sal	Secreção inapropriada do hormônio antidiurético
Volume pasmático	Diminuído	Aumentado ou normal
Balanço salino	Negativo	Variável
Balanço hídrico	Negativo	Aumentado ou normal
Sinais e sintomas de desidratação	Presente	Ausente
Pressão venosa central	Diminuída	Aumentada ou normal
Osmolaridade sérica	Diminuída	Diminuída
Hematócrito	Aumentado ou normal	Não muda
Creatinina plasmática	Aumentada ou normal	Diminuída
Sódio urinário	Aumentado	Aumentado
Volume de urina	Aumentado	Diminuído ou normal
Terapêutica	Soro fisiológico Solução salina hipertônica *Fludrocortisona	Restrição de fluidos Solução salina hipertônica Furosemida *Demociclina

* Não temos experiência com seu uso.

Importante: correção excessivamente rápida ou desnecessária pode acarretar desmielinização. A correção não deve elevar o nível sérico do sódio em mais de 12mEq/L nas primeiras 24 horas (0,5mEq/h). A hiponatremia é considerada crônica se está instalada há mais de 48 horas.

POTÁSSIO

Hipercalemia

A hipercalemia pode ocorrer por aumento da ingestão, lise celular extrema (rabdomiólise e hemólise), diminuição da excreção (insuficiência renal, insuficiência adrenocortical, uso de diuréticos poupadores de potássio e betabloqueadores) e migração transcelular (acidose). Alterações neuromusculares como parestesia, fraqueza (podendo evoluir para paralisia flácida) e/ou eletrocardiográficas compõem os achados clínicos mais frequentes (Quadro V-6). Dessa forma, devem-se realizar eletrocardiograma e gaso-

Quadro V-6 – Manifestações eletrocardiográficas da hipercalemia.	
Nível sérico de potássio (mEq/L)	**Alterações eletrocardiográficas**
Abaixo de 6,5	Sem alterações
6,5-7	Onda T estreita e apiculada encurtamento do QT
7-8	Alargamento do QRS Onda P alargada, de menor amplitude ou ausente
Maior que 8	Fusão do QRS com a onda T Fibrilação ventricular Parada ventricular

metria arterial, além de dosagem sérica de sódio, potássio, ureia e creatinina. Nos casos sugestivos, é necessário investigar rabdomiólise ou hemólise. Lembrar da migração transcelular do potássio em relação ao pH do sangue. A correção do nível sérico de potássio em função do pH é estimada da seguinte forma: para cada alteração de 0,1 no pH, o potássio modifica-se em 0,6mEq/L no sentido oposto. Arritmias associadas devido à hipercalemia podem ser fatais, portanto é indicada monitorização cardíaca contínua.

Normatizações gerais para a condução:

- Em todos os casos interromper a oferta de potássio.
- A conduta pode ser direcionada inicialmente considerando-se o nível de K:
  - K^+ entre 5,5 e 6,5mEq/L – uso de resina de troca para o aumento da excreção de potássio, sob a forma de Sorcal® (0,5 a 1g/kg/dose), 4 a 6 vezes ao dia, por via oral ou retal. O início da ação ocorre após algumas horas e a duração do efeito é variável.
  - K^+ entre 6,5 e 7,5mEq/L – uso de substâncias que movimentem o potássio para o meio intracelular: glicose 0,5 a 1g/kg + insulina regular (1 unidade para cada 4 a 6 gramas de glicose) por via intravenosa (IV) em 15 minutos e/ou bicarbonato de sódio, IV (1mEq/kg).

Lembrete: as substâncias que movimentam o K para o meio intracelular iniciam a ação em 30 minutos e agem por 1 a 4 horas. Monitorizar, respectivamente, os níveis de glicose e o pH sanguíneo.

- K^+ > 7,5mEq/L – provocar reversão rápida dos efeitos de membrana. Gluconato de cálcio a 10%, IV, 0,5mL/kg em 5 minutos.

Início de ação em poucos minutos e duração de 1 hora no máximo. É obrigatório o uso de monitor cardíaco durante a infusão; descontinuar o uso se bradicardia.

Lembrete: estas opções terapêuticas não são excludentes e devem ser consideradas isoladamente ou em conjunto, dependendo do caso.

Importante: na insuficiência renal, essas medidas são transitórias e devem ser realizadas até que se possa instalar o tratamento dialítico de urgência.

Hipocalemia

As causas estão relacionadas à diminuição da ingestão ou ao aumento da excreção renal e/ou gastrintestinal de potássio. Situações de anabolismo extremo (síndrome da recuperação nutricional) ou alterações do equilíbrio acidobásico (alcalemia) associadas a vômitos (por exemplo, estenose hipertrófica de piloro) também são causas frequentes. O uso de diuréticos de alça e cetoacidose diabética são situações nas quais, comumente, verifica-se hipocalemia em terapia intensiva pediátrica. Os sintomas habitualmente aparecem quando os níveis de potássio estão abaixo de 3mEq/L. As manifestações clínicas mais importantes relacionam-se a alterações das funções cardíaca e neuromuscular e podem ser verificadas no quadro V-7.

Os exames fundamentais para investigação, diagnóstico e tratamento são eletrocardiograma, gasometria arterial, dosagem sérica de sódio e potássio. Pelo risco de morte, as alterações eletrocardiográficas, juntamente com o nível sérico de potássio, definirão a conduta a ser tomada.

Quadro V-7 – Manifestações cardíacas e neuromusculares da hipocalemia.

Alterações cardíacas*	Alterações neuromusculares
Onda U de amplitude maior que 1mm (mais bem avaliada em V_2 e V_3) Depressão do segmento ST maior que 0,5mm Aumento do intervalo PR Prolongamento do intervalo QT Achatamento da onda T Alargamento do complexo QRS Casos graves: aumento da amplitude da onda P e do complexo QRS, complexos ectópicos atrial e ventricular, dissociação e bloqueio atrioventriculares, bigeminismo, taquicardia, fibrilação ventricular	"Íleo paralítico" Fraqueza muscular Paralisia e arreflexia (casos graves)

* Todas as alterações são potencializadas pelo uso da digoxina.

De modo geral faz-se:

– K^+ > 2mEq/L *e* sem repercussões ao eletrocardiograma (ECG): administra-se xarope de KCl a 6% por via oral (1mL = 0,8mEq de K) na dose de 2,5 a 5mEq/100kcal/dia ou dobrar a dose de K^+ no soro de manutenção. Se desidratação, níveis entre 2 e 2,5mEq/L podem ser corrigidos com o acréscimo de potássio na solução de expansão, na concentração de 15mEq/L (6mL de KCl a 19,1% por 1.000mL), não ultrapassando a velocidade de 0,5mEq/kg/h.

– K^+ < 2mEq/L e/ou com repercussão ao ECG: repor 0,3 a 0,5mEq/kg/h, IV, em 4 a 6 horas, com concentração máxima de 80mEq/L se veia central e 40mEq/L se utilizado acesso venoso periférico. Utilizar bomba de infusão. Manter a monitorização dos níveis séricos de potássio.

Lembrete: rabdomiólise e mioglobinúria podem ser consequência da disfunção de células musculares. Polidipsia, poliúria e defeitos da concentração renal podem ocorrer no curso da hipocalemia.

CÁLCIO, FÓSFORO E MAGNÉSIO

A ação destes minerais (Ca, P e Mg) ocorre em conjunto e varia com o pH sanguíneo e com a condição hídrica e eletrolítica. Assim, as alterações de um dos componentes podem acarretar distúrbios de outros e devem ser avaliados em conjunto. Pode-se observar a seguir que esses elementos se encontram no espaço intra e extracelular.

- Excitabilidade neuromuscular

Extra	$[Na^+]$ $[K^+]$ $[OH^-]$	→ membrana celular
Intra	$[Ca^{++}]$ $[Mg^{++}]$ $[H^+]$	

- Excitabilidade cardiocirculatória

Extra	$[Na^+]$ $[Ca^{++}]$ $[OH^-]$	→ membrana celular
Intra	$[K^+]$ $[Mg^{++}]$ $[H^+]$	

CÁLCIO

Hipercalcemia

Cálcio sérico total maior que 11mg/dL ou cálcio iônico maior que 5mg/dL (1,5mmol/L). O cálcio iônico é a fração metabolicamente ativa e mantém-se em equilíbrio com a fração ligada à proteína, e esse equilíbrio é dependente do pH plasmático. A acidose diminui a ligação do cálcio à albumina e a alcalose aumenta a afinidade entre eles. Dessa forma, o cálcio sérico total pode estar diminuído a despeito do cálcio iônico normal se há hipoalbuminemia, e o cálcio iônico pode estar elevado a despeito do cálcio sérico total normal em acidemias. As causas podem ser observadas no quadro V-8. A hipercalcemia pode ser assintomática, porém a poliúria e nictúria são sinais precoces. Cefaleia, irritabilidade e desconforto abdominal ocorrem com níveis de até 14mg/dL (Quadro V-9).

Quadro V-8 – Causas de hipercalcemia.

Doenças	Secundárias ao uso de drogas
Hiperparatireoidismo primário familial	Hipervitaminose A
Imobilização prolongada	Hipervitaminose D
Câncer (metástases ósseas)	Uso excessivo de medicações com sais de cálcio
Produção ectópica de paratormônio	
Síndrome de Williams-Beuren	Diuréticos tiazídicos
Doença de Addison	Diuréticos de alça (furosemida)
Tireotoxicose	
Sarcoidose, tuberculose	

Quadro V-9 – Sinais e sintomas da hipercalcemia.

Gastrintestinais: vômitos, desidratação
Renais: polidipsia, poliúria, hipocalemia, insuficiência renal
Neurológicos: irritabilidade, letargia, hiporreflexia, fraqueza, convulsão, coma
Dermatológicos: prurido
Cardiovasculares: bradicardia, arritmias, hipertensão, encurtamento do QT
Evolutivamente, podem ocorrer também raquitismo, dor óssea, artralgia, úlcera gástrica, constipação, pancreatite, nefrocalcinose

Importante: pacientes com níveis de cálcio sérico maiores que 15mg/dL requerem intervenção imediata. A evolução para o coma ocorrerá se o tratamento apropriado não for instituído.

Na investigação além do cálcio iônico e total, realizar ECG, gasometria arterial, sódio, potássio, fósforo, magnésio, fosfatase alcalina, ureia e creatinina. Alguns casos requerem fazer inventário ósseo e dosar paratormônio, vitamina D, além de cálcio, fósforo e creatinina na urina.

O tratamento dependerá da doença de base, do nível sérico de cálcio e da gravidade dos sintomas apresentados. Corrigir a desidratação, ou se ela não existir, usar 10mL/kg/h de solução salina, seguida de reavaliação e uso de furosemida 1 a 2mg/kg a cada 4 horas. Os distúrbios eletrolíticos e acidobásicos associados devem ser também corrigidos.

Nos casos de reabsorção óssea excessiva (imobilização prolongada, câncer), pode ser necessário uso de drogas para a redução da atividade osteoclástica e a absorção intestinal de cálcio. A avaliação do nefrologista deve ser requerida para a discussão sobre o uso de uma ou mais das drogas abaixo citadas:

- calcitonina (4 a 8U/kg/dia por via IV);
- prednisona (1mg/kg/dia por via oral ou dose equivalente de hidrocortisona por via IV se oral não disponível);
- indometacina 1mg/kg/dia por via IV;
- mitramicina 25mcg/kg por via IV em 6 horas.

Importante: em alguns pacientes, a paratireoidectomia de urgência deve ser considerada.

Hipocalcemia

Fora do período neonatal, considera-se hipocalcemia se cálcio iônico menor que 3,5mg/dL (1,1mmol/L). As causas mais importantes de hipocalcemia encontram-se listadas no quadro V-10. Os sintomas aparecem quando o cálcio iônico está menor que 3mg/dL e são neuromusculares. A tetania pode ser acompanhada dos sinais de Chvostek e Trousseau, e ocorre devido à diminuição do limiar de excitabilidade e, portanto, estímulos isolados podem levar a manifestações sensitivas e motoras proeminentes. Pode haver abalos, tremores, fasciculação e convulsões. O eletrocardiograma pode mostrar aumento dos intervalos QT e ST. Convulsões, tetania e laringoespasmo são complicações da hipocalcemia grave que exigem providências imediatas, devido a seu caráter emergencial. Outras complicações são insuficiência cardíaca, arritmias cardíacas, apneia, hipotensão, digitalização ineficaz e curarização prolongada. O ECG é um exame obrigatório e, em muitos casos, é necessária a monitorização de magnésio, fosfato, gasometria, ureia e creatinina.

Lembrete: embora a dedução do valor do cálcio iônico possa ser feita a partir do cálcio total, fatores como o pH e a albumina plasmática influenciam este valor. Assim, o ideal é colher o cálcio iônico também.

1 DISTÚRBIOS DOS MINERAIS

Quadro V-10 – Causas de hipocalcemia.

Deficiência de paratormônio	Deficiência de vitamina D	Por aumento de fosfato	Outros
• Primárias: retirada e/ou lesões das paratireoides • Secundárias: supressão das paratireoides (distúrbios do magnésio, sepse, pancreatite, queimadura, uso de aminoglicosídeo, cimetidina, betabloqueador)	• Doenças renais • Síndrome de má absorção • Doença hepática grave • Rabdomiólise • Uso de fenitoína, fenobarbital	• Rabdomiólise • Quimioterapia • Pancreatite • Embolia gordurosa • Drogas (citrato, heparina, teofilina, protamina, glucagon, noradrenalina, calcitonina, diuréticos de alça, corticoides, curares)	• Baixa oferta • Sepse • Pós-correção de acidose • Pós--exsanguineo--transfusão • Diuréticos

O tratamento, nos casos assintomáticos, pode ser realizado por via oral ou com a manutenção de oferta por via IV sem realização de bolo. A hipocalcemia com manifestação neuromuscular ou eletrocardiográfica grave deve ser tratada prontamente, até a restauração dos níveis de cálcio iônico. A dose de reposição por via IV rápida é de 0,5 a 1mL/kg de gluconato de cálcio a 10%, em 5 minutos. Após a correção, recomenda-se iniciar oferta basal por via IV de 2 a 4mL/kg/dia de gluconato de cálcio a 10%. Recomenda-se não ultrapassar a dose diária de 14mEq (aproximadamente 30mL de gluconato de cálcio a 10%). Outros distúrbios metabólicos, tais como hipomagnesemia e hiperfosfatemia, podem estar presentes e devem ser corrigidos.

Importante: quando da administração de cálcio:

– Nunca infundir na mesma via que a do bicarbonato.
– Infusão deve ser cuidadosa em pacientes digitalizados, devido ao efeito sinérgico entre ambos.
– Monitorização cardíaca é mandatória desde o início da infusão e em todo seu período.
– O acesso venoso deve ser seguro, se extravasamento há risco de necrose tecidual.
– Há incompatibilidade da infusão de cálcio com ceftriaxona por via IV.

FOSFATO

Hiperfosfatemia

A hiperfosfatemia pode ocorrer em quatro condições clínicas principais, a saber:

- Causas exógenas – infusão por via IV excessiva, suplementação por via oral ou por meio de enemas, intoxicações, crianças prematuras que recebem leite de vaca, intoxicação por vitamina D.
- Causas endógenas – síndrome da lise tumoral, rabdomiólise, infarto ósseo, hipertermia maligna, hemólise, distúrbios acidobásicos (acidose láctica, cetoacidose diabética, acidose respiratória).
- Diminuição da excreção urinária – insuficiência renal, hipoparatireoidismo, acromegalia, calcinose tumoral, intoxicação devido à vitamina D, uso terapêutico de bisfosfonato, deficiência de magnésio.
- Pseudo-hiperfosfatemia – hemólise *in vitro*, hipertrigliceridemia.

O aumento rápido do fosfato plasmático pode causar hipocalcemia e tetania. O fosfato alto inibe a 1-alfa-hidroxilase com menor produção de $1,25(OH)_2D_3$. Se existir aumento da relação $Ca \times PO_4$ acima de 70, haverá depósito de cálcio tecidual, diminuindo o nível de cálcio circulante e provocando calcificação ectópica. Esta é particularmente frequente nos pacientes com insuficiência renal crônica que recebem suplementos de vitamina D e sem correção adequada da hiperfosfatemia. Como outros distúrbios podem associar-se, além da determinação dos níveis de cálcio (total e iônico) e fósforo, é necessária a dosagem de magnésio, sódio, potássio, glicemia, ureia e creatinina, gasometria arterial e realização de ECG. Em casos especiais, haverá necessidade de dosar vitamina D, fosfatase alcalina, triglicerídeos, enzimas musculares e realizar provas de hemólise.

As considerações pertinentes ao tratamento são:

- Tratar a hipocalcemia, se houver tetania franca.
- Se desidratação, expandir com soro fisiológico.
- O tratamento mais efetivo para a hiperfosfatemia é a redução da absorção intestinal por meio da ingestão de sais de alumínio (desde que não haja nefropatia) ou cálcio (dose: 5 a 10mL a cada 6 horas), que são quelantes de fosfato.
- Nos casos graves e/ou quando houver insuficiência renal, a diálise é imperativa.

Hipofosfatemia

São várias as causas de hipofosfatemia. A seguir podem-se observar as condições clínicas mais frequentes:

- Redistribuição interna – alcalose respiratória (dor, ansiedade, intoxicação por salicilato, insolação), síndrome do roubo celular, fase de recuperação da cetoacidose diabética, ação de agentes hormonais e açúcares (insulina, glucagon, epinefrina, cortisol, glicose, frutose), sepse, síndrome do osso faminto (ver também Hipomagnesemia).
- Aumento da excreção urinária – hiperparatireoidismo, distúrbios do metabolismo da vitamina D (raquitismo vitamina D-dependente), transplante de rim, expansões volêmicas, má absorção, defeitos tubulares renais, abuso de álcool, inibição da anidrase carbônica, acidoses (metabólica e/ou respiratória).
- Diminuição da absorção intestinal – grande restrição dietética de alimentos que contêm fosfato, uso excessivo de antiácidos, deficiência de vitamina D, diarreia crônica com ou sem esteatorreia.
- Desnutrição grave.

Lembrete: a recuperação da cetoacidose diabética, a nutrição parenteral sem oferta adequada de fosfato e a ingestão crônica de antiácidos são causas relativamente comuns. A hiperventilação também pode ser um fator precipitante da hipofosfatemia.

Usualmente, as manifestações clínicas ocorrem quando os níveis plasmáticos estão abaixo de 3mg/dL (0,97mmol/L). Estas incluem alterações no metabolismo ósseo e mineral, distúrbios nos sistemas musculos esquelético, cardíaco, respiratório, hematológico e nervoso central. Assim, podem ser observados miopatia proximal, síndrome de Guillain-Barré-símile, disfagia e íleo paralítico. Em casos graves, a rabdomiólise pode ocorrer, e quando é maciça a diminuição de fosfato pode ser mascarada pela liberação de fosfato pelo músculo lesado. A falência respiratória devido à fraqueza muscular é outra consequência da hipofosfatemia. A contratilidade cardíaca pode ser afetada particularmente porque o decréscimo do nível de ATP prejudica o funcionamento das células do miocárdio (insuficiência cardíaca congestiva, arritmias e morte súbita). Hemólise, trombocitopenia, prejuízo na fagocitose e na quimiotaxia estão relacionados com a diminuição do ATP intracelular. As concentrações de 2,3-difosfoglicerato diminuem, aumentando a afinidade da hemoglobina ao oxigênio e diminuindo a liberação do oxigênio para os tecidos. No rim pode haver hipercalciúria e hipermagnesiúria. Em casos graves, devido à isquemia tecidual, pode ocorrer encefalopatia metabólica e coma. Para elucidação diagnóstica e terapêutica, colher gasometria arterial, cálcio (total e iônico), fósforo, magnésio, sódio, potássio, glicemia, ureia, creatinina e realizar ECG. Em casos selecionados, para complementar a investigação, dosar vitamina D, fosfatase alcalina, enzimas musculares, urina tipo I e balanço de gordura nas fezes. O tratamento, sempre que possível, deve ser feito por via oral (até um máximo de 1g/dia). A correção de fosfato por via IV pode ocasionar hipocalcemia grave e, sendo assim, só deve ser usada em casos de depleção grave e sintomática. O tratamento da hipofosfatemia depende de sua causa, se é aguda ou não e da gravidade do quadro. A necessidade de uso agudo e parenteral, de reposição é rara. Ao optar-se por tratamento parenteral, lembrar sempre que raramente haverá distúrbios metabólicos em concentrações superiores a 1mg/dL.

O tratamento seguro e eficiente da depleção de fosfato é obtido com a administração de, no máximo, 1mmol/kg de modo uniforme e durante 24 horas (não ultrapassar a dose de 30mmol/dia). Em nosso serviço, temos usado 0,08 a 0,16mmol/kg em infusão por via IV lenta de 6 a 8 horas. A solução de fosfato deve ser diluída em soro glicosado a 5% ou fisiológico, em uma proporção de 50mL para cada 1mL de solução de fosfato. A mensuração de fosfato e de potássio (ou sódio, dependendo da solução utilizada) deve ser feita a cada 6 horas no período de correção, interrompendo-a quando os níveis mínimos normais forem atingidos, ou ainda se hipercalemia. Caso haja valores de potássio elevados, a solução a ser usada deve ser de fósforo orgânico (diglicerofosfato de sódio).

Importante: hiperfosfatemia que resulta de uma terapêutica excessiva de reposição de fósforo pode diminuir o cálcio ionizado com tetania, convulsões e possível calcificação metastática de tecidos moles.

Hipermagnesemia

É um distúrbio pouco frequente e, na maioria das vezes, causado pelo uso de catárticos, antiácidos e infusões por via IV de magnésio. A insuficiência renal aguda e crônica, doença de Addison, hipotireoidismo e intoxicação por lítio são causas também descritas. Em recém-nascidos lembrar que o uso de sulfato de magnésio em mães com pré-eclâmpsia pode levar à hipermagnesemia. As manifestações clínicas da hipermagnesemia ocorrem se nível acima de 4mEq/L e incluem hipotensão, alterações eletrocardiográficas (aumento do PR, alargamento do QRS, aumento da onda T, bloqueio atrioventricular), bradicardia, depressão respiratória, parada cardíaca, arreflexia, hipotonia muscular e diminuição do nível de consciência. Como as consequências cardiovasculares são graves, realizar ECG sempre. Os outros exames devem ser escolhidos conforme a causa envolvida. Amiúde, colher gasometria arterial, cálcio (total e iônico), fósforo, magnésio, sódio, potássio, ureia, creatinina. Em caso de suspeita de intoxicação ou de uso crônico do lítio, verificar o nível sérico deste. Constatada a hipermagnesemia, deve-se interromper a infusão ou a suplementação de magnésio. Nos casos graves, realizar expansão com soro fisiológico, diuréticos de alça (furosemida) e reposição de cálcio por via IV para antagonizar especialmente os efeitos cardíacos da hipermagnesemia. Nos casos refratários, está indicada diálise.

Hipomagnesemia

A depleção de magnésio pode ocorrer por desnutrição, causas gastrintestinais, renais, uso de diuréticos e drogas. Entre as causas gastrintestinais, a diarreia com esteatorreia (crônica, particularmente), síndrome do intestino curto, fístulas intestinais e pancreatite podem cursar com deficiência de magnésio. As perdas renais são muito importantes porque a reabsorção de sódio e magnésio ocorre no mesmo segmento do rim (túbulos), e o transporte de magnésio segue passivamente ao de sódio. A hipercalcemia e a hipercalciúria decorrentes de hiperparatireoidismo e doenças que cursem com aumento do paratormônio diminuem a reabsorção renal de magnésio e causam hipomagnesemia. A nefrocalcinose e os defeitos de acidificação tubular (síndrome de Gitelman) podem estar relacionados à perda tubular de magnésio.

As outras condições metabólicas que podem acompanhar a hipomagnesemia são depleção de fosfato, síndrome do osso faminto após paratireoidectomia (ver também Hipofosfatemia), correção de acidose sistêmica crônica, nefropatia pós-obstrutiva, transplante renal e fase poliúrica da necrose tubular aguda.

O diabetes constitui causa comum de hipomagnesemia devido à diurese osmótica por glicosúria. Queimaduras extensas, hipertireoidismo e hiperaldosteronismo também podem causar hipomagnesemia.

Entre as drogas que estão associadas à hipomagnesemia podem-se citar as nefrotóxicas, como os aminoglicosídeos, a cisplastina, a anfotericina B, a ciclosporina e a pentamidina.

Embora mais rara, a perda de magnésio primária pode ocorrer devido a um defeito seletivo na sua absorção (erro inato do metabolismo).

Lembrete: distúrbios de minerais são frequentes em pacientes com síndrome do intestino curto.

A maioria dos sinais e sintomas são inespecíficos e frequentemente a hipomagnesemia é associada com a de outras anormalidades, como hipocalcemia, hipocalemia e alcalose metabólica. Níveis séricos baixos mantidos de magnésio causam supressão do paratormônio levando à queda do cálcio sérico. Assim, níveis de magnésio inferiores a 1mEq/L estão relacionados à hipocalcemia. A síntese inadequada do paratormônio pode ser a origem da hipomagnesemia e a suplementação de magnésio eleva o paratormônio plasmático, provavelmente devido a sua ação no receptor catalítico do paratormônio. Em 40 a 60% dos casos, pode aparecer a hipocalemia, pois na deficiência de magnésio a secreção de potássio pela alça de Henle e cortical de tubo coletor está aumentada. As manifestações clínicas da hipomagnesemia são bastante variáveis. Pode haver a presença dos sinais de Chvostek e Trousseau, espasmo carpopedal, convulsões, vertigem, ataxia, fraqueza muscular, depressão e psicose. Em relação ao sistema cardiovascular, haverá alargamento do complexo QRS, prolongamento do intervalo PR, inversão da onda T e aparecimento de onda U, arritmia ventricular grave e sensibilidade ao uso de glicosídeo cardíaco. Outras manifestações nem sempre detectáveis são intolerância aos carboidratos com hiperinsulinismo e evolução para aterosclerose. Pode haver aparecimento de osteoporose e osteomalacia. Sempre realizar ECG e colher gasometria arterial, cálcio (total e iônico), fósforo, magnésio, sódio, potássio, glicemia, ureia, creatinina. Em casos especiais, dosar vitamina D, fosfatase alcalina, enzimas musculares, urina tipo I e avaliar se há má absorção intestinal. Quando não é possível distinguir as perdas pelo trato digestório e renal, há necessidade de dosagem urinária de 24 horas.

O tratamento para ser eficaz e seguro deve seguir os seguintes preceitos:

- Para os assintomáticos deve ser preferencialmente via oral.
- A infusão por via IV aguda de magnésio pode ocasionar diminuição da sua reabsorção na alça de Henle, ocasionando sua perda.
- A manutenção dos níveis de magnésio por via IV é obtida com a oferta de 0,25 a 0,5mEq/kg/dia.
- Quando há manifestações moderadas e graves, o tratamento deve ser por via parenteral, devendo-se evitar a intramuscular, por ser muito dolorosa.
- Se sintomatologia associada, administrar dose de 1mEq/kg em 24 horas.
- Em casos de arritmia ventricular, deve-se administrar 0,25mEq/kg em bolo por via IV, na velocidade máxima de 1mEq/min (mínimo 5 minutos), seguido de 1mEq/kg/dia.

- O objetivo é manter o magnésio plasmático acima de 0,8mEq/L.
- Recomenda-se controle laboratorial a cada 6 a 12 horas.
- A dose máxima por dia é de 30mEq.

Lembrete: quando há hipocalcemia associada, o tratamento deve ser mantido por três a cinco dias.

Importante: a hipotensão é um efeito colateral grave que pode estar associado à infusão rápida de magnésio e por isso recomenda-se sempre a monitorização hemodinâmica.

BIBLIOGRAFIA

Adrogué HJ, Madias NE. Primary care: hypernatremia. N Engl J Med 2000;342: 1493-9.

Adrogué HJ, Madias NE. Primary care: hyponatremia. N Engl J Med 2000;342: 1581-9.

Arbex RL, Arbex MPGM. Distúrbios hidroeletrolíticos. In Jyh JH et al. Atualizações em terapia intensiva pediátrica. São Paulo: Atheneu; 2007. pp.105-19.

Buchinsky DA, Monk RD. Calcium. Lancet 1998;11:352-356,

Chesney CR. The maintenance need for water in parenteral fluid therapy, by Malcolm A. Holliday MD, Willian E, Segar MD. Pediatrics 1957;19:823-832. Pediatrics 1998; 102(1Pt2):229-30.

Clark CL, Sacks GS, Dickerson RN, Kudsk KA, Brown RO. Treatment of hypophosphatemia in patients receiving specialied nutrition support using a graduated dosing scheme: results form a prospective clinical trial. Crit Care Med 1995;23:1504-11.

Cerdà-Esteve M, Cuadrado-Godia E, Chillaron JJ, Pont-Sunyer C, Cucurella G, Fernández M et al. Central salt wasting syndrome: review. Eur J Intern Med 2008;19:249-54.

Cronan KM, Norman ME. Renal and electrolyte emergencies In Fleisher GR, Ludwig S, eds. Textbook of pediatric emergency medicine, 3rd ed., Baltimore: Williams & Wilkins; 1993. pp.670-717.

Dickerson RN, Alexander KA, Minard G et al. Acuracy of methods to estimate ionized and "corrected" serum calcium concentrations. J Parent Enteral Nutr 2004;28:133-41.

Felsenfeld AJ, Levine BS. Milk alkali syndrome and the dynamics of calcium homeostasis. Clin J Am Soc Nephrol 2006; 641-54.

Fernandes VIP, Pinto EALC, Boin IFSFS, Nogueira RJN. Phosphorus levels during infusion of parenteral nutrition with calorie-based phosphorus concentration: a case series. e-SPEN, the European e-journal of Clinical Nutrition and Metabolism [http//www.elsevier.com/locate/clnu], 2009. pp.e252-e256.

Fernandes JC, Khalil F° WJ, Stape A. Distúrbios hidroeletrolíticos. In Stape A, Troster EJ, Kimura HM et al. Manual de Normas Terapia Intensiva Pediátrica. 1ª ed. São Paulo: Sarvier; 2000. pp.167-76.

Gewitz MH, Vetter VL. Cardiac emergencies. In Fleisher GR, Ludwig S (eds). Textbook of pediatric emergency medicine. 3rd ed. Baltimore: Williams & Wilkins; 1993. pp.533-72.

Halperin ML, Kamel KS. Potassium. Lancet 1998;352:135-40.

Hirschheimer MR, Leiderman ID. Diabete insípido. In Matsumoto T, Carvalho WB, Hirschheimer MR eds. Terapia intensiva pediátrica. 2ª ed. São Paulo: Atheneu; 1997. pp.543-8.

Hirschheimer MR, Stuginsky LA. Síndrome da secreção inapropriada do hormônio antidiurético. In Matsumoto T, Carvalho WB, Hirschheimer MR eds. Terapia intensiva pediátrica. 2ª ed. São Paulo: Atheneu; 1997. pp.536-42.

Koletzko B, Goulet O, Hunt J, Krohn K, Shamir R. Iron, Minerals and trace elements. Guidelines on Paediatric Parenteral Nutrition of the European Society of Paediatric Gastroenterology, Hepatology and Nutrition and the European Society for Clinical Nutrition and Metabolism, Supported by the European Society of Paediatric Research. J Pediatr Gastroenterol Nutr 2005;41:43-4.

Kumar S, Berl T. Sodium. Lancet 1998;352: 220-8.

Kutsal E, Aydemir C, Eldes N et al. Severe hypermagnesemia as a result of excessive cathartic ingestion in a child without renal failure. Pediatr Emerg Care 2007;23:570-2.

Maxwell LG, Colombani PM, Fivush BA. Renal, endocrine, and metabolic failure. In Rogers MC (ed). Textbook of pediatric intensive care. 2nd ed. Baltimore: Williams & Wilkins; 1992. pp.1182-234.

Milaré JC. Distúrbios eletrolíticos. In Baracat ECE, Abromovici S (eds). Emergências pediátricas. São Paulo: Atheneu; 2005. pp.168-72.

Nogueira RJN, Lima AES, Zimmerman LF. Desidratação e distúrbios de sódio e potássio. In Reis & Zambon. Manual de urgências e emergências em pediatria. 2ª ed. Revinter; 2010. pp.329-38.

Nogueira RJN, Prado CC. Distúrbios do metabolismo de cálcio, fósforo e magnésio. In Reis & Zambon. Manual de urgências e emergências em pediatria. 2ª ed. Revinter; 2010. pp.339-48.

Shaw KN. Dehydration. In Fleisher GR, Ludwig S (eds). Textbook of pediatric emergency medicine. 3rd ed. Baltimore: Williams & Wilkins; 1993. pp.147-51.

Stape A, Nogueira PCK, Guinsburg R. Distúrbios do metabolismo do sódio. In Matsumoto T, Carvalho WB, Hirschheimer MR (eds). Terapia intensiva pediátrica. 2ª ed. São Paulo: Atheneu; 1997. pp.519-35.

Suk OJ. Paradoxical hypomagnesemia caused by excessive ingestion of magnesium hydroxide. Am J Emerg Med 2008; 26:837.

Weigle CGM, Tobin JR. Metabolic and endocrine disease in pediatric intensive care. In Rogers MC ed. Textbook of pediatric intensive care. 2nd ed. Baltimore: Williams & Wilkins; 1992. pp.1235-89.

Weisinger JR, Bellorín-Font E. Magnesium and phosphorus. Lancet 1998;6:35-9.

Wetzel RC, Tobin JR. Shock. In Rogers MC ed. Textbook of pediatric intensive care. 2nd ed. Baltimore: Williams & Wilkins; 1992. pp.563-613.

Yalavarthy R, Parikh CR. An instructive case of severe hypomagnesemia. Nephrology 2008;13:657-8.

CAPÍTULO 2

Distúrbios Acidobásicos

LUIZ ANTONIO BELLI
OLBERES VITOR BRAGA DE ANDRADE
WERTHER BRUNOW DE CARVALHO

FISIOLOGIA E TERMINOLOGIA BÁSICA

Equação de Henderson-Hasselbalch dimensionada ao sistema bicarbonato/ácido carbônico:

$$pH = 6,1 + \log_{10}([HCO_3^-]/(0,03 \times pCO_2))$$

Equação de Henderson, modificada por Kassirer e Bleich:

$$[H^+] = 24 \times pCO_2/[HCO_3^-]$$

Por meio desta equação, obtendo o valor gasométrico direto da $[H^+]$ e da pCO_2 (mensuração direta por eletrodo), calcula-se o bicarbonato. Pela $[H^+]$ obtemos o pH. Dessa forma, $[H^+]$ = 40nEq/L quando o pH for 7,4. Correlação aproximada entre $[H^+]$ e pH:

pH	7,80	7,70	7,60	7,50	7,40	7,30	7,20	7,10	7,00	6,90	6,80
$[H^+]$ nEq/l	16	20	26	32	40	50	63	80	100	125	160

Acidose – condição fisiológica associada à acidemia ou que pode resultar em acidemia se não compensada.

Acidemia – presente se pH < 7,35.

Alcalose – condição fisiológica associada à alcalemia ou que pode resultar em alcalemia se não compensada.

Alcalemia – presente se pH > 7,45.

Distúrbios acidobásicos simples – implicam que uma alteração primária ou da paCO$_2$ ou do HCO$_3^-$ ocorreu. Há quatro possibilidades:
1. Acidose metabólica – decréscimo primário de HCO$_3^-$ ou adição de [H$^+$].
2. Alcalose metabólica – aumento primário de HCO$_3^-$ ou perda de [H$^+$].
3. Acidose respiratória – aumento primário da paCO$_2$.
4. Alcalose respiratória – decréscimo primário da paCO$_2$.

Distúrbios acidobásicos mistos – são condições fisiopatológicas nas quais mais que um distúrbio primário existe. São as variedades mais graves, sendo que ambos os distúrbios metabólico e respiratório resultam frequentemente em uma alteração do pH na mesma direção. A história clínica, a análise crítica da correlação entre pH, pCO$_2$, bicarbonato séricos e o cálculo do ânion *gap* ou do Δ[AG]/Δ[Bic] são importantes para sua caracterização.

Ânion *gap* (AG) sérico:

> Ânion *gap* = Na$^+$ – (HCO$_3^-$ + Cl$^-$);
> normal: 8-16mEq/L (em geral = 12 ± 4mEq/L)

A utilidade da determinação do AG reside principalmente na avaliação da acidose metabólica. Existem duas grandes classes de acidose metabólica: as que cursam com AG sérico elevado e normocloremia e aquelas com AG sérico normal, hiperclorêmicas (Quadro V-11). No primeiro caso, existe adição ou retenção de cargas ácidas ao sistema (por exemplo, acidose láctica, cetoacidose diabética etc.). Dessa forma, há necessidade de elevação de cargas aniônicas (ânions não mensuráveis) para a manutenção da eletroneutralidade, sem necessidade de alteração do cloro sérico. Assim, o AG elevado reflete aumento de ânions não mensuráveis (usualmente, ácidos orgânicos que não são normalmente incluídos nas determinações padronizadas de outros ânions, tais como bicarbonato e cloretos). Nos casos de excesso de produção de ácidos, o AG estará elevado porque o bicarbonato diminuirá como resultado de sua combinação com o excesso de H$^+$, para formar H$_2$CO$_3$ e, posteriormente, CO$_2$, enquanto Na$^+$ e Cl$^-$ permanecerão relativamente inalterados. Na segunda situação (AG normal e hiperclorêmico), há perda de bicarbonato (trato gastrintestinal ou urinário) sem existir adição de cargas ácidas, não havendo necessidade de elevação do somatório de cargas aniônicas; o organismo

Quadro V-11 – Causas de acidose metabólica e ânion *gap*.

Ânion *gap* aumentado (> 16mEq/L; em geral > 20mEq/L)	Ânion *gap* normal (8-16mEq/L)
Cetoacidose diabética	Diarreia
Uremia e insuficiência renal crônica	Acidose tubular renal
Acidose láctica (tipos A e B): erros inatos do metabolismo, choque, hipóxia, isquemia	Uso de acetazolamida
	Ingestão de ácidos: HCl, NH_4Cl etc.
	Derivações ureterointestinais
Toxinas (ânions exógenos): metanol, etanol, etilenoglicol, salicilatos, paraldeído, penicilina, carbenicilina etc.	Uremia (fase inicial)
	Hipoaldosteronismo
	Aumento de cátions: K^+, Ca^{++}, Mg^{++}
	Retenção de cátions: IgG, lítio
Rabdomiólise maciça	Cetoacidose em fase de recuperação
Hiperalbuminemia (transitório)	Hipoalbuminemia (redução de ânion *gap*)
Erro laboratorial: Na^+ falsamente elevado; Cl^- e HCO_3^- falsamente reduzidos	Síndrome do intestino curto
	Erro laboratorial: hiponatremia falsamente reduzida; Cl^- ou HCO_3^- falsamente elevados (por exemplo, intoxicação por bromo)
Acidose metabólica tardia do recém-nascido	
Jejum	
Alcoolismo	Anfotericina B, diureticos poupadores de potássio etc.
Glicogenose	

compensa a eletroneutralidade em alguns casos, aumentando a reabsorção de cloreto pelo túbulo renal proximal. Como a albumina é um componente importante dos ânions não mensuráveis, em pacientes com acidose metabólica com AG elevado, a hipoalbuminemia pode mascarar a presença desse distúrbio. Podemos utilizar um fator de correção entre a albuminemia e o AG, estabelecendo o AG corrigido (AGc).

$$AGc = AG + [0,25 \times (44 - \text{albumina em g/L})]$$

PRINCÍPIOS GERAIS DOS DISTÚRBIOS ACIDOBÁSICOS

- Uma alteração primária da $[H^+]$, $[HCO_3^-]$ ou da pCO_2 resulta em pH anormal.
- O organismo apresenta diversos mecanismos de tamponamento: sistemas-tampões extra e intracelulares (plenitude de equilíbrio em minutos e horas) e respiratório e renal (horas ou dias), os quais vão apresentar seu papel cronológico de atuação.

- Existem limites nestes diversos tipos de compensação.
- O organismo não compensa totalmente os distúrbios acidobásicos primários, ou seja, a compensação de um distúrbio primário não normaliza completamente o pH.

REGRAS PARA RECONHECIMENTO DO ESTADO ACIDOBÁSICO

- Coletar, preferencialmente, gasometria arterial associada a eletrólitos (Na^+, K^+, Cl^-, Ca^{++}, Mg^{++}, P, glicemia), além de ureia e creatinina. Lembrar da relação e interdependência entre doença de base, diversas situações de emergência e distúrbios acidobásicos e eletrolíticos. Identificar as anormalidades do pH, $paCO_2$ e bicarbonato. Observar a relação entre os parâmetros de normalidade e a forma de coleta, preservação e transporte do material: excesso de heparina – redução da $paCO_2$ e aumento do pH; bolhas de ar – aumento de paO_2 e do pH; redução da $paCO_2$; elevação de temperatura – redução do pH e da paO_2; aumento da $paCO_2$; mistura com sangue venoso – redução da paO_2.
- Determinar qual anormalidade é primária e quais são secundárias, baseadas no pH (observar o direcionamento do pH para identificar a alteração primária).

Se o pH < 7,4, pode existir acidose respiratória ou metabólica primárias. Se o pH ≥ 7,4, existe a possibilidade de alcalose metabólica ou respiratória primárias. Interpretar considerando os valores da $paCO_2$, do bicarbonato e do excesso de base-padrão (SBE em mmol/L), considerado normal entre -5 e +5.

- Calcular a compensação esperada dos distúrbios acidobásicos primários (Quadro V-12).

Se pH, pCO_2 e HCO_3^- não correspondem às regras de compensação esperada, podemos estabelecer a presença de um distúrbio misto, caso não existam erros na coleta ou nos dados. Em situações de acidemia ou alcalemia graves, em geral, distúrbios acidobásicos múltiplos aditivos estão presentes.

- Calcular o AG (necessitamos da mensuração do Na^+, Cl^- e HCO_3^-). Se AG > 16, primariamente há acidose metabólica, independente do pH ou bicarbonato sérico.

Lembrar que "o organismo não gera um AG elevado para compensar o distúrbio primário, mesmo no caso de alcalose crônica".

Quadro V-12 – Principais distúrbios acidobásicos e cálculo da resposta compensatória esperada.

Distúrbio	pH	Distúrbio primário	Resposta compensatória	Regra esperada
Acidose metabólica	↓	↑ [H⁺] ↓ [HCO₃⁻]	↓ pCO₂	pCO₂ = (Bic × 1,5) + 8 ± 2
Alcalose metabólica	↑	↑ [HCO₃⁻] ↓ [H⁺]	↑ pCO₂	Δ [pCO₂] = 0,6-0,7 × Δ [Bic]
Acidose respiratória	↓	↑ pCO₂	↑ [HCO₃⁻]	Aguda: Δ [Bic] = 0,1 × Δ [pCO₂] Crônica: Δ [Bic] = 0,3-0,35 × Δ [pCO₂]
Alcalose respiratória	↑	↓ pCO₂	↓ [HCO₃⁻]	Aguda: Δ [Bic] = 0,2 × Δ [pCO₂] Crônica: Δ [Bic] = 0,5 × Δ [pCO₂]

Um AG > 20mEq/L é mais do que quatro desvios padrões da média, sendo, portanto, improvável como um valor ao acaso. Embora um modesto aumento de AG seja observado em pacientes com alcalose metabólica ou respiratória devido ao aumento primário de cargas negativas das proteínas séricas, mesmo em alcalose grave, este aumento quase nunca é superior a 20mEq/L. Considerar clínica e situações compatíveis com acidemia láctica. Dessa forma, um AG > 20 é altamente preditivo da presença de acidose metabólica identificável. Corrigir o AG de acordo com a albumina sérica: AGc = AG + [0,25 × (44 – albumina em g/L)].

– Se o AG é elevado, calcular a titulação entre o aumento de AG e o decréscimo proporcional de bicarbonato, ou seja, observar o +Δ[AG], comparando com o – Δ[bicarbonato].

Normalmente, na acidose metabólica com AG elevado, a redução do bicarbonato, teoricamente, equivale ao aumento dos ânions não mensuráveis. Dessa forma, 1mEq/L de ácido não mensurável titula 1mEq/L de bicarbonato: (+Δ [ânion *gap*] ≅ -Δ [HCO₃⁻]). Podemos também considerar uma variação de até 20% como resultado final normal, ou seja, a relação +Δ [ânion *gap*]/-Δ [HCO₃⁻] normalmente se situa entre 0,8 e 1,2.

Nem todos os relatos são unânimes em relação à resposta da titulação. Aquela proporcionalidade de +Δ[ânion *gap*] ≅ -Δ [HCO₃⁻] se estabelece quando o próton e sua base conjugada têm o mesmo volume de distribuição. Nos casos de acidose láctica, por exemplo, podemos esperar, segundo alguns autores, um Δ[AG]/Δ[Bic] proporcional próximo de 1,6:1, já que o acúmulo de íons H$^+$ apresenta grande volume de distribuição quando comparado ao lactato. Dessa forma, o excesso de íons H$^+$ é tamponado no meio intracelular e não pelo bicarbonato sérico, ou seja, a maioria dos ânions lactatos permanece no meio extracelular, elevando o AG, enquanto mais que 50% dos íons H$^+$ são tamponados na célula e no osso, não resultando na queda proporcional esperada da bicarbonatemia de 1:1.

Uma situação de Δ[AG] < Δ[Bic] é observada quando há acidose metabólica de AG elevada associada à acidose metabólica de AG normal, quando a bicarbonatemia se reduzirá mais do que proporcionalmente à elevação de ânions não mensuráveis. Habitualmente, a Δ[AG]/Δ[Bic] situa-se entre 0,4 e 0,8.

Valores da relação Δ[AG]/Δ[Bic] entre 1 e 2 são compatíveis com a maioria das situações de acidose metabólica de AG elevado, não complicadas.

Valores de Δ[AG]/Δ[Bic] < 0,4 podem ocorrer na acidose de AG normal, hiperclorêmica. Nestas circunstâncias, o aumento de cloro (ânion mensurável) é devido à redução do bicarbonato, o que resulta em aumento do valor numérico do denominador da relação Δ[AG]/Δ[Bic].

Por outro lado, quando Δ[AG] > Δ[Bic], basicamente quando Δ[AG]/Δ[Bic] > 2, estaremos diante de uma situação de acidose metabólica de AG elevado complicada com alcalose metabólica associada ou de compensação de acidose respiratória crônica preexistente.

Outra forma de avaliação também citada: calcular o excesso de AG (isto é, o AG total subtraído do AG normal – (12mEq/L) e adicionar o valor à concentração do bicarbonato mensurado. Se a soma resultar maior que 30mEq/L, existe alcalose metabólica associada; caso a soma resulte menor que 23mEq/L, existe também acidose metabólica de AG normal.

Na cetoacidose diabética (CAD) não complicada, especialmente com perdas urinárias de cetonas, podemos observar redução do esperado aumento inicial de AG. Assim, o valor mais provável da relação Δ[AG]/Δ[Bic] situa-se próximo de 1 devido a estas perdas de cetonas na urina. Na sequência terapêutica da CAD, a utilização de soro fisiológico pode resultar no aumento do cloro plasmático e decréscimo do AG com desenvolvimento de acidose metabólica de AG normal, hiperclorêmica, associada, reduzindo a relação Δ[AG]/Δ[Bic] (Quadro V-13).

– Nos casos de alcalose metabólica, determinar o cloro urinário, caracterizando alcalose metabólica salinorresponsiva ou salinorresistente.

Quadro V-13 – Razão ânion *gap*/bicarbonato de sódio.

Δ[AG]/Δ[Bic]	Interpretação
< 0,4	Habitual na acidose de AG normal, hiperclorêmica
0,4-0,8	Acidose metabólica de AG elevado combinada com acidose metabólica de AG normal. Frequentemente < 1 na acidose associada com insuficiência renal
1-2	Habitual na acidose metabólica de AG elevado, não complicada. Acidose láctica: valor médio habitual = 1,6. Na cetoacidose diabética, valor mais provável próximo de 1 devido a perdas de cetonas na urina (principalmente se paciente não desidratado)
≥ 2	Sugere níveis de bicarbonato sérico previamente elevados. Considerar alcalose metabólica associada ou compensação de acidose respiratória crônica preexistente

A etiologia da alcalose metabólica quase sempre é obtida através da história. Entretanto, a concentração do cloro urinário pode ser de utilidade. As situações de hipovolemia e hipocloremia (por exemplo, vômitos) induzem à conservação de cloro pelo rim, reduzindo a concentração do cloro urinário (abaixo de 10mEq/L). Nesta situação, o tratamento da causa básica e a reposição de cloreto de sódio devem minimizar e corrigir a alcalose metabólica. Ao contrário, em situações em que a hipovolemia está ausente ou que exista expansão do volume extracelular, a concentração de cloro urinário tende a ser elevada (por exemplo, excesso de mineralocorticoide), sendo inadequada e algumas vezes contraindicada a infusão de cloreto de sódio. A análise do U, Na^+ e do pH urinário também podem ser úteis no diagnóstico da alcalose metabólica (ver posteriormente).

– Se possível, observar e interpretar criticamente a mensuração de outros eletrólitos, osmolalidade e lactato séricos e função renal.

Esta análise é de suma importância, devido ao papel do rim primária e secundariamente no quadro hemodinâmico global e nas possíveis trocas transcelulares secundárias. Existe uma íntima relação entre o equilíbrio acidobásico e o perfil eletrolítico, como hiperpotassemia relativa na acidemia metabólica. A osmolalidade sérica pode ser estimada (Weisberg: $2 \times Na^+$ + ureia/6 + glicose/18). O lactato sérico é considerado um marcador de mortalidade em pacientes críticos.

– Avaliar os indicadores de oxigenação:
  • Avaliação do gradiente alveoloarterial de O_2 – a avaliação da eficiência da oxigenação requer o conhecimento da concentração do

oxigênio inspirado e a pressão parcial de O_2 e CO_2 no sangue arterial. O gradiente de oxigênio alveoloarterial é determinado pela subtração da tensão de oxigênio arterial da tensão calculada de oxigênio alveolar.

$$\text{Gradiente (A-a) } O_2 = pAO_2 - paO_2$$
$$pAO_2 = [FiO_2 \times (P_{atm} - P_{H_2O})] - [paCO_2/R]$$

onde:

pAO_2 = pressão alveolar de oxigênio
paO_2 = pressão arterial de oxigênio
$paCO_2$ = pressão arterial de gás carbônico; R = quociente respiratório (CO_2 produzido/O_2 consumido – sob estado de equilíbrio, normalmente = 0,8)
P_{atm} = 760 ao nível do mar. Em São Paulo: aproximadamente 697mmHg
P_{H_2O} = 47mmHg

O gradiente em geral é cerca de 5mmHg, representando áreas subventiladas do pulmão, ou seja, o próprio *shunt* arteriovenoso pulmonar. Sob ar ambiente, valores acima de 15-20mmHg representam aumento do *shunt*, podendo estar associados à acidose respiratória, causas de hipercapnia de origem pulmonar intrínseca e problemas de V/Q. Em recém-nascidos (RN), valores de até 30mmHg podem ser normais. Sob FiO_2 = 100% durante 15 minutos, espera-se gradiente normal de 20-65mmHg. Os valores de normatização devem ser ajustados de acordo com a idade. Considerar para dados comparativos sempre na mesma FiO_2.

– Relação entre tensão arterial e fração inspirada de oxigênio (paO_2/FiO_2) – o valor normal situa-se acima de 400 em crianças. Valores < 300 indicam distúrbio significativo de troca gasosa. Valores < 200 estão, em geral, associados à síndrome de angústia respiratória do adulto.
– Eventualmente, em condições especiais: pH urinário; AG urinário ([Na^+ + K^+ – Cl^-]; prova de acidificação [amônio, acidez titulável, fração de excreção de bicarbonato e (pCO_2 urinário – pCO_2 sérico)]; *gap* osmolar.

O *gap* osmolar (GO) é definido como a diferença entre a osmolalidade real e a estimada (Weisberg: $2 \times Na^+$ + ureia/6 + glicose/18). Sua importância reside na interpretação dos casos de intoxicação alcoólica e por etilenoglicol. O valor de GO, normalmente situado abaixo de 15mOsm/kg H_2O, apresenta-se elevado na cetoacidose diabética e nas intoxicações por metanol e etilenoglicol (em geral > 25), sugerindo a presença de altas concentrações de um soluto exógeno de baixo peso molecular, elevando assim a osmolalidade sérica real. O GO também se encontra elevado na infusão por via intravenosa de manitol, na presença de choque grave, acidose láctica e em casos de hiperlipidemia. O GO é normal na intoxicação por salicilatos.

— Determinar a causa de cada distúrbio primário identificado, de acordo com a história e o exame clínico do paciente. A terapêutica deve levar em conta prioridades vitais e hemodinâmicas, eficiência do aparelho de ventilação pulmonar mecânica, função renal, distúrbios hidroeletrolíticos e associações dos eventuais distúrbios mistos, quando presentes.

ACIDOSE METABÓLICA

Etiologia
As principais causas foram relacionadas quadro V-11.

Manifestações clínicas
Relacionam-se com a gravidade da acidemia, estado hemodinâmico, doença de base e distúrbios eletrolíticos associados. As principais manifestações são taquipneia, vômitos, alterações do sensório (letargia e coma), convulsões, espasticidade, hipotensão, depressão miocárdica, arritmias (independente da associação com hiperpotassemia) etc.

Diagnóstico
Avaliar história, exame clínico, ânion *gap*, lactato e outros parâmetros (Quadros V-12, V-13 e Fig. V-1).

Tratamento
Existem vários tópicos controversos quanto ao tratamento, havendo uniformidade que devemos sempre tratar e controlar a doença de base ou o fator predisponente. Lembrar que são de suma importância a eliminação da causa básica associada e a condição ventilatória adequada.

De forma geral, utilizamos bicarbonato por via intravenosa, particularmente nas situações de acidemia metabólica de AG normal (perda primária de bicarbonato), quando o pH sérico < 7,10 e/ou bicarbonato plasmático < 10mEq/L, em condições hemodinâmicas, hidratação e ventilação adequadas. Considerações especiais devem ser feitas na cetoacido-

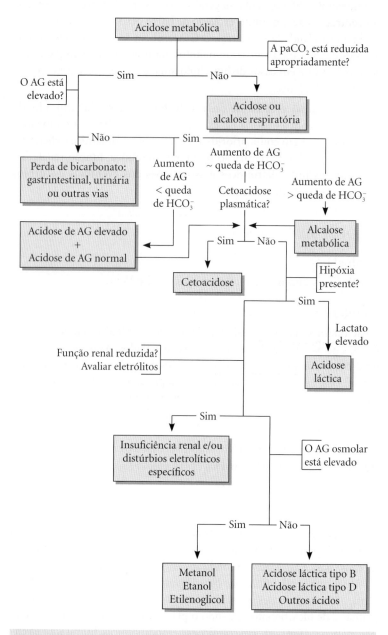

Figura V-1 – Fluxograma geral de investigação da acidose metabólica.

se diabética, quadros de comprometimento pulmonar, tubulopatias (acidose tubular renal), insuficiência renal, parada cardiorrespiratória, período neonatal, situações específicas de intoxicações, erros inatos do metabolismo, entre outras situações. Apesar dos efeitos conhecidos da acidemia em situações críticas no organismo, discute-se o papel protetor da acidemia nas células sob hipoxemia e os riscos da alcalemia secundária à intervenção medicamentosa. Existe consenso na reposição de álcalis e bicarbonato de sódio nos casos de acidose de AG normal, entretanto, nos casos de acidose de AG elevado, particularmente na acidose láctica, cetoacidose diabética e na ressuscitação cardiorrespiratória, o uso de bicarbonato de sódio não demonstra benefícios, além dos potenciais efeitos adversos, sendo, dessa forma, restrita sua indicação. Há tendência de utilizar bicarbonato na cetoacidose diabética somente com pH < 6,9 persistente após hidratação e insulinoterapia. Apesar da controvérsia, o único ponto concordante refere-se à abordagem o mais precoce da doença de base e dos mecanismos geradores da acidemia metabólica. Deve ser considerada a necessidade de terapêutica dialítica (diálise peritoneal ou métodos contínuos lentos – hemodiafiltração venovenosa contínua). Outras alternativas terapêuticas são promissoras, entretanto, os efeitos adversos e a falta de trabalhos controlados em pediatria não determinam evidências suficientes que recomendem sua utilização de rotina. Em situações de parada cardiorrespiratória, existe tendência em não se recomendar a administração de bicarbonato de sódio de rotina, sendo considerado somente após reanimação prolongada com ventilação e compressão torácica efetivas e utilização de adrenalina; também se considera seu uso em situações específicas (hipercalemia, hipermagnesemia, intoxicações por antidepressivos tricíclicos ou bloqueadores dos canais de sódio).

Cálculo do bicarbonato (Bic):

$$Bic = [Bic_{desejado} - Bic_{encontrado}] \times peso\ (kg) \times 0,3$$

Adota-se $Bic_{desejado} = 15$, sendo um valor razoavelmente seguro quanto à compensação respiratória a ser promovida. Outra forma de administração utilizada:

$$Bic = BE \times 0,3 \times peso\ (kg)$$

onde: BE = excesso de base

O BE é um valor calculado, derivado da pressão parcial de CO_2 e do pH arterial, assumindo um conteúdo normal de água, eletrólitos e albumina, o que torna sua interpretação mais sujeita a erros.

Devemos usar solução de bicarbonato por via intravenosa, o mais iso-osmolar possível (cerca de 1,5%), utilizando diluições necessárias, de acordo com a apresentação oferecida (3, 8,4 ou 10%, contendo 0,36, 1 e 1,2mEq/L, respectivamente). Idealmente, deve ser administrado em via central ou diluído com água destilada. Dependendo da gravidade, utilizamos metade da dose calculada, administrada entre 1 e 4 horas, sendo que após nova coleta gasométrica e reavaliação clínica são necessárias. O volume infundido e a quantidade de sódio oferecida simultaneamente devem ser considerados. Se existir insuficiência renal aguda ou hiperosmolaridade, como em situações de hipernatremia, deve ser considerada a possibilidade de método dialítico.

Efeitos adversos da administração de bicarbonato: hipocalemia, sobrecarga de volume, hiperosmolaridade, acidose paradoxal do sistema nervoso central (SNC), alcalose metabólica sobreposta, hipóxia tecidual e hipercatabolismo, hipocalcemia e hipernatremia e risco de hemorragia SNC (particularmente no período neonatal).

Outros agentes alcalinizantes alternativos (Carbicarb, THAM e dicloroacetato) não apresentam consenso e/ou disponibilidade para seu uso prático, considerando sua eficácia, efeitos hemodinâmicos e efeitos adversos.

ALCALOSE METABÓLICA

Etiologia

Constitui distúrbio frequente em pediatria. Os grupos de risco incluem crianças com vômitos, uso de sonda nasogástrica, sob utilização de diuréticos ou com queda da função renal e portadores de doença pulmonar crônica cursando com hipercapnia e hipoxemia (Quadro V-14). Do ponto de vista fisiopatológico, temos três mecanismos principais envolvidos na gênese da alcalose metabólica: alcalose de contração, perda de ácidos ou administração de bicarbonato.

A alcalose metabólica pode perpetuar-se por meio de dois mecanismos, de tal forma que o rim perde a habilidade em excretar bicarbonato de maneira eficiente: 1. aumento da reabsorção renal de bicarbonato devido à depleção de cloreto, hipocalemia ou decréscimo do ritmo de filtração glomerular, como alcalose de contração por drenagem gástrica, vômitos ou terapia diurética prolongada, pós-hipercapnia e cloridorreia congênita etc.; 2. au-

2 DISTÚRBIOS ACIDOBÁSICOS

Quadro V-14 – Etiologia da alcalose metabólica.

- Oferta exógena de álcali:
  - Oferta de citrato (hemoderivados e hemodiafiltração), antiácidos
  - Síndrome leite-álcali, pós-ressuscitação pulmonar
- Contração de VEC, hiperaldosteronismo secundário, PA normal e deficiência de K^+:
  - Origem gastrintestinal: vômitos, perdas por SNG, cloridorreia congênita e adenoma viloso
  - Origem renal: diuréticos, estados de edema, deficiência de Mg^+, depleção de K^+, hipercalcemia, hipoparatireoidismo, síndromes de Bartter e Gitelman, ânions não reabsorvíveis, recuperação de acidose láctica ou da cetoacidose
- Expansão do VEC, hipertensão arterial, deficiência de K^+ e excesso de mineralocorticoide:
  - Renina elevada: estenose de artéria renal, tumor secretor de renina, terapia estrogênica, hipertensão acelerada
  - Renina baixa: hiperaldosteronismo primário (adenoma, carcinoma ou hiperplasia de adrenal), defeitos enzimáticos adrenais (deficiência de 11_β ou 17_α-hidroxilase), síndrome de Cushing, síndrome de Liddle etc.

VEC = nasogástrica; PA = pressão arterial; SNG = sonda nasogástrica.

mento da geração renal de bicarbonato nos quadros de atividade hipermineralocorticoide, por exemplo, síndrome de Cushing, hiperaldosteronismo primário, síndrome de Bartter, entre outras. Nas situações de uso de diuréticos ou utilização de sais e ânions não reabsorvíveis, o aumento de oferta de sódio ao túbulo distal promove troca de Na^+ com H^+. Situações de excesso de mineralocorticoide promovem reabsorção de sódio em troca com H^+ e K^+. Estas condições resultam em alcalose metabólica e acidúria paradoxal.

Existem dois subgrupos de alcalose metabólica. O grupo mais frequente (vômitos ou uso de diurético prolongado) caracteriza-se por baixa excreção de Cl^- urinário e responde à administração de NaCl e/ou KCl (alcalose metabólica salinossensível). O segundo grupo não responde à administração de NaCl, podendo ocorrer aumento de atividade mineralocorticoide e/ou hipertensão arterial em alguns casos, demonstrando-se o cloro urinário elevado. Deve-se, portanto, determinar se existe depleção de volume e cloreto nos casos de alcalose metabólica e a distinção entre as duas formas pode ser avaliada pela história e dosagem do cloro urinário (Quadro V-15).

Manifestações clínicas

Assintomáticas ou presença de sintomatologia relacionada à hipovolemia (fraqueza, câimbras musculares, hipotensão postural) ou à hipocalemia

Quadro V-15 – Causas de alcalose metabólica e perfil de cloro urinário habitual.	
< 10mEq/L (salinossensível)	> 10mEq/L (salinorresistente)
Vômitos, drenagem gástrica	Uso recente de diurético
Uso de diurético pregresso	Administração de álcali em excesso
Fibrose cística	Atividade mineralocorticoide
Cloridorreia	Utilização de esteroides
Adenoma viloso	Síndromes de Cushing, Bartter e Gitelman
	Doença de Cohn
	Situações de hiperreninemia
	Hipocalemia grave (< 2mEq/L)
	Pós-hipercapnia crônica

(paresia, distensão abdominal, poliúria e polidipsia), anormalidades do SNC (particularmente portadores de insuficiência hepática, devido a hipovolemia e à hiperventilação presente) e sintomas relacionados com hipoxemia, consequente à hipoventilação secundária.

Diagnóstico

Avaliar história, eletrólitos urinários, pH urinário, presença de insuficiência renal crônica, hipertensão arterial e níveis de renina e aldosterona séricos (Quadro V-15 e Fig. V-2).

Tratamento

Na alcalose metabólica salinossensível, além de retirar a causa básica, a alcalose sustentada é corrigida por meio da infusão de soro fisiológico. A reposição de potássio deve ser utilizada nos casos de hipocalemia grave. Em pacientes sob ventilação pulmonar mecânica (VPM) cursando com alcalose metabólica, cujo nível de paCO$_2$ se apresente abaixo do esperado, devem-se adotar medidas de hipoventilação, se possível. Na alcalose metabólica salinorresistente deve-se abordar a causa primária, além da correção da hipocalemia, hipovolemia e hipocloremia quando presentes. Na síndrome de Cushing, podemos utilizar diuréticos inibidores de aldosterona (espironolactona), além de anti-hipertensivos, quando necessário. A síndrome de Bartter apresenta resposta, em geral, satisfatória com a administração de potássio, diuréticos poupadores de potássio, inibidores das prostaglandinas ou da enzima conversora da angiotensina. Intervenções específicas devem ser dirigidas para as demais causas.

2 DISTÚRBIOS ACIDOBÁSICOS

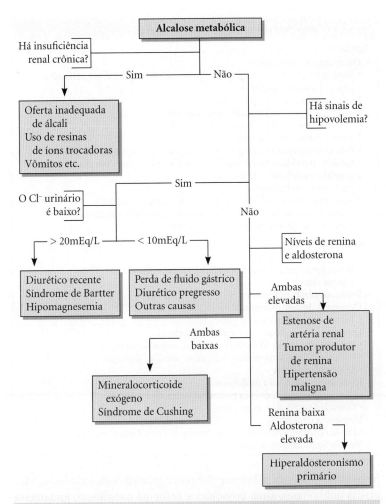

Figura V-2 – Fluxograma geral de investigação da alcalose metabólica

ACIDOSE RESPIRATÓRIA

Etiologia

As principais causas de acidose respiratória aguda são processos obstrutivos das vias aéreas (broncoespasmo, laringoespasmo, aspiração de corpo estranho), pneumonias, pneumotórax e edema pulmonar consequente à insuficiência cardíaca. Distúrbios neuromusculares e intoxicações medicamentosas (barbitúricos, sedativos e opiáceos) também constituem causas

Quadro V-16 – Causas de acidose respiratória aguda e crônica.

Aguda
– Obstrução das vias aéreas
  • Aspiração de corpo estranho ou vômitos, broncoespasmo generalizado, laringoespasmo, epiglotite
– Depressão do centro respiratório
  • Intoxicação por barbitúricos, opiáceos, anestesia geral
  • Traumatismo cerebral, herniação tentorial
– Distúrbios neuromusculares
  • Polirradiculoneurite, miopatia hipocalêmica, *miastenia gravis*, drogas
  • Paralisia periódica, hipocalemia, hipofosfatemia, tétano, botulismo
– Distúrbios restritivos e de difusão
  • Pneumotórax, hemotórax
  • Síndrome do desconforto respiratório do adulto na infância
  • Insuficiência cardíaca e edema pulmonar, asma grave, pneumonia
  • Exacerbação de doença obstrutiva crônica

Crônica
– Obstrução das vias aéreas
  • Doença pulmonar obstrutiva crônica (asma, enfisema)
  • Fibrose cística
– Broncodisplasia pulmonar
– Depressão do centro respiratório
  • Tumor cerebral, obesidade grave
– Distúrbios neuromusculares e de caixa torácica
  • Poliomielite, lesões da medula vertebral, esclerose múltipla
  • Esclerose lateral amiotrófica, miopatias, paralisia diafragmática
  • Cifoescoliose grave
– Distúrbios restritivos e de difusão
  • Fibrose intersticial, doença pulmonar obstrutiva crônica
  • Obesidade extrema e ascite grave
– Distúrbios congênitos
  • Hérnia diafragmática congênita, cardiopatia congênita cianótica
– Ventilação pulmonar mecânica

frequentes. A doença pulmonar obstrutiva crônica, incluindo broncodisplasias pulmonares, asma brônquica e enfisema constituem, juntamente com as causas neuromusculares (miopatias, esclerose múltipla etc.), as principais causas de acidose respiratória crônica (Quadro V-16).

Manifestações clínicas

Ansiedade, sudorese, alterações visuais, palidez, confusão mental, sonolência, tremores, estupor e coma, dependendo da gravidade e tempo de instalação. Hipertensão intracraniana pode estar presente em casos graves. Muitas vezes, os sinais de hipoxemia concomitante contribuem para a sintomatologia. Taquipneia, taquicardia, arritmias cardíacas, assim como episódios de hipotensão podem estar presentes, enquanto *cor pulmonale* e edema periférico podem instalar-se nos casos crônicos.

Diagnóstico

Avaliar história e mecanismos de compensação (Quadro V-12, V-16 e Fig. V-3).

Tratamento

Visa suprimir a causa etiológica e abordar a hipercapnia e a hipoxemia, invariavelmente presentes, como, por exemplo, desobstrução mecânica ou endoscópica das vias aéreas (corpo estranho), tratamento do broncoespasmo (broncodilatadores, corticoides etc.). Terapêutica específica das intoxicações, fisioterapia e VPM podem ser necessárias. A utilização de

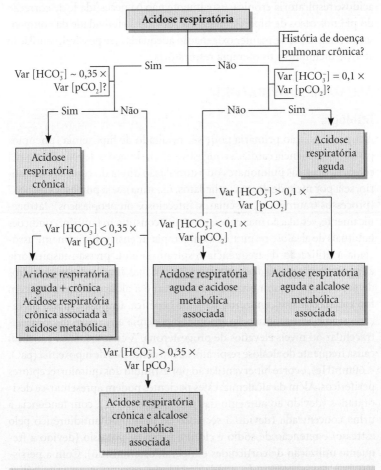

Figura V-3 — Fluxograma geral: diagnóstico da acidose respiratória.

bicarbonato de sódio no tratamento da acidose respiratória aguda, na ausência de acidose metabólica concomitante, é especulada naqueles casos de acidemia grave (< 7,1), particularmente naqueles pacientes asmáticos necessitando de VPM. Em pacientes sob VPM e acidose respiratória, devem ser revistos os parâmetros, visando à ventilação alveolar adequada, particularmente com adequação da pressão inspiratória, volume corrente e frequência respiratória. Devemos monitorizar e valorizar o pH arterial e, em casos de exacerbação da hipercapnia crônica, reduzir a pCO_2 gradualmente, considerando-se níveis de 45-60mmHg aceitáveis, desde que o pH se apresente nos limites da normalidade. Em crianças com acidose respiratória crônica, usualmente não há necessidade de correção do pH nos casos de hipercapnia grave, devido à efetividade da compensação renal. Deve-se manter oxigenação adequada e, se possível, ventilação efetiva, incluindo a fisioterapia respiratória.

ALCALOSE RESPIRATÓRIA

Etiologia

A hiperventilação primária pode ser resultado de hipoxemia (pneumopatias, insuficiência cardíaca congestiva etc.), situações de redução do pH cerebral, doenças pulmonares ou estimulação direta do centro respiratório, seja por meio de drogas (salicilatos, nicotina), seja por lesões do SNC (processos traumáticos, vasculares, infecciosos ou neoplásicos). Iatrogenicamente, ventilação manual ou mecânica constituem também condições habituais de alcalose respiratória em terapia intensiva, basicamente associada à utilização de frequência respiratória e/ou pressão inspiratória elevadas. Participação de endotoxinas bacterianas, implicadas nos quadros de sepse, pode levar à estimulação central e à alcalose respiratória em fases iniciais; assim como encefalopatia hepática, através de hiperventilação gerada pelo acúmulo de amônia, hipoxemia associada à acidose intracelular ou níveis elevados de progesterona. A crise asmática constitui causa frequente de alcalose respiratória. Em condições de hipoxemia (paO_2 < 60mmHg), ocorre hiperventilação por estímulo dos quimiorreceptores periféricos. Além da alcalemia, estes pacientes podem apresentar-se desidratados (devido ao aumento das perdas insensíveis), com tendência à urina concentrada (devido à secreção de hormônio antidiurético pelo estresse) e retenção de sódio e cloro e perda de potássio (devido à frequente utilização de corticoides e hiperaldosteronismo). Com a persistência e agravamento do quadro, acidoses respiratória e metabólica configuram distúrbios mistos graves.

Manifestações clínicas

Taquipneia, ansiedade, irritabilidade, alteração do nível de consciência, alterações visuais, parestesias, câimbras, espasmos musculares e arritmias cardíacas.

Diagnóstico

Avaliar história e mecanismos de compensação (Quadro V-12, V-17 e Fig. V-4).

Quadro V-17 – Causas de alcalose respiratória.

Hipoxemia
Doenças pulmonares: crise asmática, pneumonia, fibrose intersticial, embolia pulmonar, edema pulmonar etc.
Insuficiência cardíaca congestiva
Anemia grave, baixa pressão barométrica

Doença pulmonar (alcalose não corrigida com oxigenoterapia)
Pneumonia, edema pulmonar, fibrose intersticial, embolia pulmonar etc.

Estimulação do centro respiratório
Sepse por gram-negativos, intoxicação por salicilatos, nicotina
Insuficiência hepática, pós-correção da acidose metabólica
Hiperventilação psicogênica ou voluntária
Gravidez, febre, ansiedade, histeria
Distúrbios neurológicos (processos traumáticos, infecciosos, neoplásicos etc.)

Ventilação pulmonar mecânica

Tratamento

Em geral, visa ao diagnóstico e à abordagem da causa etiológica (febre, ansiedade, processos pulmonares etc.) com administração de oxigenoterapia sempre que necessário, devendo-se evitar sedativos potentes e/ou administração de ácidos, como ácido clorídrico. Nos casos graves e sintomáticos, naqueles pacientes cooperativos, pode-se reinspirar ciclicamente em um saco de papel na tentativa de elevação da pCO_2. Ajustes na VPM devem ser realizados, sempre que necessários, consistindo na redução dos parâmetros ventilatórios do aparelho de VPM (frequência respiratória, volume corrente e/ou pressão inspiratória). Abordagem específica dos distúrbios eletrolíticos associados.

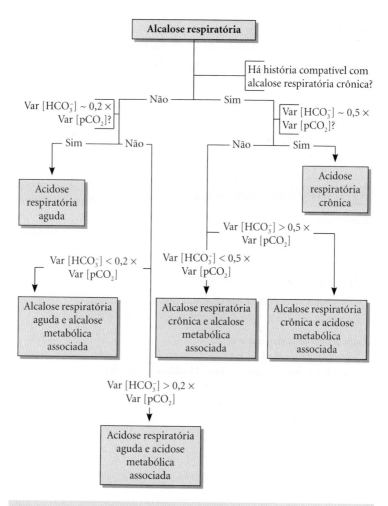

Figura V-4 – Fluxograma geral: diagnóstico da alcalose respiratória.

PRINCÍPIOS FÍSICO-QUÍMICOS E ABORDAGEM DE STEWART

Nos anos 1980, Stewart descreveu outra maneira de interpretar os distúrbios acidobásicos, cujos princípios foram reavaliados, ratificados e valorizados posteriormente por outros autores. Ele identificou três variáveis independentes que afetam a concentração de H^+ em soluções complexas como o plasma. A base desta interpretação está em princípios como eletroneutralidade, equilíbrio dissociativo e conservação de massa. As variáveis seriam:

1. Diferença entre íons fortes (SID ou DIF), isto é, o balanço resultante entre todos os íons séricos presentes (cátions fortes-ânions fortes). Considerando que alguns íons não mensurados podem estar presentes (tais como sulfatos e cetonas), utilizamos para efeitos práticos a DIF aparente (SIDa ou DIFa), constituindo a diferença entre a soma de todos os cátions fortes (Na^+, K^+, Mg^{++}, Ca^{++}) e a soma de todos ânions fortes (Cl^- e outros ânions fortes, tais como lactato) normalmente medidos no plasma. Em pessoas saudáveis, esta diferença situa-se entre 38 e 42mEql/L. Para a manutenção da eletroneutralidade sérica, as cargas remanescentes negativas para equilibrar esta diferença são representadas principalmente pela CO_2 e pelos ácidos fracos (A^-) e menos efetivamente por íons OH^-. Os íons fortes (Na^+, K^+, Mg^{++}, Ca^{++}) são assim chamados devido a sua tendência em dissociarem-se completamente em solução aquosa, ao contrário dos íons fracos (albumina, fosfato e bicarbonato). Nem H^+ nem HCO_3^- são considerados íons fortes. À medida que a DIF se torna mais positiva, a [H^+] (considerado cátion fraco) reduz-se (e por consequência o pH se eleva) para manter a eletroneutralidade.

$$\text{DIFa: } [Na^+ + K^+ + Mg^{++} + Ca^{++}] - [Cl^- + \text{lactato}^-]$$

A DIF também pode ser derivada da soma de [HCO_3^-] + cargas elétricas negativas, representadas pela albumina e por fosfatos orgânicos, denominado DIF efetivo (DIFe), cujo resultado é equivalente ao conceito de base tampão:

$$\text{DIF} = [HCO_3^-] + 0{,}28 \times [Alb^-] \text{ (g/L)} + 1{,}8 \times [Pi^-] \text{ (mmol/L)}$$

2. $paCO_2$ – é uma variável independente, mas pode ser alterada pela ventilação. Os efeitos nas mudanças da $paCO_2$ são bem compreendidos e produzem as alterações clássicas esperadas na [H^+].

3. Concentração total de ácidos fracos não voláteis (A_{tot}) – é a soma total dos ácidos fracos ($AH + A^-$). Será variável para manter o equilíbrio com as outras duas variáveis e satisfazer o princípio da eletroneutralidade. Os ácidos fracos (A^-) são na maioria proteínas (predominantemente albumina) e fosfatos.

$$[A^-] = 2{,}8 \text{ (albumina g/dL)} + 0{,}6 \text{ (fosfato mg/dL) em pH} = 7{,}4$$

O valor normal de A_{tot} plasmático não é bem estabelecido e mensurações realizadas têm variado entre 12 e 24mEq/L. Na prática, pode ser estimada por meio da concentração da proteína total ou da albumina sérica:

$$A_{tot} = K_p \times [\text{proteína total em g/dL}] \text{ ou } A_{tot} = K_a \times [\text{albumina em g/dL}]$$

onde: K_p varia de 2,43 a 3,88, e K_a, de 4,76 a 6,47.

A abordagem por Stewart é baseada nas alterações destas variáveis independentes. Paralelas à abordagem convencional tradicional, a acidose e a alcalose respiratórias relacionam-se com as variações independentes da $paCO_2$ (neste caso, uma mudança na DIF plasmática poderia ocorrer como resposta compensatória). A acidose metabólica pode ocorrer ou por redução da DIF ou por aumento na A_{tot}, enquanto, ao contrário, a alcalose metabólica seria resultante ou do aumento primário da DIF ou redução da A_{tot} (Quadro V-18). Entretanto, devido aos mecanismos complexos não totalmente compreendidos e à variabilidade de mensuração, alguns autores não classificam os distúrbios acidobásicos baseados nas mudanças da A_{tot}.

Quadro V-18 – Classificação dos distúrbios metabólicos baseados no modelo de Stewart.

Acidose metabólica	
DIF baixo, GIF elevado	Cetoácidos, ácido láctico, salicilatos, formaldeído, metanol
DIF baixo, GIF baixo	Acidose tubular renal, nutrição parenteral total, resinas trocadoras de ânions, diarreia, perdas pancreáticas
Alcalose metabólica	
Albumina sérica baixa	Síndrome nefrótica, cirrose hepática
DIF elevado	
Perda de cloro	Vômitos, SNG, diuréticos, pós-hipercapnia, adenoma viloso, excesso de mineralocorticoide, hieperaldosteronismo, síndrome de Cushing, corticosteroides exógenos, licorice
Sobrecarga de sódio (acetato, citrato, lactato)	Solução de Ringer-lactato, nutrição parenteral total, transfusão sanguínea
Outros	Deficiência grave de cátions intracelulares: K^+ e Mg^{++}

Dessa forma, os distúrbios metabólicos não podem ser visualizados como consequência da concentração de bicarbonato (esta é meramente uma variável dependente). Assim, as duas possíveis fontes de distúrbios metabólicos (isto é, não respiratório) seriam DIF ou A_{tot}.

Outro conhecimento derivado da teoria de Stewart é a noção de hiato de íons fortes ou *gap* de íons fortes (SIG ou GIF), o qual equivale à diferença entre DIF aparente e DIF efetivo (GIF = DIFa − DIFe)[2]. O GIF também pode ser estimado (GIFe) dos íons não mensuráveis, similar à noção clássica do ânion *gap* (AG).

$$GIFe = AG - [A^-]$$

Normalmente, o GIFe é próximo de zero. Acidose metabólica com aumento de GIF é devido a ânions não mensuráveis, enquanto acidose metabólica com GIF em torno de zero usualmente é devido à retenção de cloretos. A avaliação do GIF parece útil na detecção de ânions não mensuráveis em pacientes criticamente doentes, hipoalbuminêmicos com pH, BE e AG normais. O conhecimento das variáveis do equilíbrio acidobásico pode prever a concentração de H^+, além de indicar o distúrbio subjacente. Em comparação aos fundamentos clássicos, a interpretação baseada em Stewart vem ganhando espaço, pois anormalidades em sódio, cloro e albumina são frequentemente observadas em pacientes gravemente doentes, tornando os métodos convencionais de análise não acurados. Entretanto, existem também críticas à teoria de Stewart: as equações físico-químicas e matemáticas relacionadas são complexas, resultando na necessidade de computação e informática para a derivação dos efeitos destas três variáveis independentes; envolve cálculo de pequenas diferenças entre números grandes com possível perda de acurácia; a DIF reflete plasma, enquanto o BE relaciona-se ao sangue total, levando em conta a influência da hemoglobina. Além do mais, discute-se a praticidade da teoria de Stewart.

Embora a abordagem de Stewart apresente fundamentos matemáticos e físico-químicos corretos, na prática clínica, a análise tradicional dos distúrbios acidobásicos, considerando os dados da gasometria arterial, ânion *gap* e os conhecimentos dos mecanismos de compensação metabólica e eletrolítica continuam atuais, apesar das décadas de conceito e utilização. Além do mais, apresentam uma visão didática e racional em situações normais e patológicas. Acreditamos que as duas abordagens devam ser exercitadas e analisadas em conjunto, aumentando a experiência de interpretação e a aplicabilidade terapêutica. Entretanto, necessitamos de mais trabalhos científicos, envolvendo correlações clínico-laboratoriais das abordagens diagnósticas clássica e de Stewart, promovendo validação e possíveis mudanças ou não na prática médica.

CONCLUSÃO

Como reconhecer as alterações acidobásicas

- Anamnese e exame clínico do paciente detalhados: determinar a causa do distúrbio primário.
- Análise gasométrica: identificar as anormalidades do pH, pCO_2 e HCO_3^-, compatíveis com os sinais clínicos do paciente.
- Calcular o AG por meio da mensuração dos íons: sódio (Na^+), cloreto (Cl^-) e bicarbonato (HCO_3^-).
- Na presença de doenças como tubulopatias, intoxicações exógenas, acidodose láctica, choque grave, hiperlipidemia, utilizar:
  - Medida de pH urinário.
  - AG urinário ($[Na^{++} Cl^-] - HCO_3$).
  - Prova de acidificação (amônio, acidez titulável, fração de excreção de bicarbonato (HCO_3^-), ($[pCO_2$ urinária $- pCO_2$ sérica$]$).
- Gap osmolar.

Avaliação gasométrica

- pH: diminuído (aumento da concentração hidrogeniônica).
- HCO_3^-: diminuído (consumo de bases).
- pCO_2: diminuída (taquipneia compensatória).

Parâmetros de oxigenação

- Cálculo da pCO_2 esperada (pCO_2E)
- $pCO_2E = 1,5 \times (HCO_3^-$ medido$) + 8 \pm 2$
  - Valor normal: $12 mEq/L \pm 2$.
- Se a relação entre pCO_2/pCO_2 medida estiver adequada: acidose metabólica primária.
- Se a relação entre pCO_2/pCO_2 medida estiver abaixo ou acima: acidose/alcalose metabólica associada = distúrbio respiratório.

Cálculo do ânion *gap*

$$AG = Na^+ - [\ HCO_3^- + Cl^-]$$

- AG normal (hiperclorêmica)
  - Diarreia.

- Drenagem pancreática.
- Drenagem biliar.
- Derivação ureteroentérica.
- Inibidores de anidrase carbônica.
- Acidose tubular renal.
- Infusão de HCl.
- Recuperação de cetoacidose diabética.
- Acidose metabólica tardia do recém-nascido.

- AG elevado (normoclorêmica)
  - Acidose láctica.
  - Cetoacidose diabética descompensada.
  - Insuficiência renal aguda.
  - Insuficiência renal crônica terminal.
  - Intoxicação pelo ácido acetilsalicílico, metanol e paraldeído.

- Cálculo do ânion *gap* urinário (AGU)
  - AGU positivo (normalmente): acidose tubular renal distal.
  - AGU negativo
    - Acidose metabólica por perda de HCO_3^- (trato gastrintestinal)
    - Acidose metabólica por administração de cloreto de amônio.

- Cálculo do *gap* osmolar (GO)
  - (GO = osmol. real/osmol. estimada).

GO elevada

- Cetoacidose diabética, intoxicações (metanol, etilenoglicol).
- Infusão por via intravenosa de manitol.
- Acidose láctica.
- Choque grave.
- Hiperlipidemia.

Tratamento da acidose metabólica

Medidas gerais

- Diagnosticar e eliminar a causa básica.
- Avaliar o nível de consciência do paciente.
- Avaliar o padrão respiratório do paciente (taquipneia, cianose, palidez cutaneomucosa).
- Monitorizar: frequência cardíaca (ECG), frequência respiratória, pulsos, perfusão periférica, débito urinário (mL/kg/h), densidade urinária, oximetria de pulso ($SatO_2$).

– Oxigenoterapia: cateter nasal, máscara facial, intubação traqueal (sonda nasogástrica).
– Esvaziamento gástrico: sonda oro/nasogástrica.
– Manter temperatura corporal: zona térmica neutra.
– Monitorizar: balanço hídrico diário (ofertas/perdas).
– Avaliação pondoestatural diária.

Medidas específicas
– Infusão de soluções salinizantes.

Objetivos
– Retirar o paciente dos níveis acidobásicos críticos.
– Corrigir inicialmente o bicarbonato esperado para 15 (valor seguro), aguardando-se a compensação do padrão respiratório.

Efeitos adversos
– Sobrecarga de volume.
– Alcalose metabólica associada.
– Hiperosmolaridade sérica (hipernatremia).
– Hemorragia no SNC.
– Acidose paradoxal do líquido cefalorraquidiano.
– Hipocalcemia.
– Hipocalemia.
– Hipóxia tecidual e hipercatabolismo.

Soluções utilizadas
– Observar:
  • Utilizar solução iso-osmolar [1,5%].
  • Soluções concentradas devem ser diluídas em água destilada próximo à concentração sérica.

Soluções disponíveis
– Solução de bicarbonato de sódio [3%].
– Solução de bicarbonato de sódio [8,4%].
– Solução de bicarbonato de sódio [10%].
– (mEq/mL): 0,36mEq de Na^+/0,36mEq de HCO_3^-.
– 1mEq de Na^+/1mEq de HCO_3^-.
– 1,2mEq de Na^+/1,2mEq de HCO_3^-.

Outros alcalinizantes

- Tris-hidroximetil-aminometano (THAM)
  - Vantagens:
    - Isenção de sódio (Na^+) e CO_2.
    - Difusão rápida para o SNC.
    - Ação diurética e osmótica.
  - Desvantagens:
    - Depressão respiratória.
    - Necrose tecidual por extravasamento.
    - Hipoglicemia (altas doses).
    - Não utilizado habitualmente em pediatria.

- Dicloroacetato (DCA)
  - Vantagens:
    - Efetivo e seguro na redução das concentrações de lactato e aumento do pH (acidose láctica).
    - Aumenta a pressão arterial e o débito cardíaco.
    - Aumenta a oferta de O_2 tecidual.
  - Desvantagens: não parece haver efeitos colaterais.

- Carbicarb (solução equimolar de bicarbonato de sódio/carbonato de cálcio)
  - Vantagens:
    - Não aumenta o CO_2 sanguíneo.
    - Melhora o pH tecidual.
    - Melhora a hemodinâmica cardíaca.
    - Melhora as trocas alveolares.

Métodos dialíticos
- Indicação:
  - Insuficiência renal aguda estabelecida.
  - Estado hiperosmolar (hipernatremia).
  - Acidose metabólica de difícil correção.

Alcalose metabólica

A alcalose metabólica é um distúrbio do equilíbrio acidobásico comum, porém pouca importância lhe é dada devido à inespecificidade do seu quadro clínico e ao desconhecimento de sua fisiopatologia

Definição

O aumento o pH arterial acima do previsto para uma dada pCO_2 devido apenas à excessiva remoção de prótons de origem metabólicas rompendo a relação normal entre estes dois parâmetros.

Sinais e sintomas devidos à alcalose metabólica
- Confusão mental.
- Parestesias, espasmos musculares.
- Convulsões.

Diminuição da concentração de potássio sérico
- Fraqueza muscular.
- Arritmias cardíacas refratárias (uso de digitálicos).
- Obstipação intestinal.
- Poliúria.
- Polidipsia (hiponatremia associada).
- Anorexia.
- Deficiência do crescimento.

Desvio da curva de dissociação da hemoglobina (para a esquerda)
- Hipoxemia (ausência de cianose).

Alterações gasométricas (aumento da pCO_2)
- Agravo da insuficiência respiratória.
- Atelectasias.

Diagnóstico laboratorial
- Avaliação gasométrica (arterial e venosa):
  - pH elevado: diminuição da concentração hidrogeniônica [H^+].
  - HCO_3^- elevado: perda de ácido (H^+), perda de cloreto (Cl^-).
  - pCO_2 elevado: hipoventilação alveolar.
- Parâmetros de oxigenação:
  - paO_2: pressão parcial de oxigênio arterial.
  - $SatO_2$: saturação arterial de oxigênio.
- Cálculo da pCO_2 esperada:
  - $pCO_2E = (0{,}9 \times HCO_3^-) + 9 \pm 2$
  - $pCO_2E = (0{,}7 \times HCO_3^-) + 20 \pm 2$
- Avaliação eletrolítica:
  - Dosagem sérica de potássio.
  - Dosagem sérica de cloro.

- Dosagem urinária de cloro:
- Se Cl⁻ < 10mEq/L: salinorresponsivo.
- Se Cl⁻ > 20mEq/L: salinorresistente.

Tratamento
– Diferenciação das alcaloses metabólicas em:
- Salinorresponsivo: Cl⁻ < 10mEq/L.
- Salinorresistente: Cl⁻ > 20mEq/L.

Alcalose metabólica salinorresponsiva
– Reposição volêmica: expansão com solução de NaCl a 0,9%.
– Correção da hipocloremia: solução de NaCl a 0,9% (154mEq/L).
- Solução de KCL a 19,1% (154mEq/L).
- Solução de CaCl a 10% (27,2mg de Ca/mL ou 18mg de Ca/kg/dia).
– Correção da hipopotassemia.
– Assintomática: corrigir por via oral.
– Disfunção cardíaca ou muscular (K^+ < 2,5mEq/L):
- Infundir solução de KCL a 19,1%.
- Velocidade de infusão: 0,3-0,5mEq/kg/h.
- Concentração máxima: 80mEq/L.
- Monitorizar com ECG contínuo: se velocidade de infusão > 10mEq/h.
- Monitorizar potássio sérico: a cada 4 ou 6 horas.
- Suplementar magnésio se necessário.
- Controlar débito urinário (mL/kg/h).
- Retirar fatores causadores de alcalose metabólica.
– Uso de diuréticos de alça, sonda gástrica aberta, soluções alcalinas.
– Proteger mucosa gástrica: ranitidina (1 a 2mg/kg/h – 8/8h).
– Manter pH gástrico acima de 3,5.

Correção da alcalose metabólica e restrição hídrica:
– Utilizar solução de HCl 0,15N (150mEq/L) por via intravenosa (cateter central).
– Fórmula de correção: 0,2 × peso (kg) × delta de HCO_3^-.
– Volume: infundir metade do volume calculado em 2 a 3 horas, e o restante após avaliação gasométrica (S/N).
– Complicação: risco de mediastinite por perfuração de veia cava superior.
– Utilizar solução de NH_4Cl^- 0,15N (150mEq/L) por via intravenosa (cateter central).

- Dose: semelhante à utilizada para a correção com solução de HCl 0,15N.
- Contraindicação: insuficiência hepática e renal.
- Hemodiálise:
  - Indicações – insuficiência renal crônica terminal sintomática.
  - Cuidados – banhos de diálise com alta concentração de cloro e baixa concentração de acetato.

Alcalose metabólica salinorresistente
- Corrigir hipopotassemia e hipomagnesemia.
- Suspender uso de diuréticos.
- Inibidores de prostaglandinas:
  - Indometacina – 1 a 3mEq/kg/dia: três a quatro vezes ao dia.
  - Ibuprofeno – 20mg/kg/dia três a quatro vezes ao dia.
- Em presença de ação mineralocorticoide aumentada:
  - Remover a causa básica.
  - Restringir sódio.
  - Suplementar potássio.
  - Utilizar diuréticos poupadores de potássio.
- Espironolactona: 1 a 3mg/kg/dia duas a quatro vezes ao dia.

BIBLIOGRAFIA

Alpern RJ, Hebert SC. In Alpern RJ, Hebert SC. The kidney. Physiology and pathophysiology. Amsterdam: Seldin and Giebisch's; 2008.

Andrade OV, Ihara FO, Troster EJ. Metabolic acidosis in childhood: why, when and how to treat. J Pediatr (Rio J). 2007;83 (2Suppl):S11-21.

Carrillo-Lopes H, Chaves A, Jarillo A et al. Acid-base disorders. In Fuhrman BP, Zimmerman JJ. Pediatric critical care. Philadelphia: Mosby Elsevier; 2006. pp.958-89.

Chan JCM, Mak RHK. Acid-base homeostasis. In Avner ED, Harmon WE, Niaudet P. Pediatric nephrology, Philadelphia: Lippincott Williams & Wilkins; 2004. pp. 189-208.

Kellum JA. Determinants of plasma acid-base balance. Crit Care Clin 2005;21:329-46.

Halperin ML. In The acid truth and basic facts with a sweet touch, an enlytenment. Montreal: RossMark Medical Publishers; 2004.

Emmet M. Clinical acid-base disorders: traditional versus "new" analytical models. Kidney Int 2004;65:1112.

Corey HE. Stewart and beyond: new models of acid-base balance. Kidney 2003;64: 777-87.

Halperin ML, Goldstein MB. In Fluid electrolyte, and acid-base physiology. A problem-based approach. Philadelphia: Saunders Company; 1999.

Figge J, Jabor A, Kazda A et al. Ânion gap and hypoalbuminemia. Crit Care Med 1998; 26:1807-10.

Kokko JP, Tannen RL. In Kokko JK, Tannen RL, WB Fluids and electrolytes. Philadelphia: Saunders Company; 1996.

Rose BD. Acid base physiology. In Rose BD. Clinical physiology of acid-base and electrolyte disorders. New York: McGraw-Hill, Inc; 1994. pp.274-99.

CAPÍTULO 3

Distúrbios do Metabolismo da Glicose

MARCELO BARCIELA BRANDÃO

HIPOGLICEMIA

A glicose é uma das maiores fontes de energia para o ser humano. Em um indivíduo normal, a quantidade de glicose produzida é regulada pelas suas necessidades e em particular pelas necessidades do seu maior consumidor, que é o cérebro. Ainda que o cérebro também possa utilizar o lactato, os corpos cetônicos e determinados aminoácidos como fonte de energia, sua fonte principal é a glicose. Durante o jejum, mais de 90% desta energia é fornecida pela glicose, fazendo com que o cérebro seja altamente vulnerável às alterações plasmáticas do nível de glicose. Na criança, o cérebro em desenvolvimento é mais suscetível à hipoglicemia quando comparado ao cérebro de um adulto; assim, hipoglicemia recorrente pode resultar em danos neurológicos permanentes, sendo imperativa sua prevenção e correção quando identificada. A adaptação do metabolismo da glicose em um indivíduo em jejum é diferente entre adultos e crianças; neste estado, o nível plasmático de glicose é mantido dentro de limites estreitos por um delicado balanço entre a produção endógena de glicose e sua utilização. A criança apresenta uma tolerância limitada ao jejum, pois os estoques de glicogênio são menores, e quanto mais jovem a criança menores serão estes estoques, conseguindo manter um nível plasmático adequado de glicose por no máximo 12 horas.

Em crianças com doenças infecciosas foi observado que aquelas que desenvolvem hipoglicemia têm risco de óbito quatro a seis vezes maior do que crianças normoglicêmicas, sendo que vários estudos epidemiológicos mostraram que este achado é particularmente comum nos casos de malária, pneumonia e diarreia.

Definição – a definição de hipoglicemia pode ser baseada em manifestações clínicas, na média dos valores medidos em estudos epidemiológicos, na resposta contrarregulatória metabólica e endócrina ou na evolução neurológica a longo prazo, mas nenhuma tem sido inteiramente satisfatória.

De forma geral, hipoglicemia é definida no paciente que apresentar níveis plasmáticos de glicose menores que 60mg/dL.

Causas – a hipoglicemia pode resultar de várias causas, as principais estão listadas no quadro V-19.

Quadro clínico – não existe um quadro clínico característico da hipoglicemia, os principais achados relacionados seriam adinamia, sudorese, taquicardia. Convulsão é um achado comum, sendo que a dosagem da glicemia sempre deve ser obtida diante deste quadro.

Diagnóstico – o diagnóstico será feito por meio da dosagem sérica ou fita reagente.

Quadro V-19 – Principais causas de hipoglicemia.

Produção hepática de glicose diminuída
- Síndrome hipoxicoisqêmica
- Diarreia crônica
- Doença hepatocelular
- Intolerância a monossacárides
- Glicogeniopatia hepática (especialmente tipo I ou deficiência de glicose-6-fosfato desidrogenase)
- Galactosemia
- Intolerância hereditária à frutose
- Deficiência de frutose-1,6-difosfatase
- Deficiência da piruvato carboxilase ou da fosfoenol-piruvato carboxiquinase
- Deficiência de hormônio de crescimento
- Insuficiência adrenocortical

Aumento de captação periférica de glicose
- Tumor de ilhotas pancreáticas
- Hiperplasia de ilhotas pancreáticas
- Nesidoblastoma
- Tirosinemia hereditária
- Interrupção abrupta da infusão intravenosa de glicose/baixa oferta de glicose
- Doença do xarope de bordo
- Acidemia metilmalônica
- Sensibilidade à leucina

Outras causas
- Doenças ou anomalias do sistema nervoso central
- Intoxicação por salicilatos
- Tumores
- Sepse

Mesmo não apresentando um quadro clínico exuberante, sua suspeição será feita diante dos achados já descritos, sendo que nos pacientes que apresentem convulsão terá que ser obrigatoriamente excluído. Na maioria das vezes, será um achado laboratorial naqueles pacientes que não apresentavam fatores de risco.

Os pacientes com fatores de risco para hipoglicemia (Quadro V-19) deverão ter monitorização glicêmica por meio de fita reagente. O intervalo de medida irá iniciar com 4/4 ou 6/6 horas e será aumentado conforme a evolução clínica favorável, sendo interrompido quando se apresentar estável. Uma vez identificado, deverá ser tratado.

Tratamento – uma vez definido que o paciente apresenta hipoglicemia, será aumentada a taxa de infusão de glicose (TIG) e feita monitorização seriada dos níveis glicêmicos para mantê-los dentro da faixa considerada normal, titulando-se a TIG nos valores desejáveis.

Estará indicada a infusão rápida de solução de glicose para os seguintes valores de glicemia:
– Recém-nascidos: glicemia < 45mg/dL.
– Crianças maiores: glicemia < 55mg/dL.
– Crianças maiores de 10 anos: glicemia < 40mg/dL (Organização Mundial da Saúde).
– Adultos: glicemia < 70mg/dL.

A medida da glicemia poderá ser feita por meio de dosagem sérica ou de fita reagente. No caso de fita reagente, coletar uma amostra sérica para a confirmação do quadro, não devendo aguardar seu resultado para o tratamento.

O tratamento será feito com solução de glicose a 10% (soro glicosado a 10%) sendo a dose indicada de cerca de 10mg/kg (2 a 4mL/kg), por meio de um acesso venoso periférico ou profundo, sendo recomendada para lactentes velocidade de infusão de 1mL/min. Após o término da infusão, deve ser feita uma medida da glicemia por meio de fita reagente. Caso ainda apresente hipoglicemia com valores que indiquem tratamento imediato, novas doses de soro glicosado a 10% deverão ser realizadas até sua correção. Uma vez corrigida a hipoglicemia, o paciente deverá ter a glicemia monitorizada e a titulação da TIG deverá ser feita.

CETOACIDOSE DIABÉTICA

A cetoacidose diabética (CAD) é uma complicação do *diabetes mellitus*, a qual, dependendo de sua gravidade, pode ser fatal. Apesar de poder ocorrer em todos os tipos de diabetes, ela é mais frequente em pacientes com *diabetes mellitus* tipo 1 (DMT1). É caracterizada por hiperglicemia, acidose, desidratação e distúrbios eletrolíticos.

Há ampla variação geográfica na frequência da CAD ao diagnóstico de diabetes. Sua taxa de incidência é inversamente proporcional à incidência de DMT1, isto é, regiões com alta incidência de DMT1 terão menos episódios de CAD e vice-versa. O diagnóstico de CAD é mais comum em crianças ao redor de 5 anos de idade e naquelas em que a família não tem acesso a cuidados médicos, seja por razões sociais, seja econômicas. Pais de crianças diabéticas que apresentam baixo grau de instrução assim como baixo nível salarial têm risco maior de seus filhos desenvolverem CAD. Sendo assim, crianças menores, com baixa renda, são desproporcionalmente mais afetadas.

O risco de crianças e adolescentes com DMT1 desenvolverem CAD é de 1-10 para cada 100 pessoas por ano. A omissão no uso de insulina, tanto inadvertida como deliberadamente, é a principal causa na maioria dos casos, sendo que na maioria das vezes há importante razão psicossocial para esta omissão. O risco é aumentado em crianças com controle metabólico ruim ou presença de episódios anteriores de CAD, na fase pré-puberal e meninas adolescentes, crianças com depressão clínica ou outras desordens psiquiátricas (principalmente aquelas com distúrbios alimentares), crianças com dificuldades ou instabilidade familiar (vítimas de abuso, por exemplo).

Fisiopatologia da cetoacidose diabética

A CAD é o resultado de uma deficiência relativa ou absoluta de insulina e do aumento dos níveis dos hormônios contrarregulatórios: glucagon, cortisol, hormônio de crescimento e catecolaminas. O glucagon parece ter um papel importante na patogênese da CAD. Indivíduos com deficiência de glucagon e insulina (pacientes pós-pancreatectomia ou diabetes relacionado à fibrose cística) raramente desenvolvem CAD e demoram a desenvolver quando a insulina é retirada.

Os níveis de glicose aumentam porque há elevação na produção de glicose (gliconeogênese) e falha em armazenar glicose, que é absorvida no intestino. Somando-se a isso, a gliconeogênese, como resultado tanto da deficiência de insulina como do aumento dos hormônios contrarregulatórios, contribui para hiperglicemia. Com a deficiência de insulina há estoques mínimos de glicogênio nos tecidos hepáticos ou outros tecidos. Assim, a hiperglicemia induz a uma diurese osmótica levando à perda de eletrólitos, assim como de água. Sem a insulina há quebra das gorduras com a liberação de ácidos graxos livres que são convertidos em corpos cetônicos (ácido acetoacético e ß-hidroxibutírico) pela via hepática glucagon-dependente, os quais, quando liberados, são eliminados pelo rim enquanto houver hidrogênio para troca. Com a diminuição do volume intravascular secundário à diurese osmótica e à perda de sal necessária para troca do hidrogênio, os níveis de corpos cetônicos aumentam e desenvolve-se uma acidose. O sistema respiratório tenta compensar esta acidose metabólica, mas não o suficiente, levando a um quadro de acidose cada vez mais grave (Fig. V-5).

Quadro clínico

À história clínica vão ser encontrados dados presentes no diabetes, que são: poliúria, polidipsia, polifagia, além de perda de peso; piodermite e vaginite por monília podem ocasionalmente estar presentes nos adolescentes. A CAD é responsável pela manifestação inicial em cerca de 25% das crianças com diabetes. As primeiras manifestações na CAD podem ser leves, como vômitos, poliúria e desidratação. Em casos mais prolongados e graves, pode estar presente respiração de Kussmaul, além do característico hálito cetônico. Por se tratar de um quadro de desidratação (diurese osmótica), casos graves apresentam-se como choque, no caso hipovolêmico, com sinais de descompensação cardiovascular com diminuição da perfusão periférica, pulsos finos ou ausentes, taquicardia e até hipotensão. Dor abdominal com ou sem tensão podem estar presentes, a ponto de se confundir com quadros de abdome agudo. Na avaliação neurológica, pode apresentar-se desde obnubilado até com coma.

Nos pacientes que já têm o diagnóstico de diabetes, é importante investigar a causa da descompensação que levou à CAD. Estas causas incluem a transgressão da dieta com o paciente ingerindo uma quantidade maior de açúcares e outros carboidratos que o recomendado, a diminuição da dose de insulina recomendada e a presença de um quadro infeccioso como causa de descompensação, esta deverá ser investigada em todo caso de CAD.

Diagnóstico

O diagnóstico de CAD baseia-se em achados bioquímicos de hiperglicemia (> 200-250mg/dL), acidose (pH < 7,25-7,30 e/ou HCO_3^- < 15mEq/L), com concentrações plasmáticas de cetona (ácido acetoacético e ß-hidroxibutírico) > 31mg/dL e/ou cetonúria > 80mg/dL. A CAD pode ser classificada em:

- Leve: pH entre 7,2 e 7,3 e HCO_3^- entre 10 e 15mEq/L.
- Moderada: pH entre 7,1 e 7,2 e HCO_3^- entre 5 e 10mEq/L.
- Grave: pH < 7,1 e HCO_3^- < 5mEq/L.

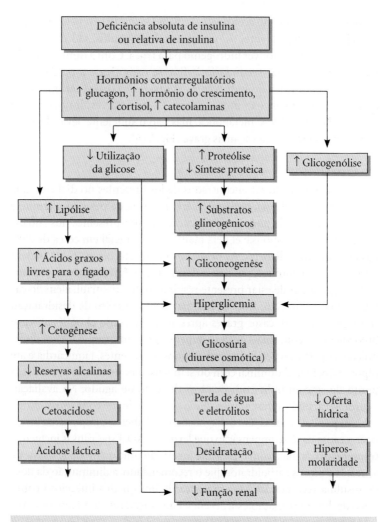

Figura V-5 – Desenvolvimento da cetoacidose diabética (adaptado de Consensus Statement from the American Diabetes Association, 2006)

Monitorização

A monitorização básica em terapia intensiva deve constar de frequência cardíaca por meio de cardioscópio e oximetria de forma contínua, sendo que frequência respiratória, pressão arterial não invasiva, débito urinário e balanço hídrico deverão ser feitos a cada 2 horas ou em casos muito graves a cada 1 hora.

No que se refere à monitorização laboratorial na internação do paciente, devem ser solicitados gasometria arterial, eletrólitos (sódio, potássio, cálcio iônico, cloreto), osmolalidade sérica, glicemia sérica e por meio de fita reagente.

Após a fase de ressuscitação, deverão ser colhidos gasometria (que pode ser venosa), eletrólitos (sódio, potássio, cálcio iônico, cloreto), osmolalidade sérica (se for disponível no serviço), glicemia sérica e por meio de fita reagente, ureia, creatinina, hemograma completo.

Durante a fase de reposição, a cada 2 horas realizar glicemia por meio de fita reagente, e a cada 4 horas, gasometria (que pode ser venosa), eletrólitos (sódio, potássio, cálcio iônico, cloreto), osmolalidade sérica.

Eletrocardiograma deve ser feito para observar alterações na onda T relacionadas à hipo/hipercalemia, na internação ou quando necessário.

A monitorização neurológica para a pesquisa de sinais de edema cerebral deve incluir:

- Cefaleia.
- Diminuição da frequência cardíaca.
- Vômitos recorrentes.
- Alteração do estado neurológico (inquietação, irritabilidade, aumento da sonolência ou incontinência), ou sinais neurológicos específicos (pares cranianos ou resposta pupilar).
- Aumento agudo da pressão arterial.
- Queda na saturação de O_2.

Sonda vesical de demora e cateter venoso central com medida de pressão venosa central serão indicados, dependendo do nível de consciência e do estado hemodinâmico do paciente.

Após 24 horas de jejum, dosar os níveis séricos de fosfato.

Em relação ao hemograma, tomar cuidado com o número de leucócitos, pois leucocitose pode ser secundária a estado de estresse em que o paciente se encontra e não a um quadro infeccioso.

Investigar possíveis focos de infecção, visto que estes podem ser o desencadeador do quadro de CAD.

Tratamento

Fluidos e eletrólitos – a CAD é caracterizada por grave perda de água e eletrólitos tanto dos compartimentos intra como do extracelular. Os graus desta perda estão apresentados no quadro V-20. A despeito da desidratação, e se nada for feito, o paciente vai continuar a apresentar considerável

Quadro V-20 – Perdas usuais de água e eletrólitos na CAD e as quantidades requeridas (adaptado de Consensus Statement from the American Diabetes Association, 2006).

	Média das perdas/kg (variação)	Quantidade requerida
Água	70 (30-100)mL	1.500mL/m²
Sódio	± 6 (5-12)mmol	45mmol/m²
Potássio	± 5 (3-6)mmol	35mmol/m²
Cloreto	± 4 (3-9)mmol	30mmol/m²
Fosfato	± 0,5-2,5mmol	0,5-1,5mmol/m²

débito urinário, até que uma perda extrema leve à diminuição crítica do fluxo renal e da filtração glomerular. A magnitude deste quadro vai depender da duração e da gravidade da doença.

Crianças com CAD têm um déficit no volume do compartimento extracelular que varia entre 5 e 10%. As estimativas do déficit de volume são subjetivas e com baixa acurácia, geralmente ocorre tanto sub como sobreestimação das perdas de líquido. Os consensos sobre condução de CAD calculam uma desidratação de 5 a 7% para os quadros moderados e 10% para os quadros graves. A osmolalidade é entre 300 e 350mosm/L, que pode ser calculada pela seguinte fórmula:

$$\text{Osmolalidade efetiva} = 2 \times (Na + K) + \text{glicose mmol/L (mg/dL} \div 18)$$

Como marcador da gravidade da concentração do volume do compartimento extracelular, pode ser utilizado o aumento sérico da ureia e o hematócrito. A concentração do sódio plasmático não é uma medida real do grau de concentração do volume do compartimento extracelular, e duas razões podem explicar este dado: a) a glicose, que está amplamente restrita ao compartimento extracelular, causa um movimento da água em sua direção, induzindo assim à hiponatremia dilucional; b) a fração lipídica elevada do plasma no paciente com CAD tem baixo conteúdo de sódio, sendo assim é importante calcular o sódio corrigido por meio da seguinte fórmula:

$$Na^+_{corrigido} = Na^+_{sérico\ encontrado} + (1,6 \times \text{glicose [mg/dL]} - 100)/100$$

O sódio deve ser monitorizado durante o tratamento. Após a administração de volume e insulina, a concentração plasmática de glicose diminui, e assim a concentração de sódio sérico medido e o corrigido deverão aumentar de forma apropriada e progressiva.

Os objetivos da reposição hídrica e de eletrólitos são:
– Restaurar o volume circulante.
– Reposição do sódio do compartimento extracelular e déficit de água intracelular.
– Restaurar a filtração glomerular com o aumento do *clearance* da glicose e dos corpos cetônicos séricos.
– Evitar uma taxa de infusão excessiva de líquidos para não aumentar o risco de edema cerebral.

A expansão com volume para restaurar a circulação periférica deve ser iniciada imediatamente (fase de ressuscitação) com o uso de solução isotônica, soro fisiológico a 0,9% (SF) ou solução balanceada como Ringer-lactato (RL). O volume e a taxa de infusão vão variar de 10 a 20mL/kg em 1 a 2 horas, dependendo da gravidade, podendo ser repetida se necessário. Rápida reposição de volume assim como queda rápida na osmolalidade têm sido relacionadas ao desenvolvimento de edema cerebral.

Em seguida, vem a fase de reposição, quando pode ser oferecido SF ou RL com o volume calculado para as perdas conforme a gravidade (já descrito anteriormente) a cada 4 a 6 horas. Entretanto, a solução salina deve ter uma concentração de NaCl ≥ 0,45%, adicionando também cloreto de potássio (ver reposição de potássio). Como cálculo prático oferecemos uma reposição de 10mL/kg de SF a 0,9% em 4 horas (no máximo 500mL), nas 4 horas seguintes 5mL/kg, e partir de então 1mL/kg a cada 4 horas, sendo que estes valores podem aumentar conforme a avaliação das perdas que o paciente apresente; a cada 2 e 4 horas o paciente deverá ser monitorizado conforme já descrito.

Além da reposição das perdas, é necessário manter as necessidades hídricas diárias, este cálculo pode ser feito baseado no peso (classicamente calculado pela fórmula de Holliday-Segar – Quadro V-21) ou pelo cálculo de superfície corporal, sendo que tanto uma como a outra apresentam erros na estimativa final das necessidades hídricas diárias. Costumamos usar a primeira.

O cálculo da osmolalidade pode ser útil para guiar a terapia de reposição hídrica e de eletrólitos. As perdas urinárias não devem ser adicionadas no cálculo de reposição do volume. O uso de grandes quantidades de SF a 0,9% tem sido associado com o desenvolvimento de acidose metabólica hiperclorêmica. É sugerida monitorização frequente do sódio sérico, tendo-se como meta para a correção do sódio uma taxa de infusão não maior que 1-2mEq/L/h.

Quadro V-21 – Fórmula de Holliday-Segar para cálculo das necessidades hídricas diárias.

Peso	Cálculo das necessidades hídricas diárias
Até 10kg	100mL/kg
Entre 10 e 20kg	1.000mL+ 50mL para cada kg acima de 10kg
Acima de 20kg	1.500mL + 20mL para cada kg acima de 20kg

Potássio – crianças com CAD apresentam déficit do potássio corporal total da ordem de 3-6mmol/kg, sendo que a maior perda provém do potássio intracelular. A perda do potássio intracelular deve-se às trocas deste íon causadas pela hipertonicidade. O aumento da osmolalidade plasmática resulta no transporte osmótico de água da célula para o compartimento extracelular, concentrando assim o potássio celular. Como resultado do aumento do gradiente do potássio, este é carreado para fora da célula. Além disso, a glicogenólise e a proteólise secundária à deficiência de insulina também causam um efluxo do potássio intracelular. Já a acidose desempenha um papel menor na distribuição do potássio no compartimento extracelular.

A perda de potássio do organismo é consequência dos vômitos quando presentes, excreção urinária de cetoânions (os quais requerem a excreção de cátions, principalmente sódio e potássio) e da diurese osmótica. A diminuição do volume causa hiperaldosteronismo, o qual promove excreção urinária de potássio. Dessa forma, irá ocorrer perda do potássio, mas poderá apresentar nível sérico normal, aumentado ou baixo. A disfunção renal pelo aumento da hiperglicemia e a redução da excreção do potássio contribuem para a hipercalemia.

A infusão de potássio deve ser feita independente da sua concentração sérica, sendo que o consenso europeu recomenda que a infusão deva ser postergada se o potássio inicial for maior que 5,5mEq/L para se evitar hipercalemia transiente. Iniciar o potássio após a fase de ressuscitação, assim que começar a infusão de insulina; se o paciente se apresentar com hipocalemia, iniciar sua reposição após a fase de ressuscitação e não precisa aguardar o início da infusão de insulina; se o paciente apresentar hipercalemia, aguardar o início da infusão de potássio até ter um débito urinário documentado. A reposição de potássio deve ser feita cuidadosamente, evitando-se hipercalemia (potássio sérico > 5,5mEq/L) ou hipocalemia (potássio sérico < 3mEq/L), ambos podem ter um efeito deletério. A taxa máxima de infusão de potássio não deve ultrapassar 0,5mEq/kg/h.

Monitorização frequente do potássio sérico deve ser feita e monitorização eletrocardiográfica é necessária. A reposição de potássio pode ser oferecida apenas na forma de cloreto de potássio ou em combinação com fosfato ou acetato de potássio. Em nosso serviço utilizamos apenas o cloreto de potássio usando o esquema mostrado no quadro V-22.

Quadro V-22 – Conduta de infusão de potássio diante de seus níveis séricos no paciente com CAD.

$K^+_{sérico}$ inicial	Conduta
< 3,5mEq/L	Iniciar reposição com KCl a 19,1%: 0,3-0,5mEq/kg/h
3,5-4,5mEq/L	Iniciar infusão de KCl a 19,1%: 5mEq para cada 100mL das necessidades hídricas diárias
4,5-5,5mEq/L	Iniciar infusão de KCl a 19,1%: 2,5mEq para cada 100mL das necessidades hídricas diárias
> 5,5mEq/L	Iniciar infusão de potássio após débito urinário documentado e monitorizar o $K^+_{sérico}$

A administração de insulina e a correção da acidose levam o potássio de volta para dentro da célula, diminuindo, assim, seus níveis séricos. A concentração de potássio pode diminuir abruptamente, predispondo o paciente a arritmias cardíacas.

Insulina – no tratamento da CAD, apenas a hidratação já promove diminuição na glicemia; entretanto, essa diminuição não é o suficiente, sendo essencial o uso de insulina para normalizar a glicemia e suprimir a lipólise e a cetogênese.

Atualmente, diante de extensas evidências encontradas na literatura, o tratamento considerado padrão é o uso de insulina por via intravenosa em baixas doses de forma contínua, sendo que a escolha lógica recai sobre a insulina regular.

As recomendações diante do tratamento com insulina apresentadas pelos consensos mais recentes (*European Society for Paediatric Endocrinology/Lawson Wilkins Pediatric Endocrine Society Consensus Statement on Diabetic Ketoacidosis in Children and Adolescents, 2004 e A consensus statement from the American Diabetes Association, 2006*) apresentam-se no quadro V-23.

Conforme apresentado pelos consensos, três pontos devem ser seguidos:

– A insulina deve ser oferecida em baixas doses, por via intravenosa, de forma contínua, e seu valor deve ser mantido constante.

Quadro V-23 – Recomendações apresentadas pelos últimos consensos quanto ao uso de insulina na CAD.

- A insulina deve ser iniciada depois que o paciente tenha recebido a expansão inicial (fase de ressuscitação), 1-2 horas após iniciar a terapia de reposição fluídica
- A dose é 0,1U/kg/h, por via intravenosa
- Uma dose de insulina intravenosa em bolo (0,1U/kg) é desnecessária, pode aumentar o risco de edema cerebral, e não deve ser usada antes do início da terapia. Entretanto, uma dose em bolo pode ser usada ao início da terapia de insulina, particularmente se o tratamento com insulina por algum motivo foi postergado
- A dose de 0,1U/kg/h deve ser mantida pelo menos até a resolução da CAD (pH > 7,30; HCO_3^- > 15mmol/L; e/ou normalização do hiato aniônico), a qual invariavelmente dura mais que a normalização da glicemia
- Durante a expansão inicial, a glicemia pode cair rapidamente. Depois disso, a glicemia diminui a uma taxa de 54-90mg/dL/h. Para prevenir queda inadequadamente rápida da glicemia e hipoglicemia, soro glicosado a 5% deve ser adicionado à solução quando os níveis de glicemia caírem para 300mg/dL
- Se a glicemia cair muito rapidamente, 90mg/dL/h, após o início do período de expansão, considerar adicionar glicose ainda antes de ter diminuído para 300mg/dL. Pode ser necessário usar SG a 10% para prevenir hipoglicemia enquanto continua a infundir insulina para corrigir a acidose metabólica
- Se o paciente demonstrar marcada sensibilidade à insulina (algumas crianças jovens com CAD e paciente com síndrome hiperosmolar hiperglicêmica, por exemplo), a dose pode ser diminuída para 0,05U/kg/h ou menos, permitindo que a acidose metabólica continue se resolvendo
- Se os parâmetros bioquímicos (pH, ânion *gap*) não melhorarem, reavaliar o paciente, rever a terapia insulínica e considerar outras possíveis causas da não resposta à insulina (infecção, erro na preparação da insulina, por exemplo). Se nenhuma causa óbvia não for encontrada, aumentar a taxa de infusão de insulina e ajustar a taxa de infusão de glicose necessária para manter uma glicemia de 300mg/dL
- Em circunstâncias nas quais a terapia por via intravenosa contínua não é possível e em pacientes com CAD não complicada, pode ser feita a administração a cada hora ou a cada 2 horas de insulina por via subcutânea ou intramuscular de ação rápida ou ultrarrápida, é uma alternativa segura e efetiva à insulina por viavenosa contínua

– A glicemia deve cair de forma gradual, evitando-se quedas agudas.
– Além da oferta hídrica, a principal responsável pela correção da acidose metabólica é a insulina.

Diante de todos estes dados, a forma que propomos na condução da terapia com insulina seria:

- Na chegada, não oferecer insulina em bolo (poderá ser feito caso haja um retardo no início da terapêutica na dose de 0,1U/kg).
- Após a fase de ressuscitação, iniciar insulina na dose de 0,1U/kg/h. Como é desejável uma diminuição gradual da glicemia, é iniciada infusão de soro glicosado a 10% com uma relação de unidades de insulina para gramas de glicose de 1:4. A taxa de queda da insulina não deve ultrapassar a 90mg/dL/h.
- Quando a glicemia alcançar valores de 300mg/dL, diminuir a relação para 1:6 ou 1:8 (reduzindo a taxa de infusão de glicose e não a insulina).
- Interromper a infusão de insulina quando pH > 7,30, HCO_3^- > 15mmol/L.
- Adequações poderão ser realizadas conforme os valores da glicemia, os níveis de pH, HCO_3^- e ânion *gap*.

Como será oferecido SG a 10%, mantendo uma relação da quantidade de glicose com a dose da insulina, o volume que será oferecido de SG a 10% é próximo das necessidades hídricas diárias do paciente podendo infundir uma solução contendo insulina, SG a 10%, sódio na forma de NaCl a 10% (necessidades basais diárias) e potássio na forma de KCl a 19,1% (Quadro V-22), sendo que a reposição com SF seria infundida por outro acesso venoso.

Fosfato – na CAD, ocorre depleção intracelular do fosfato, assim como perda através da diurese osmótica. Os níveis plasmáticos do fosfato caem após o início do tratamento, e esta queda é exacerbada pela insulina que promove a entrada do fosfato para as células. A hipofosfatemia com ou sem manifestação clínica pode ocorrer quando o paciente é mantido em jejum por mais de 24 horas. Sua reposição será feita nos casos de hipofosfatemia grave (< 1mg/dL), devendo ser tratada independente de ter ou não manifestação clínica. A oferta de fosfato pode ser feita por meio de fosfato de potássio como alternativa para ou combinada com cloreto ou acetato de potássio, sendo que deve haver cuidadosa monitorização do cálcio para se evitar hipocalcemia. Uma vez ocorrendo hipocalcemia, a administração de fosfato deve ser interrompida.

Acidose – a acidose grave é revertida pela reposição hídrica e de insulina. A insulina interrompe a produção de cetoácidos e leva os já produzidos a serem metabolizados com a produção de bicarbonato. O tratamento da hipovolemia melhora a perfusão tecidual e a função renal, aumentando a excreção dos ácidos orgânicos. A correção da acidose por meio da administração de bicarbonato é bastante controversa e sujeita a críticas. Estão bem definidas e caracterizadas reações adversas decorrentes do uso de bicarbonato, que incluem a acidose paradoxal do sistema nervoso central (SNC), hipocalemia decorrente da rápida correção da acidose e aumento da carga de sódio resultando em elevação da osmolalidade. Além disso, aumenta a produção hepática de cetonas, tornando mais lenta a recuperação da cetose. Não obstante, conforme a literatura consultada, em alguns pacientes selecionados poderia haver a necessidade do uso de bicarbonato. Estes casos incluiriam aqueles com acidemia grave (pH arterial < 6,9) em que há diminuição da contratilidade cardíaca e vasodilatação periférica que pode piorar a perfusão tecidual, levando o paciente a risco de morte. Portanto, o uso de bicarbonato não é recomendado, a não ser nos casos de acidose profunda que leve a um risco de efeito adverso para a ação da adrenalina durante a ressuscitação. Se o bicarbonato for considerado necessário, deve ser administrado cuidadosamente na dose de 1 a 2mmol/kg em tempo acima de 60 minutos. Em nosso serviço, raramente usamos bicarbonato, mesmo naqueles com acidemia grave.

Edema cerebral

O edema cerebral é a mais grave complicação da CAD em crianças, ainda que rara (ocorre apenas em 0,5 a 1%) é a principal causa de morbidade e mortalidade. É comum em crianças mais novas com diagnóstico recente de DMT1 e rara em indivíduos acima de 20 anos.

A patogênese do edema cerebral ainda não está bem compreendida, tornando sua prevenção um grande desafio. A geração de osmóis biológicos intracelulares (mioinositol e taurina) e o subsequente desequilíbrio osmótico celular têm sido implicados na patogênese. Tem sido postulado que certos elementos no tratamento, como altas doses de insulina, administração rápida de soluções hipertônicas e uso de bicarbonato, teriam uma correlação. Entretanto, o edema cerebral pode ser identificado em pacientes que ainda não iniciaram o tratamento, nestes tem-se associado como fatores de risco o tempo da doença, desidratação grave (relacionada a níveis elevados de ureia) e hipocapnia no início do quadro e hiponatremia persistente. Estudos recentes indicam perda da autorregulação cerebral e mecanismo vasogênico na formação do edema cerebral.

O diagnóstico deve basear-se na clínica, visto que a tomografia de crânio pode não apresentar alterações no início do edema cerebral em 40% dos casos. Os sinais precoces incluem cefaleia, confusão e letargia. A tríade de Cushing é um sinal tardio, entretanto, frequência cardíaca baixa e pulsos amplos devem levar a uma investigação imediata para edema cerebral. Piora do estado geral, em média 9 horas após o início do tratamento com pico bimodal com 3 e 14 horas, quando ocorre tardiamente é por volta de 30 horas após o início do tratamento. O diagnóstico deve ser feito precocemente, Muir et al. sugeriram os seguintes critérios para o diagnóstico de edema cerebral na CAD: 1. um critério diagnóstico: resposta verbal ou motora anormal à dor, postura de decorticação ou descerebração, paralisia de nervo craniano, padrão respiratório neurogênico anormal; 2. dois critérios maiores: estado mental alterado, desaceleração da frequência cardíaca sustentada, incontinência; 3. um critério maior e dois menores: vômitos, cefaleia, letargia, pressão arterial diastólica > 90mmHg, idade menor que 5 anos.

Em relação ao tratamento, o paciente deve ser mantido com cabeceira entre 30° e 45° com o pescoço em posição neutra. Sendo diagnosticado o edema cerebral, a terapia inicial é o uso de solução hiperosmótica com manitol por via intravenosa (0,25 a 1g/kg em 20 minutos) ou solução salina hipertônica a 3% (5 a 10mL/kg em 30 minutos), tanto uma como outra pode ser repetida após 2 horas e, se não for suficiente, o paciente pode ser intubado e hiperventilado. Em relação à hiperventilação no paciente intubado, pode ocorrer tanto melhora como piora na sua evolução, sendo assim intubá-lo quando houver falência respiratória. Não existe indicação para o uso de corticoide no paciente com edema cerebral por CAD.

Outras complicações

Outras complicações são raras. Ainda que o edema cerebral corresponda a 90% das complicações neurológicas, outras possíveis etiologias devem ser consideradas no paciente com encefalopatia sem edema cerebral, isto é, sem alterações à tomografia de crânio e sem resposta à terapia osmótica, que incluem hemorragia subaracnide, estenose da artéria basilar, trombose do seio dural, trombose venosa cerebral, meningoencefalite e deficiência de tiamina.

Dor abdominal e vômitos são sintomas comuns que acompanham o paciente com CAD. Enquanto elevação dos níveis séricos de amilase e lipase são comuns (acima de três vezes o valor normal), pancreatite é rara em crianças, fazendo com que a dosagem das enzimas pancreáticas deva ser verificada somente nos pacientes com dor abdominal persistente depois de corrigida a acidose. Há alguns relatos de trombose de venosa profunda em pacientes que tiveram punção de veia femoral, assim como casos raros de rabdomiólise, edema pulmonar e murcomicose rinocerebral em crianças com CAD.

Considerações finais

Resumidamente, o tratamento está apresentado na figura V-6.

Após a estabilização do quadro com regularização da acidose e da hiperglicemia, deverá ser mantido com monitorização da glicemia, iniciado dieta para diabético e insulina por via subcutânea de longa duração, conforme as necessidades do paciente, 0,5U/kg/dia ou o total de regular usada em 24 horas.

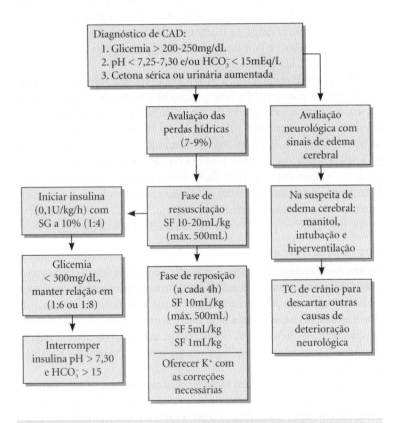

Figura V-6 – Fluxograma da condução da CAD de forma simplificada.
* CAD = cetoacidose diabética; SF = soro fisiológico a 0,9%; K⁺ = potássio; TC = tomografia computadorizada.

SÍNDROME HIPERGLICÊMICA HIPEROSMOLAR

A síndrome hiperglicêmica hiperosmolar (SHH) é uma alteração potencialmente fatal de descompensação da homeostase da glicose resultando em marcada hiperglicemia e hiperosmolalidade. Também é conhecida como crise hiperosmolar não cetótica (CHNC) ou síndrome hiperglicêmica hiperosmolar não cetótica (SHHNC).

A SHH é conhecida há mais de um século quase que exclusivamente em adultos, sendo que seu diagnóstico na população pediátrica começou a se tornar mais frequente por volta de 1950. Está associada principalmente a casos de *diabetes mellitus* tipo 2 (DMT2) não controlados. Em adultos, representa ao redor de 17,5 casos/100.000 pessoas/ano, com cerca de 5 a 15% de todas as emergências hiperglicêmicas diabéticas tanto de adultos como de crianças. Dados da população infantil não são disponíveis, mas recentes estudos realizados nos Estados Unidos mostram que próximo de 4% dos casos novos de DMT2 se apresentam com SHH, com cerca de 12% de casos fatais. Atingem a faixa etária entre 12 e 21 anos, principalmente em pacientes obesos com DMT2. Pode ocorrer, também, em pacientes mais jovens que apresentam como causa precipitante estresse agudo, sepse, traumatismo, secundário a medicações, entre outras (Quadro V-24).

Quadro V-24 – Causas associadas com SHH.

Infecções: pneumonia, infecção do trato urinário, sepse
Traumatismo
Medicações: diuréticos, corticoides, betabloqueadores, fenitoína, diazóxido, L-asparginase, bloqueadores do canal de cálcio, clorpromazina, cimetidina e agentes imunossupressores
Insuficiência renal, diálise
Hiperalimentação
Endócrino: acromegalia, tireotoxicose, síndrome de Cushing
Pancreatite
Tromboembolismo
Hemorragia gastrintesinal

Fisiopatologia

A SHH é caracterizada por hiperglicemia importante, grande aumento na osmolalidade sérica e evidência clínica de desidratação sem o acúmulo de ácido acetoacético e ß-hidroxibutírico. Em relação à CAD, são descritos como os extremos opostos ao longo do espectro do diabetes descompensado.

Na SHH, os níveis de insulina são suficientes para suprimir o desenvolvimento da lipólise e a cetogênese encontrados na CAD, mas são inadequados para promover a função anabólica normal e inibir a formação da glicose por meio da gliconeogênese e da glicogenólise. A hiperglicemia resulta tanto de deficiência relativa ou absoluta de insulina quanto devido à diminuição da resposta dos tecidos à insulina (aumento da resistência à insulina), resultando em aumento da gliconeogênese e da glicogenólise, reduzindo a taxa de absorção da glicose e sua utilização pelos tecidos periféricos levando a um aumento nos níveis de glicemia. A hiperglicemia por si desencadeia um estado altamente inflamatório que amplifica a desregulação da glicose. Ocorrerá diurese osmótica massiva, levando a um quadro de desidratação grave que pode variar em perdas hídricas de 15 a 20% e em casos graves associados ao coma, com perdas de até 24%. Esta redução de volume reduz a taxa de filtração glomerular, elevando os níveis de glicose, e pode levar à hiperosmolalidade monumental que se mostra na SHH. Por meio de vários mecanismos, essa hiperglicemia pode causar lesões vasculares e formação de trombos, interrompe a função fagocítica e oxidativa do sistema imune e finalmente rompe a barreira hematoencefálica e metabólica do sistema nervoso central, piorando a isquemia do tecido cerebral. A longo prazo, a hiperglicemia tem demonstrado efeitos deletérios tanto na micro como na macrocirculação, estando relacionada com o aumento da morbidade e mortalidade no paciente crítico.

Junto com a glicose, eletrólitos como o sódio, potássio, fosfato e magnésio também são perdidos acompanhados da diurese osmótica. A perda de sódio leva à diminuição do volume intravascular, mas a de água sempre será maior do que a de sódio, provocando desidratação hipertônica.

Os mecanismos responsáveis por limitar o acúmulo de cetoácidos na SHH ainda não estão totalmente esclarecidos. Alguns dados oferecem suporte para a hipótese de que a cetogênese é contida pela habilidade do pâncreas em secretar pequenas quantidades de insulina. Pequenas concentrações de insulina são necessárias para a inibição da lipólise e a estimulação da lipogênese, enquanto a absorção da glicose e a gliconeogênese requerem grandes concentrações. Além disso, a hiperosmolalidade e a desidratação têm sido descritas como inibidores da liberação de ácidos graxos livres do tecido adiposo.

Diagnóstico

A demora no diagnóstico e no tratamento de SHH é um dos maiores responsáveis pela mortalidade. Não há uma história típica ou sinais e sintomas que caracterizem a SHH. História de poliúria, polidipsia e perda de peso estarão presentes. Frequentemente, estes pacientes apresentarão diminuição do turgor, mucosas secas, taquicardia e podem ou não ter hipotensão. O neurológico pode variar de normal até um quadro de coma profundo. A hipótese de SHH deve ser considerada em pacientes hipovolêmicos que apresentam aumento do débito urinário, especialmente naqueles com diminuição do nível de consciência. Como não têm cetoacidose, dificilmente apresentam alteração do padrão respiratório. Alto índice de suspeição existe em pacientes adolescentes obesos com risco de DMT2 e crianças usam medicações que levam à hiperglicemia. O fato de o paciente ser obeso dificulta a avaliação do seu estado de desidratação, dificultando o diagnóstico e a gravidade do caso.

Os achados laboratoriais que caracterizam a SHH são glicose > 600mg/dL, HCO_3^- > 15mEq/L, osmolalidade sérica > 320mOsm/L e pH > 7,3, sem evidência de cetose significativa. Entretanto, o nível de acidemia será influenciado pela gravidade do choque que o paciente apresenta, podendo apresentar lactato aumentado. Da mesma forma, dependendo do grau de comprometimento renal, os níveis de ureia poderão estar aumentados. Pode haver desequilíbrio eletrolítico e, de acordo com a gravidade da acidose, aumento do potássio. O estado de desidratação hipertônica pode fazer com que o sódio esteja baixo ou mesmo elevado.

Tratamento

A experiência dos pediatras na condução dos pacientes com SHH é limitada, e os consensos atuais baseiam-se na experiência com os pacientes em CAD e nos estudos provenientes da condução de adultos com SHH.

Os objetivos no tratamento da SHH são:

– Restaurar o volume circulante e a perfusão tecidual.
– Repor as perdas de volume e a correção total do volume.
– Repor as perdas eletrolíticas.
– Correção da hiperglicemia e osmolalidade sérica.

A reposição de volume, ressuscitação, é o ponto-chave na condução da SHH. Recomenda-se expansão com SF a 0,9% 10 a 20mL/kg em 20 minutos, repetindo o quanto for necessário para reverter o quadro de choque, esta fase deve durar no máximo cerca de 2 horas. Na fase de manutenção, recomenda-se um cálculo para 48 horas, entretanto preferimos calcular para 24 horas com intervalos a cada 4 horas. Calculando as necessidades hídricas diárias por meio da fórmula de Holliday-Segar e as perdas para um déficit que, nos casos graves, pode chegar a 20%, seria oferecido nas primeiras 4 horas cerca de 10mL/kg, seguindo-se de 5mL/kg e finalmente 1mL/kg a cada 4 horas, com monitorizacão hemodinâmica (frequência cardíaca, pressão venosa central, pressão arterial) e readequação do volume oferecido conforme as necessidades. A solução oferecida seria o SF ao meio (com água destilada) para ter uma concentração de 0,45%.

A insulina apresenta papel secundário no tratamento da SHH, isto se deve ao fato de não haver uma cetoacidemia significativa. Frequentemente, é observada correção da glicemia após o restabelecimento da função renal e da taxa de filtração glomerular associada à correção gradual da hiperosmolalidade. A dose de insulina recomendada é de 0,1U/kg/h sem a aplicação inicial de uma dose de ataque. O nível de queda da glicemia deve ser de 75-100mg/dL (4 a 5,5mmol/L). Uma vez que a glicemia tenha atingido níveis de 250 a 300mg/dL, SG a 5% deve ser oferecido e a infusão de insulina reduzida pela metade e reavaliada.

Pela ausência de diurese cetótica importante, as perdas catiônicas urinárias são menores do que as observadas na CAD, que podem variar de acordo com o tempo da doença. As perdas de eletrólitos estimadas, baseadas nas encontradas nos adultos, seriam 3 a 7mmol/kg de fosfato, 4 a 6mEq/kg de potássio e 5 a 13mEq/kg de sódio. Os eletrólitos devem ser cuidadosamente monitorizados, sendo repostos conforme necessário.

Após a correção do estado hiperglicêmico e assim que o paciente estiver com seu volume intravascular restaurado, pode ser iniciada insulina subcutânea, assim como oferecer líquidos por via oral quando o nível de consciência o permitir.

Fenômenos tromboembólicos são frequentemente descritos, principalmente em pacientes com acesso venoso profundo, e podem ser responsáveis, em parte, pela alta mortalidade encontrada nos pacientes com SHH. Baixas doses de heparina por via subcutânea têm sido recomendadas para pacientes de mais idade, entretanto não existe nenhuma recomendação comprovada para seu uso em crianças com SHH.

CONTROLE GLICÊMICO NO PACIENTE CRÍTICO

O controle e a monitorização da glicemia no paciente crítico é um fato indiscutível. Os níveis de hipoglicemia, seu reconhecimento e tratamento já foram abordados neste capítulo. O que atualmente é palco de discussão é a condução da hiperglicemia no paciente não diabético.

Estudos realizados em pacientes críticos adultos demonstraram que o controle glicêmico com uso de insulina foi responsável pela diminuição da mortalidade e do tempo de internação destes pacientes. Com isto, extrapolou-se esta conduta para pediatria, sendo que poucos estudos foram desenvolvidos para se impor um consenso dentro da pediatria.

O que se sabe hoje em dia é que a hiperglicemia, assim como a hipoglicemia, na chegada do paciente crítico é um marcador de gravidade e mau prognóstico. Os níveis máximos de glicemia aceitáveis seriam em torno de 180mg/dL e, a partir destes valores, duas condutas impõem-se atualmente. A mais forte é de que a partir de 180mg/dL, com o paciente apresentando glicosúria, inicie-se insulina por via intravenosa para o controle da glicemia. Outra linha recomenda que antes de iniciar a terapia insulínica se diminua a oferta de glicose trocando o SG a 10% do soro basal pelo SG a 5%, assim como não utilizar soro glicosado como diluente para as medicações. Caso estas medidas não deem resultado, discutir a introdução de insulina. Esta conduta mais cautelosa com o uso da insulina deve-se ao fato de que a ocorrência de hipoglicemia no paciente pediátrico é muito mais devastadora do que a encontrada nos pacientes adultos, quando comparada com o efeito da hiperglicemia nos níveis já mencionados, sendo que estudos recentes têm apresentando a hipoglicemia com um efeito indesejável e não incomum com o uso da insulina para o controle glicêmico em crianças. Em nosso caso, adotamos a segunda linha de conduta. É importante lembrar que outros distúrbios decorrentes do uso da insulina, normalmente não avaliados à beira do leito, também apresentam resultados catastróficos, como a hopocalemia.

Resumindo, a glicemia no paciente crítico deve ser monitorizada desde sua chegada até sua estabilização, devendo-se evitar a hipoglicemia e também os níveis acima de 180mg/dL. A partir daí, a forma como vai ser controlada deve ser feita de acordo com os dados apresentados na literatura e pela experiência adquirida em cada serviço.

BIBLIOGRAFIA

Belluomini F. Cetoacidose diabetica. In Reis MC, Zambon MP. Manual de urgências e emergências em pediatria. Rio de Janeiro: Revinter; 2010. pp.315-8.

Bohn D, Daneman D. Diabetic ketoacidosis and cerebral edema. Curr Opin Pediatr 2002;14:287-291.

Dunger DB, Sperling MA, Acerini CL et al. European Society for Paediatric Endocrinology/Lawson Wilkins Pediatric Endocrine Society Consensus Statement on Diabetic Ketoacidosis in Children and Adolescents. Pediatrics 2004;113:e13340.

Faustino EV, Apkon M. Persistent hyperglycemia in critically ill children. J Pediatr 2005;146:30-4.

Hirshberg E, Lacroix J, Sward K et al. Blood glucose control in critically ill adults and children. Chest 2008;133:1328-35.

Hirshberg E, Larsen, G, Van Duker H. Alterations in glucose homeostasis in the pediatric intensive care unit: hyperglycemia and glucose variability are associated with increased mortality and morbidity. Pediatr Crit Care Med 2008;9:361-6.

Hom J, Sinert R. Is fluid therapy associated with cerebral edema in children with diabetic ketoacidosis? Ann Emerg Med 2008; 52:69-75.

Klein GW, Hojsak JM, Rapaport R. Hyperglycemia in the pediatric intensive care unit. Curr Opin Clin Nutr Metab Care 2007;10:187-92.

Levin DL. Cerebral edema in diabetic ketoacidosis. Pediatr Crit Care Med 2008;9: 320-9.

Sherry NA, Levitsky LL. Management of diabetic ketoacidosis in children and adolescents. Pediatr Drugs 2008;10:209-15.

Toledo JD, Modesto V, Peinador M et al. Sodium concentration in rehydration fluids for children with ketoacidotic diabetes: effect on serum sodium concentration. J Pediatr 2009;154:895-900.

Venkatraman R, Singhi SC. Hyperglycemic hyperosmolar nonketotic syndrome. Indian J Pediatr 2006;73:55-60.

Weinzimer SA, Canarie MF, Faustino EVF et al. Disorders of glucose homeostasis. In Nichols DG. Roger's Textbook of pediatric intensive care. Philadelphia: Lippincott Williams & Wilkins; 2008. pp.1599-1614.

Wolfsdor J, Glaser N, Sperling MA. Diabetic ketoacidosis in infants, children, and adolescents. A consensus statement from the American Diabetes Association. Diabetes Care 2006;29:1150-9.

Zijlmansa WCWR, Van Kempenb AAMW, Serliec MJ et al. Glucose metabolism in children: influence of age, fasting, and infectious diseases. Metabol Clin Exp 2009;58: 1356-65.

CAPÍTULO 4

Nutrição Enteral

ALEXANDRE ESTEVES DE SOUZA LIMA

INTRODUÇÃO

Oferta nutricional fornecida diretamente ao trato digestório através de sonda ou ostomia, distalmente à cavidade oral.

Indica-se a nutrição enteral (NE) em pacientes com risco de desnutrição ou desnutridos sem possibilidade de ingestão adequada por via oral (VO), quando o trato digestório apresenta condições de uso seguro, efetivo e sem contraindicações.

O suporte nutricional enteral apresenta algumas metas primárias, como obtenção de oferta calórica e proteica apropriadas, ganho ou manutenção do peso e controle glicêmico adequado.

Em mamíferos, a superfície epitelial dos tratos digestório, respiratório e, em menor extensão, geniturinário, são as portas de entrada para a maioria dos organismos infecciosos, produtos alimentares e antígenos da dieta.

Os mecanismos imunes de defesa nestes sistemas representam um complexo mas elegante rede de tecidos e células especializados referidos como um "sistema imune mucoso". Sugere-se que este "sistema" esteja envolvido em importante papel na defesa contra patógenos. A imunidade inata parece estar envolvida na liberação de citocinas inflamatórias e desenvolvimento de uma resposta imune adaptativa e, ao mesmo tempo, ocorre resposta celular com células T e B para os antígenos específicos.

Desde algum tempo, tem-se uma compreensão progressiva do sistema imune mucoso, tornando-se evidente a participação significativa da nutrição neste processo. Especificamente, a desnutrição, via de administração, aleitamento materno ou componentes nutricionais específicos (por exemplo, glutamina, vitamina A, zinco) têm efeito em diferentes aspectos da resposta imune mucosa.

A nutrição pode ter impacto na saúde em diversos aspectos. Primeiramente, há um reconhecimento crescente como um fator que pode alterar profundamente o curso e o prognóstico clínico do paciente pela redução da duração da internação hospitalar, gravidade da doença ou necessidade de outras terapias, sendo exemplificado no uso do aleitamento materno no período neonatal e redução do risco de morte e infecção. A nutrição também é considerada a influência-chave do começo ao fim da vida do organismo, com consequências tardias na saúde, incluindo risco cardiovascular, obesidade e câncer e também a dieta é um veículo para a introdução de fatores toxicológicos (por exemplo drogas, contaminantes etc.) ou organismos patogênicos.

Deve-se avaliar a interação droga-nutriente quanto à farmacocinética: absorção (biodisponibilidade), distribuição (afinidade para tecidos específicos), metabolismo (indução ou inibição enzimática) e eliminação (excreção renal). Existem fatores de risco e efeitos potenciais na interação em crianças como imaturidade da função de órgãos, alta necessidade de nutrientes, composição corporal, desenvolvimento e meio de oferta (tipos de sondas). Algumas situações específicas devem ser enfatizadas na faixa etária pediátrica, como queimados, convulsivos, prematuros e oncológicos.

Lesões agudas marcadamente alteram as necessidades energéticas, induzindo uma resposta hipercatabólica que é proporcional à magnitude, à natureza e à duração do dano. Ocorre elevação dos hormônios contrarreguladores levando à resistência à insulina e ao hormônio do crescimento, resultando em catabolismo de proteínas endógenas, carboidratos e lipídios para suprimento das necessidades energéticas e resposta metabólica ao estresse.

Pacientes com alto risco para alterações metabólicas que necessitam de atenção para suporte nutricional estão listados no quadro V-25.

Vários fatores influenciam a decisão do tipo de suporte nutricional, como o tempo de início e progressão, quantidade, formulação, parâmetros de monitorização e, inclusive, se o suporte é seguro.

A triagem nutricional é um instrumento para a identificação de pacientes desnutridos ou com risco nutricional. A rapidez no diagnóstico e consequente tratamento têm um impacto nos resultados em termos de resistência à infecção, cicatrização de ferida, duração de internação, ocorrência de complicações e comprometimento do crescimento.

A prevalência de desnutrição em crianças hospitalizadas mantém-se inalterada há vários anos. Tem implicações na duração da internação, curso da doença e morbidade. Enquanto os problemas associados à desnutrição já são bem documentados, a superalimentação também acarre-

> **Quadro V-25** – Pacientes de risco para alterações metabólicas.
>
> – Alterações de IMC:
>   • Desnutrição (< percentil 5 para a idade)
>   • Sobrepeso (percentil 85-95 para a idade)
>   • Obesidade (> percentil 95 para a idade)
> – Alteração de peso > 10% (ganho ou perda)
> – Falha de atingir meta nutricional
> – Uso de relaxante muscular > 7 dias
> – Doenças: TCE, oncológicos, grande queimado, estados hipercatabólicos (estado de mal convulsivo, hipertermia, SIRS, disautonomia) ou hipocatabólicos (hipotermia, hipotireoidismo, coma induzido)
> – Intenação em UTI > 4 semanas
> – Falha de desmame ventilatório ou necessidade de suporte ventilatório > 7 dias

IMC = índice de massa corporal; TCE = traumatismo cranioencefálico; SRIS = síndrome de resposta inflamatória sistêmica; UTI = unidade de terapia intensiva.

ta consequências deletérias (prolongar a duração da ventilação mecânica, alterar a função hepática ou aumentar o risco de infecção associado à hiperglicemia).

A NE apresenta benefícios sobre a nutrição parenteral (NP) que incluem menor custo, facilidade de uso, administração mais segura, suporte mais fisiológico, manutenção de integridade do trato digestório e menor risco de complicações metabólicas e infecciosas.

Considera-se ideal iniciar a NE até 48 a 72 horas após a admissão, existindo trabalhos que sugerem benefícios de início precoce (< 24 horas). A NE pode ser iniciada precocemente após cirurgia, sabendo-se que a motilidade do intestino delgado retorna ao normal em 6-8 horas; do estômago, depois de 24-48 horas; e do cólon, recupera-se após 48-72 horas.

Observa-se uma mudança significativa do foco no campo da nutrição. Antigamente, o interesse era o de atingir as necessidades nutricionais, prevenir deficiências e aspectos práticos da alimentação. Embora estes se mantenham importantes, o novo foco é o efeito biológico que a nutrição tem no organismo com maior consequência para a saúde.

INDICAÇÕES E CONTRAINDICAÇÕES PARA A NUTRIÇÃO ENTERAL

O algoritmo para a oferta do suporte nutricional está demonstrado na figura V-7. As indicações e contraindicações da NE estão exemplificadas abaixo.

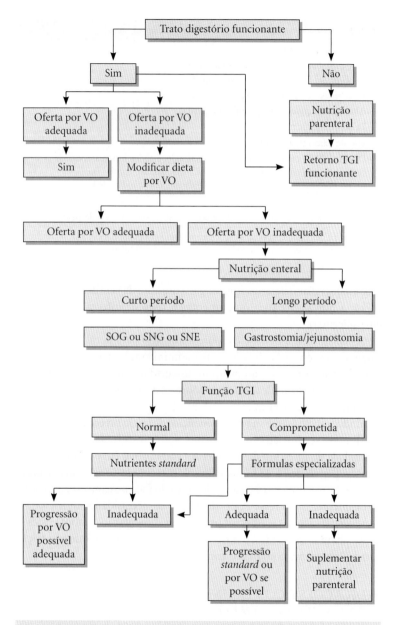

Figura V-7 – Fluxograma para a oferta de suporte nutricional. TGI = trato gastrintestinal; SOG = sonda orogástrica; SNG = sonda nasogástrica; SNE = sonda nasoentérica; VO = via oral. Baker et al., 2007.

Indicações:

- Oferta por VO insuficiente:
  - Anorexia – nervosa, secundária a doença crônica, secundária a medicação (por exemplo quimioterapia), aversão a alimentos.
  - Má absorção – fibrose cística, síndrome do intestino curto, insuficiência pancreática, doença hepática colestática.
  - Aumento das necessidades – displasia broncopulmonar (DBP), cardiopatia congênita, recuperação da desnutrição, infecção.
- Terapia primária: doenças metabólicas, doença inflamatória intestinal.
- Disfunção motora oral: prematuridade, alterações neuromusculares, lesão neurológica.
- Anormalidade estrutural ou funcional do trato digestório: malformações congênitas, estenose esofágica, pseudo-obstrução intestinal.
- Doença crítica: queimadura, traumatismo, cirurgia.

Contraindicações:

- Obstrução gastrintestinal.
- Íleo prolongado.
- Enterocolite.
- Fístula digestiva.
- Pancreatite grave.
- Isquemia intestinal.
- Doença inflamatória intestinal gravemente agudizada.

A nutrição parenteral está indicada quando há contraindicação ou incapacidade de atingir a meta nutricional apenas com a nutrição enteral.

VIAS DE ACESSO

Conforme demonstrado na figura V-8, a escolha do acesso enteral será determinada por uma série de fatores como indicação, duração, integridade anatômica e funcional do trato digestório, risco de aspiração pulmonar etc. Não existem dados suficientes na literatura para a recomendação a respeito do local da alimentação enteral (gástrico *versus* pós-pilórico).

As sondas para NE variam no comprimento e largura, devendo ser escolhidas conforme o tamanho do paciente e tipo de dieta utilizada (viscosidade, volume etc.). Os diâmetros variam de 5 a 12Fr, sendo que as maiores são utilizadas preferencialmente para a descompressão gástrica.

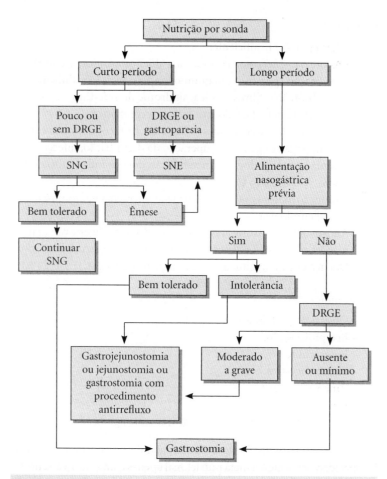

Figura V-8 – Fluxograma para a decisão para acesso enteral. DRGE = doença do refluxo gastroesofágico; SNG = sonda nasogástrica; SNE = sonda nasoentérica. Baker et al., 2007.

Devem ser locadas com técnica adequada e somente liberadas para utilização de infusão da dieta após a verificação de posicionamento correto (radiografia).

As sondas confeccionadas por polietileno ou PVC são rígidas e têm necessidade de troca a cada quatro dias para evitar perfuração intestinal. Atualmente, utilizam-se sondas de poliuretano que são mais macias e flexíveis, têm maior diâmetro interno e menor risco de obstrução.

Sempre que possível, a alimentação gástrica deve ser preferida em relação à intestinal, pois permite um processo digestivo e resposta hormonal mais fisiológica. O estômago serve como um reservatório e permite uma velocidade de infusão maior, dietas com maior osmolaridade, menor risco de *dumping* e possibilidade de infusão em bolo. No entanto, frequentemente, apresenta algumas restrições que dificultam seu uso, como doença do refluxo gastroesofágico (DRGE), gastroparesia, aspiração, vômitos ou dificuldade de proteção de vias aéreas.

A alimentação orogástrica está indicada para prematuros (principalmente < 34 semanas com reflexo imaturo de vômitos) ou jovens lactentes que são respiradores nasais obrigatórios. Também é utilizada em pacientes com atresia de coanas e fratura de base de crânio (ou suspeita).

A alimentação nasogástrica é o modo mais simples, barato, de fácil inserção e largamente utilizado como nutrição enteral. No entanto, facilmente sofre deslocamento e é desconfortável. Geralmente é utilizada por curtos períodos, embora alguns pacientes mantenham por tempo prolongado com locação cíclica (por exemplo, para nutrição noturna). Pode causar irritação na pele e mucosa, além de complicações como sangramento, sinusite, otite média e obstrução nasal.

A gastrostomia (GT) é utilizada em nutrição enteral prolongada (> três meses). Utiliza sondas de silicone ou poliuretano e pode ser compatível com a sonda jejunal. Apresenta vantagens como menor probabilidade de deslocamento ou obstrução (diâmetro interno de 16 a 20Fr). Entretanto, é mais invasiva, pode apresentar complicações locais (granuloma, infecção, irritação da pele) ou sistêmicas (peritonite, perfuração intestinal, abscesso e sangramento), além de poder exacerbar a DRGE. Pode ser locada cirurgicamente ou percutânea (endoscopia ou fluoroscopia). Atualmente, a indicação cirúrgica fica limitada a pacientes com anormalidades anatômicas (estenose de esôfago, cirurgias abdominais prévias ou DRGE grave com necessidade de fundoplicatura e/ou piloroplastia), contraindicações da laparoscopia (ascite, grande hepato ou esplenomegalia) ou por motivos econômicos. A via percutânea apresenta menor incidência de complicações e de sintomas da DRGE secundários. Apresenta menor desconforto após o procedimento e pode ser utilizada mais precocemente.

A alimentação jejunal é útil para pacientes com DRGE e/ou gastroparesia, vômitos frequentes (por exemplo oncológico em quimioterapia) e com elevado risco de aspiração pulmonar. Apresenta a vantagem de transpor um estômago com dismotilidade, entretanto, perde a parte gástrica do processo digestivo e atividade bactericida do estômago. Deve ser utilizada com uma velocidade de infusão mais lenta, com fórmulas de menor osmolaridade, além de a sonda poder deslocar retrogradamente para o estômago e ter maior risco de obstrução pelo diâmetro reduzido.

A alimentação nasojejunal é usada primariamente por curto período em pacientes que necessitam transpor o estômago. Também pode ser usada por períodos maiores em pacientes em ventilação mecânica ou naqueles com limitação para anestesia ou procedimento cirúrgico.

As sondas pós-pilóricas apresentam certa dificuldade para a locação correta e sofrem deslocamento facilmente, com necessidade de confirmação radiológica antes do início da alimentação. Podem ser locadas no estômago e aguardar a migração pós-pilórica pelo peristaltismo sem diferença da progressão com ou sem o uso de peso na extremidade distal. A literatura já demonstrou a ineficácia da metoclopramida na progressão transpilórica, sendo ainda questionada a ação da eritromicina.

A alimentação gastrojejunal pode ser usada para NE prolongada em pacientes com DRGE grave e com restrições a procedimentos antirrefluxo ou por período curto naqueles que têm gastrostomia, mas que apresentaram intolerância à alimentação gástrica. Apresenta dificuldade quanto à locação (sondas longas), deslocamento (retrógrado para estômago). Em pacientes neuropatas, não existem diferenças com relação às complicações (infecção, pneumonia aspirativa ou esofagite) entre a gastrostomia com procedimento antirrefluxo e a gastrojejunostomia.

A jejunostomia cirúrgica pode ser útil para pacientes com NE jejunal prolongada (> seis meses), mas é tecnicamente mais difícil e tem maior risco de complicações (volvo, vazamento, intussepção etc.).

Por vezes, é difícil determinar quando está indicada a transição ou troca do tipo de suporte nutricional de um paciente. Avaliam-se alguns fatores como estabilidade da condição clínica, estado ou desenvolvimento neurológico, função motora gastrintestinal, função digestiva, função mucosa, adequação da excreção, disposição emocional e ambiente. Descreve-se um fluxograma para a escolha da via de administração (Fig. V-8).

ADMINISTRAÇÃO

A NE pode ser administrada em bolo, sendo o meio mais fisiológico pelo fato de mimetizar uma refeição. É conveniente para uso ambulatorial e geralmente são reservados para pacientes com nutrição gástrica devido ao fato de que o acesso pós-pilórico pode não tolerar grandes volumes ou dietas hiperosmolares. Não deve ser utilizada em pacientes com DRGE ou gastroparesia e pode ser limitada pela ocorrência de vômitos ou *dumping*.

Geralmente, inicia-se a infusão em bolo com pequenos volumes de uma solução isotônica, não sendo necessário diluição da fórmula. No primeiro dia, oferece-se 25% das necessidades calóricas e o volume total pode ser fracionado em seis a oito vezes. Aumenta-se a oferta conforme a tolerância do paciente (com aumento de cerca 25% a cada dia), obtendo-se a meta alimentar em três a quatro dias.

A infusão intermitente pode ser realizada por gravidade ou bomba de infusão (BI), determinando-se a quantidade, a velocidade de infusão, a duração e o término.

A infusão contínua é realizada preferencialmente com BI, principalmente na NE pós-pilórica, sendo também interessante em alguns pacientes com gastrostomia ou sonda nasogástrica (SNG). É particularmente útil em pacientes desnutridos que temporariamente necessitam de uma quantidade de calorias considerável para *catch-up* e que não toleram grandes volumes em bolo. Pacientes críticos, com doença intestinal ou síndromes disabsortivas (por exemplo, intestino curto), parecem necessitar de menores necessidades energéticas quando se utiliza da infusão contínua, sugerindo, aparentemente, melhor absorção.

Deve-se ressaltar que durante a infusão contínua as gorduras não emulsificadas (leite materno ordenhado e alguns nutrientes modulares, (como triglicerídeo de cadeia média – TCM) podem precipitar na sonda, resultando em perda energética significativa, além de grande infusão inadvertida de lipídios quando lava a sonda com água no final da infusão, podendo causar desconforto abdominal.

A intolerância alimentar pode ser contornada a partir de uso de fórmulas com diferentes densidades calóricas, menores volumes, especialmente para pacientes com distensão abdominal e vômitos, evitando-se, no entanto, soluções com osmolaridade incompatíveis com a capacidade absortiva e mantendo-se o paciente hidratado com monitorização rigorosa da diurese, densidade urinária, balanço hídrico e ganho de peso.

A administração das dietas enterais pode ser por sistema aberto ou fechado. O sistema aberto refere-se à NE que exige manipulação prévia à administração, podendo ser encontrada na forma líquida ou pó. Apresenta a vantagem do custo reduzido e desvantagens como dificuldade de elaboração, manejo de viscosidade, osmolaridade e fluidez, menor estabilidade microbiológica, menor tempo de validade e dificuldade de assegurar oferta adequada de micronutrientes. O sistema fechado refere-se à NE pronta para uso com maior custo, mas oferta adequada de micronutrientes, osmolaridade conhecida, menor risco de contaminação e maior prazo de validade.

OFERTA ENERGÉTICA E HÍDRICA

O metabolismo energético é baseado na provisão de substratos proteicos e não proteicos. As necessidades energéticas são necessárias para a manutenção das funções metabólicas. Pacientes pediátricos apresentam diferenças em relação aos adultos pelas necessidades adicionais para crescimento, perda de calor, atividade física, além de dependerem do estado metabólico e das reservas nutricionais.

Existem várias fórmulas para o cálculo de oferta (por exemplo, Holliday-Segar, Harris Benedict etc.) devendo-se adequar para as condições clínicas do paciente.

Para ajustar a oferta conforme a natureza da lesão, gravidade e atividade dos pacientes, utiliza-se de fatores de correção da lesão ou atividade no cálculo das necessidades energéticas. No entanto, pacientes críticos que estão sedados, em uso de ventilação mecânica, podem ter redução significativa do gasto energético, secundário a vários fatores, como diminuição da atividade, diminuição das perdas insensíveis de líquidos e ausência de crescimento transitório. Portanto, deve-se reavaliar a aplicação desses fatores de correção uniformes para vários grupos de pacientes em unidade de terapia intensiva (UTI), pois são simplistas, incorretos e podem aumentar o risco de superalimentação.

Deve-se adequar a oferta hídrica com tanto cuidado quanto se calcula as necessidades calóricas. Pode ocorrer hidratação em excesso (por exemplo, na realimentação de desnutridos), desidratação quando ocorre subestimação das perdas (por exemplo, diarreia, vômitos) ou utiliza-se de fórmulas com elevada osmolalidade. A oferta excessiva de calorias combinada com infusão fluídica insuficiente pode resultar em redução da excreção da carga de solutos, uremia e acidose.

A quantidade de água na dieta varia conforme sua densidade calórica. Por exemplo:

– Dieta 1,0 a 1,2: 860-800mL de água/1.000mL de dieta.
– Dieta 1,5: 760-780mL de água/1.000mL de dieta.
– Dieta 2,0: 690-710mL de água/1.000mL de dieta.

TIPO DE FÓRMULA

A escolha do tipo de fórmula depende da idade do paciente, necessidades nutricionais, condições prévias e tipo de acesso enteral (gástrico *versus* jejunal), tipo do paciente (ambulatorial ou internado), horário da alimentação (por exemplo, noturna), tolerância aos alimentos, doença de base específica (intolerâncias) e problemas específicos (vômitos, gastroparesia, *dumping*).

Preconiza-se o uso de leite materno exclusivo até os 6 meses de idade, sendo que, a partir deste período, está indicada a introdução de alimentos complementares. A partir dos 6 meses, a maioria das crianças atinge estágio de desenvolvimento geral e neurológico (mastigação, deglutição, digestão e excreção), que as habilitam a receber outros alimentos além do leite materno.

Diante da impossibilidade do aleitamento materno, deve-se utilizar uma fórmula infantil que satisfaça às necessidades do lactente, conforme recomendado. Antes do sexto mês, deverá ser utilizada uma fórmula de partida e, a partir do sexto mês, recomenda-se uma fórmula infantil de seguimento. Nas crianças em uso de fórmulas infantis modificadas, a introdução de alimentos não lácteos poderá seguir o mesmo preconizado para aquelas em aleitamento materno exclusivo (a partir dos 6 meses).

As fórmulas de partida devem suprir adequadamente as necessidades de nutrientes de crianças saudáveis, quando utilizadas de forma exclusiva até 6 meses de idade. Os macronutrientes apresentam carboidratos principalmente na forma de lactose e/ou maltodextrina, as proteínas têm um teor superior quando comparado ao do leite humano devido a sua menor biodisponibilidade e as gorduras podem ser lácteas ou substituídas por vegetal (visando à melhora da digestibilidade e à maior oferta de ácidos graxos essenciais). Apresentam um pH mais ácido, visando aumentar a absorção de cálcio e com adição de minerais, oligoelementos e vitaminas e densidade energética de 60 a 70kcal/100mL.

As fórmulas de seguimento, utilizadas como substitutos do leite materno a partir do sexto mês e para crianças na primeira infância (12 meses a 3 anos), apresentam-se em forma líquida ou pó, também devendo adequar-se às necessidades nutricionais desta faixa etária, ou seja, com teor proteico semelhante às fórmulas de partida e maior teor de ferro.

O leite materno é insuficiente para prematuros, sendo necessário adicionar fortificantes para pacientes nascidos com menos de 35 semanas. Crianças com idade gestacional > 35 semanas não necessitam tanto de cálcio e fósforo quanto é oferecido pelos fortificantes, mas podem beneficiar-se do uso de fortificantes quando necessitam de restrição do volume oferecido.

A formulação das dietas enterais pode ser dividida em artesanal ou industrializada. As dietas artesanais são preparadas à base de alimentos na sua forma intacta *in natura*, produtos alimentícios que passaram por processamento e/ou módulos de nutrientes, sendo liquidificadas em cozinha (doméstica ou hospitalar). As dietas industrializadas são aquelas produzidas industrialmente com várias marcas no mercado. São encontradas em sistema aberto ou fechado.

Quanto à complexidade, as NEs classificam-se em polimérica e oligomérica (semielementar ou elementar). A dieta polimérica é composta por macronutrientes na sua forma intata (por exemplo, proteína íntegra), sendo indicada para pacientes com capacidade de digestão e absorção normais. As dietas oligoméricas utilizam proteínas, carboidratos e gorduras com maior digestibilidade e menor alergenicidade, sendo indicadas em doenças com comprometimento funcional ou anatômico do trato digestório (por exemplo, síndromes disabsortivas). A dieta semielementar utiliza proteína na forma parcialmente hidrolisada (oligopeptídeos), e a elementar, proteína totalmente hidrolisada (aminoácidos).

As dietas enterais pediátricas geralmente são oferecidas a partir de 1 ano de idade, mas já existem dietas que podem ser utilizadas de 1 a 12 meses de idade e ainda para diferentes faixas etárias de 1 a 10 anos. A partir de 6 a 10 anos de idade, indica-se o uso das dietas enterais de adultos.

Para pacientes de 1 a 10 anos, os suplementos geralmente são normocalóricos (1kcal/mL), apresentam menor oferta de proteína, sódio, potássio, cloro e magnésio do que as dietas para adultos (ou > 10 anos) e, comumente, atendem às necessidades proteicocalóricas, vitaminas e minerais, podendo ser utilizadas como fonte única de nutrição e infundidas por sondas.

Suplementos orais e enterais podem ser utilizados para crianças, adequando-se para cada faixa etária. Os suplementos utilizados em adultos podem ser utilizados para crianças a partir de 10 anos de idade, ressaltando-se a avaliação do paciente quanto à necessidade de adequar a oferta de vitaminas (por exemplo, vitamina D) e minerais (cálcio, fósforo, ferro e zinco) para as DRIs (*Dietary Reference Intakes* – Ingestão Dietética de Referência).

Estas fórmulas poliméricas são geralmente isentas de lactose, variam de 1 a 2kcal/mL e são acrescidas ou não de fibras. Dependendo da densidade calórica, deve-se adequar a oferta hídrica e monitorizar a ocorrência de diarreia osmótica nas dietas hiperosmolares, úteis para pacientes que necessitam de restrição hídrica.

Até o momento, não é recomendado o uso rotineiro de imunomodulação por dietas ou nutrientes em pacientes pediátricos críticos.

COMPONENTES DAS DIETAS

As dietas enterais são compostas por proteínas, carboidratos, lipídios, fibras, eletrólitos, minerais e vitaminas, de forma balanceada, que atendem às recomendações adequadas à idade e à condição clínica dos pacientes.

Módulos de nutrientes são compostos por um ou vários nutrientes que podem ser combinados com uma dieta para adicionar ou alterar sua composição. Podem ser designados como alimentos ou medicamentos que preenchem necessidades específicas (por exemplo, margarina e triglicerídeos de cadeia média – TCM, respectivamente). Permitem combinações flexíveis e incluem carboidratos, proteínas, lipídios, vitaminas e minerais. Aumentam determinado componente, mas deve-se ter o cuidado de não resultar em redução relativa de outros nutrientes na composição final, tornando-a desbalanceada ou ainda com aumento calórico associado à elevação da osmolaridade. Na maioria das vezes, o primeiro passo para aumentar a oferta calórica de uma fórmula é o aumento da sua concentração, mantendo a distribuição original dos nutrientes e diminuindo o risco de oferecer uma dieta final com deficiência de determinado nutriente.

Os carboidratos (CHO) são os módulos mais baratos, variando de polissacarídeos, oligossacarídeos, dissacarídeos, polímeros de glicose ou monossacarídeos. São frequentemente usados para aumentar a densidade calórica, combinam-se bem com fórmulas líquidas e contribuem para a osmolaridade final da dieta (inversamente proporcional ao tamanho da molécula). Pode utilizar-se de uma dieta com restrição específica de determinado CHO para cada deficiência de absorção (por exemplo, lactose).

Em estados hipercatabólicos, a oferta exclusiva de CHO é inefetiva para reduzir a produção endógena de glicose via gliconeogênese. Portanto, mantém-se o catabolismo proteico adaptativo (inclusive de locais críticos como musculatura diafragmática e cardíaca) para produzir glicose e proteínas inflamatórias, limitado pelas reservas proteicas reduzidas em pacientes pediátricos.

Embora já exista uma recomendação do controle agressivo e rigoroso da glicemia em pacientes adultos de UTI, ainda não há dados definitivos na faixa etária pediátrica.

As gorduras são recomendadas para pacientes > 2 anos de idade em quantidade aproximada de 30% da oferta dietética. Os triglicerídeos de cadeia longa (TCL) contêm ácidos graxos com cadeia de carbono maior de 12 carbonos em sua estrutura e apenas estes contêm os ácidos graxos essenciais, estimulam a formação de quilomícrons e, portanto, transportam as vitaminas lipossolúveis. Os TCMs apresentam-se com 6 a 12 átomos de carbono, não são reesterificados pelos enterócitos, mas são transportados ligados à albumina como ácidos graxos livres pela circulação portal. Não são estocados em depósito de gordura, mas são oxidados para ácido acético e têm eficiência de absorção cerca de 4 vezes maior do que os TCL, sem necessidade da carnitina. Os ácidos graxos de cadeia curta (com menos de seis carbonos na sua estrutura), são formados no trato digestório e não estão disponíveis como módulos nutricionais.

As gorduras são os macronutrientes com maior densidade calórica, sendo que os TCMs oferecem 8,3kcal/g e os TCLs 9kcal/g. Geralmente, são insolúveis em água e, embora o TCM seja menos insolúvel do que o TCL, não necessitam de emulsificantes se a concentração for < 30% da oferta energética, devendo ser formulados diariamente e a infusão não deve ficar parada por mais de 3 a 4 horas. Pode ocorrer precipitação da solução e risco de aspiração da formulação por refluxo ou vômito com complicação como a pneumonia lipóidica.

As proteínas estão disponíveis como proteínas intatas, hidrolisadas ou aminoácidos. Na forma íntegra, apresentam-se como lactoalbumina, ovo e caseinato de sódio ou de cálcio, necessitam de digestão para peptídeos menores antes da absorção e são mais palatáveis. Hidrolisado proteico são proteínas que tiveram alteração enzimática ou química para pequenos peptídeos ou aminoácidos livres e, portanto, têm sua absorção facilitada. No entanto, podem aumentar a osmolaridade e causar diarreia, vômitos, náusea, *dumping*, retardo do esvaziamento gástrico e distensão abdominal.

Os módulos proteicos devem levar em consideração a qualidade da proteína, osmolaridade, viscosidade, palatabilidade e preferência do paladar do paciente. Contribuem para a carga osmolar renal e devem ser incluídos nos cálculos da estimativa da carga de soluto renal.

As ofertas calóricas e proteicas estão intimamente relacionadas. Antes da suplementação proteica, deve-se avaliar a oferta energética, sendo que ofertas maiores que 4mg/kg/dia de proteína não oferecem vantagens no crescimento e, inclusive, podem causar uremia e acidose. Existe uma estimativa das necessidades proteicas conforme a faixa etária (0-2 anos: 1-3g/kg/dia; 2-13 anos: 1,5-2g/kg/dia e 13-18 anos: 1,5g/kg/dia).

Fibras são compostas de substâncias presentes na parede celular de plantas que são resistentes a digestão humana, polissacarídeos (celulose, hemicelulose, pectina, goma) ou não polissacarídeos (principalmente lignina). Podem ser solúveis (hemicelulose, pectina, goma) ou insolúveis (celulose, lignina e algumas hemiceluloses). As fibras solúveis são metabolizadas no intestino grosso e delgado pela flora bacteriana e as insolúveis aumentam o tamanho das fezes, diminuem a velocidade do trânsito intestinal, do esvaziamento gástrico, da absorção de glicose e do colesterol sérico. São frequentemente utilizadas em NE para regularizar o hábito intestinal, tanto por fazer as fezes mais macias quanto por diminuir a velocidade do trânsito intestinal.

SUPLEMENTOS

Suplementos nutricionais são uma parte do suporte nutricional. São nutrientes ou grupos de nutrientes que sozinhos não podem ser a única fonte de nutrição. Podem ter efeitos separados e distintos de suas funções como nutrientes. Podem ser usados para prevenir ou corrigir uma deficiência de nutriente, aumentar a dieta ou para atingir as necessidades para nutrientes específicos que não estão disponíveis com a dieta.

Incluem fortificante do leite materno, fórmulas, macronutrientes modulares (proteína, carboidrato ou lipídio), alimentos funcionais, vitaminas, minerais e oligoelementos. Contêm um ou mais ingredientes dietéticos ou seus constituintes administrando-se como pílula, cápsula, tablete ou líquido.

Sua classificação varia como suplemento, alimento convencional ou medicamento, conforme a indicação e a avaliação do órgão competente.

A decisão do uso de suplementos deve ser baseada e validada a partir do estabelecimento de sua eficácia e segurança. São utilizados para aumentar a oferta nutricional, mantendo a composição calórica adequada e adequando o suporte para o crescimento e desenvolvimento.

Existem alguns problemas sobre a utilização de suplementos como uso sem indicação para suporte nutricional, a classificação é determinada por informações do fabricante, vários produtos não têm validade científica e os profissionais sabem pouco sobre a prevalência ou características do uso de suplementos pediátricos.

Alimentos funcionais são aqueles que demonstram afetar beneficamente uma ou mais funções no organismo. Temos como exemplos os pré-bióticos, pró-bióticos e simbióticos que, em várias situações, não têm seu mecanismo de ação conhecido, podendo, inclusive, ser prejudicial e não apresentam evidências para seu uso em pacientes pediátricos críticos.

COMPLICAÇÕES

Existem algumas recomendações e cuidados para a administração da NE, como verificar periodicamente o posicionamento da sonda (por meio de fixação ou radiografia), iniciar infusão somente após certeza da localização adequada da sonda, manter o paciente **sempre** em decúbito elevado (30-45°), **nunca** adicionar substâncias, medicamentos ou alimentos às fórmulas e **sempre** lavar a sonda antes e após cada infusão do alimento com água para evitar sua obstrução.

O vômito é um problema frequentemente observado em pacientes alimentados com sondas e pode resultar em aspiração pulmonar ou problemas respiratórios crônicos. Idealmente, o paciente deve estar em decúbito elevado a 30° para prevenir vômito e aspiração. DRGE pode ocorrer após iniciar nutrição por sonda gástrica ou gastrostomia, porém não é o único fator, podendo ser causado por piora da doença de base, infecção, volume excessivo etc.

Deve-se adequar a infusão com alteração da forma de alimentação: redução da velocidade de infusão (por exemplo, infusão contínua em maior tempo), concentração da fórmula ou redução do volume infundido (com diminuição da oferta total).

Na literatura, o uso de pró-cinético é duvidoso, utilizando-se para o tratamento medicamentoso do DRGE os bloqueadores H_2 ou inibidores de bomba de próton. Caso estas medidas sejam ineficazes, reavaliar o uso de nutrição pós-pilórica jejunal ou conversão da gastrostomia para gastrojejunostomia.

O procedimento antirrefluxo deve ser reservado para aqueles que foram refratários ao tratamento conservador, que melhoram com a alimentação jejunal, mas que não pode ser usada por período prolongado por deslocamento ou entupimento das sondas que devem ser irrigadas com água antes e após cada infusão de alimento ou medicação.

Embora alguns pacientes com neuropatias que não tinham clínica de DRGE previamente necessitem de fundoplicatura após GT, não existe respaldo de literatura sobre a indicação de um procedimento profilático antirrefluxo, pois não é inócua com complicações inerentes ao próprio procedimento ou pela ativação de reflexo, resultando em ânsia ou vômitos. A única intervenção que demonstrou eficácia estatística quanto à diminuição da aspiração pulmonar é a elevação do decúbito (a 30°).

PRESCRIÇÃO

Por exemplo, paciente de 8 anos de idade com 20kg com encefalopatia crônica secundária a afogamento e insuficiência respiratória crônica dependente de ventilação mecânica com gastrostomia e traqueostomia que apresentou agudização do quadro respiratório e necessidade de internação em UTI.

Fases:
- Cálculo da oferta calórica: 1.500kcal/dia.
- (Contra) indicações: sem contraindicações do trato digestório.
- Via de acesso: gastrostomia.
- Administração: infusão com bomba de infusão em 18 horas e padrão de dietas do serviço é sistema fechado.
- Tipo de dieta: pela faixa etária e sem alterações absortivas, indica-se dieta polimérica pediátrica com fibras de densidade calórica de 1,5 (1.000mL = 1.500Kcal).
- Cálculo da oferta hídrica: ~ 760mL em 1.000mL e, portanto, faltam cerca de 750mL para a infusão (250mL de água 3 vezes/dia).
- Complicações: distensão abdominal, sinais de aspiração pulmonar (observar distensão abdominal, vômitos e decúbito).

Portanto, dieta polimérica pediátrica com fibras (1.000mL/1.500kcal) em sistema fechado com bomba de infusão a 55,5mL/h por gastrostomia em 18 horas + 250mL de água filtrada e fervida 3 vezes/dia.

Obs.: Manter o paciente em decúbito elevado rigoroso a 30°.

BIBLIOGRAFIA

August D, Teitelbaum D et al. American Society for Parenteral and Enteral Nutrition (ASPEN) Board of Directors ASPEN and The Clinical Guidelines Task Force. Guidelines for the Use of Parenteral and Enteral Nutrition in Adult and Pediatric Patients. JPEN 2002;26:1SA138SA.

Baker SS, Baker RD, Davis AM. Pediatric nutrition support. Massachusetts: Jones and Bartlett Publishers; 2007.

Bankhead R, Boullata J, Brantley S et al. Enteral nutrition practice recommendations. JPEN 2009;33:12267.

Koletzko B, Baker S, Cleghorn G et al. Global standard for the composition of infant formula: recommendations of an ESPGHAN Coordinated International Expert Group. J Pediatr Gastroenterol and Nutr 2005;41:584-99.

Lochsa H, Allisonb SP, Meierc R et al. Introductory to the ESPEN guidelines on enteral nutrition: terminology, definitions and general topics. Clin Nutr 2006;25:180-6.

Mehta NM, Compher C, ASPEN Board of Directors. ASPEN Clinical Guidelines: Nutrition Support of the Critically Ill Child. JPEN 2009;33:260-76.

Tannuri U. Nutrição enteral e parenteral em pediatria. In Waitzberg DL. Nutrição oral, enteral e parenteral na prática clínica. Atheneu; 2006. pp.1097-126.

CAPÍTULO 5

Nutrição Parenteral

ROBERTO JOSÉ NEGRÃO NOGUEIRA

INTRODUÇÃO

A nutrição parenteral (NP) é item fundamental na terapia intensiva pediátrica. É muitas vezes necessária para suprir as demandas energéticas e proteicas do paciente criticamente enfermo. Dessa forma, seu conhecimento e sistematização estão claramente ligados a uma terapia adequada.

Quando a nutrição enteral satisfatória, isoladamente, não for possível, a NP é a estratégia a ser utilizada. Só pode ser iniciada se o paciente estiver hemodinamicamente estável e faz-se necessário corrigir todos os distúrbios metabólicos antes do início da NP. Assim, uma avaliação laboratorial prévia é fundamental (Quadro V-26). Em situações de uso previsto curto de terapia parenteral, a NP periférica (NPp) pode ser tentada. No entanto, devido à restrição de osmolaridade (de 500 a 900mOsml/L no máximo), a oferta energética e proteica é muitas vezes insuficiente. A osmolaridade só poderá ser mais próxima de 900mOsml/L se for uma veia bastante segura em membro superior, com bom fluxo e em crianças maiores. De modo geral, é prudente evitar, mesmo nesses casos, valores maiores que 700mOsml/L.

CÁLCULO ENERGÉTICO

O ideal seria aplicar a calorimetria indireta em todos os pacientes. Esta é obtida a partir do consumo de oxigênio e a produção de dióxido de carbono (CO_2). Porém, custo elevado e variações da frequência respiratória limitam seu uso rotineiro.

Quadro V-26 – Monitorização clínica e laboratorial*.

Período da NP	Início e primeiros 4 dias	Após quinto dia
Balanço hídrico e peso	Diário	Diário
Exame físico nutricional	Diário	Diário
Na/K	Diário	2-3 vezes/semana
Ca/Mg/fósforo	Diário	2 vezes/semana
Triglicerídeos, gama-GT e perfil de colesterol e RNI (TPAP)	1 vez no início da NP	1-2 vezes/semana
Albumina	1 vez no início da NP	1 vez a cada 28 dias
Pré-albumina	1 vez no início da NP	1 vez/semana
Ureia e creatinina	A cada 2 dias	1 vez/semana
Fita glicêmica	3 a 4 vezes/dia (mais vezes em pacientes de menor idade, ou distúrbio metabólico)	Diária

*A frequência destes exames pode ser menor ou maior, de acordo com a condição clínica e nutricional do paciente.

O cálculo da necessidade de energia dependerá da condição clínica e do momento da doença e vai variar durante a internação. Pode-se considerar que a ventilação mecânica e o uso de catecolaminas aumentam o consumo energético. Por outro lado, o uso de betabloqueador, sedação e analgesia potentes diminuem o consumo energético. Pacientes em resposta inflamatória sistêmica, particularmente em sepse, apresentam o gasto energético variável de acordo com a fase do processo em que se encontram.

Diante dessa grande variação observada, o correto é avaliar as necessidades diariamente, visto que tanto a quantidade insuficiente quanto a quantidade exagerada de energia podem ocasionar sérios efeitos indesejáveis.

Assim, preconiza-se utilizar uma quantidade menor no início da terapia nutricional, sendo que se aumenta a quantidade gradativamente para atingir a necessidade-alvo em três a sete dias, dependendo da tolerabilidade e da evolução clínica de cada caso. De modo geral, para a oferta hídrica e energética necessárias usamos as quantidades observadas no quadro V-27.

De fato, a hiperglicemia e a consequente glicosúria e também a hipoglicemia devem ser evitadas. Quando se tratar de recém-nascido de muito baixo peso, o uso de insulina pode não ser seguro. De modo geral,

Quadro V-27 – Cálculo das necessidades hídricas e energéticas.

Peso	Quantidade hídrica
< 1-1,5kg	150mL/kg/dia
1,5-2,5kg	120mL/kg/dia
Até 10kg	100mL/kg/dia
Acima de 10kg	1.000 + 50mL/kg acima de 10kg
Acima de 20kg	1.500 + 20mL/kg acima de 20kg
Idade	**Quantidade energética**
Pré-termo	90-120kcal/kg/dia
< 6 meses	85-105kcal/kg/dia
6-12 meses	80-100kcal/kg/dia
1-7 anos	75-90kcal/kg/dia
7-12 anos	50-75kcal/kg/dia
12-18 anos	30-50kcal/kg/dia

recomenda-se que o controle glicêmico deve ser efetuado na presença de uma quantidade mínima necessária de glicose para atingir as demandas nutricionais do paciente.

NECESSIDADES PROTEICAS

Administrar proteínas é fundamental para a formação de enzimas e a manutenção das funções imunológicas. O balanço nitrogenado negativo ocasiona importantes complicações da desnutrição. Na vigência de estado hipercatabólico, há, comumente, necessidade de ajustes. Deve-se aumentar a quantidade de proteínas e efetuar uma progressão mais lenta da oferta energética. Em relação à quantidade de aminoácidos, sugere-se utilizar o quadro V-28.

NECESSIDADES DE LIPÍDIOS

A oferta de lipídios pode ser observada em quantidades variáveis nos vários textos, porém, a solução não deverá ultrapassar nunca a velocidade de infusão de 0,13g/kg/h. No máximo 40% das calorias devem ser oriundas de lipídios para a grande maioria dos casos até 10 anos de idade, e no máximo 35% para pacientes acima desta faixa de idade. A

Quadro V-28 – Cálculo das necessidades de aminoácidos em g/kg de peso.		
Idade	Habitual	*Em SRIS
Pré-termo**	3-4	4
Até 1 ano	2-3	3
1-10 anos e acima de 10kg	1-2	2
11-17 anos	0,8 a 1,5	1,5

* SRIS = síndrome da resposta inflamatória sistêmica.
** Nos pré-termo, os aminoácidos devem ser iniciados no primeiro dia após o nascimento. Um mínimo de 1,5g/kg/dia é necessário para prevenir um balanço nitrogenado negativo. Para o crescimento, é necessário o aumento da quantidade de aminoácidos, sendo que não se deve ultrapassar 4g/kg/dia. Já nos recém-nascidos a termo até o primeiro mês de vida, não ultrapassar 3g/kg/dia.

concentração mínima de lipídios (g por volume de NP) deve ser no mínimo de 2%. Nos primeiros dias, por vezes, é necessário ministrar um volume menor de NP e deixar um soro em paralelo devido a este fator limitante. A quantidade de lipídios não deve exceder sua capacidade de depuração e só a monitorização sistemática pode definir isso. Em lactentes, pré-termo e recém-nascidos em geral é necessário o uso contínuo em 24 horas. Embora seja uma recomendação rotineira, não há comprovação científica de que o aumento gradual de lipídios melhore a tolerância a estes, porém, a monitorização com aumento gradativo torna seu uso mais seguro. A heparina para melhorar a tolerância aos lipídios não é útil e não deve ser motivo para sua infusão. Sepse, alterações de catabolismo e recém-nascidos de muito baixo peso devem ter os níveis de triglicerídeos controlados com rigor devido ao risco provável de hipertrigliceridemia grave. Quando a concentração exceder valores de 250mg/dL em lactentes ou 400mg/dL, a infusão de lipídios deve ser diminuída. Embora tenhamos várias soluções de emulsões lipídicas no mercado, não há superioridade de alguma delas cientificamente comprovada. Porém, sabe-se que as soluções a 20% têm uma relação mais favorável entre os componentes envolvidos, diminuindo o risco de hiperlipidemia.

NECESSIDADES E PROGRESSÃO DE MACRONUTRIENTES

O início da NP deve ser progressivo. Preconiza-se iniciar com um terço das necessidades de lipídios e proteínas no primeiro dia, aumentar para dois terços no segundo dia e fornecer a quantidade total no terceiro dia.

Em lactentes jovens e recém-nascidos, pode ser necessário progressão mais lenta. Lembrar que já no primeiro dia é necessário manter uma taxa de infusão de glicose mínima. Podem-se observar as recomendações da oferta de glicose no quadro V-29.

Quadro V-29 – Necessidades aproximadas de carboidratos em g/kg/dia. Ajustes devem ser feitos de acordo com a fita glicêmica.

Peso	Dia de nutrição parenteral			
	1º	2º	3º	4º
≤ 3kg	10	14	16	18
3-10kg	8	12	14	16-18
10-15kg	8	8	10	12-14
15-20kg	4	6	8	10-12
20-30kg	4	6	8	< 12
> 30kg	3	5	8	< 10

Nos pré-termo, a infusão de glicose deve ser iniciada com 4 a 8mg/kg/min. Do recém-nascido a termo até os 2 anos de idade a quantia não deve ultrapassar 13mg/kg/min. Situações como desnutrição, doença aguda e administração de drogas com efeitos sobre a glicemia necessitam de monitorização mais rígida.

OFERTA HÍDRICA

Para a oferta hídrica e energética necessárias usamos as quantidades observadas no quadro V-27. Nos recém-nascidos há particularidades listadas a seguir:

– Fazer um ajuste cuidadoso da infusão de água e minerais considerando-se o uso de calor radiante e a dissipação pela superfície.

– A suplementação de potássio só deve ser iniciada se houver diurese efetiva e geralmente a partir do terceiro dia.

– De acordo com a evolução laboratorial e clínica, estes valores podem ser alterados.

Por meio do quadro V-30, procura-se esclarecer alguns destes pontos.

MINERAIS

Os ajustes de sódio, potássio e cloro devem ser feitos com a monitorização laboratorial em todas as faixas de idade. O quadro V-31 apresenta as quantidades médias de eletrólitos e minerais que devem ser utilizadas nas várias faixas etárias.

5 NUTRIÇÃO PARENTERAL

Quadro V-30 – Necessidades hidroeletrolíticas em recém-nascidos.

Dia de vida	1º	2º	3º	4º	5º	6º
Termo (mL/kg/dia)	60-120	80-120	100-130	120-150	140-160	140-180
Pré-termo > 1,5kg (mL/kg/dia)	60-80	80-100	100-120	120-150	140-160	140-160
Pré-termo < 1,5kg (mL/kg/dia)	80-90	80-100	120-130	130-150	140-160	160-180
Sódio (mEq/kg/dia)	0-3	2-5	2-5	2-5	2-5	2-5
Potássio (mEq/kg/dia)	0-2	0-2	2-4	2-4	2-4	2-4
Cloro (mEq/kg/dia)	0-5	2-5	2-5	2-5	2-5	2-5

Quadro V-31 – Quantidade necessária de eletrólitos e minerais.

Eletrólito	Recém-nascidos	Crianças	Adolescente e criança > 50kg
Sódio	2-5mEq/kg/dia	2-5mEq/kg/dia	1-2mEq/kg/dia
Potássio	2-4mEq/kg/dia	2-4mEq/kg/dia	1-2mEq/kg/dia
Cálcio	2-4mEq/kg/dia	0,5-4mEq/kg/dia	10-20mEq/dia
Fósforo	1-2mmol/kg/dia	0,5-2mmol/kg/dia	7-10mmol/1.000kcal
Magnésio	0,3-0,5mEq/kg/dia	0,3-0,5mEq/kg/dia	10-30mEq/dia
Acetato	Se necessário	Se necessário	Se necessário
Cloreto	Se necessário	Se necessário	Se necessário

É importante observar que a razão de Ca sobre Pi deve ser de 1,3 a 1,7 nos recém-nascidos para que haja incorporação adequada de ambos.

Os valores sugeridos de minerais eventualmente podem ser alterados devido às variações pertinentes ao quadro clínico do paciente.

Soluções mais comumente usadas (valores aproximados):

NaCl a 20%: 1mL = 3,4mEq; NaCl a 10%: 1mL = 1,7mEq; KCl a 19,1%: 1mL = 2,5mEq; Fosfato de K (2mEq/mL): 1mL = 2mEq de K e 1,1mmol de fósforo; fósforo orgânico: 1mL = 0,33mmol de fósforo e 0,66mEq de sódio ou, ainda, 1mL = 1mmol de fósforo e 2mEq de sódio (**Atenção**: há variações de acordo com o fornecedor); gluconato de cálcio a 10%: 1mL = 100mg = 0,47mEq de cálcio; sulfato de magnésio a 10%: 1mL = 0,8mEq de magnésio; acetato de sódio (2mEq/mL): 1mL = 2mEq de sódio.

Obs.: não esquecer de descontar o K ou Na nas soluções de fosfato.

Observar se a relação Ca/fósforo está dentro do permitido, pois a incompatibilidade destes elementos já esteve relacionada a óbito e, portanto, deve-se ter especial atenção (Fig. V-9).

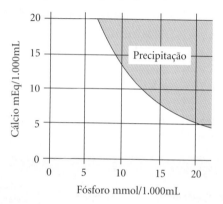

Figura V-9 – Curva de solubilidade de cálcio e fósforo para a nutrição parenteral.

Na formulação da NP, deve-se observar que o produto da multiplicação de fósforo em mmol por cálcio em mEq em 1 litro de solução não ultrapasse o número 150. Alta temperatura ambiente, pH menos ácido, infusão concomitante de quantidade grande de lipídios e excesso de magnésio podem facilitar esta precipitação e aumentar o risco.

Ainda é importante que a soma de Ca (mEq) + Mg (mEq) em 1 litro não ultrapasse o valor máximo de 16.

Importante: o farmacêutico responsável pela manipulação da NP deve encaminhar um laudo formal de fármaco-compatibilidade da solução. Caso a fórmula apresente alguma inconformidade, esta não deve ser, em hipótese alguma, administrada ao paciente.

VITAMINAS E OLIGOELEMENTOS

As recomendações e concentrações desses elementos podem variar de acordo com o fornecedor. Podem-se observar as recomendações diárias atuais nos quadros V-32 e V-33.

Quadro V-32 – Cálculo das necessidades de vitaminas.

Vitamina para uso parenteral	*Prematuros (/kg/dia)	Criança (/dia)
A (UI)	1.643	2.300
D (UI)	160	400
E (mg UI)	2,8	7
K** (mcg)	80	200
B_1 (mg)	0,35	1,2
B_2 (mg)	0,15	1,4
B_3 (mg)	6,8	17
B_5 (mg)	2	5
B_6 (mg)	0,18	1
B_7 (mcg)	6	20
Ácido fólico (mcg)	56	140
B_{12} (mcg)	0,3	1
C (mg)	25	80

* Dose máxima: considerar a dose para criança.
** Caso a solução utilizada não contenha a vitamina K, sugere-se aplicá-la 1 vez/semana. Se a apresentação for por via intravenosa, em via separada da parenteral. Em nosso serviço, utilizamos 0,5mg se prematuro e 1mg para crianças maiores.

Quadro V-33 – Cálculo das necessidades de oligoelementos.

Elemento*	Pré-termo e recém--nascidos até 3kg	Recém--nascidos e crianças de 3 a 10kg	Crianças de 10 a 40kg	Adolescentes > 40kg
Cromo	0,05-0,2mcg/kg/dia	0,2mcg/kg/dia	0,14-2mcg/kg/dia	10-15mcg/dia
Cobre	20mcg/kg/dia	20mcg/kg/dia	5-20mcg/kg/dia	0,3-0,5mg/dia
Manganês	1mcg/kg/dia	1mcg/kg/dia	1mcg/kg/dia	60-100mcg/dia
Selênio	1,5-2mcg/kg/dia	2mcg/kg/dia	1-2mcg/kg/dia	20-60mcg/dia
Zinco	400mcg/kg/dia	50-250mcg/kg/dia	50-125mcg/kg/dia	2,5-5mg/dia

*Pode haver contaminação destes elementos nas soluções utilizadas para o preparo de nutrição parenteral. Assim, recomenda-se ater rigorosamente às quantidades recomendadas e se possível dosar os oligoelementos.

SITUAÇÕES ESPECIAIS

Na insuficiência renal fora de diálise, diminuir a oferta de proteínas. Na insuficiência renal, evita-se o uso de cromo. Deve-se evitar o uso de cobre e manganês em alguns quadros de colestase. Nos casos de insuficiência hepática é necessário, comumente, diminuir a oferta de lipídios e aumentar a oferta de carboidratos. A mudança de perfil de aminoácidos para a solução rica em aminoácidos de cadeia ramificada deve ser feita somente nos casos em que a encefalopatia esteja piorando. Para casos em que haja pancreatite e doença do metabolismo de lipídios ou, ainda, piora da insuficiência hepática, deve-se diminuir a proporção de lipídios para menos de 30% do total de energia ofertada.

Após um mês de NP exclusiva, usar também vitamina B_{12} a cada 15 dias. A tendência é que em relação aos oligoelementos deva-se exigir a presença também do selênio na solução de NP.

BIBLIOGRAFIA

Aspen (American Society for Parenteral and Enteral Nutrition). Board of Directors and the Clinical Guidelines Task Force. Guidelines for the use of parenteral and enteral nutrition in adult and pediatric patients. JPEN J Parenter Enteral Nutr 2002; 26:25SA.

Berthold K, Goulet O, Hunt J, Krohn K, Shamir R. Guidelines on Paediatric Parenteral Nutrition of the European Society of Paediatric Gastroenterology, Hepatology and Nutrition (ESPGHAN) and the European Society for Clinical Nutrition and Metabolism (ESPEN). J Pediatr Gastroenterol Nutr 2005;41:S19-27.

Briassoulis G, Venkataraman S, Thompson AE. Energy expenditure in critically ill children. Crit Care Med 2000;28:1166-72.

Canada T, Crill C, Guenter P. ASPEN. Parenteral nutrition handbook. 2009.

Cerra F, Hirsch J, Mullen K, Luther W. The effect of stress level, amino acid formula, and nitrogen dose on nitrogen retention in traumatic and septic stress. Ann Surg 1986; 205:282-7.

Chan S, McCowen KC, Blackburn GL. Nutrition management in the ICU. Chest 1999; 115:145S-8S.

Chesney RW. The maintenance need for water in parenteral fluid therapy. In Malcolm A. Holliday MA, Segar EW, Pediatrics 1957;19:823-32. Pediatrics 1998;45:179200.

Chioléro R, Revelly JP, Tappy L. Energy metabolism in sepsis and injury. Nutrition 1997;13:45S-51S.

Corkins MR, Shulman RJ. Pediatric nutrition in your pocket. Estados Unidos, AS-PEN (American Society for Parenteral and Enteral Nutrition), 2002.

Coss-Bu JA, Klish WJ, Walding D, Stein F, O'Brian SE, Jefferson LS. Energy metabolism, nitrogen balance, and substrate utilization in critically ill children. Am J Clin Nutr 2001;74:664-9.

Curley MA, Castillo L. Nutrition and shock in pediatric patients. N Horizons 1998;6: 212-5.

Curran SC, Barness LA. Nutritional requirements. In Behrman RE, Kliegman RM, Jenson HB. Nelson Textbook of Pediatrics 16th ed. Philadelphia: Saunders Company; 2000. pp.138-41.

Delgado AF, Kimura HM, Cardoso AL et al. Nutritional follow-up of critically ill infants receiving short term parenteral nutrition.

Rev Hosp Clin Fac Med São Paulo 2000; 55:3-8.

Fernandes VIP, Pinto EALC, Boin IFSFS, Nogueira RJN. Phosphorus levels during infusion of parenteral nutrition with calorie-based phosphorus concentration: a case series. e-SPEN, the European e-journal of Clinical Nutrition and Metabolism [http//www.elsevier.com/locate/clnu], 2009. pp.e252-e256.

Imura K, Okada A. Amino acid metabolism in pediatric patients. Nutrition 1998; 14:143-8.

Moriyama S, Okamoto K, Tabira Y, Kikuta K, Kukita I, Hamaguchi M, Kitamura N. Evaluation of oxygen consumption and resting energy expenditure in critically patients with inflamatory response syndrome. Crit Care Med 1999;27:2133-6.

Telles Jr M, Faria LS, Cabedo MTD et al. Septicemia. In Telles Jr M, Tannuri U. Suporte nutricional em pediatria. São Paulo, Rio de Janeiro, Belo Horizonte: Atheneu; 1994. pp.255-69.

Terra RM, Plopper C, Waitzberg DL. Resposta sistêmica ao trauma. In Waitzberg DL. Nutrição oral, enteral e parenteral na prática clínica, 3ª ed. Rio de Janeiro: Atheneu; 2000. pp.201-10.

Turi RA, Petros AJ, Eaton S et al. Energy metabolism of infants and children with systemic inflammatory response syndrome and sepsis. Ann Surg 2001;233:581-7.

CAPÍTULO 6

Insuficiência Hepática Aguda

MARCELO BARCIELA BRANDÃO

INTRODUÇÃO E DEFINIÇÃO

A insuficiência hepática ou hepatite fulminante é uma disfunção rara na infância, mas, quando não é conduzida de forma apropriada e/ou com transplante hepático, apresenta mortalidade que chega a 70%. Há vários fatores causais que diferem no adulto e na criança. Independente da causa, a insuficiência hepática é clinicamente caracterizada por falência de múltiplos órgãos, incluindo encefalopatia hepática, coagulopatia complexa, aumento da pressão intracraniana, disfunção renal, edema cerebral, suscetibilidade a infecções e distúrbios hemodinâmicos, todos eles potencialmente relacionados a uma disfunção da síntese hepática ou degradação de importantes mediadores químicos presentes neste processo.

É definida, de modo geral, como o desenvolvimento de necrose hepática com encefalopatia em até oito semanas após o aparecimento da doença hepática; esta definição não é muito útil em pediatria, pois sua apresentação clínica pode ser mais prolongada, particularmente secundária a doenças hepáticas autoimunes ou metabólicas. Ainda em pediatria, outros autores, sabendo das diferenças entre pacientes adultos e pediátricos, usam a seguinte forma de classificação:

Falência hepática fulminante – este termo é usado para descrever pacientes sem doença hepática prévia que desenvolve insuficiência hepática rápida e progressiva em quatro semanas do aparecimento dos sintomas.

Falência hepática subaguda – quando o aparecimento progressivo ou persistente de ascite e/ou encefalopatia ocorre depois de quatro semanas após icterícia progressiva e persistente devido à hepatite aguda, a criança é graduada como tendo falência hepática subaguda.

Falência hepática crônica – ocorrência de sinais de falência hepática como encefalopatia e/ou ascite clinicamente detectável pelo menos seis meses após uma doença hepática.

ETIOLOGIA

A etiologia varia na forma crônica ou aguda e está relacionada com a faixa etária.

Na falência hepática aguda as principais causas por faixa etária são:

– Recém-nascidos e lactentes até 6 meses de vida.
  - Infecção – sepse (principal causa no período neonatal), hepatite B, adenovírus, echovírus, Coxsackie B).
  - Metabólica: hemocromatose neonatal, tirosinemia tipo I, alterações mitocondriais, defeito na oxidação dos ácidos graxos.
  - Intoxicação – paracetamol.
  - Síndrome hemofagocítica familial.
– Crianças maiores de 6 meses.
  - Hepatite viral – hepatite A/B/não A-G, vírus Epstein-Barr, parvovírus B19.
  - Hepatite autoimune tipos I e II.
  - Induzida por droga – overdose por paracetamol, valproato de sódio, carbamazepina, isoniazida, halotano.
  - Metabólica – doença de Wilson, doença de Alpers.

APRESENTAÇÃO CLÍNICA

A apresentação clínica depende da etiologia da falência hepática e no fato de ser aguda, subaguda ou crônica, assim no caso da falência hepática aguda e subaguda a apresentação pode ocorrer em dias ou prolongar-se até 10 semanas, como já foi dito. Inicialmente, a criança apresenta pródromos não específicos como desconforto, náuseas ou vômitos, fadiga, perda do apetite, seguido cinco a sete dias mais tarde com urina escura e icterícia. Essencialmente, há disfunção hepática com hipoglicemia, coagulopatia, icterícia e encefalopatia. A extensão da icterícia e da encefalopatia é variável no início do quadro, mas todas as crianças têm coagulopatia. A encefalopatia é particularmente de difícil diagnóstico no período neonatal e em crianças menores de 6 meses. Vômitos e dificuldade na alimentação são sinais precoces, enquanto irritabilidade e inversão do padrão do sono-vigília indicam encefalopatia hepática já estabelecida. Em crianças de mais idade, pode-se apresentar com uma mudança de comportamento ou convulsões. O estadiamento da encefalopatia hepática é apresentado no quadro V-34.

Quadro V-34 - Estadiamento da encefalopatia hepática.

Grau	Manifestações clínicas	EEG	ECGlasgow
I (pródromo)	Alterações do padrão do sono e da personalidade, nível de consciência normal, asterix discreto, dificuldade para desenhar figura	Mínimas	15-14
II (iminência de coma)	Sonolência, comportamento inadequado, alteração do humor, desorientação, asterix, hálito hepático	Lentidão generalizada	13-11
III (esturpor)	Estupor, acorda com estímulos, confusão mental, fala pastosa, asterix, rigidez, Babinski positivo	Ritmo muito lento	10-8
IV (coma)	Coma profundo, não responde a estímulos, reflexos diminuídos, flacidez, com ou sem sinais de decorticação ou descerebração	Aparecimento de ondas delta e diminuição da amplitude	< 8

EEG = eletroencefalograma; ECGlasgow = escala de coma de Glasgow.

DIAGNÓSTICO

O diagnóstico é estabelecido por meio da combinação de dados clínicos, exames laboratoriais gerais e os específicos para o diagnóstico etiológico. Assim, os exames básicos sugeridos seriam:

- Bioquímica:
  - Bilirrubinas.
  - Transaminases.
  - Fosfatase alcalina.
  - Eletrólitos (Na/K/Ca).
  - Função renal (ureia/creatinina).
  - Amônia.
  - Lactato.
  - Bicarbonato sérico.
  - Glicose.

- Hematologia:
  - Hemograma completo.
  - Fator V ou VII.
  - Tipagem sanguínea.
- Pesquisa de infecção por meio de culturas.
- Radiologia:
  - Radiografia de tórax
  - Ultrassonografia abdominal.
  - Tomografia de crânio (sinais de hipertensão intracraniana).
- Neurofisiologia: eletroencefalograma.

Em geral, o diagnóstico é feito por meio da avaliação laboratorial da função hepática com aumento marcante da bilirrubina direta, das aminotransferases (> 10.000UI/L), da amônia sérica (> 100UI/L) e coagulopatia (tempo de protrombina > 40 segundos).

O diagnóstico histológico não é crítico para o tratamento, e a biópsia hepática pode ser perigosa por causa dos distúrbios de coagulação. O risco de biópsia é justificado apenas quando há quadro clínico atípico. A biópsia transjugular, possível em crianças de mais idade, reduz o risco de sangramento.

MANEJO DA ENCEFALOPATIA HEPÁTICA

Os mecanismos envolvidos na encefalopatia hepática estão parcialmente entendidos, sendo que evidências clínicas e laboratoriais sugerem importante papel na elevação nos níveis de substâncias neurotóxicas circulantes, das quais a amônia teria importância central, apesar de controverso. Dessa forma, a amônia induziria alterações na síntese e liberação de neurotransmissores, estresse oxidativo neuronal, diminuição da função mitocondrial e distúrbios osmóticos resultantes do metabolismo da amônia para a glutamina no astrócito. O resultado dessas alterações seria a marcada alteração da função cerebral e um edema dos astrócitos. Estudos clínicos têm sugerido correlação entre o desenvolvimento de altos graus de encefalopatia hepática e os níveis arteriais de amônia.

Portanto, a condução da encefalopatia hepática é feita com a intenção de diminuir a produção e acúmulo de amônia. Sendo assim, os aspectos essenciais do tratamento são:

- Restrição de ingestão de proteínas.
- Antibióticos enterais.
- Lactulose enteral.

- Controle das complicações da insuficiência hepática fulminante que contribuem para o acúmulo de amônia.

Assim sendo, a terapêutica adotada para se atingir estes objetivos seriam:

- A ingestão de proteínas deve ser limitada a 0,5-1g/kg/dia, por via oral ou parenteral.
- Apesar de controverso, o uso da neomicina pode ser feito (50-100mg/kg/dia), principalmente se houver diarreia causada pela lactulose. Os que não recomendam seu uso se baseiam em dois estudos em adultos feitos na década de 1990 (Blanc et al. e Strauss et al.), os quais não mostraram resultados estatisticamente significativos quando comparados com placebo. Outros antibióticos, incluindo paromomicina, metronidazol, vancomicina e rifaximina são descritos como possíveis substitutos ao uso da neomicina.
- Lactulose (1-2mg/kg a cada 4 ou 6 horas) por via oral ou sonda enteral, assim como enemas com alto teor de sulfato de magnésio para retirar o conteúdo do cólon ou lavagens periódicas com dextrose a 1% visam diminuir a formação de substâncias nitrogenadas no intestino.
- O flumazenil pode produzir reversão temporária da encefalopatia hepática. A resposta clínica ocorre minutos após a administração e pode durar horas, sugerindo-se que a falta de resposta pode indicar mau prognóstico. Pode facilitar o tratamento em pacientes mais responsíveis (grau I ou II), adiando a ventilação pulmonar mecânica assistida, assim como outros procedimentos invasivos.
- Em relação à sedação destes pacientes, quando houver necessidade de ser feita, devem-se usar os barbitúricos de ação curta e os opiáceos, tendo ainda como opção o propofol. Os **benzodiazepínicos** deverão ser **evitados**.

TRATAMENTO

O tratamento da falência hepática aguda requer suporte com cuidados intensivos pediátricos, devendo o paciente, de preferência, ser encaminhado para um serviço de referência em hepatologia pediátrica para uma indicação e realização precoce de transplante hepático quando necessário.

Uma vez a criança internada em uma unidade de cuidados intensivos, a monitorização e os cuidados inerentes desta área deverão ser iniciados, que seriam:

- Acesso venoso deve ser estabelecido, sendo que o acesso venoso profundo deve estar muito bem indicado devido ao risco de infecção associado a este dispositivo.
- Monitorização cardíaca e oximetria de pulso.
- Sonda gástrica para alimentação ou drenagem.
- Sonda vesical para controle adequado de diurese.
- Balanço hídrico.
- Avaliação clínica frequente, visando à cuidadosa avaliação neurológica.

Na condução da falência hepática aguda, três aspectos são essenciais:

1. Prevenir complicações como encefalopatia e edema cerebral, sepse, sangramento gastrintestinal, insuficiência renal e falência de múltiplos órgãos.
2. Avaliar o prognóstico e considerar o transplante hepático.
3. Oferecer suporte hepático.

Assim, tendo como objetivo os três aspectos acima citados as condutas tomadas serão:

Oferta hídrica

O paciente deverá ser mantido com suas necessidades hídricas basais diárias, não devendo estar restrito nem com uma oferta hídrica acima da basal, apesar de alguns autores sugerirem iniciá-la com restrição de 75% para evitar edema cerebral; não existe suporte científico para comprovar tal conduta. Assim, deverá ser expandido ou restrito conforme uma avaliação hemodinâmica bem feita.

Eletrólitos

Deverão ser mantidas dentro dos valores considerados normais quaisquer alterações nos níveis de Na, K ou Ca, tanto para mais como para menos dos valores normais deverão ser corrigidos.

Glicose

Evitar quadro de hipoglicemia, não deixando a glicemia abaixo de 40mg/dL, que estão relacionados à má função renal, assim como evitar quadros de hiperglicemia que podem estar relacionados a sepse, disfunção de múltiplos órgãos e sistemas etc.

Sangramento gastrintestinal

Evitar sangramento gastrintestinal com o uso de ranitidina (3mg/kg/dia) e sucralfato (2-4g/dia). Uma alternativa é o uso de omeprazol (0,5-1mg/kg/dia).

Infecção

O desenvolvimento de infecção é de importância prognóstica. Ela inibe a regeneração hepática, está associada à progressão de encefalopatia hepática, diminui a probabilidade de sucesso em caso de transplante e aumenta o risco de mortalidade e morbidade. Assim, a prevenção e/ou o tratamento efetivo das infecções são de importância prática primária. Devemos manter um controle rígido em relação à infecção e início de antibioticoterapia de largo espectro, com a menor suspeita de infecção, com esquema voltado para o sítio sob suspeita. O uso de antibiótico profilático é bastante controverso, não se tem demonstrado nenhum benefício em relação à mortalidade e favorece o surgimento de organismos multirresistentes, não sendo assim utilizado em nossa unidade.

Coagulopatia

Controle da coagulopatia inicialmente com o uso de vitamina K (2-10mg); tratar as coagulopatias graves (tempo de protrombina > 60") com plasma fresco congelado (PFC) e crioprecipitado. Deve-se ter em mente que a correção da coagulopatia será feita após o estabelecimento da gravidade do caso, pois a alteração no coagulograma é um dos parâmetros para a indicação de transplante hepático.

Edema cerebral (encefalopatia hepática)

A encefalopatia hepática é classificada conforme o quadro V-34. O edema cerebral será conduzido de forma habitual, isto é, cabeceira a 30° com a cabeça em posição neutra, uso de soluções hiperosmóticas, hiperventilação e outras medidas para o controle da pressão intracraniana (PIC), conforme sejam necessárias. A intubação e a consequente ventilação pulmonar mecânica serão eletivas nos casos de encefalopatia grau II ou III, sendo que a maioria dos serviços a indica com grau III.

Em relação à monitorização invasiva, não há um consenso claro. A monitorização direta da PIC é desejada, entretanto, embora raro, há risco de complicações graves, particularmente hemorragia intracraniana. Das técnicas existentes, a colocação de dispositivos epidurais parece a de menos riscos de complicações quando comparada com a subdural e parenquimatosa. Já a realização de eletroencefalograma e a identificação de encefalopatia grau IV é útil, já que sua identificação poderá contraindicar o transplante hepático.

Insuficiência renal

Deverá ser evitada, conduzida para manter um volume circulante, chegando até ao uso de coloides, assim como furosemida por via intravenosa em bolo ou contínua. Estabelecer o uso de diálise o mais precocemente possível, desde que tenha indicação. Nos pacientes com disfunção renal importante, a terapia de substituição renal contínua em vez da intermitente deve ser utilizada e instituída precocemente. A hemofiltração contínua está associada à maior estabilidade hemodinâmica e metabólica que a diálise intermitente e é mais bem tolerada nos pacientes com risco de edema cerebral e hipertensão intracraniana. Entre as indicações para terapia de substituição renal, a mais nova inclui os níveis elevados de amônia circulante e para o controle de temperatura dos pacientes; para este fim, o uso da hemofiltração contínua, em particular da hemodiafiltração, tem-se mostrado útil em pediatria para o controle da hiperamonemia.

TRANSPLANTE HEPÁTICO

Deve-se ter em mente que o transplante hepático faz parte do arsenal terapêutico da insuficiência hepática aguda; sendo assim, sua indicação não deve ser postergada. De modo geral, está indicado o transplante nas seguintes condições:

- Tempo de protrombina > 60 segundos.
- Diminuição dos níveis de transaminase.
- Aumento dos níveis de bilirrubina acima de 30mg/L.
- Diminuição do tamanho do fígado.
- Desequilíbrio acidobásico com pH < 7,3.
- Hipoglicemia < 40mg/L, a despeito do aumento da oferta de glicose.
- Coma hepático grau II ou III.

É importante ressaltar que as alterações relativas ao coagulograma deverão ser consideradas antes da tentativa da sua correção (com uso de PFC, por exemplo) e uma melhor resposta a essa tentativa não contraindica o transplante.

Atualmente, é utilizado o critério de O'Grady para o transplante hepático na insuficiência hepática aguda, que seria:

Etiologia não paracetamol
- Condição 1: independente do grau de encefalopatia – RNI > 6,5.
- Condição 2: a presença de pelo menos três dos critérios:
  • Idade < 10 anos.
  • Etiologia: hepatite não A não B, induzida por droga ou halotano.
  • Bilirrubina > 17mg/dL.
  • Tempo entre icterícia e encefalopatia > 7 dias.
  • RNI > 3,5.

Etiologia por paracetamol
- Condição 1: pH < 7,3.
- Condição 2: os três critérios juntos:
  - RNI > 6,5.
  - Creatinina > 3,4
  - Encefalopatia graus III e IV.

O transplante hepático estaria contraindicado nos casos de doença multissistêmica irreversível (alterações mitocondriais, por exemplo) e nos casos de danos cerebrais óbvios constatados ou por exames de radioimagem ou eletroencefalograma, compatíveis com encefalopatia grau IV.

TECNOLOGIAS DE SUBSTITUIÇÃO HEPÁTICA

Devido às dificuldades de obtenção de órgão para doação, existe uma procura de tecnologia que pudesse substituir o fígado até a chegada de um órgão para transplante, algo como as várias técnicas de diálise no caso da insuficiência renal. Dois tipos de tecnologia vêm desenvolvendo-se e sendo testados, um de suporte hepático artificial puramente mecânico baseado em diálise por albumina e outro de suporte bioartificial que contém material celular. Nenhum sistema sozinho tem demonstrado melhoria na diminuição da mortalidade, não se mostrando efetivo nos cuidados em pacientes pediátricos. Entretanto, o advento de novas tecnologias torna esta via um caminho a ser seguido para oferecer melhor suporte ao paciente em falência hepática.

BIBLIOGRAFIA

Alonso EM, Superina RA, Whitington PF. Hepatite fulminante e insuficiência hepática aguda. In Kelly DA. Doenças hepáticas e do sistema biliar em crianças. São Paulo: Santos Livraria Editora; 2001. pp. 77-94.

Aroroa NK, Mathur P, Ahuja A et al. Acute liver failure. Indian J Pediatr 2003;70:73-9.

Bellomo-Brandão MA. Insuficiência hepática fulminante. In Reis MC, Zambon MP. Manual de urgências e emergências em pediatria. Revinter; 2010. pp.229-33.

Bernal W, Auzinger G, Sizer E et al. Intensive care management of acute liver failure. Semin Liver Dis 2008;28:188-200.

Kelly DA. Managing liver failure. Postgrad Med J 2002;78:660-7.

Krogstad P, Martin MG. Evaluation of acute liver failure. Pediatr Infect Dis J 2003; 22:829-32.

Lee WM. Acute liver failure in the United States. Semin Liver Dis 2003;23:217-226.

Mazariegos G, Chen Y, Squires R. Biological and artificial liver support system in children: a new perspective. Pediatr Crit Care Med 2005;6:616-7.

Pierre Tissières P, Sasbón JS, Devictor D. Liver support for fulminant hepatic failure: is it time to use the molecular adsorbents recycling system in children? Pediatr Crit Care Med 2005;6:585-591.

Treem WR. Fulminant hepatic failure in children. J Pediatr Gastroenterol Nutr 2002; 35:S33-8.

CAPÍTULO 7

Síndrome de Reye

SÉRGIO MASSAYUKI TANI

INTRODUÇÃO

A síndrome de Reye (SR) foi descrita em 1963 por Reye et al., na Austrália, e por Johnson et al., nos Estados Unidos. Trata-se de uma enfermidade aguda não inflamatória, não infectocontagiosa e de etiologia desconhecida, com comprometimento significativo dos tecidos hepático (esteatose e degeneração dos hepatócitos) e cerebral (edema com hipertensão intracraniana).

A SR está relacionada a uma infecção viral e ao uso de salicilatos no tratamento sintomático, acometendo principalmente as crianças menores de 5 anos de idade. Com as restrições ao uso de salicilatos adotada pelos *Centers for Disease Control* (CDC) para os tratamentos febris e álgicos na faixa etária pediátrica nos últimos 30 anos, principalmente nas infecções agudas de etiologia viral, houve redução significativa no número de casos de SR e modificou-se a idade das crianças acometidas pela doença, passando da fase de lactentes para as faixas de 4 a 12 anos (maior associação com o vírus da influenza) e entre 10 e 14 anos (associada ao vírus da varicela), mantendo-se a alta taxa de letalidade entre 10 e 40% dos casos não diagnosticados ou tratados tardiamente.

FISIOPATOLOGIA

A fisiopatologia da SR não foi esclarecida, mas estudos associam com toxinas liberadas pela infecção com a degeneração gordurosa e mitocondrial dos hepatócitos, no fígado, e degeneração dos neurônios e edema difuso, no sistema nervoso central, sem, contudo, haver reação inflamatória primária nestes órgãos.

Não foram descritas as correlações entre a intoxicação exógena por excesso de dosagem ou uso prolongado de aspirina ou elevados níveis séricos de salicilatos, isoladamente, com a manifestação de SR.

Outros vírus podem estar vinculados à ocorrência de SR e o uso de salicilatos em crianças, como Coxsackie A e B, parainfluenza, adenovírus, vírus Epstein-Barr, ecovírus, rubéola, sarampo, herpes simples e poliovírus, mas a maioria dos casos tem sido relatada com infecções pelos vírus da influenza A e B e da varicela-zóster.

QUADRO CLÍNICO E LABORATORIAL

A SR é caracterizada por grave encefalopatia aguda, causada por edema cerebral e hipertensão intracraniana importantes e por esteatose hepática com degeneração progressiva dos hepatócitos, até apresentar falência funcional hepática, associada a infecção viral prévia, principalmente pelos vírus da varicela e da influenza.

A história clássica de SR é de que, entre o quinto e o sétimo dia de doença viral, ocorrem náuseas e vômitos incoercíveis, evoluindo rapidamente com confusão mental, delírios, agitação psicomotora, convulsões e coma.

No início da década de 1980, diversos estudos demonstraram a associação do uso de salicilatos, como a aspirina, no tratamento sintomático durante a viremia de varicela e de influenza, com o desenvolvimento da SR, como o resultado do estudo dos CDC de 1982, embora a doença possa manifestar-se na ausência dessa associação com a medicação.

A elevação da alanina-aminotransferase (ALT), da aspartatoaminotransferase (ALT), as alterações dos fatores de coagulação e a hiperamonemia indicam a deterioração da função hepática. Hipoglicemia, distúrbios eletrolíticos e acidose metabólica graves são frequentemente encontrados nos casos de SR. Outros órgãos e sistemas podem ser acometidos por depósito de gordura e degeneração celular, como os rins, o pâncreas e o miocárdio.

A definição de caso de SR pelos CDC envolve encefalopatia aguda e não inflamatória, com manifestação de alterações do nível de consciência, com presença de edema cerebral, mas sem alterações liquóricas significativas para a inflamação meníngea ou perivascular, acompanhada de elevações das transaminases hepáticas e da amônia sérica. No quadro V-35 estão os principais critérios para suspeita diagnóstica da SR em crianças menores de 16 anos de idade.

O diagnóstico da SR inclui, além do quadro clínico e dos exames laboratoriais, como gasometria arterial, eletrólitos séricos, hemograma,

> **Quadro V-35** – Crianças menores de 16 anos com síndrome de Reye (Hardie et al., 1996).
>
> Encefalopatia não inflamatória e um dos seguintes itens:
> - Transaminases hepáticas elevadas mais que três vezes o valor normal máximo
> - Amônia plasmática elevada mais que três vezes o valor normal máximo
> - Infiltração gordurosa no fígado

coagulograma e função renal, também as alterações cerebrais tomográficas ou à ressonância magnética, compatíveis com edema cerebral e hipertensão intracraniana, e o exame eletroencefalográfico, que pode evidenciar crises epileptiformes nos casos mais graves. A coleta do exame do líquido cefalorraquidiano dependerá da gravidade da hipertensão intracraniana e da estabilidade clínica do paciente, sendo colhido oportunamente durante a investigação.

A biópsia hepática, por agulha fina guiada por ultrassonografia, ato cirúrgico ou resultado de necropsia, pode identificar esteatose microgoticular e degenerações hepáticas difusas, à microscopia óptica, e proliferação reticular endoplasmática e peroxissomos no tecido hepático, à microscopia eletrônica.

Lovejoy et al. descreveram a classificação do quadro neurológico da encefalopatia pela SR em cinco estágios clínicos sequenciais, com o pior prognóstico associado à maior deterioração neurológica da criança acometida pela doença. Considera-se quadro leve os estágios I e II, e grave, os estágios IV e V, de maior mortalidade (Quadro V-36).

Quadro V-36 – Estágios do coma na síndrome de Reye (Lovejoy et al., 1974).

Estágios	Quadro clínico
I	Vômitos, letargia, reflexo plantar em extensão e sonolência
II	Desorientação, delírio, agitação, hiperventilação, hiper-reflexia e resposta adequada aos estímulos dolorosos
III	Obnubilação, coma superficial, posição de decorticação, pares cranianos e reflexo oculomotor preservados, respostas inadequadas aos estímulos dolorosos
IV	Coma profundo, descerebração rígida, pupilas dilatadas fixas, estímulo calórico causa movimento desconjugado dos olhos, perda do reflexo oculovestibular
V	Paralisia flácida, disfunção medular com ausência de reflexos tendíneos e respiratórios e convulsões

TRATAMENTO

Não há tratamento específico para interromper a instalação do quadro clínico da SR. O diagnóstico e a intervenção precoces são responsáveis pelo melhor prognóstico de sobrevida e da menor ocorrência de sequelas neurológicas nos pacientes acometidos pela SR. Nos estágios iniciais (I e II), há uma perspectiva de recuperação integral entre cinco e sete dias, enquanto os estágios mais tardios (IV e V) indicam alta probabilidade de sequelas neurológicas graves e permanentes ou óbito.

Estão indicadas as medidas de suporte em terapia intensiva, envolvendo os seguintes aparatos:

- Suporte hemodinâmico, com infusão de expansores volêmicos (cristaloides e coloides) e aminas vasoativas em acesso venoso central e monitorizações, como medidas de pressão arterial invasiva, da pressão venosa central e do fluxo urinário.
- Suporte ventilatório, com oxigenoterapia e intubação orotraqueal para a ventilação pulmonar mecânica.
- Estabilização precoce e contínua dos distúrbios metabólicos, hidroeletrolíticos e acidobásicos.
- Suporte neurológico, com medidas de redução do edema cerebral e da pressão intracraniana, como o uso de manitol por via intravenosa (0,5-1g/kg/dose), ou a infusão de soluções hipertônicas, bem como o tratamento das crises epilépticas com anticonvulsivantes, como fenitoína ou o fenobarbital e a sedação por via intravenosa contínua vigorosa com derivados de opiáceos e benzodiazepínicos, até o coma barbitúrico, com tiopental de sódio. As evidências são controversas quanto aos benefícios da monitorização invasiva da pressão intracraniana. O ideal é manter o paciente sedado e com a ventilação ajustada para um pH entre 7,30 e 7,35. A hiperventilação por curtos períodos de tempo (pCO_2 entre 30 e 35mmHg), indicada para a redução do fluxo sanguíneo cerebral, só poderá ser utilizada quando os níveis séricos de amônia estiverem sob controle, já que, na presença de hiperamonemia (> 300µmol/L), a hipocapnia pode favorecer o edema cerebral, pois torna a barreira hematoencefálica mais permeável ao NH_3 e ao NH_4^+.
- Correção dos distúrbios hepáticos, com a administração de vitamina K ou hemocomponentes, como o plasma fresco congelado (PFC) e o crioprecipitado.
- O tratamento da hiperamonemia, com restrição total à oferta proteica nas primeiras 48 horas de terapia, exsanguinotransfusão e métodos hemodialíticos, como a ultrafiltração e a hemofiltração, uma vez que a diálise peritoneal não apresenta boa eficácia na SR.

BIBLIOGRAFIA

Autret-Lecaa E, Jonville-Béraa AP, Llaua ME, Bavouxc FF et al. Incidence of Reye's syndrome in France: a hospital-based survey. J Clin Epidemiol 2001;54:857-62.

Belay ED, Bresee JS, Holman RC, Khan AS et al. Reye's syndrome in the U.S. from 1981 through 1997. N Engl J Med 1999;340: 1377-82.

CDC. Surgeon general's advisory on the use of salicylates and Reye's Syndrome. MMWR Morb Mortal Wkly Rep 1982; 31:289-90.

Clark I, Whitten R, Molyneux M., Taylor T. Salicylates, nitric oxide, malaria, and Reye's syndrome. Lancet 2001;357:24.

Devulapalli CS. Rotavirus gastroenteritis possibly causing Reye's syndrome. Acta Pediatr 2000;89:613.

Follow-up on Reye's Syndrome – United States. MMWR Morb Mortal Wkly Rep 1980;29:321-2.

Forsyth BW, Shapiro ED, Horwitz RI, Viscoli CM, Acampora D. Misdiagnosis of Reye's-like illness. Am J Dis Child 1991;145: 964-6.

Gosalakkal JA, Kamoji V. Reye syndrome and Reye-Like syndrome. Pediatr Neurol 2008;39:198-200.

Hardie RM, Newton LH, Bruce JC et al. The changing clinical pattern of Reye's syndrome 1982-1990. Arch Dis Child 1996;74:400-5.

Hurwitz ES, Barrett MJ, Bregman D et al. Public health service study of Reye's syndrome and medications. JAMA 1987;257: 1905-11.

Johnson GM, Scurletis TD, Carroll NB. A study of sixteen fatal cases of encephalitis--like disease in North Carolina children. N C Med J 1963;24:464-73.

Jouvet P, Lortie A, Maranda B et al. Metabolic encephalopathies in children. In Nichols DG (ed.). Rogers' textbook of pediatric intensive care. 4th ed. Philadelphia: Wolters Kluwer, Lippincott, Williams & Wilkins; 2008. pp.973-83.

Kang ES, Todd TA, Capaci MT, Schwenzer K, Jabbour JT. Measurement of true salicylate concentrations in serum from patients with Reye's syndrome. Clin Chem 1983; 29/6:1012-4.

Ku ASW, Chan LTW. The first case of H5N1 avian influenza infection in a human with complications of adult respiratory distress syndrome and Reye's syndrome. J Pediatr Child Health 1999;35: 207-9.

Lovejoy FH Jr., Bresnan MJ, Lombroso CT, Smith AL. Anticerebral oedema therapy in Reye's syndrome. Arch Dis Childh 1975; 50:933.

Lovejoy FJ, Smith AL, Bresnan MJ et al. Clinical staging in Reye's syndrome. Am J Dis Child 1974;128:36-41.

Meekin SL, Glasgow JFT, McCusker GC, Rooney N. A long-term follow-up of cognitive, emotional, and behavioural sequelae to Reye's syndrome. Dev Med Child Neurol 1999;41:549-53.

Monto AS. The disappearance of Reye's syndrome – a public health triumph. N Engl Med J 1999;340:1423-4.

National surveillance for Reye syndrome, 1981: update, Reye's syndrome and salicylate usage. MMWR Morb Mortal Wkly Rep 1982;31:53-6.

Pickering LK. American Academy of Pediatrics. ed. Red Book: 2003 Report of the Committee on Infectious Diseases. 26th ed. Elk Grove Village, IL: American Academy of Pediatrics; 2003.

Reye RDK, Morgan G, Baral J. Encephalopathy and fatty degeneration of the viscera: a disease entity in childhood. Lancet 1963;2:749-52.

Starko KM, Ray CG, Dominguez LB, Stromberg WL, Woodall DF. Reye's syndrome and salicylate use. Pediatrics 1980; 66:859-64.

Togashi T, Matsuzono Y, Narita M, Morishima T. Influenza-associated acute encephalopathy in Japanese children in 1994-2002. Virus Research 2004;103:75-8.

Waldman RJ, Hall WN, McGee H, Van Amburg G. Aspirin as a risk factor in Reye's syndrome. JAMA 1982;247:3089-94.

CAPÍTULO 8

Transplante Hepático Pediátrico

MARIA ANGELA BELLOMO BRANDÃO
MARCOS ANTONIO DE PAOLIS

O transplante hepático em seres humanos foi realizado inicialmente em três instituições em 1963, cada uma delas tendo como resultado a morte do receptor. Em 1967, um paciente pediátrico sobreviveu ao transplante hepático, mas foi só em 1978, com a introdução de ciclosporina, é que houve uma revolução e o aumento da sobrevida, em torno de 80%, para os receptores adultos do fígado.

A maior sobrevida dos receptores permitiu o aparecimento de complicações cirúrgicas a médio e longo prazo, levando a melhorias nas técnicas da seleção, da obtenção e do armazenamento do órgão, e também nas técnicas cirúrgicas. Ao longo das décadas, houve aumento no cuidado com a monitorização da imunossupressão, aparecimento de novos imunossupressores e melhorias na condução clínica do receptor.

No entanto, os pacientes pediátricos representavam um desafio maior, seja por problemas técnicos relacionados a criar e manter anastomoses vasculares, seja pelo estado de desnutrição e a falta de doadores. Com o aparecimento de técnicas como o fígado reduzido, *split-liver* e doador intervivo, imunossupressão adequada e cuidados clínicos, o transplante hepático passou a ser um tratamento bem-sucedido estabelecido para as diversas doenças hepáticas.

A indicação mais comum de transplante hepático na infância nas crianças é a atresia biliar. O procedimento cirúrgico preliminar é o da portoenterostomia de Kasai, podendo haver o restabelecimento do fluxo biliar. Nos casos em que a drenagem biliar não pode ser estabelecida eficazmente pelo Kasai, a colestase progressiva, a falha em crescer e as complicações da hipertensão porta, como sangramento gastrintestinal, ascite e síndrome hepatopulmonar, indicam o transplante hepático. Mesmo com drenagem bem-sucedida e normalização dos níveis de bilirrubina, pode ocorrer colangite, desenvolvimento de cirrose e da hipertensão porta. Menos de 20% das crianças com atresia biliar submetidas à cirurgia de Kasai sobrevivem a longo prazo com seu fígado nativo.

Outras indicações para o transplante hepático são doença de Wilson e hepatite autoimune. Em crianças, tumores vasculares, como o hemangioendotelioma, e malignos, como o hepatoblastoma, são indicações para transplante hepático. Indicações de transplante hepático estão listadas no quadro V-37. A insuficiência hepática aguda pode ser uma indicação de transplante hepático e é discutida no capítulo Insuficiência hepática fulminante.

> **Quadro V-37** – Indicações de transplante hepático pediátrico (adaptado de Kerkar e Emre, 2006).
>
> **Causas colestáticas**
> Atresia biliar
> Síndrome de Alagille
> Pobreza de ductos biliares não sindromática
> Colangite esclerosante
> Colestase associada à nutrição parenteral total
> Colestase familial intra-hepatica progressiva
> Colestase idiopática
>
> **Insuficiência hepática fulminante**
>
> **Doenças metabólicas**
> Doença de Wilson
> Deficiência de alfa-1-antritripsina
> Tirosinemia
> Erros inatos do metabolismo
> Glicogenoses
> Síndrome de Crigler-Najjar
> Hepatite autoimune
>
> **Miscelânea**
> Cirrose criptogênica
> Hepatoblastoma
> Hemangioendotelioma
> Fibrose cística
> Hemocromatose neonatal
> Fibrose hepatica congênita
> Retransplante

CUIDADOS PRÉ-TRANSPLANTE

Uma vez indicado o transplante hepático, a grande maioria dos hepatopatas apresenta desnutrição proteico-calórica e necessidade de reposição vitamínica e mineral. A desnutrição é um agravante que merece medidas agressivas. Após a avaliação nutricional, devem ser adotadas medidas para renutrição, como a colocação de sonda nasogástrica. Pacientes hepatopatas portadores de fibrose cística e pacientes com síndrome hepatopulmonar necessitam de avaliação pulmonar e suporte ventilatório específicos e devem ser avaliados previamente.

O receptor pode já estar necessitando de cuidados intensivos pré-operatórios por apresentar encefalopatia, insuficiência renal, necessidade de suporte cardiovascular ou de suporte ventilatório precoce no paciente comatoso ou com sangramento de varizes de esôfago. Nestes casos, o objetivo do cuidado pré-operatório é de melhorar as disfunções orgânicas e encaminhar o paciente ao centro cirúrgico o mais estável possível.

TRANSPLANTE HEPÁTICO

No procedimento cirúrgico, pode ser utilizado todo o órgão (fígado inteiro), fígado reduzido, *split liver* e fígado de doador vivo relacionado. As técnicas adotadas são quase idênticas àquelas utilizadas em receptores adultos.

PÓS-OPERATÓRIO IMEDIATO

O período pós-operatório imediato consiste em manejos relativos a complicações técnicas e prevenção, diagnóstico e tratamento de episódios agudos da rejeição e infecção. As complicações pós-operatórias apresentam sintomas inespecíficos e exigem avaliação diagnóstica rigorosa. Os cuidados intensivos visam a prevenção, identificação e tratamento das complicações precoces.

Na chegada do paciente à unidade de terapia intensiva (UTI), é importante que se revejam as intercorrências do intraoperatório e as medicações utilizadas. Também deve ser verificada a reserva de hemoderivados e albumina. O exame físico é o melhor método para avaliar a função neurológica, necessidade de analgesia, circulação distal, presença de broncoespasmo ou secreções nas vias aéreas, motilidade intestinal e condições da pele e incisões.

Fatores que afetam profundamente o pós-operatório:
- a condição clínica do paciente antes do transplante (desnutrição, insuficiência renal, hipertensão pulmonar, hipóxia) e
- complicações intraoperatórias (sangramento excessivo, hipotensão, arritmia cardíaca, oligúria sustentada, enxerto com disfunção).

É frequente a instabilidade hemodinâmica imediatamente após a reperfusão do novo fígado. Ocorre pela liberação de substâncias vasoativas (citocinas e potássio), levando a hipotermia, hipotensão, queda da resistência vascular, aumento do débito cardíaco, aumento da pressão capilar pulmonar, hiperglicemia, piora da coagulopatia e ativação da fibrinólise.

Monitorização no pós-operatório

- Dois cateteres venosos centrais, sendo um de duplo lúmen, para a infusão de fluidos e drogas.
- Um acesso periférico.
- Uma linha arterial.
- Pressão arterial não invasiva.
- Oximetria de pulso.
- Capnógrafo.
- Temperatura: se houver hipotermia é necessário aquecimento ativo.
- Frequência cardíaca (FC), eletrocardiograma (ECG).
- Frequência respiratória (FR).
- Pressão venosa central (PVC).
- Diâmetro abdominal e peso: duas vezes ao dia.
- Débito urinário (DU).
- Débitos de drenos.

Exames laboratoriais

A cada 6-8 horas:

- Hemoglobina/hematócrito, plaquetas.
- Na, K, Ca iônico, glicose e lactato.
- TP/TTP/fibrinogênio/PDF.
- Gasometria.

Diariamente:

- Ureia/creatinina.
- Cálcio total, fósforo.
- Magnésio, cloro.
- AST/ALT/FA/GGT.
- Bilirrubinas.
- Amônia.
- Amilase.
- Albumina/proteínas totais.
- Tracolimus.
- Leucograma.
- Radiografia de tórax.

Outros:

- Ultrassonografia (US) abdominal com Doppler: nas primeiras 48 horas.
- Biópsia hepática: após a reperfusão hepática e na suspeita de rejeição.
- Exames colangiográficos: se necessário.
- Tomografia computadorizada (TC) abdominal: na suspeita de coleção intra-abdominal.

• Primeiro mês – cultura de todos os fluidos corporais, semanalmente, para bactérias e fungos.
• Primeiro ao segundo mês – PCR (reação em cadeia de polimerase) e antigenemia para CMV (citomegalovírus), em sangue, semanalmente.

Todos os tecidos biopsiados, inclusive material bronquioalveolar, devem ser enviados para a microbiologia, para as devidas culturas.

Manejo de líquidos e eletrólitos

Geralmente o paciente chega hipervolêmico, devendo-se iniciar soro de manutenção com 80% das necessidades basais. É importante lembrar que as condições destes pacientes mudam rapidamente, sendo necessário avaliação constante dos líquidos infundidos.

O volume drenado pela sonda gástrica ou drenos deve ser reposto totalmente com soro fisiológico (SF) ou, preferencialmente, com albumina a 5% se drenagem de ascite.

- Manter PVC normal ou um pouco elevada (7-10mmHg), e débito urinário de 1-2mL/kg/h.
- Evitar hipovolemia.
- Usar drogas vasoativas ou furosemide quando necessário.
- Os distúrbios eletrolíticos são muito frequentes:
  • Hiponatremia: por excesso de água livre ou uso de diuréticos.
  • Hipocalcemia: devido ao grande uso de hemoderivados.
  • Hipomagnesemia: pela cirrose prévia.
  • Hipocalemia: geralmente após diuréticos.
  • Hipercalemia: por insuficiência renal ou necrose do enxerto.
  • Hipofosfatemia: por desnutrição prévia e/ou uso de corticoide.

Manejo pulmonar

A ventilação mecânica é geralmente necessária de 12 a 72 horas nos casos não complicados; realizar a extubação o mais breve possível.

Em pacientes com distensão abdominal acentuada, o uso de PEEP (2-4cmH$_2$O) pode ser necessário para manter o volume pulmonar e a oxigenação. O PEEP excessivo deve ser evitado, pois diminui o débito cardíaco e o fluxo sanguíneo hepático.

Complicações
- Efusão pleural à direita: geralmente ocorre resolução espontânea em 5-10 dias, e a punção esvaziadora só é feita se o volume for muito grande.
- Edema pulmonar: por absorção de líquidos do terceiro espaço ou insuficiência renal. O tratamento é feito com restrição de volume, diurético e aumento do PEEP.
- SARA: incomum, mortalidade de 80%.
- Infecção.
- Hipertensão pulmonar.
- Alcalose metabólica hipoclorêmica, dificultando o desmame do respirador: secundária ao uso de hemoderivados (citrato) e agravada pelo uso de diuréticos e aspiração gástrica. Geralmente se resolve entre 24 e 36 horas do pós-operatório. Se pCO$_2$ > 55, considerar o uso da acetazolamida.

Fatores que podem prolongar o desmame da ventilação mecânica
- Paresia ou paralisia hemidiafragmática à direita.
- Incisão na musculatura abdominal superior.
- Dificuldade no manejo de secreções de vias aéreas.
- Atelectasia.
- Pneumonia.
- Desnutrição (força diafragmática).
- Distensão abdominal: órgão transplantado relativamente grande, ou terceiro espaço.
- Sedação exagerada.
- Dor.
- Alcalose metabólica.
- Distúrbio eletrolítico (hipofosfatemia, hipocalemia, hipocalcemia).

Manejo cardiovascular
Em geral, os pacientes estão em um estado hiperdinâmico previamente ao transplante, que se mantém por um período variável no pós-operatório. Deve ser evitado excesso de volume.

Complicações

- Arritmia: secundária à hipoxemia ou distúrbio acidobásico e eletrolítico.
- Hipertensão: secundária à dor, hipervolemia, circulação hiperdinâmica com débito cardíaco (DC) aumentado.

Manejo hematológico

Manter hematócrito (Ht) entre 25 e 30%, pelo risco de trombose em artéria hepática; se Ht > 35%, considerar exsanguineotransfusão parcial.

Usar criteriosamente os fatores de coagulação.

A plaquetopenia é frequente e geralmente bem tolerada (sequestração esplênica ou depósito no epitélio do fígado transplantado). Só corrigir se menor que 30.000 ou com sangramento ativo. Iniciar antiagregante plaquetário quando necessário.

Complicações

- Coagulopatia: geralmente responde à terapia de reposição. Corrigir se houver sangramento ativo ou TP/TTP maior que duas vezes o valor normal.
- Leucopenia: geralmente secundária às múltiplas transfusões (*washout*).
- Anemia hemolítica: após a segunda semana, autolimitada (duas a quatro semanas). É devido a uma reação enxerto *versus* hospedeiro. Nos casos refratários, o aumento da imunossupressão geralmente controla o processo.

Manejo renal

O uso de corticoide e os níveis elevados de renina observados nestes pacientes impedem uma resposta adequada do rim ao excesso de água e sal.

A mortalidade é maior nos pacientes que necessitam de diálise. Entretanto, sua instalação é necessária quando indicada, não devendo ser postergada.

Manejo neurológico

A função neurológica pode estar deprimida após o transplante, pelo uso dos anestésicos; a excreção de várias drogas pode estar alterada pela disfunção hepática e renal. A maior parte dos pacientes torna-se responsiva no primeiro dia. Pacientes com encefalopatia prévia podem demorar vários dias para normalizar as funções neurológicas.

Complicações

Convulsões – não são incomuns e geralmente por alterações metabólicas como hipomagnesemia, hiponatremia e hipoglicemia. Outros fatores associados são retenção de fluidos, hipertensão arterial, sangramento intracraniano. Geralmente são facilmente controladas com fenobarbital ou fenitoína.

Manejo infeccioso

Não é necessário o isolamento protetor. Contudo, é obrigatória a lavagem de mãos e o uso de luvas ao manipular o paciente. É a causa mais comum de morte no pós-operatório. Crianças com cirurgia de Kasai prévia são mais suscetíveis a infecção da ferida cirúrgica. A antibioticoterapia profilática para patógenos de vias biliares (*Klebsiella* sp., *Escherichia coli*, *Enterococcus*) iniciada no intraoperatório deve ser mantida por 48 horas, se não houver indício de infecção.

– Profilaxia de infecção por CMV (em casos selecionados): ganciclovir 5mg/kg/dose duas vezes ao dia durante três semanas.
– Profilaxia da infecção por HSV (herpes vírus): aciclovir 5mg/kg/dose três vezes ao dia durante sete dias.

Na vigência de infecção, a imunossupressão deverá ser reduzida.

Imunossupressão

– Tacrolimus (Prograf®)
  • 0,15mg/kg/dose por via oral após 6 horas do transplante; e
  • 0,075mg/kg/dose por via oral 2 vezes/dia, para atingir níveis de:
– Metilprednisolona
  • Intraoperatória: 10mg/kg/dia;
  • Dia 1-6: 2mg/kg/dia, dividido em duas doses;
  • Dia 7-13: 1mg/kg/dia, dose única;
  • Dia 14-20: 0,75mg/kg/dia;
  • Dia 21-28: 0,50mg/kg/dia;
  • 2º-3º mês: 0,25mg/kg/dia.

Efeitos colaterais das drogas imunossupressoras

– Hipertensão.
– Retenção água e sal.
– Hiperglicemia.
– Sangramento gastrintestinal.

- Fraqueza muscular.
- Infecção.
- Alterações na personalidade.
- Nefrotoxicidade.
- Interações medicamentosas.

Manejo da nutrição e do trato gastrointestinal

- Verificação do débito da sonda gástrica a cada 4 horas.
- Inibidor de bomba de próton para manter pH gástrico > 5,0.
- Iniciar nutrição parenteral se necessário.
- Iniciar enteral quando há resolução do íleo pós-operatório (terceiro a quarto dia); usar sonda *Dubhoff*, se necessário.

Complicações

- Hiperglicemia: associada ao uso de corticoide, estresse cirúrgico; usar insulina se indicado.
- Hipoglicemia: associada à falência primária do enxerto.

MANEJO DAS COMPLICAÇÕES CLÍNICAS E CIRÚRGICAS

Sepse

Na suspeita de sepse, os sinais podem ser: letargia, hipoperfusão, acidose, instabilidade de temperatura, intolerância a glicose, oligúria ou convulsões. A seguinte investigação deve ser realizada:

- Cultura: cateter periférico e central, ferida, drenagem.
- Exames complementares: hemograma, radiografia de tórax, US abdominal.

Se indicado, enviar amostras de fezes para cultura e pesquisa de vírus e parasitas e iniciar antibioticoterapia de largo espectro, se houver necessidade.

Se neutropenia e febre, apesar da antibioticoterapia, considerar o uso de anfotericina (1-3mg/kg/dia). Também deve ser administrada anfotericina se a criança apresenta laparotomia prévia ao transplante.

Disfunção do enxerto

Indicadores pós-operatórios de função hepática diminuída incluem:

- Aumento de bilirrubinas e transaminases.
- Bicarbonato plasmático diminuído.
- Coagulação anormal.

– Aumento do potássio.
– Diminuição do débito urinário.
– Aumento do lactato.

Transaminases aumentadas após 24 horas pode refletir lesão de preservação. Pode haver aumento transitório das bilirrubinas cujos níveis decrescem após o quarto dia.

A investigação da disfunção do enxerto necessita da avaliação com Doppler da artéria hepática/angiorressonância/angiotomografia e biópsia hepática. Retransplante emergencial pode ser necessário.

Dar N-acetilcisteína 150mg/kg/dia, em infusão contínua, se lactato > 2 por 4 horas ou durante a avaliação da função do enxerto.

Avaliar a necessidade de manitol (0,5g/kg, 6-8 horas) se há suspeita de edema cerebral.

Avaliar a necessidade de hemofiltração no caso de disfunção grave do enxerto ou acometimento renal.

Não função primária do enxerto

Ocorre nas primeiras 24 a 48 horas. A incidência é variável e relacionada com a qualidade do órgão transplantado. Geralmente, é devida a uma lesão isquêmica à coleta, ou na preservação e reperfusão. O efeito primário é nas células endoteliais e não nos hepatócitos.

- Achados laboratoriais: coagulopatia acentuada, hipoglicemia, transaminases e LDH acentuadamente elevadas, acidose metabólica e hipercalemia.
- Apresentação clínica: queda no estado geral, coma, insuficiência renal, ausência de produção de bile.
- Biópsia: autólise dos hepatócitos e necrose isquêmica.
- A conduta é o retransplante.

Rejeição

A rejeição aguda é menos frequente em lactentes e a incidência aumenta em crianças de mais idade (50 a 60%). O quadro clínico inclui: febre, dor abdominal, aumento súbito das bilirrubinas e enzimas. O diagnóstico pode ser feito por cintilografia hepática (captação diminuída) e biópsia. O tratamento é a pulsoterapia com metilprednisolona.

A rejeição crônica é rara (5%) e ocorre após a sexta semana. Cursa com aumento acentuado das bilirrubinas e fosfatase alcalina e discreto das transaminases. À biópsia pode ser observado o desaparecimento dos ductos biliares.

Complicações vasculares

A oclusão vascular ocorre em 5 a 20% dos transplantes pediátricos, no pós-operatório precoce, podendo também ocorrer mais tardiamente. Acomete principalmente a artéria hepática; é menos frequente nas veias porta e cava. Ocorre por compressão extrínseca, acotovelamento do vaso ou, principalmente, por formação trombótica intramural.

Fatores de risco:

- vasos < 3mm de diâmetro;
- uso de enxerto vascular;
- tempo de isquemia fria;
- hematócrito > 44%;
- reanastomose;
- rejeição aguda.

- Trombose de artéria hepática – não há sinais ou sintomas definitivos, ocorre insuficiência hepática fulminante, com aumento das enzimas e coagulopatia e sinais de complicação biliar.
- Trombose veia porta – a trombose precoce detectada pela US exige imediata revisão da anastomose e trombectomia. A trombose mais tardia é detectada geralmente pela diminuição das plaquetas, aumento do baço ou sangramento gastrintestinal.

Prevenção

- Manter volume intravascular e pressão de perfusão hepática em níveis normais.
- Evitar correção de coagulopatias em pacientes que não estão com sangramento ativo. O coagulograma e as plaquetas geralmente normalizam em dois a três dias, sem transfusão.
- Manter hematócrito menor que 30%; considerar a possibilidadede de exsanguineotransfusão parcial.
- Uso de anticoagulantes.
- Cirurgia: uso de transplante segmentar de fígado (doadores maiores), tempo de isquemia fria curto, evitar enxertos vasculares (evitar o uso de plasma fresco congelado intraoperatório).

Complicações do trato biliar

São responsáveis por metade das complicações técnicas e, às vezes, requerem reoperação. São mais frequentes quando se reduz o tamanho do fígado. Complicações na reconstrução biliar ducto a ducto podem ser tratadas com dilatação e *stenting*. Em crianças pequenas com atresia biliar ou com enxerto parcial, a coledocojejunostomia em Y de Roux é o método de escolha.

Hemorragia

É a causa mais comum de hipotensão aguda. Pode cursar com aumento do diâmetro abdominal, sangramento nos drenos, taquicardia, diminuição da saturação venosa de O_2 e oligúria. Muitas vezes, o local do sangramento não é identificado, porém a remoção do hematoma diminui o consumo de fatores da coagulação e frequentemente é suficiente para controlar a hemorragia.

Os hematomas de progressão lenta (paciente hemodinamicamenta estável) podem ser acompanhados sem necessidade de reoperação imediata. Devem ser drenados eletivamente para reduzir a possibilidade de formação de abscesso.

Perfuração intestinal

Complicação relativamente frequente nos transplantes pediátricos (10%), com alta mortalidade se o diagnóstico é retardado. É associada à cirurgia abdominal prévia, especialmente à portoenterostomia de Kasai, que dificulta muito a hepatectomia do receptor. O quadro clínico é inespecífico: dor, distensão abdominal, febre, leucocitose, instabilidade hemodinâmica progressiva e insuficiência de outros órgãos.

A radiografia de abdome com ar livre na cavidade, assim como a presença de material fecaloide nos drenos são indicativos de cirurgia imediata.

BIBLIOGRAFIA

Bismuth H, Houssin D. Reduced-sized orthotopic liver graft in hepatic transplantation in children. Surgery 1984;95:367-70.

Heffron TG, Emond JC, Whitington PF et al. Biliary complications in pediatric liver transplantation. A comparison of reduced-size and whole grafts. Transplantation 1992;53:391-5.

Kallwitz ER, Cotler SJ. Care of the liver transplant patient. Dis Mon 2008;54:486-507.

Kelly DA, Mayer D. Transplante de fígado. In Kelly DA. Doenças hepáticas e do sistema biliar em crianças. São Paulo: Santos Livraria Editora; 2001. pp. 293-312.

Kerkar N, Emre S. Issues unique to pediatric liver transplantation Clin Liver Dis 2007; 11:323-35.

Koffron A, Stein JA. Liver transplantation: indications, pretransplant evaluation, surgery and postransplant complications. Med Clin North Am 2008;92:861-88.

McDiarmid SV, Anand R, Lindblad AS and the Principal Investigators and Institutions of the Studies of Pediatric Liver Transplantation (SPLIT) Research Group. Development of a pediatric end-stage liver disease score to predict poor outcome in children awaiting liver transplantation. Transplantation 2002;74:173-81.

McDiarmid SV, Merion RM, Dykstra DM et al. Selection of pediatric candidates under the PELD system. Liver Transpl 2004;10: S23-S30.

Spada M, Riva S, Maggiore G et al. Pediatric liver transplantation. World J Gastroenterol 2009;15:648-74.

Starzl TE. The saga of liver replacement, with particular reference to the reciprocal influence of liver and kidney transplantation (1955-1967). J Am Coll Surg 2002;195: 587610.

Starzl TE, Marchioro TL, Von Kaulla KN et al. Homotransplantation of the liver in humans. Surg Forum 1963;14:174-6.

Sunku B, Salvalaggio PR, Donaldson JS et al. Outcomes and risk factors for failure of radiologic treatment of biliary strictures in pediatric liver transplantation recipients. Liver Transpl 2006;12:821-6.

PARTE VI

DOENÇAS NEUROLÓGICAS

CAPÍTULO 1

Estado de Mal Epiléptico

CRISTINA MAMPRIN LOSANO

INTRODUÇÃO

A incidência do estado de mal epiléptico (EME) em pacientes pediátricos é de 18 a 20 por 100.000 crianças por ano, sem diferença importante entre os sexos e com maior frequência em menores de 1 ano.

Existe controvérsia em relação à definição do estado de mal, com propostas atuais reduzindo sua duração de 30 minutos para 5 minutos de crise.

O objetivo da nova definição e protocolos vem da sabida urgência em se finalizar os agravos convulsivos e seus inúmeros efeitos deletérios, tanto para o sistema nervoso central (15% das crianças evoluem com lesão neuronal, aumento da pressão intracraniana, epilepsia subsequente e déficit cognitivo), quanto para o sistema cardiovascular.

A mortalidade (11%) e morbidade (5%) vão variar conforme existam doenças neurológicas de base, tempo de crise, drogas usadas no tratamento.

O EME não deve ser considerado uma entidade única e sim uma possível complicação de estados patológicos prévios. A causa mais comum em crianças de 2 anos é ainda convulsão febril prolongada.

Outro fator imperativo para a rapidez no início das drogas é o fato de sabermos que quanto mais tempo se demora para se obter o controle clínico do EME, menor será a resposta aos medicamentos usados.

A partir de 5 minutos de crise, os mecanismos naturais inibitórios perdem sua eficácia, pois os receptores GABA são internalizados em vesículas intracelulares. Ao mesmo tempo, os receptores excitatórios

N-metil-D-aspartato (NMDA) são liberados para a membrana celular, ocasionando um desequilíbrio entre excitação e inibição neuronal.

No quadro VI-1 classificamos o EME quanto aos tipos de crise.

> **Quadro VI-1** – Classificação clínica do estado de mal epiléptico.
>
> **EME generalizado**
> – Convulsivo
>   • Tônico-clônico
>   • Mioclônico
>   • Tônico
>   • Clônico
> – Não convulsivo ou de ausência
>
> **EME focal**
> – Parcial simples
>   • Motor
>   • Somatossensitivo
>   • Sintomas visuais
> – Parcial complexo ou não convulsivo focal
>
> **EME unilateral**

O estado de mal não convulsivo pode mostrar-se, clinicamente, como estado de estupor ou coma (10% dos quadros de coma). É uma situação de diagnóstico difícil e tardio, levando a significativo atraso no tratamento específico (75% demoram mais de 24 horas para o início de medicações). É importante lembrar aqui a fundamental relevância da realização de EEG à beira do leito, como método de diagnóstico diferencial.

Outra classificação que pode ser utilizada para o emprego de protocolos é a determinação da duração das crises:

– Estágio inicial: crises convulsivas fora do hospital e/ou com duração menor que 5 minutos.
– Estado de mal estabelecido = 5 a 10 minutos.
– Estado de mal refratário inicial > 10 minutos.
– Estado de mal refratário tardio > 30 minutos.

TRATAMENTO

Inicialmente, o suporte de vida com via aérea pérvia e eficaz e as medidas de reanimação devem ser prontamente assegurados (Fig. VI-1).

Exames laboratoriais e de imagens devem ser realizados assim que possível, salientando-se a rápida aferição da glicemia que, se alterada, deve ser prontamente corrigida.

1 ESTADO DE MAL EPILÉPTICO

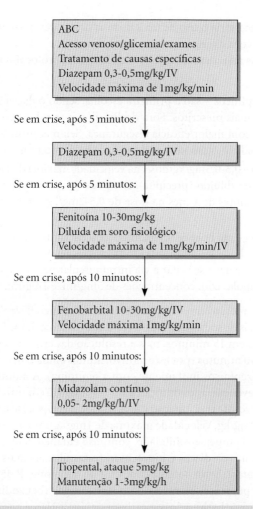

Figura VI-1 – Fluxograma do manejo do EME – UNICAMP.

O tratamento medicamentoso é considerado eficaz quando se conseguem 30 minutos sem crise ou EEG normal e sem recorrência em 24 horas.

Os medicamentos a serem escolhidos devem ser de rápida administração, fácil penetração em sistema nervoso central (SNC), com menores efeitos sistêmicos possíveis e possuir vias de administração alternativas.

Os principais efeitos colaterais são a depressão respiratória e a hipotensão arterial sistêmica.

Se for necessário o uso de mais de uma droga, devem-se utilizar medicamentos com diferentes mecanismos de ação.

As drogas mais usadas em nossa unidade e em protocolos internacionais são:

Benzodiazepínicos – são a primeira escolha, sendo o diazepam e o midazolam os mais prescritos. Fora do Brasil, usa-se o lorazepam por via intravenosa com maior eficácia e segurança. Seu mecanismo de ação se dá por meio da inibição neuronal mediada pelos receptores GABA.

- **Diazepam** – 0,3-0,5mg/kg/dose, na velocidade máxima de 1mg/kg/min. Não deve ser diluído (precipita-se) e pode ser usado por via retal em crianças maiores de 1 mês na dose de 0,5-2mg/kg (ampola de 2mL = 10mg).
- **Midazolam** – em bolo de 0,1-0,5mg/kg ou em infusão contínua de 0,5--2mg/kg/h. Pode ser administrado pelas vias retal, bucal e nasal (pré--hospitalar) e deve-se evitar a via intramuscular pelo risco de abscesso estéril (ampolas com concentrações de 5mg/mL e 1mg/mL).

Fenitoína – mecanismo de ação diferente dos benzodiazepínicos, pois age nos canais de sódio, inibindo a condução elétrica desordenada. Tem pico de ação em 15 minutos, mas a resolução das crises pode estender--se por até 40 minutos (por este motivo, muitos ainda tentam mais uma dose de diazepínicos juntamente com a fenitoína). A administração é por via intravenosa, após diluição para 1-10mg/mL em soro fisiológico, devido ao risco de precipitação e lesão de local venoso. Dose: 10-20mg/kg ou até 30mg/kg. Velocidade máxima de 1mg/kg/min. Pode ocasionar a síndrome da hipersensibilidade, com *rash* cutâneo, febre, linfadenopatia, arritmias cardíacas e hipotensão (estas últimas mais frequentes em cardiopatas). É um potente condutor do citocromo P-450 hepático, reduzindo, portanto, os níveis de outras drogas (benzodiazepínicos, ácido valproico, barbitúricos e carbamazepina). Não é adequado para EME de ausência ou mioclônico.

Fenobarbital – age vias receptores GABA. Dose: 10-30mg/kg para ataque por via intravenosa. Velocidade máxima: 1mg/kg/min (ampola de 1mL = 200mg). Apenas de uso por via intravenosa, pois na via intramuscular não é considerada eficaz. As complicações são dose-dependentes e a intubação por depressão neurológica é comum. A hipotensão é menos frequente e normalmente mais leve.

Tiopental – apresenta penetração cerebral mais rápida do que o fenobarbital e também meia-vida mais curta. Devido a sua alta lipossolubilidade, pode ter acúmulo tecidual importante nas administrações por tempo prolongado. Efeitos colaterais: depressão respiratória e cardíaca, com hipotensão arterial grave e queda da fração de ejeção. Dose de ataque: 5mg/kg por via intravenosa. Manutenção: 1-3mg/kg/h (frasco-ampola de 500mg e 1g).

Piridoxina – deve-se lembrar da deficiência de piridoxina em EME em crianças menores de 2 anos. É uma deficiência autossômica recessiva que se apresenta principalmente no período neonatal. As convulsões não respondem às medicações usuais, mas respondem ao uso da vitamina B_6. O diagnóstico é feito com teste terapêutico, por meio da aplicação de 1 a 5 doses de vitamina B_6 e controle eficaz das crises. Dose: 50-400mg por via intravenosa (ampola de 2mL = 300mg).

Levetiracetam – droga usada como escolha em protocolos americanos (EUA) após a falha da fosfofenitoína. Tem múltiplos sítios de ação: canais de cálcio, receptores GABA e glutamato. Disponível por via oral e intravenosa, esta ainda não aprovada para o uso em crianças. A dificuldade para seu emprego está na titulação da dose (10-40mg/kg/dia).

Propofol – modula os receptores GABA; tem ação rápida e é facilmente titulável. É metabolizado no fígado, tem meia-vida curta e permite um "acordar" rápido com a interrupção de sua infusão. A síndrome da infusão do propofol ocorre principalmente em crianças e caracteriza-se por falência cardíaca, rabdomiólise, acidose metabólica, falência renal e, eventualmente, morte. Fatores de risco incluem altas doses da medicação, uso prolongado, uso concomitante de catecolaminas e corticoides e baixo índice de massa corporal. Dose: 1-2mg/kg em bolo e infusão contínua de 1-2mg/kg/h até 5mg/kg/h. Em adultos, há relatos de hipotensão necessitando do uso de vasopressores em 50 a 70% dos casos. Não há estudos que comprovem maior eficácia do propofol em relação às outras drogas e seu uso em pediatria é controverso.

Anestésicos inalantes – o isoflurano é o anestésico inalante mais usado para controle do EME, pois potencializa a inibição pós-sináptica dos receptores GABA. São efetivos no controle do EME, mas causam muita hipotensão e a recorrência das crises é frequente (73%).

Cetamina – age independente dos receptores GABA, e por isso pode ser útil nos estágios mais tardios do EME. Apresenta metabolização hepática e seus níveis podem ser alterados por outros anticonvulsivantes. Existem questionamentos quanto a sua toxicidade cerebelar e aumento da pressão intracraniana. Ainda não é usada rotineiramente e sua dose e tempo de administração ainda não estão definidas (ampola com concentração de 50mg/1mL).

Ácido valproico – mais usado em EME de ausência e parcial. Modula os canais de sódio, além dos receptores GABA. Nos EUA, é disponível para uso por via intravenosa e tem eficácia de 78 a 100%. Apresenta mínimo comprometimento respiratório e deve ser evitado em portadores de doenças metabólicas. Dose: bolo de 20-30mg/kg. Se necessário infusão contínua, 5mg/kg/h.

Topiramato – vários mecanismos de ação favorecem seu uso tardio no controle do EME. Ainda em estudos para uso pediátrico. Tem via de administração apenas oral.

Dieta cetogênica – dieta com altas taxas de gordura e poucos carboidratos. Sem estudos no mal refratário e com riscos de complicações, se usada com o propofol. Efeitos adversos: hipoglicemia, acidose e hiperlipidemia.

BIBLIOGRAFIA

Abend NS, DLugos DJ. Treatment of refractory status epilepticus: literature review and a proposed protocol. J Pediatr Neurol 2008; 38:377-90.

Agertt F, Antoniuk SA, Bruck I, Santos LC. Tratamento do estado de mal epiléptico em pediatria – revisão e proposta de protocolo. J Epilepsy Clin Neurophysiol 2005;11:183-8.

Garzon E, Sakamoto AC, Guerreiro CAM. Estado de mal eplético. In Guerreiro CAM, Guerreiro MM, Cendes F, Lopes-Cendes I (ed). Epilepsia. São Paulo: Lemos Editorial; 2000. pp.351/66.

Novorol CL; Chin RFM, Scott RC. Outcome of convulsive status epilepticus: a review. Arch Dis Childh 2007;92:948-51.

CAPÍTULO 2

Sedação e Analgesia em UTI Pediátrica

CLÁUDIA PEREIRA DE CASTRO FERREIRA

INTRODUÇÃO

A utilização de medicações que levam a uma sedação e analgesia adequadas deve fazer parte da terapêutica da criança internada em uma unidade de terapia intensiva pediátrica. O uso destes medicamentos pode ter consequências adversas, principalmente se forem usados de maneira inadequada.

DEFINIÇÃO

Analgesia

Diminui ou alivia a percepção da dor, sem produção intencional de sedação. Pode ocorrer alteração secundária do nível de consciência.

Sedação

Sedação mínima (ansiólise) – o paciente responde à ordem verbal, podendo alterar a função cognitiva e a coordenação. Não afeta a função ventilatória e cardiovascular.

Sedação moderada (ou sedação para procedimento) – o paciente responde às ordens verbais, sozinho ou com estímulo tátil suave. Não requer suporte ventilatório e a função cardiovascular é mantida.

Sedação profunda – depressão do nível de consciência ou inconsciência causada por medicamentos, na qual o paciente não é despertado facilmente. Pode ser acompanhada da perda dos reflexos protetores, levando à incapacidade de manter as vias aéreas pérvias e resposta apropriada aos estímulos verbais. Em geral, a função cardiovascular é mantida.

Anestesia geral – perda de consciência induzida por fármacos, durante a qual o paciente não pode ser despertado, nem mesmo por estímulo doloroso. Altera a capacidade de manter a função ventilatória, necessitando de assistência para manter as vias aéreas pérvias. Pode alterar a função cardiovascular.

PRINCIPAIS INDICAÇÕES

- Aliviar a dor (secundária a intervenções cirúrgicas e procedimentos invasivos, além daquela decorrente da própria doença).
- Diminuir a ansiedade e o medo, reduzindo o nível de consciência ou a memória.
- Induzir ao sono (a alteração do ciclo dia-noite na UTI torna quase impossível o sono adequado).
- Reduzir o metabolismo celular e o consumo de oxigênio.
- Amnésia (durante os procedimentos dolorosos e a paralisia com bloqueadores neuromusculares).
- Controle da agitação e redução de acidentes (extubação acidental e perda de acesso venoso, sondas ou drenos)
- Facilitar a ventilação mecânica.

PRINCIPAIS RISCOS E PREOCUPAÇÕES

Tolerância, dependência e abstinência

- Tolerância gera a necessidade de aumento na dose das medicações devido à diminuição do efeito da droga com o passar do tempo. O nível plasmático do medicamento permanece o mesmo, porém com menor efeito sedativo ou analgésico.
- Dependência é a necessidade do organismo em continuar a receber a droga.
- Síndrome de abstinência é o aparecimento de sinais e sintomas relacionados à diminuição ou retirada rápida da droga. Está relacionada principalmente a doses elevadas e prolongadas da medicação. Os sinais e sintomas mais comuns são: sucção débil, irritabilidade, hiper-reflexia, espirros frequentes, taquicardia, febre, sudorese, agitação, tremores, salivação, insônia, diarreia, hipertonia, recusa alimentar e crises convulsivas.

Depressão respiratória e alterações hemodinâmicas

Existem situações com maior risco de complicações cardiovasculares e respiratórias após o uso de sedoanalgesia:

- Crianças com menos de 3 meses de idade.
- Doenças cardiorrespiratória, neuromuscular, renal e hepática.
- Antecedente de apneia.
- Alteração do nível de consciência.
- Lesão neurológica.
- Instabilidade hemodinâmica.
- Hipertensão intracraniana.

AVALIAÇÃO DO PACIENTE

O diagnóstico de dor em pacientes na UTI pediátrica nem sempre é fácil. A avaliação é difícil tanto pela faixa etária quanto pelas próprias condições clínicas da criança. Para reduzir esta dificuldade, alguns passos podem ser realizados:

- Levar em consideração a dor referida ou expressa pela criança.
- Tratar vigorosamente a dor no período pós-operatório e também durante a realização de procedimentos.
- Considerar os sinais fisiológicos da dor: taquicardia, taquipneia, aumento da pressão arterial, aumento da pressão intracraniana, queda de saturação, hiperglicemia, sudorese. São alterações inespecíficas, mas úteis e sugestivas quando não se tem outra explicação adequada.
- Considerar as alterações comportamentais (choro excessivo, agitação, caretas, retirada dos membros durante procedimentos).
- Uso de escores de dor: escala de Oucher (escala visual), escore de sedação de Ramsay, escala Comfort-Behavior, escala numérica etc. Existem diversos escores de dor para auxiliar na sua avaliação e grau de analgesia e sedação, porém o mais importante é a habilidade clínica dos profissionais da saúde, bem como a impressão dos familiares em relação ao estado da criança.

A ESCOLHA DA MEDICAÇÃO

As necessidades de sedação e analgesia de cada paciente podem alterar-se ao longo da sua permanência na UTI. Até o momento, não existe um consenso do melhor regime para sedação e analgesia nas diversas situações que envolvem o paciente na UTI. O esquema medicamentoso deve ser adaptado a cada criança, em cada momento. Existe grande variedade de fármacos disponíveis para a sedação e analgesia, e cada um deles tem vantagens e inconvenientes. Ao escolher uma medicação, deve-se considerar sua farmacodinâmica, via de administração, efeitos secundários, idade da criança, doença de base, estado nutricional, função renal e hepática, o tempo de ação da medicação (por exemplo, sedação rápida apenas para a realização de procedimento, sedação prolongada para manter a criança em ventilação). Na escolha do medicamento a ser usado em cada situação, deve-se considerar três efeitos diferentes: sedação, analgesia e amnésia (Quadro VI-2).

Quadro VI-2 – Propriedades das medicações frequentemente utilizadas em sedação e analgesia.

Medicação	Sedação	Analgesia	Amnésia
Benzodiazepínicos	+++	–	+++
Opioides	++	+++	–
Cetamina	+++	+++	+
Hidrato de cloral	++	–	–
Barbitúricos	+++	–	–
Propofol	+++	–	–

DROGAS MAIS USADAS PARA ANALGESIA E SEDAÇÃO

Acetaminofeno
– Analgésico e antitérmico, não tem efeito anti-inflamatório. Não causa irritação gastrintestinal, sendo bem tolerado. Pode ser associado à codeína com potencialização do seu efeito.
– É hepatotóxico, sendo contraindicado em pacientes com hepatopatia grave ou com defeito enzimático, como deficiência de G6PD. Pode provocar intoxicação grave e fatal.
– É usado para dor leve a moderada.
– Doses:
  • Criança – 10-15mg/kg/dose, 6/6 horas, VO (dose máxima 4g/dia).
  • Adulto – 750mg de 6/6h.

Dipirona
– Tem excelente efeito antitérmico e analgésico e é bastante segura nas doses indicadas. Como é descrito o risco de alergia e aplasia de medula, é pouco usada fora do Brasil. Empregada para dor leve a moderada.

2 SEDAÇÃO E ANALGESIA EM UTI PEDIÁTRICA

– Doses:
- Criança – VO 10-25mg/kg/dose de 6/6h; IV 15mg/kg/dose de 6/6h.
- Adulto – 500-1.000mg/kg/dose de 6/6h.

Opioides (narcóticos)

Morfina

– Com doses pequenas (0,1mg/kg), em pacientes com dor, ocorre a analgesia, sem perda da consciência.
– Produz mínima repercussão hemodinâmica em pacientes euvolêmicos.
– Provoca a liberação de histamina, causando vasodilatação. Pode causar hipotensão significativa quando associada a sedativos, como os benzodiazepínicos. Quando usada isoladamente, não produz efeito cardiovascular significativo. Não é recomendada em pacientes politraumatizados e hipovolêmicos, devido ao risco de hipotensão. Também não é recomendada em pacientes asmáticos, devido ao broncoespasmo causado pela histamina. Em alguns pacientes pode causar prurido.
– Causa depressão respiratória, por meio da diminuição da sensibilidade do centro respiratório à hipercápnia, e hipóxia (a depressão respiratória é pior se associada a um sedativo). Pode ocorrer depressão do reflexo de tosse e sensação de "fome de ar", que ocorre com o aumento da pCO_2.
– Inibe a motilidade da musculatura lisa intestinal, diminuindo o peristaltismo e aumentando o tônus esfincteriano, o que pode levar à constipação.
– Provoca espasmo do esfíncter de Oddi, o que pode potencializar cólica biliar (usar com cuidado em pacientes com risco de colelitíase).
– Aumenta o tônus dos ureteres e dos músculos da bexiga, podendo causar retenção urinária.
– É metabolizada em formas inativas que são excretadas pelo rim.
– Doses:
- IV – bolo, 0,1-0,2mg/kg/dose de 4/4h (máximo 15mg/dose); infusão contínua 20mcg/kg/h (aumentar a dose em 5-10mcg/kg/h, até o máximo de 100mcg/kg/h, conforme necessário).
- VO – 0,3-0,6mg/kg/dose.
- IM/SC – 0,1-0,2mg/kg/dose de 4/4h.
– Início da ação: 5-10 minutos.
– Duração da ação: 2-4 horas.

Meperidina
– É um opioide sintético; um dos seus metabólitos causa excitação do sistema nervoso central, podendo provocar convulsões.

- É 10 vezes menos potente do que a morfina e tem características farmacocinéticas semelhantes.
- Pode produzir analgesia, sedação, euforia, miose e depressão respiratória.
- É o único opioide eficaz no tratamento de tremores; pode ser usado em pacientes que apresentam tremores causados por anfotericina, hemoderivados e anestesia geral.
- Pode causar náuseas e vômitos.
- Potente depressor respiratório e antitussígeno.
- Diminui a motilidade intestinal, assim como a gástrica, retardando o esvaziamento gástrico.
- Pode diminuir o débito cardíaco em 20% aproximadamente e causar taquicardia após a administração por via IV.
- Em altas doses, seu principal metabólito, a normeperidina, pode atingir níveis séricos elevados, podendo causar tremores, contrações musculares, hiper-reflexia e convulsões.
- Doses:
  • Crianças – 1-2mg/kg/dose de 4/4h (IV/IM).
  • Adultos – 50-150mg/dose de 4/4h (máximo: 500mg/dia).

Metadona

- A morfina é seu principal metabólito, apresentando eliminação lenta, com efeito prolongado de 12 a 36 horas.
- É utilizada no período de retirada de opioides de pacientes que desenvolvem dependência por uso prolongado, podendo ser associada à clonidina, um agonista alfa-2, para a diminuição dos sintomas de abstinência.
- Dose: criança:
  • Na síndrome de abstinência (VO/IM/SC/IV): iniciar com 0,05mg/kg/dose a cada 6 horas e aumentar a dose em 0,05mg/kg a cada dose, até obter o efeito desejado. Após 24-48 horas do controle dos sintomas de abstinência, iniciar a retirada gradual, reduzindo a dose e aumentando o intervalo do medicamento.
  • Analgésica (VO/IM/SC/IV): 0,1mg/kg/dose (nas primeiras três doses a cada 4 a 6 horas e depois a cada 12 horas).

Fentanil

- Narcótico sintético com rápido início de ação e curta duração.
- É 50 a 100 vezes mais potente do que a morfina.
- Possui pouca ação sedativa e hipnótica.

- Produz analgesia sem nenhum efeito hemodinâmico, sendo a droga de escolha para pacientes politraumatizados, cardiopatas e pacientes em UTI.
- Não provoca liberação de histamina, portanto, nem broncoespasmo.
- O efeito colateral mais importante é a rigidez de caixa torácica que, em geral, ocorre após a infusão rápida. Pode ser tratada com bloqueadores neuromusculares ou com naloxona.
- É metabolizado em formas inativas que são excretadas pelo rim.
- Doses IV:
  - Bolo – 2-8mcg/kg/dose (infusão lenta para evitar rigidez torácica), até de 1/1 hora (máximo de 10mcg/kg/h).
  - Infusão contínua – iniciar com 1-10mcg/kg/h.
- Início de ação: 2-3 minutos.
- Duração da ação: 20-60 minutos.

Tramadol
- É um analgésico opioide agonista parcial, com efeito cardiovascular e respiratório mínimo, com baixo potencial para induzir à dependência.
- Tem a mesma potência da codeína e é 10 a 15 vezes menos potente do que a morfina.
- Tem menos efeitos colaterais que os outros opioides.
- Deve ser evitado em pacientes que apresentam convulsões ou traumatismo cranioencefálico, ou que recebam drogas que baixem o limiar convulsivo.
- Em geral, é seguro e eficiente para dores leves a moderadas em crianças.
- Dose: 5mg/kg/dia a cada 8 horas.

Codeína
- Analgésico narcótico e supressor da tosse.
- Pode causar depressão do sistema nervoso central e do centro respiratório e também constipação.
- Seu uso por via intravenosa pode causar liberação de grandes quantidades de histamina e efeitos cardiovasculares.
- Não deve ser usado como antitussígeno em crianças com menos de 2 anos de idade.
- Dose: VO
  - Criança de 2-6 anos – 0,5-1mg/kg/dose a cada 4 a 6 horas (máximo 30mg/dia).
  - Criança maior de 6 anos – 5-10mg/dose a cada 4 a 6 horas (máximo 60mg/dia).

Cetamina
- É um anestésico dissociativo, produz efeito analgésico e sedativo e amnésia.
- Seu metabolismo é hepático e a dose deve ser reduzida em pacientes com disfunção hepática.
- Mantém relativa estabilidade cardiovascular e efeito limitado na mecânica respiratória, podendo ser usada em procedimentos dolorosos, com doses subanestésicas.
- É contraindicada em pacientes com hipertensão intracraniana, pois aumenta o fluxo sanguíneo cerebral.
- Produz relaxamento da musculatura lisa dos brônquios, sendo uma boa alternativa para anestesia e analgesia em pacientes asmáticos.
- O uso prolongado pode levar à tolerância e à dependência.
- Em infusão contínua combinada com um benzodiazepínico, pode ser usada em pacientes graves, hemodinamicamente instáveis, levando a uma boa sedoanalgesia e com redução da dose de catecolaminas, pois a cetamina produz ativação do sistema simpático, liberando noradrenalina endógena.
- Doses:
  • IV – bolo: 0,5-2mg/kg/dose; contínuo: 5-20mcg/kg/min.
  • IM – 3-4mg/kg/dose.
- Início de ação:
  • IV – 1-2 minutos.
  • IM – 3-10 minutos.
- Duração da ação:
  • IV – 15-60 minutos.
  • IM – 15-60 minutos.

Benzodiazepínicos
São os sedativos mais usados em UTI pediátrica. Além do efeito sedativo, são ansiolíticos, causam também amnésia (anterógrada e retrógrada), relaxamento muscular e atividade anticonvulsivante. São antagonizados pelo flumazenil, especialmente quanto à amnésia e à sedação (é controverso se o flumazenil pode reverter a depressão respiratória). Os benzodiazepínicos mais comuns são:

Midazolam
- Mecanismo de ação: age no receptor GABA levando à depressão do SNC. Causa inicialmente sedação e hipnose e, após 2-3 minutos, amnésia anterógrada significativa.

- É ansiolítico, induz à sedação rápida (2 a 3 minutos).
- É três a quatro vezes mais potente do que o diazepam.
- Pode causar depressão respiratória dose-dependente, devido à perda da sensibilidade ao dióxido de carbono. Quando administrado de forma rápida, pode diminuir a resistência vascular sistêmica e produzir hipotensão nos pacientes hipovolêmicos (mesmo com doses baixas). No entanto, sua infusão por via intravenosa contínua produz poucos efeitos hemodinâmicos. Quando associado ao fentanil, há potencialização das duas drogas, podendo ocorrer hipotensão e apneia.
- Sua metabolização é hepática com excreção renal. Pode ocorrer acúmulo de metabólitos em obesos, pacientes com insuficiência renal crônica, insuficiência hepática, insuficiência cardíaca, sepse, hipoalbuminemia, causando efeito sedativo mais prolongado. Em crianças com função hepática imatura (recém-nascidos) ou alterada, pode ocorrer demora da eliminação do midazolam, podendo resultar em sedação prolongada, com retardo no desmame.
- Seu uso prolongado pode induzir à tolerância.
- O uso de doses altas pode levar à "síndrome de infusão do midazolam", que consiste em um retardo no despertar de horas ou dias, depois de se interromper sua administração.
- Com o uso prolongado por vários dias, há necessidade de se realizar diminuição progressiva, para não ocorrer a síndrome de abstinência.
- Pode ser administrado pelas vias oral, sublingual, nasal, intramuscular e intravenosa.
- Doses:
  - Sedação para procedimento e pré-operatório:
    - Intravenosa ou intramuscular: 0,1-0,15mg/kg/dose, podendo ser repetido conforme necessário. Dose máxima: 10mg.
    - Nasal: 0,2-0,3mg/kg/dose (pode ser repetida 1 a 2 vezes, com intervalo de 10 a 15 minutos). Ocorre absorção de 60% da medicação.
    - Oral ou retal: 0,2-0,75mg/kg/dose (fazer a primeira dose cerca de 1 hora antes do procedimento).
  - Pré-intubação:
    - Intravenosa ou intramuscular: 0,1-0,2mg/kg/dose.
    - Nasal: 0,2mg/kg/dose.
  - Sedação para uso em ventilação mecânica:
    - Ataque: bolo de 0,1-0,2mg/kg/dose (máximo 5mg/dose).
    - Infusão contínua: iniciar com 1-2mcg/kg/min e aumentar de 1 em 1mcg/kg/min até o efeito desejado (até 6mcg/kg/min).

– Início e duração de ação:
  • Intravenosa – início em 1-2 minutos e duração de 30-60 minutos.
  • Intramuscular – início em 5-15 minutos e duração de 30-60 minutos.
  • Intranasal – início em 5-15 minutos e duração de 30-60 minutos.
  • Retal – início em 5-10 minutos e duração de 30-60 minutos.
  • Oral – início em 10 minutos e duração de 30-60 minutos.

Diazepam
– Indicado para sedação, amnésia, mal convulsivo e como ansiolítico.
– Benzodiazepínico de mais baixo custo.
– Ação rápida e meia-vida longa.
– Metabolismo hepático (usar com cuidado em crianças com disfunção hepática).
– Causa depressão respiratória quando associado às drogas narcóticas.
– Doses repetidas causam sedação prolongada.
– Vias de administração: VO, IV e retal.
– A aplicação por via intravenosa rápida pode causar depressão respiratória e hipotensão.
– Doses:
  • Ansiólise, relaxamento:
    – Intravenosa: 0,05-0,3mg/kg/dose a cada 2-4 horas.
    – Oral/retal: 0,05-0,2mg/kg/dose 3 a 4 vezes ao dia.
    – Nasal: 0,2-0,3mg/kg/dose.
  • Sedação para procedimentos – oral/nasal/retal: 0,2-0,3mg/kg/dose (máximo 10mg), fazer cerca de 1 hora antes do procedimento.
– Início e duração da ação:
  • Intravenosa/intramuscular: início em 2-3 minutos e duração de 30-90 minutos.
  • Retal: início em 5-15 minutos e duração de 2-4 horas.

Lorazepam
– Meia-vida intermediária, ação de longa duração.
– Após metabolização hepática, não apresenta metabólitos ativos.
– Pode ocorrer hipotensão e depressão respiratória, principalmente quando associado a opioides.
– Similar ao diazepam, com ação de duração longa e meia-vida de 10-20 horas.

- Podem ocorrer hipotensão e depressão respiratória quando associado a opioide.
- Doses:
  - Sedação/ansiólise: 0,05mg/kg/dose a cada 4-8 horas (máximo 2mg/dose).
  - Dose para procedimento: 0,02-0,09mg/kg/dose cerca de 1-2 horas antes.
- Início e duração de ação:
  - Oral/retal – início em 60 minutos e duração de 2-8 horas (no Brasil não existe ainda a forma injetável).

Hidrato de cloral

- Sedativo hipnótico, sem efeito analgésico e a depressão respiratória é mínima (em doses adequadas).
- Pode ser útil como agente sedativo suplementar na criança em ventilação mecânica (especialmente quando desenvolvem tolerância a outros sedativos) e como indutor do sono noturno.
- Tem efeito cumulativo, podendo induzir a bradicardia, sedação profunda e depressão respiratória.
- Pode causar irritação gástrica quando utilizado por via oral, sendo contraindicado em crianças com risco ou presença de sangramento digestivo.
- É melhor para crianças com idade inferior a 3 anos (menor efeito em crianças de mais idade): doses repetidas causam acúmulo de metabólitos com toxicidade desconhecida.
- Dose: 25-100mg/kg a cada 6 horas (máximo 2g), VO/VR.
- Início da ação: 15-30 minutos.
- Duração da ação: 2-3 horas.

Propofol

- Anestésico de ação ultrarrápida, induzindo à sedação imediata.
- Além de sedação e hipnose, apresenta outros benefícios: é ansiolítico, tem atividade anticonvulsivante, é antiemético e reduz a hipertensão intracraniana.
- Não tem atividade analgésica.
- Pode causar hipotensão passageira, mesmo em pacientes hemodinamicamente estáveis.

- O uso prolongado ou em altas doses pode levar à síndrome da infusão do propofol, que consiste em acidose metabólica, lipemia, insuficiência cardíaca, arritmias e parada cardíaca. Não foi evidenciado nenhum caso em pacientes que utilizaram o propofol por períodos curtos e na dose recomendada.
- Pode ser usado com segurança em sedação por curto período, para procedimentos dolorosos rápidos, em pacientes em ventilação espontânea.
- Dose IV:
  - Bolo: 0,5-1mg/kg (pode-se repetir em bolos de 0,5mg/kg).
  - Infusão contínua: 25-100mcg/kg/min.
- Início de ação: 1-2 minutos.
- Duração da ação: 3-5 minutos.

Barbitúricos

Tiopental

- Anestésico potente, com ação imediata (não tem efeito analgésico).
- Seu principal efeito adverso é a hipotensão, devendo ser evitado em pacientes instáveis hemodinamicamente. Pode ser necessário o uso concomitante de vasopressores. Pode ocorrer também depressão miocárdica, broncoespasmo, tosse, laringoespasmo e anafilaxia.
- Induz à depressão respiratória com necessidade de obtenção de via aérea artificial e suporte ventilatório.
- Sua principal indicação é no manejo do estado epiléptico refratário e no traumatismo cranioencefálico com hipertensão intracraniana grave e aumento da pressão intracraniana, pois diminui o consumo de oxigênio cerebral e a pressão intracraniana. É pouco indicado para outras doenças devido à instabilidade hemodinâmica importante.
- É contraindicado na porfiria.
- Em pacientes obesos ou com alteração hepática, principalmente após o uso prolongado, pode ocorrer um período longo de sedação, mesmo após a suspensão da droga.
- Dose IV:
  - Bolo – 1,5-5,0mg/kg/dose.
  - Infusão contínua – 10mcg/kg/min (até 90mcg/kg/min).
- Início da ação: 10-20 segundos.
- Duração da ação: 5-10 minutos.

DROGAS ANTAGONISTAS

Antagonista dos opioides

Naloxona – antagonista puro, sem nenhuma atividade agonista. É muito potente e reverte todos os efeitos dos opioides, incluindo a analgesia. Deve-se usar para antagonizar apenas os efeitos indesejados e manter a analgesia.

- Dose de ataque:
  - 1-10mcg/kg para a reversão da depressão respiratória.
  - 100mcg/kg (0,1mg/kg) para a reversão da intoxicação por narcóticos.
- Se a dose inicial for ineficaz, repetir a cada 1-2 minutos até o efeito desejado.
- Pode ser administrado por via IV, IM ou traqueal.

Antagonista dos benzodiazepínicos

Flumazenil – antagonista do efeito sedativo dos benzodiazepínicos, neutraliza os efeitos sedativos e reações paradoxais. Pode ocorrer ressedação (devido a sua meia-vida mais curta que a dos benzodiazepínicos). O flumazenil pode provocar crises de pânico.

- Dose: 0,01-0,02mg/kg, IV rápido, em intervalos de 1-2 minutos, até atingir o nível de consciência desejado (dose máxima 0,2mg/dose ou 1mg acumulado).

ESQUEMA PARA SUSPENSÃO DO TRATAMENTO PROLONGADO

Após o uso prolongado de opioides e benzodiazepínicos, o risco de dependência e abstinência aumenta, principalmente se as medicações foram usadas em altas doses. Para minimizar o problema, o uso do medicamento contínuo não deve ser interrompido abruptamente, devendo ser realizada a retirada lenta.

Com opioides

- Em pacientes que receberam doses baixas/moderadas, por menos de uma semana, a droga pode ser retirada em menos de 72 horas, reduzindo-se inicialmente em 25-50% e depois 20% a cada 6 ou 8 horas.
- Para pacientes que receberam doses altas, em infusão contínua, são necessários de duas a três semanas para sua suspensão completa, para manter o paciente tranquilo, não muito sedado. São recomendadas as seguintes etapas:

- Nas primeiras 24 horas – redução de 20% da infusão contínua e nas próximas 12-24 horas, reduzir 10% da infusão contínua, conforme tolerância do paciente.
- Trocar a infusão contínua para doses intermitentes de morfina a cada 2-4 horas ou metadona a cada 6 horas.
- Utilizar morfina, ou metadona por via oral, reduzindo a dose e a frequência, progressivamente.

Com benzodiazepínicos
– Realizar retirada gradual lenta ao longo de dois a dez dias, dependendo do caso, com redução de 10-20% da dose por dia.
– Em caso de uso de altas doses em tempos mais prolongados, às vezes é necessário o uso de lorazepam por via oral ou diazepam, com redução gradual, conforme tolerância da criança.

PACIENTES EM VENTILAÇÃO MECÂNICA

Adaptação à ventilação

Para melhor adaptação à ventilação, frequentemente é necessário sedar e às vezes até mesmo curarizar o paciente. Os níveis adequados de sedação e analgesia são necessários para facilitar a ventilação mecânica, prevenir a assincronia paciente-ventilador, controlar a tosse persistente causada pela estimulação do tubo orotraqueal ou pela doença de base e melhorar a complacência da parede torácica, possibilitando ventilação efetiva. O uso de níveis inadequados de sedação e analgesia é acompanhado de risco significativo. A escolha das medicações sedoanalgésicas e o modo de sua aplicação (contínua ou em bolos) em crianças em ventilação sofrem influência de vários fatores, como doença de base, presença de complicações, necessidade de procedimentos dolorosos, parâmetros necessários para a ventilação, cronicidade da doença, idade e personalidade da criança (crianças mais agitadas podem necessitar de doses mais elevadas de sedação), devendo ser reavaliada continuamente.

Riscos de sedação e analgesia inadequadas

– Criança pouco sedada:
  - Alterações psicológicas com consequências cardiovasculares, que aumentam o consumo de oxigênio. A sedação adequada inibe os efeitos neuroendócrinos provocados pelo estresse, como hipertensão arterial, taquicardia, taquipneia e hiperglicemia.

- Risco de extubação acidental.
- Agitação aumenta o risco de estenose traqueal.
– Criança muito sedada:
  - Alteração do *drive* respiratório com risco de apneia.
  - Inabilidade de manter e proteger a via aérea com risco de aspiração.
  - Instabilidade cardiovascular.
  - Prolongamento do tempo de ventilação mecânica, aumentando os riscos de complicações.
  - Ocorrência de tolerância e abstinência.
  - Aumento do risco de escaras.

Uso de bloqueadores neuromusculares em crianças em ventilação

Os bloqueadores neuromusculares são úteis em alguns pacientes, nos quais a sedoanalgesia não é suficiente para permitir a adaptação à ventilação mecânica. Eles aumentam a complacência do sistema respiratório, diminuindo a pressão necessária para ventilar, e reduzem o consumo de oxigênio. Tem-se sugerido que seu uso precoce em pacientes com síndrome do desconforto respiratória agudo (SDRA) pode evitar a progressão da inflamação e da lesão pulmonar induzida pela ventilação. O bloqueio neuromuscular é necessário em apenas pequena parte das crianças em ventilação. Seu uso é mais indicado em casos de SDRA muito grave, com necessidade de ventilação com parâmetros muito elevados e também em crianças apresentando grande labilidade às manipulações, com tosse seguida de cianose e bradicardia. Devem ser usados em pacientes previamente sedados, na menor dose efetiva e pelo menor tempo possível. Apresentam vários efeitos adversos, incluindo paresia ou fraqueza prolongada, principalmente quando associados ao uso de corticoides e quando administrados em pacientes sépticos, com insuficiência hepática ou renal.

Bloqueadores neuromusculares
Os bloqueadores neuromusculares atuam na junção neuromuscular bloqueando a transmissão do estímulo nervoso. São classificados em despolarizantes e não despolarizantes. Não têm ação analgésica, sedativa ou amnésica.

Despolarizante

Succinilcolina
– Age ativando os receptores pós-juncionais causando despolarização sustentada.

- Ocorrem fasciculações musculares seguidas por paralisia muscular flácida.
- Efeitos adversos principais: hipertensão, arritmias, aumento da pressão intracraniana, hipercalemia transitória, tremores e fasciculações, dor muscular e liberação de mioglobina causando insuficiência renal mioglobinúrica. Aumenta o risco de hipertermia maligna.
- Dose:
  - IV: crianças – 2mg/kg/dose; adultos – 1mg/kg/dose.
  - IM – 4mg/kg/dose.
- Início de ação: menos de 1 minuto.
- Duração da ação: 3-5 minutos.

Não despolarizantes
Agem inibindo competitivamente a interação da acetilcolina com o receptor colinérgico na placa terminal motora.

Pancurônio
- Pode causar liberação de histamina resultando em colapso cardiovascular, arritmia, edema periférico e pulmonar, taquicardia, hipertensão arterial, broncoespasmo, eritema, *rash* e salivação excessiva. Promove paralisia respiratória prolongada.
- Dose IV:
  - Bolo – 0,1mg/kg/dose.
  - Infusão contínua – 1-1,5mcg/kg/min (máximo 10mcg/kg/min).
- Início da ação: 2-4 minutos.
- Duração da ação: 60-90 minutos.

Rocurônio
- Pode causar hipertensão, hipotensão, aumento da FC em 15%, arritmia, broncoespasmo, soluço e prurido.
- Dose IV:
  - Bolo – 0,6-1,2mg/kg/dose.
  - Infusão contínua – 10-12mcg/kg/min.
- Início da ação: 1 minuto.
- Duração da ação: 30-60 minutos.

Vecurônio
- Pode causar taquicardia, arritmia, paralisia respiratória prolongada, *rash*, urticária, salivação, broncoespasmo.

- Dose IV:
  - Bolo – 0,1mg/kg/dose.
  - Infusão contínua – 1,5-2,5mcg/kg/min.
- Início da ação: 2-4 minutos.
- Duração da ação: 60-90 minutos.

BIBLIOGRAFIA

Bartolome SM, Cid JL. Freddi N. Sedação e analgesia em crianças: uma abordagem prática para as situações mais frequentes. J Pediatr 2007;83:S71-82.

Bavdekar SB, Mahajan MD, Chandu KV. Analgesia and sedation in paediatric intensive care unit. J Postgrad Med 1999;45:95-102.

Hazinski MF. SAVP manual para provedores. Rio de Janeiro: Waverly Hispânica AS; 2003. pp.379-95.

Khilnani P, Kaur J. Sedation and analgesia in pediatric intensive care unit. Indian J Crit Care Med 2003;7:42-9.

Lago PM, Piva JP, Garcia PCR et al. Analgesia e sedação em situações de emergência em unidades de tratamento intensivo pediátrico. J Pediatr 2003;79:223-9.

Moritz RD, Duarte DF. Rev Bras Terapia Intensiva 1998;10:129-35.

Oliveira RG. Blackbook Pediatria 3ª ed. Editora Blackbook; 2005. pp.580-5.

Sfoggia A, Fontela PS, Moraes A et al. A sedação e analgesia de crianças submetidas à ventilação mecânica estariam sendo superestimadas? J Pediatr 2003;79:343-8.

CAPÍTULO 3

Morte Encefálica

VENÂNCIO PEREIRA DANTAS FILHO
LUIZ ANTONIO DA COSTA SARDINHA
HELDER JOSÉ LESSA ZAMBELLI

INTRODUÇÃO

O entendimento das questões relacionadas à morte sempre foi um dos maiores, senão o maior, desafio do homem desde a Antiguidade. A consciência da finitude levou à busca do sentido da existência, procurado nas religiões e espiritualidades que sempre acompanharam toda a história da civilização.

A despeito da grande variabilidade de modos de significação da vida, a presença da morte sempre foi naturalmente contornada durante os séculos da evolução da cultura humana. O conceito cardiocêntrico de vida da Antiguidade foi incorporado pela igreja medieval, passando a representar a base do entendimento da vida e morte em nossa cultura ocidental.

Mais recentemente, com o avanço das técnicas de reanimação e suporte de vida, os tradicionais conceitos de vida e morte foram questionados com a introdução de novos critérios de definição de morte.

Este capítulo visa apresentar as bases conceituais do diagnóstico atual de morte, bem como os critérios clínicos e legais para o diagnóstico de morte encefálica (ME) em nosso país, com ênfase para o diagnóstico em crianças.

CONCEITO DE VIDA E MORTE

O conceito cardiorrespiratório de vida do nosso mundo ocidental é baseado em duas grandes influências culturais: o conceito aristotélico clássico, que aponta o coração como órgão-sede da alma e de todas as virtudes humanas (como a coragem e o amor), e o conceito judaico-cristão, que associa a vida à respiração, uma vez que "Deus formou o homem do barro da terra e soprou-lhe pelas narinas o Sopro da vida e o homem tornou-se um ser vivente" (Gen 2, 7).

Portanto, os critérios milenares para o diagnóstico de morte baseiam-se também nesses conceitos, uma vez que a ausência das funções respiratória e cardiocirculatória sempre foram as premissas básicas tradicionais para seu diagnóstico.

O diagnóstico tradicional de morte baseia-se na ausência de sinais vitais ou sinais abióticos (ou ainda tanatognósticos). O estudo sistematizado desses sinais classifica-os como imediatos, aqueles que se instalam imediatamente após a morte (entre outros, imobilidade, ausência de consciência, parada cardiocirculatória e respiratória, relaxamento de esfíncteres, inclusive midríase etc.); consecutivos, que se manifestam horas ou dias após a morte (manchas hipostáticas, mancha verde abdominal, rigidez cadavérica, hipotermia etc.); e tardios, que aparecem após dias ou semanas após a morte (sinais transformativos do cadáver como a putrefação e outros fenômenos como a mumificação natural e a saponificação).

O estudo da evolução temporal da instalação dos sinais abióticos (cronotanatognose) tem grande importância médico-legal para a definição do momento da morte (questões criminais, evitar situações de comoriência, entre outros). Essa importância levou ao aparecimento dos sinais abióticos especiais: uma série de técnicas que objetivam dar maior segurança ao diagnóstico de morte muito recente (uso de eletrocardiograma, cardiopuntura, arteriotomia, entre outros).

A análise da sistematização dos sinais abióticos leva-nos a algumas importantes conclusões, as quais nem sempre nos demos conta:

1. A morte sempre foi definida como ausência de vida.
2. O conceito de morte, desse modo, depende do nosso conceito de vida.
3. Sempre se entendeu a morte como uma sequência de eventos, um processo e não um evento único.
4. Não existe sinal patognomônico de morte recente. Quanto mais recente, mais difícil seu diagnóstico.
5. Sempre se temeu o diagnóstico de morte real em uma situação de morte apenas aparente. Nosso Código de Processo Penal, no seu artigo 162, só autoriza a realização de autópsias após 6 horas de constatação da morte para diminuir o risco desse tipo de erro.

Assim a morte sempre foi entendida como uma sequência de eventos que vão progressivamente se instalando, tornando cada vez mais claro seu diagnóstico.

Com o desenvolvimento de técnicas de reanimação cardiorrespiratória e de suporte de vida, foi tornando-se possível a reversão de "paradas cardíacas e respiratórias" antes inexoráveis, levando à reintegração de um número cada vez maior de indivíduos à sociedade mesmo após a ocorrência desses eventos. Com o primeiro transplante cardíaco realizado em 1967, o conceito cardiocêntrico de vida e a definição de morte baseada simplesmente na parada das funções cardíacas e respiratórias estavam definitivamente abalados.

Por outro lado, em um contingente também cada vez maior de indivíduos, a reanimação (também denominada "ressuscitação") cardiorrespiratória só foi possível após extensas e irreversíveis lesões do sistema nervoso central (SNC). Desse modo, os sistemas orgânicos reanimados passaram a funcionar mantidos artificialmente e independentes entre si, uma vez cessada a ação integradora do SNC irreversivelmente lesado. Vale lembrar que o tecido nervoso, por suas peculiaridades metabólicas (altas demandas e mínimas reservas de oxigênio e glicose), é particularmente mais sensível à privação desses substratos em situações de parada cardiorrespiratória que qualquer outro tecido do organismo. Podemos até mesmo afirmar que a "morte" do SNC é o primeiro evento da sequência de eventos já citada, uma vez que a ausência da sua ação integradora leva inexoravelmente à falência funcional progressiva dos demais órgãos e sistemas e à parada cardíaca, independente da qualidade dos métodos de suporte artificial empregados.

Sabe-se hoje que o encéfalo de um indivíduo adulto, que pesa em torno de 2% do peso do corpo (1.400g), recebe em torno de 15% do débito cardíaco e consome perto de 20% do oxigênio consumido pelo corpo no repouso. Sabe-se também que em torno de 50% dessa energia é consumida para o funcionamento bioelétrico do tecido (metabolismo ativador) e os restantes 50% são responsáveis pela manutenção da integridade estrutural do tecido nervoso (metabolismo residual), ou seja, metade de toda a enorme quantidade de energia consumida pelo encéfalo serve apenas para "mantê-lo vivo".

Vale lembrar também a diferença de suscetibilidade entre as regiões encefálicas. O córtex cerebral e demais estruturas supratentoriais apresentam sensibilidade maior à hipóxia que o tronco cerebral, onde estão situados os centros respiratórios. As lesões isquêmicas ao encéfalo de duração suficiente, mesmo após revertidas, podem levar a quadros lesionais de intensidade variável, com o comprometimento progressivo do tecido nervoso de regiões corticais, subcorticais e finalmente do tronco cerebral. Esse fenômeno, tradicionalmente conhecido como "degeneração craniocaudal", pode levar a situações nas quais o tronco cerebral permanece viável juntamente com extensas lesões supratentoriais, levando a quadros sequelares de gravidade bastante variável. A situação mais grave, conhecida como "estado vegetativo persistente", na qual, apesar de o paciente permanecer totalmente arresponsivo a estímulos do meio ambiente, ainda permanece a capacidade de respirar espontaneamente. Este estado exclui o diagnóstico de ME. Somente situações de lesão irreversível de todo o encéfalo (hemisférios e tronco cerebral), e consequente perda da capacidade de respirar espontaneamente, devem ser consideradas para o diagnóstico de ME.

CONCEITO DE MORTE ENCEFÁLICA

O entendimento do papel integrador do SNC, bem como de sua vulnerabilidade desproporcional à lesão com relação aos outros tecidos do corpo, levaram à progressiva mudança do conceito tradicional de morte. O conceito de "morte do corpo todo" foi sendo progressivamente substituído pelo conceito de "morte do corpo como um todo", uma vez que o SNC é o responsável pelo funcionamento harmônico e integrado de todos os demais sistemas do corpo. Essas mudanças conceituais, em tempo relativamente rápido (algumas décadas), são hoje ainda objeto de discussões e polêmicas, uma vez que a aceitação do conceito de ME, muito além da sua fundamentação técnica e científica, fica também na dependência de outras influências como de ordem filosófica, cultural e religiosa. Essa discussão acaba confirmando a ideia que o conceito de morte, muito mais que meramente relacionado aos seus aspectos biológicos, deve ser entendido como um conceito cultural.

Cabe ressaltar que a morte não mudou, o que mudou, e muito, foi a nossa capacidade de entendimento do morrer, uma vez que nossos recursos atuais possibilitam uma desaceleração do processo natural da morte, como se pudéssemos ver a morte se instalando em "câmera lenta" (Fig. VI-2).

O conceito atual de ME – "parada total e irreversível de todas as funções encefálicas" (Resolução CFM nº 1.480/97, Anexo 1) – pode ser definido de modo mais prático como a "perda irreversível da capacidade para ter consciência, associada à irreversível perda da capacidade de respirar espontaneamente".

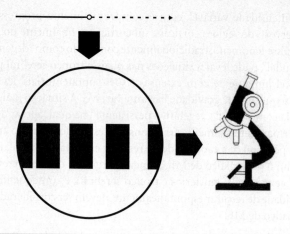

Figura VI-2 – "Visão" atual do processo de morte.

A despeito de todas essas discussões, o entendimento da ME é fundamental para evitarmos equívocos frequentes, como a confusão entre a aplicação de procedimentos de cuidados paliativos, racionalização de tratamento e até eutanásia (discussões essas que se aplicam a pacientes vivos) e suspensão de suporte artificial avançado em pacientes em ME (pacientes científica, legal e eticamente mortos). Confusões também aparecem em situações de morte iminente que não preenchem critérios de ME, como nos casos de crianças anencéfalas e pacientes em estado clínico muito grave, considerados "desenganados". Discussões ainda mais avançadas incluem a possibilidade de retirada de órgãos de pessoas que serão executadas em países com pena de morte legalmente aceita.

DIAGNÓSTICO CLÍNICO DE MORTE ENCEFÁLICA

Tem como base as seguintes evidências:

- Conhecimento da causa do coma (ou lesão neurológica conhecida).
- Exclusão de causas reversíveis de coma.
- Confirmação da condução neuromuscular intata.
- Ausência de resposta a estímulos dolorosos.
- Ausência de reflexos do tronco cerebral.

As avaliações realizadas no paciente em coma arresponsivo têm como objetivo demonstrar a ausência total de função encefálica, sempre levando em conta que esses exames devem ser feitos e repetidos em intervalo de tempo suficiente para demonstrar sua inequívoca irreversibilidade (no mínimo 6 horas). O diagnóstico de ME não se aplica a recém-nascido com menos de 7 dias de vida, como veremos adiante (Resolução CFM nº 1.480/97).

É importante para a confirmação do diagnóstico que todos os passos sejam seguidos com clareza e de maneira sequencial, com a documentação adequada das respostas obtidas.

Conhecimento da causa do coma

O conhecimento preciso das causas do coma, bem como da presença de lesão neurológica estabelecida, são fundamentais para a confirmação da ME. Na grande maioria dos casos, o diagnóstico é indicado pela história clínica. A tomografia computadorizada de crânio deve demonstrar lesões estruturais, como nos casos de acidente vascular cerebral, tumores e traumatismo de crânio.

Enquanto não houver segurança no diagnóstico etiológico, o tratamento pleno do paciente deve prosseguir, com ênfase na prevenção e correção de situações que possam interferir na elucidação da causa e profundidade do coma (sedação, hipotermia, hipotensão arterial etc.).

Nessa etapa, a possibilidade de transferência do paciente para centros com mais recursos para o diagnóstico e tratamento deve ser criteriosamente considerada, sempre levando em conta os riscos e os cuidados que devem ser observados durante o transporte.

Exclusão de causas reversíveis de coma

Para o estabelecimento correto da etiologia do coma, é necessário que sejam afastadas as causas reversíveis, como as descritas a seguir.

- Hipotermia (temperatura retal abaixo de 35ºC).
- Agentes sedativos (diazepínicos, barbitúricos, álcool etílico, entre outros).
- Hipotensão arterial.
- Hipoglicemia.

Pacientes que permanecem em tratamento intensivo apresentam tendência à queda da temperatura devido à exposição excessiva, uso de medicações que induzem a hipotermia, ventilação mecânica, diálise, ausência de atividade muscular, entre outras causas. A prevenção e a correção deste estado devem estar sempre presentes durante o processo diagnóstico de ME.

O uso de medicações depressoras do SNC pode interferir no diagnóstico de ME e o conhecimento do tempo médio de metabolismo e excreção desses agentes colabora na programação de intervalos de tempo seguros para a correta condução do quadro e o início do processo de diagnóstico de ME.

Meia-vida das principais drogas depressoras do SNC:

- Fenobarbital: 100 horas.
- Tiopental: > 24 horas.
- Fenitoína: > 140 horas.
- Valproato de sódio: 7-10 horas.
- Morfina: 18-60 horas.
- Fentanil: 2-4 horas.
- Antidepressivos tríciclicos: 4-24 horas.
- Carbamazepina: 10-60 horas.
- Diazepínicos: 5-24 horas.
- Agentes hipoglicemiantes: 2-36 horas.
- Anti-histamínicos: 6-24 horas.

Outras alterações detectáveis ao exame, como hipotensão arterial e hipoglicemia, devem ser corrigidas durante o processo diagnóstico de ME.

Confirmação da condução neuromuscular intata

A ausência do uso de drogas bloqueadoras da atividade neuromuscular (agentes curarizantes) deve ser certificada, assim como a exclusão de lesões medulares, para a pesquisa correta de resposta aos estímulos dolorosos.

A presença de doenças que alteram a função da junção mioneural deve ser também excluída. Deve ser lembrada aqui a polineuropatia do paciente grave, que afeta muitos dos pacientes que permanecem por tempo prolongado em unidade de terapia intensiva e que desenvolvem fraqueza muscular, atrofias e dificuldade ventilatória. Esses aspectos devem sempre ser considerados na avaliação das respostas aos estímulos dolorosos e teste de apneia.

Ausência de resposta a estímulos dolorosos

A pesquisa da resposta aos estímulos dolorosos deve ser realizada bilateralmente e com estímulos (compressão) de intensidade suficiente, tanto em áreas de periósteo mais superficial (região supraorbitária bilateral, região tibial anterior e esternal), como em grandes grupos musculares (região superior do ombro – músculo trapézio).

Estímulos dolorosos na face (região supraorbital) devem ser sempre realizados para a certificação de ausência de resposta em áreas inervadas por nervos cranianos, com mediação no tronco cerebral, afastando possíveis abolições de respostas em membros por lesões da medula espinhal cervical.

Eventualmente, respostas motoras de integração exclusivamente medular ("reflexos medulares"), tais como reflexos osteotendíneos, cutaneoabdominais, cutaneoplantar em flexão ou extensão, cremastérico superficial ou profundo, ereção peniana reflexa, piloereção, reflexos flexores de retirada dos membros inferiores ou superiores e reflexo tonicocervical, podem ser observadas espontaneamente ou após estímulos variados (principalmente mobilização, estímulos dolorosos e teste de apneia). Esses reflexos, bem como outros movimentos eventualmente impressionantes, conhecidos também como "sinal de Lázaro", devem ser corretamente reconhecidos e não impedem o diagnóstico de ME.

Ausência de reflexos do tronco cerebral

A presença de tais reflexos evidencia a capacidade de integração do tronco cerebral, demonstrando o funcionamento da via aferente (porção sensitiva de um nervo craniano), sua integração por meio de vias e núcleos intrínsecos do tronco cerebral e sua resposta por intermédio de uma via eferente (porção motora de um nervo craniano). A avaliação sequencial desses reflexos evidencia, portanto, sua integração em cada nível do tronco cerebral.

A ausência de resposta, por outro lado, demonstra o comprometimento multissegmentar do tronco e de suas vias sensitivas e motoras.

A presença de crises convulsivas focais ou generalizadas, eventos estes secundários a descargas neuronais corticais ou subcorticais, evidencia a integridade de vias e a passagem de impulsos nervosos através do tronco, o que indica sua viabilidade e funcionamento e, portanto, exclui o diagnóstico de ME.

Posturas e reações anormais, como a decorticação (situação em que o paciente flexiona os membros superiores e estende os inferiores) ou a descerebração (hiperextensão da cabeça e dos membros), indicam a presença de neurônios viáveis em núcleos do tronco encefálico, bem como a passagem de impulsos através de suas vias intrínsecas ascendentes e descendentes. A presença de qualquer uma dessas situações também afasta o diagnóstico de ME.

PESQUISA DE REFLEXOS DO TRONCO CEREBRAL

Reflexo fotomotor ou pupilar

Sua pesquisa deve ser realizada em local com o mínimo de luminosidade possível, com o estímulo luminoso vigoroso direcionado a cada um dos olhos do paciente a uma distância de cerca de 25-30cm. Um tempo de estímulo mínimo de pelo menos 10 segundos é recomendado para afastar a possibilidade de pupilotonia (latência aumentada na resposta ao estímulo). A ausência de resposta fotomotora direta (ausência de contração pupilar ipsilateral ao estímulo luminoso) e indireta (contração pupilar contralateral ao estímulo luminoso) é imprescindível para o diagnóstico de ME. Não há necessidade absoluta de isocoria (pupilas exatamente do mesmo tamanho) ou midríase bilateral para o diagnóstico de ME. O achado mais típico é de pupilas de tamanho médio, simétricas e fixas (sem resposta à luz).

A pesquisa do reflexo fotomotor avalia desde a integridade dos meios transparentes do olho, até à função da retina e a condução do estímulo aferente (sensitivo) pelo nervo óptico (segundo nervo craniano), sua integração no do mesencéfalo e a resposta eferente constritora da pupila, através do nervo oculomotor (terceiro nervo craniano).

A ausência de resposta em pacientes com traumatismo grave da face e órbitas, ou outras situações que comprometam as vias envolvidas no reflexo, deve ser cuidadosamente considerada pelos médicos avaliadores.

Reflexo corneopalpebral

A córnea é ricamente inervada pela porção sensitiva da primeira divisão (nervo oftálmico) do nervo trigêmeo (quinto nervo craniano), que integra na região média do tronco encefálico (ponte) o reflexo corneopalpebral através do nervo facial, seu eferente motor (sétimo nervo craniano).

Por meio de estímulos leves e cuidadosos (com gaze ou algodão) sobre a superfície corneana, avaliamos esse reflexo, um dos últimos a desaparecer nos quadros de depressão do SNC. A ausência da contração da musculatura orbicular dos olhos e do piscamento protetor indica disfunção dessa via reflexógena e é necessária para o diagnóstico de ME. Cabe ressaltar a atenção para a prevenção de lesões corneanas nestes pacientes, que vão desde os cuidados no exame deste reflexo, até a oclusão e umidificação constantes dos olhos.

Reflexo oculocefálico

No paciente inconsciente, ao realizarmos a rotação da cabeça subitamente para os lados, observaremos o desvio conjugado contralateral dos olhos.

3 MORTE ENCEFÁLICA

Este reflexo, conhecido também como "olhos de boneca", é integrado em todos os níveis do tronco cerebral (mesencéfalo, ponte e bulbo). Tem como aferências as vias vestibulares, provenientes do nervo vestibulococlear (oitavo nervo craniano) e vias proprioceptivas do pescoço. O desvio compensatório dos olhos realiza-se através dos nervos oculomotor, troclear e abducente (terceiro, quarto e sexto nervos cranianos, respectivamente). Este reflexo faz parte de complexos mecanismos multissegmentares intrínsecos do tronco cerebral para a conservação e correção do equilíbrio.

A ausência de movimentação dos olhos após a rotação da cabeça indica disfunção das referidas vias. Vale lembrar que lesões da coluna cervical devem ser previamente afastadas.

Reflexo oculovestibular

O estímulo térmico dos condutos auditivos internos provoca o movimento da endolinfa nos canais semicirculares da orelha interna. Esse movimento simula situações de aceleração do segmento cefálico, desencadeando reflexos de manutenção e correção do equilíbrio, semelhante ao reflexo oculocefálico citado anteriormente. Dessa forma, em pacientes inconscientes, o estímulo com água ou soro fisiológico frio em um dos condutos auditivos externos provoca desvio conjugado dos olhos para o lado do estímulo.

A realização deste exame deve ser precedida de otoscopia para a exclusão de lesões timpânicas e do conduto auditivo externo, que contraindicam o exame.

O exame deve ser realizado com o paciente em posição de elevação do dorso a 30° (para a sensibilização da resposta dos canais semicirculares). Por meio de um cateter plástico fino introduzido no conduto auditivo externo, procede-se à irrigação da membrana timpânica com cerca de 50mL de água ou soro fisiológico gelados (próximo a 0°C).

A ausência de desvios dos olhos, após a irrigação de ambos os condutos auditivos externos, demonstra a falta de função das vias integradoras do reflexo no tronco cerebral.

Reflexos de tosse e deglutição

Por meio de manobras de aspiração com sonda estéril do tubo endotraqueal e depois da orofaringe, avaliamos a função integradora do tronco encefálico baixo (bulbo) e suas aferências sensitivas e eferências motoras através dos nervos cranianos glossofaríngeo (nono par craniano), vago (décimo par) e hipoglosso (décimo segundo par). Quaisquer respostas reflexas de tosse e deglutição devem estar abolidas para o diagnóstico de ME.

Teste de apneia

Como referido anteriormente, a respiração espontânea é uma das provas mais evidentes de vida. A ausência da capacidade de respirar espontaneamente demonstra disfunção grave das porções bulbares do tronco cerebral. Como o CO_2 é o maior fator estimulante do centro respiratório localizado nesses níveis, o teste de apneia tem por objetivo a elevação da $paCO_2$ a níveis de estímulo máximo, sem levar à hipóxia significativa e aos riscos de lesões adicionais. São recomendados para a realização do teste o uso da oximetria de pulso e a monitorização cardíaca.

Na primeira fase do teste (fase de pré-oxigenação), o paciente deve ser ventilado com oxigênio a 100% por 15 a 20 minutos. No final desta fase, é recomendável a coleta de gasometria arterial para a confirmação de níveis de paO_2 pré-apneia acima de 200mmHg, para a prevenção da hipóxia durante o teste. Apesar de variações individuais, a $paCO_2$ nestes pacientes eleva-se em torno de 3mmHg por minuto e o conhecimento dos níveis prévios deste gás pode ser importante para a melhor programação do tempo de apneia necessário.

Segue-se a desconexão do ventilador mecânico (fase de apneia) por pelo menos 15 minutos, mantendo-se um cateter de O_2 a 6 litros por minuto no interior do tubo traqueal durante todo o tempo da apneia (oxigenação difusional). Durante todo o teste, deve haver observação rigorosa do paciente, e movimentos respiratórios, hipoxemia, bradicardia e hipotensão arterial indicam interrupção do teste.

A ausência de movimentos respiratórios com $paCO_2$ acima de 55mmHg demonstra lesão do centro respiratório e incapacidade de respiração fora do ventilador mecânico. A documentação gasométrica do nível de dióxido de carbono alcançado é fundamental para o diagnóstico de ME.

REPETIÇÃO DO EXAME CLÍNICO

A realização de pelo menos dois exames clínicos completos é necessária para o diagnóstico de ME. O intervalo de tempo mínimo recomendado entre os exames varia conforme a faixa etária (Res. CFM nº 1.480/97). A ausência de respostas aos exames clínicos, respeitados os intervalos de tempo mínimos entre eles, demonstra a irreversibilidade das lesões encefálicas do quadro de ME.

Nas situações em que são necessários cuidados adicionais para a absoluta segurança no diagnóstico de ME (lesões medulares, intoxicação por drogas, hipotermia, coma pós-anóxico com tomografia inocente, lesões faciais traumáticas associadas, entre outras), mais de dois exames clínicos podem ser realizados, por mais de dois médicos, e em intervalos de tempo maiores que o mínimo recomendado.

EXAMES COMPLEMENTARES

Uma vez realizados os dois exames clínicos por dois médicos, com intervalo de tempo mínimo recomendado e documentada a ausência de respostas em todos os testes já referidos, existe a necessidade de realização de um exame gráfico para a complementação diagnóstica. Apesar de o diagnóstico de ME ser eminentemente clínico, a legislação brasileira exige a realização de pelo menos um exame complementar (Res. CFM nº 1.480/97).

Esses exames, muito mais que confirmatórios, devem ter um caráter documentatório, complementando, como o próprio nome diz, um diagnóstico clínico prévio seguro.

A realização desses exames têm dupla função protetora: para o paciente, dando segurança adicional ao diagnóstico clínico de ME, e para a equipe médica, respaldando e documentando os procedimentos realizados.

O Conselho Federal de Medicina, ao incluir o termo "outros" à lista de exames complementares ao diagnóstico de ME em sua Resolução nº 1.480/97, deixa a critério dos médicos examinadores a escolha do exame que estes achem satisfatório e suficiente para o diagnóstico de ME.

Os exames complementares devem demonstrar de maneira inequívoca a ausência de fluxo sanguíneo, atividade elétrica ou atividade metabólica.

Os principais exames utilizados para documentação da ME de acordo com a Resolução do CFM são:

– Eletroencefalograma.
– Potencial evocado de tronco encefálico.
– Angiografia convencional.
– Cintilografia cerebral.
– Tomografia computadorizada.
– Doppler transcraniano.
– Ressonância magnética.
– Tomografia por emissão de pósitrons.
– Saturação venosa de oxigênio no bulbo jugular.
– Monitorização da pressão intracraniana.

Exames que avaliam a atividade elétrica encefálica

Eletroencefalograma (EEG)

Não deve haver atividade elétrica cerebral demonstrável (potenciais acima de 2 microvolts) ao EEG, realizado com sua sensibilidade máxima, em no mínimo dois registros de pelo menos 30 minutos. Sua realização e interpretação exige a presença de um neurologista habilitado. São recomendados intervalos mínimos entre os exames de 6 horas em pacientes com idade superior a 2 anos, 12 horas em pacientes entre 1 e 2 anos incompletos, 24 horas em pacientes de 2 meses a 1 ano incompleto e 48 horas em pacientes de 7 dias a 2 meses incompletos. O EEG é o exame recomendado para o diagnóstico de ME em crianças com menos de 2 anos de idade, conforme a Resolução do CFM.

Os maiores problemas relacionados com a utilização do EEG são os artefatos elétricos secundários ao grande número de equipamentos presentes em UTI. Entre as causas mais comuns encontramos: vibração do tubo traqueal, artefatos da ventilação mecânica, eletrocardiografia, medidas de pressão arterial, aspiração orotraqueal, bombas de infusão e gotejamento de medicações, entre outros.

Potencial evocado auditivo de tronco encefálico

A estimulação de qualquer receptor sensitivo evoca um potencial (sinal elétrico em microvolts) em uma região determinada do córtex sensorial. Por meio de técnicas eletroencefalográficas especiais de repetição e análise dos estímulos e respostas, é possível a identificação desses potenciais independentemente da atividade elétrica nervosa de fundo. São utilizados também na prática clínica os potenciais evocados visuais e somatossensitivos, além dos auditivos.

Apesar de não constarem explicitamente da lista de exames da resolução do CFM, os potenciais evocados auditivos são particularmente úteis para a avaliação da função do tronco encefálico e diagnóstico de ME.

São identificadas normalmente cinco ondas nos primeiros 10 milissegundos após o estímulo auditivo que identificam a porção auditiva do nervo vestibulococlear e seu núcleo no tronco encefálico (I e II ondas) e as vias auditivas na ponte e no mesencéfalo (III a V ondas). Os potenciais corticais têm latência bem maior (acima de 500 milissegundos).

A ausência de potenciais evocados do tronco encefálico indica falta de função e é útil para documentar o diagnóstico de ME. Os resultados dessa avaliação não são influenciados pelo uso de drogas depressoras do

SNC (inclusive barbitúricos), o que representa sua principal vantagem. Surdez prévia, além de traumatismos e fraturas do osso temporal contraindicam a realização do exame.

Exames que avaliam o fluxo sanguíneo encefálico

Angiografia cerebral

A angiografia contrastada dos vasos intracranianos tem sido um método tradicionalmente empregado para a demonstração da ausência de fluxo sanguíneo intracraniano que se instala no quadro de ME.

A técnica de Seldinger, por meio da cateterização da artéria femoral, ou a punção direta das artérias no pescoço possibilitam a injeção de contraste e a constatação da ausência de preenchimento de vasos acima da base do crânio. A não visualização dos segmentos intracranianos das artérias carótidas internas e artérias cerebrais, além da artéria basilar, possibilita a demonstração da parada de circulação intracraniana (*stop arteriográfico*).

É recomendado o estudo completo dos vasos carotídeos e vertebrais (pan-angiografia), com um tempo de estudo da progressão do contraste de pelo menos 10 minutos. Angiografias com técnicas de subtração digital podem ser úteis também para o diagnóstico de ME.

Cintilografia de perfusão cerebral

O exame convencional em gama-câmara com tecnécio (pertecnetato 99m^{Tc}) pode também ser utilizado para documentar a ausência de fluxo sanguíneo intracraniano na ME. Após a injeção de 20 a 30mCi do marcador, é realizada a avaliação nos próximos 60 segundos. Observa-se a ausência de fluxo sanguíneo acima do tronco encefálico, com perfusão apenas de couro cabeludo e face (Fig. VI-3).

Outro método também utilizado no diagnóstico de ME é o SPECT (*single photon emission tomography*), ou tomografia por emissão de fóton único, que associa técnicas similares à tomografia computadorizada para melhorar a análise dos marcadores radiativos. O marcador mais usado é o 99m^{Tc}-HMPAO (*hexametil-propilenamina oxime*) e a técnica aumenta a sensibilidade da avaliação das estruturas da fossa posterior.

Tomografia computadorizada de crânio (TC)

Demonstra a ausência de fluxo sanguíneo associado a um grande edema cerebral e desaparecimento dos sulcos corticais. A injeção de contraste iodado, bem como a inalação de xenônio estável (não radiativo) durante a realização do exame, métodos que propiciam uma estimativa do fluxo sanguíneo cerebral, podem também ser úteis nos casos de ME.

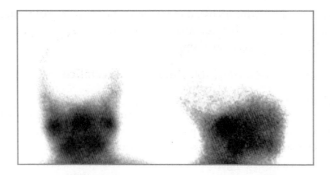

Figura VI-3 – Cintilografia demonstrando ausência de fluxo sanguíneo encefálico.

Doppler transcraniano

Aparelhos com frequências mais baixas (2MHz), além de outras melhorias técnicas, atualmente possibilitam a avaliação da velocidade de fluxo sanguíneo em artérias intracranianas, através de regiões mais finas dos ossos cranianos ("janelas"). Os achados de picos sistólicos com ondas diastólicas em espelho configuram ausência de fluxo sanguíneo efetivo na artéria examinada (padrão reverberante não progressivo). Esse achado em artérias cerebrais de ambos os hemisférios e na artéria basilar é compatível com a ausência de fluxo sanguíneo intracraniano e considerado suficiente para documentar o diagnóstico clínico de ME.

Este exame tem como vantagens a não invasibilidade, o baixo custo e a possibilidade de ser realizado à beira do leito. Apresenta especificidade de 100% e sensibilidade acima de 90% para o diagnóstico de ME. Por outro lado, necessita de profissional experiente para sua realização e interpretação.

Ressonância magnética

Sequências especiais para a avaliação dos vasos intracranianos (angiografia por ressonância magnética) devem demonstrar ausência de fluxo sanguíneo, sendo este exame aceito para a documentação e diagnóstico de ME. Dificuldades no deslocamento e posicionamento de pacientes graves, principalmente aqueles em ventilação mecânica, no interior do tubo dos aparelhos de ressonância, além dos problemas associados aos dispositivos metálicos sob o campo magnético, são alguns inconvenientes que praticamente impossibilitam o uso desta técnica no diagnóstico de ME.

Monitorização da pressão intracraniana

Este método pode ser utilizado como método indireto de ausência de perfusão encefálica. Em situações nas quais a pressão intracraniana média ultrapassa a pressão arterial sistêmica, a pressão de perfusão cerebral cai a zero e instala-se a parada de circulação cerebral. Apesar de esta técnica ser aceita pela Resolução CFM nº 1.480/97, os autores recomendam que seja utilizada apenas como método coadjuvante para a documentação do diagnóstico de ME.

Exames que avaliam o metabolismo encefálico

Tomografia por emissão de pósitrons

Esta técnica utiliza isótopos emissores de pósitrons (15-oxigênio, 18-flúor, 11-carbono) carreados por substâncias de interesse biológico (água, glicose, oxigênio, entre outras) para o estudo de processos fisiológicos específicos. Esses isótopos necessitam de complexos aparelhos de aceleração de partículas (ciclotrons) para sua produção e, uma vez que possuem meia-vida muito curta, somente é possível sua utilização nas imediações destes aparelhos. Este fator restringe bastante a possibilidade de instalação e uso clínico desses equipamentos, limitando sua maioria para uso experimental. Apesar de todas essas limitações, a ausência do metabolismo da glicose marcada (fluorodeoxiglicose) tem sido aceita para demonstrar e documentar a ME.

Saturação venosa de oxigênio do bulbo jugular

A medida da saturação de oxigênio do sangue venoso colhido no bulbo jugular é útil para a estimativa da extração de oxigênio pelo tecido nervoso encefálico e tem sido aceita para a documentação de ME. A típica queda, seguida da subida da saturação, é indicativa de ausência de extração e utilização de oxigênio pelo tecido nervoso. Apesar de estudos apontarem especificidade e sensibilidade acima de 95% para o diagnóstico de ME, os autores recomendam sua utilização apenas como método coadjuvante para a documentação da ME.

DIAGNÓSTICO DE MORTE ENCEFÁLICA EM CRIANÇAS

Maior resistência às lesões hipóxicas, maior capacidade compensatória à hipertensão intracraniana, devido ao não fechamento das suturas, tudo isso associado ao pleno processo de maturação e mielinização do tecido nervoso, são os principais fatores que colaboram para uma grande variabilidade nas respostas à isquemia pelo SNC em recém-nascidos e crianças, diferenciando sensivelmente este grupo dos adultos.

Desse modo, menor incidência do quadro de ME em crianças é também verificado, sendo apontada incidência em torno de 1% dos óbitos em unidades de terapia intensiva pediátricas, enquanto é descrita incidência média ao redor de 5% em adultos.

Portanto, alguns cuidados adicionais são recomendados, apesar de tecnicamente o processo de diagnóstico de ME em crianças ser essencialmente igual ao dos adultos.

Existe consenso de que um maior intervalo de tempo entre os exames clínicos em crianças com menos de 2 anos de idade é um cuidado suficiente para assegurar a irreversibilidade do quadro e um diagnóstico preciso.

Além disso, a Resolução nº 1.480/97 do Conselho Federal de Medicina recomenda, para crianças com menos de 2 anos de idade, conforme a faixa etária, pelo menos:

- Um a 2 anos incompletos: dois exames clínicos e EEG em intervalo mínimo de 12 horas (dispensa-se o EEG se existe um exame de fluxo cerebral).
- Dois meses a 1 ano incompleto: dois exames clínicos e EEG em intervalo mínimo de 24 horas.
- Sete dias a 2 meses incompletos: dois exames clínicos e EEG em intervalo mínimo de 48 horas.

ANENCEFALIA E TRANSPLANTE DE ÓRGÃOS

A utilização de órgãos de crianças anencefálicas para transplante tem sido proposta em vários países. Apesar de essas crianças não preencherem critérios de ME, são consideradas em situação de morte iminente, já que em torno de 60% delas não sobrevivem mais de 24 horas e 95% não ultrapassam a primeira semana de vida.

Apesar do assunto ter sido recentemente discutido em nosso país e o Conselho Federal de Medicina autorizar procedimentos de transplante em anencéfalos (Parecer CFM nº 24/2003 e Resolução CFM nº 1.752/04), inúmeras dificuldades práticas tornam o procedimento virtualmente impraticável. Além disso, o Ministério da Saúde, após o consenso do Seminário para Discussão sobre Anencefalia e Doação de Órgãos realizado pela Secretaria de Atenção à Saúde em maio de 2006, resolveu que procedimentos de transplante de órgãos somente poderiam ser realizados em anencéfalos após a instalação da parada cardíaca irreversível (Portaria GM/MS nº 487, de 2 de março de 2007).

DOCUMENTAÇÃO E NOTIFICAÇÃO DA MORTE ENCEFÁLICA

Como já mencionado, todo o processo diagnóstico da morte encefálica deve ser cuidadosamente documentado tanto no prontuário do paciente quanto no Termo de Declaração de Morte Encefálica (Anexo 1). Da mesma forma, os dispositivos legais vigentes em nosso país determinam a comunicação aos responsáveis legais do paciente e à Central de Notificação, Captação e Distribuição de Órgãos a que estiver vinculada a unidade hospitalar onde o paciente estiver internado (Lei Federal nº 9.434/97 e Resolução CFM nº 1.480/97).

RECOMENDAÇÕES FINAIS

No momento do início de cada exame clínico, devemos estar diante de um paciente normotérmico, com a etiologia do estado comatoso definida, ausência de uso de sedativos por tempo mínimo seguro, com função mioneural intata, normoglicêmico, hemodinamicamente estável (pressão arterial sistólica acima de 90mmHg) e sem resposta a estímulos dolorosos. Outras anormalidades frequentes, como poliúria e distúrbios hidroeletrolíticos, devem também ser corrigidas.

O diagnóstico de ME não costuma apresentar problemas na grande maioria dos casos, mas algumas situações podem cursar com desafios adicionais e alguns cuidados devem ser tomados para a máxima segurança diagnóstica possível. Apesar de já terem sido mencionados neste capítulo, alguns pontos merecem ser ressaltados.

É de grande importância rigorosa observação do tempo mínimo de metabolização e excreção de drogas sedativas, com cuidados extremos nas suspeitas de intoxicação ou evidências de insuficiência hepática ou renal. Dosagens séricas são recomendadas para o esclarecimento de eventuais dúvidas. Um tempo mínimo após a suspensão do uso terapêutico de drogas depressoras do SNC deve ser observado (barbitúricos – 24 horas, opiáceos – 12 horas, diazepínicos e relaxantes musculares – 8 horas).

A hipotermia primária (por causas externas ou "o paciente que chega hipotérmico ao hospital") não costuma ser problema frequente em países tropicais, mas esta situação deve ser prontamente afastada e não confundida com a hipotermia secundária à instalação da ME (por comprometimento de mecanismos termorregulatórios), que deve também ser corrigida.

A midríase bilateral, como já referido, não é condição indispensável para o diagnóstico de ME, e pupilas médio-fixas (e eventualmente anisocóricas) podem estar presentes. Ressaltamos o uso de estímulo luminoso vigoroso por tempo suficiente, o afastamento criterioso da presença de doenças oculares preexistentes e lesões oculares ou dos nervos cranianos envolvidos. Devem ser também afastados o uso de anticolinérgicos (por exemplo, atropina na reanimação cardíaca) e colírios midriáticos (para eventuais exames de fundo de olho).

O exame do reflexo oculovestibular deve ser precedido de avaliação otoscópica direta cuidadosa para a exclusão de obstruções por cerume e lesões do conduto e da membrana timpânica. A irrigação da membrana timpânica deverá ser feita com pelo menos 50mL de água ou soro fisiológico gelado com a ajuda de uma sonda plástica, introduzida no conduto auditivo, aguardando um tempo de latência mínimo de 10 segundos. Alguns fatores que podem comprometer o reflexo oculovestibular e devem ser afastados antes da realização do exame, entre eles: uso de agentes ototóxicos e depressores vestibulares como sedativos, anticolinérgicos, anticonvulsivantes e antidepressivos tricíclicos, além das fraturas do rochedo do osso temporal.

Como já mencionado, o teste de apneia é de grande valor no diagnóstico de ME, uma vez que demonstra de forma inequívoca a incapacidade de respirar espontaneamente sem o ventilador mecânico. Esta incapacidade para respirar espontaneamente constitui uma das condições básicas para o diagnóstico de ME. Níveis acima de 55mmHg de $paCO_2$ são considerados suficientes e seguros para a demonstração da arreatividade do centro respiratório do tronco cerebral. A hiperventilação vigorosa antes do início do teste de apneia, levando a níveis de $paCO_2$ muito baixos, deve ser identificada e controlada para que se alcancem níveis seguros com a realização do teste. A análise gasométrica no início e no final do teste é recomendada para a documentação dos valores corretos preconizados. Entre os reflexos medulares desencadeados durante o teste de apneia, são descritos raros movimentos que podem ser bastante semelhantes aos movimentos respiratórios (*spinal respiratory-like movements*) que devem ser criteriosamente interpretados pelos médicos examinadores.

Como já mencionado, a resposta aos estímulos dolorosos e aos demais exames clínicos pode estar prejudicada ou até abolida pelo uso de drogas curarizantes ou sedativas. Qualquer suspeita de intoxicação ou problemas de metabolização e excreção das drogas (como insuficiência renal, hepática, hipotensão arterial prolongada que reduz a perfusão hepática e metabolização de drogas etc.) merecem cuidados extremos e atenção especial para sua identificação e correção.

Possíveis lesões da medula espinhal, principalmente ao nível da coluna cervical, devem ser sempre cogitadas e definitivamente afastadas, principalmente em pacientes traumatizados.

O mesmo cuidado deve ser direcionado para a correção de anormalidades potencialmente corrigíveis (hipotensão arterial, hipoglicemia, alterações hidroeletrolíticas etc.). Vale aqui chamar a atenção para não esquecermos que a ME é uma síndrome catastrófica, que evolui com deterioração funcional orgânica progressiva, levando à parada cardíaca, independente da qualidade do "tratamento" instituído. Desse modo, cabe aos médicos examinadores a cuidadosa interpretação das anormalidades encontradas, muitas das quais secundárias à lesão cerebral irreversível, sendo, portanto, não corrigíveis, e que não devem impossibilitar o diagnóstico de ME.

Cuidados adicionais devem ser tomados nos casos de encefalopatia pós-anoxia, principalmente aqueles com poucas evidências de lesão estrutural nos exames subsidiários de imagem (como a tomografia computadorizada de crânio), pois a resistência às lesões hipóxicas pode variar bastante, sendo eventualmente surpreendente, principalmente em pacientes mais jovens.

Qualquer dúvida no diagnóstico da causa primária do coma, possibilidade de influência de fatores reversíveis de depressão do SNC e problemas na aplicação e interpretação dos exames clínicos devem postergar o processo de diagnóstico de ME, pelo menos, até seu esclarecimento e controle.

Pallis e Harvey a resumem com muita propriedade a situação:

> *Diagnosticar como vivo alguém que já está morto deve ser aceitável por algum tempo. A realidade em breve vai se impor. Este erro é o preço que pagamos para evitar o erro oposto. Deverá sempre prevalecer a mais severa proteção ao paciente e o benefício de qualquer dúvida deve sempre ser aplicado em seu favor.*

O diagnóstico de ME deve ser firmado sob rígido protocolo, por médicos cientes das responsabilidades éticas e legais que o diagnóstico acarreta. O pleno conhecimento dos aspectos técnicos envolvidos, bem como dos cuidados a serem observados durante todo o processo, devem fazer do diagnóstico de ME um procedimento simples, seguro e cada vez mais rotineiro.

BIBIOGRAFIA

Ashwal S, Serna-Fonseca T. Brain death in infants and children. Crit Care Nurse 2006; 26:117-28.

Baiard PA, Sandovnick AD. Survival in infants with anencephaly. Clin Pediatr 1984; 23:268-71.

Benzel EC, Gross CD, Hadden TA et al. The apnea test for the determination of brain death. J Neurosurg 1989;71:191-4.

Dantas Filho VP, Boteon YL, Toledo VG et al. Brain death significance in a brazilian public university hospital. Organs, Tissues, Cells 2008;3:183-5.

Dantas Filho VP, Sardinha LAC, Falcão ALE et al. Dos conceitos de morte aos critérios para diagnóstico de morte encefálica. Arq Neuropsiquiatr 1996;54:705-10.

Della Corte F, Sandroni C, Manni C. Diagnostic aspects of brain death. Minerva Anestesiol 1994;60:579-82.

Diaz-Reganon G, Minambres E, Holanda M et al. Usefulness of venous oxygen saturation in the jugular bulb for the diagnosis of brain death: report of 118 patients. Intensive Care Med 2002;28:1724-8.

França G. Medicina legal. Rio de Janeiro: Guanabara Koogan; 1995.

Heytens L, Verlooy J, Gheuens J, Bossaert L. Lazarus sign and extensor posturing in a brain-dead patient. J Neurosurg 1989;71: 449-51.

Lindsay KW, Bone I, Kallander R. Neurology and neurosurgery illustrated. Edinburgh: Churchill Livingstone; 1997.

Obrist WD, Marion DW. Xenon techniques for CBF measurement in clinical head injury. In Narayan RK, Wilberger Jr JE, Povlishock JT (eds). Neurotrauma. New York: McGraw-Hill; 1996.

Pallis C, Harley DH. ABC of brainstem death. London: BMJ Publishing Group; 1996.

Peabody JL, Emery JR, Ashwal S. Experience with anencephalic infants as prospective organ donors. N Engl J Med 1989;321: 344-50.

Petty GW, Mohr JP, Pedley TA et al. The role of transcranial Doppler in confirming brain death: sensitivity, specificity and suggestions for performance and interpretation. Neurology 1990;40:300-3.

Prough DS, Rogers AT. Fisiologia e farmacologia do fluxo sanguíneo e metabolismo cerebral. Clínicas de Terapia Intensiva 1989; 4:751-67.

Ropper AH, Kennedy SK, Russel L. Apnea testing in the diagnosis of brain death: clinical and physiological observations. J Neurosurg 1981;55:942-6.

Sardinha LAC, Dantas Filho VP. Morte encefálica. In Cruz J. Neuroemergências. São Paulo: Atheneu; 2005.

Sardinha LAC, Araújo S, Dantas Filho VP et al. Brain death and transcranial doppler ultrasonography as a confirmatory test and its applicability in potential organ donors. Organs Tissues Cells 3:171-174, 2007.

Schaefer JA, Caronna JJ. Duration of apneia needed to confirm brain death. Neurology 1978;28:61-6.

Staworn D, Lewison L, Marks J et al. Brain death in pediatric intensive care unit patients: incidence, primary diagnosis, and the clinical occurrence of Turner's triad. Crit Care Med 1994;22:1301-5.

ANEXO 1

RESOLUÇÃO CFM nº 1.480/97

O Conselho Federal de Medicina, no uso das atribuições conferidas pela Lei nº 3.268, de 30 de setembro de 1957, regulamentada pelo Decreto nº 44.045, de 19 de julho de 1958 e,

CONSIDERANDO que a Lei nº 9.434, de 4 de fevereiro de 1997, que dispõe sobre a retirada de órgãos, tecidos e partes do corpo humano para fins de transplante e tratamento, determina em seu artigo 3º que compete ao Conselho Federal de Medicina definir os critérios para diagnóstico de morte encefálica;

CONSIDERANDO que a parada total e irreversível das funções encefálicas equivale à morte, conforme critérios já bem estabelecidos pela comunidade científica mundial;

CONSIDERANDO o ônus psicológico e material causado pelo prolongamento do uso de recursos extraordinários para o suporte de funções vegetativas em pacientes com parada total e irreversível da atividade encefálica;

CONSIDERANDO a necessidade de judiciosa indicação para interrupção do emprego desses recursos;

CONSIDERANDO a necessidade da adoção de critérios para constatar, de modo indiscutível, a ocorrência de morte;

CONSIDERANDO que ainda não há consenso sobre a aplicabilidade desses critérios em crianças menores de 7 dias e prematuros,

RESOLVE:

Art. 1º A morte encefálica será caracterizada através da realização de exames clínicos e complementares durante intervalos de tempo variáveis, próprios para determinadas faixas etárias.

Art. 2º Os dados clínicos e complementares observados quando da caracterização da morte encefálica deverão ser registrados no "termo de declaração de morte encefálica" anexo a esta Resolução.

Parágrafo único. As instituições hospitalares poderão fazer acréscimos ao presente termo, que deverão ser aprovados pelos Conselhos Regionais de Medicina da sua jurisdição, sendo vedada a supressão de qualquer de seus itens.

Art. 3º A morte encefálica deverá ser consequência de processo irreversível e de causa conhecida.

Art. 4º Os parâmetros clínicos a serem observados para constatação de morte encefálica são: coma aperceptivo com ausência de atividade motora supraespinal e apneia.

Art. 5º Os intervalos mínimos entre as duas avaliações clínicas necessárias para a caracterização da morte encefálica serão definidos por faixa etária, conforme abaixo especificado:

a) de 7 dias a 2 meses incompletos – 48 horas
b) de 2 meses a 1 ano incompleto – 24 horas
c) de 1 ano a 2 anos incompletos – 12 horas
d) acima de 2 anos – 6 horas

Art. 6º Os exames complementares a serem observados para constatação de morte encefálica deverão demonstrar de forma inequívoca:

a) ausência de atividade elétrica cerebral ou,
b) ausência de atividade metabólica cerebral ou,
c) ausência de perfusão sanguínea cerebral.

Art. 7º Os exames complementares serão utilizados por faixa etária, conforme abaixo especificado:

a) acima de 2 anos – um dos exames citados no Art. 6º, alíneas "a", "b" e "c";

b) de 1 a 2 anos incompletos – um dos exames citados no Art. 6º, alíneas "a", "b" e "c". Quando se optar por eletroencefalograma, serão necessários 2 exames com intervalo de 12 horas entre um e outro;

c) de 2 meses a 1 ano incompleto – 2 eletroencefalogramas com intervalo de 24 horas entre um e outro;

d) de 7 dias a 2 meses incompletos – 2 eletroencefalogramas com intervalo de 48 horas entre um e outro.

Art. 8º O Termo de Declaração de Morte Encefálica, devidamente preenchido e assinado, e os exames complementares utilizados para diagnóstico da morte encefálica deverão ser arquivados no próprio prontuário do paciente.

Art. 9º Constatada e documentada a morte encefálica, deverá o Diretor-Clínico da instituição hospitalar, ou quem for delegado, comunicar tal fato aos responsáveis legais do paciente, se houver, e à Central de Notificação, Captação e Distribuição de Órgãos a que estiver vinculada à unidade hospitalar onde o mesmo se encontrava internado.

Art. 10. Esta Resolução entrará em vigor na data de sua publicação e revoga a Resolução CFM nº 1.346/91.

Brasília-DF, 08 de agosto de 1997.

WALDIR PAIVA MESQUITA
Presidente

ANTÔNIO HENRIQUE PEDROSA NETO
Secretário-Geral

Publicada no D.O.U. de 21.08.97 Página 18.227

IDENTIFICAÇÃO DO HOSPITAL

TERMO DE DECLARAÇÃO DE MORTE ENCEFÁLICA
(Res. CFM nº 1.480 de 08/08/97)

NOME: _____

PAI: _____

MÃE: _____

IDADE ___ ANOS ___ MESES ___ DIAS DATA DE NASCIMENTO __/__/__

SEXO: ( ) M ( ) F RAÇA: ( ) A ( ) B ( ) N Registro Hospitalar: _____

A) CAUSA DO COMA
A.1. Causa do coma:
A.2. Causas do coma que devem ser excluídas durante o exame
a) Hipotermia ( ) SIM ( ) NÃO
b) Uso de drogas depressoras do sistema nervoso central ( ) SIM ( ) NÃO
Se a resposta for sim a qualquer um dos itens, interrompe-se o protocolo

B) EXAME NEUROLÓGICO – Atenção: verificar o intervalo mínimo exigível entre as avaliações clínicas, constantes da tabela abaixo:

IDADE INTERVALO
7 dias a 2 meses incompletos – 48 horas
2 meses a 1 ano incompleto – 24 horas
1 ano a 2 anos incompletos – 12 horas
Acima de 2 anos – 6 horas
(Ao efetuar o exame, assinalar uma das duas opções SIM/NÃO, obrigatoriamente, para todos os itens abaixo)

Elementos do exame neurológico	1º exame	2º exame
Coma aperceptivo	( ) SIM ( ) NÃO	( ) SIM ( ) NÃO
Pupilas fixas e arreativas	( ) SIM ( ) NÃO	( ) SIM ( ) NÃO
Ausência de reflexo corneopalpebral	( ) SIM ( ) NÃO	( ) SIM ( ) NÃO
Ausência de reflexos oculocefálicos	( ) SIM ( ) NÃO	( ) SIM ( ) NÃO
Ausência de respostas às provas calóricas	( ) SIM ( ) NÃO	( ) SIM ( ) NÃO
Ausência de reflexo de tosse	( ) SIM ( ) NÃO	( ) SIM ( ) NÃO
Apneia	( ) SIM ( ) NÃO	( ) SIM ( ) NÃO

C) ASSINATURAS DOS EXAMES CLÍNICOS (os exames devem ser realizados por profissionais diferentes, que não poderão ser integrantes da equipe de remoção e transplante).

1. PRIMEIRO EXAME 2. SEGUNDO EXAME
DATA: ___/___/___ HORA: ___:___   DATA: ___/___/___ HORA: ___:___
NOME DO MÉDICO: _____ NOME DO MÉDICO: _____
CRM: _____ FONE: _____   CRM: _____ FONE: _____
END.: _____   END.: _____
ASSINATURA: _____ ASSINATURA: _____

D) EXAME COMPLEMENTAR – indicar o exame realizado e anexar laudo com identificação do médico responsável.

1. Angiografia cerebral 2. Cintilografia radioisotópica 3. Doppler transcraniano 4. Monitorização da pressão intracraniana 5. Tomografia computadorizada com xenônio
6. Tomografia por emissão de fóton único 7. EEG 8. Tomografia por emissão de pósitrons
9. Extração cerebral de oxigênio 10. outros (citar)

E) OBSERVAÇÕES
1. Interessa, para o diagnóstico de morte encefálica, exclusivamente a arreatividade supraespinal. Consequentemente, não afasta este diagnóstico a presença de sinais de reatividade infraespinal (atividade reflexa medular), tais como reflexos osteotendíneos ("reflexos profundos"), cutaneoabdominais, cutaneoplantar em flexão ou extensão, cremastérico superficial ou profundo, ereção peniana reflexa, arrepio, reflexos flexores de retirada dos membros inferiores ou superiores, reflexo tônico cervical.
2. Prova calórica
2.1. Certificar-se de que não há obstrução do canal auditivo por cerume ou qualquer outra condição que dificulte ou impeça a realização correta do exame.
2.2. Usar 50mL de líquido (soro fisiológico, água etc.) próximo de 0 grau Celsius em cada orelha.
2.3. Manter a cabeça elevada em 30 (trinta) graus durante a prova.
2.4. Constatar a ausência de movimentos oculares.
3. Teste da apneia
No doente em coma, o nível sensorial de estímulo para desencadear a respiração é alto, necessitando-se da pCO_2 de até 55mmHg, fenômeno que pode determinar um tempo de vários minutos entre a desconexão do respirador e o aparecimento dos movimentos respiratórios, caso a região pontobulbar ainda esteja íntegra. A prova da apneia é realizada de acordo com o seguinte protocolo:
3.1. Ventilar o paciente com O_2 a 100% por 10 minutos.
3.2. Desconectar o ventilador.
3.3. Instalar cateter traqueal de oxigênio com fluxo de 6 litros por minuto.
3.4. Observar se aparecem movimentos respiratórios por 10 minutos ou até quando a pCO_2 atingir 55mmHg.

4. Exame complementar. Este exame clínico deve estar acompanhado de um exame complementar que demonstre inequivocadamente a ausência de circulação sanguínea intracraniana ou atividade elétrica cerebral, ou atividade metabólica cerebral. Observar o disposto abaixo (itens 5 e 6) com relação ao tipo de exame e à faixa etária.

5. Em pacientes com 2 anos ou mais – um exame complementar entre os abaixo mencionados:

5.1. Atividade circulatória cerebral: angiografia, cintilografia radioisotópica, Doppler transcraniano, monitorização da pressão intracraniana, tomografia computadorizada com xenônio, SPECT.

5.2. Atividade elétrica: eletroencefalograma.

5.3. Atividade metabólica: PET, extração cerebral de oxigênio.

6. Para pacientes abaixo de 2 anos:

6.1. De 1 ano a 2 anos incompletos: o tipo de exame é facultativo. No caso de eletroencefalograma são necessários dois registros com intervalo mínimo de 12 horas.

6.2. De 2 meses a 1 ano incompleto: dois eletroencefalogramas com intervalo de 24 horas.

6.3. De 7 dias a 2 meses de idade (incompletos): dois eletroencefalogramas com intervalo de 48 horas.

7. Uma vez constatada a morte encefálica, cópia deste termo de declaração deve obrigatoriamente ser enviada ao órgão controlador estadual (Lei nº 9.434/97, Art. 13).

Disponível em:
http://www.portalmedico.org.br/resolucoes/cfm/1997/1480_1997.htm

CAPÍTULO 4

Pós-Operatório de Neurocirurgia

HELDER JOSÉ LESSA ZAMBELLI
VENÂNCIO PEREIRA DANTAS FILHO
BRUNO VIEIRA SCARPIM
MARCOS VINICIUS CALFAT MALDAUN
DONIZETI CÉSAR HONORATO

As doenças neuropediátricas podem aparecer desde o início do desenvolvimento, abrangendo o período intrauterino e estendendo-se para o período do recém-nascido, do lactente, do escolar e do adolescente.

As manifestações dos diferentes problemas podem ser notadas nos exames de pré-natal pelo obstetra, ao nascimento pelo obstetra e pediatra, durante a puericultura pelo pediatra e pelos familiares; constituem alterações na forma e tamanho do crânio, tumorações na coluna, atrasos no desenvolvimento intelectual, da marcha, da fala e do controle urinário, dificuldade para ganhar peso e altura, cefaleia persistente com náuseas e vômitos.

A seguir são descritas as principais doenças de atuação da neurocirurgia pediátrica:

Craniossinostoses – são alterações da forma da cabeça da criança resultantes do fechamento anormal das fontanelas do recém-nascido. Podem ser isoladas ou associadas a síndromes genéticas mais graves e exigem tratamento cirúrgico precoce.

Disrafismos – são alterações do fechamento do tubo neural na fase embrionária que resultam em exposição de elementos da coluna vertebral e do crânio na linha média do recém-nascido. Podem ser grandes tumorações na cabeça ou nas costas, ou sinais discretos como pelos, manchas, pequenos nódulos ao longo da coluna. O tratamento é cirúrgico e pode ser feito logo ao nascimento para prevenir complicações (principalmente meningite) e reduzir as sequelas neurológicas (principalmente o atraso mental, a dificuldade para andar e para o controle urinário).

Hidrocefalia – é o acúmulo anormal de líquido cefalorraquidiano nos ventrículos cerebrais. Esse acúmulo promove elevação da pressão dentro do crânio da criança. Se ainda estiverem presentes as fontanelas, estas podem ficar abauladas e tensas, e o tamanho da cabeça poderá aumentar. Em crianças sem fontanelas, pode manifestar-se com cefaleia, náuseas, vômitos, sonolência.

Tumores – depois das leucemias, os tumores cerebrais são o tipo mais frequente de tumores na faixa pediátrica. Podem manifestar-se com os mesmos sinais da hidrocefalia, com crises epilépticas, com atraso no desenvolvimento, alterações de comportamento, alterações de peso e altura.

CRANIOSSINOSTOSES

Craniossinostoses são alterações da forma da cabeça resultantes do fechamento anormal das fontanelas do recém-nascido.

Virchow, em 1851, foi o primeiro a descrever o fechamento prematuro das suturas cranianas, causando restrição do crescimento craniano perpendicular à sutura afetada e levando a um contorno craniano anormal (regra de Virchow).

A incidência de craniossinostose é de aproximadamente 1 em cada 10.000 nascidos vivos. A sutura sagital é comumente a mais acometida, seguida pela sutura coronal unilateral, coronal bilateral, metópica e lambdoide.

A maioria das craniossinostoses isoladas é esporádica, apesar de terem sido identificados padrões genéticos. Apesar de a natureza esporádica da craniossinostose simples tornar a previsão do risco subsequente pouco acurada, parece que o risco é duplicado nos próximos filhos, se não houver nenhum outro membro da família afetado.

Craniossinostoses sindrômicas são muito menos comuns e parecem ser um transtorno mais generalizado do desenvolvimento mesenquimal, representando menos de 5% de todos os pacientes com craniossinostose.

O termo "craniossinostose secundária" refere-se à craniossinostose causada por teratógenos, distúrbios metabólicos e doenças hematológicas. Também pode ocorrer como consequência da falta de crescimento nas linhas de sutura por causa de microcefalia, encefalocele ou derivação ventricular.

O principal problema das faciocraniossinostoses é o risco de hipertensão intracraniana e suas possíveis repercussões mental ou visual. O momento ideal para a execução da cirurgia permanece controverso, dependendo da gravidade e da localização da sinostose; no entanto, a maioria dos cirurgiões prefere realizá-la entre 3 e 9 meses de idade.

Embora os procedimentos cirúrgicos para craniossinostoses sejam bastante seguros, apesar da sua natureza extensa, as complicações podem surgir. Problemas que podem estar associados ao procedimento são: infecção de ferida operatória, fístula liquórica, encefaloceles, lesões orbitais ou neurais. Reações pós-transfusionais, assim como instabilidade hemodinâmica e embolia aérea constituem complicações graves. É necessária uma preparação adequada para a substituição de sangue e monitorização da perda de sangue no intraoperatório, bem como no período pós-operatório imediato.

Elevação da pressão intracraniana pode ocorrer em pacientes submetidos à redução da altura do crânio. Embora essa possibilidade seja rara, ela deve ser suspeitada em pacientes que não voltam rapidamente ao normal após a cirurgia.

Um número crescente de cirurgiões craniofaciais acredita que as craniectomias mais extensas ou o remodelamento craniano total possam oferecer maior chance de resultados estéticos satisfatórios com o aumento mínimo e aceitável de morbidade.

DEFEITO DE FECHAMENTO DO TUBO NEURAL

Defeitos de fechamento do tubo neural são um grupo comum de malformações congênitas que incluem: craniorraquisquise total, anencefalia, mielomeningocele e encefalocele. Estas malformações são causadas por falha do fechamento do tubo neural embrionário. Os neuróporos anterior e posterior são as últimas regiões do tubo neural a se fecharem e, por razões mal compreendidas, são as mais vulneráveis às deformidades, resultando em anencefalia e mielomeningocele. A multiplicidade de fatores ambientais e genéticos tem sido implicada na patogênese dos defeitos do tubo neural.

Um número surpreendente de fatores ambientais, incluindo a geografia, a época da concepção, a idade materna (ambas mais velhas e mais novas), classe socioeconômica, deficiência de zinco, deficiência de ácido fólico, diabetes materno, elevação da temperatura materna durante o primeiro mês de gestação, abuso de álcool durante o primeiro mês de gravidez e uso materno de ácido valproico têm sido associados com defeitos do tubo neural.

ENCEFALOCELE

Com exceção das raras lesões basais ocultas, a forma cística deste defeito congênito é óbvia e o recém-nascido é encaminhado para avaliação neurocirúrgica logo após o nascimento. O exame diagnóstico de escolha é a ressonância magnética, complementado pela angiorressonância, caso seja necessário o estudo da relação da vascularização com a lesão. Em encefaloceles occipitais e basais, exames de tomografia computadorizada, por vezes, incluindo a reconstrução tridimensional, podem ajudar no planejamento da extensão e da necessidade de reconstrução craniofacial. As radiografias simples são de valor limitado e raramente são necessárias. Após o reparo de um encefalocele posterior, a ultrassonografia transcraniana é uma maneira eficaz de seguir o tamanho dos ventrículos para o possível desenvolvimento de hidrocefalia progressiva, que requer a colocação de uma derivação ventricular.

Para grandes lesões abertas e para lesões que necessitam de reconstrução craniofacial, antibióticos de amplo espectro normalmente são prescritos no perioperatório, mas para as lesões pequenas, totalmente epitelizadas, isso não é necessário.

As principais complicações intraoperatórias são sangramento e ressecção de tecido neurologicamente funcional, especialmente partes do tronco cerebral. Lesões grandes podem estar associadas com componentes arteriais e de drenagem venosa. Os vasos devem ser identificados e coagulados antes da ressecção. Embolia aérea é uma potencial complicação quando grandes seios venosos são abertos, isso pode ser minimizado com a elevação da cabeça de 15 a 30 graus.

Craniomeningoceles são muito menos comuns do que meningoencefaloceles, mas geralmente são mais fáceis de reparar e têm prognóstico mais favorável. Tendem a ser menores e estão menos associadas com hidrocefalia. A técnica para o reparo de craniomeningocele é a mesma que para meningoencefalocele, exceto que não há nenhum tecido neural no saco e, muitas vezes, o defeito ósseo tende a ser menor.

Embora a incidência da hidrocefalia seja muito maior com meningoencefaloceles do que com meningoceles, o tratamento da hidrocefalia em ambos os casos é o mesmo. As convulsões podem ocorrer e estão provavelmente relacionadas com o grau de disgenesia do sistema nervoso central.

No período pós-operatório imediato, as complicações adicionais são hidrocefalia e infecção. Às vezes, porém, o acúmulo de líquidos não ocorre e a hidrocefalia progressiva é detectada por aumento anormal do perímetro cefálico, fontanela cheia e aumento do tamanho do ventrículo em acompanhamento com ultrassonografia craniana. O tratamento para a hidrocefalia progressiva é a colocação de uma derivação ventriculoperitoneal.

MIELOMENINGOCELE

A mielomeningocele (mielocele) é uma forma de espinha bífida em que um segmento focal da medula espinhal aparece como uma placa plana de tecido neural exposta à vista na linha média das costas. Mielomeningocele é a mais comum forma de disrafismo espinhal. Sua incidência varia de menos de 1 caso por 1.000 nascidos vivos a até 9 casos por 1.000 em algumas áreas. Embriologicamente, a anomalia manifesta-se entre três e quatro semanas de gestação.

O passo inicial no controle do recém-nascido com mielomeningocele é um exame físico detalhado pelo pediatra e pelo neurocirurgião. Essa avaliação cuidadosa pode revelar anomalias associadas, incluindo defeitos cardíacos e renais que contraindiquem o fechamento cirúrgico.

Idealmente, a criança deve ser operada logo após o nascimento, preferencialmente no primeiro dia pós-natal. O diagnóstico pré-natal está agora cada vez mais possível. Entretanto, a operação pode seguramente ser adiada por até 72 horas sem aumento de complicações.

Complicações perioperatórias comuns incluem hipotermia e hipoglicemia, sendo ambas facilmente evitadas com o uso criterioso de lâmpadas de aquecimento e monitorização da glicemia. A placoide deve ser coberta com solução salina estéril e gaze embebida, colocando sobre a gaze um plástico para evitar a evaporação rápida da água salgada. O uso de antibióticos perioperatórios é deixado a critério do médico cuidador.

Deve-se ter grande cuidado ao separar a borda do placoide do epitélio cutâneo contíguo, pois fragmentos de epitélio cutâneo retido durante o fechamento, até mesmo de uma única célula, poderiam produzir um dermoide de inclusão. Os dermoides de inclusão não só podem produzir tumores, mas *debris* descamativos que podem estimular intensa aracnoidite. Pode ser difícil liberar o cordão espinhal preso por este processo inflamatório.

O método de fechamento da pele é também uma questão de debate. O fechamento sagital é o mais fácil, porém, ocasionalmente, o fechamento horizontal resulta em menor tensão. O fechamento em duas camadas, utilizando-se pontos separados em sentido vertical, é o preferido. Lesões extensas exigem outras técnicas como "zetaplastias". Defeitos circulares extensos podem ser fechados com retalhos simples.

A cifose significativa pode impedir um simples fechamento da ferida. Além disso, quase todas as deformidades cifóticas são progressivas e estão associadas a uma perda sequencial da função neural abaixo do nível da cifose em três ou quatro anos. Se a cifose significativa está presente ao nascimento, a correção pode ser realizada no momento do fechamento.

O momento de colocação de derivação é discutível. Como cerca de 10% das crianças com mielomeningocele não precisarão de uma derivação, é razoável adiar o procedimento de derivação se os ventrículos são apenas ligeiramente dilatados. No entanto, na presença de hidrocefalia manifesta ao nascer, faz pouco sentido submeter a criança a um segundo procedimento anestésico. A colocação de uma derivação no momento da correção da mielomeningocele ajuda a reduzir os riscos de fístulas pela ferida operatória.

No entanto, as principais complicações tardias em pacientes com mielomeningocele incluem: malformação de Chiari tipo II, medula presa e hidromielia.

HIDROCEFALIA

A hidrocefalia corresponde ao acúmulo anormal de líquido cefalorraquidiano nos ventrículos e espaços subaracnóideos. Frequentemente, encontra-se associada com dilatação do sistema ventricular e aumento da pressão intracraniana.

Além de hidrocefalia, doenças como atrofia cerebral e lesões focais destrutivas também levam a aumento anormal do volume de fluido. Nestas condições, uma perda de tecido cerebral deixa espaço vago, que é passivamente preenchido com fluido cerebroespinal.

A incidência de hidrocefalia na população pediátrica enquanto distúrbio congênito isolado é de aproximadamente 1/1.000 nascidos vivos. A hidrocefalia infantil frequentemente se associa a outras condições, como espinha bífida.

A incidência da hidrocefalia em humanos apresenta uma curva bimodal, com pico na infância relacionado com as diversas formas de malformações congênitas, e outro pico durante a vida adulta, principalmente relacionado com a chamada hidrocefalia de pressão normal.

Sob condições normais, o liquor é produzido principalmente por um processo de ultrafiltração, na parede endotelial capilar do plexo coroide. O líquido resultante é secretado nos ventrículos pelo epitélio coroide. A taxa de secreção é de aproximadamente 21mL/h, tanto na infância quanto na vida adulta.

A taxa de secreção do líquido cefalorraquidiano não é influenciada por variações agudas da pressão intracraniana dentro dos limites fisiológicos normais, mas o aumento crônico da pressão, como o que ocorre na hidrocefalia, aparentemente reduz a formação do líquido cefalorraquidiano e pode resultar na atrofia do plexo coroide. Como a formação do líquido cefalorraquidiano é um fenômeno ativo, ele é modificado por drogas que têm efeito sobre tais processos metabólicos. Experimentalmente foi demonstrada que a acetazolamida e a furosemida podem reduzir a produção de líquido cefalorraquidiano em cerca de 50%, independentemente; porém, a combinação dos dois reduz apenas 75%.

A maior parte do líquido cefalorraquidiano é reabsorvida ao nível dos seios venosos cranianos. Esta reabsorção, ou mais exatamente o fluxo de líquido cefalorraquidiano para o sangue venoso, é um fenômeno passivo que obedece ao gradiente de pressão existente entre o espaço subaracnóideo e do seio venoso. A taxa de reabsorção é linear acima de um limite de pressão que é igual à pressão venosa do seio (aproximadamente 5cmH_2O em um adulto em posição supina).

As causas pré-natais responsáveis por hidrocefalia congênita que surgem no útero e se manifestam quer seja no útero quer após o nascimento são:

– Estenose do aqueduto de Sylvius devido à malformação.
– Malformação de Dandy-Walker.
– Malformação de Arnold-Chiari (tipo II).
– Infecções intrauterinas (toxoplasmose congênita, infecção por citomegalovírus).
– Hidrocefalia associada a lesões destrutivas de origem isquêmica.

As causas pós-natais mais frequentes de hidrocefalia são:

– Lesões de massa.
– Hemorragia.
– Meningite.
– Hidrocefalia de origem venosa.
– Hidrocefalia iatrogênica (hipervitaminose A aguda ou crônica).
– Hidrocefalia idiopática.

Os sintomas clínicos variam com a idade do paciente e as circunstâncias do diagnóstico. Como o encéfalo é pobremente mielinizado em prematuros, eles podem desenvolver hidrocefalia significativa antes de a circunferência craniana aumentar. Essas crianças podem ser assintomáticas ou apresentar paroxismos crescentes de apneia e bradicardia. Pouca aceitação de dieta e vômitos são incomuns nessa faixa etária.

Em recém-nascidos a termo os sintomas incluem irritabilidade, vômitos e tontura. Os sinais incluem macrocrania, fontanela tensa e abaulada, distensão das veias do couro cabeludo, afastamento das suturas, controle inadequado da cabeça e "sinal do sol poente".

Crianças de mais idade apresentam como sintoma predominante cefaleia, que geralmente é contínua e em aperto, tipicamente ocorrendo pela manhã, ao acordar. Pode associar-se a letargia, com melhora frequentemente após vômitos. Outros sintomas são pobre rendimento escolar e alterações de comportamento, bem como endocrinopatia. Sinais comuns são papiledema e paralisia do reto lateral. Hiper-reflexia e clônus também são observados.

O desenvolvimento de válvulas implantáveis foi, na verdade, um grande avanço no tratamento desta condição patológica. Porém, seria útil para os médicos algumas orientações simples: 1. uma vez que a inserção de uma derivação representa a colocação de dispositivo imperfeito para toda a vida, todas as tentativas devem ser feitas para evitá-la; 2. a seleção da derivação deve-se basear em dados científicos; e 3. boa técnica cirúrgica é a melhor garantia para evitar complicações da derivação.

Tratamento temporário

O tratamento clínico tenta limitar a evolução da hidrocefalia por meio da diminuição da secreção do plexo coroide (acetazolamida 100mg/kg/dia, furosemida 1mg/kg/dia) ou aumentando sua reabsorção (isossorbida). Tal terapia constitui sempre um tratamento temporário, quer antes de uma estratégia terapêutica definitiva quer em alguns casos específicos, quando o paciente é observado para a resolução espontânea da alteração hidrodinâmica.

A derivação externa é realizada por meio de cateter ventricular ligado a uma bolsa de drenagem externa. Ela constitui uma solução temporária para os pacientes cuja hidrocefalia é potencialmente transitória ou que apresentam infecção em curso.

Alternativas à derivação

Alternativas à derivação devem ser tentadas principalmente no tratamento da hidrocefalia quando esta é obstrutiva (por exemplo, estenose do aqueduto, tumor da fossa posterior, cisto aracnoide). Estes tratamentos devem ser considerados em primeiro lugar, mesmo que sejam menos simples do que a inserção de uma derivação.

O tratamento da etiologia subjacente é a melhor estratégia terapêutica para a hidrocefalia. Pode consistir de controlar um caso de intoxicação por vitamina A, a ressecção radical de uma lesão de massa que está impedindo o fluxo de líquido cefalorraquidiano, o rápido clareamento do sangue no líquido cefalorraquidiano ou a correção de uma malformação.

Em casos de estenose do aqueduto ou de obstrução na fossa posterior (incluindo tumores), a fenestração do assoalho do terceiro ventrículo estabelece uma via alternativa para o fluxo de líquido cefalorraquidiano para o espaço subaracnóideo. Quando os cistos aracnoides prejudicam a circulação do líquido cefalorraquidiano, eles também podem ser tratados com fenestração endoscópica.

Derivação ventricular

Apesar do interesse em tratamentos alternativos, a maioria dos pacientes ainda precisa ser submetida à derivação ventricular.

O objetivo da derivação é estabelecer comunicação entre o líquido cefalorraquidiano e uma cavidade de drenagem (por exemplo, peritônio, átrio, pleura ou vesícula biliar). A escolha das cavidades de drenagem varia com cada caso individual. A cavidade peritoneal é o local preferencial de drenagem nas crianças, porque permite a implantação de um comprimento importante de cateter de drenagem para permitir o crescimento e predispõe a menos complicações infecciosas graves do que no átrio direito.

Outros sítios de drenagem (por exemplo, pleura, vesícula biliar) podem ser úteis em circunstâncias muito específicas, mesmo que impliquem risco elevado de complicações da derivação. A derivação perfeita não existe, no entanto, há grande número de dispositivos disponíveis e a seleção criteriosa pode permitir uma escolha aceitável na maioria dos casos. Na verdade, a seleção de uma derivação parece muito frequentemente mais subjetiva do que científica.

O pós-operatório imediato é crítico. Especial atenção deve ser dada em dois aspectos: 1. prevenção de problemas de pele levando à contaminação da derivação; e 2. avaliação da função de derivação e detecção precoce das complicações. Deve-se evitar qualquer pressão sobre o sistema de válvula, mesmo que por um curto período. Isto é de interesse particular em pacientes mais jovens ou debilitados.

As complicações e a disfunção da derivação permanecem um problema significativo no tratamento da hidrocefalia. Elas podem ser categorizadas em três grupos: 1. infecção liquórica ou dos componentes do sistema; 2. falha mecânica; e 3. falha funcional por drenagem excessiva ou insuficiente.

Apesar das inúmeras medidas utilizadas para reduzir o risco de infecção, em geral, aproximadamente 1 a 15% de todos os procedimentos complicam-se por infecção. Recém-nascidos prematuros apresentam risco maior; a taxa de risco para uma criança com idade gestacional < 40 semanas no momento da cirurgia é de 4,72%. Aproximadamente três quartos de todas as infecções se tornam evidentes em um mês após a instalação. Os micro-organismos envolvidos mais frequentemente pertencem à flora cutânea. O *S. epidermidis* causa aproximadamente 60% das infecções, o *S. aureus* é responsável por 30%, e coliformes fecais, propionibactérias, estreptococos ou *H. influenzae* causam as demais. Infecções tardias geralmente demonstram um perfil etiológico muito diferente, envolvendo predominantemente bacilos gram-negativos. Há geralmente uma causa atribuível de infecção, incluindo perfuração intestinal, necrose de pele, calcificações da derivação, laparotomia e meningite por *Haemophilus influenzae*. Em geral, micro-organismos gram-positivos correlacionam-se com melhor prognóstico do que os gram-negativos.

Os sintomas mais comuns incluem irritabilidade e anorexia e os sinais são febre baixa e elevação da proteína C-reativa. Em alguns casos, a infecção da derivação permanece extremamente difícil de estabelecer. Provas inequívocas de infecção da derivação exigem demonstração do organismo(s) no método de Gram ou cultura do material de dentro, sobre ou em torno da derivação, ou do líquido retirado dela.

Há três opções de tratamento em geral para as infecções das derivações. Primeiro, é o tratamento somente com antibióticos. Este tipo de terapia leva à menor taxa de cura e às mais altas taxas de morbidade e mortalidade. A segunda opção de tratamento em geral é a remoção da derivação, com a substituição imediata. Este tipo de tratamento traz alta taxa de cura. Não há garantia, porém, de que o líquido cefalorraquidiano é estéril no momento da reoperação (geralmente em um local alternativo). Alguns autores preferem esperar alguns dias, tratando o paciente com antibióticos, para a esterilização de líquidos antes de remover o sistema contaminado e substituí-lo. A terceira opção de tratamento é a remoção da derivação, colocando uma drenagem ventricular externa combinada com o tratamento antibiótico. Este tipo de tratamento leva à maior taxa de cura e à menor taxa de mortalidade, porém, é onerosa em termos de procedimento cirúrgico para o paciente.

A definição de falha mecânica não é fácil. A literatura é, por vezes, bastante confusa por duas razões principais. A primeira é o debate sobre o que constitui uma falha da derivação. Enquanto os problemas diretamente relacionados com a derivação em si (por exemplo, obstrução proximal do cateter ventricular) são universalmente reconhecidos como complicações da derivação, os problemas relacionados à função de uma derivação imperfeita (por exemplo, ventrículos em fenda, coleção de líquido cefalorraquidiano subdural, cefaleia postural) às vezes são mais difíceis de interpretar. Finalmente, algumas derivações já são inseridas com planos de revisão (seja alongar, seja atualizar a válvula) em algum momento no futuro.

As oclusões representam cerca de metade de todas as complicações da derivação na população pediátrica. O risco de obstrução varia ao longo do seguimento. O risco é maior no período pós-operatório imediato. O papel dos detritos ou coágulos no líquido cefalorraquidiano é provavelmente predominante em oclusões precoces, enquanto o plexo coroide, as reações ependimal ou imunológicas são predominantes nas oclusões tardias. Outro cenário comum de disfunção corresponde à obstrução do cateter distal ou à saída do cateter da cavidade peritoneal em virtude do crescimento da criança. Além disso, as válvulas podem apresentar disfunção, o cateter pode sofrer rompimento, desconexão ou deslocamento e a derivação poder ser indevidamente colocada nos ventrículos ou na cavidade de drenagem. A frequência destas complicações continua inaceitavelmente alta.

Drenagem excessiva é um problema constante com as válvulas existentes. Este risco pode ser minimizado pelo aumento da pressão de abertura da válvula, por um dispositivo de sifão, ou usando um dispositivo regulador de fluxo. Este fenômeno é diretamente responsável por várias complicações, a saber: hipotensão ortostática, coleções liquóricas subdurais, síndrome do ventrículo em fenda, craniossinostose e ventrículos septados.

De tempos em tempos, os pacientes com derivação vão passar por uma segunda operação, por razões pouco claras; sintomas sutis (deterioração neurológica leve, diminuição da capacidade mental, dores de cabeça episódica) e uma constelação de fatores subjetivos podem resultar em cirurgia. A derivação geralmente está patente e, dependendo do serviço, pode ser trocada todo o sistema ou recolocada na cavidade de drenagem. Alguns destes casos são reconhecidos posteriormente como estágio inicial de contaminação, outros estão provavelmente relacionados com obstrução parcial do sistema de drenagem, e em outros a etiologia ainda permanece obscura. Neste último grupo, o paciente provavelmente teve sintomas suspeitos com muita facilidade e frequentemente atribuído ao mau funcionamento da derivação. Em outras palavras, os pacientes com derivações podem demonstrar sinais e sintomas como cefaleia, náuseas, vômitos, deterioração mental e convulsões que não são relacionados ao mau funcionamento da derivação. Em vez de realizar uma cirurgia desnecessária, poderia ser útil maior investigação em casos obscuros.

TUMORES

Pacientes com tumores no sistema nervoso central podem apresentar-se com uma variada gama de sintomas, como cefaleia, letargia, náuseas e vômitos, devido ao aumento da pressão intracraniana relacionada ou não a hidrocefalia, perturbação do trato piramidal e ataxia, síndrome de Parinaud, puberdade precoce, distúrbio visual, *diabetes insipidus* e pan-hipopituitarismo.

No exame, papiledema, macrocefalia, ataxia troncular, hemiparesia e espasticidade são sinais comuns. Um exame cuidadoso pode revelar paralisia do nervo troclear se a inclinação da cabeça é notada. Paralisia do abducente pode estar presente por causa do alongamento do nervo abducente secundário à hidrocefalia, mas outros sinais de nervos cranianos são incomuns. Em estágios avançados, letargia seguida por paralisia do terceiro nervo e coma podem surgir. Sinais de herniação cerebelar, caracterizada por opistótono, postura de descerebração e coma, são uma verdadeira emergência cirúrgica, embora rara na prática moderna.

A ressonância magnética permitiu o estudo detalhado da anatomia dessas lesões, em especial destaque para os tumores das regiões pineal e suprasselar, bem como demonstrando metástases intracranianas e espinhais. Ressonância magnética com contraste de gadolínio da coluna tornou-se parte essencial do estadiamento pós-operatório dos pacientes.

No pós-operatório imediato, o agravamento da condição do paciente deve ser prontamente avaliado por tomografia computadorizada para detectar possíveis complicações, como hematoma intracraniano, pneumoencéfalo e edema cerebral. A complicação mais comum em tumores de fossa posterior é o mutismo cerebelar. O mutismo cerebelar é caracterizado pela interrupção da fala de 24 a 48 horas após a cirurgia. É muitas vezes acompanhada de aumento da instabilidade emocional e ataxia cerebelar, com ou sem hemiparesia. A labilidade emocional e a hemiparesia tendem a diminuir nas semanas seguintes e a ataxia cerebelar resolve-se em alguns meses. O discurso é recuperado lentamente, mas leva cerca de dois a seis meses para se resolver completamente, após um período de disartria. A localização anatômica que explica o desenvolvimento de mutismo é controversa, mas o núcleo denteado, o pedúnculo cerebelar e o tronco cerebral têm sido implicados.

A meningite asséptica está relacionada à hemorragia no espaço subaracnóideo durante a ressecção do tumor. Ela se manifesta com cefaleia pós-operatória, fotofobia, febre e rigidez de nuca. A terapia com baixas doses de esteroide podem ser úteis.

As complicações secundárias à radioterapia, especialmente na infância, têm sido bem reconhecidas. Toxicidades agudas ou subagudas incluem sonolência, náuseas e anemia, que geralmente são temporárias.

Entre as células do sangue periférico, os linfócitos são os leucócitos mais sensíveis, e os monócitos, os mais refratários. A contagem de plaquetas cai progressivamente e logo após a contagem de neutrófilos, geralmente no meio da terapia de radiação, e é posteriormente estabilizada. A contagem de hemoglobina diminui lenta e progressivamente ao longo do curso da radioterapia.

As complicações tardias mais graves secundárias à radiação incluem: retardo psicomotor, endocrinopatia e neoplasias secundárias. Estes efeitos tardios da radiação costumam ter início lento e insidioso. No sistema nervoso central, as alterações neuropatológicas tardias consistem em desmielinização focal ou difusa, necrose da substância branca, calcificações focais e microangiopatia relacionadas principalmente a lesões endoteliais induzidas por radiação e traumatismo direto de células gliais, particularmente oligodendrócitos, ou talvez por resposta autoimune às células gliais danificadas. Retardo psicomotor latente em crianças é a complicação de maior preocupação.

Em comparação com a radioterapia, a quimioterapia apresenta geralmente efeitos colaterais mais agudos. A maioria dos agentes quimioterápicos produz depressão grave da medula óssea, resultando em hematotoxicidade, tendências hemorrágicas, necessidade frequente de transfusão de hemoderivados e infecções sistêmicas. Já foram relatadas em crianças síndrome mielodisplástica tardia relacionada à quimioterapia, perturbação auditiva neurossensorial, leucoencefalopatia aguda ou subaguda, mielopatia, fibrose de bexiga, telangiectasias, miocardiopatia, fibrose pulmonar, insuficiência renal, neoplasias secundárias, especialmente a leucemia, e dano primário gonadal.

BIBLIOGRAFIA

Boulard G, Ravussin P, Gúerin J. A new way to monitor external ventricular drainage. Neurosurgery 1992;30:636-8.

Cohen MM. Craniosynostosis: diagnosis, evaluation, and management, New York: Raven Press; 1986. pp.59-79.

Dietze DD Jr, Mickle JP. Cerebellar mutism after posterior fossa surgery. Pediatr Neurosurg 1990-1991;16:25-31.

Drake JM, Sainte-Rose C, Da Silva MC et al. Cerebrospinal fluid flow dynamics in children with external ventricular drains. Neurosurgery 1991;28:242-50.

Faulhauer K, Schmitz P. Overdrainage phenomena in shunt-treated hydrocephalus. Acta Neurochir (Wien) 1978;45:89-101.

Hayani A, Mahoney DH Jr, Taylor LD. Therapy-related myelodysplastic syndrome in children with medulloblastoma following MOPP chemotherapy. J Neurooncol 1992;14:57-62.

Jones RF, Stening WA, Brydon M. Endoscopic third ventriculostomy. Neurosurgery 1990;26:86-91.

Kulkarni AV, Drake JM, Lamberti-Pasculli M. Cerebrospinal fluid shunt infection: a prospective study of risk factors. J Neurosurg 2001;94:195-201.

Lemaire RJ. Neural tube defects. JAMA 1988;259:558-62.

McComb JG. Recent research into the nature of cerebrospinal fluid formation and absorption. J Neurosurg 1983;59:369-83.

Packer RJ, Meadows AT, Rorke LB et al. Long-term sequelae of cancer treatment on the central nervous system in childhood. Med Pediatr Oncol 1987;15:241-53.

Rengachary SS, Ellenbogen RG. Principles of Neurosurgery, Elsevier; 2005.

Shinnar S, Gammon K, Bergman EW et al. Management of hydrocephalus in infancy: use of acetazolamide and furosemide to avoid cerebrospinal fluid shunts. J Pediatr 1985;107:31-7.

Simpson DA, David DJ, White J. Cephaloceles: treatment, outcome, and antenatal diagnosis. Neurosurgery 1984;15:14-21.

Youmans JR. Neurological. Philadelphia: Saunders; 1996.

CAPÍTULO 5

Coma

ROBERTO JOSÉ NEGRÃO NOGUEIRA
MARAÍSA CENTEVILLE

INTRODUÇÃO

O coma é classicamente definido como a "redução da atividade neuronal por ruptura da integridade do tronco ou córtex cerebral". É diferenciado do sono porque neste há a capacidade de despertar. Entre a consciência normal e o coma existem estados intermediários chamados letargia, obnubilação e estupor.

Coma é a situação clínica na qual o indivíduo não demonstra conhecimento de si próprio e do ambiente, caracterizada pela ausência ou extrema diminuição do nível de consciência, e permanece não responsivo aos estímulos internos e externos, decorrente de lesão ou disfunção da formação reticular ativadora ascendente, de lesão do córtex cerebral ou de ambas. Alguns pacientes, após lesão grave do sistema nervoso central, podem recuperar parte de seus reflexos de tronco, espinhais e pares cranianos e tornar a um estado de vigília sem, no entanto, recuperarem a percepção de si mesmos e do ambiente, caracterizando-se o estado vegetativo persistente, que pode perdurar por anos.

As causas de coma na faixa etária pediátrica podem ser observadas no quadro VI-3.

Neste texto, temos por objetivo apresentar um algoritmo que aborda, de modo prático, o coma. Para tanto, consideramos coma qualquer alteração do nível de consciência, excluído o sono normal, ou seja, Glasgow ≤ 14 (Quadro VI-4). No lactente que não fala e não anda, a escala de coma de Glasgow é construída de maneira a adaptar-se a essa situação (Quadro VI-4).

5 COMA

Quadro VI-3 – Causas de coma na infância e adolescência.

Infecções	
Meningoencefalites	Sepse
Abscesso cerebral	Parasitoses
Intoxicações/doenças metabólicas	
Encefalopatia hipoxicoisquêmica	Uremia
Hipoglicemia	Encefalopatia hipertensiva
Disfunção hepática	Distúrbios acidobásicos
Distúrbios eletrolíticos	Endocrinopatias
Deficiências vitamínicas	Drogas lícitas e ilícitas
Mal epiléptico	Síndrome de Reye
Doenças metabólicas (como porfirias)	Erros inatos do metabolismo
Resposta inflamatória sistêmica (pancreatite, queimadura etc.)	
Traumatismos e causas físicas	
Tumores de SNC	Acidente vascular cerebral
Traumatismo cranioencefálico	Aneurismas
Hidrocefalia descompensada	Hematomas intracranianos
Hipertermia	Hipotermia

Devido à potencialidade fatal, o exame físico deve ser rápido, direcionado e sucinto. Permeabilidade das vias aéreas e condições de respiração e circulação, além dos sinais disfunção do tronco cerebral, herniação e hipertensão intracraniana são as prioridades. Se necessário, a intubação do paciente não deve ser adiada por nenhum motivo e requer sedação, analgesia e técnica apropriadas, particularmente se houver traumatismo cranioencefálico (TCE) e/ou possibilidade de lesão da coluna vertebral.

Após a estabilização inicial do paciente, deve-se fazer o exame neurológico simplificado em busca de sinais focais (Quadros VI-5 e VI-6) que indiquem realização de tomografia de crânio de urgência e intervenção cirúrgica quando necessário. Descartadas as urgências e emergências, e desde que não haja traumatismo de coluna, o próximo passo é o exame neurológico detalhado (Quadro VI-7) e a investigação laboratorial (Quadro VI-8).

Quadro VI-4 – Escala de coma de Glasgow (máximo = 15; mínimo = 3).

Pacientes pediátricos		Lactentes (< 2 anos)	
Abertura ocular			
Espontânea	4	Espontânea	4
Ao comando verbal	3	Ao comando verbal	3
À dor	2	À dor	2
Nenhuma	1	Nenhuma	1
Resposta verbal			
Orientado	5	Balbucio	5
Conversação confusa	4	Choro irritado	4
Palavras inadequadas	3	Choro à dor	3
Sons incompreensíveis	2	Gemidos à dor	2
Nenhum	1	Nenhum	1
Resposta motora			
Obedece a comandos	6	Movimento espontâneo normal	6
Localiza a dor	5	Retirada ao toque	5
Flexão normal	4	Retirada à dor	4
Decorticação	3	Flexão anormal	3
Descerebração	2	Extensão anormal	2
Nenhuma	1	Nenhuma	1

Quadro VI-5 – Exame neurológico simplificado para o coma.

Examinar tônus e postura: procurar assimetrias
Ver pupilas: fotomotor direto e consensual
Reflexo corneopalpebral: algodão na córnea e avaliar o piscar
Avaliar tronco: ritmo respiratório
    Se possível: coluna sem anormalidades: oculocefálico
    Membrana timpânica íntegra: calórico
Ver resposta motora

Quadro VI-6 – Sinais de alteração focal.

Assimetria de postura
Assimetria de reflexos
Hemiparesias
Anisocoria

5 COMA

Quadro VI-7 – Exame neurológico (complementação).

Pares cranianos:
II – fundo de olho
III – fotomotor e consensual
IV – troclear (movimento do músculo oblíquo superior)
VI – abducente (movimento do músculo reto lateral)
VIII – facial (mímica da face)
VIII – vestibulococlear (postura; marcha; Romberg)
X – vago (movimento da úvula; reflexo do vômito)
XI – acessório (movimento do músculo esternocleidomastóideo)
XII – hipoglosso (movimentação da língua)

Coordenação fina: índex-nariz; pegar objetos

Cutaneoabdominal e cutaneoplantar

Reflexos osteotendíneos

Todas as manobras de "rigidez de nuca" (desde que a coluna cervical esteja normal)

Força e tônus muscular

Manobra de Mingazinni

Quadro VI-8 – Exames toxicometabólicos.

Ministrar glicose (IV): após fita glicêmica (se ≤ 40mg/dL)

CCD (teste toxicológico que sempre que possível deve ser direcionado de acordo com o exame físico e relato da presença de substância que possa causar a exposição, particularmente, no ambiente doméstico) para investigar barbitúricos, álcool, diazepínicos e outras drogas depressoras do SNC.

"Metabólicos"*:
Em todos os casos: gasometria arterial, glicemia, eletrólitos – Na^+; K^+; Mg^{++}, Ca^{++}
Em casos específicos: fósforo, ureia e creatinina, aminotransferases, amônia, hemograma com contagem de plaquetas, enzimas musculares, prova de falcização

CDD = cromatografia em camada delgada.
* Julgar exames adicionais em cada caso.

ANAMNESE

Sempre que possível tentar esclarecer os seguintes pontos:

– Coma: progressivo ou súbito?
– Há hipertensão intracraniana: cefaleia, vômitos, diplopia?
– Há diarreia? (distúrbios hidroeletrolíticos ou acidobásico)

- Há edema? (encefalopatia hipertensiva)
- Há ou houve queixa de alteração de visão? (tumores de sistema nervoso central – SNC)
- Há história de ingestão ou exposição a drogas?
- Existe tentativa de suicídio envolvida?
- Há história de TCE ou politraumatismo?
- Há suspeita de maus-tratos?
- Há febre? (infecção *sensu lato*)
- Antecedentes relevantes: diabetes, doenças metabólicas, insuficiência renal, insuficiência hepática, epilepsia, cardiopatias, uso de drogas (indivíduo ou familiares).

EXAME FÍSICO

Além da escala de coma de Glasgow e do exame neurológico propriamente dito, deve-se procurar os seguintes dados:

Avaliação sistêmica e vegetativa do SNC – frequência respiratória (FR), frequência cardíaca (FC), temperatura, pressão arterial (PA).

Cabeça e pescoço – avaliar couro cabeludo a procura de sinais de contusão, equimoses e escoriações. Se lactente ou recém-nascido, avaliar a presença de vasodilatação, abaulamento de fontanela e sinais de hipertensão intracraniana.

Olhos – avaliar sinal de lesão, escoriação ou equimose. Avaliar fundo de olho, lembrando que o papiledema pode não estar presente em instalações agudas de hipertensão intracraniana.

Orelhas – avaliar presença de otites ou descargas anormais (sangue ou liquor).

Nariz – avaliar presença de fraturas, descargas (sangue ou liquor).

Hálito específico?

Pescoço – avaliar (**se não houver suspeita de traumatismo**) se há rigidez de nuca. O sinal de rigidez de nuca pode estar presente em infecções do SNC, hemorragia subaracnóidea e herniação de tonsila cerebelar. Pesquisar aumento de tireoide (crise tireotóxica, mixedema).

Tórax – verificar se há presença de sopros (cardiopatia congênita). Avaliar se há ou não insuficiência respiratória. Pesquisar se a ausculta pulmonar está simétrica ou não.

Abdome – procurar sinais de distensão, dor, visceromegalias ou massas, realizar ausculta abdominal (sopros?).

Pele e subcutâneo – presença de petéquias, cianose e equimoses devem ser sempre pesquisadas com atenção.

Não esquecer:

- Sempre procurar sinais de maus-tratos na criança.
- Lembrar dos sinais de fratura de base de crânio que podem estar presentes no traumatismo craniano (sinal de Battle e sinal do Guaxinim).

AVALIAÇÃO LABORATORIAL

Sempre que possível direcionada às possíveis causas. Os exames requisitados com maior frequência são: glicemia, Na^+, K^+, Ca^{++}, Mg^{++}, triagem toxicológica no sangue e urina, gasometria arterial e coleta de liquor.

Em casos selecionados ou duvidosos dosar: fósforo, hemograma completo, transaminases (AST e ALT), amônia, coagulograma completo, ureia, creatinina, fator antinuclear (FAN), função tireoidiana e culturas.

Merece destaque a coleta de líquido cefalorraquidiano (LCR) no paciente em coma. Há três fatos a serem destacados:

- O tratamento da meningite **nunca** deve ser adiado.
- A possibilidade de herniação ser desencadeada na coleta do exame é pequena, porém **existe**.
- A análise bioquímica e citológica do liquor não irá alterar-se significativamente com 24 horas ou menos de antibioticoterapia.

Analisando estes três fatos, torna-se mais prudente, caso haja dúvida sobre hipertensão intracraniana e a presença ou não de meningite, iniciar o antibiótico, de acordo com a faixa etária, e colher o liquor com o paciente mais estável e sem risco de herniação.

TOMOGRAFIA COMPUTADORIZADA DE CRÂNIO

A tomografia de crânio deve ser requisitada sempre que houver suspeita de coma caracterizado como estrutural (de alterações anatômicas); coma devido a traumatismo ou ainda qualquer quadro de coma que não esteja evoluindo satisfatoriamente ou haja necessidade de suporte ventilatório.

COMA DIFUSO *VERSUS* COMA ANATÔMICO

Para o auxílio na agilização da conduta, muitos textos procuram delinear em linhas gerais dois grandes grupos de coma: "difuso ou metabólico" e "estrutural ou anatômico".

Essa divisão tem objetivos didáticos e não é exata, assim, uma causa de origem infecciosa pode ser responsável por "coma estrutural" (abscesso cerebral com compressão) ou "coma metabólico" (meningoencefalite).

Para o termo "coma metabólico", subentende-se como aquele causado por alterações difusas do SNC (distúrbio metabólico, intoxicação, vasculites etc.), e "coma estrutural", quando há compressão (hematomas, coleções, massas etc.) que podem, na maioria das vezes, receber intervenção cirúrgica.

De maneira geral pode-se dizer:

- **Coma "metabólico"**: confusão e estupor, precocemente.
- Simetria dos achados ao exame físico.
- Reflexo pupilar preservado.
- Sinais de asterixis, mioclonia, convulsão, tremores, com reflexos osteotendíneos normais.
- Alterações ventilatórias precoces e, por vezes, antes da instalação do coma.
- Tendência em muitos casos à hipotonia global e simétrica.
- **Coma "estrutural"**.
- Sinal focal, com progressão rostrocaudal.
- Assimetria ao exame neurológico. Exemplo: membro inferior direito movimenta menos que o membro inferior esquerdo.
- Alteração no reflexo pupilar mais frequente e precoce.

TRATAMENTO

De modo geral, devemos seguir estas oito premissas:

1. Suporte avançado de vida, para a manutenção de vias aéreas e circulação, deve ser instituído conforme necessário, para manter a viabilidade do sistema nervoso central.
2. As condutas para preservação da vida e funcionalidade não devem ser adiadas.
3. Uso de antídotos, quando houver, se suspeita de intoxicação.
4. Tratamento das convulsões.

5. Medidas para a normalização e controle da pressão intracraniana em casos de traumatismo cranioencefálico.
6. Pronta indicação de tratamento cirúrgico quando necessário.
7. Descobrir a causa da condição é essencial para a tomada de medidas específicas para o tratamento. A história frequentemente não pode ser informada pelo paciente, mas seus familiares e pessoas que presenciaram as circunstâncias de sua condição atual podem fornecer informações úteis e importantes para o tratamento.
8. Exames laboratoriais e de imagem devem ser solicitados para o diagnóstico das causas tóxicas, metabólicas e estruturais do coma.

BIBLIOGRAFIA

Abend NS, Dlugos DJ. Treatment of refractory status epilepticus: literature review and a proposed protocol. Pediatr Neurol 2008;38:377-90.

Bowker R, Green A, Bonham JR. Guidelines for the investigation and management of a reduced level of consciousness in children: implications for clinical biochemistry laboratories. Ann Clin Biochem 2007;44:506-11.

Carvalho WB, Fascina LP, Moreira GA et al. Manual de terapia intensiva pediátrica. Atheneu; 1993. pp.297-301.

Fleisher GR, Ludwig S. Textbook of pediatric emergency medicine. Williams & Wilkins; 1993. pp.122-34.

Kirkham FJ, Newton CR, Whitehouse W. Paediatric coma scales. Dev Med Child Neurol 2008;50:267-74.

Martin C, Falcone Jr. RA. Pediatric traumatic brain injury: an update of research to understand and improve outcomes. Curr Opin Pediatr 2008;20:294-9.

Orliaguet GA, Meyer PG, Baugnon T. Management of critically ill children with traumatic brain injury. Paediatr Anaesth 2008;18:455-61.

Orlowiski JP, Cramer CL, Fiallos MR. Diabetic ketoacidosis in the pediatric ICU. Pediatr Clin North Am 2008;55:577-87.

Piva J, Carvalho P, Garcia PC. Terapia intensiva em pediatria. Medsi; 1990. pp.213-26.

Plum F, Posner JB. The diagnostics of stupor and coma. Philadelphia: FA Davis; 1982.

Rogers MC. Textbook of Pediatric Intensive Care. Williams & Wilkins; 1992. pp. 733-50.

Young GB. Coma. Ann N Y Acad Sci 2009; 1157:32-47.

Zimmerman, Gildea JH. Tratamento intensivo em pediatria. Medsi; 1988. pp.426-7.

PARTE VII

DOENÇAS HEMATOLÓGICAS E ONCOLÓGICAS

CAPÍTULO 1

Coagulação Intravascular Disseminada

RICARDO VILELA

INTRODUÇÃO

A coagulação sanguínea é um processo virtuoso que possibilita o controle do sangramento originado por traumatismos e a delimitação de inflamações causadas por infecções ou queimaduras, por exemplo.

A coagulação intravascular disseminada (CIVD) é uma condição adquirida como complicação ou efeito da progressão de doenças e não uma doença propriamente dita. Caracteriza-se pela ativação intravascular não localizada da coagulação originada por diferentes condições (Quadro VII-1). Pode originar-se da microvasculatura e causar danos que, se suficientemente intensos, acarretam disfunção orgânica. A disfunção de órgãos decorre do fluxo sanguíneo inadequado devido à microtrombose e também à inflamação.

Quadro VII-1 – Condições clínicas relacionadas à CIVD.

Sepse	Vírus, bactérias, fungos, protozoários
Traumatismo	Politraumatismo, traumatismo cranioencefálico, queimaduras, embolia gordurosa
Lesão orgânica maciça	Pancreatite, insuficiência hepática grave
Câncer	Tumores sólidos, leucemias, linfomas
Intoxicações	Drogas recreativas, picada de cobra
Complicações obstétricas	Êmbolo amniótico, placenta prévia, aborto retido
Reação imunológica	Reação hemolítica à transfusão, rejeição de transplante
Doenças vasculares	Síndrome de Kasabach-Merritt, aneurisma gigante

A CIVD pode ser crônica. Reflete um estado compensado que se desenvolve quando o sangue é continuamente exposto a pequenas quantidades de fator tecidual. Mecanismos compensatórios medulares e hepáticos não são superados e pode não haver alterações clínicas e laboratoriais evidentes. É observada nos tumores sólidos, aneurismas e no aborto retido.

A CIVD aguda, objetivo principal deste capítulo, desenvolve-se pela exposição abrupta do sangue aos pró-coagulantes, gerando a coagulação intravascular. Os mecanismos hemostáticos compensatórios são rapidamente suplantados, desenvolvendo-se intensa coagulopatia de consumo que ocasiona manifestações hemorrágicas. Anormalidades da coagulação são rapidamente detectadas nos testes laboratoriais e frequentemente surge disfunção orgânica.

FISIOPATOLOGIA

A maioria dos estudos sobre CIVD são modelos de sepse em animais e ensaios clínicos em humanos com infecções graves. Eles têm demonstrado a coexistência de quatro diferentes mecanismos que resultam na formação sistêmica de fibrina (Quadro VII-2).

A geração sistêmica de trombina na sepse é mediada predominantemente pela via extrínseca (fator VIIa). A inoperância dos mecanismos fisiológicos de anticoagulação pode amplificar a formação de trombina e fibrina. A bacteriemia e a endotoxinemia ativam a fibrinólise, mas esta é

Quadro VII-2 – Patogênese da CIVD na sepse.

Produção sistêmica de trombina	Mediada principalmente pela via do fator tecidual/fator VII ativado
Inoperância dos mecanismos fisiológicos de anticoagulação – Redução dos níveis de antitrombina – Depressão do sistema da proteína C	Aumento do consumo, degradação enzimática (elastase dos neutrófilos), redução da síntese hepática, extravasamento vascular
– Insuficiência de inibidor da via do fator tecidual	Aumento do consumo, redução da síntese hepática, extravasamento vascular, desregulação da expressão da trombomodulina endotelial (mediada por citocinas inflamatórias)
Inoperância da fibrinólise	Aumento de inibidor do ativador do plasminogênio tipo I no plasma
Ativação da inflamação	Mediada pelas proteínas da coagulação e pela depressão do sistema da proteína C

prontamente suprimida pela liberação do inibidor do ativador do plasminogênio tipo I. As proteínas ativadas da coagulação ativam a cascata inflamatória, causando a liberação de citocinas inflamatórias pelas células endoteliais. A proteína C ativada normalmente tem um efeito anti-inflamatório por meio da inibição da produção de fator de necrose tumoral α, e as interleucinas-1β, 6 e 8, pelos monócitos e macrófagos, normalmente induzida por endotoxinas. A atividade da proteína C encontra-se deprimida de forma variável na sepse e mais profundamente quando associada à CIVD. Mediadores inflamatórios atuam direta ou indiretamente em diferentes pontos da cascata de coagulação, com efeitos pró e anticoagulantes que resultam em desequilíbrio deste delicado sistema, favorecendo tanto a coagulação como a hemorragia.

O círculo vicioso entre as vias da coagulação e da inflamação fica evidente na CIVD relacionada à sepse. Há indícios de que mecanismos semelhantes ocorram em outras situações desencadeantes como queimaduras, traumatismo grave, grandes cirurgias. Ou seja, há intensa interligação entre síndrome da resposta inflamatória sistêmica e CIVD. Em outros casos, os mecanismos podem ser algo mais específicos, como, por exemplo, a síntese de pró-coagulantes por células tumorais.

DIAGNÓSTICO

As manifestações clínicas da CIVD estão relacionadas ao consumo dos fatores de coagulação que ocasiona sangramentos e à trombose microvascular que leva à disfunção orgânica, incluindo a renal, a hepática, a respiratória, a cardiovascular (choque) e a neurológica (sistema nervoso central).

Não há testes laboratoriais rotineiramente disponíveis, suficientemente sensíveis e específicos para o diagnóstico da CIVD. Por exemplo, a redução nos níveis plasmáticos de fibrinogênio só ocorre na CIVD muito grave, pois ele é um reagente da fase aguda e permanece dentro da normalidade por um longo período durante a inflamação. Por outro lado, a presença de produtos de degradação da fibrina e dímero D têm baixa especificidade, já que muitas outras situações, como o traumatismo, a cirurgia, o tromboembolismo e a inflamação, estão relacionadas à sua liberação.

Um sistema de pontuação para o diagnóstico da CIVD, baseado em dados clínicos e testes laboratoriais rotineiros, foi desenvolvido pela *International Society of Haemostasis and Thrombosis* (Quadro VII-3). Neste sistema, a pontuação total de 5 ou mais é compatível com a CIVD. É indispensável a identificação da condição desencadeante da CIVD para a

Quadro VII-3 – Boletim para o diagnóstico de CIVD, *International Society of Haemostasis and Thrombosis* (Wada, 2004).

Critério	Pontuação (descrição)
Presença de fator causal	0 (não pontua, mas é essencial)
Sintomas clínicos	0
Plaquetas ($\times 10^3/\mu L$)	0 (> 100)/1 (> 50 a < 100)/2 (< 50)
Tempo de protrombina (s)	0 (< 3)/1 (> 3 a < 6)/2 (> 6)
Fibrinogênio	0 (< 1)/1 (> 1)
Marcador de fibrina (monômeros solúveis da fibrina, produtos de degradação da fibrina, dímero D*)	0 (não aumentado)/1 (aumento moderado/2 (aumento acentuado)

* É necessário verificar no laboratório se o teste utilizado para a dosagem do marcador de fibrina está validado para o diagnóstico de CIVD e quais os valores de referência para este fim.

aplicação deste método. Tem boa correlação com a mortalidade e tem sido utilizado para a seleção de pacientes candidatos a tratamentos específicos. Há evidências de que variáveis dinâmicas, como a avaliação evolutiva dos dados laboratoriais que compõem este sistema, possam melhorar seu poder preditivo. Não há evidências consistentes quanto ao uso deste sistema em crianças.

TRATAMENTO

São muitas as condições subjacentes à CIVD, tornando inviável na atualidade uma abordagem uniforme desta condição. Assim, o manejo da CIVD inclui o tratamento da doença de base, as terapias de suporte e de reposição e os vários métodos de controle dos mecanismos de coagulação. São numerosas as tentativas de sintetizar fatores moduladores da coagulação semelhantes aos naturais (Quadro VII-4). Há muito poucas evidências da eficácia destas terapêuticas até o momento e o acesso à maioria delas é limitadíssimo.

Terapia de reposição

O objetivo é repor a deficiência decorrente do consumo de plaquetas, fatores de coagulação e fatores inibidores, a fim de interromper o episódio hemorrágico. A administração desses produtos sempre gerou a preocu-

Quadro VII-4 – Modalidades de tratamento da CIVD.	
Terapia de reposição	Plasma fresco congelado
	Plaquetas
Anticoagulação	Heparina não fracionada
	Heparina de baixo peso molecular
	Danaparoide sódico
	Hirudina recombinante
	Inibidor da via do fator tecidual recombinante
	Proteína c2 anticoagulante de nematoide
Restauração das vias de anticoagulação	Antitrombina
	Proteína C ativada humana recombinante
Outras	Fator VII ativado recombinante
	Agentes antifibrinolíticos
	Anticorpos antisselectina
	Interleucina-10 recombinante
	Anticorpos monoclonais contra TNF e CD14

pação de que pudesse piorar a trombose. No entanto, seu uso criterioso é benéfico aos pacientes com sangramento significativo e com alterações laboratoriais compatíveis. Contagem de plaquetas inferior a 50.000/mm^3 e fibrinogênio abaixo de 100mg/dL justificam a reposição para pacientes com sangramento ativo. Utilizam-se 1 a 2 unidades de plaquetas para cada 10kg de peso e 15-20mL/kg de PFC, respectivamente. O crioprecipitado pode ser utilizado (1 unidade/10kg), mas o PFC é preferível aos concentrados de fatores específicos, já que apresenta todos os fatores de coagulação e inibidores que poderiam estar faltando na CIVD, além de não ser contaminado por fatores de coagulação ativados que podem contaminar os concentrados.

Sangramento refratário à terapia de reposição

Os agentes antifibrinolíticos ácido ípsilon-aminocaproico e ácido tranexâmico (10-15mg/kg/h) são utilizados em pacientes com sangramento profuso, mas, como são potentes bloqueadores da fibrinólise, devem ser precedidos da administração de heparina, a fim de bloquear os efeitos pró-trombóticos da CIVD. O fator VII ativado recombinante é aparentemente muito eficiente nestes casos, porém seu uso é restrito devido ao alto custo do tratamento. A dose é de 60-120mcg/kg, podendo ser repetida após 2-6 horas.

Restauração das vias de coagulação

O uso de antitrombina e proteína C ativada recombinante na sepse mostram resultados contraditórios, sugerindo a necessidade de estabelecer subgrupos de pacientes que possam beneficiar-se. A proteína C ativada mostrou-se inócua para as crianças com sepse, em estudo controlado.

Heparina

Os resultados do uso da heparina não fracionada permanecem controversos na CIVD aguda. Evidências favorecem sua aplicação nos casos em que predomina o tromboembolismo (por exemplo, púrpura fulminante). É usualmente administrada de forma contínua em baixas doses, de 5-10U/kg/h. Os demais agentes anticoagulantes encontram-se em fase experimental.

BIBLIOGRAFIA

Franchini M, Lippi G, Manzato F. Recent acquisitions in the pathophysiology, diagnosis and treatment of disseminated intravascular coagulation. Thrombosis J 2006;4:4.

Gando S, Saitoh D, Ogura H et al. Natural history of disseminated intravascular coagulation diagnosed based on the newly established diagnostic criteria for critically ill patients: results of a multicenter, prospective survey. Crit Care Med 2008;36:145-50.

Levi M. The diagnosis of disseminated intravascular coagulation made easy. Neth J Med 2007;65:366-7.

Schmid S, Friesenecker B, Lorenz I et al. Administration of recombinant activated factor VII (novoseven) in three cases of uncontrolled bleeding caused by disseminated intravascular coagulopathy. Clin Appl Thromb Hemost 2007;13:313-7.

Taylor Jr FB, Toh CH, Hoots WK et al. Towards definition, clinical and laboratory criteria, and a scoring system for disseminated intravascular coagulation. Thromb Haemost 2001;86:1327-30.

Wada H. Disseminated intravascular coagulation. Clin Chim Acta 2004;344:13-21.

CAPÍTULO 2

Emergências Oncológicas – O Paciente Oncológico Pediátrico na UTI

FLÁVIO HENRIQUE GILLI
LOUANDRE FRALETE AYRES VALLARELLI

INTRODUÇÃO

O número de casos novos de câncer pediátrico vem aumentando a cada ano, enquanto novas e mais efetivas terapias (embora muitas vezes não menos tóxicas, como seria desejado) estão concomitantemente sendo instituídas. Como consequência, o número de sobreviventes de câncer torna-se maior, assim como o número de complicações oriundas da própria doença ou de seu tratamento, motivando, em determinados momentos, a transferência desse paciente para a unidade de tratamento intensivo, quer seja em hospitais gerais quer específicos para o tratamento dessas doenças.

Critérios de admissão

As unidades de terapia intensiva (UTIs), tradicionalmente, são reservadas para aqueles pacientes portadores de condições médicas reversíveis, com "razoável previsão de recuperação significativa" com o tratamento instituído.

Adota-se habitualmente o assim chamado Modelo de Priorização, definindo-se aqueles que se beneficiarão de forma máxima (prioridade 1) e os que não terão nenhum benefício (prioridade 4) com a admissão em UTI. Em oncologia, considera-se a doença de base e suas possibilidades terapêuticas para definir-se o benefício de uma internação em UTI, devendo-se, portanto, haver discussão conjunta entre médicos intensivista e oncologista para a indicação de tratamento em terapia intensiva. Esta discussão deve considerar não apenas o prognóstico a longo prazo (que tem aumentado significativamente nos últimos anos), mas também as possibilidades de reversão da situação que se apresenta, o que permitiria prolongar a convivência do paciente com seus familiares por mais algum tempo, mesmo não havendo perspectiva de cura para a doença de base. Pacientes com doença em progressão, sem possibilidades terapêuticas reais, beneficiar-se-ão muito mais de cuidados paliativos, administrados junto a seus familiares, quer no ambiente domiciliar quer hospitalar, mas não em terapia intensiva. A interação entre intensivistas, oncologistas e familiares deve persistir durante todo o período de internação em UTI, com reavaliações periódicas dos resultados do tratamento, decidindo-se sobre sua continuidade, modificações ou mesmo sua interrupção.

Indicações de admissão

As indicações de tratamento em UTI para o paciente com doença onco-hematológica podem estar relacionadas à própria doença de base, aos procedimentos diagnósticos e terapêuticos relacionados a essa doença ou às possíveis complicações associadas à terapêutica instituída.

Relacionadas à doença de base

– Leucemias com alta contagem leucocitária (hiperleucocitose) e risco de leucostase.
– Hemorragias por distúrbios de coagulação e plaquetopenia como nas leucemias mieloides agudas.
– Síndrome de mediastino superior com compressão de veia cava superior e traqueia, com insuficiência respiratória secundária.
– Infiltração leucêmica/linfomatosa de rins com insuficiência renal.
– Síndromes convulsivas secundárias à infiltração/metástases em sistema nervoso central (SNC).
– Tumores sólidos com obstrução de vias biliares, vias urinárias, trato respiratório etc.

Relacionadas a procedimentos diagnósticos ou terapêuticos

– Necessidade de sedação ou monitorização para biópsias ou punções/drenagens de líquidos cavitários (derrame pleural, ascite etc.).
– Necessidade de acesso venoso central para a monitorização hemodinâmica invasiva.
– Procedimentos dialíticos (diálise peritoneal ou hemodiálise).

- Pós-operatórios de biópsias pulmonares a céu aberto ou por toracoscopia.
- Pós-operatórios de biópsias de massas abdominais (laparoscopia ou laparotomia) etc.

Relacionadas à terapêutica
- Síndrome de lise tumoral nas terapias de indução de remissão de neoplasias malignas hematológicas (leucemias, linfomas).
- Sepse ou choque séptico associados à neutropenia/imunossupressão induzidas pela terapia antineoplásica ou pela doença de base.
- Insuficiência respiratória secundária à infecção pulmonar ou outras causas não infecciosas (edema pulmonar cardiogênico ou não cardiogênico, lesão induzida por radioterapia, toxicidade por drogas quimioterápicas etc.).
- Insuficiência renal aguda ou tubulopatias secundárias ao uso de drogas nefrotóxicas utilizadas na terapia da doença neoplásica de base ou de suas complicações.
- Síndrome de secreção inapropriada de hormônio antidiurético (e suas complicações como convulsões, coma etc.) secundária a drogas quimioterápicas ou intervenções em SNC.
- *Diabetes mellitus* (cetoacidose diabética) secundário à corticoterapia.
- *Diabetes insipidus* central secundário à intervenção cirúrgica em SNC.
- Outros efeitos colaterais (ou risco de reações graves) relacionados à terapêutica da doença de base ou de suas complicações (exemplo: uso de antitimoglobulina em anemias aplásticas graves ou transplante de medula óssea).
- Pós-operatórios de cirurgias para a ressecção tumoral (neurocirurgias, cirurgias ortopédicas, otorrino/cabeça e pescoço, cirurgia pediátrica etc.), e outros.

Do ponto de vista prático, as emergências oncológicas podem ser divididas em três categorias principais: emergências infecciosas, mecânicas e metabólicas.

EMERGÊNCIAS INFECCIOSAS

Sepse e choque séptico

Crianças com câncer apresentam grande risco de desenvolver sepse e choque séptico devido ao comprometimento de suas defesas (quebra das barreiras cutaneomucosas, neutropenia, imunossupressão), condição essa induzida pela própria doença de base ou pela terapêutica instituída. A rápida intervenção nessas situações é fundamental, modificando a sobrevida.

Febre pode ser o primeiro ou único sinal de infecção em paciente neutropênico (número total de neutrófilos menor que 500/mm³ ou menor que 1.000/mm³ com predisposição à queda para < 500/mm³ nos próximos dois dias), podendo haver ausência de sinais inflamatórios em decorrência da neutropenia (pode haver pneumonia sem opacidade radiológica pulmonar, infecção de trato urinário sem leucocitúria, meningite sem pleocitose liquórica, celulite sem sinais flogísticos aparentes). Estes pacientes apresentam quebra de barreira cutaneomucosa secundariamente à própria doença de base (tumores sólidos com progressão local), ao tratamento quimioterápico (uso de drogas citotóxicas como citocina arabinosídeo ou metotrexato) ou radioterápico. Portanto, no exame clínico do paciente neutropênico febril deve ser dada atenção especial às assim chamadas áreas de risco: orofaringe (mucosite), trato respiratório, trato gastrintestinal, particularmente área perirretal (fissuras, abscessos) e pele/tecido celular subcutâneo (regiões de punção venosa ou qualquer outro local de procedimento invasivo como punção lombar, coleta de aspirado de medula óssea etc.). Devem ser considerados também os efeitos da terapia anticâncer sobre a função cardiocirculatória desses pacientes, geralmente comprometida por uso de drogas como antracíclicos (especialmente em doses cumulativas acima de 250mg/m²). Tais pacientes tendem a apresentar **níveis pressóricos basais mais baixos**, especialmente de pressão diastólica, sendo importante a avaliação dos registros prévios desses valores. Assim, diante da manifestação de hipotensão arterial, caso não haja evidências de comprometimento perfusional ou baixo débito nem taquicardia compensatória, apenas uma prova de volume pode ser necessária, avaliando-se a resposta do paciente. Perante a evidência de sepse ou choque séptico, deve ser providenciada a transferência imediata à UTI, instituição de medidas agressivas de suporte hemodinâmico (expansão volêmica, uso de inotrópicos e vasopressores, conforme necessário), considerando-se avaliação precoce da função cardíaca e suporte ventilatório apropriado, para evitar lesão pulmonar e otimizar a oferta de oxigênio. Terapia de substituição renal deve ser considerada precocemente, evitando-se sobrecarga hídrica e consequente agravo da condição pulmonar. Pacientes com câncer utilizam corticosteroides em doses elevadas e por períodos prolongados durante tratamento da doença de base e também para diversas intercorrências que se manifestam na evolução da doença, como a reação do enxerto contra o receptor (GVHD), o controle de vômitos e as reações transfusionais, o que os torna mais suscetíveis a desenvolver **insuficiência adrenal**. A reposição de corticoide, entretanto, deve ser restrita aos casos de choque refratário às catecolaminas e insuficiência adrenal suspeita ou comprovada (Quadro VII-5).

Quadro VII-5 – Conduta diante do paciente neutropênico com sepse.

Transferência imediata para UTI
Suporte hemodinâmico agressivo
Avaliação precoce da função cardíaca
Suporte ventilatório apropriado
Evitar sobrecarga hídrica – terapia de substituição renal precoce
Reposição de corticoide – choque refratário às catecolaminas, insuficiência adrenal suspeita ou comprovada (uso prévio frequente de corticosteroides)

Deve ser feita investigação exaustiva de foco infeccioso e agente etiológico, com exames de imagem e microbiológicos. Entre 85 e 90% dos casos, os patógenos associados à neutropenia são bactérias, na grande maioria translocadas da própria flora endógena do paciente, particularmente bacilos gram-negativos (oriundos do trato gastrintestinal), mas com crescente incidência de gram-positivos relacionados ao uso cada vez mais frequente de cateteres venosos de longa permanência e ao grande número de procedimentos invasivos com quebra de barreira cutaneomucosa a que esses pacientes são submetidos (Quadro VII-6). Apesar de intensivos esforços diagnósticos, apenas cerca de 50% das infecções em pacientes neutropênicos são documentadas. Observa-se, neste grupo de pacientes, taxa de resposta ao tratamento significativamente menor que em pacientes neutropênicos com febre de origem indeterminada (FOI) (mortalidade 21,6% × 6,1%). O diagnóstico microbiológico em pacientes neutropênicos é feito em cerca de 15 a 20% dos episódios febris. A progressão da infecção costuma ser muito rápida nestes pacientes, sendo que a prática de **instituição precoce da antibioticoterapia de largo espectro** promoveu queda na taxa de mortalidade por infecção de 80% para 10--40% em pacientes neutropênicos febris nas duas últimas décadas. A escolha da terapia antimicrobiana empírica deve sempre levar em consideração a epidemiologia da instituição, em relação aos patógenos predominantes e ao seu perfil de sensibilidade antimicrobiana, além de fatores relativos a farmacocinética, toxicidade e interação entre drogas,

Quadro VII-6 – Principais agentes infecciosos de acordo com alteração de defesa do organismo (adaptado de Allen, 2005).

Alteração da defesa	Agentes etiológicos mais frequentes
Asplenia anatômica ou funcional	*Streptococcus pneumoniae, Haemophilus influenzae, Salmonella* sp., *Neisseria meningitides*
Neutropenia aguda	Enterobactérias (*E. coli, K. pneumoniae, Enterobacter* sp), *Pseudomonas aeruginosa, Staphylococcus aureus* e estreptococo coagulase-negativa, *Streptococcus viridans, Enterococcus* sp.
Neutropenia prolongada	Os mesmos acima mais *Candida* sp., *Aspergillus* sp., *Mucor, Fusarium*
Imunodeficiência humoral	*Streptococcus pneumoniae, Haemophilus influenzae, Pseudomonas* sp.
Imunodeficiência celular	*Pneumocystis jiroveci*, citomegalovírus, herpesvírus, vírus sincicial respiratório, influenza, parainfluenza, *S. pneumoniae, S. aureus, Klebsiella* sp., *Pseudomonas* sp., *Mycobacterium tuberculosis* e *avium*, fungos, *Toxoplasma*
Pós-transplante de órgão sólido	Citomegalovírus, *Pneumocystis jiroveci, Aspergillus* sp., *Toxoplasma gondii*
Pós-transplante de medula óssea precoce	*Pseudomonas* sp., *S. aureus*, bacilos gram-negativos
Pós-transplante de medula óssea tardio	Citomegalovírus, vírus sincicial respiratório, adenovírus, *P. jirovecii, Aspergillus* sp.,
Quebra de barreira cutaneomucosa	*Staphylococcus* sp., bacilos gram-negativos
Relacionada a cateter venoso central Mucosite	*Streptococcus viridans, Candida* sp., herpes simples, *Capnocytophagia, Stomatococcus*

bem como contraindicações individuais, fatores econômicos e experiência dos clínicos responsáveis. É importante salientar que, mesmo após definição clínica e/ou microbiológica, deve ser mantida cobertura antimicrobiana de amplo espectro. Lembrar que infecções mistas e polimicrobianas são difíceis de ser diagnosticadas e não podem ser excluídas em pacientes neutropênicos. Os achados microbiológicos devem sempre ser analisados criticamente e sempre deve ser feita a correlação com os achados clínicos. Sempre considerar a hipótese de infecção secundária, mesmo sem evidência microbiológica, caso não haja melhora clínica do paciente. Mesmo com o emprego de antibioticoterapia empírica de largo espectro, ainda em uma porcentagem significativa de pacientes torna-se necessária uma modificação nestes regimes, particularmente durante períodos prolongados de neutropenia, em virtude da persistência do processo febril com deterioração clínica e/ou identificação clínica e/ou microbiológica da etiologia do processo infeccioso. Outra condição que deve ser considerada é a piora clínica que se observa em alguns pacientes na fase de recuperação da neutropenia, provavelmente devido à migração de neutrófilos para o local de infecção e liberação de substâncias pró-inflamatórias na corrente sanguínea, não relacionada, portanto, à piora infecciosa.

Algumas vezes, o paciente manifesta, já na admissão, sinais de sepse ou choque séptico, devendo ser a terapia inicial instituída capaz de tratar infecção por bactérias gram-negativas e gram-positivas, recomendando-se a monoterapia com cefalosporina de terceira ou quarta gerações (ceftazidima ou cefepima) ou com carbapenêmicos (imipenem ou meropenem). A associação de vancomicina ao esquema empírico inicial somente deve ser feita em infecção suspeita ou comprovada por bactéria gram-positiva (paciente com suspeita de infecção grave relacionada a cateter, mucosite grave, principalmente após quimioterapia altamente citotóxica, como citosina arabinosídeo em altas doses em pacientes na indução de leucemia mieloide aguda, histórico de elevada mortalidade por *Streptococcus viridans* resistente à penicilina na instituição, instabilidade hemodinâmica ou cultura positiva). A introdução de terapia antifúngica empírica (anfotericina B) é mandatória entre o quarto e o sétimo dia de evolução febril persistente, variando de acordo com o risco do paciente para infecção grave, após triagem completa para infecção fúngica, incluindo radiografia ou tomografia computadorizada (TC) de tórax, ultrassonografia ou TC de abdome, fundoscopia e culturas (sangue, urina) para fungos. Na grande maioria das vezes, entretanto, o paciente desenvolve quadro de sepse ou choque séptico durante o tratamento de neutropenia febril ou outra intercorrência infecciosa, na vigência, portanto, de antibioticoterapia de largo espectro. Algumas vezes, observa-se também piora infecciosa durante a evolução de quadro séptico inicialmente controlado, o que se deve ao estado de imunossupressão relativa que se desenvolve na sepse. Observa-se predomínio de citocinas anti-inflamatórias (IL-4, IL-10, IL-1ra, receptores solúveis TNF) sobre as pró-inflamatórias (IL-1, IL-8, IL-12, TNF-α, IFN-α), além de maior tolerância aos lipopolissacárides e desativação de linhagens celulares de monócitos e macrófagos, para aumentar a resposta inflamatória local e prevenir a amplificação do processo inflamatório (resposta inflamatória sistêmica) e o dano vascular difuso. Nessas situações, deve-se considerar a eclosão de bactérias multirresistentes ou agentes infecciosos não bacterianos, como vírus e fungos. Em pacientes recebendo cefalosporinas de terceira ou quarta geração ou carbapenêmicos, os agentes mais prováveis de superinfecção são *Staphylococcus aureus* resistente à oxacilina ou meticilinorresistente (SAMR), estafilococos coagulase-negativa, *Enterococcus* resistente à ampicilina ou à vancomicina (VRE) e bacilos gram-negativos multirresistentes (*Pseudomonas* spp., *Acynetobacter* spp., *Stenotrophomonas maltophilia*). A terapêutica adequada deve incluir a adição, ao esquema vigente, de vancomicina ou linezulida, drogas para ampliar a cobertura para gram-negativos (sulfametoxazol-trimetoprima para *S. maltophilia*, ampicilina-sulbactam para *Acynetobacter*) e antifúngicos de largo espectro (formulações lipídicas de anfotericina B, voriconazol ou mesmo fluconazol ou equinocandinas se forte evidência de *Candida* spp.).

Há vários fatores que podem ser associados a maior risco de infecção grave em pacientes neutropênicos com câncer. O principal diz respeito à duração e à intensidade da neutropenia. Pacientes com neutropenia grave (< 100 neutrófilos/mm^3) e duração maior que 10 dias têm maior risco de apresentar infecções graves (Quadros VII-7 e VII-8).

A mortalidade em pacientes neutropênicos com bacteriemia é de cerca de 13,5%. Estudo recente em pacientes oncológicos pediátricos com infecção por bactérias gram-negativas mostrou 13% de internações em UTI e mortalidade de 6%, sendo que o isolamento de *Pseudomonas* e *Klebsiella* confere maior risco tanto de admissão em UTI quanto de morte. Estudos conduzidos nos últimos 10 anos têm evidenciado uma taxa de mortalidade entre 20 e 28% para pacientes pediátricos admitidos com choque séptico em UTI, muito menor em comparação às taxas reportadas na década de 1980 (> 50%). Esta melhora pode ser atribuída à melhor compreensão da fisiopatologia da doença, ao uso agressivo de ressuscita-

---

Quadro VII-7 – Fatores de baixo risco para infecção grave (Hughes, 2002).

Neutrófilos/monócitos > 100/mm^3
Radiografia de tórax normal
Funções renal e hepática próximas do normal
Neutropenia: prévia < 7 dias; resolução < 10 dias
Ausência de infecção relacionada à CVC
Evidência precoce da recuperação medular
Doença em remissão
Temperatura máxima < 39°C; aspecto geral bom
Nível de consciência normal; ausência de dor abdominal
Ausência de comorbidades associadas

> **Quadro VII-8** – Comorbidades associadas a alto risco de infecção grave (Orudjen Lange, 2002).
>
> Idade: < 1 ano
> História
>   Sepse/bacteriemia prévios
>   Tremores associados a CVC
> Condições clínicas
>   Instabilidade hemodinâmica/metabólica, hemorragia, alteração de SNC, trato gastrintestinal, trato respiratório, pele/TCSC
> Associadas à doença de base
>   Leucemias, indução/recidivas, ausência de remissão
> Associadas ao tratamento
>   Neutropenia > 7-10 dias, 1 a 12 meses pós-TMO

CVC = cateter venoso central; TCSC = tecido celular subcutâneo; TMO = transplante de medula óssea.

ção hídrica e ao uso de agentes inotrópicos e vasopressores no tratamento do choque séptico. Embora haja poucos estudos disponíveis, há relatos de taxas de mortalidade variando entre 43 e 75% em pacientes pediátricos com câncer admitidos por sepse ou choque séptico em unidades de tratamento intensivo. Entretanto, estudo retrospectivo recentemente publicado evidenciou que a sobrevida de pacientes oncológicos admitidos com choque séptico em UTI pediátrica não diferiu significativamente do grupo controle (não oncológico), além de ter sido significativamente mais alta do que em outros relatos (mortalidade de 15,9% no grupo oncológico contra 11,6% no grupo controle). Outro estudo evidenciou mortalidade geral de 17% em pacientes oncológicos pediátricos com sepse grave admitidos em UTI, embora em pacientes que necessitaram concomitantemente de ventilação mecânica e suporte inotrópico a mortalidade chegou a 64%. A taxa de mortalidade também variou de acordo com o agente causal do processo infeccioso, entre 9% (sepse por gram-negativos) e 63% (sepse fúngica). Nos pacientes oncológicos, observa-se maior taxa de mortalidade entre aqueles que se submetem a transplante de células-tronco hematopoiéticas, particularmente alogênico, e aqueles que necessitam de ventilação mecânica. A utilização de índices clássicos de avaliação prognóstica (PRISM, por exemplo) não é adequada em pacientes pediátricos oncológicos, uma vez que subestimam a mortalidade observada. Outros fatores como neutropenia, choque séptico, necessidade de ventilação mecânica e suporte inotrópico devem ser considerados.

Meyer et al desenvolveram um índice de risco para predizer a mortalidade entre pacientes oncológicos pediátricos admitidos em UTI, que pode auxiliar na identificação de pacientes que necessitam de intervenção mais agressiva. Tal índice considera o tipo de malignidade (tumor sólido ou de origem hematológica), número de disfunções orgânicas, presença ou não de neutropenia, choque séptico, ventilação mecânica e suporte inotrópico. Um índice de 4 ou mais (máximo de 6) está associado com maior mortalidade. Tal índice apresenta sensibilidade de 100% e especificidade de 92%, com valor preditivo positivo de 100% e valor preditivo negativo de 78%. Entretanto, necessita ser validado em estudo maior. Alguns serviços associam um índice de avaliação de disfunção orgânica, como o *Pediatric Logistic Organ Dysfunction System* (PELOD), a um índice clássico de avaliação de mortalidade, por exemplo o *Pediatric Risk of Mortality* (PRISM), para melhorar a avaliação de gravidade desses pacientes. Recentemente, criou-se o PRISM oncológico (O-PRISM), adicionando-se algumas variáveis (sangramento visível, proteína C-reativa, presença de GVHD) ao índice clássico, para avaliação do paciente submetido a transplante de células-tronco hematopoiéticas admitido em UTI.

Infecções do trato respiratório inferior

Insuficiência respiratória com infiltrados pulmonares aparecem em 15 a 25% de todos os pacientes com neutropenia grave pós-quimioterapia, com elevada mortalidade. O diagnóstico diferencial inclui: infecções do trato respiratório inferior (bacterianas, virais ou fúngicas), lesão pulmonar aguda associada à transfusão (TRALI, *Transfusion Related Acute Lung Injury*), metástases ou infiltração neoplásica pulmonar difusa, GVHD, edema pulmonar, hemorragia pulmonar, embolia e infarto, pneumonite por quimioterapia ou radioterapia (Quadro VII-9). Pacientes oncológicos com infiltrados pulmonares podem ser classificados quanto ao tipo de infiltrado (localizado ou difuso) e quanto ao número de neutrófilos (neutropênico ou não neutropênico). Quanto aos métodos diagnósticos, a radiografia de tórax detecta alterações em apenas 10% dos pacientes que persistem febris apesar de antibioticoterapia, índice que sobe para 50% com TC (tomografia computadorizada) de tórax de alta resolução. A identificação da etiologia dos infiltrados pulmonares em pacientes neutropênicos febris por meio de técnicas invasivas não parece melhorar o prognóstico, embora a maior preocupação seja com infecção fúngica invasiva. A comprovação diagnóstica é importante para a definição da droga antifúngica utilizada, assim como da duração do tratamento. Apesar disso, alguns

Quadro VII-9 – Diagnóstico diferencial dos infiltrados pulmonares em pacientes com câncer.

Infecções bacterianas
Infecções virais
Infecções fúngicas
Síndrome do desconforto respiratório agudo, sepse
Edema
Infiltração de doença de base (malignidade)
Proteinose alveolar
Hemorragia alveolar
Toxicidade por droga (quimioterápicos)
Toxicidade por radioterapia
Tromboembolismo

especialistas recomendam o uso empírico precoce de anfotericina B em todos os pacientes neutropênicos febris com infiltrados pulmonares ao menos até a definição diagnóstica.

Infiltrado pulmonar localizado em paciente não neutropênico

Geralmente causado por patógenos habituais (adquiridos na comunidade) (*S. pneumoniae*, *H. influenzae*, vírus respiratórios – vírus sincicial respiratório, influenza, parainfluenza, adenovírus), *Mycoplasma* e, mais raramente, *Legionella* e *Chlamydia*. A terapia deve ser dirigida para os agentes mais prováveis de acordo com a condição clínica, idade, infecção comunitária e/ou hospitalar, uso prévio de antibióticos. Exemplo: ceftriaxona ou ampicilina-sulbactam (considerar anaerobicida se doença obstrutiva). Lembrar de tuberculose (imunossuprimido).

Infiltrado localizado em paciente neutropênico

Predomínio de bactérias nos primeiros sete dias de neutropenia, principalmente gram-negativos, mas também gram-positivos. Terapia: cefalosporina de terceira ou quarta geração ± aminoglicosídeo, durante 10 a 14 dias. Não está indicada administração empírica de drogas antivirais, glicopeptídeos e/ou macrolídeos. Se houver piora em 72 horas: diagnóstico diferencial com infecção por *Legionella*, *Nocardia*, micobactérias, fungos, havendo necessidade de investigação com técnicas invasivas: lavado broncoalveolar (BAL), biópsia pulmonar (transbrônquica, percutânea transtorácica guiada por TC ou a céu aberto) para o diagnóstico histopatológico e microbiológico. TC de tórax de alta resolução: auxilia no diagnóstico precoce de lesões pulmonares por fungos filamentosos e identificação de risco para hemorragia pulmonar (proximidade de grandes vasos). Infiltrados pulmonares que aparecem na recuperação da neutropenia podem representar migração de neutrófilos para o pulmão. Hemoculturas apresentam baixa positividade para *Aspergillus*, sendo maior para *Candida*. Culturas de secreções respiratórias devem ser obtidas, mas há risco de falso-positivo (colonização). **Aspergilose pulmonar invasiva (API):** pneumonite necrotizante, com invasão de vasos sanguíneos, causando trombose e infarto hemorrágico; disseminação hematogênica (principalmente do SNC) apenas em 30% dos casos; infiltração por granulócitos durante a recuperação medular pode resultar na erosão de artérias pulmonares e hemoptise maciça; TC de tórax com sinais característicos, mas não patognomônicos: sinal do halo, de aparecimento precoce, correspondente à hemorragia perilesional, e sinal do ar crescente, de aparecimento mais tardio, correspondente a nódulos ou massas com cavitação progressiva (Fig. VII-1). É esperado aumento das lesões na primeira semana de tratamento, mesmo com terapia efetiva (cuidado na interpretação de exames radiológicos repetidos em curto prazo). O diagnóstico definitivo é feito com a identificação do agente em secreções ou tecidos pulmonares: BAL positivo em 50% dos casos com confirmação histológica, ou biópsia a céu aberto, também com considerável proporção de resultados falso-negativos. Métodos não invasivos: reação em cadeia da polimerase (PCR), que tem baixa especificidade, alta sensibilidade e alto valor preditivo negativo, e detecção de antígeno galactomanana no sangue. Tratamento: anfotericina B desoxicolato 1-1,5mg/kg/dia, ou formulações lipídicas de anfotericina 3-5mg/kg/dia, ou caspofungina ou voriconazol 7m/kg/dose 12/12h, IV, ou 200mg12/12h, VO (droga de escolha, atualmente). Se aspergilose confirmada, manter terapia antifúngica após alta hospitalar com voriconazol, VO, ou itraconazol 400-800mg/

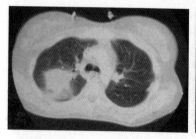
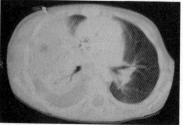

Figura VII-1 – Aspergilose pulmonar invasiva. **A)** Sinal do halo. **B)** Cavitação central (arquivo pessoal).

dia, VO (manter nível sérico > 500ng/mL). Cirurgia: casos de API localizada ("bola fúngica"), principalmente se evidência de proximidade com grandes vasos sanguíneos Á TC, sempre em combinada com terapia antifúngica sistêmica. Diagnóstico diferencial: outros fungos filamentosos que podem ter quadro clínico e radiológico semelhantes (*Fusarium, Zygomycetes, Scedosporium* ou *Pseudoallescheria boydii, Acremonium, Paecilomyces, Trichoderma, Bipolaris*).

Infiltrados difusos em pacientes neutropênicos
Agentes mais prováveis: fungos, *Legionella, Chlamydia, Mycoplasma*, bactérias gram-positivas e negativas, *P. jirovecii*, protozoários (*Toxoplasma gondii*), helmintos (*Strongyloides stercoralis*), vírus (citomegalovírus-CMV). O diagnóstico etiológico é fundamental: broncoscopia + BAL (ou mini-BAL) o mais precocemente possível. Se não houver condições clínicas (hipoxemia grave com PEEP > 10 ou FiO_2 > 60%, CPAP ou FiO_2 > 50% em não intubados, hipercapnia acentuada, obstrução grave de vias aéreas e hipertensão pulmonar, plaquetas < 50.000/mm³ ou coagulopatia, ou ainda instabilidade hemodinâmica): iniciar terapia empírica com sulfametoxazol-trimetoprima (SMX-TMP) + macrolídeo + antibiótico de largo espectro. Se deterioração clínica na vigência desse esquema: biópsia pulmonar. Se paciente com neutropenia prolongada (alto risco de infecção fúngica invasiva), adicionar terapia antifúngica empírica, mesmo que BAL negativo para fungos filamentosos. **Pneumocystis jirovecii**: febre, tosse, taquipneia, hipoxemia, infiltrado radiológico que se inicia no hilo e progride para a periferia. Diagnóstico pela demonstração de cistos ou trofozoítas por coloração de prata ou fluorescência direta no BAL, escarro ou biópsia. Tratamento: SMX-TMP 15-20mg/kg/dia de TMP + prednisona 1mg/kg/dose 2 vezes/dia do 1º ao 5º dia, 0,5mg/kg/dose 2 vezes/dia do 6º ao 10º dia e 0,25mg/kg/dose 2 vezes/dia do 11º ao 21º dia (se hipoxemia grave com paO_2 < 70mmHg em ar ambiente). Infecção é pouco provável em pacientes com profilaxia adequada e BAL negativo. Se não recebe profilaxia, tratar empiricamente mesmo com BAL negativo e fazer biópsia pulmonar se deterioração clínica. **Pneumonias virais**: o CMV pode causar infecção intestinal, hepatoesplênica, do SNC, pulmonar, disseminada e coriorretinite. A pneumonite é a manifestação mais comum em pacientes com câncer (10-40% em TMO alogênico, geralmente se iniciando cerca de três meses após), com mortalidade de até 50%. Fatores de risco: TMO com irradiação corporal total (TBI, *total body irradiation*) e desenvolvimento de GVHD (imunossupressão grave). Diagnóstico: sorologia e detecção do antígeno na urina – difícil interpretação; melhor

é a detecção quantitativa do vírus ou antígeno em granulócitos de sangue periférico por PCR ou fluorescência direta (DFA); PCR ou antigenemia no BAL: se pneumonite. Tratamento: ganciclovir (5mg/kg/dose 12/12h) + Imunoglobulina (Ig) anti-CMV. Ideal: prevenção com o uso de hemoderivados do CMV negativo e tratamento precoce em pacientes exibindo evidências de aumento de replicação viral no soro ou BAL após TMO (exames de antigenemia quantitativa e PCR seriados).

Infiltrados difusos em pacientes não neutropênicos

Pouco provável etiologia bacteriana ou fúngica. O mais comum é a infecção por *P. jirovecii*. Outros: vírus, *Legionella*, *Mycoplasma*, *Chlamydia*. Terapia empírica com SMX-TMP e macrolídeo. BAL e biópsia pulmonar se condição clínica deteriorar (Fig. VII-2).

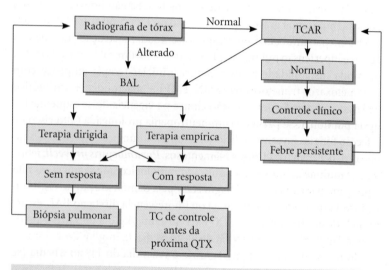

Figura VII-2 — Esquema proposto para investigação de pacientes neutropênicos com febre persistente, sob antibioticoterapia de largo espectro. TCAR = tomografia computadorizada de alta resolução; BAL = lavado broncoalveolar; TC = tomografia computadorizada; QTX = quimioterapia.

Enterocolite do neutropênico

A enterocolite em paciente neutropênico, anteriormente denominada tiflite ou colite necrotizante, representa complicação potencialmente grave, algumas vezes fatal, com índices de mortalidade variáveis entre 21 e 48%. Acomete predominantemente pacientes com leucemia. Entretanto, tem sido descrita também em portadores de tumores sólidos, anemia aplástica e neutropenia cíclica. Em pacientes oncológicos, é bem descrita a associação entre o desenvolvimento de enterocolite e o uso de quimioterápicos citotóxicos, particularmente citosina arabinosídeo (AraC), utilizada isoladamente ou em associação com outros agentes.

O quadro clínico compreende uma tríade de sinais e sintomas consistindo de febre, dor abdominal difusa ou localizada, predominantemente em quadrante inferior direito, e diarréia aquosa ou sanguinolenta.

Alguns autores enfatizam a associação entre enterocolite em paciente neutropênico e infecção por *Clostridium septicum*, cuja bacteriemia está associada com mortalidade entre 50 e 100%. Outros trabalhos não demonstraram essa associação, sugerindo que na maioria dos casos outros agentes possam estar envolvidos, em particular as enterobactérias, *Pseudomonas* spp., enterococos e *Candida* spp. Em muitos casos, entretanto, não é possível demonstrar associação com nenhum micro-organismo específico. Em um estudo, no qual foi realizada a análise microbiológica de tecidos enviados para exame anatomopatológico de seis pacientes, demonstrou-se a presença de bactérias gram-negativas em todas as amostras. Observou-se, também, invasão da mucosa por *Candida albicans* (três em seis casos), *Candida glabrata* (um em seis casos) e, em um caso, por *Aspergillus fumigatus*, revelando a importância dos fungos na patogênese da enterocolite.

O exame anatomopatológico, realizado por ocasião da abordagem cirúrgica e/ou *post-mortem*, usualmente revela dilatação difusa de alças do intestino grosso, edema e diferentes graus de necrose de mucosa e submucosa (transmural), além de hemorragia e ulcerações da parede intestinal (particularmente ceco e colo ascendente). Também é descrita a presença de infiltrado mononuclear leve a moderado constituído por linfócitos, plasmócitos e histiócitos. Observa-se ausência de granulócitos, achado considerado significativo e típico das lesões. Existe heterogeneidade do processo patológico, variando desde colite pseudomembranosa até necrose transmural com perfuração secundária (5 a 10%).

Devido à diversidade em termos anatomopatológicos, torna-se difícil a definição do diagnóstico de enterocolite em paciente neutropênico apenas com base em achados clínicos. Estudo conduzido no *Roswell Park Memorial Institute* demonstrou que em apenas 53% dos pacientes com suspeita de enterocolite houve confirmação deste diagnóstico por exame anatomopatológico (laparotomia ou necropsia), sendo que os demais apresentavam intestino normal. Outras condições cuja manifestação clínica se assemelha à enterocolite podem ser diagnosticadas apenas após intervenção cirúrgica e exame histopatológico, como, por exemplo, infiltração leucêmica maciça da parede intestinal com necrose secundária após quimioterapia citotóxica.

Os métodos de imagem têm auxiliado na confirmação diagnóstica dos casos suspeitos de enterocolite, excluindo outras entidades clínicas com apresentações semelhantes como pancreatite, intussuscepção e apendicite. Os achados da enterocolite a ultrassonografia incluem espessamento hiperecogênico da mucosa e da parede intestinal, associado a aumento da vascularização transmural ao Doppler. Alguns trabalhos sugerem que os achados ultrassonográficos podem ter correlação prognóstica em associação, principalmente, ao aumento da espessura da parede intestinal (maior gravidade associada a espessamentos maiores que 10mm). A TC do abdome tem sido indicada como método de escolha para o diagnóstico da enterocolite, apresentando menores índices de resultados falso-negativos (até 15%), auxiliando na diferenciação de complicações gastrintestinais específicas em pacientes neutropênicos. O principal achado à TC é a distensão cecal e o espessamento circunferencial isodenso da parede cecal, havendo, porém, com frequência, envolvimento do íleo terminal e dos demais segmentos colônicos. Pode haver áreas de pneumatose e áreas intramurais de menor densidade, que provavelmente refletem edema ou hemorragia. Mostra-se útil na avaliação da resposta ao tratamento e na identificação da necessidade de intervenção cirúrgica, particularmente pela detecção de complicações como quadros semiobstrutivos, pneumatose, pneumoperitônio e coleções fluídicas pericólicas.

Uma estratégia uniforme de tratamento não pode ser recomendada para os casos de enterocolite em pacientes neutropênicos, devido à heterogeneidade do processo patológico e, consequentemente, da apresentação clínica, sendo recomendada abordagem individualizada. Essa diversidade de apresentação dificulta a comparação entre os grupos de pacientes submetidos a tratamento clínico ou cirúrgico.

Na maioria dos casos, o tratamento clínico conservador, consistente de repouso alimentar, descompressão gastrintestinal com o uso de tubo nasogástrico, nutrição parenteral total, antibioticoterapia de largo espectro, com cobertura para anaeróbios, uso empírico de antifúngicos e reposição agressiva hidroeletrolítica, é a opção inicial. Em casos selecionados, pode ser necessária a transfusão de granulócitos como medida adicional (infecções por gram-negativos ou fungos, sem resposta adequada ao tratamento antimicrobiano).

As indicações para o tratamento cirúrgico incluem a persistência de sangramento gastrintestinal apesar da resolução da neutropenia, trombocitopenia ou anormalidades da coagulação; perfuração intraperitoneal livre; deterioração clínica sugerindo sepse não controlada ou sepse persistente sem evidência de melhora; peritonite ou formação de abscesso; obstrução intestinal; megacolo tóxico. Quando necessário, a neutropenia não deve ser contraindicação para o procedimento cirúrgico.

A distinção entre abdome cirúrgico ou não cirúrgico pode ser um desafio mesmo para experientes cirurgiões. Como já comentado, os métodos de imagem podem auxiliar nessa diferenciação, e alguns autores preconizam que a lavagem peritoneal também pode ser um método de apoio com este mesmo objetivo (bacterioscopia e cultura positivas de líquido peritoneal indicam sofrimento de alça ou perfuração). A videolaparoscopia também pode auxiliar na identificação de sofrimento tóxico de alças intestinais, antecedendo a laparotomia.

A abordagem cirúrgica inclui ressecção de todo o material necrótico, geralmente sendo realizadas hemicolectomia direita, ileostomia temporária e fístula mucosa. Em casos menos graves, ileostomia dividida pode ser uma alternativa terapêutica útil. Moir et al. sugerem que pacientes com história prévia de queixas gastrintestinais inespecíficas ou com enterocolite comprovada, tratada conservadoramente com sucesso, devem permanecer em jejum e receber nutrição parenteral total profilaticamente no início de novo curso de quimioterapia.

EMERGÊNCIA CARDIOTORÁCICA

Síndrome do mediastino superior

Refere-se a sinais e sintomas resultantes da compressão, obstrução ou trombose da veia cava superior (VCS) com compressão ou não da traqueia (em crianças dificilmente existe compressão isolada da VCS, havendo frequentemente compressão traqueal associada devido às características anatômicas desta: menos rígida, mais facilmente colabável por compressão extrínseca). A presença de estridor e congestão venosa concomitantemente sugere fortemente compressão por massa mediastinal. Congestão venosa isolada pode resultar de trombose em vasos torácicos centrais. A epidemiologia da síndrome do mediastino superior tem mudado desde que foi reconhecida primeiramente por Hunter em 1757. Historicamente, as causas infecciosas eram as principais causas relatadas, em particular o aneurisma sifilítico de aorta e a mediastinite fibrosa secundária à tuberculose. Atualmente, causas benignas correspondem a menos de 20% de todos os casos descritos, sendo a grande maioria de tumores malignos. Em crianças, predominam as neoplasias de origem hematológica, em particular os linfomas não Hodgkin, seguidos dos tumores neurogênicos, embrionários (teratomas) e metástases de outros tumores (rabdomiossarcoma, por exemplo).

A fisiopatologia da insuficiência respiratória que se instala nessa condição está relacionada à redução da luz traqueal secundariamente à compressão extrínseca e ao edema de parede que, combinados, promovem a diminuição do fluxo de ar pela traqueia. Ocorre ainda redução do retorno venoso da cabeça, pescoço e porção superior do tórax, devido à obstrução da VCS. A intensidade da sintomatologia depende do grau e nível da obstrução da VCS (acima ou abaixo da desembocadura da veia ázigos), bem como da rapidez da sua instalação, o que permite ou não o desenvolvimento de circulação colateral (em crianças geralmente a instalação é mais rápida, comparativamente aos adultos, com menor desenvolvimento de circulação colateral).

Os sinais e sintomas mais comuns da síndrome do mediastino superior são: dispneia, tosse seca, cefaleia, tontura, proeminência da circulação venosa cervical e torácica, palidez ou eritema (pletora) de face, pescoço e tórax, dor torácica, edema facial (incluindo edema e sufusões conjuntivais e periorbicular), disfagia, ortopneia e rouquidão. Ansiedade, confusão, letargia, cefaleia, distúrbio da visão e síncope indicam retenção de dióxido de carbono e estase venosa central. Os sintomas tipicamente são agravados quando o paciente adquire posição supina. A avaliação de crianças com estes sinais e sintomas, além de história e exame físico completo, deve incluir radiografia de tórax antes da realização de qualquer procedimento, particularmente sob sedação ou anestesia geral. Além da massa tumoral, podem ser evidenciados a radiografia desvio traqueal e derrames pleural e pericárdico, particularmente comuns em linfoma não Hodgkin e doença de Hodgkin. A tomografia de tórax contrastada é o melhor exame para avaliar a extensão da compressão da traqueia, bem como a relação da massa tumoral com as demais estruturas mediastinais, além de revelar o nível e grau de obstrução da VCS (Figura VII-3). O diagnóstico histopatológico deve ser feito preferencialmente a partir do aspirado ou biópsia de gânglios periféricos, particularmente de linfonodos supraclaviculares, ou ainda da própria massa mediastinal, por meio de toracoscopia ou toracotomia, quando não houver outra possibilidade. Muitas vezes, a análise do líquido pleural, sangue periférico ou do aspirado de medula óssea auxiliam na realização do diagnóstico definitivo. O diagnóstico deve ser feito da maneira mais rápida e menos invasiva possível, uma vez que pode ocorrer obstrução total das vias aéreas durante a indução da anestesia geral (ocorre diminuição do tônus muscular e do

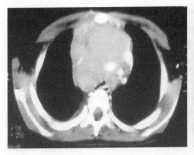
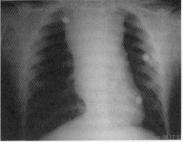

Figura VII-3 – Síndrome do mediastino superior: Portador de linfoma não Hodgkin e linfonodomegalia mediastinal comprimindo VCS e traqueia (arquivo pessoal).

volume pulmonar), nas mudanças de posição (flexão para a coleta de liquor, por exemplo), durante intubação traqueal ou extubação, ou mesmo por sedação (reduz *drive* respiratório e promove dilatação de vasos periféricos, reduzindo ainda mais o retorno venoso para o coração). Os procedimentos devem ser preferencialmente realizados com o paciente em posição sentada sob anestesia local. A intubação traqueal desses pacientes pode ser extremamente difícil e alguns pacientes não poderão ser extubados até que a massa tumoral tenha sido reduzida significativamente. Quanto à terapêutica, tradicionalmente, consistiu-se de radioterapia de emergência; atualmente, entretanto, tem-se optado pelo início da quimioterapia sistêmica de forma emergencial, com redução significativa da massa tumoral em curto período de tempo (particularmente em linfoma não Hodgkin). É importante realizar o diagnóstico histopatológico antes do início da terapêutica (corticosteroides ou quimioterapia), uma vez que esta pode rapidamente alterar os tecidos neoplásicos e impedir a avaliação correta do tipo tumoral (raramente há necessidade de iniciar-se a terapia de forma empírica sem o estabelecimento do diagnóstico tecidual). Além da terapêutica específica, é de fundamental importância o tratamento de suporte em unidade de terapia intensiva, consistindo em monitorização contínua de sinais vitais e oximetria periférica, posicionamento adequado no leito (posição semissentada), oferta de oxigênio suplementar, uso de roupas largas e confortáveis, retirada de pulseiras, anéis e colares (se possível), alimentação leve, pastosa ou líquida e fracionada, ambiente silencioso e tranquilo. O uso de corticosteroides tem sua indicação em casos nos quais há sintomas neurológicos e respiratórios, traduzindo hipertensão venosa e obstrução traqueal graves, com iminente risco de morte, mas somente deverá ser iniciado após o diagnóstico etiológico. O uso de diuréticos deve ser cauteloso, uma vez que pode levar à hipovolemia e à redução do retorno venoso ao coração, já comprometido pela obstrução da VCS.

Tamponamento cardíaco

Efusões pericárdicas secundárias à infiltração tumoral são a causa mais comum de tamponamento cardíaco em criança com câncer, mas também podem decorrer de infecção, uremia e lesão por radiação. Raramente são causadas por tumores primários do pericárdio, mas sim por infiltração por neoplasias hematológicas, particularmente leucemias e linfomas. A manifestação clínica caracteriza-se por dor torácica, tosse seca, febre, náuseas, soluços, taquicardia, taquidispneia, pulso fino e paradoxal (> 10mmHg), estase jugular, aumento da pressão venosa central, edema, ascite e congestão hepática. O eletrocardiograma revela complexos QRS de baixa voltagem (< 5mV) e alternância elétrica. À radiografia observamos aumento da silhueta cardíaca com configuração globosa (coração em "moringa") (Fig. VII-4). O teste diagnóstico de escolha é o ecocardiograma, no qual a repercussão hemodinâmica do tamponamento é avaliada pela presença de colapso diastólico de átrio e ventrículo direitos. O tratamento consiste basicamente de medidas de suporte para o alívio sintomático (hidratação parcimoniosa, evitando-se excesso de fluidos, oxigenoterapia, repouso, decúbito elevado, uso de inotrópicos e diuréticos quando necessário) e medidas para a prevenção do reacúmulo. A ventilação com pressão positiva pode agravar o quadro por reduzir o retorno venoso ao coração. A pericardiocentese é o procedimento de escolha para o alívio imediato dos sintomas, devendo-se proceder à análise citológica,

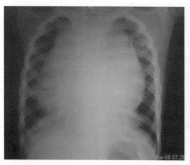 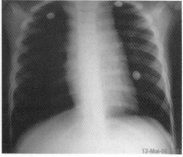

Figura VII-4 – Tamponamento Cardíaco: Paciente portador de leucemia linfoide aguda com derrame pericárdico. Evolução pós-quimioterapia. (arquivo pessoal).

imuno-histoquímica e bioquímica do fluido coletado. A prevenção do reacúmulo de fluido inclui quimioterapia sistêmica ou radioterapia (efetivas em efusões induzidas por leucemia e linfoma) e, raramente, intervenção cirúrgica como pericardiectomia, janela pleuropericárdica ou pericardiotomia subxifóidea.

EMERGÊNCIAS NEUROLÓGICAS

Compressão da medula espinhal

Trata-se de complicação grave que atinge até 5% dos pacientes com câncer e que, se não rapidamente tratada, pode levar a paralisia motora, perda sensorial e de controle esfincteriano anal e vesical. Em crianças, os tumores mais comumente metastáticos para a medula espinhal incluem neuroblastoma, sarcoma de Ewing, tumor neuroectodérmico primitivo (PNET), osteossarcoma, rabdomiossarcoma e linfomas. A compressão geralmente decorre da extensão de tumor epidural a partir de metástase vertebral adjacente, de compressão por fratura patológica vertebral ou ainda da extensão direta para o canal medular de tumor paravertebral (exemplo: linfomas). Em cerca de 70% dos casos a compressão ocorre no tórax. A manifestação neurológica é determinada pelo nível de envolvimento da medula. Compressão cervical resulta em quadriplegia; compressão torácica, em paraplegia; envolvimento lombar superior, em disfunção vesical; intestinal com reflexos plantares, em extensão; e, finalmente, comprometimento de cauda equina, em diminuição ou perda da função dos esfíncteres intestinal e vesical e fraqueza do neurônio motor inferior com reflexos plantares normais. Em 83 a 95% dos pacientes, o sintoma inicial de compressão da medula espinhal é dor localizada e progressiva, sem períodos de melhora, com distribuição axial ou radicular, geralmente agravada por movimento, manobra de Valsalva, levantamento da perna estendida e flexão do pescoço, piorando quando o paciente se deita. Fraqueza (déficit motor – em 60 a 85% dos casos), perda sensorial (40-85%) e incontinência esfincteriana (40-60%) são achados tardios. Pode ocorrer evolução para paraplegia em período de dias. Lembrar que compressões nervosas mantidas por mais de 72 horas dificilmente revertem com laminectomia. Disfunção esfincteriana é indicador de mau prognóstico para a recuperação da capacidade de deambulação. O diagnóstico diferencial inclui herniação discal, alterações artríticas hipertróficas, malformação vascular, mielopatia por irradiação ou hematomas secundários à punção lombar. A avaliação inicial deve incluir radiografia da coluna, que pode evidenciar lesões líticas ou erosão dos pedículos vertebrais. A ressonância magnética de toda a coluna espinhal é o exame diagnóstico de escolha (sensibilidade de 93% e especificidade de 97% para o diagnóstico de compressão medular). Mielografia deve ser reservada aos pacientes candidatos à laminectomia, para a análise do nível do bloqueio. O diagnóstico precoce e a instituição imediata da terapia são imprescindíveis. É fundamental, nestes casos, a participação simultânea do oncologista pediátrico e do neurocirurgião ou ortopedista. Uma vez estabelecido, um déficit neurológico grave dificilmente será revertido, mesmo com terapia agressiva. A terapia imediata consiste no uso de corticosteroides, sendo a dexametasona o mais comumente utilizado (habitualmente na dose de 12mg/m^2/dia ou 10mg – dose de ataque, e 16mg/dia de manutenção em adultos, embora haja trabalhos em adultos com doses de até 100mg – ataque, e 96mg/dia de manutenção). Há quem recomende esquema com doses mais altas para pacientes com maior deficit motor. Radioterapia, isolada ou concomitantemente com quimioterapia (especialmente para tumores sensíveis), é o tratamento de escolha na maioria dos casos. Radioterapia habitualmente é realizada em esquema fracionado com baixas doses (2,5-3,6Gy em 10 a 15 sessões). A laminectomia pode aumentar a morbidade, produzindo instabilidade da medula espinhal. Além disso, a maior parte dos casos apresenta compressão anterior da medula, sendo que a laminectomia promove apenas descompressão da porção posterior. Uma alternativa pode ser a descompressão espinal anterior com estabilização da coluna, por meio de abordagem anterior e posterior combinadas (para a coluna torácica, abordagem posterolateral pode ser suficiente). Abordagem cirúrgica está indicada quando ocorre deterioração neurológica progressiva, principalmente naqueles tumores que não respondem rapidamente à poliquimioterapia e radioterapia, ou quando há fratura patológica de vértebra ou instabilidade da coluna. A habilidade para andar pode ser preservada se a abordagem cirúrgica for precoce. Trabalhos mais recentes mostram melhor resposta em terapias combinando cirurgia seguida de radioterapia em relação ao emprego de radioterapia isoladamente.

EMERGÊNCIAS METABÓLICAS

Síndrome de lise tumoral

Definição

Caracteriza-se por uma tríade metabólica com hiperuricemia, hiperpotassemia e hiperfosfatemia. Insuficiência renal e hipocalcemia sintomática são complicações frequentes consideradas secundárias.

Etiologia

A síndrome de lise tumoral (SLT) pode ocorrer antes ou de um a cinco dias após o início do tratamento quimioterápico (mais comumente de 12 a 72 horas). Ocorre como consequência da elevada taxa de apoptose das células malignas, particularmente em neoplasias com alta taxa de proliferação celular, grandes massas e com grande sensibilidade ao tratamento quimioterápico. O início da quimioterapia, citorredução com corticoide, radioterapia e terapia citotóxica com anticorpos (Rituximab®) provocam grande destruição celular com a liberação na corrente sanguínea de íons, metabólitos do material nuclear (DNA) e proteínas. Estas substâncias na corrente sanguínea determinam as manifestações clínicas e alterações laboratoriais da síndrome. Para servir de exemplo, o linfoma não Hodgkin pode dobrar de tamanho em 36 a 116 horas, responde muito bem à quimioterapia e à citorredução com corticoide. Em grande estudo internacional para o tratamento de pacientes com grande risco de SLT (avaliação do uso de rasburicase – ver descrição da droga adiante), no grupo pediátrico foi observada a seguinte frequência de doenças: leucemia linfoide aguda (63%, principalmente a T), linfoma não Hodgkin (18%), leucemia mieloide aguda (11%), tumores sólidos (5%, principalmente neuroblastoma), doença de Hodgkin (1,2%) e leucemia mieloide crônica (0,9%).

Outros fatores de risco para o desenvolvimento da SLT e suas complicações, além dos citados acima, incluem compressão de vias urinárias, infiltração renal pela neoplasia, olígúria ou anúria, desidratação, hiperleucocitose > 25.000 leucócitos/mL, hiperuricemia (> 8mg/dL), LDH (> 2 vezes acima do limite da normalidade), hiperfosfatemia (> 8mg/dL) e urina ácida (ou dificuldade de alcalinização da urina).

Fisiopatologia e consequências clínicas

As células tumorais são ricas em material nuclear (DNA), fósforo e potássio. Com a degradação destas células, essas substâncias são liberadas na corrente sanguínea. O material nuclear é metabolizado até bases púricas e pirimídicas, as quais são metabolizadas até hipoxantina. Com a ação da enzima xantina oxidase (XO), a hipoxantina origina a xantina, a qual é metabolizada por ação da mesma enzima, originando o **ácido úrico**. Hipoxantina, xantina e ácido úrico podem precipitar sob certas condições e seus cristais podem obstruir os túbulos renais, sendo o ácido úrico o principal elemento envolvido nesta patogenia. O pKa do ácido úrico situa-se entre 5,4 e 5,7, portanto, devemos manter um pH urinário > 6,5 para dificultar sua precipitação. Hipoxantina e xantina precipitam com pH > 8,0, portanto, devemos manter um pH urinário < 7,5 para prevenir a precipitação destas substâncias. A hiperleucocitose pode facilitar a precipitação de cristais de ácido úrico devido à acidose láctica secundária ao comprometimento da perfusão tecidual.

O **fósforo (P)** é liberado em grandes quantidades pelas células tumorais, principalmente pelos linfoblastos. No sangue, existe a necessidade de o produto $P \times Ca^{++}$ manter-se entre 60 e 70; com o aumento do P ocorre precipitação de fosfato de cálcio na microvasculatura e túbulos renais, podendo acontecer insuficiência renal e hipocalcemia sintomática. É importante manter um pH urinário < 7,5 para dificultar a precipitação de fosfato de cálcio nos túbulos renais. Na **hipocalcemia sintomática**, secundária à hiperfosfatemia, teremos sinais como Chvostek e Trousseau, tetania, laringoespasmo e convulsões. Ao tratarmos a hipocalcemia sintomática com infusão de solução de Ca^{++}, devemos evitar usar a mesma via de administração do bicarbonato de Na^+ utilizado para alcalinizar a urina, pois poderá ocorrer a precipitação de carbonato de Ca^{++}.

O **potássio** é o principal íon intracelular; a hiperpotassemia pode ocorrer pela liberação do conteúdo celular após lise e também ser secundária à insuficiência renal. Hiperpotassemia está associada ao aumento da onda T ao ECG, bloqueio atrioventricular, fibrilação ventricular, outras arritmias, incluindo assistolia, e é uma alteração ameaçadora à vida. Potássio sérico > 6mEq/L implica que sejam tomadas medidas terapêuticas imediatas.

A **insuficiência renal** é considerada uma complicação secundária da SLT. Ocorre por obstrução dos túbulos renais pelos cristais de ácido úrico ou xantinas, ou precipitação de fosfato de cálcio, mas também pode ser secundária à infiltração renal pela neoplasia ou por obstrução extrínseca das vias urinárias por massa tumoral.

De acordo com a classificação de Cairo-Bishop, consideram-se os seguintes parâmetros laboratoriais para a classificação da SLT: ácido úrico > 8μmoL/L ou > 25% da linha de base, P > 2,2mmol/L em crianças ou 1,45mmol/L em adultos ou > 25% da linha de base, K > 6mmol/L ou 6mg/L ou > 25% da linha de base e Ca < 1,75mmol/L ou < 25% da linha de base. Também existe uma escala de risco de Cairo-Bishop que utiliza o nível de creatinina, a presença ou não de arritmia cardíaca e convulsões. Esta escala vai de 0 a 6.

Prevenção e terapêutica

Fluido e hidratação – a hidratação é um fator crítico. O paciente deve receber um volume duas a quatro vezes o valor basal, ou seja, de 3.000 a

5.000mL/m² de superfície corporal, para manter um bom fluxo urinário (hiper-hidratação). Se necessário, usar diuréticos de alça como a furosemida. Hidratação e alcalinização urinária adequadas promovem boa excreção de ácido úrico e fósforo. A hiper-hidratação por si só já provoca aumento do pH urinário pela diluição ácida da urina. Utiliza-se uma solução com glicose a 5%, NaCl 3mEq/L e bicarbonato de Na^+ 20-80mEq/L, sem adição de K^+. Preferencialmente, utilizam-se fases de 4/4 horas, o que facilita a correção da oferta de bicarbonato de Na^+, conforme pH urinário, mensurado no mesmo intervalo de tempo. Realizar balanços hídricos frequentes (exemplo, 6/6 a 4/4 horas). Quando ocorrerem balanços hídricos positivos, avaliar a necessidade de acesso central para medidas de PVC.

Alcanilização urinária – é conseguida com o uso de bicarbonato de Na^+ por IV na dose de 20-80mEq/L, para obter um pH urinário entre 6,5 e 7,5. Quando se utilizam doses elevadas como 60-80mEq/L a realização de gasometria é importante para avaliar-se a presença de alcalose metabólica, devendo ser suspensa a alcanilização por via IV com HCO_3^- > 30mEq/L. A alcalinização não é recomendada quando se utiliza a enzima urato-oxidase recombinante (Rasburicase®). Temos como complicações da alcanilização a alcalose metabólica, a precipitação de fosfato de cálcio (com obstrução de túbulos renais) e a hipocalcemia.

A acetazolamida (inibidor da anidrase carbônica) é bastante eficaz na alcalinização urinária e possui também efeito diurético, importante na SLT. Usa-se dose de 5mg/kg/dose até de 8/8 horas (possui meia-vida de 4-10horas); deve-se verificar o pH urinário antes de cada dose, pois frequentemente ele se torna > 7,5, facilitando a precipitação de hipoxantina, xantina e fosfato de cálcio.

Alopurinol – substância análoga à xantina, inibe a enzima conversora xantina oxidase, sendo seu uso por VO comparável à via IV, na dose de 300-400mg/m² de superfície corporal/dia, VO, de 8/8 horas; bloqueia a produção de xantina e ácido úrico a partir de hipoxantina, e também é capaz de aumentar a excreção de ácido úrico em 170%, hipoxantina e xantina em 1.500%. Pode levar de um a cinco dias para reduzir o nível de ácido úrico. Como bloqueia a formação de ácido úrico, temos um acúmulo de hipoxantina e xantina com precipitação tubular dos cristais destas substâncias. Seu uso está associado à redução do *clearance* de substâncias usadas no tratamento de leucemia como 6-mercaptopurina e azatioprina (Fig. VII-5).

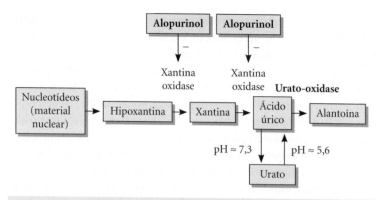

Figura VII-5 – Locais de ação do alopurinol e da urato-oxidase no processo de oxidação dos nucleotídeos até a produção do ácido úrico.

Urato-oxidase não recombinante (Uricozime®) – isolada do fungo *Aspergillus flavus*, converte o ácido úrico em alantoína; é uma substância 5 a 10 vezes mais solúvel, sendo utilizada na dose de 800U/dia. Pode causar reações alérgicas e anemia hemolítica em pacientes com deficiência de G6PD. Estudo mostrou ser mais eficaz do que a terapêutica de hidratação e alcalinização (Fig. VII-5).

Urato-oxidase recombinante (Rasburicase®) – por meio da engenharia genética, um gene do fungo *Aspergillus flavus* foi implantado em uma cepa do fungo *Saccharomyces cerevisiae*; a enzima urato-oxidase é então extraída e purificada, diminuindo-se o risco de reações alérgicas. A vida média de eliminação é de 16 a 21 horas. A dose usada varia de 0,1-0,2mg/kg de 12/12 horas, conforme baixo ou alto risco, respectivamente; o tempo de uso pode variar de um a sete dias. Administrar por via IV em 30 minutos. Dosar ácido úrico com frequência como guia para modular a dose; é contraindicada em pacientes com deficiência de G6PD, reações hemolíticas e meta-hemoglobinemia. Ocorre formação de anticorpos em 10%. Promove queda nos níveis de ácido úrico, creatinina e fósforo. Seu uso ainda é restrito em nosso meio devido à necessidade de importação e de seu elevado custo, comparativamente ao alopurinol.

Indicação terapêutica conforme o risco
- Risco baixo – avaliação clínica e monitorização.
- Risco moderado – hidratação e alopurinol, rasburicase deve ser considerada na população pediátrica; se hiperuricemia, iniciar rasburicase.

- Rico alto – hidratação e rasburicase.
- Não está indicada a associação de rasburicase com alopurinol.

Diuréticos – usar diuréticos potentes como o furosemida (age em alça de Henle), dose de 2mg/kg/dia divididos de 6/6horas; podem requerer doses de até 6mg/kg/dia por via IV contínua. Tem a propriedade de espoliar o K^+. Contraindicado na presença de hipovolemia e uropatia obstrutiva.

Hiperfosfatemia moderada – > 6,5mg/dL: evitar fosfato por via IV, manter hidratação e iniciar quelantes de fósforo como hidróxido de alumínio na dose de 50-150mg/kg/dia, VO ou SNG, de 6/6 horas; seu uso deve ser limitado em um a dois dias para evitar toxicidade pelo acúmulo de alumínio. Como alternativa, podemos usar carbonato de Ca^{++} (evitar na presença de hipercalcemia).

Hiperfosfatemia grave – (> 10mg/dL), indica-se diálise peritoneal, hemofiltração venovenosa ou hemodiálise. Destes, a hemodiálise é considerada o melhor método para o *clearance* de fósforo.

Hiperpotassemia – eliminar fontes de K^+, VO ou IV, a partir da constatação do risco de SLT.

Moderada (K^+ > 6mEq/L) e assintomática – evitar K^+ por via IV e VO, ECG e monitor cardíaco contínuo e enzima de troca (polistirenossulfonato de cálcio – Sorcal® 0,5-1 g/kg/dose, VO ou VR, a cada 4 a 6 horas, evitar a VR em pacientes neutropênicos).

Grave (K^+ > 7,0-8mEq/L) e/ou sintomática – medidas acima e mais gluconato de cálcio 100-200mg/kg por via IV em infusão de 2 a 5 minutos, bicarbonato de Na^+ 1-2mEq/kg por via IV em infusão de 30 a 60 minutos para induzir fluxo de K^+ para dentro da célula (bicarbonato de Na^+ e de Ca^{++} não devem ser administrados na mesma via), solução polarizada de insulina regular 0,1U/kg + SG a 25% 2mL/kg (1U de insulina para cada 5g de glicose) por via IV em 30 a 60 minutos e algum método dialítico.

Hipocalcemia – gluconato de cálcio 50-100mg/kg, IV, lento, com monitorização cardíaca, apenas na hipocalcemia sintomática. O uso na hiperfosfatemia pode precipitar a obstrução tubular renal por depósito de fosfato de cálcio.

Insuficiência renal – o tratamento da insuficiência renal implica manejo hídrico adequado, correção dos distúrbios eletrolíticos (Na^+, K^+, Ca^{++} e P), da hiperuricemia e ajustes de doses das drogas excretadas por via renal. Muitas vezes, é necessária a utilização de métodos dialíticos. Dessa forma, recomenda-se que pacientes com risco de desenvolver SLT sejam internados em serviço médico com rápido acesso à diálise. O nefrologista deve ser notificado previamente da presença de paciente com elevado risco de SLT e deve ser solicitado para a avaliação assim que haja diminuição do débito urinário, hiperfosfatemia muito elevada ou persistente, bem como hipocalcemia sintomática.

A diálise deve ser considerada nas seguintes situações:
- $K^+ > 6mEq/L$.
- Ácido úrico > 10mg/dL.
- Creatinina > 10 × normal.
- Uremia.
- Fosfatemia > 10mg/dL.
- Hipocalcemia sintomática.
- Hipervolemia.
- Hipertensão não controlada.

Métodos dialíticos – diálise peritoneal está indicada no tratamento da hipercalemia ou hiperfosfatemia persistentes, bem como da sobrecarga de volume, apesar do tratamento clínico. É um método mais acessível, mas não é muito efetivo na remoção de ácido úrico e fósforo, sendo contraindicado na presença de grande massa abdominal. A hemodiálise (venovenosa), se possível, é preferível à diálise peritoneal (é o melhor método para a remoção de fósforo e ácido úrico). A hemofiltração contínua também é efetiva na correção dos distúrbios hidroeletrolíticos, acidobásicos e sobrecarga de volume, mas é menos acessível.

CONSIDERAÇÕES FINAIS

A SLT apresenta-se de forma bastante variada, não existindo um padrão único. Assim, torna-se importante o entendimento da sua fisiopatologia para que possamos realizar as intervenções mais acertadas.

Hiponatremia

SSIHAD
(síndrome de secreção inapropriada do hormônio antidiurético)
É relacionada à produção excessiva de hormônio antidiurético (HAD) pela hipófise causada por tumores, intervenções cirúrgicas em SNC, drogas (exemplo, vincristina) e observada em 1 a 2% de pacientes com câncer. Caracteriza-se por hiponatremia com urina concentrada, em baixo volume. Os sintomas dependem da rapidez da instalação da hiponatremia:

alteração do nível de consciência, perda de memória, apatia, fadiga, anorexia, vômitos, mialgias, cefaleia, até convulsão e coma (Na^+ < 115mEq/L, instalação rápida). O diagnóstico diferencial deve ser feito com doença hepática, insuficiência cardíaca congestiva, insuficiência renal, hipotireoidismo e insuficiência suprarrenal (situações com hiponatremia e volume extravascular normal ou aumentado).

Diagnóstico – Na^+ sérico baixo (↓) e urinário elevado (↑) (> 20mEq/L), com osmolaridade sérica baixa (↓) e urinária elevada (↑, maior que a sérica) (ver Quadro VII-9).

O tratamento consiste inicialmente no diagnóstico e tratamento da condição que levou ao quadro. Deve ser instituída restrição hídrica (60--75% das necessidades basais ou 800-1.000mL/m^2 de superfície corporal) como medida terapêutica principal. Diurético de alça (furosemida) é empregado se hiponatremia aguda grave e sintomática. Correção de sódio com solução salina hipertônica (NaCl a 1,5% a 3%) apenas se emergência (convulsões, coma) (fórmula para cálculo pode ser encontrada em capítulo específico).

Síndrome perdedora de sal cerebral (SPSC)

Hiponatremia resulta da perda urinária excessiva de sódio (NaCl), geralmente por ação de um peptídeo natriurético cerebral, liberado em circunstâncias em que há lesão no SNC, como em pós-operatórios de neurocirurgias ou traumatismos. O alto conteúdo de sódio na urina carrega água livre concomitantemente, resultando em deficiência de água livre plasmática, geralmente caracterizando um estado de hipovolemia, ao contrário da SSIHAD, na qual há estado normo ou hipervolêmico. Ocorre diminuição da pressão arterial e pulsos com postura ortostática, mucosas secas, perda de peso, balanço hídrico negativo, evidências de hemoconcentração (aumento do hematócrito, aumento da albumina, aumento de bicarbonato) = sinais de depleção do volume de fluido extracelular. A concentração sérica de ácido úrico está diminuída tanto na SPSC quanto na SSIHAD, mas normaliza-se com a correção do Na^+ sérico na SSIHAD e mantém-se baixa após correção na SPSC. A osmolaridade urinária encontra-se bastante elevada, muitas vezes maior que a sérica e também mais elevada que na SSIHAD. O tratamento consiste em reposição volêmica com solução salina a 0,9% agudamente se houver sinais de hipovolemia, e reposição dos níveis de sódio sérico com solução salina hipertônica (3%) para manter a concentração de sódio corporal total. A resolução do quadro geralmente ocorre em três a quatro semanas nos casos de pós-operatórios de neurocirurgia (Quadro VII-10).

Quadro VII-10 – Diferenciação entre SSIHAD (síndrome de secreção inapropriada de hormônio antidiurético) e SPSC (síndrome perdedora de sal cerebral).

	Volume urinário	Sódio sérico	Osmolaridade sérica	Sódio urinário	Osmolaridade urinária	Volume sanguíneo arterial efetivo	Ácido úrico
SSIHAD	↓↓	↓	↓	↑	↑	Normal ou ↑	↓
SPSC	↑	↓	↓	↑↑	↑↑	↓	↓

Hipernatremia – *diabetes insipidus* central

Consiste em um distúrbio no balanço do sódio e água devido à deficiência do HAD, com incapacidade de concentração da urina. Comum em traumatismos e tumores de SNC, além de pós-operatórios de ressecção de tumores de SNC selares ou suprasselares (craniofaringioma, por exemplo). Nessas condições, recomenda-se manter controle de balanço hídrico rigoroso e controle laboratorial do nível de sódio sérico a cada 6 horas. O quadro clínico caracteriza-se por poliúria (> 5mL/kg/h), com elevação progressiva nos níveis de sódio sérico devido à perda de água livre na urina. Há elevação da osmolalidade sérica, com urina hipostenúrica (densidade urinária < 1.005 e osmolalidade < 150mOsmol/L, muito menor que a sérica). O tratamento inclui reposição volêmica geralmente com soro ao meio (SF a 0,9% 1:1 de água destilada) e uso de acetato de desmopressina (DDAVP) por via intravenosa, nasal ou oral. A dose deve ser titulada de acordo com o volume urinário, recomendando-se não utilizá-la de horário nos primeiros dias de pós-operatório, uma vez que é comum a ocorrência de evolução trimodal: *diabetes insipidus* central nos primeiros dois a três dias, seguido de SSIHAD por mais dois a três dias, voltando a apresentar *diabetes insipidus* central a seguir, geralmente em caráter definitivo (a utilização de DDAVP de horário pode levar à hiponatremia iatrogênica quando da instalação da SSIHAD). Recomenda-se a utilização de 5-10 mcg/dose por via intranasal (1-3 vezes/dia), sendo sua administração repetida após 2 horas com poliúria > 5mL/kg/h, para evitar-se hiponatremia iatrogênica. Por isso é fundamental a monitorização rigorosa do débito urinário e balanço hídrico do paciente, preferencialmente em ambiente de terapia intensiva.

BIBLIOGRAFIA

Adamski J, Steggall M, Yeoh KX, Sutton R, Makin GW. Outcome of gram negative infection in immunocompromised children. Pediatr Blood Cancer 2008;51:499-503.

Alexander SW, Walsh TJ, Freifeld AG, Pizzo PA. Infectious complications in pediatric cancer patients. In Pizzo PA, Poplack DS. Principles and practice of pediatric oncology. 4th ed. Philadelphia; LWW; 2002. pp. 1239-83.

Allen UD. Factors influencing predisposition to sepsis in children with cancer and acquired immunodeficiencies unrelated to human immunodeficiency virus infection. Pediatr Crit Care Med 2005;6(Suppl):S80-6.

Brigden ML. Hematologic and oncologic emergencies. Doing the most god in the least time. Postgrad Med 2001;109:143-6, 151-4, 157-8.

Coiffier B, Altman A, Pui C-H, Younes A, Cairo MS. Guidelines for the management of pediatric and adult tumor lysis syndrome: an evidence-based review. J Clin Oncol 2008;26:2767-78.

Da Silva ED, Koch Nogueira PC, Russo zamataro TM, de Carvalho WB, Petrilli AS. Risk factors for death in children and adolescents with cancer and sepsis/septic shock. J Pediatr Hematol Oncol 2008;30:513-8.

Fiser RT, West NK, Bush AJ, Sillos EM, Schmidt JE, Tamburro RF. Outcome of severe sepsis in pediatric oncologic patients. Pediatr Crit Care Med 2005;6:531-6.

Gilli FH, Martins GE. Situações de emergência da criança com câncer. In Revista PRONAP, módulos de reciclagem, ciclo VIII, 2005:46-50.

Groll AH, Irwin RS, Lee JW, Pizzo PA, Walsh TJ. Management of specific infectious complications in children with leukemias and lymphomas. In Patrick CC. Clinical Management of infections in immunocompromised infants and children. Philadelphia: LWW; 2001. pp.111-42.

Guidelines for ICU admission, discharge and triage. Task force of the American College of Critical Care Medicine, Society of Critical Care Medicine. Crit Care Med 1999; 27:633-8.

Halfdanarson TR, Hogan WJ, Moynihan TJ. Oncologic emergencies: diagnosis and treatment. Mayo Clin Proc 2006;81:835-48.

Haut C. Oncological emergencies in the pediatric intensive care unit. AACN Clin Issues 2005;16:232-45.

Holland and Frei. Cancer medicine, 6th ed. Oncologic Emergencies. 2003 BC Decker Inc.

Hughes WT et al. 2002 guidelines for the use of antimicrobial agents in neutropenic patients with cancer. Clin Infect Dis 2002; 34:730-51.

Kelly KM, Lange B. Oncologic emergencies. Pediatr Clin North Am 1997;44:809-30.

McArdle JR. Critical care outcomes in the hematologic transplant recipient. Clin Chest Med 2009;30:155-67.

Meyer S, Gottschling S, Biran T, Georg T, Ehlayil K, Graf N, Gortner L. Assessing the risk of mortality in pediatric cancer patients admitted to the pediatric intensive care unit: a novel risk score? Eur J Pediatr 2005;164:563-7.

O'Brien SN, Blijlevens NM, Mahfouz TH, Anaissie EJ. Infections in patients with hematological cancer: recent developments. Hematol Am Soc Hematol Educ Program 2003;438-72.

Pizzo PA, Poplack DG. Principles and practice of pediatric oncology. 5th ed. USA: Lippincott Williams & Wilkins; 2006. pp. 1222-4.

Pound CM, Johnston DL, Armstrong R, Gaboury I, Menon K. The morbidity and mortality of pediatric oncology patients presenting to the intensive care unit with septic shock. Pediatr Blood Cancer 2008; 51:584-8.

Rhodes V, Manzullo E. Oncologic emergencies. In Medical oncology: a comprehensive review. www.cancernetwork.com/textbook/morev42.htm

Roger's Textbook of Pediatric Intensive Care. Oncologic emergencies and complications. 2008 LWW, 4th ed. section IX, chapter 100.

Safdar A, Armstrong D. Infections morbidity in critically ill patients with cancer. Crit Care Clin 2001;17:531-70.

Schneider DT, Lemburg P, Sprock I, Heying R, Göbel U, Nürnberger W. Introduction of the oncological pediatric risk of mortality score (O-PRISM) for ICU support following stem cell transplantation in children. Bone Marrow Transplant 2000;25:1079-86.

Tamburro RF, Barfield RC, Shaffer ML, Rajasekaran S, Woodard P, Morrison RR et al. Changes in outcomes (1996-2004) for pediatric oncology and hematopoietic stem cell transplant patients requiring invasive mechanical ventilation. Pediatr Crit Care Med 2008;9:334-5.

Van Veen A, Karstens A, van der Hoek AC, Tibboel D, Hählen K, van der Voort E. The prognosis of oncologic patients in the pediatric intensive care unit. Intensive Care Med 1996;22:237-41.

CAPÍTULO 3

Emergências Hematológicas – O Paciente Hematológico Pediátrico na UTI

LOUANDRE FRALETE AYRES VALLARELLI
FLÁVIO HENRIQUE GILLI

HIPERLEUCOCITOSE E LEUCOSTASE

Ocorrem quando há formação de agregados de células leucêmicas com fibrina formando trombos que ocluem vasos sanguíneos e interferem com a oxigenação tecidual. As potenciais complicações incluem: coagulação intravascular disseminada (CIVD), síndrome de lise tumoral, insuficiência renal, hemorragia intracraniana, lesão ocular e insuficiência respiratória (Fig. VII-6).

Sintomas
- Pulmonares – taquipneia, dispneia, cianose, hipoxemia, radiografia com ou sem infiltrados, habitualmente intersticiais e difusos.
- Cardíacos – taquicardia, insuficiência cardíaca congestiva, isquemia, tamponamento.
- Sistema nervoso central (SNC) – cefaleia, confusão mental, agitação, estupor, coma.
- Febre – sem foco de infecção.
- Oculares – distensão da veia retiniana, hemorragias retinianas, papiledema, borramento visual.
- Geniturinários – priapismo, oligúria, anúria, hematúria, hipertensão arterial sistêmica, sinais e sintomas de uremia.

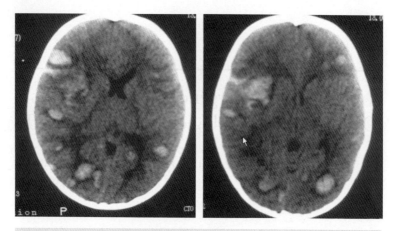

Figura VII-6 – Leucostase cerebral com múltiplas hemorragias em paciente com leucemia linfoide aguda e hiperleucocitose (1.130.000 leucócitos/mm^3) (arquivo pessoal).

Tipo de leucemia e contagem leucocitária

- Leucemia mieloide aguda (5 a 22% dos casos) – risco muito alto com leucócitos > 150.000 (mas relatos com < 50.000) (mieloblastos e monoblastos são maiores e menos deformáveis).
- Leucemia linfoide aguda (9 a 13% dos casos) – maior risco com leucócitos > 200.000, mas ocorre com contagens > 100.000.
- Leucemia mieloide crônica ou LMMC – ocorre com contagens > 150.000.
- Leucemia linfoide crônica – rara, mas ocorre com contagens > 800.000.

Tratamento

Sintomas melhoram com a redução rápida (50 a 65%) da contagem de leucócitos por leucoaférese e/ou exsanguinotransfusão (crianças menores). Tal redução, entretanto, ocorre de forma temporária e há risco de efeito rebote (aumento no número de glóbulos brancos ocorre em poucas horas após o término do tratamento, às vezes maior que o inicial). Não há estudos que evidenciem melhora no prognóstico associada a esses procedimentos. Ponderar risco de complicações associadas ao procedimento (choque hipovolêmico, trombocitopenia, sangramento, anemia, distúrbios metabólicos e infecção). A escolha entre leucoaférese e exsanguinotransfusão depende do tamanho da criança e da preferência da equipe médica. Crianças muito pequenas podem não tolerar alterações na volemia associadas à leucoaférese, sendo preferível a realização de exsanguinotransfusão. Não há redução na incidência de síndrome de lise tumoral associada à redução na leucometria por esses procedimentos. Assim, a indicação de leucoaférese ou exsanguinotransfusão deve ser restrita apenas aos casos sintomáticos de hiperleucocitose ou hiperviscosidade. A quimioterapia deve ser iniciada o mais breve possível, podendo ser indicada citorredução com corticóide. Deve ser instituída terapia de suporte com hidratação adequada. Quando indicados, alcalinização urinária, alopurinol, controle e tratamento dos distúrbios hidroeletrolíticos e da insuficiência renal, oxigenoterapia e repouso no leito. Evitar diuréticos e transfusões de glóbulos vermelhos: a elevação do hematócrito pode aumentar a viscosidade sanguínea. A transfusão de plaquetas não tem o mesmo efeito e recomenda-se manter contagem plaquetária acima de 20.000/mm³, especialmente em casos de leucemia mieloide aguda, para evitar hemorragia intracraniana.

Pseudo-hipoxemia em pacientes com hiperleucocitose

Ocorre em paciente com leucócitos > 100.000/µL, caracterizando-se pelo achado de paO₂ reduzida (na gasometria), mas saturação pela oximetria de pulso normal. Habitualmente, a hipoxemia clínica está ausente ou não é tão grave como demonstrado pela gasometria. Explica-se pelo consumo de oxigênio pelas células leucêmicas imediatamente após a coleta do sangue arterial para a realização de gasometria, a qual deve ser processada imediatamente após a coleta, preferencialmente à beira do leito. Em algumas situações, pode haver também aumento do nível de meta-hemoglobina, causando erro no cálculo da saturação de oxigênio (oximetria de pulso) (pacientes com hiperleucocitose podem ter níveis de meta-hemoglobina entre 15 e 21%, muito acima do esperado, < 0,4%).

SÍNDROME DO ÁCIDO TRANSRETINOICO

O ácido transretinoico (ATRA), ou tretinoína, é usado no tratamento da leucemia mieloide aguda pró-mielocítica (M3). A síndrome do ácido transretinoico é uma entidade de instalação aguda que pode ocorrer logo após o início da terapia com o ácido transretinoico, acometendo cerca de 25% dos pacientes com leucemia mieloide aguda M3. Trata-se de uma condição grave que, se não tratada, pode tornar-se fatal. Parece decorrer da liberação de diversas citocinas pelas células blásticas em maturação. Os principais sinais clínicos são: leucocitose, febre, aumento no peso corporal, desconforto respiratório, infiltrados pulmonares à radiografia de tórax, hipotensão arterial, efusões em serosas (pleura, pericárdio), insuficiência cardíaca com edema de extremidades. Existe maior risco do desenvolvimento dessa síndrome em pacientes com leucometria elevada ao diagnóstico (maior que 10.000 leucócitos/mm³), aumento da leucometria após o início da terapia (> 6.000 leucócitos/mm³ no dia 5, > 10.000 no dia 10 e > 15.000 no dia 15) e presença de células blásticas com expressão de CD13. A terapia inclui administração de corticosteroides (dexametasona em altas doses) ao primeiro indício de desenvolvimento da síndrome e início imediato da quimioterapia, se aumento rápido da contagem leucocitária. A adoção de tais medidas implicou redução na incidência da síndrome do ATRA para cerca de 15% e na mortalidade para 1% de todos pacientes tratados.

HEMORRAGIAS

Trata-se de uma das principais causas de morte no paciente com câncer, especialmente de origem hematológica, podendo resultar de alterações na hemostasia isoladamente ou em combinação com alterações orgânicas estruturais. Alterações na hemostasia podem decorrer de trombocitopenia, de alteração nos níveis plasmáticos de fatores de coagulação ou do desenvolvimento de fatores inibitórios circulantes, quer por ação de medicamentos utilizados no tratamento do câncer (anti-inflamatórios não esteroides, corticosteroides, quimioterápicos, antimicrobianos, que podem levar à ulceração da mucosa ou alterações em plaquetas e fatores de coagulação), quer ainda em consequência de um estado de coagulação intravascular disseminada (CID) secundário a um processo infeccioso grave ou à própria neoplasia.

A maior parte dos episódios de hemorragias graves resulta de trombocitopenia, geralmente consequência da diminuição na produção (secundária à terapia quimioterápica mieloablativa ou à própria doença de base com infiltração medular), consumo (CID, infecção), sequestro ou destruição (autoimunidade) de plaquetas. Os principais fatores de risco incluem número de plaquetas menor que 10.000/µL, queda rápida na contagem plaquetária e presença de infecção ativa, geralmente com outros distúrbios de coagulação associados. Evidências atuais sugerem que pacientes com câncer não apresentam risco significativamente maior de sangramento espontâneo, não se justificando, portanto, a prática de transfusão profilática de plaquetas, exceto na presença desses fatores de risco. Entretanto, na vigência de sangramento ativo, pode haver necessidade de transfusão com níveis de plaquetas entre 20.000 e 50.000/µL, devido à presença de disfunção plaquetária associada. Distúrbios de coagulação concomitantes devem ser avaliados e tratados, bem como doenças estruturais associadas, que podem requerer intervenção invasiva para sua avaliação e controle (exemplo, endoscopia em hemorragia digestiva alta, hemoptise ou hematúria maciças, tamponamento nasal anterior ou posterior com efedrina e *gel foam* para epistaxes maciças etc.).

EMERGÊNCIAS EM DOENÇA FALCIFORME

Introdução

A primeira descrição clínica da entidade hoje chamada doença falciforme (DF) foi feita em 1874 por um coronel do exército inglês, o médico descendente de nigerianos, James Africanus Horton (1835-1883). A observação das características hematológicas de falcização foram publicadas em 1910 por James Herrick, médico cardiologista de Chicago.

Trata-se de uma hemoglobinopatia caracterizada pela formação de hemácias com forma de foice (falciformes) devido principalmente à hipóxia no ambiente microvascular. A anemia falciforme (forma SS), de herança autossômica recessiva, é a causa mais frequente de DF. Ocorre por um defeito na formação das cadeias β da hemoglobina, com a troca do aminoácido glutamina pela valina na posição 6 da cadeia β. Outras causas de DF são as hemoglobinopatias SC e Sβ-talassemia, com diferentes graus de falcização.

Os principais problemas decorrentes são hemólise, vaso-oclusão e maior risco de infecções. A maior suscetibilidade às infecções ocorre por hipofunção esplênica, alteração da via alternativa do complemento e diminuição da atividade microbactericida dos leucócitos.

As principais manifestações clínicas da DF são: 1. evento vaso-oclusivo em qualquer território vascular; 2. sequestro esplênico; 3. aplasia aguda da série vermelha; e 4. disfunção esplênica. Como consequência desses eventos, podem ocorrer complicações ameaçadoras à vida como acidente vascular cerebral (AVC), síndrome torácica aguda, anemia aguda e sepse. A mortalidade é maior em crianças menores de 5 anos, especialmente por sequestro esplênico ou sepse.

Fisiopatologia

A hipóxia e a acidose que ocorrem no ambiente da microvasculatura provocam cristalização e polimerização da hemoglobina (Hb) S, a qual passa de um estado solúvel para gel, causando a falcização. A hemácia falcizada, que é mais rígida, obstrui a microvasculatura. Existe um círculo vicioso na crise vaso-oclusiva, com a falcização causando maior obstrução vascular e esta provocando, por sua vez, hipoxemia e acidose no microambiente e, em consequência maior falcização (Fig. VII-7).

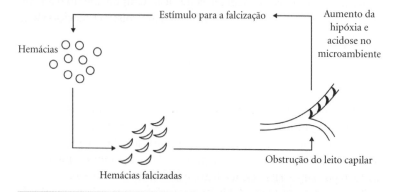

Figura VII-7 – Círculo vicioso da falcização progressiva causando oclusão intravascular.

Maior concentração de Hb S facilita a falcização; ao contrário, maiores concentrações de Hb A e Hb F, dificultam-na. Concentração de Hb corpuscular baixa, presente na alfa-talassemia, parece proteger a hemácia da falcização. Durante a falcização ocorre liberação de fosfolipídios pró-coagulantes com consequente alteração da coagulação no microambiente vascular.

Fatores que provocam falcização:

- Relacionados à pressão: hipotensão arterial sistêmica e hipertensão pulmonar.
- Relacionados à resistência: vasoconstrição e aumento da viscosidade (hematócrito – Ht > 35%).
- Relacionados com dessaturação: hipoxemia e acidose.

O controle ou eliminação destes fatores é importante na terapêutica dessa doença.

A crise vaso-oclusiva aguda com acometimento ósseo e abdominal pode ser explicada pelo mecanismo vicioso descrito acima, porém o infarto pulmonar e o AVC podem ter outro mecanismo, como embolia gordurosa (originada de gordura da medula óssea que apresenta infarto ou necrose), agregação plaquetária e/ou dano endotelial com hiperplasia da íntima.

Estudo realizado com necropsias de 306 pacientes com DF mostrou que as principais causas de óbito foram: infecções 33-48%, AVC 9,8%, sequestro esplênico 6,6%, tromboembolismo pulmonar 4,5%, insuficiência renal 4,1%, hipertensão pulmonar 2,9%, insuficiência hepática 0,8%, hemólise/aplasia 0,4% e falência de ventrículo esquerdo 0,4%. Este mesmo estudo mostrou uma frequência de morte súbita e inesperada em 40,8%.

Transfusão

Existem dois métodos de transfusão de concentrado de hemácias (CH) preconizados para DF: simples e exsanguinotransfusão.

Transfusão simples

Vantagens – maior acessibilidade, facilidade de administração e menor exposição a doadores. A concentração de Hb S diminui por diluição com sangue rico em Hb A.

Desvantagens – risco de sobrecarga de volume, maior sobrecarga de ferro, risco de aumento de viscosidade e está contraindicada em paciente com Hb > 10g/dL.

Fórmula para transfusão simples:

$$\text{Volume (mL)} = \frac{(\text{Ht desejado} - \text{Ht inicial}) \times \text{volemia sanguínea}}{\text{Ht da bolsa}}$$

O Ht desejado é em torno de 30%.
O Ht da bolsa geralmente é de 70%, confirmar com banco de sangue.

Volemia sanguínea é calculada conforme a faixa de peso:

- < 10 kg – 85mL/kg
- 11-20 kg – 80mL/kg
- 21-30 kg – 75mL/kg
- 31-40 kg – 70mL/kg
- 41-50 kg – 65mL/kg
- > 50 kg – 60mL/kg

Exsanguinotransfusão

Pode ser manual ou automática (por eritrocitaférese). Está indicada no AVC, na síndrome torácica aguda e em algumas situações em que a sobrecarga de ferro deve ser evitada.

Vantagens – reduz a concentração de Hb S, limita a administração de volume e minimiza a hiperviscosidade.

Os riscos das transfusões são infecções, aloimunização, reações transfusionais, hemocromatose e, raramente, morte.

Fórmula para exsanguinotransfusão (Berman e Wayne):

$$\text{Volume de troca (mL)} = \frac{(\text{Ht desejado} - \text{Ht inicial}) \times \text{volemia sanguínea}}{\text{Ht da bolsa} - \frac{(\text{Ht inicial} + \text{Ht desejado})}{2}}$$

Iniciar com transfusão de CH 15mL/kg, expansão com SF a 0,9% ou sangria, na dependência do hematócrito inicial (ver exemplos adiante), e, na sequência, alternar sangria e transfusão, com 50% de concentrado de hemácias e 50% SF a 0,9%. Os volumes (mL) de sangria e transfusão devem ser de 10% da volemia, em mL (para o cálculo da volemia usar os parâmetros listados acima, conforme a faixa de peso).

Outro método de cálculo utiliza como volume de troca 4% do peso corporal em gramas.

Exemplo deste método com uma criança de 20kg:

- Volume de troca de 4% do peso em gramas = 800mL.
- Volemia de 80mL/kg = 1.600mL.

Com Ht inicial < 19%:

- Iniciar com transfusão de 15mL/kg de CH = 300mL.
- Após realizar sequência de sangria (com 10% da volemia = 160mL) e transfusão (CH 80mL e SF a 0,9% 80mL), em um total de quatro trocas.

Com Ht inicial 20 a 33%:

- Iniciar expansão com SF a 0,9% 10mL/kg = 200mL.
- Após, sequência de sangria e transfusão semelhante à descrita acima.

Com Ht inicial > 33%:

- Iniciar com sangria de 10% da volemia = 160mL.
- Após, sequência de sangria e transfusões semelhante à descrita acima.

Para o procedimento, é necessário um acesso venoso de grande calibre.

Após o procedimento, a Hb final deverá ser entre 9 e 10g/dL; se necessário, ajustar Hb com sangria e transfusão. Colher Hb S no final do procedimento.

Síndrome torácica aguda

Definição

É caracterizada por um quadro clínico com um ou mais dos seguintes sintomas ou sinais: febre, dor torácica tipo pleurítica, tosse, taquipneia, dispneia ou crise de hipóxia, acrescido de infiltrado pulmonar à radiografia de tórax. A duração do quadro é de 10 a 12 dias. Sua etiologia é variável, muitas vezes não esclarecida.

Fatores de risco

Infarto ósseo de costela e esterno – a dor torácica pode provocar hipoventilação e, consequentemente, hipóxia e síndrome torácica aguda (STA) secundária. Estudo retrospectivo com 32 casos de infarto de costela, comprovado por cintilografia óssea com tecnécio-99, mostrou associação com STA em 66%.

Idade – mais frequente em idades menores, estudo cooperativo mostrou frequência de 25,3/100 pacientes/ano em < 4 anos, declinando para 8,8/100 pacientes/ano em > 20 anos.

Sazonalidade – mais frequente em meses frios, provavelmente devido às infecções virais.

Hematológico – frequência maior em pacientes com Hb de base mais alta e Hb fetal mais baixa.

Eventos clínicos associados – dor óssea até duas semanas antes, gravidez, principalmente no terceiro trimestre, anestesia e cirurgia abdominal.

Tabagista – existe associação com STA.

Etiologia

Em um grande estudo do *National Acute Chest Syndrome Study Group* publicado em 2000, foram pesquisados 671 episódios de STA em 538 pacientes, utilizando-se culturas virais, sorologias de convalescentes e lavado brônquico com a pesquisa de macrófagos fagocitando gordura. Verificou-se que em 48% dos casos a síndrome se desenvolveu durante a internação por crise dolorosa ou outra causa. Uma causa foi estabelecida em 38%. Foram identificados 27 agentes infecciosos, com a seguinte distribuição: bactérias atípicas (*Chlamydia pneumoniae* 7,7%, *Mycoplasma pneumoniae* 6,6%, *Mycloplasma hominis* 1%), bactérias típicas (*Staphylococcus aureus* e estafilococo coagulase-negativa 1,8%, *Streptococcus pneumoniae* 1,6%, *Haemophilus influenzae* tipo b 0,7%), vírus 6,4% (vírus sincicial respiratório 3,5%, parvovírus B19 1,5% e rinovírus 1,2%), infarto 16,1% e embolismo gorduroso 8,8%. Ventilação mecânica foi necessária em 13%, associada com envolvimento pulmonar extenso. A taxa de mortalidade do estudo foi de 2,7%.

Embolismo gorduroso – é um quadro geralmente precedido de crise dolorosa óssea, tem envolvimento multissistêmico e curso clínico geralmente grave.

Estudo de Vichinsky et al., em 1994, mostrou embolia gordurosa como causa de STA em 44% dos casos. Estudo de Godeau et al., 1996, feito em adultos, encontrou 66% de embolia gordurosa como etiologia de STA. Em ambos os estudos, o diagnóstico foi feito com lavado broncoalveolar.

Sequestro pulmonar agudo pode ser outra etiologia para STA.

A bronquite plástica pode complicar um quadro de STA, ocorrendo rolhas de material de consistência emborrachada, formada por organização de material mucofibrinoso e células inflamatórias; a broncoscopia é usada para remover as rolhas. Em um estudo realizado em 29 pacientes com STA que apresentavam infiltrado pulmonar acentuado e hipóxia progressiva, a broncoscopia mostrou bronquite plástica em 21 pacientes (72%). Após a realização de broncoscopia para limpeza do material encontrado na árvore brônquica, houve melhora clínica e radiológica. A bronquite plástica deve ser mais frequente na STA do que se imagina, porém o procedimento de broncoscopia é reservado para os casos mais graves.

Quadro clínico e radiológico

Os sintomas e os sinais clínicos variam conforme a faixa etária. Em crianças menores, são mais frequentes febre alta, tosse, sibilos, roncos, taquipneia e taquicardia; em adolescentes e adultos, predominam dor torácica, respiração superficial e tosse produtiva. Dor óssea, principalmente em membros inferiores, é mais frequente em adultos. Dor óssea tem relação com infarto pulmonar e embolia gordurosa, esta última ocorrendo após necrose de medula óssea. Febre alta e prolongada tem maior relação com pneumonia bacteriana.

Radiografia de tórax pode mostrar infiltrados segmentares, lobares e multilobares. Aproximadamente metade dos casos não mostra infiltrados inicialmente, e as alterações radiológicas podem demorar de 2 a 3 dias para ser identificadas. Trabalho de Vichinsky et al. encontrou 35% de exames radiológicos normais no início do quadro.

Crianças apresentam alterações, principalmente, em lobos superiores e médio, e adultos têm mais acometidos os lobos inferiores ou múltiplos lobos.

Prevenção

Consegue-se redução de 50% de recorrência de STA em adultos com o uso de hidroxiureia, praticamente 100% com regime de transfusão regular e resultados encorajadores têm sido obtidos com transplante de medula óssea.

Determinados métodos de fisioterapia respiratória (*incentive spirometry* – respirômetro) podem ajudar a prevenir STA em pacientes com infarto de costela e esterno. Estudo randomizado mostrou que em 19 pacientes com aplicação deste método, apenas um desenvolveu STA, contra oito no grupo controle. Este estudo mostrou que o uso do respirômetro reduz o risco de atelectasia e STA e deve ser instituído em pacientes hospitalizados devido à dor, que devem efetuar 10 inspirações máximas a cada 2 horas, durante o período de vigília, e também durante a noite, quando acordados.

Terapêutica

Oxigenoterapia – o controle de oxigenação deve ser feito com oxímetro de pulso, ofertando-se oxigênio suplementar para manter $paO_2 > 90mmHg$ ou saturação de $O_2 > 98\%$ (evitar hipoxemia). Usar dispositivos de liberação de O_2 como cateter nasal, máscaras faciais, tenda facial, tenda ou, quando necessário, ventilação mecânica não invasiva ou invasiva.

Hidratação – oferta de 1 a 1,5 vez o volume basal, sendo que o excesso de líquidos pode levar a edema pulmonar. Cuidado com volume hídrico na miocardiopatia falciforme, atenção para história de uso de medicação cardiológica, sinais de insuficiência cardíaca congestiva e radiografia de tórax com área cardíaca aumentada.

Dor torácica – seu controle é importante para manter boa ventilação, tosse efetiva e higiene pulmonar. O uso de opioide contínuo como morfina (0,1-0,2mg/kg/h) ou fentanil (1-2mcg/kg/h) é recomendado. O controle da dor com dispositivos de liberação da droga controlados pelo paciente pode ser melhor, porém estes dispositivos não estão disponíveis facilmente. Estudo comparando uso de morfina por VO e morfina por via IV contínua mostrou uma frequência três vezes maior de STA nos pacientes que usaram morfina por VO, provavelmente pela liberação irregular da droga com hipoventilação e hipoxemia.

Antibioticoterapia empírica – deve ser iniciada em casos de STA, pois uma pneumonia não tratada pode ser devastadora para estes pacientes.

Para menores de 10 anos, a sugestão é a associação de ceftriaxona com eritromicina (cobertura de *S. pneumoniae*, *H. influenzae* tipo b, *Mycoplasma pneumoniae* e *Chlamydia pneumoniae*), e para maiores de 10 anos, penicilina cristalina com eritromicina (não há necessidade de cobertura de HIB). Em pacientes com risco de infecção intra-hospitalar associada à ventilação pulmonar mecânica e à internação prolongada, deve-se fazer cobertura para *Staphylococcus aureus* e bactérias gram-negativas, incluindo *Pseudomonas aeruginosa*; uma sugestão seria a cefalotina (ou vancomicina se for alta a prevalência para SAMR no serviço) associada à amicacina.

Transfusão – a simples de concentrado de hemácias pode ser feita, porém a exsanguinotransfusão é mais recomendada por diminuir a concentração de Hb S sem risco de aumentar o hematócrito e a viscosidade sanguíneos. A meta é a concentração de Hb S < 30% para crianças e de 30 a 50% em adultos. Achados clínicos que implicam pior prognóstico e, portanto, indicam exsanguinotransfusão: ao exame físico, presença de alteração do estado mental e outras alterações neurológicas, taquicardia > 125/min, taquipneia com FR > 30/min e aumento do esforço respiratório (presença de batimento de aletas nasais, retração esternal e uso de musculatura acessória), temperatura > 40°C e hipotensão; achados laboratoriais: pH sérico < 7,35, saturação de O_2 < 88% apesar de ventilação agressiva, diminuição progressiva da saturação de O_2, queda de Hb > 2g/dL, plaquetopenia < 200.000/mm³, evidência de disfunção múltipla de órgãos, derrame pleural e progressão de infiltrados pulmonares para multilobares.

Dexametasona intravenosa – estudo mostrou que a dose de 0,3mg/kg de 12/12h durante dois dias diminuiu o tempo de internação, a necessidade de transfusões, a duração de oxigenoterapia, a necessidade de droga analgésica e a duração da febre; estes resultados têm encorajado seu uso. Acredita-se que o corticoide iniba a enzima fosfolipase A_2 e a liberação de outros mediadores da resposta inflamatória.

Inalação com óxido nítrico (NO) – considerando-se que a hipóxia causa diminuição do NO produzido pelas células endoteliais e esta diminuição levaria à alteração do tônus dos vasos pulmonares e dano pulmonar agudo, o uso do NO inalatório estaria indicado nesta situação. Deve ser usado em pacientes que fizeram exsanguinotransfusão e estão recebendo ventilação mecânica, recomendando-se o uso de 80ppm por 42 a 92 horas, o que determina vasodilatação de vasos pulmonares com melhor fluxo sanguineo pulmonar e melhora da oxigenação.

Marcadores biológicos para seguimento

Fosfolipase A_2 é um potente mediador inflamatório; esta enzima hidrolisa os fosfolipídios em ácidos graxos livres e lisofosfolipídios que causam lesão pulmonar. O nível sérico da fosfolipase A_2 aumenta 24 a 48 horas antes do aparecimento dos sintomas de STA e diminui com a resolução do quadro, podendo ajudar no acompanhamento desta doença. A *soluble vascular cell adhesion molecule-1* é outro marcador biológico e tem relação com o início e a resolução da síndrome. Não temos experiência com o uso destes marcadores na prática clínica.

Acidente vascular cerebral

Várias síndromes clínicas agudas acometem o sistema nervoso central de pacientes com DF como: hemiplegia, convulsões, lesões de tronco cerebral (vertigem e ataxia transitória), distúrbios visuais, perda aguda de audição, síndromes medulares e acidentes vasculares cerebrais (AVCs). Neste tópico iremos abordar apenas os AVCs.

O AVC ocorre em mais de 10% dos pacientes com DF. É a segunda causa de internação em UTI de pacientes com DF e crise vaso-oclusiva. Pode ser isquêmico (infarto ou trombose) ou hemorrágico.

Um grande estudo cooperativo com 4.082 pacientes com DF de 1978 a 1988 mostrou prevalência de AVC de 4,01%, incidência de 0,61 casos/100 pacientes/ano. Não foram observadas mortes em AVC isquêmico, ao contrário do AVC hemorrágico, com mortalidade de até 26% nas primeiras duas semanas após o evento. Como fatores de risco para AVC isquêmico, foram encontradas a presença de um ataque isquêmico transitório prévio, Hb basal baixa, pressão arterial aumentada e síndrome torácica aguda, e para AVC hemorrágico, Hb basal baixa e leucocitose.

O AVC isquêmico é característico de pacientes com menos de 15 anos de idade e acima de 30 anos; o AVC hemorrágico predomina na faixa etária de 20 a 30 anos.

Fisiopatologia

A fisiopatologia dos AVCs não está muito bem esclarecida.

Existem evidências de obstrução dos pequenos vasos com microinfartos (em um menor grupo de pacientes parece predominar este tipo de lesão) e de grandes vasos cerebrais como artérias carótidas, cerebrais médias, anteriores, posteriores e vertebrobasilares. Estudo necroscópico realizado por Rothman et al., 1986, em 24 pacientes mostrou várias alterações histológicas de grandes artérias cerebrais, como estenose ou obstrução, trombose mural apenas ou em recanalização, aumento da camada elástica interna, espessamento da camada íntima e proliferação da musculatura lisa, denotando uma doença dos vasos. A maioria dos AVCs em crianças é isquêmica, um terço dos AVCs em adultos é hemorrágico (acredita-se que lesões repetidas na infância levam a lesões endoteliais e à formação de aneurismas que podem romper-se na vida adulta).

Uma compilação de vários estudos angiográficos revelou os seguintes dados: em 43 angiografias realizadas, foram encontrados 8 resultados normais e 35 alterados, com alterações em artéria carótida (26), cerebral anterior (21), cerebral média (21) e vertebrobasilar (2).

Os leucócitos têm papel importante na vaso-oclusão, sendo sua presença considerada pré-requisito para a vaso-oclusão. São células maiores, pouco deformáveis, que interagem com as hemácias falciformes (SS) da circulação, com propriedades de adesão ao endotélio vascular, provocando processo inflamatório e recrutamento de novos leucócitos para o local da oclusão. Sabe-se que a leucocitose em pacientes falciformes está associada com maior risco de AVC (principalmente hemorrágico) e síndrome torácica aguda.

As plaquetas podem participar de um processo complexo e multicelular durante a vaso-oclusão. Sua ativação provoca a liberação de proteínas de adesão e fosfolipídios de superfície e serviria como uma ponte entre o endotélio, as hemácias e os leucócitos. Tem-se observado, em pacientes falciformes, o aumento de agregados de plaquetas-hemácias em exames de citometria de fluxo. Pacientes falciformes apresentam aumento de agregados de plaquetas-hemácias na presença de hipóxia noturna em comparação com controles não falciformes. Tem sido notado que no momento do AVC os agregados de plaquetas circulantes atingem 37% contra 5% em pessoas normais e 6% em doentes falciformes sem crise; portanto, o AVC teria relação com uma agregação plaquetária anormal.

Diagnóstico

Realizado com bases clínicas, infelizmente são raros os sinais de advertência que precedem o AVC. Ocasionalmente, observam-se cefaleia e períodos de tontura, mas geralmente o primeiro sinal é o próprio AVC. Após admissão de paciente com suspeita de AVC, uma tomografia computadorizada (TC) de crânio, sem contraste, deve ser realizada para detectar uma lesão tratável, como hematoma subdural. O contraste não deve ser usado pelo risco de aumentar a viscosidade do sangue e piorar a vaso-oclusão. Caso não existam sinais de hipertensão intracraniana, punção lombar deve ser realizada para afastar-se um processo infeccioso associado, apesar de pouco frequente. Intoxicação por chumbo pode lembrar AVC pela presença de convulsões, confusão e encefalopatia.

Alterações na TC de crânio não estão presentes no momento do AVC isquêmico, iniciando-se geralmente após dois a quatro dias, sendo mais bem detectadas 8 a 14 dias após o evento.

Ressonância magnética (RM) é o exame não invasivo mais sensível, que melhor define a área acometida pelo AVC.

O infarto usualmente se apresenta em formato de cunha.

Tratamento

A principal intervenção em paciente com AVC é a realização de exsanguinotransfusão parcial. A transfusão está mais bem estabelecida para AVC isquêmico do que para o hemorrágico. Exsanguinotransfusão deve ser iniciada o mais rapidamente possível, principalmente para Hb > 10g/dL. Transfusão de concentrado de hemácias pode ser realizada em pacientes com Hb baixa, porém exsanguinotransfusão deve ser realizada posteriormente, visando à concentração de Hb S < 30%. Exsanguinotransfusão iniciada 6 a 12 horas após o início dos sintomas poderá reverter totalmente o quadro.

Extenso infarto pode evoluir com hipertensão intracraniana. Anticoagulação está contraindicada. A rápida instituição de fisioterapia motora ajuda a melhorar o prognóstico a longo prazo. A história natural de AVC em DF é de episódios recorrentes e obstrução arterial progressiva.

Prevenção

Primária – a triagem com doppler transcraniano seleciona pacientes com maior risco de desenvolver AVC. Considera-se de risco paciente que apresente velocidade de fluxo sanguíneo maior ou igual a 200cm/s em artéria cerebral média ou parte terminal da carótida. Estes pacientes deverão integrar um regime de transfusão regular, recebendo concentrado de hemácias em média a cada quatro semanas para manter a concentração de Hb S < 30%.

Secundária – após um primeiro episódio de AVC, o paciente deverá receber regime de transfusão regular, pois a recorrência de outro AVC é em média de 14%.

Crise aplástica

Esta entidade pode ocasionar a internação de um paciente em UTI.

Mecanismo – o parvovírus humano B19 possivelmente invade as células progenitoras de hemácias na medula óssea (MO) com interrupção da eritropoiese e consequente reticulocitopenia. Na população geral, este vírus causa uma doença exantemática chamada eritema infeccioso ou quinta doença. Em pacientes com anemia hemolítica crônica (DF, β-talassemia intermédia, esferocitose congênita, deficiência de piruvatocinase e anemia hemolítica autoimune, por exemplo) pode determinar crise aplástica. A prevalência estimada em pacientes com DF é de 30 a 32%.

Trabalho com voluntários mostrou que, após a inoculação do vírus por via intranasal, a replicação viral inicia-se em quatro a seis dias, os reticulócitos desaparecem do sangue periférico 10 dias após a inoculação, e a Hb começa a diminuir cinco dias após a reticulocitopenia. Observou-se também a diminuição dos neutrófilos e plaquetas. Acompanhando a viremia, observaram-se febre, cefaleia e mialgia. A MO recupera-se 10 dias após a viremia, sendo este evento acompanhado de exantema, artralgia e artrite.

Idade – predominante em menores de 15 anos, com mediana de 8 anos. A recorrência desta infecção é descrita em casos isolados.

Manifestações clínicas e hematológicas – estudo de Goldstein et al., 1987, encontrou sintomas prodrômicos em 61 de 62 pacientes, sendo febre em 68%, cefaleia em 35%, dor abdominal em 32%, infecção de vias aéreas superiores em 29% e dor em membros em 21%. Palidez é o sinal mais consistente e insuficiência cardíaca congestiva pode ocorrer. Em geral, os sintomas são parcial ou totalmente revertidos com a transfusão de CH. Podem ocorrer graves complicações ou morte. A média de queda da Hb foi de 3,9g/dL (variação de 1,8-8,5g/dL). Reticulócitos estão ausentes em 69%; abaixo de 1%, em 23%; e entre 6 e 25%, em 5% dos casos. A recuperação dos reticulócitos ocorreu de 1 a 10 dias após a manifestação clínica. Neutrófilos, plaquetas e bilirrubinas tendem à diminuição; Hb F e ferro sérico estão aumentados.

Durante o período de aplasia, existe risco 58 vezes maior de complicações como crise dolorosa, síndrome torácica aguda e sequestro esplênico.

Tratamento – segundo Serjeant, a recuperação da MO ocorre em 7-10 dias, geralmente 1-6 dias após a manifestação clínica e a evolução é benigna se o transporte de O_2 é mantido com transfusão de CH. Os pais devem ser orientados para atentar-se para sintomas semelhantes nos outros filhos, principalmente nos mais vulneráveis.

Sequestro esplênico agudo

Introdução

É a mais dramática e potencialmente fatal causa de anemia aguda em DF. Ocorre aumento agudo do baço, grande quantidade de hemácias é aprisionada nos vasos terminais e sinusoidais do baço, nota-se importante queda da Hb e existe risco de morte por falência circulatória. A medula óssea torna-se hipercelular e observa-se evidente reticulocitose em sangue periférico.

Definição

Podem existir diferentes graus de sequestro esplênico agudo (SEA), que geralmente se dividem em formas clínicas *minor* e *major*.

Segundo Topley et al., 1981, deve-se considerar SEA quadro clínico com queda de Hb > 2g/dL em relação ao nível basal, aumento agudo do baço e evidência de aumento da atividade da medula óssea.

Etiologia e incidência

A etiologia não é conhecida. Não existe um padrão relacionado com infecções e sazonalidade. É descrita a ocorrência de 20% de síndrome torácica aguda (STA) em pacientes com SEA. Existe maior risco em pacientes com baixo nível de Hb F.

Em estudo realizado na Jamaica, o primeiro ataque de sequestro esplênico ocorreu entre 3 meses e 6 anos de idade; destes, 76% ocorreram na idade de 6 e 12 meses. Crianças maiores de 6 anos com DF, com variante SS, geralmente não são acometidas devido ao aparecimento da autoesplenectomia. Um primeiro ataque após 6 anos está associado a variantes SC e Sβ-talassemia, uma vez que nestes pacientes a autoesplenectomia pode ser mais tardia ou não ocorrer.

A queda de Hb maior de 4g/dL está relacionada com mortalidade de até 35%. Na Jamaica, encontrou-se fatalidade de 11% no primeiro ataque. Nos EUA, a fatalidade é de 10%, em um seguimento de 10 anos.

Manifestações clínicas

O sintoma principal é a palidez, o baço aumenta de 1 a 9cm com média de 4cm abaixo do rebordo costal esquerdo, irritabilidade é frequente e podem existir sinais de choque. É comum haver dor abdominal antecedendo o episódio de sequestro. Em alguns casos, existe a sensação de morte iminente. Outros sintomas associados são respiratórios altos em 20%, STA em 20%, gastrenterite em 5% e dactilite em 5%. Um segundo ataque ocorre em 47% de 1 a 53 meses, com 50% destes ocorrendo em seis meses.

Diagnóstico precoce

A atenção é focada no diagnóstico precoce. Diagnóstico precoce e transfusão de concentrado de hemácias (CH) iniciada rapidamente diminuem sensivelmente a mortalidade.

A mortalidade nos vários países tem diminuído em função de programas de triagem neonatal para hemoglobinopatias. O diagnóstico precoce permite melhor seguimento do paciente e orientação aos pais. Os pais são orientados para detectar precocemente sinais de sequestro esplênico, incluindo a palpação do abdome à procura do aumento do baço.

Tratamento

Transfusão de CH – feito o diagnóstico, deve ser realizada transfusão de CH na dose de 5-10mL/kg o mais rapidamente possível, na primeira hora. Existindo certa demora na chegada do CH, iniciar infusão de solução salina como SF a 0,9% ou Ringer-lactato 10-20mL/kg como tratamento do choque. A recuperação após a infusão de CH na dose citada acima pode ser impressionante, ocorrendo resolução do choque. Após algumas horas, pode haver retorno das hemácias sequestradas à circulação, devendo haver cuidado na transfusão de quantidades maiores de CH, pois o hematócrito poderá elevar-se além do esperado após a recuperação, podendo alcançar níveis maiores que 35%, levando à hiperviscosidade.

Programa de transfusão regular e esplenectomia – a recorrência após um primeiro ataque pode ser evitada com programa de transfusão regular e esplenectomia. A esplenectomia deverá ser indicada nas seguintes condições: 1. em locais com um serviço de assistência médica deficiente, após um primeiro episódio grave de sequestro esplênico; e 2. após um segundo episódio. Optando-se pela não realização de esplenectomia, os pais devem ser orientados para os sinais de sequestro esplênico e, na suspeita de um novo episódio, devem procurar o serviço médico imediatamente. A retirada do baço aumenta o risco de infecções graves causadas por bactérias capsuladas como *S. pneumoniae, H. influenzae* tipo b e *N. meningitidis*. Antes da esplenectomia, toda criança deverá receber vacina para pneumococo e meningococo C e, após a esplenectomia, manter profilaxia com penicilina oral ou benzatina por no mínimo três anos.

Sequestro hepático

Em pacientes maiores, esplenectomizados cirúrgica ou funcionalmente, pode ocorrer entidade equivalente ao sequestro esplênico agudo, caracterizado por hepatomegalia dolorosa súbita, aumento de duas a três vezes das enzimas hepáticas e aumento de bilirrubinas, com queda significativa da hemoglobina devido ao aprisionamento de hemácias na circulação hepática. O tratamento preconizado para o sequestro hepático é a exsanguinotransfusão, além de medidas de suporte necessárias.

Sepse

A terceira causa mais frequente de internação em UTI de pacientes com DF é infecção. Estes pacientes são imunocomprometidos pela alteração da função esplênica, comprometimento da função de filtragem e produção de anticorpos. Estudos em pacientes com DF com variante SS mostram alteração da função esplênica a partir de 1 ano e autoesplenectomia com 5 anos. Existe maior risco de infecção por bactérias encapsuladas como *S. pneumoniae*, *H. influenzae* tipo b e *N. meningitidis*. Organismos gram-negativos como *Salmonella* podem causar sepse, provavelmente por alteração da função dos neutrófilos. *Mycoplasma pneumoniae* pode causar pneumonia grave, ao contrário da população geral.

Recomenda-se a introdução de antibióticos em crianças com temperatura > 38,5°C, independente de seu estado geral. Caso o paciente apresente quadro clínico de sepse, deve ser tratado com antibióticos, independentemente da temperatura corporal.

A triagem inicial deve incluir duas amostras de hemoculturas e líquido cefalorraquidiano completo (obrigatório em crianças menores de 2 anos).

Esquema de antibióticos (sugestão)

Menores de 5 anos – ceftriaxona, para boa cobertura de bactérias encapsuladas e *Salmonella;* se houver pneumonia, associar eritromicina enteral ou claritromicina por via IV.

Maiores de 5 anos – penicilina cristalina para uma boa cobertura de pneumococo e meningococo, penicilina cristalina + cloranfenicol (cobertura de *Salmonella*) ou ceftriaxona; se houver pneumonia, associar eritromicina enteral ou claritromicina por via IV.

Falência múltipla de órgãos

Ocorre em crise dolorosa grave. Manifesta-se com febre, queda de Hb, plaquetopenia, encefalopatia não focal e rabdomiólise. Apresenta mortalidade de aproximadamente 25%. Vaso-oclusão disseminada parece ser a principal etiologia. Realizar exsanguinotransfusão agressivamente.

Disfunções de órgãos

Crises vaso-oclusivas, anemia, infartos repetidos e infecção podem resultar em falência de órgãos. Anormalidades anatômicas e funcionais dos rins podem levar à insuficiência renal crônica, com necessidade de diálise e transplante renal. Anemia crônica com ou sem infartos miocárdicos podem levar à disfunção cardíaca, podendo ocorrer insuficiência cardíaca congestiva quando ocorre sobrecarga de volume e/ou sepse. Doença pulmonar crônica aumenta a suscetibilidade de insuficiência respiratória na presença de outra lesão associada.

BIBLIOGRAFIA

Brigden ML. Hematologic and oncologic emergencies. Doing the most god in the least time. Postgrad Med 2001;109:143-6, 151-4, 157-8.

Fenaux P, De Botton S. Retinoic acid syndrome. Recognition, prevention and management. Druf Saf 1998;18:273-9.

Gilli FH, Martins GE. Situações de emergência da criança com câncer. In Revista PRONAP, módulos de reciclagem, ciclo VIII, 2005:46-50.

Holland, Frei. Cancer medicine. 6th ed. Oncologic Emergencies. BC Decker Inc; 2003.

Johnson CS. The acute chest syndrome. Hematol Oncol Clin North Am 2005;19: 857-79.

Okpala IE, MBBS (Hons), MSc, FRCPath, FWACP. New therapies for sickle cell disease. Hematol Oncol Clin North Am 2005; 19:975-87.

Roger's Textbook of Pediatric Intensive Care. Hematologic emergencies. 4th ed. USA: Lippincott, Williams & Wilkins; 2008.

Roger's Textbook of Pediatric Intensive Care. Sickle cell disease. 4th ed. USA: Lippincott, Williams & Wilkins; 2008.

Searjeant GR, Serjeant BE. Sickle cell disease. 3rd ed. Oxford: University Press; 2001. pp.96-104, 137-8, 160-4, 216-26, 339-65.

Thompson AA. Advances in the management of sickle cell disease. Pediatr Blood Cancer 2006;46:533-9.

Wanko SO, Telen MJ. Transfusion management in sickle cell disease. Hematol Oncol Clin North Am 2005;19:803-26.

CAPÍTULO 4

Fenômenos Tromboembólicos

LUIZ EDUARDO RODRIGUES SILVÉRIO
MARAÍSA CENTEVILLE

DEFINIÇÕES

Trombose é a formação de massa intravascular de componentes sanguíneos, que pode ocorrer no interior de uma veia superficial, profunda (trombose venosa profunda – TVP) ou de uma artéria. Sua complicação mais grave ocorre quando da migração do trombo para o sistema venoso pulmonar, levando à embolia pulmonar (EP), condição que pode ser fatal.

Trombose venosa profunda

Em pediatria, devido à menor incidência e dificuldade no diagnóstico, a TVP é menos frequente e está relacionada a fatores de risco bem definidos, como presença de cateter venoso central e nutrição parenteral.

Os três fatores que contribuem para a ocorrência de trombose são estase venosa, lesão endotelial e estado de hipercoagulabilidade. A estase venosa é ocasionada por períodos prolongados de imobilidade, como no paciente acamado, e por anormalidades no fluxo sanguíneo, como ocorre em algumas cardiopatias. As trombofilias, como deficiência de proteínas C e S e outras, são doenças genéticas que resultam em tendência acentuada à formação de trombos. A lesão endotelial pode ser iniciada pela locação de cateteres venosos profundos, que iniciam processo inflamatório endotelial local com recrutamento e ativação de plaquetas, cujo resultado final é a formação do trombo. A presença de infecção e doença cardíaca são fatores que também aumentam o risco de trombose.

O diagnóstico decorre da presença de sintomas locais, como hipertensão intracraniana na trombose de seio venoso, e edema, dor e cianose na trombose de membro inferior, e deve ser confirmado por exame de imagem, como tomografia, ressonância magnética, venografia e ultrassonografia com Doppler. Em laboratório, deve-se pesquisar a presença de produtos de degradação de fibrina, especificamente os D-dímeros, e a ocorrência de condições associadas à hipercoagulabilidade.

Embolia arterial

É rara em crianças e, muito mais que em adultos, associada à presença de cateteres, como em cirurgias cardíacas e cateterismo de artéria umbilical, ou doença vascular adquirida (vasculites).

Embolia pulmonar

É a obstrução da artéria pulmonar ou de seus ramos por êmbolos provenientes dos membros ou do átrio direito. É frequentemente seguida por infarto pulmonar e comprometimento funcional do coração direito, que pode levar à morte súbita.

São fatores de risco conhecidos as seguintes situações: cateteres venosos, derivações ventriculoatriais, traumatismos, cardiopatia, aumento da viscosidade sanguínea, endocardite bacteriana, grandes cirurgias, imobilidade prolongada e neoplasias.

Os sintomas são variáveis, podendo ocorrer desde formas assintomáticas até morte súbita. Geralmente, há taquidispneia, taquicardia, hipoxemia devido à hipertensão pulmonar e choque circulatório. Se a origem do trombo for a veia cava superior pode haver sintomas relacionados a sua obstrução.

OBJETIVOS

Padronização na indicação da anticoagulação na criança, nos casos agudos e crônicos de trombose, assim como profilaxia nas situações de risco, respeitando as particularidades da hemostasia na infância.

ANTICOAGULANTES

Heparina não fracionada (HNF)

A criança apresenta fisiologicamente diminuição dos níveis de antitrombina III ao nascimento, que vai normalizando-se a partir dos 3 meses de idade, sendo que nos recém-nascidos pré-termo os níveis são menores ainda.

A criança apresenta menor capacidade de produzir trombina e maior *clearance* de heparina, motivos pelos quais a dose de heparina durante a infância é dependente da idade e diferente do adulto.

Doses sugeridas de heparina não fracionada
– Dose inicial: 75U/kg por via intravenosa em 10 minutos.
– Dose de manutenção:
  • Crianças menores de 1 ano – 28U/kg/h.
  • Crianças maiores de 1 ano – 20U/kg/h.

A dose de heparina precisa ser ajustada visando manter o R (TTPa) entre 1,5 e 2,0, o qual deve ser avaliado 6 horas após cada ajuste de doses (Quadro VII-11).

Quadro VII-11 – Dose de heparina não fracionada.

TTPa	Dose em bolo IV	Período de suspensão	Ajuste da dose	Repetir TTPa em
< 1,2	50U/kg	0	+ 10%	6 horas
< 1,5	0	0	+ 10%	6 horas
1,5-2,5	0	0	0	0
2,5-3,0	0	0	– 10%	24 horas
3,0-3,7	0	30 minutos	– 10%	6 horas
> 3,7	0	60 minutos	– 10%	6 horas

Efeitos adversos do uso de HNF
– Sangramento: pouco frequente em crianças. Caso aconteça, a conduta imediata é a descontinuação da infusão, já que o *clearance* é rápido. Se necessário, usar sulfato de protamina, conforme o quadro VII-12. A infusão da protamina não deve exceder 5mg/min (concentração de 10mg/mL) e podem ocorrer reações de hipersensibilidade, especialmente em crianças com história de alergia a peixe, insulina ou exposições prévias à heparina.
– Trombocitopenia induzida pela heparina (TIH)
  • História de exposição prévia nos últimos três meses, frequência menor que em adultos, em geral após cinco a sete dias de uso.
  • Quadro clínico – plaquetopenia, trombose venosa ou arterial, lesões de pele (reações urticariformes) e coagulação intravascular disseminada (CID).

Quadro VII-12 – Dose de sulfato de protamina.

Tempo da última dose de heparina	Dose de protamina
< 30 minutos	1,0mg/100U de heparina
30-60 minutos	0,5-0,75mg/100U de heparina
60-120 minutos	0,375-0,5mg/100U de heparina
> 120 minutos	0,25 -0,375mg/100U de heparina

- Conduta – substituição por danaparoide na dose inicial de 30U/kg e manutenção com 1,2-2U/kg/h. Evitar warfarina, devido a risco de piora do quadro trombótico e diminuição dos níveis de proteína C, e heparina fracionada devido à reatividade cruzada e aumento da ativação plaquetária.
- Osteoporose: em casos de uso prolongado e em doses elevadas, sem relatos na infância.
- Outros menos frequentes: reação urticariforme, hiperaldosteronismo e priaprismo.

Desvantagens
Exige hospitalização, necessita de acesso venoso exclusivo, controle laboratorial rigoroso e apresenta maior risco de sangramento.

Heparina fracionada (HF)
Pode ser usada tanto na fase aguda quanto no tratamento de manutenção.

Vantagens
A administração subcutânea possibilita o tratamento domiciliar; monitorização mínima; sua ação sofre menor interferência de alimentos ou drogas; provavelmente menor risco de sangramento e osteoporose; e maior segurança com o uso prolongado.

Desvantagens
A dose a ser usada é idade e paciente-dependente e pode ser maior em crianças de até 2 meses. O risco de sangramento é maior em recém-nascidos, tanto no local de aplicação quanto hemorragias mais expressivas.

Doses sugeridas
- Enoxaparina
  - Tratamento: < 2 meses de idade: 1,5mg/kg 12/12 horas.
    > 2 meses de idade: 1mg/kg 12/12 horas.

- Profilaxia: < 2 meses de idade: 0,75mg/kg 12/12 horas.
  > 2 meses de idade: 0,5mg/kg 12/12 horas.
- Reviparina
  - Tratamento: < 2 meses de idade: 150U/kg 12/12 horas.
    > 2 meses de idade: 100U/kg 12/12 horas.
  - Profilaxia: crianças < 5kg: 50U/kg.
    crianças > 5kg: 30U/kg.
- Daltaparina
  - Tratamento: < 2 meses de idade: 150U/kg 12/12 horas ou 300U/kg uma vez ao dia.
    > 2 meses de idade: 100U/kg 12/12 horas ou 200U/kg uma vez ao dia.
  - Profilaxia: < 5kg: 150U/kg uma vez dia.
    > 5kg: 100U/kg uma vez ao dia.

Efeitos adversos
- Sangramento: risco menor que com HNF. A conduta é usar sulfato de protamina, embora a reversão não seja total. Um miligrama de protamina neutraliza 100U de HF, a infusão deve ser realizada por via IV em 10 minutos com base na dose de heparina usada nas últimas 4 horas.
- Casos de anafilaxia podem ocorrer com a heparina fracionada.
- TIH: frequência menor em relação a HNF, assim como a osteoporose.

Precauções
Em casos de punção liquórica ou epidural, a droga deve ser suspensa 24 horas antes do procedimento. O mesmo é válido para punções ou acessos nos quais não se pode verificar objetivamente a presença de sangramento.

Controle laboratorial
Dosagem do fator X ativado (Xa), não realizado de rotina, indicado na presença de sangramento inexplicado com o uso de HF e em pacientes com insuficiência renal (*clearance* < 30).

Anticoagulante oral
Em relação aos adultos, até os 6 meses de idade a criança apresenta menores níveis dos fatores de coagulação dependentes de vitamina K, proteínas C e S (aproximadamente 50%) que podem aumentar progressivamente até a adolescência de forma variável. A criança menor também apresenta menor produção de trombina e maior sensibilidade ao anticoagulante oral.

Assim, a anticoagulação oral deve ser evitada na criança até o primeiro mês de vida, pelo alto risco de sangramento, estando mais indicada em casos crônicos e em crianças com mais de 3 meses.

A droga utilizada é a warfarina sódica. O anticoagulante oral deve ser introduzido no primeiro dia de anticoagulação (concomitantemente com a heparina), com exceção nos casos de TVP extensa ou tromboembolismo pulmonar (TEP), quando deverá ser introduzido no terceiro dia de terapêutica. A heparina deverá ser retirada somente quando a dose de anticoagulante estiver adequada por pelo menos 24 horas.

Monitorização
Inicialmente diária, até atingir a dose ideal, e posteriormente quinzenal. Para alguns pacientes, com níveis seguidamente dentro do ideal, o controle pode ser mensal. Infelizmente, somente 10 a 20% das crianças podem ser seguramente seguidas desta última forma.

Ajuste da dose de warfarina (Marevan®) para crianças, a fim de manter o RNI entre 2 e 3
- Iniciar com 0,2mg/kg, VO, durante dois dias consecutivos.
- Entre os dias 2 e 4 seguir ajuste:
  - RNI entre 1,10 e 1,30 – repetir a dose do dia.
  - RNI entre 1,40 e 3,00 – repetir 50% da dose do dia.
  - RNI entre 3,10 e 3,50 – repetir 25% da dose do dia.
  - RNI > 3,50 – suspender até RNI < 3,5 e reiniciar com 80% da dose prévia.
- Ajustes para a dose de manutenção:
  - RNI 1,10 a 1,40 – aumentar 20% da dose.
  - RNI 1,50 a 1,90 – aumentar 10% da dose.
  - RNI 2,00 a 3,00 – manter a dose.
  - RNI 3,10 a 3,50 – diminuir 10% da dose.
  - RNI > 3,5 – suspender até RNI < 3,5 e reiniciar com 80% da dose.

Efeitos adversos
Incluem principalmente sangramento e raramente calcificação traqueal e queda de cabelos.

Desvantagens na criança
Absorção dificultada, difícil acesso venoso para a coleta seriada dos controles do nível terapêutico e interferência com dieta e medicamentos.

Drogas
No quadro VII-13 estão apresentadas as drogas de uso comum e sua influência no RNI.

Quadro VII-13 – Drogas de uso comum e seu efeito no RNI.

Droga	Efeito no RNI
Amiodarona	↑
Aspirina	↑ ou não altera
Amoxicilina	Discreto ↑
Prednisona	↑
Sulfa/trimetoprima	↑
Ranitidina	↑
Fenitoína	↓
Carbamazepina	↓
Fenobarbital	↓

Conduta na intoxicação warfarínica
- Sem sangramento
    - Para a reversão rápida no paciente que deverá voltar ao uso do anticoagulante oral – vitamina K, 0,5-2mg.
    - Para a reversão rápida no paciente que não deverá voltar a fazer uso de anticoagulante oral – vitamina K 2-5mg.
- Com sangramento
    - Sem risco de morte ou morbidade – vitamina K 0,5-2mg.
    - Com risco de morte ou morbidade – vitamina K, IV, 5mg, mais PFC (20mL/kg) ou crioprecipitado (50U/kg).

Aspirina

É o mais comum antiagregante plaquetário usado em pediatria. A dose ótima não é conhecida, mas doses empíricas de 1-5mg/kg/dia estão bem difundidas. Em recém-nascidos existe risco de sangramento por menor *clearance* da droga e atividade diminuída das plaquetas. Em crianças, após a fase neonatal, raramente ocorrem sangramentos ou outras complicações, como síndrome de Reye, por exemplo, que parece ser dose-dependente, acima de 40mg/kg/dia.

TRATAMENTO DOS FENÔMENOS TROMBOEMBÓLICOS COM ANTICOAGULANTES

Trombose venosa profunda

O tratamento visa diminuir o risco de TEP, ocorrência de novo evento trombótico e evitar complicações locais.

Criança > 2 meses com TVP ou TEP (primeiro episódio)
- Fase inicial: heparinização de 5 a 10 dias e anticoagulante oral a partir do segundo dia.
- Manutenção: anticoagulante oral para manter o RNI entre 2 e 3.
  • TVP panturrilha (sem TEP) – 3 meses.
  • TVP proximal – 6 meses.
  • TVP em local incomum – 6 meses.
  • TEP – 6 meses.
  • Se fator de risco adquirido (exemplo, cateter implantado), manter anticoagulante oral enquanto este persistir, podendo ser suspensa após a retirada do fator de risco.
  • Se dificuldades para uso de anticoagulante oral, considerar HF neste período.

Episódio recorrente
- Com trombofilia: anticoagulação definitiva.
- Sem trombofilia: anticoagulação durante 2 anos.
- Local incomum (com ou sem trombofilia): anticoagulação definitiva.
- Se fator de risco adquirido: enquanto este persistir.

Pacientes com fatores hereditários para trombofilia
Devem receber profilaxia em situações de risco (imobilização prolongada, cirurgia, traumatismo).

Trombose de seio venoso (SNC)
Anticoagulação com HF preferencialmente e posterior uso de anticoagulante oral durante seis meses ou mais se fator hereditário presente.

Recém-nascidos com trombose de seio venoso
A terapêutica é individualizada. Inicialmente, recomenda-se a monitorização do trombo. Se houver progressão, administrar 10 a 14 dias de HF, mantendo a monitorização. Estender o período de monitorização enquanto ocorrer progressão.

Tromboembolismo arterial

Cateterização cardíaca
Trombose ocorre em até 40% dos casos, principalmente em menores de 10 anos. Profilaxia – 100-150U/kg de HNF, IV, ou HF.

Cateter arterial
Profilaxia – 200-300U/dia de HNF em bolo. Para crianças com menos de 10kg a dose é de 10U/kg.

Válvulas mecânicas
Anticoagulação – manter o RNI entre 2,5 e 3,5.

Cirurgia de Fontan
Heparinização seguida de anticoagulação oral por tempo indefinido (enquanto for considerada fonte emboligênica).

Homozigotos para deficiência de proteína C ou S
– Quadro clínico: púrpura fulminante.
– Fase inicial: reposição com PFC durante seis a oito semanas (até resolução do quadro cutâneo).
– Manutenção com anticoagulante oral (RNI 3 a 4,5) por tempo indeterminado.
– Para pacientes homozigotos, mas com níveis detectáveis de proteínas C e S, pode-se considerar apenas o uso de HF.

Síndrome do anticorpo antifosfolipídio
– Manter anticoagulação permanente com RNI 2,5 a 3,5 após o primeiro episódio trombótico venoso ou arterial.
– Fazer investigação de síndrome do anticorpo antifosfolipídio materna em casos de recém-nascidos acometidos.

Doença de Kawasaki
– Fase aguda: gamaglobulina em dose única de 2g/kg e AAS (80-100mg/kg/dia) durante 14 dias.
– Manutenção: AAS 3-5mg/kg/dia durante sete semanas ou mais (prevenir a formação de trombose em aneurisma coronariano).

Acidente vascular cerebral isquêmico (AVCI)
– Etiologia: infecção ou traumatismo em SNC; causa cardíaca embólica congênita ou adquirida; doença falciforme, leucemia; vasculites. Sem causa definida em um quinto dos casos.
– Anticoagulação:
  • Em casos embólicos manter anticoagulação enquanto se mantiver a fonte emboligênica.
  • Sem causa definida, considerar trombose em local incomum e manter por seis meses.

- Iniciar 48 horas após o evento.
- Contraindicação: lesões extensas com risco de sangramento ou hipertensão arterial sistêmica descontrolada.

AVCI em situações específicas
- Forame oval patente:
  - < 2 anos – sem tratamento.
  - > 2 anos – AAS 3-5mg/kg/dia até o fechamento espontâneo ou cirúrgico.
  - Adolescente – HNF.
- AVCI com dissecção de grande vaso: heparinização durante cinco dias e anticoagulante oral durante seis meses com reavaliação posterior.
- Vasculites imunomediadas com AVCI: heparinização durante cinco dias seguida de anticoagulante oral durante três meses ou até a recanalização. Se doença agressiva, discutir imunossupressão.
- Acidente isquêmico transitório: heparinização durante cinco dias, seguida de AAS 3-5mg/kg/dia. Em caso de recorrência, recomenda-se HNF e investigação da causa.
- Moyamoya: heparinização durante cinco dias, seguida de AAS 3-5mg/kg/dia. Se houver fator de risco associado ou recorrência em uso de AAS, substituir por HNF.

Outras condutas e investigação de síndromes associadas podem ser feitas.

BIBLIOGRAFIA

Goldenberg NA, Bernard TJ. Venous thromboembolism in chidren. Pediatr Clin North Am 2008;55:305-22.

Hirsh J, Guyatt G, Albers GW, Harrington R, Schunemann HJ. Executive Summary – American College of Chest Physicians Evidence-Based Clinical Pratice Guidelines. 8th ed. Chest 2008;133:71s-105s.

Massicotte PM, Dix D, Monagle P, Adams M, Andrew M. Central venous catheter related thrombosis in children: analisys of the Canadian Registry of Venous Thromboembolic Complications. J Pediatr 1998; 133:770-6.

MonagleP, Chalmers E, Chan A, deVeber G, Kirkham F, Massicote P, Michelson AD. Antithrombotic therapy in neonates and children – American College of Chest Physicians Evidence-Based Clinical Pratice Guidelines 8th ed. Chest 2008;133:887s-968s.

Van Omnen HC, Heijboer H, Buller RH, Hirasing AR, Heihjmans ASH, Peters M. Venous thromboembolism in childhood: a prospective two-year registry in the Netherlands. J Pediatr 2001;139:676-81 .

PARTE VIII

ACIDENTES

CAPÍTULO 1

Traumatismo Cranioencefálico

MARCELO BARCIELA BRANDÃO

INTRODUÇÃO

O traumatismo cranioencefálico (TCE) é uma doença frequente tanto na clínica adulta como na pediátrica, sendo considerado em vários países um problema de saúde pública. Estatísticas norte-americanas revelam a ocorrência de cerca de 475.000 casos por ano em pacientes até 14 anos de idade, destes cerca de 91,5% foram tratados ou levados para uma unidade de urgência ou emergência, sendo que 14% representam casos moderados ou graves. É responsável por cerca de 37.000 hospitalizações ao ano, com cerca de 2.685 óbitos, o que representa cerca de 5% de evolução fatal dos casos considerados moderados e graves. No Brasil, existem poucos dados divulgados. Na unidade de terapia intensiva pediátrica do Hospital de Clínicas da Universidade Estadual de Campinas dados publicados e ainda não publicados mostram que de 1999 a 2004 houve 147 internações com 12 óbitos. Estes dados, por si só, demonstram a importância do tema, assim como do entendimento e aplicação da sua condução.

As principais causas de TCE são as relacionadas com quedas, principalmente na faixa etária de zero a 4 anos, e acidentes automobilísticos, que passam a ter maior importância nos pacientes a partir dos 10 anos, ultrapassando os casos relacionados a quedas após os 14 anos de idade. Lembrar que uma causa importante no lactente entre zero e 12 meses é a síndrome do bebê sacudido (também denominada síndrome da criança sacudida ou síndrome do bebê chacoalhado, *shaken baby syndrome*).

Está mais relacionado a pacientes do gênero masculino do que o feminino, com uma relação em cerca de 2:1.

FISIOPATOLOGIA

Os mecanismos relacionados ao traumatismo podem ser divididos em mecanismos de lesão primária e de lesão secundária.

Os mecanismos de lesão primária estariam relacionados ao impacto, à inércia e à hipóxia-isquemia. Os principais exemplos, além das fraturas, lacerações e hematomas subgaleais, seriam:

Hematoma extradural – coleção de sangue entre a calota craniana e a dura-máter. Quadro clínico clássico inclui "intervalo lúcido" seguido de sinais localizatórios e hipertensão intracraniana, que vão sucedendo-se na velocidade de formação do hematoma. O tratamento é cirúrgico.

Hematoma subdural – formado por rupturas das veias que saem do córtex para os seios durais, encontrado na síndrome do bebê sacudido. É agudo quando ocorre até três dias após o traumatismo. O tratamento é cirúrgico.

Contusão – lesões necro-hemorrágicas de parênquima secundárias a choque do encéfalo contra as estruturas ósseas.

Hematoma intraparenquimatoso – origina-se da ruptura focal do tecido cerebral e vasos, ou seja, evolui a partir da contusão.

Hemorragia intraventricular – geralmente é de pequena monta. Pode causar obstrução de drenagem liquórica e hidrocefalia.

Hemorragia subaracnóidea – ocorre por laceração dos vasos subaracnóideos. Leva à irritação meníngea com sintomas de cefaleia, rigidez de nuca, náuseas, vômitos e febre.

Concussão – perda transitória da consciência pós-traumatismo.

Lesão axonal difusa – ruptura de pequenas vias axonais secundária a mecanismos de aceleração-desaceleração.

Os mecanismos de lesão secundária, como a hipotensão e a hipóxia, iniciam-se imediatamente após a lesão primária, resultando em diminuição de fluxo sanguíneo cerebral, assim, com hipóxia-isquemia tecidual, este evento pode ocorrer de forma global ou localizada. Quatro mecanismos são propostos para o desenvolvimento da lesão secundária que incluem: 1. isquemia, excitotoxicidade, falta de nutrientes e cascata da morte celular; 2. cascata do intumescimento ou inchaço (*swelling*) cerebral com hipertensão intracraniana; 3. lesão axonal difusa ou localizada; e 4. inflamação e regeneração. Todos estes mecanismos refletem uma complexa reação fisiológica e bioquímica resultante do dano primário que pode ser amplificada pelas lesões secundárias, levando à perda da autorregulação cerebral, iniciando ou aumentando o intumescimento cerebral. Tanto o intumescimento como a lesão axonal difusa ou localizada seriam os alvos da terapêutica após TCE grave. Cabe lembrar que quanto mais precoce for o reconhecimento e condução do quadro, mais chances terão de reverter este processo com menor dano celular presente.

Em relação ao aumento da pressão intracraniana, ela está diretamente relacionada ao aumento do volume intracraniano. Como mostra a Lei de Monro-Kellie, o volume (V) intracraniano é igual à soma do volume do cérebro, o volume de sangue e o volume de liquor:

$$V_{intracraniano} = V_{cérebro} + V_{sangue} + V_{liquor}$$

sendo que o volume do cérebro representa o edema, e o volume de sangue, o fluxo sanguíneo cerebral. Assim, como o cérebro está contido dentro de um sistema fechado, com pouca reserva para aumento de volume, pequenas elevações de volume gerarão aumentos consideráveis na pressão intracraniana (Fig. VIII-1).

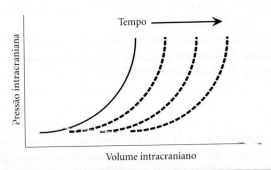

Figura VIII-1 – Curva pressão-volume.

Dessa forma, as condutas dos casos graves de TCE estarão visando diminuir edema e fluxo sanguíneo cerebral para reduzir o volume intracerebral e com isso a pressão intracraniana.

AVALIAÇÃO INICIAL

Uma boa anamnese faz parte da avaliação inicial do paciente vítima de TCE. Dados importantes que deverão fazer parte da história incluem o mecanismo do traumatismo, a altura da queda quando esta ocorreu, a superfície de queda, se houve perda de consciência e se for possível o tempo de perda de consciência, se houve vômitos e quantas vezes, presença de convulsão e o tipo de convulsão (focal ou generalizada), amnésia lacunar. Em relação a comorbidades, é importante saber se o paciente era convulsivo ou não e se tem algum distúrbio da crase sanguínea.

Em relação ao exame físico, não devemos ficar preocupados apenas com o exame neurológico por se tratar de um TCE. Uma avaliação adequada das vias aéreas, da respiração e do quadro hemodinâmico do paciente é de suma importância, pois, como já discutido, a hipóxia e a hipotensão são fatores extremamente importantes na gênese das lesões secundárias. Além disso, à inspeção do paciente, convém investigar sinais de fratura de crânio, afundamento de crânio ou traumatismo penetrante, presença de hemotímpano, de equimose periorbital e retroauricular, de rinorreia ou otorreia com liquor cefalorraquidiano (LCR).

O exame neurológico é de extrema importância, deve ser o mais completo e minucioso possível, constando de avaliação da escala de coma de Glasgow, avaliação pupilar (tamanho e resposta a estímulo luminoso), exames de pares craniano (se as condições do paciente permitir), movimento de extremidades e resposta plantar.

A escala de coma de Glasgow é o principal instrumento de avaliação no TCE. Ela avalia abertura ocular, resposta verbal e resposta motora. Seus valores variam de 3 a 15 (Quadro VIII-1), sendo que 3 é o quadro neurológico considerado mais grave e 15 demonstra uma avaliação neurológica normal. É útil para avaliar a gravidade do quadro: valores até 13 é considerado leve; entre 13 e 9, moderado; e abaixo de 9, grave. Os pacientes que apresentarem queda aguda de dois ou mais pontos na escala de coma de Glasgow não relacionado com convulsões, drogas, diminuição da perfusão cerebral ou fatores metabólicos deverão ser considerados graves. Determina conduta diante da TCE quando seu valor for menor ou igual a 8 e o paciente deverá ser intubado devido a risco maior de distúrbios respiratórios, entre eles apneia, que pode gerar hipóxia, hipercapnia e aspiração, e maior risco de desenvolver hipertensão intracraniana que leve à herniação. A utilização da escala de coma de Glasgow perde sua sensibilidade quando utilizado em paciente em estado pós-ictal (após quadro convulsivo), indivíduos que estejam sedados, com diminuição da perfusão cerebral ou relacionados a fatores metabólicos.

Além da escala de coma de Glasgow para uma avaliação de gravidade, serão considerados graves aqueles que apresentarem assimetria de pupilas, presença de múltiplas fraturas de crânio, afundamento de crânio,

Quadro VIII-1 – Escala de coma de Glasgow.

Pacientes pediátricos		Lactentes (< 2 anos)	
Abertura ocular			
Espontânea	4	Espontânea	4
Ao comando verbal	3	Ao comando verbal	3
À dor	2	À dor	2
Nenhuma	1	Nenhuma	1
Resposta verbal			
Orientado	5	Balbucio	5
Conversação confusa	4	Choro irritado	4
Palavras inadequadas	3	Choro à dor	3
Sons incompreensíveis	2	Gemidos à dor	2
Nenhum	1	Nenhum	1
Resposta motora			
Obedece a comandos	6	Movimento espontâneo normal	6
Localiza à dor	5	Retirada ao toque	5
Flexão normal	4	Retirada à dor	4
Decorticação	3	Flexão anormal	3
Descerebração	2	Extensão anormal	2
Nenhuma	1	Nenhuma	1

fraturas de crânio abertas com saída de LCR ou exposição de tecido cerebral e presença de convulsão e de déficit motor em um dos lados do corpo. Ficar atento aos pacientes que apresentem cefaleia progressiva ou de forte intensidade e aqueles com mais de três episódios de vômitos ou vômitos incoercíveis.

MONITORIZAÇÃO

A monitorização deverá constar de:
- Eletrocardiógrafo contínuo (monitor cardíaco).
- Oximetria.
- Pressão arterial (PA) não invasiva, caso o paciente evolua com choque e dependendo da gravidade é interessante uma linha arterial invasiva para monitorização da PA.

- Débito urinário, sendo que se o paciente estiver em ventilação pulmonar mecânica e consequentemente submetido à sedação deverá ser feita sondagem vesical de demora.
- Pressão venosa central (PVC), principalmente para um manejo hemodinâmico, neste sentido deverá ser passado um cateter venoso profundo nos pacientes vítimas de TCE, para não haver manipulação excessiva da cabeça, evitando aumento da pressão intracraniana pelo seu posicionamento, e os locais indicados em ordem de preferência são femoral, subclávia e por fim jugular.
- Outro instrumento de monitorização interessante é a capnografia, visto que o paciente vítima de TCE que esteja intubado tem a pCO_2 como uma medida importante na sua condução, e sua monitorização, mesmo de forma indireta, como ocorre nos capnógrafos, torna-se uma ferramenta importante neste paciente.

Monitorização neurológica

Monitorização da pressão intracraniana (PIC) – está indicada em todo paciente vítima de TCE com escala de coma de Glasgow menor ou igual a 8, devendo estar intubado, quer seja cirúrgico quer não, ou se por algum motivo este paciente tenha que ficar intubado e submetido à sedação contínua, não permitindo uma avaliação neurológica seriada adequada. A presença de fontanelas abertas e/ou de suturas em um lactente com TCE grave não impede o desenvolvimento de hipertensão intracraniana nem exclui a utilidade da monitorização da PIC.

Os métodos de monitorização podem ser um cateter intraventricular conectado a um medidor de pressão externa ou transdutores de fibra óptica, cateter intraparenquimatoso com transdutores de fibra óptica ou de pressão na ponta, cateteres epidurais, subdurais e subaracnoides (que dependem de uma coluna de líquido ou de um sistema pneumático), existindo ainda a possibilidade nos pacientes com fontanela anterior aberta de usar cateter externo neste local.

Os valores considerados normais para a PIC são de até 20mmHg. O tratamento deverá iniciar-se quando a PIC alcançar o valor limiar máximo de 20-25mmHg e se mantida em platô. Recomenda-se apoiar a interpretação e o tratamento da hipertensão intracraniana tomando como base qualquer valor limiar de PIC com exames clínicos frequentes e com dados da pressão de perfusão cerebral (PPC).

Monitorização da pressão de perfusão cerebral (PPC) – a hipóxia-isquemia global ou focal é uma lesão secundária importante que acomete o paciente com TCE. A PPC é definida como a diferença entre a pressão arterial média (PAM) e a PIC:

$$PPC = PAM - PIC$$

Ela determina o gradiente de pressão que impulsiona o fluxo sanguíneo cerebral (FSC) que, por sua vez, está relacionado com a oferta metabólica de substratos essenciais. Na vítima de TCE, há incidência significativa de vasoespasmo que pode aumentar a resistência vascular cerebral e diminuir a PPC, produzindo isquemia. Além disso, tanto uma queda na PAM como um aumento da PIC determinam diminuição da PPC.

A meta em relação à PPC é mantê-la em valores acima de 50mmHg, e valores abaixo de 40mmHg associam-se sistematicamente a aumento de mortalidade, independente da idade.

CONDUÇÃO

Podemos dividir a condução do paciente vítima de TCE entre o grave, isto é aquele com escala de coma de Glasgow menor ou igual a 8, e o moderado, que mantém uma escala de coma de Glasgow maior que 8 e ainda permanece extubado.

No paciente extubado, a principal diferença será em relação à monitorização. Não havendo prioridade de um acesso venoso profundo, este paciente poderá ser mantido com dois bons acessos venosos periféricos. Entretanto, qualquer piora clínica, seja hemodinâmica seja neurológica, ou uma dificuldade de acesso venoso periférico, deve-se optar pelo acesso venoso profundo. Não há necessidade de sonda vesical de demora, e o paciente deve ter uma avaliação clínica neurológica seriada sem necessidade de monitorização da PIC. Este paciente deverá ser mantido com cabeceira a 30° e pescoço em posição neutra, que tem por finalidade manter um bom FSC otimizando a pressão intracraniana e mantendo uma oxigenação adequada do tecido cerebral. Cuidado deve ser tomado com o uso de sedação ou analgesia, pois os parâmetros clínicos podem ser perdidos na avaliação neurológica.

A condução do paciente com TCE grave está apresentada de forma geral na figura VIII-2.

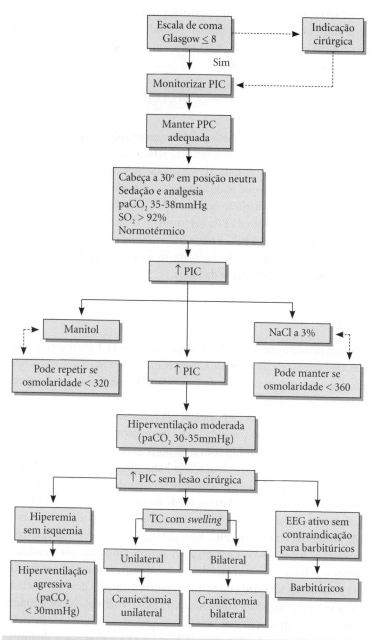

Figura VIII-2 – Condução no TCE grave.

Sedação e analgesia

A dor e o estresse aumentam notavelmente as demandas metabólicas do cérebro e podem elevar patologicamente o volume de sangue cerebral e a PIC. Acredita-se que os sedativos e os analgésicos sejam úteis para mitigar os aspectos do dano secundário. O tratamento com sedativos e analgésicos facilita alguns aspectos gerais necessários para o atendimento do paciente, tais como a manutenção da via aérea, os cateteres vasculares e outros monitores, além de facilitar o transporte do paciente quando este necessita realizar procedimentos diagnósticos.

De forma geral, uma vez intubado, o paciente com TCE grave é mantido sob sedação contínua. A avaliação e a escolha da medicação podem variar em cada serviço, dependendo da experiência adquirida. Iniciamos sedação contínua com midazolam ou opiode, no caso fentanil. Quando o paciente sugere presença de dor, a opção é pelo fentanil que, além de propriedade sedativa, possui propriedade analgésica. Caso o uso de apenas uma das medicações não seja suficiente para manter o paciente sedado ou sem agitação, fazemos uma associação das duas medicações. Outra medicação que usamos é a lidocaína a 2% (sem vasoconstritor) às aspirações de vias aéreas, que se mostrou eficaz na diminuição do reflexo de tosse ao procedimento, evitando, assim, aumentos desnecessários da PIC. O paciente deve ser mantido em sedação contínua por pelo menos 72 horas, a partir de então reduz-se gradativamente a sedação, observando-se o nível da PIC. Caso necessário, pode manter-se o paciente sedado por mais 24 a 48 horas.

Vale lembrar que o uso de sedativos pode provocar vasodilatação tanto sistêmica quanto cerebral, podendo causar, com isso, tanto uma diminuição da PPC quanto o aumento de volume sanguíneo cerebral e da PIC, respectivamente. Devemos considerar que para certas medicações usadas, como sedativos, bloqueadores musculares e analgésicos, é descrita, por alguns estudos, uma ação no aumento na PIC e, entre eles cabe destacar a cetamina e a succilcolina, devendo assim ser evitados em pacientes vítimas de TCE.

Terapia hiperosmolar

A terapia hiperosmolar pode ser feita tanto com manitol como com solução salina a 3%. Sob a luz da literatura científica, existem mais estudos demonstrando a eficácia da solução salina em pediatria do que o uso do manitol, sendo que a prática clínica mostra uma vasta experiência com o uso do manitol do que com a solução salina. Em nossa prática, usamos, preferencialmente, manitol, deixando a solução salina como uma alternativa terapêutica.

O manitol age sobre a PIC por meio de dois mecanismos: redução da viscosidade sanguínea e diminuição do diâmetro dos vasos sanguíneos, agindo assim rapidamente sobre a PIC. Este mecanismo depende da autorregulação intata da viscosidade do FSC, que, por sua vez, está ligada à autorregulação da pressão arterial. Este efeito sob a viscosidade é rápido, porém transitório (< 75 minutos). O manitol também reduz a PIC devido a um efeito osmótico que se desenvolve mais lentamente (de 15 a 30 minutos) e é devido ao movimento gradual de água do parênquima para a circulação; este efeito permanece por até 6 horas e requer uma barreira hematoencefálica íntegra.

Assim como o manitol, o sódio apresenta um grau de penetração baixo através da barreira hematoencefálica, compartilhando os mesmos efeitos dos gradientes osmolares e reológicos favoráveis. Em teoria, apresenta diversos efeitos benéficos, como a restauração do potencial de membrana em repouso e do volume celular normal, estimulação do peptídeo natriurético atrial, inibição da inflamação e melhora do débito cardíaco. Entre os possíveis efeitos secundários encontram-se rebote da PIC, mienólise pontina central e hemorragia subaracnóidea.

No caso de sinais de hipertensão intracraniana, é preconizado o uso da solução salina a 3% de forma contínua na dose de 0,1-1mL/kg/h, mantendo-se volemia adequada e não permitindo osmolaridade sérica superior a 320mOsm/L; nesta dose não foram observados os efeitos secundários já citados em relação à solução salina a 3%. Já o manitol deve ser oferecido em forma de bolo na dose de 0,25-1g/kg, mantendo-se volemia adequada e não permitindo osmolaridade sérica superior a 360mOsm/L.

Hiperventilação

Em pacientes com TCE grave, é comum o edema cerebral difuso. Estudos realizados até a década de 1990 sugeriam que o aumento do volume sanguíneo cerebral e do FSC fossem as únicas causas deste edema difuso e aumento da PIC em crianças, recomendando a hiperventilação intensa. Dados atuais sugerem que a hiperemia não é tão frequente como se havia pensado anteriormente, revelando também que a PIC não aumentaria tanto como resultado de um FSC excessivo em crianças com TCE.

A hiperventilação reduz a PIC mediante a indução de hipocapnia, que leva à vasoconstrição cerebral e à redução do FSC, resultando em diminuição do volume cerebral. Alguns estudos recentes, tanto em crianças como em adultos, demonstram que a hiperventilação pode reduzir a oxigenação cerebral e induzir à isquemia cerebral, podendo estar associada com o risco de isquemia iatrogênica. Já a alcalose respiratória que acompanha a hiperventilação leva um desvio para a esquerda da curva de dissociação entre o oxigênio e a hemoglobina, o que pode alterar a oferta de oxigênio aos tecidos. A hiperventilação crônica reduz a capacidade de tamponamento do bicarbonato intersticial do tecido cerebral e faz com que a circulação se torne menos responsiva à hiperventilação.

Atualmente, entre as recomendações existentes, indicamos a hiperventilação da seguinte forma:

– Evitar a hiperventilação leve ou profilática ($paCO_2$ < 35mmHg).
– A hiperventilação leve ($paCO_2$ entre 30 e 35mmHg) pode ser utilizada por períodos mais prolongados, em caso de hipertensão intracraniana refratária a sedação e analgesia e terapia hiperosmolar.
– A hiperventilação agressiva ($paCO_2$ < 30mmHg) pode ser considerada a terapia de segunda linha em casos de hipertensão intracraniana refratária; neste caso, recomenda-se monitorizar o FSC e a saturação do oxigênio jugular para identificar a presença de isquemia cerebral.
– Em pacientes com herniação cerebral ou deterioração neurológica aguda, pode ser realizada hiperventilação intensa para se obter os efeitos clínicos desejados.

Barbitúricos

Os barbitúricos têm propriedades neuroprotetoras diretas e também a capacidade de diminuir a PIC. Eles agem por meio de dois mecanismos, alterando o tônus vascular, e induzem à diminuição no metabolismo funcional cerebral de oxigênio. Com a diminuição da atividade cerebral reduzem o metabolismo energético do cérebro com potencial em diminuir as lesões secundárias.

O tratamento com altas doses pode ser considerado em pacientes com TCE grave recuperável, com hipertensão craniana refratária, sendo que o paciente deve estar hemodinamicamente estável. É fundamental contar com uma monitorização hemodinâmica apropriada e suporte cardiovascular quando se usam barbitúricos em altas doses. As medicações indicadas seriam o pentobarbital com dose de 10mg/kg em 30 minutos seguido por 5mg/kg a cada hora por três doses, com dose de manutenção de 1mg/kg/h; e o tiopental com dose de ataque de 10-20mg/kg, na dose de manutenção de 3-5mg/kg/h, reduzindo-se a dose caso a pressão arterial diminuísse ou se PIC < 35mmHg. Os barbitúricos devem ser retirados de forma gradual após 24 horas de estabilidade da PIC, com controles adequados e sem aumentos excessivos da PIC. Não há indicação do uso profilático de barbitúricos.

Temperatura

É considerada hipertermia pós-traumática uma temperatura corporal central maior que 38,5°C, enquanto se considera hipotermia uma temperatura menor que 35°C. O aumento de temperatura eleva o metabolismo cerebral e com isso aumenta a PIC. Assim, mantemos o paciente normotérmico evitando a qualquer custo quadros de hipertermia. Em relação à hipotermia, as recomendações são poucas, sendo que estudos recentes não recomendam seu uso para o controle da PIC.

Craniectomia descompressiva

A craniectomia descompressiva está aceita em pacientes que apresentem lesão cerebral potencialmente recuperável. Devem ser considerados em pacientes com TCE grave, intumescimento cerebral difuso e hipertensão intracraniana refratária ao tratamento clínico. Sua eficácia parece ser menor nas lesões secundárias consideradas graves. Os pacientes com deterioração secundária na escala de coma de Glasgow e/ou que evoluem com síndrome de herniação cerebral nas primeiras 48 horas do traumatismo representam um grupo candidato à craniectomia descompressiva. Já nos pacientes com escala de coma de Glasgow de 3 que não melhoram não deve ser indicado. Em geral, os casos candidatos a tratamento cirúrgico devem ser discutidos em conjunto com a equipe de neurocirurgia.

Anticonvulsivantes

A convulsão no paciente vítima de TCE grave é um evento catastrófico. Entretanto, não usamos anticonvulsivante profilático na fase aguda, pois doses profiláticas podem mascarar quadros convulsivos observados apenas ao eletroencefalograma. Quando o paciente apresenta convulsão, usamos benzodiazepínicos durante a crise e então introduzimos hidantal. Nos pacientes internados que apresentaram crise convulsiva em algum momento antes da internação na unidade de terapia intensiva é feita a hidantalização. Para quem tem disponibilidade, o eletroencefalograma contínuo é um recurso interessante para a monitorização de convulsões.

Corticoides

O uso de corticoides não está recomendado para melhorar o resultado ou diminuir a PIC de pacientes vítimas de TCE grave. Estudos realizados até o momento não conseguem demonstrar sua eficácia.

COMPLICAÇÕES

As principais complicações associadas ao TCE seriam o *diabetes insipidus*, a síndrome da secreção inapropriada de hormônio antidiurético e a morte encefálica.

EXAMES DE IMAGEM

A tomografia computadorizada de crânio é o exame de imagem indicado para o controle e avaliação do paciente vítima de TCE. Deverá ser realizado a qualquer deterioração neurológica que apresente na evolução de sua condução.

NUTRIÇÃO

Está indicado iniciar suporte nutricional nas primeiras 72 horas, tentar inicialmente a via enteral se não for possível fazê-lo por via parenteral, devendo chegar à substituição total até o sétimo dia. Deve-se repor de 130 a 160% dos gastos metabólicos em repouso.

BIBLIOGRAFIA

Adelson PD, Bratton SL, Carney NA et al. Critical pathway for the treatment of established intracranial hypertension in pediatric traumatic brain injury. Pediatr Crit Care Med 2003;4:S65-7.

Adelson PD, Bratton SL, Carney NA et al. Indications for intracranial pressure monitoring in pediatric patients with severe traumatic brain injury. Pediatr Crit Care Med 2003;4:S19-24.

Adelson PD, Bratton SL, Carney NA et al. Surgical treatment of pediatric intracranial hypertension. Pediatr Crit Care Med 2003; 4:S56-9.

Adelson PD, Bratton SL, Carney NA et al. The role of anti-seizure prophylaxis following severe pediatric traumatic brain injury. Pediatr Crit Care Med 2003;4:S72-5.

Adelson PD, Bratton SL, Carney NA et al. The use of barbiturates in the control of intracranial hypertension in severe pediatric traumatic brain injury. Pediatr Crit Care Med 2003;4:S49-52.

Adelson PD, Bratton SL, Carney NA et al. Use of hyperosmolar therapy in the management of severe pediatric traumatic brain injury. Pediatr Crit Care Med 2003;4:S40-4.

Adelson PD, Bratton SL, Carney NA et al. Use of hyperventilation in the acute management of severe pediatric traumatic brain injury. Pediatr Crit Care Med 2003;4:S45-8.

Adelson PD, Bratton SL, Carney NA et al. Use of sedation and neuromuscular blockade in the treatment of severe pediatric traumatic brain injury. Pediatr Crit Care Med 2003;4:S34-7.

Hutchison JS et al. Hypothermia therapy after traumatic brain injury in children. N Engl Med 2008;358:2447-56.

Meyer P, Legros C, Orliaguet G. Critical care management of neurotrauma in children: new trends and perspectives. Child's Nerv Syst 1999;15:732-9.

CAPÍTULO 2

Traumatismo Raquimedular

MARCELO BARCIELA BRANDÃO

INTRODUÇÃO

O traumatismo raquimedular é um quadro neurológico grave. Quanto mais alto o nível do traumatismo, maior o risco e gravidade traz para o paciente, tornando o traumatismo de coluna cervical o mais grave e o de maior risco. Este se não bem identificado e conduzido de forma adequada pode ter consequências devastadoras. Quando não leva ao óbito, deixa sequelas que envolvem problemas funcionais, psicossociais e econômicos. Sua identificação é essencial na avaliação da condução do traumatismo, entretanto a gravidade do quadro, condições associadas como traumatismo cranioencefálico e/ou intoxicações que não permitem uma avaliação clínica adequada, torna seu diagnóstico difícil, a despeito do avanço contínuo na qualidade e sensibilidade dos métodos de diagnóstico por imagem.

A prevalência de lesão raquimedular nos pacientes vítimas de traumatismo é cerca de 3,7%, variando entre 1 e 14%. Em pacientes conscientes, este número cai para 2,8%. Nos pacientes em que não é possível uma avaliação clínica adequada, o risco aumenta, chegando a 7,7%. Uma vez detectada 41,9% foi determinada pela instabilidade do quadro. São descritos complicações que levam à piora do quadro durante e após o transporte destes pacientes que variam de 6 a 71%. Os pacientes nos quais não foi possível uma avaliação adequada, principalmente os que apresentavam escala de coma de Glasgow menor ou igual a 8, devem ser considerados de alto risco de suspeição. Nestes, os riscos de traumatismo cervical aumentam em seis vezes, a despeito do que sugira os exames de imagem referentes à coluna, principalmente a cervical.

Na população pediátrica, o traumatismo raquimedular cervical é raro, cerca de 1,2% de todas as admissões de traumatismo pediátrico. Entretanto, a mortalidade permanece alta, 19 a 27%, sendo que, além dos desafios encontrados nos pacientes adultos, associa-se o exame do paciente em idade pré-verbal. Dados recentes mostram que do total dos traumatismos cervicais em torno da metade apresenta lesão medular. A vértebra mais comum de fratura é a C2, representando cerca de um quarto (26,5%) do total das fraturas cervicais, seguido pela C7 (18,5%) e C6 (16,5%). Em relação à lesão medular, não há um local específico. Se dividirmos em lesão alta (acima de C4), e baixa (abaixo de C4), observamos uma divisão em torno de 50% em ambos os locais. Os principais mecanismos de traumatismo permanecem aqueles que envolvem acidentes automobilísticos, seguidos pelas quedas, tanto para os traumatismos de coluna com lesão medular, quanto para os que não a apresentam.

CLASSIFICAÇÃO

Os traumatismos cervicais podem ser divididos em: fraturas, fraturas com subluxação e subluxação. Ainda divididos em: com lesão medular e sem lesão medular. Existe ainda uma categoria que é praticamente exclusiva da faixa pediátrica na qual ocorre lesão cervical sem anormalidade radiológica, denominada SCIWORA (*spinal cord injury without radiographic abnormalities*).

Uma variedade de síndromes pode estar relacionada à lesão medular (Quadro VIII-2), para isso o médico deve estar atento na sua avaliação.

Quadro VIII-2 – Síndromes de lesão medular e seus mecanismos.	
Síndrome	**Mecanismo**
Transecção medular completa	Traumatismo Lesão vascular secundária
Brown-Sequard (hemissecção medular)	Traumatismo penetrante
Medular central	Hiperextensão do pescoço
Medular anterior	Hiperflexão Oclusão da artéria espinal anterior
Conus medullaris	Traumatismo direto

EXAMES DE IMAGEM

Os exames de imagem estão indicados em todo e qualquer paciente com história compatível e alterações ao exame clínico, sendo aconselhável em crianças menores de 5 anos com história compatível mesmo sem alterações ao exame. Caso o paciente chegue à UTI sem um inventário radiológico adequado, este deverá ser realizado.

Radiografias

As incidências anteroposterior e lateral são essenciais. Algumas considerações devem ser feitas na avaliação radiológica de crianças com menos de 8 anos de idade: as vértebras anteriores são afiladas, há ausência aparente do anel anterior de C1, o corpo do atlas (C1) não está ossificado ao nascimento e pode não se fechar, quatro centros de ossificação no áxis (C2), a não ossificação do processo odontoide e um espaço maior no intervalo atalantodental que seria entre 3 e 5mm. A utilização da incidência com a boca aberta não se mostra muito útil em crianças com menos de 9 anos de idade, devendo ser realizada a partir desta idade. O papel das incidências dinâmicas (flexão/extensão) não está muito claro. Na ausência de alterações nas incidências estáticas, a probabilidade de detectar alterações pela incidência de flexão/extensão é rara; entretanto, nos casos em que há alterações radiológicas, a incidência flexão/extensão mostra-se útil.

Tomografia computadorizada (TC)

A TC é um excelente exame para melhor definir as anormalidades ósseas observadas à radiografia. Como as crianças apresentam mais lesões ligamentares sem fratura do que os adultos, a avaliação tomográfica, nestes tipos de lesão, torna-se mais útil em crianças com maior de 10 anos de idade.

Imagem por ressonância magnética

Tem-se tornado muito útil na avaliação do traumatismo raquimedular. É possível detectar-se traumatismos ligamentares insignificantes clinicamente; outro papel é definir a extensão da lesão medular oferecendo informações prognósticas ao médico. Pode detectar traumatismos em partes moles, discos herniados e hematomas que não são observados em outros exames de imagem.

AVALIAÇÃO E CUIDADOS INICIAIS

O cuidado diante do paciente com suspeita de traumatismo raquimedular inicia-se desde os cuidados no local do acidente ou onde a vítima foi encontrada, devendo-se ter os cuidados necessários no que se refere ao transporte adequado deste paciente. Da mesma forma, estes cuidados estendem-se à chegada a uma unidade de urgência, onde deverá ser manipulado com todo o cuidado para manter a coluna estável e ficar atento para os sinais que indiquem provável lesão da coluna. O quadro VIII-3 mostra os principais achados do exame clínico relacionados com o traumatismo de coluna.

Quadro VIII-3 – Achados de exame físico relacionados com traumatismo de coluna.

Local	Dor no pescoço, torcicolo, limitação dos movimentos, espasmos de músculos cervicais, equimose ou tumefação do pescoço
Aparelho respiratório	Respiração diafragmática sem retrações
Aparelho cardiovascular	Choque neurogênico (hipotensão com bradicardia), variabilidade da pressão arterial com rubor e sudorese
Neurológico	Exame motor anormal (paresia, paralisia, flacidez, ataxia, espasticidade, tônus retal), exame sensitivo anormal (dor, tato, temperatura, parestesias, piscar anal), alteração do estado mental, reflexos anormais ou ausentes, clono sem rigidez, hiper-reflexia autonômica
Aparelho digestório	Retenção fecal, íleo paralítico inexplicado
Aparelho geniturinário	Priapismo, redução da função vesical
Temperatura	Poiquilotermia, hipo ou hipertermia

Por meio da avaliação da função e ação dos músculos, podemos determinar o nível da lesão no traumatismo raquimedular. O quadro VIII-4 mostra as raízes nervosas, os músculos e os reflexos a serem pesquisados. Reflexos superficiais como o abdominal, cremastérico e reflexos anais ajudam a localizar o nível da lesão. Ausência ou diminuição de reflexos superficiais sugere lesões acima da inervação segmentar destes reflexos. A perda completa da sensibilidade, dos reflexos segmentares e da função motora abaixo de determinado nível indica lesão segmentar completa. A manutenção de qualquer função abaixo do nível da lesão indica uma lesão incompleta. A função classicamente mantida é a dos nervos sacrais. Assim, os reflexos e a sensibilidade perianal devem ser testados e documentados.

Quadro VIII-4 – Raízes nervosas, função do músculo e os reflexos.

Raiz nervosa	Músculo e função	Reflexos
C4	Diafragma: inspiração	
C5	Deltoide: flexão do ombro e abdução	Bíceps (C5, C6)
C6	Biceps: flexão do cotovelo	
C7	Extensor radial do carpo: extensão do punho	Tríceps (C7, C8)
C8	Flexor superficial dos dedos: flexão dos dedos da mão	
T1	Interósseo: abdução e adução dos dedos	
T2-T7	Intercostais: expiração e expiração forçada	
T8-T12	Abdominais: expiração e flexão do tronco	
L2	Iliopsoas: flexão do quadril	Cremastérico (L1, L2)
L3	Quadríceps: extensão dos joelhos	Patelar (L3, L4)
L4	Tibial anterior: dorsoflexão do pé	
L5	Extensor longo do hálux: extensão do primeiro pododáctilo	Limitação (L5, S1)
S1	Gastrocnêmio: flexão plantar	Tornozelo (S1, S2)
S2-S5	Esfíncter anal: continência fecal	Bulbocavernoso (S3, S4) Piscar anal (S5)

A suspeita de traumatismo raquimedular, por si só, é indicação de terapia intensiva. Desde a chegada do paciente, a equipe de neurocirurgia deve estar ciente do caso, cabendo a ela a indicação e o momento do procedimento cirúrgico relativo à descompressão ou à estabilização da coluna. O paciente deverá ser mantido com colar cervical, sendo que este será retirado após uma avaliação minuciosa, incluindo exames de imagem, pela equipe de neurocirurgia.

MANEJO DAS VIAS AÉREAS

Caso o paciente não se encontre intubado sob ventilação mecânica, uma monitorização rigorosa deve ser feita naquele com suspeita ou presença de lesão raquimedular. O padrão de insuficiência respiratória dependerá do nível da lesão, por exemplo lesões acima de C3 levam à parada respiratória e morte ainda que suporte ventilatório imediato seja oferecido; lesões entre C3-C5 levam à falência respiratória, sendo que seu desenvolvimento pode ser mais demorado.

A indicação de intubação irá incluir os seguintes achados:
- estridor;
- dispneia;
- hipóxia;
- hematoma em rápida expansão;
- alteração do estado mental;
- tetraplegia, hemiparesia; e
- outros sinais de instabilidade vascular, neurológica, ou de vias aéreas.

A intubação orotraqueal com estabilização manual em linha é o método preferido em crianças. Quando a intubação é realizada, deve-se manter uma posição neutra do pescoço, com estabilização debaixo para cima. O colar cervical pode ser aberto quando a intubação estiver pronta para começar, de modo a facilitar a intubação ao permitir movimento anterior da mandíbula e língua.

A ventilação mecânica nestes pacientes é, na grande maioria das vezes, apenas de suporte, sem necessidade de variáveis elevadas. Toalete respiratória adequada deve ser realizada para minimizar atelectasias. Quando for feita aspirações das vias aéreas, devemos ficar atentos, pois quando há perda do tônus simpático pode ocorrer profunda bradicardia diante deste procedimento, sendo que em alguns casos é necessária a utilização de atropina. Vale lembrar que as pneumonias como complicações de quadros pulmonares é a principal causa de morte nos pacientes hospitalizados.

Uma condição que tem sido descrita em pacientes vítimas de neurotrauma é o edema pulmonar neurogênico (EPN), que é definido como um edema pulmonar que pode ocorrer de minutos a poucas horas após o traumatismo, sendo descrito tanto em adultos como em crianças. Continua pouco entendido devido à complexidade dos mecanismos fisiopatológicos envolvendo aspectos hemodinâmicos e inflamatórios. É um quadro subdiagnosticado, devendo estar no topo da lista de diagnósticos sempre que um paciente vítima de neurotrauma apresentar desconforto respiratório agudo ou diminuição da relação paO_2:FiO_2. O tratamento será a intubação do paciente seguido de ventilação mecânica adequada, geralmente, com o uso de pressões mais elevadas e, dependendo do caso, poderão ser usadas drogas inotrópicas (inicialmente dobutamina) ou mesmo diuréticos de alça. Quando bem conduzido, tende a se resolver nas primeiras 72 horas.

MANEJO HEMODINÂMICO

Os efeitos cardiovasculares do traumatismo medular estão bem descritos. Reconhece-se que a hipotensão é devido à perda do tônus simpático e à diminuição da resistência vascular periférica. A bradicardia pode ocorrer devido à não oposição da atividade vagal nas lesões medulares altas que interrompe o suprimento simpático ao coração, sendo que esta bradicardia é exacerbada pela hipóxia e pela aspiração orotraqueal, como já mencionado. O choque neurogênico pode estar presente em casos de traumatismo acima de T4. Esta síndrome reflete uma desnervação simpática do coração (T1-T4) e vasculatura, que resulta na diminuição do inotropismo, do cronotropismo e leva à vasodilatação arterial e venosa. Este quadro pode ser difícil de diferenciar de um choque hipovolêmico, mas a ausência de taquicardia compensatória encontrada no choque é achado clínico útil. Sendo assim, com o paciente apresentando **hipotensão** acompanhada de **bradicardia** até que se prove o contrário é igual a **traumatismo medular**.

O início da condução hemodinâmica inclui a determinação da frequência cardíaca, pressão arterial, qualidade dos pulsos periféricos e centrais e tempo de reenchimento vascular periférico, com a monitorização hemodinâmica apropriada que irá incluir sondagem vesical para débito urinário, cateter venoso central com medida da pressão venosa central e monitorização da pressão arterial, se possível invasiva. Em crianças, hipotensão é definida como a pressão sistólica abaixo do 5º percentil para a idade, que pode ser estimado pela seguinte fórmula: [70mmHg + (idade em anos vezes 2)].

A hipotensão deve ser evitada a qualquer custo. Sua associação com hipóxia está relacionada a um prognóstico ruim. É recomendado manter a pressão arterial média, pelo menos, entre 65 e 70mmHg nos primeiros sete dias após o traumatismo para manter uma perfusão medular adequada.

Para isso, deverá ser conduzida como qualquer outro quadro de choque, usando, inicialmente, expansões de solução cristaloide com alíquotas de 20mL/kg. Como há uma desregulação do tônus vascular, não se deve insistir por muito tempo em expansões volêmicas. A partir de 40mL/kg, deve-se iniciar o uso de drogas vasopressoras, inicialmente dopamina em doses alfa, e, caso não se mostre efetiva no controle da pressão arterial, deve-se passar imediatamente para noradrenalina com a suspensão da dopamina na evolução. Tanto uma medicação como a outra podem não apresentar o efeito desejado, visto que há um desarranjo das terminações nervosas para uma ação adequada a partir dos receptores alfa-adrenérgicos.

MANEJO FARMACOLÓGICO

Tratamentos que eram considerados padrão, como o uso de corticosteroides, vêm sendo questionados ultimamente. Nenhum estudo foi conduzido com crianças apresentando lesão medular e não há recomendações oficiais para o uso da corticosteroides. Assim, seu uso para a lesão medular aguda deve ser definido em cada serviço. Em nosso serviço, não o utilizamos. A recomendação é metilprednisolona em uma dose de 30mg/kg em 15 minutos, iniciada em um espaço de 8 horas após o traumatismo; se for até 3 horas após o traumatismo, além da dose inicial, deve ser mantida 5-6mg/kg/min de metilprednisolona por 24 horas e por 48 horas se a dose inicial foi feita entre 3 e 8 horas após o traumatismo.

O uso de procinéticos tem sido recomendado, visto que gastroparesia e íleo paralítico são achados comuns.

Em relação ao uso de profilaxia para trombose venosa profunda, não existe recomendação em crianças, sendo assim não há indicação em pediatria.

BIBLIOGRAFIA

Baumann A, Audibert G, McDonnell J et al. Neurogenic pulmonary edema. Acta Anaesthesiol Scand 2007;51:447-55.

Fehlings MG, Perrin RG. The timing of surgical intervention in the treatment of spinal cord injury: a systematic review of recent clinical evidence. Spine 2006;31:S28-35.

Furlan JC, Fehlings MG. Cardiovascular complications after acute spinal cord injury: pathophysiology, diagnosis, and management. Neurosurg Focus 2008;25:E1-15.

Hurlbert RJ. Strategies of medical intervention in the management of acute spinal cord injury. Spine 2006;31:S16-21.

McCormick PC. Guidelines for management of acute cervical spinal injuries: blood pressure management after acute spinal cord injury. Neurosurgery 2002;50: S58-62.

McCormick PC. Guidelines for management of acute cervical spinal injuries: pharmacological therapy after acute cervical spinal cord injury. Neurosurgery 2002; 50:S63-72.

McCormick PC. Guidelines for management of acute cervical spinal injuries: management of pediatric cervical spine and spinal cord injuries. Neurosurgery 2002;50: S85-99.

Polk-Williamsa A, Carrd BG, Blinmana TA et al. Cervical spine injury in young children: a national trauma data bank review. J Pediatr Surg 2008;43:1718-21.

Proctor MR. Spinal cord injury. Crit Care Med 2002;30:S489-99.

Tuli S, Tuli J, Coleman WP et al. Hemodynamic parameters and timing of surgical decompression in acute cervical spinal cord injury. J Spinal Cord Med 2007;30: 482-90.

CAPÍTULO 3

Traumatismo Abdominal Fechado

JOAQUIM MURRAY BUSTORFF-SILVA
ANTÓNIO GONÇALVES DE OLIVEIRA FILHO
MÁRCIO LOPES MIRANDA

INTRODUÇÃO

Do ponto de vista epidemiológico, o traumatismo abdominal da criança apresenta distribuição diferente daquela observada em pacientes adultos, com predomínio significativo do traumatismo abdominal fechado.

Estatísticas recentes têm demonstrado que o traumatismo abdominal ocorre em cerca de 10% das crianças com traumatismo contuso. A sobrevida da criança politraumatizada atinge cerca de 90% em centros desenvolvidos e apenas 22% dos óbitos são relacionados à lesão intra-abdominal.

A abordagem terapêutica da criança com traumatismo abdominal fechado vem modificando-se muito nas últimas décadas, e a tônica atual tem sido a abordagem conservadora não cirúrgica. O desenvolvimento de técnicas de imagem cada vez mais acuradas e o melhor conhecimento anatômico e fisiopatológico do traumatismo têm permitido o tratamento não operatório bem-sucedido em número cada vez maior de crianças. Questões que abordavam possível aumento das complicações com o tratamento não operatório, tais como aumento de necessidades transfusionais e possibilidade de não diagnosticar lesões associadas, fazem parte do passado. No que se refere principalmente às lesões isoladas de baço e fígado, o índice de sucesso do tratamento não operatório beira os 95%. Estes números se repetem para outros tipos de lesão de vísceras sólidas e, em consequência, a maioria dos centros tem hoje em dia uma experiência muito limitada com a cirurgia dos traumatismos abdominais.

Em virtude destes dados, e uma vez que o número de crianças tratadas de forma não cirúrgica vem aumentando, a atenção dos centros que cuidam de crianças portadoras de traumatismo abdominal fechado se voltou para as complicações do tratamento (síndrome compartimental) e a identificação precisa das crianças que se beneficiaram de uma intervenção cirúrgica mais precoce. Assim passaremos a abordar estas duas questões.

INDICAÇÕES DE CIRURGIA NA CRIANÇA COM TRAUMATISMO ABDOMINAL CONTUSO (a cirurgia de controle de danos)

Embora a maioria das crianças traumatizadas seja tratada atualmente de forma conservadora, ainda existe uma porcentagem delas que não responde adequadamente às manobras de reanimação iniciais. Nestas crianças, a cirurgia imediata pode representar a única chance de sobrevida. No entanto, devido aos altos riscos envolvidos nestes procedimentos de emergência, os critérios de seleção de pacientes para este tipo de procedimento devem estar bem estabelecidos e ser do conhecimento de toda a equipe que cuida destes pacientes. O processo de tomada de decisão a respeito da indicação de cirurgia em caráter de emergência é um processo difícil e deve, sempre que possível, incluir um cirurgião pediátrico.

A chamada cirurgia de controle de danos representa uma mudança na postura de tentativa de controle definitivo de lesões adotada há alguns anos para uma abordagem que visa, em casos selecionados, ao controle focalizado de hemorragia e à contaminação que representem risco imediato de morte, deixando para um segundo tempo a correção definitiva das lesões.

O objetivo desta abordagem é impedir o desencadeamento do círculo vicioso resultante do binômio hemorragia-transfusão maciça que resulta quase sempre em coagulopatia, acidose e hipotermia. A associação de coagulopatia, hipotermia e acidose, em resultado da sua alta mortalidade, é conhecida na literatura como "o trio mortal".

Assim, tendo em mente o objetivo acima, a possibilidade de intervenção cirúrgica para o controle de danos deve ser considerada na criança com:

1. Sinais de hemorragia intra-abdominal exsanguinante.
2. Instabilidade hemodinâmica apesar de reposição volêmica agressiva.
3. Suspeita de perfuração de víscera oca.

É extremamente importante que haja um entendimento claro a respeito do que se considera "instabilidade hemodinâmica" na criança traumatizada. Embora compêndios mais antigos definam que a criança que chega ao pronto-socorro (PS) com sinais de choque hipovolêmico deveria ser encaminhada imediatamente ao centro cirúrgico, nem todos compartilham essa opinião.

É conhecido que as características fisiológicas da criança permitem maior tolerância à hipovolemia e maior capacidade de hemostasia espontânea nas lesões de fígado e baço. Além disso, a experiência tem demonstrado que o tratamento não operatório do traumatismo abdominal fechado é bem-sucedido em 90-95% dos casos. Assim, perante uma criança com sinais de traumatismo intra-abdominal, a questão que se coloca é se existe sangramento ativo, e não se a criança sangrou. Assim, uma criança que chega ao PS com lesão esplênica e sinais de choque, mas que, após reposição volêmica agressiva, retoma os sinais vitais normais, deve ser considerada hemodinamicamente estável e tratada conforme um protocolo de tratamento conservador não operatório de traumatismo abdominal. Com esta abordagem, evitaremos a situação, frequente no passado, de realizar laparotomia em criança, só para constatar que o sangramento já havia cessado espontaneamente.

Em vista destas considerações, utilizamos como definição de instabilidade hemodinâmica e, portanto, como indicação de laparotomia exploradora urgente na criança com traumatismo abdominal a necessidade continuada de administração de mais de 25mL/kg/h de sangue ou derivados sem que o paciente apresente normalização sustentada de sinais vitais.

Classicamente, a abordagem de controle de danos consta de três estágios:

1. **Cirurgia de controle de danos** propriamente dita realizada no centro cirúrgico, que consiste em laparotomia rápida e controle de hemorragia, principalmente por meio do tamponamento com o uso de compressas e fechamento temporário da cavidade. Necroses intestinais extensas, perfurações ou isquemia intestinal podem ser tratadas por meio de estomias, sempre para preservar o máximo possível de extensão intestinal. A correção definitiva com reconstrução do trânsito deve ser postergada para uma segunda laparotomia.
2. **Recuperação na unidade de terapia intensiva (UTI)**, que deve incluir aquecimento e correção da hipovolemia, acidose e coagulopatia que quase invariavelmente acompanham esta situação.

3. Uma vez recuperado, o paciente será levado para uma **segunda laparotomia**, quando será tentado o reparo definitivo das lesões e o fechamento da cavidade, com ou sem o uso de próteses.

SÍNDROME COMPARTIMENTAL ABDOMINAL

Com o aumento da prevalência de tratamento não operatório do traumatismo abdominal fechado na criança, a atenção tem-se voltado para o diagnóstico e tratamento das complicações deste tipo de abordagem. Uma destas complicações é a síndrome compartimental abdominal (SCA), a qual, embora já venha sendo estudada há décadas, só recentemente vem sendo reconhecida como uma entidade potencialmente fatal, mas passível de tratamento.

Fisiologicamente, a pressão intra-abdominal (PIA) varia de subatmosférica a 0mmHg, em indivíduos normais, de 5 a 7mmHg em adultos na UTI e de 1 a 8mmHg em crianças submetidas a cirurgia cardíaca. Além disso, a PIA varia com a posição do corpo e apresenta correlação direta com o índice de massa corporal (IMC). Níveis de PIA superiores a 12mmHg consideram-se como hipertensão intra-abdominal.

A SCA é caracterizada por alterações metabólicas e sistêmicas (insuficiência respiratória, choque cardiogênico secundário a retorno venoso insuficiente, piora da função renal por compressão venosa, hipertensão intracraniana, esplâncnica e hiperdistensão abdominal), que aparecem em consequência da existência de PIA muito elevada. Na criança vítima de traumatismo abdominal, sua causa pode estar relacionada com a presença de pneumoperitônio, hemoperitônio, edema retroperitoneal ou de alças e hiperdistensão das alças intestinais. As cirurgias de controle de danos, quando utilizam compressas para estancar hemorragias, também podem provocar esta síndrome. A associação de dano tecidual, com choque hemodinâmico, potencializa uma série de eventos do tipo isquemia-reperfusão, levando à libertação de mediadores inflamatórios que, por sua vez, vão piorar o edema e a lesão tecidual. O prognóstico desta síndrome, quando não reconhecida e tratada precocemente, é reservado, com mortalidade variando de 60 a 100%.

Diagnóstico

O diagnóstico da SCA é feito com o aparecimento de novas alterações metabólicas ou disfunções de órgãos, associadas à presença de PIA acima de 20mmHg, em um paciente com fatores de risco (Quadro VIII-5).

Quadro VIII-5 – Fatores de risco para o aparecimento de lesões tardias pós-traumáticas.

Tipo de lesão	Mecanismo	Risco
Lesões do andar superior do abdome	Síndrome do tanque Criança sentada no colo do condutor	Lesão pancreática Lesão duodenal – ruptura, hematoma
Lesão por guidão da bicicleta	Queda de bicicleta	Lesão pancreática Pseudocisto
Equimoses em parede abdominal	Maus-tratos	Lesão de delgado
Acidente de automóvel Marca do cinto de segurança Fratura de Chance	Lesão por cinto de segurança	Avulsão de delgado
Lesão hepática grau III ou maior	Diversos	Sangramento Abscesso Coleperitônio Hemobilia
Lesão esplênica grau III ou maior	Diversos	Sangramento Abscesso Fístula atrioventricular

Técnica de medida da PIA

Na criança, a PIA pode ser medida por meio de um cateter intravesical conectado por uma torneira de três vias a um equipo de soro para infusão e a um manômetro de água ou de mercúrio. O nível da sínfise púbica é utilizado como nível 0 (zero). Com o paciente em decúbito dorsal e após esvaziar a bexiga, infunde-se 1mL/kg de soro na bexiga até o máximo de 25mL. Fecha-se a conexão com o equipo de soro a abre-se e conexão com o manômetro registrando a pressão no fim da expiração. Valores acima de 15-25mmHg (20-35cmH$_2$O) são considerados anormais.

Avaliação por imagem

A avaliação tomográfica do abdome pode demonstrar sinais de PIA elevada tais como estreitamento da veia cava, compressão renal, edema ou espessamento das paredes intestinais, diminuição do calibre da aorta e ainda aumento relativo do diâmetro anteroposterior do abdome.

Tratamento

O tratamento inicial é clínico e consiste na prevenção do aparecimento desta síndrome. Este objetivo depende fundamentalmente de uma decisão equilibrada visando à reversão agressiva do estado de choque, evitando-se as consequências danosas da hiper-hidratação, com consequente edema e piora da hipertensão intra-abdominal.

O tratamento inicial, uma vez instalada esta condição, deve incluir:

Posicionamento do paciente – elevação da cabeceira do leito pode piorar a PIA, assim como o decúbito ventral. Assim, essas posições devem ser evitadas.

Descompressão do trato gastrintestinal – uso de sonda nasogástrica e de pró-cinéticos pode ajudar a reduzir a PIA.

Reposição volêmica – a pressão de perfusão intestinal (PPI) depende da pressão arterial, menos a PIA. Assim, a reversão do choque é importante para a manutenção de uma perfusão adequada das vísceras intra-abdominais. Evitar, no entanto, a hiper-hidratação.

Diuréticos e terapia de substituição renal quando necessário – podem ajudar a diminuir o edema e melhorar a PIA.

Descompressão por cateter – utilizado quando o aumento de PIA é secundário à presença de líquido (ascite ou sangue, por exemplo).

Cirurgia – nas crianças que apresentam SCA refratária ao tratamento ou naquelas que estão em risco de morte imediato, a descompressão abdominal por meio de laparotomia está indicada e deve ser realizada o mais rapidamente possível. Em crianças muito instáveis para serem levadas até o centro cirúrgico, deve ser considerada a possibilidade de realização de laparotomia no leito de UTI, deixando a parede abdominal aberta para reverter o risco de morte imediato e possibilitar uma abordagem mais convencional algumas horas depois. Nesta fase, a cirurgia deve limitar-se a controlar as lesões mais urgentes e realizar, quando necessário, o tamponamento abdominal, com compressas, deixando o abdome parcialmente aberto para descompressão. A correção definitiva das lesões, assim como o fechamento da parede abdominal, deve ser postergada para uma segunda abordagem cirúrgica e ser realizada após a estabilização do paciente na UTI.

LESÕES TARDIAS PÓS-TRAUMÁTICAS

Embora a maioria das lesões traumáticas intra-abdominais seja diagnosticada à admissão do paciente, existem algumas lesões cujo quadro clínico pode ser mais tardio, dificultando seu diagnóstico.

Assim, durante o tempo de observação na UTI pediátrica, é necessário que haja uma preocupação com o diagnóstico precoce destas lesões. No quadro VIII-6 enumeramos algumas das situações consideradas de risco para o aparecimento de lesões tardias.

Quadro VIII-6 – Fatores de risco para o desenvolvimento de síndrome compartimental abdominal*.

Clínicos
Edema ou ascite secundária à administração agressiva de líquidos (choque séptico)
Peritonite
Abscesso intra-abdominal
Pancreatite
Tumor retro ou intraperitoneal
Pneumoperitônio, hemoperitônio
Íleo paralítico
Cirrose
Ventilação mecânica
Alto índice de massa corporal

Cirúrgicos
Pós-operatórios
Hemorragia, edema
Correção de hérnia diafragmática, gastrosquise ou onfalocele
Cirurgia de controle de danos
Tamponamento de hemorragias
Íleo paralítico
Peritonite e/ou abscesso intra-abdominal
Pos-traumático
Politraumatismo/queimaduras
Hemorragia intra-abdominal
Acidose, hipotermia, coagulopatia
Politransfusão
Edema visceral pós-reanimação

*Modificado de Carlottiet et al., 2009.

Um dado importante é que todos estes quadros apresentem em comum a persistência ou reaparecimento dos sintomas abdominais da criança, mais de 48 horas após a instituição do tratamento clínico. Assim, toda criança enquadrada dentro dos fatores de risco acima citados e cujos sintomas não melhoram ou desaparecem em 48 horas deverá ser submetida à tomografia abdominal para pesquisa de lesões tardias pós-traumáticas.

CONCLUSÃO

A grande maioria das crianças portadoras de traumatismo abdominal fechado é atualmente tratada de forma não operatória, necessitando, no entanto, de acompanhamento intensivo nas primeiras horas após o traumatismo, de preferência em uma UTI pediátrica. Durante este período de observação, é imperativo estar atento para a identificação precoce de sinais de má resposta ao tratamento conservador ou do aparecimento de complicações tardias, como, por exemplo, a síndrome compartimental. A possibilidade da existência de lesões tardias pós-traumáticas deve ser cuidadosamente investigada na criança com persistência de sintomas de íleo paralítico prolongado, dor abdominal ou sinais de peritonite persistentes por mais de 48 horas após a instituição do tratamento conservador.

BIBLIOGRAFIA

Carlotti APCP, Carvalho WB. Abdominal compartimental syndrome: a review. Pediatr Crit Care Med 2009;10:115-20.

Gaines BA. Intra-abdominal solid organ injury in children: diagnosis and treatment. J Trauma 2009;67:s135-9.

Hamill J. Damage control surgery in children. Injury Int J Care Injured 2004;35: 708-12.

Potoka DA, Saladino RA. Blunt abdominal trauma in the pediatric patient. Clin Pediatr Emerg Med 2005;6:23-31.

Wesson DE. Pediatric trauma – pathophysiology, diagnosis, and treatment. Taylor & Francis Group; 2006. pp.267-302.

CAPÍTULO 4

Traumatismo de Tórax

JOAQUIM MURRAY BUSTORFF-SILVA
ANTÔNIO GONÇALVES DE OLIVEIRA FILHO
MÁRCIO LOPES MIRANDA

INTRODUÇÃO

O traumatismo torácico da criança representa 6% de todos os traumatismos pediátricos e, dentre estes, 15% são fatais. Os meninos são mais acometidos do que as meninas (3:1).

Existem diferenças anatômicas e fisiológicas marcantes entre as crianças e os adultos. A caixa torácica da criança é mais flexível e, portanto, pode ocorrer contusão pulmonar sem fratura do arco costal. Outro fator agravante é a alta taxa metabólica associada à baixa capacidade pulmonar funcional que acarreta desoxigenação mais rapidamente do que nos adultos.

A via aérea da criança apresenta particularidades que não podem ser negligenciadas. A cabeça proporcionalmente maior, a língua relativamente maior, a inserção laríngea mais alta, a epiglote pequena, o estreitamento subglótico e a traqueia menor fazem com que a intubação traqueal seja mais difícil e com altos índices de complicações.

A intubação endotraqueal é o padrão-ouro para o controle da via aérea. Em condições especiais, nas quais exista o impedimento do acesso oro ou nasotraqueal, a cricotirotomia deverá ser realizada até o transporte do enfermo para o centro cirúrgico para a realização da traqueostomia. No traumatismo de face ou no paciente queimado, a cricotirotomia pode ser necessária. Na criança, especialmente com menos de 10 anos de idade

4 TRAUMATISMO DE TÓRAX

é preferível a realização da cricotirotomia por punção. A inserção de um cateter 14G através da membrana cricotiróidea promove oxigenação adequada, entretanto não é eficaz na eliminação do gás carbônico e, portanto, deve ser mantido até a realização da traqueostomia formal.

Após o restabelecimento da via aérea, é imprescindível a manutenção da ventilação e da oxigenação. Uma criança com tubo traqueal que é ventilada sem restrições e mantém oxigenação normal pode seguir normalmente a sequência de investigação. Entretanto, a criança politraumatizada que descompensa após a intubação deve ser prontamente avaliada devido ao risco de lesão torácica. As principais causas de lesão torácica letal são: pneumotórax hipertensivo, pneumotórax aberto, hemotórax maciço, tórax instável e tamponamento cardíaco. Outras causas, potencialmente letais, são: pneumotórax simples, hemotórax, contusão pulmonar, lesão traqueobrônquica, contusão cardíaca e lesão diafragmática.

O traumatismo torácico na infância fica atrás apenas do traumatismo cranioencefálico grave como causa de morte e, como ele não é o causador principal de óbito, sua presença serve como indicador de traumatismo mais grave e geralmente multissistêmico.

MECANISMOS DE OCORRÊNCIA

Os traumatismos torácicos podem ser divididos de acordo com seu mecanismo de ocorrência em: fechado, penetrante e asfixiante.

Traumatismo fechado
A desaceleração sofrida pelas estruturas intratorácicas durante quedas ou acidentes automobilísticos pode causar desde simples contusões pulmonares, até rupturas aórticas, de brônquios ou mesmo cardíacas.

Traumatismo penetrante
A entrada de armas brancas ou de projéteis de arma de fogo na cavidade torácica pode provocar lesões em grandes vasos, coração, pulmão ou brônquios.

Asfixia traumática
A compressão da parede torácica durante acidentes pode causar o quadro da asfixia traumática, no qual se nota hemorragia subconjuntival, edema de face, cianose e petéquias em face e tronco superior.

Com base nestes mecanismos de traumatismo, o atendimento deve ser individualizado, rápido e eficiente no atendimento pré-hospitalar e na unidade de emergência, procurando sempre a realização de diagnóstico preciso e condutas imediatas que se fizerem necessárias. Caso a situação da criança permita, ela deve ser encaminha à unidade de terapia intensiva pediátrica (UTIP) e monitorizada rigorosamente. Caso seja necessária a realização de cirurgia de emergência, o pós-operatório deve ser realizado em UTIP sob rigorosa supervisão.

Estando a criança já instalada na UTIP, deve-se ficar atento aos sinais de alarme que indiquem que o quadro torácico não está controlado. Exames diagnósticos e medidas complementares devem ser realizados e o acompanhamento conjunto com a equipe de cirurgia pediátrica deve ser constante.

PRINCIPAIS CONDIÇÕES QUE CURSAM COM OS TRAUMATISMOS TORÁCICOS

Fratura de costelas

Fraturas isoladas de costela são tratadas apenas com analgesia adequada e fisioterapia, devendo-se excluir problemas pulmonares associados.

As fraturas múltiplas com tórax instável (*flail chest*) são raras na criança devido à complacência torácica elevada. Quando ocorrem, cursam com contusões pulmonares graves. O tratamento inicial é a ventilação controlada com pressão positiva, sendo que, após a estabilização do paciente e não havendo contraindicações clínicas, a fixação cirúrgica das costelas pode acelerar a recuperação.

Contusão pulmonar

A complacência pulmonar na criança permite que ocorra a contusão pulmonar sem evidência de fratura de arco costal. A contusão/lesão pulmonar causa desconforto respiratório e as contusões graves ou bilaterais podem ocasionar hipóxia.

O tratamento baseia-se na manutenção da volemia e bloqueio da dor torácica, inclusive com implantação de analgesia epidural ou bloqueio intercostal para a instalação de tratamento fisioterápico. Se a contusão for grave, com prejuízo da ventilação-perfusão, deve-se optar pela ventilação mecânica com pressão positiva e PEEP. Aproximadamente 25% das contusões pulmonares evoluem com pneumonia.

Pneumotórax

O pneumotórax hipertensivo ocorre devido à fuga aérea para o espaço pleural, com desvio mediastinal, compressão do pulmão contralateral e colapso circulatório. A drenagem deve ser realizada por profissional experiente com a utilização de dreno tubular multiperfurado do tamanho do espaço intercostal (EIC) da criança, na linha axilar média no quinto espaço para drenar tanto o pneumotórax quanto o hemotórax oculto. Na emergência, pode-se realizar a punção imediata com abocath 14FR no segundo EIC na linha mamilar ou no quinto EIC na linha axilar média.

No paciente em acompanhamento na UTIP, podemos observar basicamente duas situações em relação ao pneumotórax:

1. Paciente já drenado – avaliar presença de borbulhamento contínuo no frasco:
   - Hipótese diagnóstica de fístula broncopleural ou orifício do dreno está para fora.
   - Se o borbulhamento for importante e restar pneumotórax, coloca-se o frasco em aspiração com 15 a 20cm de água. Se não houver melhora, a cirurgia para o fechamento da fístula deve ser avaliada.

2. Pneumotórax de aparecimento tardio:
   - Com desvio de mediastino, punção imediata com abocath 14FR no segundo EIC na linha mamilar ou no quinto EIC na linha axilar média e drenagem a seguir.
   - Pequeno: se estiver intubado, deve-se drenar o tórax, se não, pode-se observar e realizar acompanhamento radiológico.

Hemotórax

Os traumatismos penetrantes e as fraturas de costelas perfurantes acarretam geralmente hemotórax associado. A avaliação ultrassonográfica apresenta 100% de especificidade e orienta a punção. A primeira abordagem terapêutica do hemotórax é a toracocentese com venocath 14FR no quinto EIC e todo conteúdo deve ser aspirado. Após a punção, nova avaliação deverá ser realizada (radiografia ou ultrassonografia) e, se houver presença de nova coleção, esta deverá ser drenada. Se após a drenagem a coleção persistir ou o débito de sangue pelo dreno for maior que 5mL/kg/h, a equipe de cirurgia pediátrica deverá ser consultada devido à possibilidade de realização de toracoscopia/toracotomia para o controle do sangramento ou retirada de coágulo retido, o qual pode favorecer o aparecimento de empiema.

Hérnia diafragmática traumática

Presença de alças intestinais no tórax após a drenagem: a conduta é cirúrgica, com fechamento do defeito.

Tamponamento cardíaco

Pode aparecer dias ou semanas após o traumatismo e sua ocorrência deve ser suspeitada pela presença de estase jugular, hipotensão e abafamento de bulhas cardíacas. A ultrassonografia é diagnóstica e a pericardiocentese deve ser realizada.

A seguir, propomos organogramas de atendimento à criança com traumatismo torácico de acordo com seu mecanismo, desde sua chegada ao PS até seu acompanhamento na UTIP (Figs. VIII-3 e VIII-4).

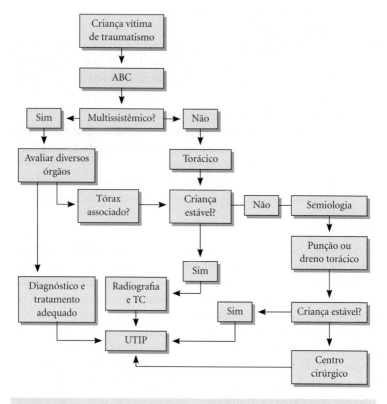

Figura VIII-3 – Traumatismos fechados e asfixia traumática. TC = tomografia computadorizada; UTIP = unidade de terapia intensiva pediátrica.

4 TRAUMATISMO DE TÓRAX

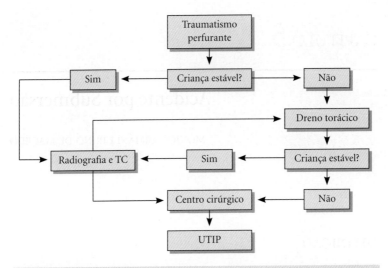

Figura VIII-4 – Traumatismo torácico perfurante. TC = tomografia computadorizada; UTIP = unidade de terapia intensiva pediátrica.

BIBLIOGRAFIA

Avarello JT, Cantor RM. Pediatric major trauma: an approach to evaluation and management. Emerg Med Clin North Am 2007;25:803-36

Corneille MG, Stewart RM, Cohn SM. Upper airway injury and its management. Semin Thorac Cardiovasc Surg 2008;20:8-12.

Sartorelli KH, Vane DW. The diagnosis and management of children with blunt injury of the chest. Semin Pediatr Surg 2004;13:98-105.

Tovar JA. The lung and pediatric trauma. Semin Pediatr Surg 2008;17:53-59.

Woosley CR, Mayes TC. The pediatric patient and thoracic trauma. Semin Thorac Cardiovasc Surg 2008;20:58-63.

CAPÍTULO 5

Acidente por Submersão

MÔNICA ARMANI CIRINO DE MACEDO

DEFINIÇÃO

As definições para acidentes por submersão foram recentemente revisadas em um congresso mundial em 2002.

Afogamento é o evento em que ocorre aspiração de líquido não corporal por submersão ou imersão. Este evento pode ser seguido de óbito ou não.

O termo quase-afogamento, que se referia aos casos que não evoluíam para óbito nas primeiras 24 horas, independente da evolução posterior, deve ser abandonado.

Outro termo que foi modificado é o de afogamento secundário, que se referia ao aparecimento da síndrome de desconforto respiratório agudo (SDRA) após 24 horas do acidente e que passa a ser definido como SDRA secundária ao afogamento.

EPIDEMIOLOGIA

Segundo o DATASUS, acidente por submersão é a terceira causa de morte em todas as idades e a segunda causa em crianças de 1 a 14 anos. A distribuição é bimodal, com pico de maior incidência em crianças com menos de 4 anos de idade, e o segundo pico entre adolescentes de 15 a 19 anos. Predomina no sexo masculino.

A maioria dos afogamentos pediátricos ocorre em água-doce, porém o local dos afogamentos varia com a idade. Menores de 1 ano afogam-se em banheiras, tanques e baldes; de 1 a 4 anos, em piscinas, banheiras e mar; de 5 a 14 anos e adolescentes, piscinas, lagos, represas, rios e mar.

FISIOPATOLOGIA

A descrição mais comum no afogamento pediátrico é o da submersão da vítima sem nenhum movimento de luta. Ocorre, inicialmente, um período de apneia voluntária, que se mantém até o limite em que os quimiorreceptores centrais e periféricos detectam determinados níveis de O_2 e CO_2 (em indivíduos voluntários, 73mmHg e 51mmHg, respectivamente). A partir destes limites, a vítima inicia a ventilação, o que ocasiona aspiração do fluido, ou entra em apneia secundária que é seguida de *gasping*, com aspiração e parada respiratória. Com a parada respiratória desenvolve-se hipoxemia, que se não revertida levará à parada cardíaca e à morte.

A mais importante consequência do afogamento é a diminuição do transporte de oxigênio aos tecidos, principalmente ao sistema nervoso central (SNC).

Em graus variados, a hipoxemia afeta todos os órgãos, e a magnitude da lesão hipóxica, assim como a habilidade do corpo de suportar e recuperar-se da privação de oxigênio é que determina a sobrevida e os resultados neurológicos. Restituição precoce da oxigenação tecidual é a atual recomendação de terapia e o melhor regime disponível para melhorar os resultados neurológicos.

Fluidos e eletrólitos

Muito já se publicou sobre os mecanismos fisiopatológicos no afogamento em água-doce e água salgada. Estudos em animais demonstravam alteração na volemia, nos eletrólitos e na hemoglobina, devido às alterações na tonicidade da água. Os experimentos mostravam que o afogamento em água-doce causava hemodiluição e hemólise, que produziam hipercalemia, hiponatremia, diminuição da hemoglobina e hipervolemia. Enquanto nos afogamentos em água salgada ocorria hipernatremia, hemoconcentração e hipovolemia. Estes estudos não apresentaram correlação em humanos e clinicamente estas alterações não se mostraram significativas.

As vítimas de afogamento podem apresentar-se hiper ou hipovolêmicas. A hipervolemia parece ser secundária ao volume de água absorvido pela circulação pulmonar e gástrica. A maioria das vítimas aspira menos de 5mL/kg, mas em compensação engole grande quantidade de líquido, que não somente causa a sobrecarga volêmica, como também distende o estômago e aumenta o risco de vômitos e aspiração durante a reanimação.

A maioria das vítimas apresenta choque hipovolêmico. A hipovolemia é secundária ao aumento da permeabilidade capilar que resulta na perda de líquido para o terceiro espaço. Por sua vez, a alteração da permeabilidade capilar decorre do dano celular causado pela hipóxia.

Após episódio de afogamento, o paciente pode apresentar alteração no metabolismo da glicose. A hiperglicemia ocorre principalmente devido ao excesso de catecolaminas endógenas e pode potencializar os danos neurológicos no cérebro em isquemia. A hipoglicemia também piora o prognóstico das lesões cerebrais.

Efeitos pulmonares

Vítimas de submersão apresentam períodos de hipóxia. Para aqueles com episódios breves, a hipoxemia é limitada à duração da hipopneia ou apneia e pode ser resolvida com a ressuscitação inicial.

Entretanto, muitos pacientes e mesmo aqueles com curto período de hipóxia podem desenvolver aumento de permeabilidade dos capilares pulmonares, com perda de fluido alveolar e disfunção do surfactante. Em pacientes com episódio de hipóxia prolongado ou aspiração alveolar, estes processos são mais acentuados, com resultante colapso pulmonar, colabamento alveolar, *shunt* intrapulmonar, aumento da resistência vascular pulmonar e desequilíbrio da relação ventilação/perfusão. Disfunção cardíaca adicional pode ocasionar hipertensão do átrio esquerdo, com ingurgitamento dos capilares pulmonares e extravasamento de líquido.

Disfunção de vias aéreas grande e pequena também pode ocorrer, exacerbando os problemas de troca gasosa por aprisionamento de ar.

Em combinação, estes processos criam a síndrome da lesão pulmonar aguda e, depois, a síndrome da angústia respiratória aguda.

Aspiração de conteúdo gástrico pode adicionar lesão cáustica às vias aéreas e pulmões, piorando o aprisionamento de gás e a hipoxemia.

Edema pulmonar neurogênico pode contribuir para a dificuldade nas trocas gasosas e função pulmonar.

Efeitos cardiovasculares

Vítimas de episódios graves de submersão podem, frequentemente, apresentar instabilidade cardiovascular com arritmias graves, principalmente fibrilação ventricular e choque cardiogênico.

A oferta de oxigênio aos tecidos encontra-se reduzida tanto pela diminuição do conteúdo arterial de oxigênio quanto do débito cardíaco.

Choque cardiogênico pode resultar de danos hipóxicos diretos ao miocárdio e pela redução do desempenho miocárdico secundária à acidose.

A vasoconstrição pulmonar, devido aos mediadores inflamatórios, pode causar aumento da pós-carga do ventrículo direito e aumento do trabalho cardíaco.

Danos da estrutura microvascular e ações de vários mediadores envolvidos na síndrome da angústia respiratória aguda resultam em edema pulmonar com consequente aumento na pós-carga do ventrículo direito, aumento da força de ejeção e eventualmente descompensação e falência do ventrículo direito (VD). Estas alterações no transporte de oxigênio, no conteúdo arterial de oxigênio, na contratilidade miocárdica, na pós-carga de ventrículo esquerdo (VE) e VD podem resultar em oferta inadequada de oxigênio aos tecidos.

Efeitos no sistema nervoso central

Como discutido acima, no afogamento ocorre graus variados de hipoxemia e isquemia em todos os órgãos, e como o cérebro apresenta alta demanda metabólica e baixa capacidade de metabolismo anaeróbio, ele se torna bastante vulnerável à interrupção da oferta de oxigênio.

A gravidade da lesão cerebral depende da magnitude e da duração da hipóxia e pode ocorrer por lesão primária e secundária.

A lesão primária ocorre como resultado da hipóxia e isquemia durante o evento do afogamento. A nível bioquímico desta lesão deve-se à depleção do ATP, que ocorre após 2 minutos de isquemia. Sem o ATP ocorre alteração na bomba de sódio/potássio da membrana celular. Com a elevação do sódio intracelular, há aumento da entrada de água e cloro, com consequente edema citotóxico.

Uma série de respostas bioquímicas ocorre no cérebro como resultado do dano hipoxicoisquêmico primário e pode causar danos adicionais, sendo chamados de lesões secundárias. As lesões secundárias também podem resultar de fatores sistêmicos, como hipovolemia, hipotensão e choque cardiogênico.

Como resultado das lesões primária e secundária, o edema cerebral geralmente se desenvolve em 24 a 72 horas depois do acidente. A perda da integridade da membrana neuronal leva à formação de edema citotóxico, que é uma medida indireta da morte celular, e ocorre como consequência da lesão primária e da subsequente cascata bioquímica de eventos secundários. Hipóxia e a formação secundária de radicais livres também levam à constituição de edema vasogênico. As junções das células endoteliais cerebrais tornam-se disfuncionais durante a hipóxia, com quebra da barreira e passagem de fluido para o parênquima cerebral. Este aumento de fluido intraparenquimatoso pode, rapidamente, elevar a pressão intracraniana, o que diminui a pressão de perfusão cerebral com consequente piora da lesão cerebral.

Após lesão hipóxica, ocorre perda dos mecanismos reguladores normais do fluxo cerebral, o que acentua o dano cerebral. Restauração da circulação cerebral após grave dano hipoxicoisquêmico causa vasodilatação transitória, seguida por diminuição acentuada do fluxo cerebral. A lesão cerebral pós-isquemia pode continuar mesmo após a restauração de adequada circulação sistêmica e oxigenação. A entrada de cálcio para dentro dos músculos lisos vasculares do sistema arteriolar pode começar um papel na produção de espasmo, piorando a isquemia cerebral pós-ressuscitação. Há forte evidência de que a produção de radicais livres tenha um mecanismo crucial na lesão de reperfusão.

Efeitos em outros órgãos

Disfunção renal é comum após evento de afogamento e causada pelo dano hipoxicoisquêmico do rim, resultando em necrose tubular aguda. Pode ocorrer albuminúria, hemoglobinúria, hematúria, oligúria e anúria.

O fígado também é suscetível à lesão anóxica, a qual pode manifestar-se pela elevação dos níveis de bilirrubina e de transaminases e diminuição da produção de fatores de coagulação. A disfunção do fígado certamente desempenha um papel importante nos quadros de coagulação intarvascular disseminada (CIVD) que pode ocorrer pós-afogamento.

Hipotermia e reflexo de mergulho

A hipotermia e o reflexo de mergulho são duas teorias usadas para explicar alguns casos graves de acidente de submersão com boa evolução neurológica.

A hipotermia desenvolve-se rapidamente em acidentes em águas frias. A perda de calor ocorre pela pele e pela ingestão e aspiração de água gelada. Com o resfriamento do cérebro, ocorre diminuição do seu metabolismo. O consumo de oxigênio cerebral cai a 50% do normal a 28°C e 25% do normal a 20°C. Para cada 1°C de queda da temperatura corporal, ocorre diminuição de 6 a 7% no fluxo sanguíneo cerebral. Se o consumo de oxigênio diminui a um nível menor que o transporte de oxigênio, o cérebro torna-se capaz de suportar longos períodos de hipóxia.

O reflexo de mergulho funcionaria como uma resposta adaptativa de conservação de oxigênio e parece ser desencadeado pela apneia e estimulação fria. Uma série de alterações cardiocirculatórias ocorre para redistribuir o fluxo de sangue para os órgãos nobres. Ocorre diminuição do débito cardíaco principalmente devido à bradicardia. O consumo de oxigênio sistêmico e o nível de metabolismo diminuem, mas o fluxo sanguíneo cerebral e o transporte de oxigênio são mantidos.

TRATAMENTO

A meta inicial para a avaliação e conduta no acidente por submersão é a melhora da oxigenação e do transporte de oxigênio aos tecidos, assim que possível, de maneira a minimizar os danos hipoxicoisquêmicos. O tratamento deve iniciar-se ainda na cena do acidente e continuar durante o transporte ao centro de emergência. O sucesso ou falha da ressuscitação no local do acidente frequentemente determina os resultados. Embora o objetivo deste capítulo seja a abordagem na UTI, segue abaixo algumas considerações sobre a conduta no local do acidente.

Conduta no local do acidente

Avaliação da via aérea, respiração e circulação devem ser iniciadas na cena do acidente. Nos casos de via aérea inadequada e estado cardiopulmonar, a ressuscitação cardiopulmonar (RCP) deve ser iniciada imediatamente.

Os fundamentos do suporte básico de vida são os mesmos para outras situações, valendo algumas considerações:

- A vítima deve ser removida da água o mais rápido possível.
- A respiração boca a boca deve ser iniciada na água se necessário.
- Compressões torácicas não devem ser iniciadas na água, porque não são efetivas nesta situação.
- A manobra de Heimlich não deve ser realizada, uma vez que já se demonstrou que a quantidade de líquido aspirado é pequena e rapidamente absorvida, não causando obstrução da via aérea. Além disto, o aumento da pressão abdominal provocado na manobra pode provocar regurgitação de conteúdo gástrico para a orofaringe e sua aspiração.

Condutas na unidade de terapia intensiva

O acidente por submersão é um dano hipoxicoisquêmico global que resulta em disfunção de múltiplos órgãos. O grau desta disfunção está correlacionado com a gravidade e o grau de hipóxia e isquemia. Ainda que todos os órgãos e sistemas possam estar envolvidos, o fundamento da terapia estará dirigido para a ressuscitação e proteção cerebral. A condução dentro da UTI visa minimizar os danos neurológicos secundários a hipóxia, isquemia, acidose, convulsão e alterações hidroeletrolíticas.

Sistema respiratório – todo paciente vítima de afogamento deverá receber monitorização contínua da oxigenação e do estado ventilatório. Em caso de oximetria abaixo de 94%, iniciar suplementação de oxigênio, que pode ser realizada por cateter, máscara ou tubo endotraqueal.

A necessidade de intubação endotraqueal e a estratégia ventilatória devem ser determinadas caso a caso. Sabe-se que o uso precoce de PEEP (pressão expiratória final positiva) e a suplementação de oxigênio são extremamente efetivos na reversão da hipoxemia.

As principais indicações de ventilação mecânica são:

- Acidose respiratória.
- $paO_2 < 60mmHg$ com $FiO_2 > 50\%$.
- Sinais clínicos de fadiga respiratória iminente.
- Depressão do nível de consciência.

O principal objetivo da ventilação é promover oxigenação adequada dos órgãos, sem provocar traumatismos associados com o ventilador (volutrauma, barotrauma e atelectrauma).

A estratégia ventilatória deve considerar as alterações da mecânica pulmonar. Nas crianças com afogamento encontramos diminuição da capacidade residual funcional, da complacência e da constante de tempo e aumento da pressão de abertura alveolar. Portanto, ventilação com PEEP tem sua indicação nestes casos.

Vantagens do uso de PEEP:

- Aumento da capacidade residual funcional.
- Diminuição do *shunt* intrapulmonar.
- Melhora do edema pulmonar.
- Melhora da complacência pulmonar.

Importante consideração no uso de PEEP é a manutenção da normovolemia para o paciente, pois em pacientes com hipovolemia e uso de PEEP pode ocorrer diminuição do débito cardíaco.

As vítimas de afogamento podem evoluir com piora do estado respiratório nas primeiras 24 a 72 horas do acidente devido a quadro de SDRA (síndrome do desconforto respiratório agudo). Vários tipos de estratégia ventilatória podem ser utilizados na SDRA, porém, atualmente, a mais utilizada é a ventilação protetora, que será abordada com mais detalhes em capítulo específico.

Importante enfatizar que hipercapnia permissiva não deve ser utilizada em paciente com hipertensão intracraniana.

Ventilação protetora:

- Volume corrente baixo – 6mL/kg.
- Manutenção do recrutamento alveolar durante a ventilação – uso de PEEP.
- Tempo inspiratório normal para a faixa etária.

Sistema cardiovascular – assim que se estabilizar a via aérea e se obter ventilação adequada, o quadro circulatório deve ser rapidamente avaliado. O objetivo inicial da estabilização cardiovascular é restaurar a perfusão nos órgãos, principalmente cérebro.

Na presença de má perfusão periférica (enchimento capilar prolongado, pulsos finos, pele pálida e sensório alterado), providenciar acesso venoso e reposição volêmica com solução cristaloide ou coloide, 20 mL/kg, a cada 20 minutos, até à obtenção de volume intravascular adequado. A monitorização da pressão venosa central (PVC) pode ser útil na avaliação e manuseio do volume intravascular. Se após reposição volêmica adequada o paciente persistir com perfusão inadequada ou hipotensão, deve-se iniciar apoio inotrópico com dobutamina ou dopamina. A hipotensão deve ser prontamente tratada para manter boa perfusão cerebral.

Arritmias podem ocorrer em vítimas de afogamento, principalmente se estão hipotérmicas. As alterações de ritmo mais comuns são a bradicardia e a assistolia. Nos acidentes em águas muito frias, pode ocorrer fibrilação atrial e ventricular, principalmente nos pacientes com temperatura central de 30°.

Assistolia e bradicardia devem ser tratadas com manobras de ressuscitação cardiopulmonar (compressão torácica e adrenalina).

Para a fibrilação ventricular, proceder desfibrilação com 2J/kg, seguida de outra carga de 2J/kg e depois 4J/kg. Se a fibrilação persistir, administrar adrenalina 0,01mg/kg seguida de nova desfibrilação de 4J/kg. Repetir os ciclos até que o coração saia da fibrilação.

Na UTI, devem ser mantidas as metas de manutenção de débito cardíaco e perfusão de órgãos adequados.

Sistema neurológico – uma vez que o paciente tenha sido adequadamente ressuscitado, a gravidade da encefalopatia é o principal determinante de morbimortalidade no acidente por submersão.

Durante todo o manejo das vítimas de afogamento, especial atenção deve ser dada para a prevenção da lesão cerebral secundária, mantendo o paciente bem oxigenado e com suporte cardiovascular adequado para manter uma ótima perfusão dos órgãos.

Medidas de manejo do edema cerebral com controle da pressão intracraniana e diminuição das necessidades metabólicas cerebrais devem ser adotadas:

– Cabeça a 30° em posição neutra.
– Sedação.

- Hiperventilação leve com pCO_2 entre 30 e 35mmHg.
- Manter pressão de perfusão cerebral adequada.
- Controlar hipertermia (aumenta a taxa metabólica cerebral).
- Tratar convulsão prontamente.
- Controlar os distúrbios eletrolíticos.

A monitorização invasiva da pressão intracraniana (PIC) não está indicada nestes pacientes, porque o edema cerebral é resultado direto do dano hipoxicoisquêmico primário durante o acidente de submersão.

Infecção – infecção bacteriana secundária à aspiração ou como complicação da ventilação mecânica pode ser observada. O uso de antibiótico profilático de rotina não está indicado.

O uso de corticoide na pneumonia aspirativa também não apresenta benefício.

Hipotermia – a hipotermia pode, por si só, causar falência múltipla de órgãos. As roupas molhadas devem ser retiradas para prevenir a perda contínua de calor.

A monitorização da temperatura central deve ser feita preferencialmente por medidas esofágicas ou vesicais.

Quando a temperatura corporal for maior que 30°C, pode-se utilizar reaquecimento externo ativo combinado com reaquecimento passivo, e nos casos de temperatura central menor que 30°C utilizar reaquecimento ativo interno (Quadro VIII-7).

PROGNÓSTICO

Os resultados das vítimas de afogamento dependem muito do sucesso das medidas de ressuscitação no local do acidente. Pacientes ressuscitados com sucesso e que chegam ao hospital consciente têm excelente chance de recuperação.

Para aqueles que continuam a necessitar de ressuscitação na emergência, uma variedade de fatores prognósticos podem ser avaliados.

Dentre os escores mais usados, encontramos a classificação de Conn, que pode ser usada para quantificar a extensão da hipóxia cerebral, classificando em alerta (A), torporoso (B) e comatoso (C), sendo que este último é dividido em decorticação (C1), descerebração (C2) e flácido (C3). A categoria C3 está associada com pior prognóstico (apenas 14% de probabilidade de recuperação).

Outro escore prognóstico utilizado é o escore de Orlowski, que é constituído de cinco critérios: idade maior ou igual a 3 anos, tempo de submer-

5 ACIDENTE POR SUBMERSÃO

Quadro VIII-7 – Métodos de reaquecimento utilizados no paciente afogado.

Passivo externo	Aquecimento ambiental
Ativo externo	Cobertores e colchão térmico Focos de luz/berço aquecido
Ativo interno	Fluidos intravenosos aquecidos a 40°C O_2 umidificado a 40°C Lavados gástricos, vesical ou peritoneal aquecidos Circulação extracorpórea

* Fonte: Medicina Intensiva em Pediatria, Piva e Celiny.

são maior que 5 minutos, ausência de ressuscitação por 10 minutos ou mais, coma à internação e pH arterial menor que 7,10. A presença de dois ou menos critérios indicam mais de 90% de chance de boa recuperação e a presença de três ou mais critérios menos que 5%. Além dos critérios utilizados no escore de Orlowski, a hiperglicemia com valores iniciais acima de 300mg/dL é indicador de mau prognóstico (óbito ou vida vegetativa).

A escala de coma de Glasgow tem sido usada para a avaliação do prognóstico do paciente pediátrico afogado. Inúmeros estudos têm mostrado que escala de coma Glasgow menor que 5 à admissão apresenta grande relação com o risco de óbito ou de sequela neurológica grave. Nenhuma melhora da escala de coma Glasgow após 24 horas também é preditiva de mau resultado. O quadro VIII-8 mostra a correlação da classificação de Conn e a escala de coma de Glasgow.

Quadro VIII-8 – Correlação entre a classificação de Conn com escala de coma de Glasgow.

Escala de Conn	Descrição	Escala de coma de Glasgow
(A) Alerta	Paciente consciente e alerta	15
(B) Torporoso	Obnubilado, torporoso mas responsivo, resposta à dor, respiração normal	10-13
(C) Comatoso	Comatoso, não responsivo, resposta anormal à dor, respiração anormal	≤ 5
(C1) Decorticado	Reposta em flexão à dor, respiração de Cheyne-Stokes	5
(C2) Descerebrado	Resposta em extensão à dor, hiperventilação central	4
(C3) Flácido	Sem resposta à dor, respiração apnêustica	3
Falecido, morto	Flácido, apneia	3

* Modificado de Carvalho e Nakazora, 1997.

Escores pediátricos de uso geral, como o PRISM (*Pediatric Risk of Mortality*), não se mostraram efetivos quando utilizados, visando aos pacientes vítimas de acidente por submersão, principalmente nos casos de gravidade intermediária.

BIBLIOGRAFIA

Brandão MB, Nogueira RJN. Acidentes por submersão. In Jyh JH, Nobrega RF, Souza RL. Atualização em terapia intensiva pediátrica. Atheneu; 2007. pp.385-90.

Carvalho WB, Nakazora WR. Acidentes por submersão. In Matsumoto T, Carvalho WB, Hirschheimer MR. Terapia intensiva pediátrica. 1997. pp.851.

Consensus on Drowning Definition. World Congress on Drowning, Netherlands 2002 <www.drowning.nl>.

Ender PT, Dolan MJ. Pneumonia associated with near-drowning. Clin Infect Dis 1997; 25:896-907.

Foex BA, Boyd R. Towards evidence based emergency medicine: best BETs from the Manchester Royal Infirmary. Corticosteroids in the management of near-drowning. Emerg Med J 2001;18:465-6.

Habib DM, Tecklenburg FW, Webb AS et al. Prediction of childhood drowning and near-drowning morbidity and mortality. Pediatr Emerg Care 1996;328:255-8.

Ibsen LM, Koch T. Submersion and asphyxial injury. Crit Care Med 2002;30(11 Suppl):S402-8.

Jacinto SJ, Gieron-Korthals M, Ferreira JA. Predicts outcome in hipoxic-ischemic brain injury. Pediatr Clin North Am 2001; 48:647-60.

No autor list. Submersion or Near-drowning. Circulation, 2000;102(Suppl I):1233-36.

Orlowski JP, Szpilman D. Drowning - rescue, resuscitation and reanimation. Pediatr Clin North Am 2001;48:627-46.

Rowin ME, Christensen DW, Allen EM. Pediatric drowning and near-drowning. In Rogers MC. Textbook of pediatric critical care. Philadelphia: Williams & Wilkins; 1996. pp.879-92.

Sarnaik AP, Lieh-Lai MW. Near drowning. In Zimmerman JJ. Pediatric critical care. 1992. pp.1556-64.

Spack L, Gedeit R, Splaingard M et al. Failure of agressive therapy to alter outcome in pediatric near-drowning. Pediatr Emerg Care 1997;13:98-102.

Suominen P, Bailie C, Korpela R et al. Impact of age, submersion time and water temperature on outcome in near-drowning. Resuscitation 2002;52:247-54.

Zuckerman GB, Gregory PM, Santos-Damiani SM. Predictors of death and neurologic impairment in pediatric submersion injuries. The Pediatric Risk of Mortality Score. Arch Pediatr Adolesc Med 1998; 152:134-40.

PARTE IX

INFECÇÕES

CAPÍTULO 1

Uso Racional de Antimicrobianos em Terapia Intensiva Pediátrica

CARLOS EDUARDO LOPES
MARCOS TADEU NOLASCO DA SILVA

INTRODUÇÃO

Os processos infecciosos graves estão entre os maiores desafios enfrentados pelo intensivista pediátrico em sua prática diária. Dessa forma, o uso adequado de agentes antimicrobianos é um fator decisivo na eficácia da abordagem terapêutica. Um fator limitante para que este objetivo seja alcançado é a indução de resistência microbiana, devido ao uso indiscriminado e prolongado de antimicrobianos. Devido à simplicidade genética e rapidez de divisão celular, cepas bacterianas são capazes de apresentar mutações em relação às pressões ambientais (no caso específico, agentes antimicrobianos), que lhes conferem vantagem em termos de sobrevivência, mantendo sua capacidade de agressão ao hospedeiro. Este processo ocorre com velocidade maior do que o ritmo da pesquisa em antimicrobianos.

ABORDAGEM DA FEBRE

A sistematização do uso racional de antimicrobianos será iniciada pela abordagem da febre, por ser este sintoma um sinalizador dos processos infecciosos.

Destaca-se a importância de causas não infecciosas, que, obrigatoriamente, devem ser consideradas no raciocínio diagnóstico e que podem estar frequentemente associadas em um mesmo paciente. Tal apresentação é causa frequente de indicações inadequadas ou associações indevidas de antimicrobianos. As principais causas não infecciosas serão discutidas a seguir.

Pós-operatório – considerando-se que os procedimentos cirúrgico e anestésico tenham ocorrido dentro dos padrões técnicos, a infecção como causa de febre deverá ser considerada a partir de 72 horas. Dessa forma, raramente será necessário antibioticoterapia empírica antes de se completar este período.

Politraumatismo – nas primeiras 48 horas, a febre nestes pacientes é mais frequentemente de origem inflamatória e não infecciosa, não sendo recomendada terapia empírica inicial, salvo em situações nas quais o foco infeccioso seja evidente.

Encefalopatias crônicas e lesões raquimedulares – este grupo de pacientes apresenta disfunção dos mecanismos aferentes e eferentes de termorregulação, lesões hipotalâmicas, além de alterações de tônus muscular, que afetam a produção e a eliminação de calor. O aumento da temperatura corporal nestes casos poderá ser caracterizado como febre ou hipertermia. O uso frequente de drogas anticonvulsivantes (principalmente a fenitoína) pode estar implicado na gênese da febre.

Processos inflamatórios – no paciente com síndrome de resposta inflamatória sistêmica, como, por exemplo, na fase fibroproliferativa da síndrome da angústia respiratória aguda (SARA), a emergência ou persistência de febre, na ausência de outros sinais de infecção, não caracteriza a necessidade de introdução ou mudança de terapia antimicrobiana.

Febre por drogas – um número extenso de drogas pode ser causa de febre, destacando-se antibióticos (principalmente os betalactâmicos), anticonvulsivantes (fenitoína), antiarrítmicos (quinidina e procainamida) e anti-hipertensivos (metildopa). Cumpre destacar que a eosinofilia e o exantema, comumente citados como marcadores da febre por drogas, não são comuns na prática clínica. O principal achado é a coincidência temporal entre a ocorrência de febre, a introdução e a suspensão da droga, sendo que vários dias podem transcorrer entre a introdução da droga e o início do quadro febril, assim como para a resolução da febre após a suspensão da droga.

Causas adicionais – no contexto da terapia intensiva pediátrica, outras causas devem ser lembradas, como transfusões de hemoderivados, tromboflebites, distúrbios endócrinos (tireotoxicose e insuficiência adrenal aguda), doenças autoimunes em atividade, tromboembolismo pulmonar, hemorragia subaracnoide e rejeição de transplantes.

Torna-se evidente que uma grande diversidade de agressões resulta em processos inflamatórios, cujo principal sintoma é a febre. A caracterização precisa do processo infeccioso como causa de febre é limitada pelos recursos laboratoriais atualmente disponíveis. O profissional deve estar ciente, ao decidir a introdução do antimicrobiano, da probabilidade de causas não infecciosas. Esta questão deve ser respondida diariamente no seguimento do paciente febril. Caso as evidências de infecção não se confirmem, o profissional deve avaliar a suspensão do antimicrobiano, evitando seu uso desnecessário.

RECOMENDAÇÕES GERAIS PARA O USO RACIONAL DE ANTIMICROBIANOS EM TERAPIA INTENSIVA PEDIÁTRICA

Princípios do uso adequado de antimicrobianos

Os critérios básicos e plenamente aceitos no uso racional de antimicrobianos estão listados a seguir.

- Eficácia da atividade antimicrobiana.
- Conhecimento do mecanismo de ação.
- Conveniência da posologia e via de administração.
- Baixa toxicidade do fármaco.
- Adequação da farmacodinâmica e farmacocinética do agente.
- Menor custo.

Abordagem do paciente

Procedência

A etiologia do processo está relacionada ao contato comunitário ou hospitalar com o patógeno. No caso do contato comunitário, deve-se considerar também a possibilidade que o paciente habite ou tenha transitoriamente visitado uma área endêmica para determinadas infecções (malária, febre amarela), bem como o contato com animais (febre maculosa, raiva).

No caso de pacientes hospitalizados, o período de risco para a aquisição da infecção nosocomial começa a partir do terceiro dia da internação, risco este ligado diretamente à realização de procedimentos invasivos e ao uso de antimicrobianos durante a internação. A escolha do esquema antimicrobiano adequado nos casos de infecção hospitalar deve ser realizada após consulta à Comissão de Controle de Infecção Hospitalar da unidade, com a análise da epidemiologia local.

Condição imunológica

A condição imunológica do paciente pode ser avaliada sumariamente à anamnese e ao exame clínico. Várias condições podem levar a um prejuízo da competência imune do hospedeiro. Tais condições são classificadas como primárias (deficiências congênitas em passos da resposta imune) ou secundárias (adquiridas). As imunodeficiências primárias, embora relativamente raras, constituem um grupo bastante significativo. O reconhecimento deste grupo poderá influenciar o tratamento do caso agudo, bem como o seguimento do paciente. Sugerimos, para a triagem do estado imunológico, o uso dos critérios propostos pela *Jeffrey Modell Foundation*, modificados para nosso meio pelo Grupo Brasileiro de Imunodeficiência Primária (BRAGID) (Quadro IX-1).

Quadro IX-1 – Os 10 sinais de alerta para imunodeficiência primária na criança.

1. Duas ou mais pneumonias no último ano
2. Quatro ou mais novas otites no último ano
3. Estomatites de repetição ou monilíase por mais de dois meses
4. Abscessos de repetição ou ectima
5. Infecções intestinais de repetição/diarreia crônica/giardíase
6. Um episódio de infecção sistêmica grave (meningite, osteoartrite, sepse)
7. Asma grave, doença do colágeno ou doença autoimune
8. Efeito adverso ao BCG e/ou infecção por micobactéria
9. Fenótipo clínico sugestivo de síndrome associada à imunodeficiência
10. História familiar de imunodeficiência

As condições que causam imunodeficiências secundárias são muito comuns na prática médica. Destacam-se, por sua importância epidemiológica: infecção pelo vírus da imunodeficiência humana (HIV), imunodeficiências associadas a doenças de base (anemia falciforme, atopia), neoplasias e tratamento com drogas imunossupressoras (anti-inflamatórios não esteroides, quimioterápicos antineoplásicos e corticosteroides).

A conduta antimicrobiana, nos casos de imunodeficiência, deverá ser discutida com o especialista responsável pelo seguimento do paciente, visando manter uma conduta eficaz no menor tempo de tratamento possível.

Foco de infecção

A escolha do antimicrobiano deve ser orientada pelo local anatômico da infecção, em conjunto com a idade do paciente, considerando a disponibilidade de dados epidemiológicos. Crianças com menos de 2 anos são sujeitas a processos infecciosos sem foco definido. Nestes casos, o esquema antibiótico deve ter atividade contra os agentes etiológicos envolvidos nesta faixa etária, que geralmente colonizam o trato respiratório superior, como *S. pneumoniae, Haemophilus influenzae* tipo b e *Neisseria meningitidis*. Os principais locais anatômicos de infecções graves em crianças imunocompetentes, com os agentes etiológicos mais frequentes e os esquemas empíricos iniciais, estão citados no quadro I-18 do capítulo "Sepse e Choque Séptico".

Identificação do agente etiológico

Deve ser realizada rotineiramente, pela cultura de material de locais estéreis relacionados ao foco (sangue, urina, líquido cefalorraquidiano, líquido pleural etc.), previamente à introdução empírica dos antibióticos. Devemos lembrar que o isolamento do agente em cultura, bem como a avaliação da sensibilidade pelo antibiograma, é fundamental na escolha do antimicrobiano e influenciará a determinação do tempo de tratamento.

Determinação do tempo de tratamento

Dentre os fatores relacionados à indução de resistência, a literatura destaca o tempo de exposição do micro-organismo ao antimicrobiano. Em algumas situações específicas, como no tratamento da tuberculose, a associação de antimicrobianos, por tempo prolongado, é recomendada para prevenir a emergência de resistência. No entanto, em contextos diferentes (como em infecções por *Pseudomonas aeruginosa* ou *Acinetobacter* sp.), tal medida pode contribuir para exacerbá-la. Tal constatação tem levado à realização de estudos clínicos visando à redução do tempo de tratamento em vários processos infecciosos.

O uso de antimicrobianos por tempo prolongado contempla o binômio infecção-inflamação. Sabemos que a resolução dos sinais inflamatórios pode ser prolongada em relação ao controle efetivo da infecção, levando ao uso prolongado de forma inadequada.

A insegurança do profissional em relação à duração do tratamento antimicrobiano deriva em parte da falta de indicadores clínicos ou laboratoriais que auxiliem nesta decisão. Embora ainda de forma preliminar, observa-se, na literatura, a busca de marcadores inflamatórios que permitam tanto o diagnóstico da presença de infecção bacteriana como a distinção entre a evolução do processo infeccioso e do quadro inflamatório. Destaca-se, neste cenário, a medida dos níveis séricos de procalcitonina. Resultados preliminares de estudos clínicos sugerem que a medida da procalcitonia sérica se mostra promissora como instrumento auxiliar na diminuição do tempo total de antibioticoterapia, quando associada à evolução clínica.

Apesar de todos os avanços na pesquisa de marcadores laboratoriais, a principal ferramenta de avaliação dos quadros infecciosos continua sendo a evolução clínica. A introdução dos antimicrobianos será baseada em sinais e sintomas associados à infecção, que na realidade representam a resposta inflamatória do hospedeiro. Exames complementares dirigidos ao isolamento do patógeno, junto ao contexto evolutivo do paciente, podem caracterizar com mais precisão os processos infecciosos.

As diretrizes atuais em relação ao tempo de tratamento, na maior parte dos processos infecciosos, têm base em evidências escassas. Alguns estudos clínicos em adultos, no entanto, têm apontado, em situações específicas (por exemplo, pneumonia associada à ventilação mecânica), que o uso prolongado de antimicrobianos está associado ao aumento nas taxas de resistência bacteriana, sem redução de morbidade ou mortalidade, quando comparado a esquemas de menor tempo de terapia.

São conhecidas diretrizes terapêuticas gerais estabelecendo o tempo de tratamento com os antimicrobianos, em função da topografia da infecção e do agente causal. Mais recentemente, na literatura pediátrica, observa-se tendência à redução do tempo de tratamento, adaptando a antibioticoterapia à resolução adequada do quadro infeccioso, já que o processo inflamatório se resolverá com uma dinâmica independente. Tal conduta tem como principal objetivo o controle da emergência de germes multirresistentes nas infecções comunitárias e hospitalares. No caso das meningites bacterianas, na maior parte das vezes a esterilização do liquor ocorre em até 48 horas após o início do tratamento. Porém, o quadro inflamatório poderá prolongar-se por um período maior, sendo que a maioria das sequelas dependerá fundamentalmente do controle da inflamação. Na UTI Pediátrica do HC-Unicamp, adota-se como regra geral a suspensão da antibioticoterapia após 48 a 72 horas sem febre e com evolução clínica satisfatória, marcada pricipalmente pela recuperação funcional dos órgãos acometidos. Na presença de febre com duração maior que 72 horas, sua origem é discutida (inflamação *versus* infecção mantida). Mantém-se investigação laboratorial na tentativa de elucidação diagnóstica, e o tratamento com antimicrobianos é mantido pelo tempo máximo recomendado classicamente, de acordo com o local da infecção e o agente causal.

A realização de estudos clínicos abordando a redução no tempo de tratamento tem sido enfatizada na literatura, devido à preocupação com as taxas de infecção hospitalar e com gastos excessivos. Em um futuro próximo, novas evidências deverão resultar, levando a uma orientação mais efetiva aos profissionais.

Reavaliação da opção terapêutica

A resposta ao tratamento antimicrobiano deverá ser reavaliada em 48 a 72 horas. Neste período, o resultado de culturas (hemoculturas, liquor, material de coleções purulentas) e de testes de sensibilidade a antimicrobianos possibilitará a revisão da antibioticoterapia. Uma ausência de resposta clínica satisfatória à terapêutica empírica inicial ou o isolamento de um agente não responsivo ao(s) antimicrobiano(s) poderá, neste momento, orientar uma mudança no tratamento. Cumpre lembrar que a falha do antimicrobiano, quando corretamente indicado, é causa relativamente rara de fracasso terapêutico. No quadro IX-2 citamos as causas importantes de fracasso terapêutico e as principais medidas para abordagem.

Quadro IX-2 – Causas de fracasso terapêutico e medidas para abordagem.

Causa	Medidas para abordagem
Cobertura inadequada	Escolha do agente de acordo com espectro e mecanismo de ação
Níveis séricos inadequados de antibióticos	Monitorização sérica quando disponível
Baixa penetração local (abscessos, sondas e cateteres, infecção no sistema nervoso central)	Drenagem de abscessos, retirada de corpos estranhos, escolha de agente com penetração liquórica adequada
Interação de drogas (inativação e antagonismo)	Conhecimento de princípios farmacodinâmicos e farmacocinéticos
Superinfecção (bacteriana ou fúngica)	Vigilância clínica e microbiológica
Causas não infecciosas de febre (síndrome da resposta inflamatória sistêmica, febre por drogas)	Ver seção correspondente neste capítulo
Infecções virais	Conhecimento adequado da história natural do processo infeccioso
Patógenos pouco usuais (rickétsia, *Chlamydia*)	Conhecimento da epidemiologia local e uso de agentes específicos

* Modificado de Cunha e Ortega, 1995.

CONCLUSÃO

É fundamental que cada profissional, em seu Serviço, elabore estratégias que diminuam as indicações inadequadas e as associações indevidas de antimicrobianos, bem como o prolongamento desnecessário da antibioticoterapia.

BIBLIOGRAFIA

Amato-Neto V, ALY J, Baldy JLS et al. Princípios práticos gerais para o uso clínico dos antibióticos. In Antibióticos na prática médica. São Paulo: Gremed; 1972. pp.13-22.

Branchini OAG, Da Silva MTN. Septicemia e choque séptico. In Farhat CK, Cadernos de terapêutica em pediatria – infectologia. Rio de Janeiro: Cultura Médica; 1989.

Cunha BA. Fever in the intensive care unit. Intensive Care Med 1999;25:648-51.

Cunha BA, Ortega AM. Antibiotic Failure. Med Clin North Am 1995;79:663-72.

Grupo Brasileiro de Imunodeficiência Primária (BRAGID). Imunodeficiência primária – os dez sinais de alerta. Disponível em: http://www.imunopediatria.org.br/download/10sinais.pdf. Acessado em 30 de setembro de 2009.

Kollef MH. Optimizing antibiotic therapy in the intensive care unit setting. Crit Care 2001;5:189-95.

Lopes CE, Silva MTN. Uso racional de antimicrobianos em terapia intensiva pediátrica. In Carvalho WB, Matsumoto T, Hirschheimer MR. Terapia intensiva pediátrica. Atheneu; 2006. pp.895-903.

Reese RE, Betts RF, Gumustop B. Manual de antibióticos. Belo Horizonte: Medsi; 2002.

Rice LB. The Maxwell Finland Lecture: for the duration-rational antibiotic administration in an era of antimicrobial resistance and clostridium difficile. Clin Infect Dis 2008;46:491-6.

Schuetz P, Christ-Crain M, Müller B. Procalcitonin and other biomarkers to improve assessment and antibiotic stewardship in infections-hope for hype? Swiss Med Wkly 2009;139:318-26.

CAPÍTULO 2

Infecção Hospitalar em Terapia Intensiva Pediátrica

RICARDO MENDES PEREIRA
RICARDO VILELA
ANTONIA TERESINHA TRESOLDI

INFECÇÃO DA CORRENTE SANGUÍNEA RELACIONADA A CATETER VENOSO CENTRAL

Definições

Tratamos aqui da infecção da corrente sanguínea relacionada a cateter venoso central de curta permanência (CVC), ou seja, inserido por punção profunda e idealizado para a inserção e retirada durante a permanência em UTI.

A suspeita de infecção da corrente sanguínea (ICS) ocorre na presença de sinais da sepse: febre (> 38°C) ou calafrios ou hipotensão. Quando o paciente tem até 12 meses de idade, apresenta um ou mais dos seguintes sinais: febre (> 38°C); hipotermia (< 37°C); apneia, bradicardia e letargia.

O diagnóstico de infecção da corrente sanguínea relacionada ao cateter venoso central (ICSRC) deve ser considerado quando nenhuma outra fonte de infecção seja aparente (Quadro IX-3). Pressupõe a existência de dispositivo de acesso vascular que termina no coração ou próximo a ele, em um dos grandes vasos, e que tenha estado em uso durante 48 horas antes do desenvolvimento da infecção da corrente sanguínea.

O padrão-ouro de culturas para o diagnóstico da ICSRC é o crescimento do mesmo micro-organismo (espécie e perfil de sensibilidade a antimicrobianos) em segmento do cateter venoso central e em hemocultura periférica.

> **Quadro IX-3** – Definições comumente usadas para infecções relacionadas a cateter intravascular (Mermel et al., 2001).
>
> **Colonização do cateter** – crescimento significativo de um micro-organismo em cultura quantitativa ou semiquantitativa da ponta do cateter, ou de segmento subcutâneo do cateter ou do seu lúmen
>
> **Flebite** – induração ou eritema, calor e dor ou sensibilidade ao redor do local de inserção do cateter
>
> **Infecção do local de inserção**
> - Microbiológica – a partir do exsudato existente no local de inserção do cateter, cresce um micro-organismo com ou sem infecção concomitante da corrente sanguínea
> - Clínica – eritema, induração ou sensibilidade até de 2cm do ponto de inserção o cateter; pode estar associada a outros sinais e sintomas de infecção, como febre ou pus no local de inserção, com ou sem infecção da corrente sanguínea concomitante
>
> **Infecção da corrente sanguínea**
> - Relacionada à solução injetada – crescimento do mesmo micro-organismo na solução injetada e em hemoculturas obtidas por punção periférica, sem outra fonte identificável de infecção
> - Relacionada ao cateter – bacteriemia ou fungemia em paciente que tem cateter intravascular e ≥ 1 hemocultura positiva obtida de veia periférica, manifestações clínicas de infecção (por exemplo, febre, calafrios ou hipotensão), sem fonte aparente de infecção da corrente sanguínea (com exceção do próprio cateter). Uma das seguintes condições deve estar presente:
>   – Cultura positiva de segmento do cateter, semiquantitativa (≥ 15UFC) ou quantitativa ($\geq 10^2$UFC), enquanto o mesmo micro-organismo (espécie e perfil de sensibilidade a antimicrobianos) é isolado em hemocultura periférica
>   – Razão $\geq 5{:}1$ entre hemoculturas quantitativas do cateter e periférica (colhidas simultaneamente e com o mesmo micro-organismo)
>   – Intervalo de positivação, ou seja, a hemocultura do cateter fica positiva pelo menos 2 horas mais cedo que a periférica colhida simultaneamente

É necessário ter bem claros os critérios de diagnóstico da ICSRC e interpretar criteriosamente os resultados das culturas. A cultura positiva do segmento do cateter, com a cultura de sangue periférico negativa, indica somente a colonização do cateter. Da mesma forma, o resultado positivo da cultura de sangue colhido por meio do cateter (amostra central) não garante a presença de infecção relacionada ao cateter, podendo refletir apenas que o cateter esteja colonizado. Por outro lado, o resultado negativo da cultura de sangue colhido por meio do cateter indica que o diagnóstico de infecção relacionada ao cateter é improvável.

Os critérios de diagnóstico de ICSRC que comparam as hemoculturas central e periférica (Quadro IX-3), por método quantitativo ou pelo tempo de positivação, dependem da aspiração de sangue através do cateter, o que nem sempre é possível. Além disso, podem ocasionar atraso na conduta terapêutica, decorrente do tempo para a positivação de culturas e análises microbiológicas. Estes métodos foram concebidos para o diagnóstico de ICSRC em pacientes com câncer, em uso de cateteres com túnel subcutâneo, cuja remoção representa um grande problema. Este critério pode ser transposto para os portadores de cateteres de curta permanência, normalmente utilizados na UTI pediátrica, quando há extrema dificuldade de acesso vascular, desde que haja estabilidade clínica.

Eventualmente, o resultado das culturas é inconclusivo. Pode ocorrer a contaminação do material, crescimento de mais de um micro-organismo, perda de material (por exemplo, a retirada acidental do cateter), tornando impossível o diagnóstico laboratorial. Nestes casos, a melhora clínica com a retirada do cateter e o início do tratamento sugere fortemente a presença de ICSRC, desde que fique claro que não há outro foco infeccioso que justifique o quadro clínico de infecção.

Patogenia

A via mais comum de infecção do cateter central de curta duração, inserido por punção, é a migração de micro-organismos da pele, através do trajeto do cateter, que leva à colonização do segmento subcutâneo e da extremidade intravascular do cateter. A colonização do lúmen do cateter também pode ocorrer, mas é mais frequente nos cateteres de longa permanência. Raramente a colonização do cateter ocorre por via hematogênica e por infusões contaminadas. As mãos dos profissionais de saúde são a fonte principal de patógenos que podem ser tanto bactérias da própria pele como micro-organismos transferidos de outros pacientes (infecção cruzada) (Fig. IX-1).

Os micro-organismos do plâncton, ou seja, aqueles que flutuam livremente, têm a capacidade de se fixar formando biofilmes que são estruturas firmemente aderidas a superfícies expostas ao fluxo contínuo de fluidos naturais. Os biofilmes representam cerca de 99,9% dos micro-organismos encontrados na natureza e em média 60% dos encontrados nas infecções. A formação dos biofilmes depende inicialmente da aderência do micro-organismo à superfície, uma característica geneticamente determinada. A partir daí, o micro-organismo produz polissacárides extracelulares que formam uma matriz extremamente resistente e o biofilme pode também incorporar partículas do fluido corrente. No caso dos biofilmes observa-

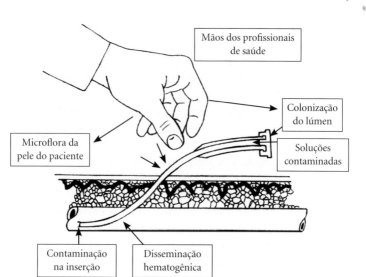

Figura IX-1 – Fontes de contaminação dos dispositivos intravasculares. Pearson Hicpac, ICHE, 2006.

dos em doenças infecciosas, alguns micro-organismos também induzem o organismo hospedeiro a produzir moléculas, sendo exemplos os mucopolissacárides, que se incorporam ao biofilme. No caso dos cateteres vasculares, fibrina e células do sangue também são encontradas na matriz do biofilme.

Micro-organismos causadores de infecção da corrente sanguínea

Em nossa unidade, agentes mais comumente relatados são germes que habitualmente colonizam a pele, principalmente *Staphylococcus aureus*, seguido por estafilococo coagulase-negativa. Em alguns serviços, observa-se aumento da incidência de *Enterococcus* sp., inclusive cepas resistentes à vancomicina associadas ao uso intensivo deste antibiótico.

Bacilos gram-negativos são isolados com frequência variável, mas significativa. Entre as espécies encontradas estão *Escherichia coli*, *Klebsiella pneumoniae*, *Enterobacter* sp., *Proteus mirabilis*, *Serratia marcescens*, *Pseudomonas aeruginosa*, *Acinetobacter baumanii*, *Burkholderia cepacia*, *Stenotrophomonas* sp. Eventualmente, cresce *Haemophilus influenzae*. Além destes, são encontrados fungos como *Candida* sp.

Estratégias para a prevenção da infecção relacionada a cateter central

Estas estratégias foram selecionadas por apresentar boa a moderada evidência para apoiar a recomendação no momento desta publicação. Frequentemente, estas recomendações são atualizadas e poderão ser consultadas pelos leitores em fontes especializadas como Anvisa e *Centers for Disease Control and Prevention* (CDC).

Antes da inserção
- Educar todos os profissionais envolvidos na inserção e cuidados aos cateteres sobre as diretrizes do serviço para a prevenção da infecção. Deixar as diretrizes sempre acessíveis. Verificar periodicamente os conhecimentos.
- Manter gaveta ou caixa específica para os suprimentos de inserção.

Durante a inserção
- Fazer uma lista das normas de técnica asséptica. Um profissional observador acompanha passo a passo o procedimento, apontando as eventuais infrações para a correção imediata.
- Higienizar completamente as mãos e os antebraços antes da inserção com sabão antisséptico e água.
- Eleger a veia de acesso de acordo com a habilidade do operador e considerando todos os riscos envolvidos, não só os infecciosos. A veia subclávia está associada a menor risco de infecção que a jugular interna. A cateterização da veia femoral em crianças pode ser indicada para evitar os riscos mecânicos da via subclávia e jugular e não está associada ao aumento no risco de infecção.
- Todos os profissionais envolvidos devem usar precauções de barreira máximas (máscara, gorro, avental estéril, luvas estéreis) e o paciente deve ser coberto com campo estéril grande durante a inserção e troca de cateteres.
- Usar solução alcoólica de clorexidina superior a 0,5% no local de inserção. A clorexidina não está aprovada para crianças com menos de dos 2 meses, podendo-se usar tintura de povidona-iodo.

Após a inserção
- Higienização das mãos antes do contato com o cateter.
- Desinfetar as vias de acesso ao interior do cateter antes de abrir com clorexidina alcoólica ou álcool a 70%.

- Remover cateteres desnecessários, avaliando diariamente a necessidade de mantê-los.
- Fazer antissepsia com clorexidina e trocar os curativos transparentes a cada cinco a sete dias, e os de gaze, a casa dois dias. Antecipar a troca se ficarem sujos, soltos ou úmidos.
- Substituir equipos no máximo a cada 96 horas. Desprezá-los imediatamente após o uso em caso de hemoderivados, lipídios e nutrição parenteral.
- Evitar a coleta de amostras de sangue para exame.
- Evitar a desconexão do cateter para a administração de medicamentos sempre que possível.
- Substituir a nutrição parenteral pela enteral o mais cedo possível.

Práticas não recomendadas por envolverem riscos ou futilidade
- Não utilizar mais antibióticos profiláticos na inserção ou manutenção.
- Não substituir mais CVCs rotineiramente.
- Por ora, não há evidência que apoie o uso de cateteres centrais de inserção periférica para a prevenção de infecções.

Manejo da infecção da corrente sanguínea relacionada a CVC

Apresentamos a abordagem utilizada em nosso serviço, uma UTI pediátrica clínico-cirúrgica, com a ressalva de que pode ser modificada de acordo com o tipo de pacientes internados e a flora intra-hospitalar de cada instituição.

Retirada do CVC

Há situações de fraca suspeição de ICSRC, por picos febris isolados em pacientes estáveis. Neste caso, pode-se proceder à investigação com culturas de sangue periférico e do cateter sem removê-lo, geralmente sem iniciar a antibioticoterapia. Outra opção é colher hemocultura periférica e retirar o cateter para cultivo da extremidade também sem iniciar antibioticoterapia. Nestas circunstâncias, há também uma recomendação encontrada na literatura de trocar o cateter com fio-guia e aguardar a cultura da extremidade. Se positiva, remove-se o cateter trocado. Normalmente, não adotamos esta conduta.

Quando há picos febris frequentes ou bacteriemias e em pacientes instáveis, nos quais é difícil distinguir se a evolução clínica decorre da condição de base ou da ICSRC, recomenda-se colher culturas de sangue periférico, remover o cateter, enviar a ponta para cultura e iniciar antibioticoterapia.

A não retirada do cateter suspeito de ICSRC está estabelecida somente para cateteres implantados e semi-implantados, quando o paciente se encontra estável e sem sinais inflamatórios no local de inserção ou pus no túnel subcutâneo. Somente nos pacientes com acesso vascular muito difícil, o cateter de longa permanência é mantido no local. Realiza-se o tratamento específico da infecção, de acordo com as hemoculturas, administrando-se antimicrobiano por via parenteral, além de selar o cateter com uma solução do antimicrobiano nos intervalos de uso. Raramente utilizamos esta abordagem para cateteres de curta permanência, quando há enorme dificuldade de acesso vascular.

Antibioticoterapia

A antibioticoterapia inicial é empírica, baseada nos micro-organismos potencialmente envolvidos, da flora normalmente encontrada no serviço. É necessário empregar antimicrobiano efetivo contra *Staphylococcus aureus*, já que a patogenia mais frequente é relacionada a germes de pele. Preferimos cefalosporina de primeira geração. É necessário também utilizar antimicrobianos direcionados a bactérias gram-negativas entéricas e *Pseudomonas aeruginosa*. Iniciamos com aminoglicosídeos, geralmente gentamiciana. No paciente com insuficiência renal, utilizamos a amicacina com determinação do nível sérico ou a cefatazidima. Condições específicas como o uso prolongado de antibióticos de amplo espectro ou de imunossupressores e o diagnóstico de determinadas imunodeficiências podem orientar para a cobertura empírica de fungos, inicialmente com anfotericina.

Em muitos serviços, a ocorrência crescente de *Enterococcus* sp. resistente à vancomicina têm exigido o uso de antimicrobianos de última geração, como as estreptogramíneas e a linezolida. Até o momento, não tivemos infecção por esta bactéria em nosso serviço. Enterobactérias podem produzir betalactamases de espectro estendido. Estas enzimas expressam genes transferidos por plasmídeos e conferem resistência a antibióticos oximino-betalactâmicos (como ceftazidima e o aztreonam). Além disso, há outros mecanismos de resistência como a produção de ampicilina C, a mutação da ADN-girase e a produção de enzimas modificadoras de aminoglicosídeos. Imipenema e meropenema permanecem ativas contra enterobactérias multirresistentes em nosso meio.

A duração do tratamento antimicrobiano varia de acordo com a intensidade do quadro e o micro-organismo. Casos selecionados e com sintomatologia muito leve (por exemplo, picos febris isolados) têm sido conduzidos somente com a retirada do CVC. Uma ou duas amostras de hemoculturas são colhidas após a retirada do cateter e aguarda-se o resultado com atenção à evolução clínica, podendo-se iniciar antibioticoterapia se houver persistência da febre ou aparecimento de sinais sistêmicos de infecção.

Em infecções bacterianas com sintomas mais intensos (bacteriemias, longos períodos febris, sinais de disfunções orgânicas) geralmente mantemos antibioticoterapia até o desaparecimento da febre e dos sinais sistêmicos de infecção por pelo menos 48 horas, desde que duas culturas de sangue colhidas após o início do tratamento estejam negativas. Nas infecções fúngicas, mantemos o tratamento até o resultado definitivo de duas amostras de hemocultura negativas, desde que observado o desaparecimento da febre e dos sinais de sistematização.

A infecção por estafilococo coagulase-negativa costuma ser branda, sendo que vários autores indicam apenas a retirada do CVC, sem antibioticoterapia. Porém, certos pacientes, como os recém-nascidos, os lactentes, as crianças com imunodeficiência primária ou secundária e as muito debilitadas, podem evoluir com quadros graves, justificando a antibioticoterapia.

A duração do tratamento da infecção por *Staphylococcus aureus* recomendada pela literatura é prolongada, porque se baseia em estudos antigos com alta prevalência de endocardite de instalação tardia, porém a maioria dos pacientes era portadora de cardiopatia reumática. Estudos controlados mais recentes indicam que o tratamento de curta duração pode ser empregado se for descartada a endocardite pelo ecocardiograma. Adotamos a mesma recomendação acima, independente do agente causal, e não observamos complicações tardias. Em nossa casuística, as complicações por endocardite e osteomielite tiveram manifestações clínicas imediatas e as hemoculturas colhidas após o início do tratamento permaneceram positivas, permitindo o diagnóstico precoce.

Nos casos excepcionais em que é necessário preservar o CVC infectado, o selo de antibiótico deve ser utilizado em conjunto com a antibioticoterapia sistêmica durante 7 a 14 dias. A solução do antibiótico deve preencher o volume do cateter e ser trocada a cada 24 horas ou antes se o cateter for utilizado. Neste caso, lembrar de esvaziar o lúmen previamente. A concentração mínima erradicante de biofilme é de 100 a 1.000 vezes maior que a concentração inibitória mínima, mas pode ser limitada pela precipitação da solução. Os regimes propostos incluem cefazolina 5mg/mL, vancomicina 5mg/mL, gentamicina 1mg/mL, ceftazidima 0,5mg/mL, ciprofloxacino 0,2mg/mL e ampicilina 10mg/mL. A precipitação pode ser resolvida pela agitação por $\geq$ 10 segundos. A heparina pode ser adicionada na concentração de 10 a 5.000U/mL. A anfotericina B sistêmica, associada ao selo do cateter na concentração de 2,5mg/mL por 12 horas durante 14 dias ou 5mg/mL por 6 horas durante 14 dias, tem sido utilizada em relatos esporádicos de tratamentos bem-sucedidos de infecções por *Candida* sp. Ressalva-se sempre a extrema necessidade de manter o cateter e a presença de infecções não complicadas.

INFECÇÕES HOSPITALARES DO TRATO RESPIRATÓRIO

Epidemiologia, etiologia, fisiopatologia

A maioria das infecções do trato respiratório adquiridas no hospital é causada por bactérias, se considerarmos todos os grupos etários. Entretanto, as pneumonias hospitalares também podem ser causadas por vírus. Ocorrem pela transmissão intra-hospitalar de vírus predominantes na comunidade e não têm relação com a exposição a equipamentos usados durante o tratamento na unidade de terapia intensiva.

A pneumonia associada à ventilação mecânica (PAVM) é a segunda infecção hospitalar mais frequente em terapia intensiva pediátrica nos Estados Unidos, representando 20% de todas as infecções hospitalares nestas unidades.

A PAVM pode ser dividida em precoce, quando ocorre antes de 48 horas de intubação traqueal, e tardia, quando ocorre após esse período. A vantagem de se fazer essa divisão baseia-se no fato de que os micro-organismos causadores das PAVMs precoces são bactérias adquiridas na comunidade – a pneumonia foi diagnosticada após a intubação, mas não é decorrente desta. Os micro-organismos mais frequentemente isolados nas PAVMs precoces, em pacientes adultos, são *S. pneumoniae, S. aureus* e *H. influenzae; M. catarrhalis* é patógeno ocasional. Nas PAVMs tardias os agentes mais frequentes são os bacilos gram-negativos, incluindo *P. aeruginosa, Enterobacter* spp. e *Klebsiella* spp. É importante lembrar que na maioria das vezes a pneumonia é polimicrobiana e também está associada a agentes anaeróbios.

A identificação dos agentes bacterianos em crianças é muito mais difícil do que em pacientes adultos. A coleta de secreção respiratória com lavado broncoalveolar (BAL) ou com cateter protegido, considerados adequados para a coleta de material para a realização de cultura com a finalidade de identificar os agentes da pneumonia em pacientes adultos, é muito difícil de ser realizada em crianças – pelo diâmetro das vias aéreas e diâmetro dos equipamentos – e acaba sendo realizada no trato respiratório alto e pode corresponder à flora da orofaringe e não aos agentes causadores das pneumonias. A cultura de sangue pode auxiliar no diagnóstico etiológico, mas tem baixa positividade na presença de pneumonia.

Embora a patogênese da PAVM seja considerada complexa, pode ser resumida em dois mecanismos: aspiração de micro-organismos que colonizam a orofaringe ou o estômago e inalação de aerossóis contaminados. O acometimento pulmonar costuma ser multifocal ou difuso, embora frequentemente se encontrem imagens relativamente localizadas à radiografia simples.

A pneumonia associada à inalação de aerossóis contaminados hoje é muito menos comum do que a colonização de orofaringe e aspiração, desde que sejam seguidas as normas recomendadas para a prevenção relacionadas aos cuidados, que incluem esterilização e desinfecção de equipamentos, troca de circuitos, técnicas de aspiração e higienização das mãos.

Os fatores de risco para PAVM em adultos podem ser divididos em categorias: fatores relacionados ao hospedeiro (doença pulmonar crônica e imunossupressão); fatores que alteram a colonização bacteriana na orofaringe e no estômago (doença de base, uso de antimicrobianos de amplo espectro, e possivelmente agentes que aumentam o pH do estômago, como antiácidos e bloqueadores H_2); fatores que favorecem o refluxo gastroesofágico e aspiração do conteúdo gástrico, como depressão neurológica, posição deitada, uso de sonda nasogástrica e alimentação enteral; condições que requerem longo tempo de ventilação e favorecem a transmissão cruzada de bactérias pelas mãos da equipe que cuida do paciente; fatores que impedem a eliminação de secreção pulmonar, como cirurgia torácica e abdominal ou imobilização.

As informações sobre epidemiologia, patogênese, tratamento e prevenção das PAVM em crianças são escassas e as amplamente conhecidas derivam de estudos em adultos. Em relação aos fatores de risco para a população pediátrica, Elward et al. (2002) relataram condições relacionadas aos cuidados e ao diagnóstico: reintubação, transporte para fora da UTI e síndrome genética. Em outro estudo, em 55 pacientes, a análise multivariada encontrou como fatores de risco para PAVM: sexo feminino, admissão em pós-operatório, uso de nutrição enteral e uso de narcóticos. Os autores sugerem que a associação de narcóticos com PAVM pode indicar que a hipomotilidade gastrintestinal secundária a narcóticos pode ser um mecanismo para o aumento de risco para PAVM, via aspiração de conteúdo gástrico. Um estudo prospectivo identificou como fatores independentes preditores de risco para PAVM o uso prévio de antibióticos, a nutrição enteral contínua e a broncoscopia. Outro estudo relaciona o uso de imunossupressores, bloqueador neuromuscular e imunodeficiências.

Infelizmente, quando se analisam os trabalhos que relacionaram os fatores de risco para crianças, poucas são as medidas preventivas que podem ser efetivas, uma vez que a maioria delas está relacionada ao diagnóstico e ao procedimento necessário ao tratamento. Vejamos a recomendação de elevar a cabeça a 30°. Este procedimento é considerado logisticamente desafiador no cuidado de lactentes e pré-escolares. Como manter a criança pequena com a cama elevada a 30°? Já em relação à diminuição da acidez gástrica, dois estudos mostraram que não há diferença na incidência de PAVM com o uso de bloqueador H_2, sucralfato ou sem nenhum medicamento. É possível que as amostras dos estudos não sejam suficientes para evidenciar o efeito dos medicamentos ou que o uso dessas drogas não esteja associado à PAVM em crianças. Em relação à nutrição enteral, poucos trabalhos encontraram forte associação com PAVM, sendo necessários novos estudos para diferenciar os riscos relacionados a tempo e volume de infusão, posicionamento da sonda e vantagens em relação à nutrição parenteral, já que a infecção sanguínea relacionada ao cateter central é a infecção em UTI pediátrica mais frequente, muito diferente da população adulta.

Quadro clínico e diagnóstico

O diagnóstico de PAVM é difícil de ser confirmado em crianças. Geralmente se suspeita de PAVM pela associação de dados clínicos, laboratoriais e radiológicos, descritos no quadro IX-4. As manifestações clínicas clássicas de tosse, febre, escarro purulento e piora do quadro radiológico não são consistentes e podem representar um outro processo, como atelectasia, ou síndrome do desconforto respiratório agudo de causa não infecciosa.

Tratamento e prevenção

O tratamento empírico para a PAVM depende tanto das características clínicas do paciente como dos padrões de sensibilidade das bactérias mais frequentes do ambiente hospitalar. A antibioticoterapia inicial não deve ser baseada no uso de um único antibiótico e sim em uma associação de dois antibióticos com espectro capaz de cobertura dos agentes mais frequentemente envolvidos na etiologia das PAVMs. Em nosso serviço, geralmente utilizamos a associação de cefalosporina de primeira geração com aminoglicosídeo, visando à cobertura de gram-positivos, principalmente *Staphylococcus aureus*, e de gram-negativos. A rápida melhora funcional pulmonar após o início do tratamento contradiz a fisiopatologia da PAVM e determina reexaminar a manutenção dos antimicrobianos.

As principais medidas para a prevenção de PAVM foram recomendadas por *Centers of Disease Control and Prevention* (CDC) e por *Healthcare Infection Control Practices Advisory Committee* (HIPAC). Destacam-se

Quadro IX-4 – Critérios para o diagnóstico de PAVM em crianças (adaptado de Principi e Esposito, 2007).

Idade	Critério

< 1 ano	• Aumento da necessidade de O_2 ou de outras variáveis ventilatórias para otimizar a oxigenação
	• E pelo menos três dos seguintes:
	  1. Instabilidade térmica sem outra causa
	  2. Leucopenia (< 4.000/mm³) ou leucocitose (> 15.000/mm³) e bastões > 10%
	  3. Aparecimento de secreção purulenta ou alteração da secreção ou aumento nas secreções respiratórias ou aumento da necessidade de aspiração
	  4. Sinais de insuficiência respiratória (apneia, taquipneia, batimento de aletas nasais com retrações torácicas ou gemência)
	  5. Sibilos, estertores crepitantes
	  6. Tosse
	  7. Bradicardia (< 100bpm) ou taquicardia (> 170bpm)
	• Mais o critério radiológico: pelo menos duas radiografias de tórax seriadas com imagem de infiltrado novo ou progressivo, consolidação, cavitação ou pneumatocele*

> 1 ano	• Pelo menos um dos seguintes critérios clínicos:
	  1. Febre sem outra causa
	  2. Leucopenia (< 4.000mm³) ou leucocitose (> 12.000/mm³)
	• E pelo menos dois dos seguintes:
	  1. Aparecimento de secreção purulenta ou alteração da secreção ou aumento nas secreções respiratórias ou aumento da necessidade de aspiração
	  2. Surgimento ou piora da tosse ou dispneia ou apneia ou taquipneia
	  3. Estertores crepitantes ou roncos
	  4. Aumento da necessidade de O_2 ou de outras variáveis ventilatórias para otimizar a oxigenação
	• Mais o critério radiológico: pelo menos duas radiografias de tórax seriadas com imagem de infiltrado novo ou progressivo, consolidação, cavitação ou pneumatocele*

* Em crianças sem cardiopatia ou pneumopatia crônica é necessária apenas uma radiografia alterada.

a prevenção da transmissão cruzada de "flora hospitalar", por meio da higienização das mãos e do uso de luvas, quando em contato com secreções respiratórias; o uso de tubo traqueal com *cuff* e dispositivo protegido de aspiração para adultos, embora em crianças pequenas não se usa *cuff* rotineiramente e não há estudos do dispositivo protegido de aspiração em crianças; a aspiração do tubo traqueal deve ser feita com suavidade e com sonda estéril; administrar nutrição enteral contínua em vez de grandes volumes intermitentes, dando preferência para a sonda enteral, a fim de reduzir o refluxo gastroesofágico; cuidados com a higiene oral, embora não existam estudos a esse respeito em crianças; cuidado com a condensação no circuito, que pode conter grande quantidade de micro-organismos; aplicação de procedimentos adequados para o reprocessamento de materiais (esterilização e desinfecção de alto nível); não trocar os circuitos do ventilador antes de 48 horas de uso, mas não há tempo máximo estabelecido. Em nosso serviço, a rotina atual é de troca rotineira a cada 20 dias, sendo antecipada se o circuito estiver visivelmente sujo.

A implementação de estratégias para a prevenção de PAVM especificamente para a população pediátrica pode levar à redução significativa nas taxas de infecção. Considerando-se que a PAVM está associada à permanência prolongada na UTI, maior mortalidade, maior frequência de estenose traqueal e subglótica, e traqueotomia, é importante que toda a equipe que cuida dos pacientes se organize para reduzir a incidência desta infecção.

Infecções virais do trato respiratório

Os agentes virais são os principais causadores de infecção hospitalar do trato respiratório em crianças. Diferentemente da PAVM, as infecções respiratórias virais estão relacionadas a causas externas, como a ocorrência de surtos na comunidade. Tanto as crianças com doença associada como as previamente hígidas são de risco para a aquisição de pneumonia viral. Os vírus mais frequentemente associados são adenovírus, vírus da influenza, parainfluenza, vírus sincicial respiratório (VSR) e rinovírus. Dentre todos os vírus, o de que melhor se conhece o modo de transmissão é o VSR. A transmissão pode ocorrer por via direta (contato com pessoa doente) ou indireta (via mãos ou fômites contaminados). Nos surtos intra-hospitalares de VSR, a contaminação das mãos é a principal via de transmissão.

A identificação do agente viral necessita de um diagnóstico laboratorial sofisticado. Muitos discutem a real necessidade de identificação etiológica baseando-se no fato de que existem poucas drogas antivirais efetivas, embora essa identificação permita a implantação de medidas preventivas específicas para a redução da disseminação intra-hospitalar. Além disso, a identificação de um agente viral pode reduzir o uso inadequado de antibióticos.

Não existe consenso na utilização de drogas antivirais para o tratamento de infecções por VSR, bem como no uso de anticorpo monoclonal. Crianças internadas com infecção por influenza devem receber oseltamivir, que é efetivo para reduzir o tempo de doença.

A Seção de Epidemiologia Hospitalar do HC da Unicamp recomenda a colocação de crianças menores de 2 anos, com suspeita de infecção pelo VSR, em precauções de contato e gotículas. O risco de disseminação do vírus está relacionado ao período de transmissão da doença e à suscetibilidade dos demais pacientes internados. A disseminação viral, normalmente de três a oito dias, pode-se prolongar por três a quatro semanas em lactentes menores de 6 meses e imunossuprimidos. Em geral, as precauções são mantidas durante 8 dias a partir do início dos sintomas ou até a melhora clínica para menores de 6 meses e imunossuprimidos.

INFECÇÃO DO TRATO URINÁRIO

Epidemiologia, fisiopatologia e etiologia

A infecção do trato urinário (ITU) é a infecção nosocomial mais comum em adultos, correspondendo a 40% de todas as infecções neste grupo. Já em crianças representa aproximadamente 10% das infecções nosocomiais. Provavelmente, esta diferença ocorre pela menor frequência de cateterismo vesical nos pacientes pediátricos. Isto é confirmado quando se avalia a taxa de ITU durante 1.000 dias de cateter urinário, que é semelhante nas duas populações.

O cateterismo vesical é o principal fator predisponente à ocorrência da cistite no contexto hospitalar, mas pode também ocasionar pielonefrite e infecção da corrente sanguínea. A contaminação dos dispositivos (cateter, circuito e bolsa coletora) pode acontecer no momento da inserção, na manipulação com abertura do sistema, ou ocorrer ascensão bacteriana pelo cateter a partir do períneo.

A taxa de ITU relacionada com cateterismo vesical cresce 5 a 10% por dia de uso, quando é empregado o sistema fechado. Maior taxa de infecção pode ocorrer em três casos: 1. presença de diarreia, provavelmente devido à contaminação do meato uretral; 2. diminuição do fluxo urinário; e 3. estase de urina na bexiga.

A principal bactéria causadora de ITU relacionada a cateterismo vesical é a *Escherichia coli*, mas outros micro-organismos gram-negativos e outros agentes intestinais como o *Enterococcus* e a *Candida* spp. podem também ser causadores de ITU. Os pacientes que usam antibiótico de amplo espectro têm maior risco de desenvolver ITU por agentes multirresistentes ou infecção fúngica.

Quadro clínico e diagnóstico

Geralmente, a ITU relacionada ao cateterismo vesical é oligossintomática. Quando presentes, os principais sintomas e sinais são: urgência urinária, enurese, disúria, alteração do aspecto ou odor da urina e febre. Deve-se ressaltar que nas crianças em terapia intensiva, muitas vezes sedadas, a sintomatologia é pouco frequente. A febre sem foco aparente, em pacientes com cateterismo vesical atual ou prévio é o principal motivo para a coleta de exames e diagnóstico de ITU. O exame sumário de urina auxilia no diagnóstico da ITU, mas deve ser avaliado com cautela, pois está sujeito a alterações decorrentes de comorbidades, da resposta inflamatória e da simples presença do cateter vesical. A confirmação do diagnóstico de ITU é baseada na identificação de micro-organismo em cultura de urina.

Tratamento e prevenção

O tratamento da ITU deve incluir, além do antibiótico, a remoção do cateter vesical, se possível sem introduzir um novo cateter. O sedimento urinário auxilia na definição do acometimento glomerular. Existe controvérsia quanto à necessidade de antibióticos nos casos de cistite, porque nesta situação a infecção pode resolver-se com a retirada do cateter vesical. Nos casos de pielonefrite ou nas infecções sanguíneas associadas à infecção urinária, o antibiótico é essencial, mas não há recomendação quanto à duração do tratamento. Utilizamos o período de sete dias como referência, levando em conta a evolução febril e a cultura de controle 48 horas depois do início do antimicrobiano, que deve estar negativa quando o tratamento é adequado. Nova amostra 48 horas após o término confirma a erradicação do micro-organismo.

Nos casos oligossintomáticos, sem sinais de sistematização, aguardamos os resultados da cultura de urina e o teste de sensibilidade a antimicrobianos (TSA) para iniciar o tratamento específico. Nos casos com resposta inflamatória sistêmica, iniciamos antimicrobianos de amplo espectro, de acordo com a flora hospitalar e as comorbidades do paciente (por exemplo, a insuficiência renal limita o uso de aminoglicosídeos). Após o resultado da cultura de urina e o TSA, adequamos o tratamento específico.

A prevenção da ITU relacionada ao cateterismo vesical deve basear-se em: 1. restrição ao uso de cateter vesical, dando-se preferência ao cateterismo intermitente; 2. técnica asséptica na inserção do cateter; e 3. remoção do cateter de demora o mais breve possível. Deve-se manter o sistema fechado e a bolsa coletora sempre abaixo do nível da bexiga, para facilitar o total esvaziamento e evitar a estase ou o refluxo de urina.

O uso de cateter impregnado com antisséptico não previne a ITU, apenas retarda o aparecimento da bacteriúria, e poucos são os estudos que avaliam o benefício deste insumo em relação ao risco de surgimento de cepas resistentes.

O uso profilático de antibiótico durante o cateterismo vesical mostrou poucos benefícios. Além disso, o uso prolongado aumenta o risco de seleção de agentes resistentes.

BIBLIOGRAFIA

Almuneef M, Memish ZA, Balkhy HH et al. Ventilator-associated pneumonia in pediatric intensive care unit in Saudi Arabia: a 30-month prospective surveillance. Infect Control Hops Epidemiol 2004;25:753-8.

Angel-Moreno A, Boronatc M, Bolaños M et al. Candida glabrata fungemia cured by antibiotic lock therapy: case report and short review. J Infect 2005;51:e85-7.

Bagshaw SM, Laupland KB. Epidemiology of intensive care unit acquired urinary tract infections. Curr Opin Infect Dis 2006; 19:67-1.

Bigham M, Amato R, Bondurrant P et al. Ventilator-associated pneumonia in the pediatric intensive care unit: characterizing the problem and implementing a sustainable solution. J Pediatr 2009;154:582-7.

Centers for Disease Control and Prevention – National Nosocomial Infections Surveillance System. National Nosocomial Infections Surveillance (NNIS) system report, data summary from January 1992 through June 2004, issued October 2004. Am J Infec. Control 2004;32:470-85.

Centers for Disease Control and Prevention. Criteria for defining nosocomial pneumonia. Available at: www.cdc.gov/ncidod/hip/NNIS/members/pneumonia/Final/PneuCriteriaFinal.pdf

Committee on Infectious Diseases: American Academy of Pediatrics. Respiratory syncytial virus. In Pickering LK (ed). Red Book: Report of the Committee on Infectious Diseases. 27th ed. Elk Grove Village, IL: American Academy of Pediatrics; 2006. pp.560-6.

Cook D, Reeve B, Guyatt G et al. Stress ulcer prophylaxis in critically ill patients: resolving discordant meta-analyses JAMA 1996;275:308-14.

Elward A, Warren D, Fraser V. Ventilator-associated pneumonia in pediatric intensive care unit patients: risk factors and outcomes. Pediatrics 2002;109:758-64.

Feldman C, Kassel M, Cantrell J et al. The presence and sequence of endotracheal tube colonization in patients undergoing mechanical ventilation. Eur Respir J 1999; 13:546-51.

Foglia E, Meier MD, Elward A. Ventilator-associated pneumonia in neonates and pediatric intensive care unit patients. Clin Microbiol Rev 2007;20:409-25.

Ford-Jones EL, Mindorff CM, Langley JM et al. Epidemiology study of 4684 hospital-acquired infections in pediatric patients. Ped Infect Dis J 1989;8:668-75.

Gauvin F, Dassa C, Chaibou M et al. Ventilator-associated pneumonia in intubated children: comparison of different diagnostic methods. Pediatr Crit Care Med 2003;4:437-43.

Horan TC, Andrus M, Dudeck MA et al. CDC/NHSN surveillance definition of health care-associated infection and criteria for specific types of infections in the acute care setting. Am J Infect Control 2008;36:309-32.

Howard T, Hoffman L, Stang P et al. Respiratory syncytial virus pneumonia in the hospital setting: length of stay, charges, and mortality. J Pediatr 2000;137:227-32.

Huskins WC, Goldmann DA. Health care-associated infections. In Feigin & Cherry's. Textbook of pediatric infectious diseases, 6th ed. Philadelphia: Saunders Elsevier: 2009. pp. 2874-924

Karanfil L, Conlon M, Lykens K et al. Reducing the rate of nosocomially transmitted respiratory syncytial virus. Am J Infect Control 1999;27:91-6.

Kaye D, Hessen M. Infections associated with foreign bodies in the urinary tract. In Bisno A, Waldvogel F (eds). Infections Associated with Indwelling Medical Devices. 2nd ed. Washington: American Society for Microbiology; 1994. p.241.

Labenne M, Poyart C, Rambaud C et al. Blind protected specimen brush and bronchoalveolar lavage in ventilated children. Crit Care Med 1999;27:2537-43.

Lohr J, Downs S, Dudley S et al. Hospital-acquired urinary tract infections in the pediatric patient: a prospective study. Pediatr Infect Dis J 1994;13:8.

MaCartney K, Gorelick MH, Manning ML et al. Nosocomial respiratory syncytial virus infections: the cost-effectiveness and cost-benefit of infection control. Pediatrics 2000;106:520-6.

Marschall J, Mermel LA, Classen D et al. Strategies to prevent central line–associated bloodstream infections in acute care hospitals. Infect Control Hosp Epidemiol 2008;29:S22-30.

Mermel LA, Allon M, Bouza E. Clinical practice guidelines for the diagnosis and management of intravascular catheter-related infection: 2009 update by the Infectious Diseases Society of America. Clin Infect Dis 2009;49:1-45.

Pearson ML. Hospital Infection Control Practices Advisory Committee (HICPAC). Guideline for prevention of intravascular-device-related infections. Infect Control Hosp Epidemiol 1996;17:438-73.

Prelog M, Schiefecker D, Fille M, Brunner A, Zimmerhackel LB. Acute nosocomial urinary tract infection in children. Infect Control Hosp Epidemiol 2007;28:1019-23.

Principi N, Esposito S. Ventilator-associated pneumonia (VAP) in pediatric intensive care units. Pediatr Infect Dis J 2007; 26:841-4.

Richards MJ, Edwards JR, Culver DH et al. Nosocomial infections in pediatric intensive care units in United States. Pediatrics 1999;103:e39.

Srinivasan R, Asselin J, Gildengorin G et al. A prospective study of ventilator-associated pneumonia in children. Pediatrics 2009;123:1108-15.

Tablan OC, Anderson LJ, Besser R, Bridges C, Hajjeh R. CDC, Healthcare Infection Control Practices Advisory Committee. Guidelines for prevention health-care-associated pneumonia, 2003: recommendations of CDC and HICPAC. Morb Mortal Wkly Rep Recomm Rep 2004;53:1-36.

Tambyah P, Maki D. Catheter-associated urinary tract infection is rarely symptomatic: a prospective study of 1497 catheterized patients. Arch Intern Med 2000;160: 678.

Trautner B, Hull R, Darouiche R. Prevention of catheter-associated urinary tract infection. Curr Opin Infect Dis 2005;18: 37-41.

Turton P. Ventilator-associated pneumonia in paediatric intensive care: a literature review. Nurs Crit Care 2008;13:241-8.

Vilela R. Fatores de risco para infecção relacionada a caateter venoso central de curta permanência em unidade de terapia intensiva pediátrica de um hospital universitário. Campinas, 2005. (Tese de Mestrado em Pediatria – Faculdade de Ciências Médicas, Universidade Estadual de Campinas.)

Wolf H.H, Leithauser M, Maschmeyer G et al. Central venous catheter-related infections in hematology and oncology: guidelines of the Infectious Diseases Working Party (AGIHO) of the German Society of Hematology and Oncology (DGHO). Ann Hematol 2008;87:863-76.

Yildizdas D, Yapicioglu H, Yilmaz HL. Occurrence of ventilator-associated pneumonia in mechanically ventilated pediatric intensive care patients during stress ulcer profilaxis with sucralfate, ranitidine and omeprazole. J Crit Care 2002;17:240-5.

CAPÍTULO 3

Meningites Bacterianas, Meningoencefalites Virais e Meningites Secundárias à Derivação Ventriculoperitoneal

CLÁUDIO MANOEL HENRIQUES GUEDES

INTRODUÇÃO

As meningites bacterianas continuam a ser importante causa de morbimortalidade no mundo mesmo com o avanço de antibióticos e a aquisição de novas vacinas.

A partir da década de 1990, com a implantação da vacinação contra o *Haemophilus influenzae* tipo b (Hib), houve considerável redução nas meningites causadas por este agente.

O diagnóstico precoce assim como a instituição de medidas de suporte são de vital importância para o manejo do paciente.

DEFINIÇÕES

Define-se meningite como a inflamação das leptomeninges (pia-máter e aracnoide).

Encefalite é a inflamação do parênquima cerebral. Embora a meningite e a encefalite sejam consideradas entidades distintas, a inflamação meníngea frequentemente se estende para o parênquima cerebral e vice-versa. Logo, a maioria dos casos diagnosticados como meningite ou encefalite, na verdade, são meningoencefalites.

Classicamente, define-se meningite bacteriana pela detecção do agente no líquido cefalorraquidiano (LCR) por meio da coloração pelo método de Gram, cultura ou pela pesquisa de antígenos específicos. Atualmente, o diagnóstico de cerca de 85% das infecções de sistema nervoso central (SNC) pode ser feito por técnicas laboratoriais modernas. Entretanto, nenhum teste laboratorial é 100% sensível e específico para as infecções do SNC.

A terminologia "meningite asséptica" pode ser usada para definir todo tipo de meningite cuja detecção da bactéria pelos meios já mencionados foi inconclusiva. A maioria dos casos de "meningite asséptica" é de etiologia viral.

EPIDEMIOLOGIA E AGENTES ETIOLÓGICOS

A meningite bacteriana continua sendo uma doença comum.

Nos Estados Unidos e em outros países, surtos de meningite meningocócica ainda acontecem, enquanto na África subsaariana a meningite meningocócica é endêmica. A incidência da meningite por Hib reduziu-se em 55% desde a introdução da vacinação na década de 1990.

Medidas que poderão ajudar na redução de novos casos de meningite bacteriana são: *screening* universal e antibioticoterapia profilática específica para gestantes colonizadas pelo estreptococo do grupo B e a disponibilidade e implantação de políticas de vacinação contra a *Neisseria meningitidis* e o *Streptococcus pneumoniae*.

De acordo com a faixa etária, os agentes etiológicos mais comuns na meningite bacteriana estão citados no quadro IX-5.

Estudo americano realizado no final da década de 1990 mostrou que após a introdução da vacina anti-Hib houve mudança no perfil etiológico da meningite bacteriana. O *Streptococcus pneumoniae* corresponde à maioria dos casos (47%), seguido pela *Neisseria meningitidis* (25%). Por sua vez,

Quadro IX-5 – Agentes bacterianos mais comuns na meningite comunitária.

Faixa etária	Micro-organismos
0-3 meses de idade	*Streptococcus agalactiae* (grupo B) Enterobactérias: *Escherichia coli*, *Klebsiella pneumoniae*, *Proteus mirabilis*
3 meses-5 anos de idade	*Streptococcus pneumoniae*, *Neisseria meningitidis*, *Haemophilus influenzae* tipo b
> 5 anos de idade	*Streptocuccus pneumoniae*, *Neisseria meningitidis*

as meningites causadas pelo Hib que correspondiam a 45% na era pré-vacinação reduziram a 7% do total de casos.

Em determinadas situações, certos micro-organismos devem ser considerados como listado no quadro IX-6.

Quadro IX-6 – Micro-organismos associados a determinadas situações.

Fratura de base de crânio	*Streptococcus pneumoniae* Hib *Neisseria meningitidis* *Staphylococcus aureus* *Streptococcus pyogenes* Bacilos gram-negativos
Pós-operatório neurocirúrgico	Estafilococo coagulase-negativa Bacilos gram-negativos
Derivação ventriculoperitoneal	Estafilococo coagulase-negativa Bacilos gram-negativos
Neutropenia	*Streptococcus pneumoniae* *Listeria monocytogenes* Bacilos gram-negativos
Deficiência dos componentes terminais do complemento	*Neisseria meningitidis*
Hipoesplenismo	*Streptococcus pneumoniae* Hib *Neisseria meningitidis*
Imunodeficiência celular	*Listeria monocytogenes* *Salmonella* Nocárdia *Cryptococcus neoformans* *Histoplasma capsulatum*

PATOGÊNESE E FISIOPATOLOGIA

A fim de que o agente etiológico cause meningite primária (via hematogênica), ele deverá:
- Colonizar e conseguir penetrar o epitélio da nasofaringe.
- Invadir a corrente sanguínea.
- Conseguir sobreviver na corrente sanguínea.
- Fixar-se aos microvasos cerebrais e invadir o LCR.
- Induzir à resposta inflamatória no espaço subaracnóideo.

As bactérias que causam meningite têm características próprias que podem aumentar sua virulência. *N. meningitis*, *S. pneumoniae* e Hib possuem proteases que clivam a IgA do hospedeiro, destruindo-a. Dessa forma, o micro-organismo adere-se e coloniza a mucosa do hospedeiro. Essa adesão ao epitélio nasofaríngeo pela *N. menigitidis* ocorre por meio de uma estrutura especializada chamada fímbria.

Na meningite primária, o patógeno atinge o SNC pela via hematogênica.

A *N. meningitidis*, por exemplo, atinge a corrente sanguínea através de um mecanismo chamado endocitose.

Ao chegar à corrente sanguínea, as bactérias inibem sua destruição por possuírem cápsula de polissacáride, impedindo a atividade bactericida do sistema complemento e a fagocitose pelos macrófagos do hospedeiro.

As bactérias aderem às estruturas da barreira hematoencefálica por meio de estruturas especializadas (fímbrias ou *pili*).

Ao atingir o LCR, as bactérias multiplicam-se rapidamente, pois neste espaço há poucos leucócitos, nível diminuído de complemento e imunoglobulinas com consequente redução da opsonização das bactérias que aí penetrarem.

Componentes bacterianos (peptidoglicanos e ácido teicoico) presentes no liquor desencadearão uma resposta inflamatória no hospedeiro. Haverá estímulo para os astrócitos, células endoteliais, micróglia, leucócitos e monócitos liberarem citocinas inflamatórias (interleucina-1, interleucina-6, interleucina-8), fator de necrose tumoral alfa, prostaglandina E_2 e quimiocinas, estimulando a migração dos leucócitos.

A resposta inflamatória acarretada pelas citocinas provocará aumento da permeabilidade na barreira hematoencefálica com extravasamento de proteínas séricas para o LCR (hiperproteinorraquia) e edema vasogênico. Ocorrerá produção de mediadores citotóxicos e sua cascata inflamatória progressiva levará à morte celular.

Estes eventos alteram o fluxo sanguíneo cerebral (FSC) levando a uma perda da sua autorregulação.

O aumento do metabolismo anaeróbio, com a produção de lactato e a diminuição de disponibilidade de glicose no liquor (hipoglicorraquia característica da meningite bacteriana) promoverão disfunção neuronal.

A desgranulação neutrofílica com a liberação de metabólitos tóxicos levam a edema citotóxico com lesão e morte neuronal.

A formação de exsudato purulento obstruirá o fluxo liquórico no sistema ventricular e diminuição da reabsorção nas granulações aracnóideas desenvolvendo hidrocefalia e edema intersticial. A obstrução das artérias pela inflamação da parede vascular (vasculite) induzirá à trombose, provocando isquemia e infarto do parênquima cerebral.

Os edemas vasogênico, citotóxico e intersticial levam ao aumento da pressão intracraniana que se caracterizará por alteração do sensório, papiledema, midríase, redução dos reflexos pupilares e reflexo de Cushing (bradicardia, bradipneia e hipertensão arterial).

MANIFESTAÇÕES CLÍNICAS

Os sinais e sintomas de meningite incluem febre, cefaleia, vômitos, rigidez de nuca, alteração do sensório e convulsões, e abaulamento de fontanela nos lactentes. Convém ressaltar que principalmente nos lactentes, os sinais e sintomas podem ser inespecíficos, compatíveis com sepse.

As convulsões estão presentes em um terço das crianças que apresentam meningite bacteriana.

Petéquias e sufusões hemorrágicas podem estar presentes ao diagnóstico da meningite e não são próprias das infecções meningocócicas. Outros agentes podem causá-las: Hib, *Neisseria gonorrhoeae*, *S. pneumoniae*, *Streptococcus pyogenes*, *Enterovirus*, *Mycoplasma pneumoniae*, vírus Epstein-Barr, *Rickettsiae*, arbovírus e *Y. pestis*.

CRITÉRIOS PARA A ADMISSÃO EM UNIDADE DE TERAPIA INTENSIVA

A maioria das crianças com suspeita de meningite é avaliada inicialmente nos prontossocorros. Elas deverão ser isoladas (isolamento respiratório para gotículas) até o diagnóstico ser firmado e o isolamento deverá ser suspenso após 24 horas à primeira dose do antibiótico. Medidas de suporte (vias aéreas, oxigenoterapia, acesso venoso para infusão de terapia fluídica e antibioticoterapia) deverão ser instituídas precocemente.

O ideal seria que toda criança com meningoencefalite fosse admitida à UTI para a monitorização nas primeiras 24 horas. Como isto nem sempre é possível, é indicada UTI para:

- lactentes;
- toda criança com quadro de choque;
- toda criança comatosa e com oscilações do sensório;
- toda criança que tenha comorbidade;
- toda criança que convulsione ou apresente algum déficit neurológico focal;
- toda criança com petéquias ou sufusões hemorrágicas que progridam rapidamente.
- toda criança que tenha apneia ou distúrbios do ritmo respiratório.

DIAGNÓSTICO

O diagnóstico de meningite bacteriana é firmado quando se identifica, por meio da cultura do liquor, o agente microbiológico envolvido no processo. A bacterioscopia sugere, mas não confirma, o agente etiológico.

Atualmente, o diagnóstico de cerca de 85% das infecções do sistema nervoso central (SNC) pode ser analisado por técnicas laboratoriais modernas. Entretanto, nenhum teste laboratorial é 100% sensível e específico para as infecções de SNC.

Na maioria das crianças com meningite, a punção lombar pode ser realizada sem a necessidade de um exame prévio de neuroimagem.

Os critérios que indicariam a realização de tomografia de crânio antes da punção liquórica são: pacientes imunodeprimidos, sinais neurológicos focais, alterações na campimetria, síndrome comatosa em que o padrão clínico não infeccioso é ressaltado. A contraindicação formal para a coleta de liquor é infecção no local da coleta do exame. As discrasias sanguíneas, por si sós, não contraindicam a coleta liquórica, visto que hemoderivados podem ser infundidos antes da coleta. A instabilidade cardiorrespiratória não é uma contraindicação quando o paciente estiver ventilado e em suporte hemodinâmico.

Variáveis a serem analisadas no LCR: número total de leucócitos com contagem diferencial, concentração de proteína, concentração de glicose (avaliar em conjunto com a glicemia), bacterioscopia pelo método de Gram e obviamente cultura. Em pacientes imunodeprimidos, é indicada a pesquisa de fungos.

Não indicamos a punção liquórica como critério de cura, para verificar a esterilização do LCR. Critérios para repuncionar o liquor: 1. resultado do LCR inconclusivo, apesar da forte suspeita de meningite; 2. evolução desfavorável nas primeiras 48 a 72 horas.

DIAGNÓSTICO DIFERENCIAL

O diagnóstico diferencial da meningite bacteriana inclui todas as causas de "meningite asséptica", conforme o quadro IX-7.

Testes rápidos como a contraimunoeletroforese e a hemaglutinação pelo látex podem ser realizados, porém um resultado negativo não exclui o diagnóstico de meningite bacteriana.

O hemograma será de valia para mostrar se o paciente estará plaquetopênico, neutropênico ou com queda nos níveis de hemoglobina.

As hemoculturas deverão ser coletadas na suspeita do diagnóstico de meningite.

Quadro IX-7 – Características do liquor de acordo com a etiologia da meningite.

Meningite	Leucócitos Nº (por mm³)	Leucócitos Tipo	Proteína (mg/dL)	Glicose (mg/dL)
Bacteriana	↑ de 100 a > 1.000	Predomínio de neutrófilos	100-500	5-40
Viral	Normal (< 5) ou ↑ de 10 a 100	Predomínio inicial de neutrófilos e posteriormente de linfócitos	< 100	Normal
Tuberculosa	↑ de 100 a 1.000	Predomínio de linfócitos	Aumentada	Baixa
Fúngica	Pouco aumentada	Predomínio de linfócitos	Pouco aumentada	Normal

Ultimamente, tem-se estudado a pró-calcitonina como marcador da meningite bacteriana. Embora seja, provavelmente, um dos melhores biomarcadores na diferenciação entre meningite bacteriana e "asséptica", ela não deverá ser utilizada de forma isolada no diagnóstico, visto que sua especificidade e sensibilidade não são de 100%. Com um nível sérico maior que 0,5ng/mL de pró-calcitonina, é mais provável tratar-se de meningite bacteriana do que asséptica. Além disso, mais estudos deverão ser realizados a fim de que seu uso rotineiro possa ser implementado.

TRATAMENTO

O tratamento antimicrobiano na meningite bacteriana primária deverá ser instituído o mais breve possível e baseia-se nos agentes etiológicos mais frequentes para a faixa etária do paciente. A bacterioscopia não é decisiva no raciocínio da antibioticoterapia empírica. Após o resultado da cultura do liquor e com a sensibilidade antibiótica, podemos mudar o antibiótico inicial.

No quadro IX-8 propomos o esquema empírico inicial para o tratamento da meningite bacteriana.

Nos Estados Unidos, na era pré-vacina antipneumocócica, a resitência às penicilinas era de 40% e metade dos pneumococos também não era suscetível às cefalosporinas de terceira geração. Alguns autores recomen-

3 MENINGITES BACTERIANAS, MENINGOENCEFALITES VIRAIS E MENINGITES SECUNDÁRIAS À DERIVAÇÃO VENTRICULOPERITONEAL

Quadro IX-8 – Esquema empírico inicial para o tratamento da meningite bacteriana.

Faixa etária	Esquema antibiótico
0-3 meses	Ampicilina (400mg/kg/dia, 6/6h) + cefotaxima (200mg/kg/dia, 6/6h) ou Ampicilina + ceftriaxona (100mg/kg/dia, 12/12h)
3 meses-5 anos	Ceftriaxona
> 5 anos	Ceftriaxona

dam que se associe a vancomicina à cefalosporina de terceira geração, quando se trata de suspeita de meningite pneumocócica, até o resultado final do antibiograma.

O tempo do uso da antibioticoterapia preconizado depende do micro-organismo identificado: meningite meningocócica: 7 dias; meningite por Hib: 10 dias; e meningite pneumocócica: 14 dias. No período neonatal, estende-se este tempo para 21 dias. O tempo de antibioticoterapia está baseado mais em experiências clínicas acumuladas do que em estudos randomizados.

O uso de corticosteroide (CE) como terapia auxiliar (a fim de atenuar a resposta inflamatória) na meningite bacteriana em crianças ainda é controverso. Sabe-se que o uso de CE reduz a surdez em crianças com meningite por Hib. Além disso, na meningite pneumocócica, a dexametasona reduz a surdez neurossensorial somente se administrada antes do início do antibiótico. Entretanto, houve redução dos casos de meningite por Hib com o uso sistemático da vacina. Um estudo retrospectivo, tipo coorte, realizado entre 2001 e 2006 em centros terciários, nos quais a meningite por Hib não era prevalente, mostrou que o uso de CE não esteve associado com a sobrevida ou com o tempo de internação hospitalar. Em suma, se for feito o uso do CE, deverá ser de forma criteriosa. Caso seja usado, deverá ser administrado antes ou juntamente com a primeira dose do antibiótico.

COMPLICAÇÕES E SEQUELAS

As complicações agudas são comuns na meningite bacteriana. Choque e coagulopatia estão associados com meningite meningocócica. As convulsões que evoluem para o estado de mal epiléptico ou que começam tardiamente estão associadas a sequelas neurológicas. As convulsões focais associam-se a pior prognóstico.

Outras complicações agudas: hidrocefalia, abscesso cerebral, abscesso subdural, abscesso epidural, trombose cerebral.

A coleção subdural ocorre em um terço das crianças com meningite bacteriana. É geralmente assintomática, com resolução espontânea e não leva à sequela neurológica.

A síndrome de secreção inapropriada do hormônio antidiurético (SSIHAD), complicação habitualmente aguda, pode ocorrer e manifestar-se como convulsão. Dessa forma, a natremia e a osmolaridade sérica devem ser monitorizadas.

As sequelas associadas às meningites bacterianas são: epilepsia, involução do desenvolvimento neuropsicomotor, déficits congnitivos, surdez neurossensorial, cegueira, paresias, paralisias e distúrbios da marcha.

A mortalidade da meningite bateriana em crianças americanas oscila entre 4 e 10%.

PROFILAXIA

Quimioprofilaxia – é indicada nas meningites causadas pela *N. meningitidis* e pelo Hib, conforme as normas e rotinas da vigilância sanitária e a epidemiologia local.

MENINGITES SECUNDÁRIAS À DERIVAÇÃO VENTRICULOPERITONEAL

Os agentes etiológicos mais comuns associados à meningite relacionada à derivação ventriculoperitoneal são estafilococo coagulase-negativa (principalmente), *Staphylococcus aureus*, enterococo e bacilos gram-negativos.

A manifestação clínica é inespecífica, com febre, vômitos e irritabilidade, podendo haver ou não sinais de hipertensão intracraniana, alteração do sensório e coma.

O manejo destas crianças consiste em retirar o sistema que está infectado e externalizá-lo (implantação de um sistema de derivação externa), além de antibioticoterapia por via intravenosa específica. O esquema antibiótico inicial preconizado é vancomicina (60mg/kg/dia) associada à ceftriaxona (100mg/kg/dia), até a obtenção do resultado da cultura de liquor. A partir de então, direciona-se a terapêutica antimicrobiana de acordo com o germe isolado. O tempo de tratamento é, em média, de 21 dias. Entretanto, não existe na literatura consenso acerca da melhor alternativa terapêutica na meningite associada à derivação ventriculoperitoneal. Ou seja, somente a antibioticoterapia ou esta associada à derivação externa mantidas até a negativação das culturas do liquor.

Alguns autores recomendam somente o uso de antibiótico por via intravenosa sem a externalização do sistema. Outros sugerem que a externalização deva ser realizada apenas se o tratamento antibiótico for falho.

Em nossa Unidade, no diagnóstico da meningite bacteriana secundária à derivação ventriculoperitoneal, indicamos a externalização do sistema juntamente com a antibioticoterapia.

A reinternalização dependerá de pelo menos três culturas negativas do liquor em drenagem.

MENINGOENCEFALITES VIRAIS

Os agentes etiológicos mais comuns são os enterovírus (Coxsackie, pólio e ECHO) e os arbovírus. O herpesvírus simples é o único agente passível de tratamento específico no momento.

Uma parte das meningites virais apresenta liquor com predomínio neutrofílico, tornando-se linfomonocitário na evolução. Em quadros fortemente sugestivos de infecção viral, pela epidemiologia e evolução clínica benigna, repetimos a punção liquórica após 36 a 48 horas da primeira amostra. Se o liquor for compatível com meningite viral, suspendemos a antibioticoterapia.

Meningoencefalite causa pelo herpesvírus

As encefalites herpéticas são na sua maioria causadas pelo herpesvírus tipo 1, exceto no período neonatal, no qual o tipo 2 é o mais frequente.

Os herpesvírus tipos 1 e 2 pertencem à subfamília dos alfa-herpesvírus. Característica interessante desta subfamília é a de causar infecção latente em células do sistema nervoso. A patogênese da encefalite pelo herpesvírus não está totalmente elucidada, porém a principal hipótese aventa que ocorra reativação da infecção latente no gânglio trigeminal e que o vírus atinja o SNC por esta via com um tropismo pelo córtex frontal e temporal.

A meningoencefalite herpética tem um curso extremamente grave e infelizmente sem sintomatologia característica que a distinga das demais encefalites.

Crianças e adolescentes respondem por cerca de 30% de todos os casos de encefalite herpética. Os sinais neurológicos focais em vigência de febre e alterações do sensório fazem pensar em meningoencefalite herpética, porém eles não são marcadores absolutos, visto que outras infecções podem apresentar estes sinais.

Ao diagnóstico clínico os exames subsidiários deverão ser realizados precoce e rapidamente. São indicados: 1. LCR que poderá estar normal (menos que 5% dos casos, podendo-se alterar na evolução) ou mostrar pleocitose com aumento do número absoluto de linfócitos, presença de hemácias em número aumentado, hiperproteinorraquia, normoglicorraquia; 2. ressonância magnética ou tomografia computadorizada de crânio com contraste que poderão mostrar lesões hipodensas focais nos lobos temporal (principalmente) ou frontal, lembrando que a alteração tomográfica tende a ser tardia; 3. PCR (reação em cadeia da polimerase) no liquor para adetecção do DNA do vírus (método rápido e mais desejável que a biópsia cerebral, pode apresentar resultado falso-negativo no início da doença); 4. eletroencefalograma (EEG) é alterado em 50% dos casos e mostra as chamadas "PLEDs" (descargas epileptiformes periódicas lateralizadas), as quais podem sugerir infecção pelo herpesvírus. O exame que corroborará o diagnóstico é a biópsia cerebral estereotáxica, porém, dada a limitação na sua realização, ela é pouco utilizada.

A terapêutica indicada é o aciclovir 10mg/kg/dose, a cada 8 horas, durante 21 dias. Estudos recentes sugerem a pesquisa do DNA viral no liquor por meio da PCR, a fim de que o tempo do tratamento seja menor.

Infelizmente, mesmo com a instalação precoce da terapêutica, cerca de dois terços dos que sobreviverão terão sequelas neurológicas significativas.

O herpesvírus tipo 6 (causador do exantema súbito) pode também causar encefalite. Os estudos são controversos se é o vírus *per se* que causa a encefalite ou se esta é decorrente de um processo imunomediado. A maioria das crianças que desenvolvem encefalite pelo herpesvírus tipo 6 tem um prognóstico favorável, geralmente sem sequelas neurológicas.

CONSIDERAÇÕES FINAIS

A meningite bacteriana é uma doença que pode causar graves sequelas neurológicas na faixa etária pediátrica. Novas estratégias terapêuticas devem ser avaliadas, a fim de que tais danos sejam reduzidos.

O reconhecimento e a terapêutica agressiva precoces são de fundamental importância. Ressalta-se também que a vacina antimeningocócica e antipneumocócica devam ser aglutinadas ao calendário vacinal básico.

BIBLIOGRAFIA

Arnell K, Enblad, Wester T, Sjolin J. Treatment of cerebrospinal fluidshunt infections in children using systemic and intraventricular antibiotic therapy in combination with externalization of the ventriculat catheter: efficacy in 24 consecutively treated infections. J Neurosurg 2007;107:213-9.

Bonthius DJ, Karacay B. Meningitis and encephalitis in children – an update. Neurol Clin North Am 2002;20:1013-38.

Chaudhuri A, Martin PM, Kennedy PGR et al. Guideline on the management of community-acquired bacterial meningitis: report of an EFNS Task Force on acute bacterial meningitis in older children and adults. Eur J Neurol 2008;15:649-59.

Dubos F, Korczowski B, Martinot A et al. Serum procalcitonin level and other biological markers to distinguish bacterial and aseptic meningitis n children – A European Multicenter Case Cohor Study. Arch Pediatr Adolesc Med 2008;162:1157-63.

Huttunen P, Lappalainen M, Salo E et al. Differential diagnosis of acute central nervous system infections in children using modern microbiological methods. Acta Paediatrica 2009;98:1300-6.

Karageorgopoulos DE, Valkimadi PE, Kapaskelis A et al. Shor versus long duration of antibiotic therapy for bacterial meningitis: a meta-analysis of randomized controlled trials in children. Arch Dis Childhood 2009;94:607-14.

Lee BE, Dele Davies H. Aseptic meningitis. Curr Opin Infect Dis 2007;20:272-7.

Mace SE. Acute bacterial meningitis. Emerg Med Clin North Am 2008;38:281-317.

Mongeluzzo J, Mohamad Z, Tem Have TT et al. Corticosteroids and mortality in children with bacterial meningitis. JAMA 2008; 299:2048-55.

Singhi PD, Singhi SC, Newton CRJC et al. Central nervous system infections. In Nichols DG (ed). Rogers' textbook of pediatric intensive care. Philadelphia: Wolters Kluwer Health, Lippincott Williams & Wilkins; 2008. pp.1353-99.

Turgut M, Alabaz D, Erbey F et al. Cerebrospinal fluid shunt infections in children. Pediatr Neurosurg 2005;41:131-6.

CAPÍTULO 4

Doenças Infecciosas de Interesse em Terapia Intensiva Pediátrica

TATIANA KVINT
JULIANA TOSHICA KUNISAWA
CARLOS EDUARDO LOPES

Existe um grupo de doenças infecciosas com sinais e sintomas prodrômicos em comum, que podem, na sua evolução, apresentar-se como um quadro de síndrome febril ictérica, íctero-hemorrágica ou hemorrágica e que, dependendo da gravidade, necessitam de suporte de terapia intensiva.

Em 2002, foi criado, pelo Ministério da Saúde, um Sistema de Vigilância Epidemiológica das Síndromes Febris Íctero-Hemorrágicas Agudas (SFIHA), inicialmente implantado no estado do Amazonas. Os critérios de inclusão propostos abrangem pacientes com idade superior a 1 ano, febre com duração inferior a três semanas, com apresentação clínica de icterícia cutânea e/ou mucosa, sinais de hemorragia ou ambos. Por sua implantação inicial no Amazonas, consta como primeiro diagnóstico a ser confirmado ou excluído a malária, dado o caráter endêmico dessa doença na região.

Neste conjunto de doenças encontramos agentes virais, protozoários e bactérias. Fazem parte do diagnóstico diferencial: dengue, malária, meningococcemia, febre tifoide, o grupo das hepatites, febre amarela, leptospirose, febre purpúrica brasileira, hantavirose e rickettsiose.

Dados de anamnese e temporalidade de surgimento dos sintomas podem sugerir o agente etiológico envolvido, direcionando a coleta de exames laboratoriais específicos para sua identificação.

No entanto, mesmo sem o diagnóstico microbiológico, a abordagem inicial destes pacientes em UTI deve seguir o ABC da reanimação.

No choque da dengue, em especial, o objetivo não deve ser apenas a reversão do choque e a correção dos distúrbios hemorrágicos, mas também a prevenção da hiper-hidratação secundária à síndrome de extravasamento capilar, característica da doença. Monitorização da pressão venosa central, valores de hematócrito e avaliação ecocardiográfica (enchimento das câmaras esquerdas e da disfunção miocárdica) têm-se mostrado importantes indicadores para uma reposição volêmica e suporte inotrópico mais efetivos, com redução na mortalidade desses pacientes.

Em relação à terapia antimicrobiana empírica, a droga de escolha na UTI Pediátrica do Hospital de Clínicas da UNICAMP é o cloranfenicol (100mg/kg/dia). No grupo de micro-organismos de interesse nas síndromes febris íctero-hemorrágicas agudas, tem ação bactericida contra meningococo e hemófilo e seu espectro de ação abrange ainda leptospiras, *Salmonella typhi* e rickéttsias.

Nas doenças de etiologia viral, como febre amarela, dengue e hantavirose, em que não há tratamento específico, o prognóstico está diretamente relacionado à precocidade de reconhecimento dos sinais de gravidade e do suporte de terapia intensiva.

SUMÁRIO DAS DOENÇAS QUE CONSTITUEM O DIAGNÓSTICO DIFERENCIAL DAS SÍNDROMES FEBRIS ÍCTERO-HEMORRÁGICAS

	Malária
Agente	*Plasmodium malariae, Plasmodium falciparum* e *Plasmodium vivax*
Quadro clínico	Febre alta, calafrios, suores, mal-estar, cefaleia, cansaço, mialgia, alteração do nível de consciência, convulsões, disfunção hepática, enterorragia, hemoglobinúria, insuficiência renal, edema pulmonar e choque
Transmissão	Picada da fêmea do mosquito do gênero *Anopheles*
Diagnóstico	Visualização do parasita pelo exame de gota espessa
Tratamento	*P. vivax*: cloroquina e primaquina *P. falciparum*: quinidina + doxiciclina, artemeter + lumefantrina ou primaquina

Meningococcemia	
Agente	*Neisseria meningitidis*
Quadro clínico	Febre alta, calafrios, prostração, equimoses, petéquias, cefaleia, vômitos, rigidez de nuca, alteração nível consciência, choque
Transmissão	Contato íntimo pessoa a pessoa através de secreções da nasofaringe, o principal transmissor é portador assintomático
Diagnóstico	Isolamento da *Neisseria meningitidis* do sangue ou liquor
Tratamento	Penicilina cristalina ou ampicilina, cloranfenicol em casos de alergia à penicilina

Hepatites	
Agente	Vírus das hepatites A, B, C, D e E
Quadro clínico	Subclínico, oligossintomático, fulminante ou crônico, mal-estar, febre baixa, cefaleia, anorexia, astenia, fadiga, artralgia, náuseas, vômitos, desconforto abdominal, icterícia, colúria, prurido, hemorragias, alteração do nível de consciência, insuficiência renal, insuficiência hepática, choque
Transmissão	Vírus das hepatites A e E: fecal-oral, água, pessoa a pessoa, alimentos e objetos Vírus das hepatites B, C, D e E: via sexual, transfusões de sangue, procedimentos médicos e odontológicos, tatuagens, *piercings*, transmissão vertical, acidentes perfurocortantes
Diagnóstico	Inespecífico: AST, ALT, coagulograma Específico: sorologia
Tratamento	Suporte clínico. Não há tratamento específico na fase aguda Casos de insuficiência hepática fulminante podem ter indicação de transplante hepático Hepatite B crônica: interferon ou lamivudina Hepatite C crônica: interferon + ribavirina Hepatite D crônica: interferon

Leptospirose

Agente	Bactéria gênero *Leptospira*, principal *L. interrogans*
Quadro clínico	Assintomático, subclínico, quadros leve a grave **Forma anictérica:** febre, cefaleia, dores musculares, anorexia, náuseas e vômitos, calafrios, diarreia ou obstipação, hiperemia ou hemorragia conjuntival, fotofobia, dor ocular, hemorragia digestiva, hepatoesplenomegalia, pancreatite, epistaxe, dor torácica, expectoração hemoptoica, dispneia e cianose, alteração do nível de consciência, meningismo, exantema polimorfo, miocardite **Forma ictérica** (moderada ou grave): taxa de letalidade de 10 a 40% (doença de Weil); além dos sintomas acima podem ocorrer icterícia, disfunção renal, fenômenos hemorrágicos, alterações hemodinâmicas, cardíacas (arritmias, insuficiência, choque cardiogênico), pulmonares e alteração do nível de consciência. Óbito geralmente relacionado à hemorragia gastrintestinal e pulmonar; já descritos casos de formas pulmonar grave, evoluindo para SDRA
Transmissão	Exposição direta ou indireta à urina de roedores infectados (pele lesada ou mucosa)
Diagnóstico	Detecção da leptospira no sangue ou urina (exame direto/cultura). Sorologia
Tratamento	Penicilina cristalina, ampicilina, tetraciclina Nos alérgicos à penicilina ou que apresentem lesão renal e icterícia, sugere-se o uso de cloranfenicol

SDRA = síndrome do desconforto respiratório agudo.

Hantavirose

Agente	Hantavírus
Quadro clínico	**Febre hemorrágica com síndrome renal** (Europa e Ásia): febre, cefaleia, mialgia, náuseas, dor abdominal, vômitos, rubor facial, petéquias e hemorragia conjuntival, seguidos de hipotensão, taquicardia, oligúria e hemorragia graves, evoluindo para poliúria, antecipando a recuperação **Síndrome pulmonar e cardiovascular por hantavírus** (Américas): febre, mialgias, dor lombar, dor abdominal, cefaleia e sintomas gastrintestinais; e na fase cardiopulmonar, febre, dispneia, taquipneia, taquicardia, tosse seca, hipotensão, edema pulmonar não cardiogênico, insuficiência respiratória aguda e choque circulatório
Transmissão	Inalação de aerossóis formados a partir de secreções e excretas dos reservatórios (roedores)

Hantavirose (*continuação*)	
Diagnóstico	Sorologia
Tratamento	Não há tratamento específico. Orienta-se suporte clínico (diálise peritoneal, hemodiálise, ventilação mecânica se necessário)

Dengue	
Agente	Vírus da família Flaviviridae
Quadro clínico	Febre, apatia, sonolência, recusa alimentar, vômitos, diarreia, choro persistente, adinamia, irritabilidade, exantema maculopapular (com ou sem prurido)
Transmissão	Picada do *Aedes aegypti*
Diagnóstico	Sorologia a partir do sexto dia do início dos sintomas; isolamento viral até o quinto dia de início dos sintomas
Tratamento	Não existe tratamento antiviral específico

Febre amarela	
Agente	Arbovírus da família Flaviviridae
Quadro clínico	Febre alta com dissociação pulso-temperatura (sinal de Faget), calafrios, cefaleia intensa, mialgia, prostração, náuseas e vômitos. Na evolução para a forma grave, recidiva da febre, diarreia, vômitos tipo borra de café, insuficiência hepática e renal
Transmissão	Picada do *Aedes aegypti*
Diagnóstico	Isolamento do vírus no sangue ou tecido hepático por detecção de antígeno ou por sorologia
Tratamento	Não existe tratamento antiviral específico

Febre purpúrica brasileira	
Agente	*Haemophilus influenzae* biogrupo *aegyptius*
Quadro clínico	História prévia de conjuntivite, febre alta, erupção cutânea macular difusa (petéquias, púrpuras, sufusões hemorrágicas), náuseas e vômitos, dor abdominal, enterorragias e diarreia, mialgia, hipotensão arterial, insuficiência renal
Transmissão	Contato direto pessoa a pessoa que esteja com conjuntivite ou indireto (insetos, toalhas, mãos)

4 DOENÇAS INFECCIOSAS DE INTERESSE EM TERAPIA INTENSIVA PEDIÁTRICA **693**

Febre purpúrica brasileira (*continuação*)	
Diagnóstico	Hemocultura, cultura de material da conjuntiva, do liquor e de raspado de lesão de pele
Tratamento	Cloranfenicol 100mg/kg/dia durante 7 dias

Febre tifoide	
Agente	*Salmonella typhi*
Quadro clínico	Febre alta, cefaleia, mal-estar, anorexia, dissociação pulso-temperatura, esplenomegalia, manchas rosadas no tronco (roséola tífica), constipação intestinal ou diarreia
Transmissão	Forma direta (contato com as mãos do doente ou portador); forma indireta (água e alimentos contaminados com fezes ou urina do doente ou portador)
Diagnóstico	Hemocultura (primeira e segunda semanas), coprocultura (da segunda à quinta semana) e mielocultura (positividade durante todo o período de doença)
Tratamento	Preferencialmente por via oral: cloranfenicol 50mg/kg/dia, reduzindo para 30mg/kg/dia quando afebril; tratamento mantido durante 15 dias após o último dia de febre (máximo 21 dias)

Febre maculosa	
Agente	*Rickettsia rickettsii*
Quadro clínico	Febre, cefaleia, mialgia intensa, mal-estar generalizado, náuseas e vômitos. Surgimento de exantema maculopapular entre o segundo e sexto dias da doença
Transmissão	Picada de carrapato infectado, com o artrópode permanecendo aderido ao hospedeiro por no mínimo 4-6 horas
Diagnóstico	Sorologia de imunofluorescência indireta e cultura
Tratamento	Cloranfenicol 100mg/kg/dia

BIBLIOGRAFIA

Ministério da Saúde. Fundação Nacional de Saúde. Dengue: diagnóstico e manejo clínico, adulto e criança. Série A. Normas e Manuais Técnicos. Brasília: Editora FUNASA; 2007.

Figueiredo LTM. Febres hemorrágicas por vírus no Brasil. Rev Soc Bras Med Trop 2006;39:203-10.

Ministério da Saúde. Secretaria de Vigilância em Saúde. Guia de Vigilância Epidemiológica. Série A. Normas e Manuais Técnicos. Brasília: Editora MS; 2005.

Ranjit S, Kissoon N, Jayakumar I. Aggressive management of dengue shock syndrome may decrease mortality rate: a suggested protocol. Pediatr Crit Care Med 2005;6:412-9.

Gattás VL, Siqueira A, Lima Neto AS et al. Sistema de Vigilância de Síndrome Febril Ictérica Aguda e/ou Síndrome Febril Hemorrágica Aguda. Boletim Eletrônico Epidemiológico. Ano 04 Nº 04. 27/05/2004. Acessado em maio/2009. Disponível em: http://portal.saude.gov.br/portal/arquivos/pdf/boletim_eletronico_04_ano04.pdf

PARTE X

PROCEDIMENTOS E MONITORIZAÇÃO

CAPÍTULO 1

Intubação Orotraqueal

MARIANA PORTO ZAMBOM
MARCELO CONRADO DOS REIS

INTRODUÇÃO

O manejo adequado da via aérea é fundamental para o médico de quase todas as especialidades. Em pediatria, a via aérea, a dinâmica respiratória e a etiologia da falência cardiorrespiratória diferem do adulto em inúmeros aspectos, sendo muito mais frequente a insuficiência respiratória do que a cardiogênica. Por conseguinte, o conhecimento de suas características e seu manuseio são fundamentais, pois a ventilação pulmonar é o pilar da ressuscitação pediátrica.

DIFERENÇAS ANATÔMICAS NA INFÂNCIA

"Criança não é um adulto pequeno!".

Existem diferenças morfológicas na anatomia da via aérea da criança, principalmente nos lactentes. A cabeça é proporcionalmente muito maior que o corpo: o occipício, protuberante, fazendo com que, em repouso, a cabeça permaneça fletida sobre o pescoço. A língua é relativamente grande, e a epiglote, longa e fina. A laringe está anteriorizada e cefálica, resultando em encurtamento da distância entre o mento e a tireoide, fazendo com que a língua ocupe maior espaço na orofaringe. Existe um estreitamento fisiológico ao nível da cartilagem cricoide. A traqueia é mais estreita e mais curta.

Uma vez que o fluxo é proporcional à quarta potência do raio de um cilindro (traqueia, por exemplo), assim qualquer pequeno edema de mucosa é capaz de obstruir a luz da via aérea em criança pequena (lei de Poiseuille).

Em geral, pode-se considerar que a via aérea da criança começa a se assemelhar à do adulto a partir dos 8 anos de idade.

MANEJO DA VIA AÉREA

O controle da via aérea é crucial na ressuscitação pediátrica, independente da sua etiologia. Existem manobras simples para melhorar a via aérea, facilitando a entrada de ar, tais como a colocação de dispositivo para posicionar a língua da criança inconsciente (cânula de Guedel) ou cânula nasofaríngeas que conseguem fornecer oxigênio para a criança consciente, as quais não devem ser utilizadas nas crianças vítimas de traumatismo cranioencefálico que tenham risco de fratura de base de crânio.

A intubação traqueal promove uma via aérea artificial que possibilita ventilação pulmonar livre de obstáculos das vias aéreas superiores.

As indicações básicas de intubação traqueal seriam:

- Resssucitação cardiopulmonar.
- Falência respiratória com hipoxemia ou hipercarbia.
- Depressão de reflexos farígeos: coma, disfunção de tronco cerebral.
- Garantir via aérea em caso de traumatismo ou malformação facial.

PROCEDIMENTOS "SEMELHANTES"

Existem outras técnicas ou procedimentos que podem ser utilizados na manutenção/estabilização da via aérea, promovendo uma oferta adequada de oxigênio.

Bolsa-válvula-máscara (fonte de O_2 com 15L/min) – pode ser tão efetiva e segura quanto o tubo orotraqueal (TOT), por curto intervalo de tempo e pequenos transportes. Deve-se utilizar máscara transparente, de tamanho adequado, cobrindo completamente o nariz e a boca, sem atingir os olhos ou ultrapassar o queixo. Para segurar a máscara: manobra do "C" (formado pelo indicador e o polegar) e do "E" (formado pelos outros três dedos, para manter aberta a via aérea). Deve sempre preceder à intubação traqueal, promovendo uma pré-oxigenação, com a administração de oxigênio a 100% em alto fluxo.

1 INTUBAÇÃO OROTRAQUEAL

Apesar da eficácia da ventilação utilizando BMV (ressuscitador manual) durante a fase inicial da ressuscitação, a intubação endotraqueal oferece a vantagem de promover uma via aérea de longa duração e proteção contra aspiração de conteúdo gástrico, reduzir o espaço morto, facilitar a aspiração de secreções e promover uma via alternativa para a administração de medicamentos (ANEL – **A**tropina, **N**aloxona; **E**pinefrina e **L**idocaína), além de evitar a distensão do estômago, que pode interferir na ventilação (Fig. X-1).

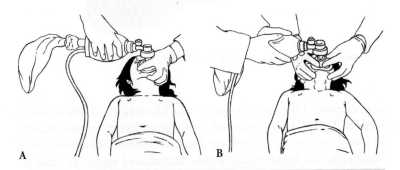

Figura X-1 – Ressuscitador manual – Bolsa-válvula-máscara. Manobra do "C" e do "E" para a ventilação com BMV: **A** para 1 socorrista e **B** para 2.

Máscara laríngea – equipamento desenvolvido recentemente que vem sendo preconizado para a manutenção de via aérea em atendimentos pré-hospitalares, pelo fato de seu manuseio ser mais fácil, mais rápido e apresentar poucos efeitos colaterais, quando comparado à TOT. Trata-se de um tubo plástico curvo com máscara elíptica inflável em uma extremidade, que ficará locada de forma cega na faringe posterior. A máscara deve ser inflada na hipofaringe formando uma câmara de ar acima do esôfago. A máscara laríngea deve ser introduzida pela boca em direção à faringe, apoiando-se no dedo indicador até encontrar resistência, que é quando a extremidade distal do tubo entra na hipofaringe, nessa hora insufla-se o balonete, garantindo uma abertura distal sobre a epiglote e selando a laringe, evitando assim a passagem de ar pelo esôfago e diminuindo o risco de aspiração pelo paciente (Fig. X-2).

Combitube – inicialmente desenvolvido para paramédicos treinados, também tem sido utilizado em procedimentos anestésicos, ventilação

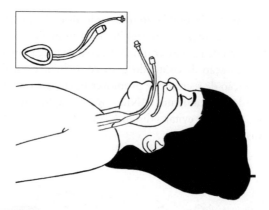

Figura X-2 – Máscara laríngea e seu posicionamento.

mecânica e em UTI. Pode ser indicado em via aérea difícil com impossibilidade de TOT, em traumatizados em que se deve evitar movimentos de cabeça e pescoço, pacientes com alterações anatômicas e dificuldade de visualização das cordas vocais, menor iluminação e espaço ao redor do paciente (por exemplo, vítima presa em veículo), sangramento ou regurgitação maciça. Trata-se de equipamento com dupla via que permite ventilação quando posicionado tanto em esôfago como em traqueia (Fig. X-3).

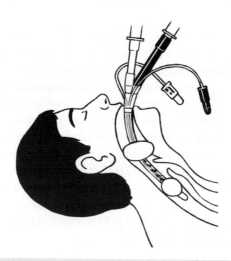

Figura X-3 – Combitube e seu posicionamento.

Cricotireoidotomia – inserção percutânea ou cirúgica de agulha ou cateter na traqueia para oxigenação. Método de exclusão utilizado em casos de obstrução total da via aérea por corpo estranho, traumatismos orofaciais graves, infecção de via aérea superior ou fratura de laringe. É feita pela introdução de uma agulha de grosso calibre através da membrana cricotireoidea no interior da traqueia, esta manobra fornece oxigênio a curto prazo, mas em baixas quantidades, por isso serve apenas para tirar o indivíduo do perigo de morte e dar-lhe tempo para que se possa providenciar uma via aérea definitiva.

MATERIAL PARA INTUBAÇÃO TRAQUEAL

Tubo com *versus* sem *cuff*

Por muito tempo, indicou-se o uso do tubo endotraqueal sem *cuff*, tendo como base a anatomia da via aérea do lactente e da criança, nas quais há um estreitamento no anel cricoide, por ter a forma circular, diferente do adulto que é ovalado, permitindo que o tubo endotraqueal fique alojado de forma a garantir boa vedação, ventilação com pressão positiva e evitando a aspiração de conteúdo gástrico. O mesmo não ocorre nas crianças maiores e nos adultos, sendo necessária a utilização do *cuff*, para garantir a vedação adequada da via aérea. O risco de lesão da cartilagem cricoide pela pressão exercida pelo *cuff* ou irritação pelo material do tubo leva a maior estreitamento da via aérea e consequente aumento na resistência do fluxo aéreo. Nos últimos anos, tem havido um aumento no uso de tubos com *cuff* para dar suporte à ventilação utilizando altas pressões, sem aumento das complicações. Novos tubos estão sendo desenvolvidos de forma que fiquem posicionados abaixo da cartilagem cricoide e acima da carina (Fig. X-4).

Os tubos diferem de diâmetros, sendo numerados com base neles, e devem ser selecionados previamente para cada paciente. A seleção do tamanho do tubo baseia-se de acordo com a faixa etária e como regra prática no diâmetro do dedo mínimo ou do diâmetro da narina do paciente. Também apresentam marcação longitudinal que facilita seu posicionamento para a fixação (Fig. X-5 e Quadros X-1 e X-2).

Laringoscópio

Para a colocação do tubo endotraqueal, são utilizados laringoscópios com lâminas retas (Miller) ou curvas (Macintosh), que estão disponíveis em inúmeros tamanhos. Geralmente, utilizam-se as lâminas retas em crianças

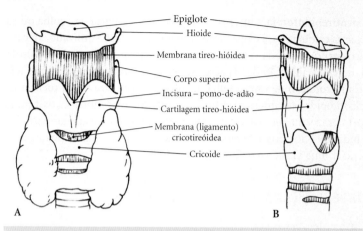

Figura X-4 – Anatomia da traqueia. **A)** Frente. **B)** Perfil.

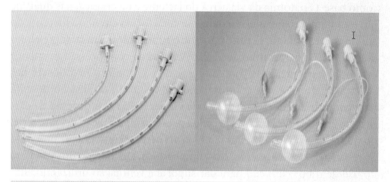

Figura X-5 – Tubos para intubação traqueal.

Quadro X-1 – Tamanho do tubo endotraquel em prematuros e profundidade.		
Peso (kg)	**Diâmetro interno (mm)**	**Profundidade (cm)**
Menos de 1kg	2,5	7
1-2kg	3,0	8
2-3kg	3,5	9

Quadro X-2 – Fórmula para calcular o diâmetro interno do tubo endotraqueal, idade > 1 ano.

Tubo sem $cuff = \dfrac{idade}{4} + 4$	Tubo com $cuff = \dfrac{idade}{4} + 4$

INTUBAÇÃO OROTRAQUEAL

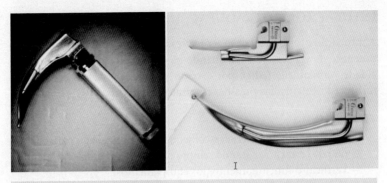

Figura X-6 – Laringoscópio e lâminas de Miller (reta) e MacIntosh (curva).

Quadro X-3 – Tamanho da lâmina do laringoscópio.

Idade	Peso (kg)	Lâmina
Prematuro/recém-nascido	1-3	Miller 0
1 mês-2 anos	3,5-12	Miller 1
3-6 anos	15-20	Miller 2 MacIntosh 2 (> 5 anos)
6-12 anos	20-35	Miller 2 MacIntosh 2 ou 3
> 12 anos	> 35	MacIntosh 3

até 5 anos ou 20kg e as curvas nas crianças maiores, porém, desde que se utilize a lâmina de tamanho adequado, pode-se utilizar a lâmina reta em qualquer idade (Fig. X-6 e Quadro X-3).

INTUBAÇÃO NASOTRAQUEAL

A intubação nasotraqueal é uma técnica útil para abordar a via aérea, principalmente em situações eletivas, como nas cirurgias maxilofaciais, ou quando existir fratura de coluna cervical, confirmada ou suspeita. Após o paciente sedado e posicionado, o tubo é passado através de uma das narinas, seguindo-se à laringoscopia direta para dirigi-lo para a traqueia sob visualização direta, utilizando a pinça de Magill ou manipulação digital. Tem como maior complicação o sangramento. Não é comumente utilizada em pediatria.

INTUBAÇÃO OROTRAQUEAL

A intubação orotraqueal deve ser realizada em situações nas quais a manutenção da via aérea é vital, quando há obstrução da via aérea, incapacidade ventilatória, fadiga por excesso ventilatório ou necessidade de fornecer PEEP ou altas pressões inspiratórias.

Procedimento

- Preparar todo o material, escolhendo o tubo adequado para o tamanho da criança, separando sempre um tubo 0,5cm maior e menor.
- Verificar o funcionamento dos equipamentos.
- Deixar um aspirador ascessível.
- Avaliar risco de via aérea difícil utilizando as classificações de Mallampati e a de Cormack e Lehane (Fig. X-7).
- Monitorizar (oxímetro de pulso e monitor cardíaco), garantir uma sedação adequada, utilizando benzodiazepínicos (midazolam) ou opioides (fentanila).
- Pré-oxigenar com BMV utilizando oxigênio a 100% por cerca de 1 a 3 minutos.
- Com o paciente na posição supina, posicionar a cabeça de forma a alinhar as vias aéreas (Figura X-8).

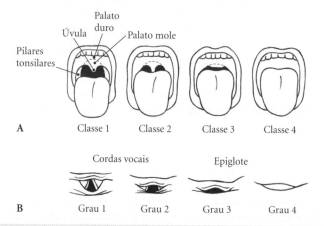

Figur X-7 – A) Classificação de Mallampati: classe 1 – pilares facilmente visualizados; classe 2 – visualização total da úvula; classe 3 – somente a base da úvula é visualizada; classe 4 – somente o palato ósseo é visualizado. **B)** Laringoscopia pela classificação de Cormack e Lehane: grau 1 – todo orifício glótico é visualizado; grau 2 – somente a parte posterior do orifício glótico é visualizada; grau 3 – apenas a epiglote pode ser observada; grau 4 – a epiglote não é observada.

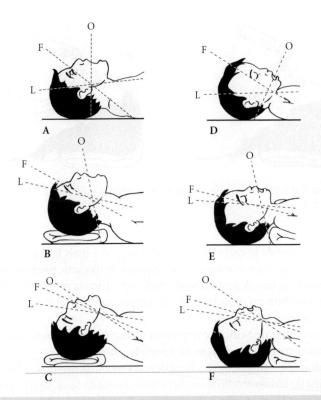

Figura X-8 – Posicionamento da cabeça de acordo com a idade. **A, B, C)** Crianças maiores. **D, E, F)** Lactentes. O = eixo oral; F = eixo faríngeo; L = eixo laríngeo.

Também pode ser utilizada para a sedação de procedimentos eletivos a **sequência rápida de intubação**, a qual elimina a resistência à laringoscopia e reduz o risco de aspiração.

Como os lactentes têm a epiglote mais comprida e flácida do que as crianças maiores, utiliza-se a lâmina reta para pinçar a epiglote, elevando-a, garantindo a visualização adequada da laringe. Existe o risco de estimular o nervo vago, que inerva a parte inferior da epiglote, levando à bradicardia.

Ao utilizar a lâmina curva, posiciona-se sua ponta na valécula e, ao elevar a base da língua, indiretamente eleva-se a epiglote, permitindo a visualização das cordas vocais (Fig. X-9).

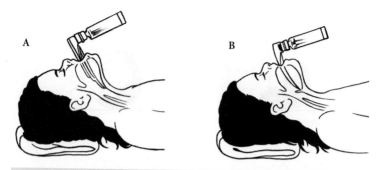

Figura X-9 – Posição do laringoscópio para intubação orotraqueal. **A)** Lâmina reta. **B)** Lâmina curva

A profundidade exata do tubo endotraqueal é mais importante nas crianças do que nos adultos, pois a traqueia é mais curta, predispondo à intubação seletiva. A profundidade pode ser estimada multiplicando-se o diâmetro interno do tubo por 3 (exemplo: um tubo 3,5 deverá ficar fixado na posição 10,5 – 3,5 × 3).

A **manobra de Sellick** (compressão da cartilagem cricoide) deve ser realizada para evitar aspiração de conteúdo gástrico.

Durante a laringoscopia, a boca deve ser mantida aberta sem forçar e a lâmina do laringoscópio inserida no lado direito da boca, segurado pela mão esquerda, afastando a língua para o lado esquerdo da orofaringe, para conseguir visualizar a epiglote e as cordas vocais.

A localização do tubo deve ser sempre confirmada por vários métodos, incluindo avaliação clínica, com a pesquisa de sons no estômago, seguindo para o hemitórax direito e depois para o hemitórax esquerdo. Na topografia do estômago, borbulhas rudes podem indicar intubação esofágica e o tubo deve ser retirado. Ausculta de sons menos intensos no hemitórax esquerdo seriam indicativo de que o tubo poderia estar muito profundo, devendo ser reposicionado.

COMPLICAÇÕES

As complicações que podem ocorrer durante a intubação orotraqueal são:

– Laceração de lábio ou gengiva.
– Lesão dentária (deslocamento ou fratura).
– Traumatismo laríngeo.
– Intubação esofágica.

- Intubação seletiva com atelectasia contralateral secundária ou pneumotórax.
- Vômitos ou aspiração de conteúdo gástrico.
- Hipoxemia ou falência cardíaca.

SEQUÊNCIA RÁPIDA DE INTUBAÇÃO

A sequência rápida de intubação (SRI) consiste no uso adequado de medicações para facilitar a intubação traqueal do paciente na emergência e reduzir os efeitos adversos desse procedimento. Propõe uma abordagem organizada que envolve o uso de sedativos e bloqueadores neuromusculares. A SRI deve ser indicada e realizada por profissional treinado e em ambiente adequado, após criteriosa avaliação do paciente, pesando riscos e benefícios.

As indicações da SRI são as mesmas das indicações de intubação traqueal na emergência nos pacientes com reflexos intatos. É importante avaliar as contraindicações relativas: inexperiência com os passos do procedimento e situações em que a intubação ou a ventilação com BMV podem ser impossíveis de ser realizadas – traumatismos de face, abscesso, corpo estranho e anatomia facial distorcida.

A SRI não esta indicada para pacientes em parada cardiorrespiratória ou em coma profundo sem tônus muscular, devendo, nessas situações, realizar a intubação de imediato.

A sequência básica está colocada a seguir:

- Pré-oxigenação (2-5min).
- Pré-medicação (5-5,5min):
  - Atropina.
  - Analgesia (fentanil ou lidocaína).
  - Agentes defasciculadores (> 5 anos com succinilcolina).
- Sedação (5,5-6min): midazolam ou etomidato ou tiopental ou propofol.
- Pressão cricoide e ventilação assistida.
- Bloqueio neuromuscular (7-7,5min).
- TOT (8,5min).
- Observação e monitorização.
- Sedação e paralisia contínuas.

BIBLIOGRAFIA

Adewale L. Anatomy and assessment of the pediatric airway. Pediatr Anesth 2009;19 (Suppl 1):1-8.

Amantéa SL, Piva JP, Zanella MI et al. Acesso rápido à via aérea. J Pediatr (Rio J) 2003; 79(Suppl 2):S127-38.

Bingham RM, Proctor LT. Airway management. Pediatr Clin North Am 2008;55: 873-86.

Bledsoe GH, Schexnayder SM. Pediatric Rapid sequence intubation, a review. Pediatr Emerg Care 2004;20:339-44.

Doherty JS, Froom SR, Gildersleve CD. Pediatric laryngoscopes and intubation AIDS old and new. Pediatr Anesth 2009;19(Suppl 1):30-7.

Mace ES. Challenges and advances in intubation: airway evaluation and controversies with intubation. Emerg Med Clin North Am 2008;26:977-1000.

Orebaugh, S.L. Difficult airway management in the emergency department. J Emerg Med 22(1):31-48, 2002.

Orenstein JB. Prehospital pediatric airway management. Clin Pediatr Emerg Med 2006;7:31-7.

Reis AGAC. Ressuscitação cardiopulmonar em pediatria. In Abramovici S, Baracat ECE. Emergências Pediátricas – Série Atualizações Pediatricas – SPSP. Atheneu; 2005. pp.1-10.

Reynolds SF, Heffner J. Airway management of the critically ill patient: Rapid-sequence intubation. Chest 2005;127:1397-412.

Santillanes G, Gausche-Hill M. Pediatric airway management. Emerg Med Clin North Am 2008;26:961-75.

Yamamoto L. Emergency airway management – rapid sequence intubation. In Fleisher GR, Ludwig S, Henretig FM. Textbook of Pediatric Emergency Medicine. Philadelphia: Williams & Wilkins; 2006. pp.81-92.

CAPÍTULO 2

Procedimentos em Terapia Intensiva Pediátrica

CAIO RODRIGO MASSAINI
LEONARDO DIOGO DE ALMEIDA E PONTES
LUCIANA FIGUEIRA PEGORER
ROBERTA FERREIRA DE BARROS
RICARDO VILELA

ACESSO VASCULAR

Punção intraóssea

O objetivo da punção intraóssea é obter acesso vascular de emergência na ressuscitação, na impossibilidade de acesso periférico. Após a estabilização, deve ser providenciado outro acesso seguro. A técnica começa com a escolha do local de punção, sendo os locais mais utilizados:
- Superfície anteromedial da tíbia proximal, 1 a 3cm abaixo e 1 a 2cm medialmente à tuberosidade da tíbia.
- Superfície medial da tíbia distal (acima do maléolo medial).
- Fêmur distal na linha média a 3cm do côndilo lateral.

Deve ser feita lavagem das mãos e paramentação com luva estéril. Se possível, aplicar lidocaína no local de punção. Inserir a agulha em um ângulo de 90° com a pele até o periósteo e aplicar pressão com movimentos rotatórios até penetrar na cortical. Remover o estilete e confirmar o sucesso da punção, com retorno de material pela seringa ou bom fluxo, sem evidência de infiltração de subcutâneo, e fixar a agulha com gaze e esparadrapo.

A agulha apropriada deve ter um mandril para reduzir a probabilidade de obstrução. Uma vez que o córtex ósseo foi penetrado, a agulha geralmente necessita ser avançada mais de 1cm para fornecer a estabilidade e alcançar a cavidade da medula. Usar preferencialmente agulhas próprias para punção intraóssea (números 16, 18 ou 20), evitando improvisações com outros tipos de agulha. Atualmente, existem dispositivos próprios para a realização da punção intraóssea que permitem a escolha prévia da profundidade da agulha a ser introduzida.

As contraindicações para a punção intraóssea são fratura do osso a ser puncionado, lesões de pele, celulite ou queimaduras no local, osteoporose, osteogênese imperfeita. Como complicações, podem ocorrer osteomielite, embolia gasosa, gordurosa ou de medula, fratura ou infiltração no subcutâneo.

Cateter venoso central

As indicações mais comuns para uso de cateter venoso central em pediatria são:

- Medida de pressão venosa central.
- Infusão de soluções de alta osmolaridade ou aquelas que possam causar lesão da íntima vascular (como no caso da nutrição parenteral).
- Infusão de drogas inotrópicas ou vasodilatadoras.
- Impossibilidade de obter ou manter acesso venoso periférico (sempre após a estabilização inicial do paciente).

Além disso, a punção venosa central também é indicada nos casos de necessidade de instalação de marca-passo de urgência, acesso para hemodiálise, plasmaférese, oxigenação por membrana extracorporal, hemofiltração.

O cateter venoso central é acesso de curta a média duração, indicado para os pacientes agudamente doentes e com previsão de uso do dispositivo por até 30 dias. Pode ser de via única, utilizado nos casos em que não há instabilidade hemodinâmica, ou seja, quando não há uso de inotrópicos ou vasodilatadores, dupla via, utilizado nos casos em que há infusão de drogas vasoativas e necessidade de acompanhar a medida de pressão venosa central e tripla via, para os casos em que também é necessário monitorizar a pressão de artéria pulmonar e o débito cardíaco.

A técnica para obtermos o acesso venoso central começa com a escolha do local de punção, sempre considerando as condições clínicas de cada paciente (doença atual, áreas de lesão de pele, possibilidade de contato com secreções corporais), e a experiência do médico responsável pelo procedimento. Em seguida, é importante escolher o melhor cateter, com diâmetro interno (French ou Gauge) e comprimento adequados para o peso ou idade do paciente, conforme descrito no Quadro X-4.

Quadro X-4 – Cateter venoso central de acordo com peso e idade.

Idade	Peso (kg)	Cateter 2 vias (French)	Cateter 1 via (Gauge)
Recém-nascido	3-8	3	20
< 1 ano	5-15	3-4	18
1 ano-8 anos	10-30	4-5	18
Acima de 8 anos	25-70	5-8	14

Em Pediatria, as vias de acesso preferenciais são as veias femorais e as veias jugulares externas e internas. A punção de veias subclávias traz maior risco de complicações imediatas, como pneumotórax, hematoma ou derrame pleural. O local, com suas relações anatômicas e pontos de referência, deve ser cuidadosamente avaliado e o paciente deve estar adequadamente posicionado de acordo com o local escolhido para a punção. Estimar o comprimento do cateter a ser introduzido com fita métrica antes de iniciar.

Principais vias de acesso

Veia femoral – o paciente deve estar posicionado em decúbito dorsal horizontal, com coxim sob as nádegas para facilitar o acesso à região inguinal. O membro inferior deve ser posicionado em leve rotação lateral e abdução. O principal ponto de referência para a punção de veia femoral é a localização da artéria femoral (localizar por meio da palpação de pulso ou no ponto médio entre a espinha ilíaca anterossuperior e a sínfise púbica). A punção será feita cerca de 1,5cm abaixo do ligamento inguinal e medial à artéria, com a agulha direcionada para a cicatriz umbilical, em um ângulo de 45° em relação à superfície cutânea (Fig. X-10). Caso o procedimento seja feito durante a realização de compressões torácicas, a punção deve ser tentada no local onde se palpa o pulso, pois nesse caso não é possível diferenciar o pulso arterial do venoso.

Veia jugular externa – o paciente deve ser posicionado com a cabeça virada para o lado oposto ao da punção, com a cabeça abaixada 30° em relação ao dorso (pode ser abaixada a cabeceira ou colocado coxim sob os ombros, sem hiperextensão do pescoço). As veias jugulares externas (VJEs) são veias periféricas que permitem acesso à circulação central. Pode ocorrer dificuldade de progressão do fio-guia por presença de válvulas ou de acordo com o ângulo de inserção da VJE na veia jugular interna (VJI).

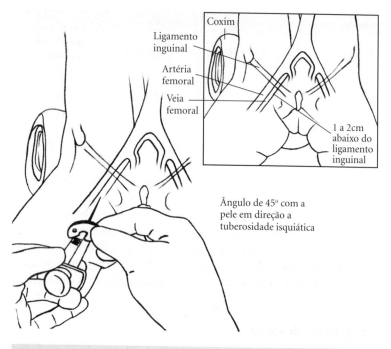

Figura X-10 – Punção da veia femoral.

Para o procedimento, deve ser feita oclusão da veia acima da clavícula, com a extensão da pele sobre a veia para imobilizá-la e punção da pele ao lado da veia, vencendo a resistência do subcutâneo antes de introduzir a agulha na veia.

Veia jugular interna – o paciente deve ser posicionado de acordo com descrição prévia para punção jugular externa. Para a punção de VJI, o principal ponto de referência é o músculo esternocleidomastóideo e suas porções clavicular e esternal. A estrutura formada por essas duas porções e a clavícula é chamada triângulo de Sedillot ou triângulo supraclavicular. A artéria carótida estará localizada medialmente à borda anterior do esternocleidomastóideo. A introdução da agulha deve sempre ser feita até no máximo a altura da clavícula. A punção pode ser feita de três maneiras: pela *via anterior*, com introdução da agulha no ponto médio da borda anterior do músculo, com a agulha direcionada para baixo e para o mamilo ipsilateral ou para o ponto médio da base do triângulo, em um ângulo de 30° em relação ao plano frontal. Para a punção por *via central* a agulha deve ser introduzida no ápice do triângulo de Sedillot, direcionada para o mamilo ipsilateral ou para o ponto médio da base do triângulo, em um ângulo de 30 a 45° em relação ao plano frontal (Fig. X-11). Para a *via posterior*, a agulha será introduzida na borda posterior do músculo, entre os terços médio e inferior, e direcionada para a fúrcula esternal.

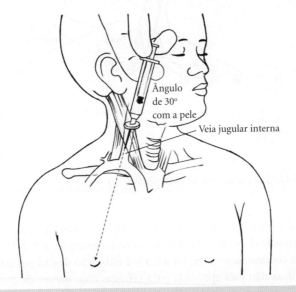

Figura X-11 – Punção da veia jugular interna (via central).

Veia subclávia – o paciente deve ser posicionado em decúbito dorsal, com um coxim paralelo à coluna torácica. A cabeça estará virada para o lado oposto ao da punção e com leve extensão cervical. Para a punção de veia subclávia, o principal ponto de referência é a clavícula – a veia subclávia está atrás do osso e a artéria subclávia logo atrás da veia. A punção será feita logo abaixo da clavícula, no ponto de junção entre os terços médio e proximal, com a agulha direcionada para a fúrcula esternal e posicionada por baixo da clavícula. Após punção, o bisel da agulha pode ser voltado para baixo para facilitar a progressão do fio-guia ou cateter (Fig. X-12).

Técnica de inserção
O procedimento de punção venosa central é estéril, ou seja, as mãos devem ser lavadas com sabão líquido de clorexidina a 2% e secas com compressa estéril; o responsável pelo procedimento deve usar máscara, gorro, além

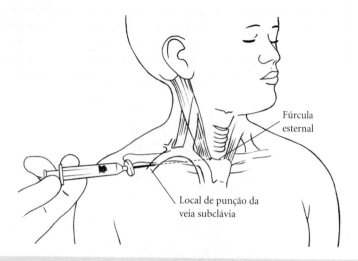

Figura X-12 – Punção da veia subclávia direita.

de avental e luvas estéreis; o assistente deve usar máscara e gorro e no local de punção deve ser feita antissepsia com tintura alcoólica de clorexidina em concentração superior a 0,5% e utilização de campos estéreis. A clorexidina não está aprovada para crianças com menos de 2 meses, podendo-se usar tintura alcoólica de polivinilpirrolidona-iodo a 10%. Após os passos iniciais, a mesa é montada com todo o material a ser usado e o cateter deve ser preenchido com soro fisiológico. A pele é anestesiada com botão de lidocaína sem vasoconstritor. A punção é feita com a agulha conectada a uma seringa de 5mL, sob leve aspiração contínua e sem mudança de direção da agulha após atingir o tecido subcutâneo. Quando ocorre a punção adequada da veia, há fluxo de sangue contínuo e abundante. Caso não ocorra sucesso, retirar a agulha e comprimir o local, principalmente na punção arterial acidental.

Após a punção venosa adequada, há duas técnicas possíveis para a inserção do cateter: cateter dentro de agulha (muito pouco utilizada em nosso serviço) e técnica de Seldinger modificada, com introdução de fio-guia através da agulha, introdução de dilatador pelo fio-guia depois da retirada da agulha (o dilatador deve ser introduzido apenas até a profundidade que foi necessária para a agulha atingir a veia) e introdução do cateter pelo fio-guia após a retirada do dilatador. O cateter será posicionado de acordo com a medida previamente estimada e o fio-guia retirado de dentro do cateter, com oclusão imediata da via de saída até conectar o equipo de soro. Deve ser feito teste de fluxo e refluxo (feito com o posicionamento do frasco de soro abaixo do nível do coração e a pinça totalmente aberta) e fixação do dispositivo seguida de curativo de acordo com a prática de cada hospital. Cateter, agulha, dilatador, fio-guia e fixadores estão no mesmo conjunto para acesso venoso central. Após o procedimento, a posição do cateter deve ser confirmada por meio de exame radiológico. No caso das veias jugulares e subclávia, a posição ideal do cateter é na veia cava superior próximo à junção com o átrio direito, que corresponde à imagem da emergência do brônquio-fonte direito em relação à traqueia. Se o cateter estiver no átrio, deverá ser tracionado. No caso da veia femoral, o cateter poderá progredir até a altura do diafragma, embora geralmente o comprimento do cateter não alcance este nível. Após o término do procedimento, não deve ser realizada a progressão adicional do cateter, pelo risco de quebra da antissepsia.

As complicações podem estar relacionadas diretamente ao procedimento, como sangramento, formação de hematomas, pneumotórax, hemotórax, embolia gasosa, lesão vascular. Pode ocorrer embolia do cateter ou do fio-guia. Com relação ao cateter já instalado, a principal complicação é a infecção local, podendo também ocorrer trombose venosa.

Acesso venoso central para hemodiálise

Em UTI pediátrica, diante do caso com necessidade de hemodiálise imediata, ou ainda na situação de falha da diálise peritoneal e quando há previsão da diálise por curto período, será utilizado um cateter duplo lúmen, com técnica de inserção idêntica à descrita previamente para o acesso central. Com relação à via de acesso, a preferência é pela inserção em veia jugular interna direita, sempre de acordo com as condições clínicas de cada paciente. Evitar o uso das veias subclávias nos pacientes crônicos pelo risco de trombose ou estenose venosa, que podem prejudicar a criação de fístula arteriovenosa no membro superior. As complicações pela inserção ou permanência também são as mesmas do cateter venoso central. O dispositivo será escolhido de acordo com o peso seco do paciente, conforme o quadro X-5.

Após a inserção, a posição do cateter deve ser confirmada por exame radiológico antes do início da hemodiálise.

Cateter venoso central de inserção periférica (CCIP)

Em muitas situações em que está indicado um acesso venoso central, pode ser utilizado o CCIP, como por exemplo:

Quadro X-5 – Tamanho do cateter de hemodiálise de acordo com peso.

Peso seco do paciente (kg)	Calibre do cateter (Fr)
3-8	6,5
8-20	8,0
15-30	10
30-40	11,5

- Infusão de soluções de alta osmolaridade ou aquelas que possam causar lesão da íntima vascular (como no caso da nutrição parenteral).
- Infusão de drogas inotrópicas ou vasodilatadoras.
- Impossibilidade de obter ou manter acesso venoso periférico após a estabilização inicial do paciente.

Além disso, o CCIP está indicado para permanência longa, sem limite bem estabelecido para a duração do acesso. Não deve ser usado para infusão rápida de soluções ou para a medida de PVC em crianças com cateter de baixo fluxo. Contraindica-se o procedimento no caso de lesão de pele ou subcutâneo próxima ao local de punção.

O CCIP é um dispositivo venoso de inserção periférica, portanto com menos complicações na inserção em comparação aos outros acessos centrais. Pela acessibilidade das veias periféricas, é procedimento viável em recém-nascidos e lactentes jovens. Além de facilitar o cuidado hospitalar, vem sendo utilizado no tratamento domiciliar pela possibilidade de longa permanência. A inserção é responsabilidade do médico ou enfermeiro habilitado.

Os cateteres são apresentados em vários calibres e comprimentos, do tipo monolúmen ou duplo lúmen, a serem escolhidos de acordo com a idade e peso do paciente, sendo os mais utilizados em Pediatria os de 1,0 a 3,0 French. Devemos considerar o CCIP sempre como primeira opção, pois após múltiplas punções os acessos venosos tornam-se difíceis devido à presença de infiltrações, hematomas, equimoses, flebites.

A escolha do local de punção depende da idade e condição clínica de cada paciente, sendo os locais preferenciais o membro superior (veias basílica, basílica mediana, basílica acessória, cefálica, cefálica mediana, cefálica acessória, antebraquial mediana) e membro inferior (veias safena, poplítea, femoral), veias temporal, retroauricular e jugular externa.

O procedimento de punção venosa é estéril, ou seja, as mãos devem ser lavadas com sabão líquido de clorexidina a 2% e secas com compressa estéril; o responsável pelo procedimento deve usar máscara, gorro, além de avental e luvas estéreis; no local de punção deve ser feita antissepsia com tintura alcoólica de clorexidina em concentração superior a 0,5% e utilização de campos estéreis. A clorexidina não está aprovada para crianças com menos de 2 meses, podendo-se usar tintura alcoólica de polivinilpirrolidona-iodo a 10%. Pode ser feita punção venosa periférica simples com introdutor (cateter-sobre-agulha ou agulha com asas), sendo o introdutor aberto por meio de friso central e retirado após a passagem do cateter ou punção por meio de técnica de Seldinger modificada, sendo realizada punção com agulha fina, passagem de fio-guia através da agulha, passagem de agulha plástica mais calibrosa através do fio-guia após retirar a primeira agulha, retirada do fio-guia e passagem do cateter com posterior retirada da agulha por meio da separação das bordas. Após o posicionamento, deve ser feito teste de fluxo e refluxo e confirmação da posição por exame radiológico.

Cateterismo arterial

O cateterismo arterial está indicado nos casos de instabilidade hemodinâmica, com necessidade de monitorização contínua de pressão arterial ou nos casos de coleta frequente de exames. Não deve ser realizada nos casos de circulação arterial local comprometida, quando há lesão de pele no local de punção ou distúrbio de coagulação grave.

Para a avaliação do fluxo arterial antes da punção, pode-se utilizar o Doppler. No caso da artéria radial, deve-se verificar a presença de circulação colateral eficiente por meio do teste de Allen modificado: comprimir a mão da criança várias vezes, elevar a mão acima do coração e apertá-la firmemente, ocluir a artéria radial e a ulnar e descer a mão até o nível do coração. Abrir a mão sem hiperestender os dedos e liberar a pressão sobre a artéria ulnar. Observar a reperfusão da mão. O resultado é considerado negativo se a cor da mão retornar em 6 segundos ainda com a artéria radial ocluída. Se em 6 segundos não houver retorno da coloração, o resultado é considerado positivo e sugere que o fluxo através da artéria ulnar e do arco palmar pode ser inadequado se a artéria radial for obstruída.

A punção arterial pode ser feita com cateter-sobre-agulha ou cateter com fio-guia. A escolha do calibre é feita de acordo com tamanho do paciente (Quadro X-6).

As artérias mais utilizadas são radial, ulnar, pediosa, tibial posterior e femoral. Antes da punção, avaliar a existência de circulação colateral e optar pelo lado não dominante.

Quadro X-6 – Tamanho do cateter-sobre-agulha para a punção arterial de acordo com o tamanho da criança.

Nº 20	Acima de 40kg
Nº 22-24	Lactentes e pré-escolares
Nº 24	Recém-nascidos

O procedimento de punção arterial é estéril, com lavagem de mãos e paramentação de acordo com a descrição prévia. Deve ser feita antissepsia e usar lidocaína local. A pele será puncionada no local de máxima pulsação, em um ângulo de 30° com a pele até refluxo de sangue. A seguir, reduz-se a inclinação para 10° e avança-se o cateter no interior da artéria. A confirmação da posição é baseada no refluxo adequado de sangue e bom funcionamento do sistema de monitorização. Como complicação, pode ocorrer hemorragia por desconexão do sistema, isquemia local, embolia gasosa, infecção.

Cateterismo de vasos umbilicais

Os vasos umbilicais podem ser utilizados no período neonatal como acesso venoso e arterial para:

- Infusão de líquidos e drogas em situação de emergência durante a fase de reanimação.
- Administração de medicamentos, eletrólitos e soluções glicosadas nos primeiros dias de vida.
- Monitorização de pressão invasiva.
- Exsanguinotransfusão.
- Introdução de balão para septostomia interatrial.
- Coleta de exames laboratoriais.

A cateterização dos vasos umbilicais está contraindicada nos casos de onfalite, onfalocele, peritonite e enterocolite necrotizante.

Cateterismo da veia umbilical

O cateter venoso umbilical é de uso frequente em unidades de terapia intensiva neonatal. O material do cateter pode ser de polivinil, silastic ou silicone, com orifício único terminal e extremidade romba.

A canulação deve ser realizada com técnica estéril. As mãos devem ser lavadas com sabão líquido de clorexidina a 2% e secas com compressa estéril; o responsável pelo procedimento deve usar máscara, gorro, além de avental e luvas estéreis; o assistente deve usar máscara e gorro e no local de punção deve ser feita antissepsia. A clorexidina não está aprovada para crianças com menos de 2 meses, podendo-se usar tintura alcoólica de polivinilpirrolidona-iodo a 10%.

Após colocar o recém-nascido (RN) em decúbito dorsal com imobilização dos membros adequada e exposição da região periumbilical, realizar sedação e analgesia, antissepsia do abdome e do coto umbilical e cobertura da área com campo estéril fenestrado. Completar o cateter com solução salina e mantê-lo conectado a uma seringa. Marcar o tamanho a ser introduzido, envolver a base do coto com gaze mantendo um nó frouxo, cortar o coto a 1cm de distância da base, paralelo à parede abdominal. Identificar as estruturas, geralmente duas artérias e uma veia. Apresentar o vaso com a ajuda de pinça curva e iniciar introdução do cateter lentamente. Introduzir até a distância marcada e verificar fluxo e refluxo. Fixar com fio de mononáilon 4,0 ou 5,0 com sutura em bolsa, envolvendo os vasos, sem perfurá-los. Confirmar posição com radiografia e completar a fixação com ponte de fita adesiva.

Por ser procedimento invasivo e com risco de complicações graves, alguns cuidados devem ser lembrados. O tamanho do cateter deve ser escolhido conforme o peso da criança (5F para menores de 3,5kg e 8F para os maiores). Durante a introdução do cateter se houver resistência, pode-se tentar uma leve tração caudal do coto na tentativa de retificar tortuosidades do vaso, porém não se deve forçar a entrada por risco de perfuração. Se identificados, coágulos devem ser removidos antes de seguir com a introdução do cateter. Após canulação, verificar cor e perfusão dos membros inferiores. Se persistir alteração após aquecimento, retirar o cateter. Conferir a posição da extremidade do cateter, devendo permanecer na junção da veia cava inferior com o átrio direito, entre T8 e T11. Para um posicionamento correto, a distância introduzida pode ser calculada por fórmula (1,5 × peso + 5,6cm) ou pelo gráfico (Fig. X-13), que se baseia na distância entre o ombro e o umbigo, ou pelo quadro X-7. Se após a confirmação radiológica for identificado cateter em posição abaixo da ideal, não deve ser realizada sua introdução, pelo risco de infecção, e sim retirado o dispositivo para introdução de nova cânula, sempre com técnica estéril. Nunca introduzir cateter sem estar completamente preenchido por solução salina e conectado a sistema fechado por risco de embolia gasosa.

Algumas outras complicações relacionadas ao cateterismo da veia umbilical ou à longa permanência do dispositivo são infecções localizadas

Quadro X-7 – Cálculo do comprimento do cateter umbilical. Adaptado de Shukla e Ferrara, 1986.

Distância ombro- -umbigo em cm	Posição arterial baixa	Posição arterial alta	Posição venosa
9	5,0	9,0	5,7
10	5,5	10,5	6,5
11	6,3	11,5	7,2
12	7,0	13,0	8,0
13	7,8	14,0	8,5
14	8,5	15,0	9,5
15	9,3	16,5	10,0
16	10,0	17,5	11,5
17	11,0	19,0	11,5
18	12,0	20,0	12,5

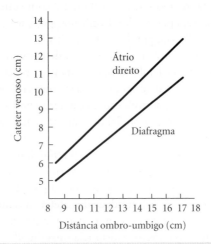

Figura X-13 – Comprimento do cateter venoso a ser introduzido de acordo com a distância ombro-umbigo. Adaptado de Dunn, 1966.

ou generalizadas, necrose hepática, enterocolite necrotizante, arritmias cardíacas, trombose de veia umbilical e veia porta, perfuração de cólon e peritônio.

A remoção do cateter deve ser realizada lentamente. Deve ser suspensa qualquer infusão de líquido durante o procedimento. Se houver sangramento, manter pressão sobre o cordão. Retirar as suturas quando remover o cateter.

Cateterismo da artéria umbilical

Procedimento menos frequente do que o cateterismo venoso, o arterial é indicado para:

- Coletas frequentes de gasometrias arteriais.
- Monitorizacão invasiva da pressão arterial em RN com instabilidade hemodinâmica.
- Infusão de líquidos, drogas e soluções glicosadas em situações que não se dispõe de outro acesso, devendo permanecer pelo menor tempo possível.

O cateter utilizado deve ser de 3,5F para menores de 1,2kg e 5F para os maiores. Seguem-se os passos descritos para a canulacão venosa até a identificação das artérias. Então, realizar cuidadosa dilatação do vaso com pinça oftalmológica até ser possível a introdução do cateter. Segurando o cateter a 1cm da extremidade, aplicar suave pressão para avançá-lo. Para o cateter arterial, são aceitas duas possíveis posições: alta (entre T6 e T9) ou baixa (entre L3 e L4). Devem ser confirmadas radiologicamente e então ancorado o cateter com fixação simples ou em bolsa ao redor da geleia, com o cuidado de não comprimir a pele ao redor do umbigo pelo risco de necrose. A posição baixa tem maior relação com ocorrência de vasoespasmo. As duas posições podem ocasionar o aparecimento de hipertensão arterial. Para o cálculo do tamanho a ser introduzido pode-se usar a fórmula (2,5 × peso + 9,7), ou seguir o gráfico da figura X-14 e o quadro X-7, baseados na distância ombro-umbigo.

Algumas complicações descritas relacionadas ao cateterismo umbilical arterial incluem perfuração vascular, trombose e acidentes embólicos, hemorragia por perfuração ou desconexão acidental, saída acidental do cateter, infecção relacionada ao cateter, enterocolite necrotizante e hipertensão arterial.

CRICOTIREOTOMIA

A cricotireotomia é a inserção percutânea ou cirúrgica de uma agulha ou cateter dentro da traqueia para possibilitar oxigenação e ventilação. É indicada quando não é possível estabilizar via aérea através da intubação orotraqueal ou não há tempo hábil para aguardar a traqueotomia.

Principais indicações
- Traumatismo maxilofacial.
- Corpo estranho laríngeo que não pode ser removido.

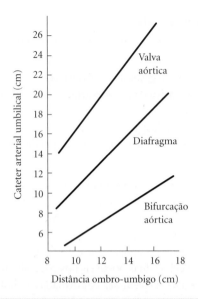

Figura X-14 – Comprimento do cateter arterial a ser introduzido de acordo com a distância ombro-umbigo. Adaptado de Dunn,1966.

- Grave edema de via aérea inferior secundário a infecções (por exemplo, epiglotite).
- Processo alérgico (por exemplo, angioedema hereditário).
- Traumatismo local (por exemplo, queimadura química ou térmica da via aérea).
- Anomalias congênitas (por exemplo, sequência de Pierre Robin ou síndrome de Treacher-Collins).

Contraindicações relativas
- Fraturas ou lesões importantes da laringe.
- Coagulopatia.
- Infecção local preexistente.
- Deformidade significativa do pescoço.
- Edema cervical maciço.

Equipamentos necessários
- Cateter-sobre-agulha 12 ou 14G.
- Seringas de 5 ou 10mL.
- Dispositivo manual de ventilação tipo bolsa-válvula.
- Coxim feito com lençóis.

Técnica

- Coloca-se o coxim debaixo dos ombros da criança para hiperestender o pescoço e posicionar a laringe o mais anteriorizada possível.
- Localiza-se a membrana cricotireóidea com a ponta do dedo indicador. Esta membrana estende-se da cartilagem cricóidea à cartilagem tireóidea (Fig. X-15A).
- A membrana cricotireóidea é relativamente avascular, então pode ser puncionada percutaneamente.
- Introduz-se o cateter-sobre-agulha em um ângulo de 45°, conectado a uma seringa em aspiração. A entrada de ar na seringa confirma a posição correta (Fig. X-15B).
- Direciona-se o cateter em sentido caudal e posteriormente mantendo o ângulo de 45° e avança-se o cateter plástico para dentro da traqueia até o final, sem movimentar a agulha. Em seguida, esta é retirada e aspira-se o ar novamente para confirmar a posição intraluminal (Fig. X-15C).
- Depois, conecta-se o cateter a uma fonte de oxigênio (mangueira de látex) ou à bolsa-válvula, se for necessário ventilar o paciente. Para conectar a bolsa-válvula ou o circuito do respirador, utiliza-se como intermediário o adaptador de uma cânula traqueal nº 3 (Fig. X-15D).
- Um método alternativo de cricotireotomia é a técnica de Seldinger modificada. Após a retirada da agulha, um fio-guia é passado através do cateter e depois é usado um dilatador para permitir a introdução definitiva de um tubo de 3mm de diâmetro interno. Esta técnica é limitada aos pacientes adultos.

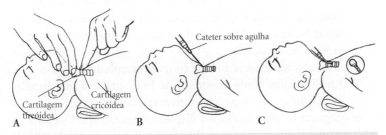

Figura X-15 – Técnica da cricotireotomia.

TORACOCENTESE

A toracocentese ou punção torácica está indicada no derrame pleural, no pneumotórax hipertenso ou hemotórax.

No derrame pleural, a punção pode ser diagnóstica (análise citológica e bioquímica do aspirado) ou terapêutica (esvaziamento de derrame volumoso para melhorar a dinâmica ventilatória).

A punção torácica de emergência é indicada para o alívio imediato do desconforto respiratório e das alterações hemodinâmicas causadas pelo pneumotórax hipertenso ou pelo hemotórax. O diagnóstico é inicialmente clínico e não requer confirmação com exame de imagem, o que poderia retardar demais a terapêutica e piorar o estado do paciente.

Equipamento
- Luvas, máscaras e solução antisséptica.
- Anestésico local (por exemplo, lidocaína injetável).
- Agulha ou dispositivo cateter-sobre-agulha (Abocath® calibre 18 ou maior é preferível).
- Seringa de 20mL.
- Válvula tridirecional ("torneirinha" – opcional).
- Extensão de sistema de venóclise e recipiente com água estéril (opcional).
- Cuba para desprezar o líquido da punção (opcional).

Procedimento de punção de emergência do pneumotórax hipertenso

1º) Usam-se precauções universais e técnica estéril.
2º) Coloca-se a criança em posição supina.
3º) Localiza-se o segundo espaço intercostal, na linha clavicular média. Outra opção seria o quinto espaço intercostal na linha axilar anterior. Neste caso, deve-se conter o braço do paciente, do lado da punção, acima da cabeça.
4º) Realiza-se antissepsia do local com uma ampla área.
5º) Realiza-se um ponto anestésico no local que será puncionado, principalmente se o paciente estiver responsivo.
6º) Conecta-se uma agulha ou dispositivo cateter-sobre-agulha na seringa e introduz-se a agulha através da pele em um ângulo de 90º, bem rente à borda superior da costela inferior.
7º) Avança-se a agulha ou cateter enquanto se aspira com a seringa, até aspirar ar.
8º) Estabiliza-se a agulha ou cateter. Remove-se a agulha e mantém-se apenas o cateter, tomando o cuidado de evitar a torção ou o deslocamento.

9º) Após a punção, reavalia-se o desconforto respiratório e a saturação de O_2, que devem apresentar melhora na punção bem-sucedida. A saturação de O_2 deve ser monitorizada durante todo o procedimento. Estabilizado o paciente, pode-se proceder de três maneiras: 1. deixar a agulha aberta para o exterior; 2. aspirar usando um sistema de válvula tridirecional com o uso de uma torneirinha; ou 3. conectar a extensão de sistema de venóclise, colocando a extremidade aberta dentro de um selo d'água.

Procedimento para punção de derrame pleural ou hemotórax maciço

1º) Posicionamento – preferencialmente, o paciente deve ficar semissentado, com os braços apoiados à frente da cabeça ou sobre ela. Crianças pequenas usualmente necessitam de sedação. Na punção emergencial, a posição ideal é a supina.

2º) É ideal que a punção seja guiada por radioscopia ou ultrassonografia.

3º) Após a antissepsia local adequada e o posicionamento do paciente, identifica-se o sexto espaço intercostal em sua linha axilar média ou posterior, procedendo-se à anestesia da pele, subcutâneo e periósteo com lidocaína.

4º) Feita a anestesia, introduz-se o cateter-sobre-agulha acoplado à seringa em um ângulo de 90º com a pele, rente à borda superior da costela inferior, visando evitar a lesão do feixe vasculonervoso que passa junto à borda inferior dos arcos costais. Aplica-se uma pressão negativa contínua iniciada assim que a pele é ultrapassada. A partir do momento em que houver retorno do derrame pleural, deve-se retirar a agulha metálica, com o cuidado para evitar a entrada de ar pelo cateter, e conectar a torneirinha de três vias e a seringa.

5º) Com o auxílio de uma cuba-rim, é possível aspirar e desprezar o conteúdo sem desconectar o sistema.

São complicações do procedimento lesão do feixe vasculonervoso, pneumotórax, hemotórax, lesão esplênica, hepática e diafragmática.

DRENAGEM TORÁCICA

A colocação de um tubo torácico é indicada nas lesões em que é necessária a drenagem prolongada, como o pneumotórax extenso ou sintomático, pneumotórax aberto, derrame pleural, empiema e quilotórax (Quadro X-8).

Quadro X-8 – Indicações de drenagem torácica.	
Pneumotórax • Espontâneo • Hipertenso • Traumático • Iatrogênico	Hemotórax • Traumático • Residual Derrame pleural • Exsudato • Empiema • Quilotórax

A cavidade torácica, em particular o espaço pleural, tem pressão negativa em relação à pressão atmosférica. Ao ser introduzido um dreno torácico, este deve ser conectado a um sistema coletor hermeticamente fechado.

Técnica

A introdução correta de um dreno de toráx reduz o desconforto sofrido pelo paciente e assegura o posicionamento adequado na cavidade pleural. Os tubos torácicos podem ser posicionados tanto anterior quanto posteriormente na cavidade pleural. Para a evacuação de ar, com acúmulo em região anteromedial na posição supina, prefere-se a posição anterior do dreno. Líquidos torácicos têm acúmulo posterior com a criança em posição supina. Neste caso, a colocação do tubo em posição posterior é a preferida (Fig. X-16).

O local mais adequado para a inserção do dreno é a intersecção do quarto espaço intercostal com a linha axilar média.

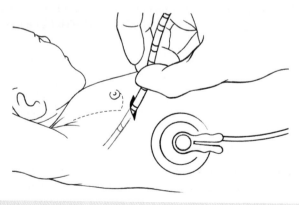

Figura X-16 – Drenagem torácica para derrame pleural.

É aconselhável que se determine previamente o quanto o dreno será introduzido no espaço pleural. A medida aproximada pode ser obtida com o próprio dreno, medindo-se externamente da clavícula ipsilateral até o local da pequena incisão na qual se introduzirá o dreno.

Prepara-se o dreno a ser inserido ocluindo-se a extremidade distal com o uso de uma pinça. A anestesia local com lidocaína geralmente deve incluir a pele, o periósteo e o feixe vasculonervoso que se localiza na borda inferior do arco costal. Uma incisão de 2 a 3cm, tranversal, é feita paralela à costela, de preferência tracionando-se a pele no sentido cranial antes de incisar. Esta pequena manobra favorecerá a verticalização do dreno, orientando-o no sentido do ápice da cavidade torácica. Alguns drenos possuem um guia trocarte, que serve como introdutor. Na prática, é mais frequentemente usada uma pinça hemostática curva. Inicialmente, força-se o subcutâneo com uma pinça hemostática curva fechada, até alcançar o quarto espaço, e punciona-se o espaço, ainda com a pinça fechada. Tomar cuidado para não avançar profundamente no espaço pleural. Delicadamente, abre-se a pinça, abrindo a pleura. Guiando-se pela pinça hemostática, que se encontra no espaço pleural, avança-se o tubo torácico pelo subcutâneo até a introdução na pleura. Continua-se avançando em direção cranial, enquanto a pinça é retirada. Alcançada a cavidade pleural, deve-se retirar a pinça do tubo depois de conectá-lo ao sistema fechado de drenagem.

Sutura-se o tubo na pele e faz-se o curativo, evitando tensões no tubo torácico.

PUNÇÃO LIQUÓRICA

A punção liquórica é um procedimento frequentemente utilizado para o diagnóstico de infecções do sistema nervoso central (SNC) e de outras doenças neurológicas (por exemplo, esclerose múltipla, síndrome de Guillain-Barré), além da mensuração de pressão liquórica e alívio da hipertensão intracraniana (HIC) por meio da drenagem liquórica.

A escolha do local de punção depende da indicação clínica, sendo que a punção lombar é a mais frequentemente realizada pela maior facilidade técnica e pelo menor risco de complicações. Devido à proximidade com o bulbo, a punção suboccipital só deverá ser realizada por pessoa experiente, quando há insucesso da punção lombar ou bloqueio do espaço subaracnóideo raquidiano. Já a punção ventricular tem indicações específicas, sendo útil para o diagnóstico de ventriculite e tratamento da HIC, sendo geralmente realizada pelo neurocirurgião.

As contraindicações para a realização da punção lombar e suboccipital são a herniação do SNC e as lesões unilaterais com edema ou efeito de massa.

Material
- Solução antisséptica.
- Luvas e gazes estéreis.
- Campo estéril tipo ocular.
- Agulhas estéreis com mandril próprias para punção liquórica.
- Frascos para a coleta de exames.
- Manômetro para a medida da pressão liquórica.

Punção lombar

Das duas posições descritas para a punção lombar, a mais utilizada é posicionar o paciente em decúbito lateral, com flexão do joelho, quadril e pescoço, permitindo uma flexão máxima da coluna lombar, resultando, assim, no aumento dos espaços intervertebrais. Um ajudante deverá flexionar o corpo do paciente, forçando o encontro do pescoço com os joelhos.

A outra técnica consiste em colocar o paciente sentado sobre o leito com flexão total do pescoço e da coluna torácica, com os cotovelos apoiados no joelho. A posição sentada é mais utilizada em pacientes com escoliose grave, espondilite anquilosante e obesos, nos quais os processos espinhosos são difíceis de palpar no decúbito lateral.

Antes de iniciar a punção, localizar o local de punção no quarto espaço intervertebral, que se localiza na altura da crista ilíaca (borda superior do íleo), podendo também, no caso de insucesso, ser utilizado o terceiro e o quinto espaço intervertebral. Com técnica asséptica, realizar a antissepsia e colocar campo estéril fenestrado tipo ocular. Introduzir a agulha com o bisel voltado para o polo cefálico do paciente. Sentir a variação na resistência ao ultrapassar os diferentes planos: pele, tecido subcutâneo, ligamento amarelo e dura-máter. Uma súbita queda na resistência normalmente é percebida ao perfurar-se a dura-máter. O mandril deve ser removido e o liquor deve fluir. Se tal fato não ocorrer, girar levemente a agulha para ambos os lados. Se após esta manobra não sair liquor, recolocar o mandril e introduzir a agulha mais adiante. Após o término do procedimento, retirar a agulha e comprimir a região puncionada por alguns minutos.

Punção suboccipital

O paciente é colocado em decúbito lateral sobre uma superfície plana e rígida, com o pescoço moderadamente fletido sobre o tórax, mantendo-

-se as colunas torácica e lombar retificadas, e o pescoço apoiado em um coxim para alinhar a coluna. Puncionar na linha entre o occipício e a borda superior da primeira vértebra cervical. Introduzir a agulha na linha média, direcionando a ponta para a glabela. Sentir a diferença de resistência ao ultrapassar o ligamento atlanto-occipital atingindo a cisterna magna. Remover o mandril e o LCR flui. A cisterna magna tem profundidade de 1 a 2cm na criança, chegando a 4,5cm no adolescente.

Complicações
As complicações mais frequentes são cefaleia por perda de liquor, rigidez de nuca, edema da região lombar e extravasamento de LCR através do local de punção.

Outras complicações de ocorrência incomum são:
– Convulsão.
– Herniação cerebral pelo forame magno em paciente com hipertensão intracraniana.
– Infecção pela introdução de micro-organismo de pele ou material contaminado para o canal medular durante a punção (raríssimo se a antissepsia for correta).
– Lesão de um nervo segmentar no espaço extradural, devido à introdução inadvertida da agulha em posição lateral.

Na punção suboccipital há o risco de:
– Lesão de centros vitais como o tronco cerebral.
– Lesão arterial com hemorragia para a cisterna magna ou para o quarto ventrículo.

A cefaleia pós-punção lombar é postural e parece estar relacionada à hipotensão liquórica, eventualmente associada ao vazamento de liquor no local da punção. Para preveni-la, recomendam-se utilizar agulhas de pequeno calibre (22G), recolocar o mandril antes da retirada da agulha e o emprego de agulhas não traumáticas. Em caso excepcional em que se optar pela agulha cortante, deve-se assegurar que o bisel está paralelo às fibras da dura-máter. A cefaleia refratária à hidratação e a analgésicos pode ser tratada com um tampão de sangue no local.

Deve-se também dar preferência para o uso de agulha com mandril para evitar a formação de tumor epidermoide no canal medular, decorrente da migração de células durante o procedimento. Além disso, a agulha de punção venosa pode provocar a laceração da dura-máter, favorecendo o aparecimento de fístula liquórica. A agulha apropriada afasta as fibras da dura-máter sem cortá-las.

A coleta de liquor deve ser feita por gotejamento e não por aspiração com seringa, para evitarem-se alterações abruptas da pressão. Em lactentes, é segura a retirada de 3 a 5mL e em crianças maiores e adolescentes até 10mL de liquor.

O liquor normal é límpido, cristalino e inodoro. De acordo com as diferentes doenças, essas características se alteram. Apresenta-se opalescente ou turvo nas meningites bacterianas, pelo aumento de bactérias, leucócitos e proteínas. Já nos casos de meningites virais, a cor geralmente varia de esbranquiçada a incolor após a centrifugação. Nas doenças hemorrágicas, o aspecto é vermelho-turvo. Esta coloração também poderá ocorrer nos acidentes de punção, sendo o diagnóstico diferencial feito já durante a coleta do liquor, cujo aspecto na hemorragia é uniforme e no acidente de punção tende a clarear a cada tubo. A presença de coágulo nos acidentes de punção e o aspecto do sobrenadante após a centrifugação, que nas hemorragias se apresenta xantocrômico, enquanto nos acidentes é límpido, também auxiliam no diagnóstico diferencial.

PUNÇÃO SUPRAPÚBICA

A punção percutânea da bexiga é um procedimento muito útil para a obtenção de amostra de urina estéril para cultura. Pode ser útil também quando há necessidade de descompressão vesical e obstrução da uretra.

Contraindicações
Absolutas: neutropenia, plaquetopenia ou coagulopatia, infecção do local de punção, crianças com mais de 2 anos. Relativas: anomalias urogenitais, cirurgia urológica ou abdominal baixa recente.

Material necessário
– Seringa de 20mL.
– Agulha 22G.
– Cuba estéril.
– Solução antisséptica.
– Luva estéril e gaze estéril.

Técnica
A criança deve estar hidratada e não deve ter urinado antes do procedimento, para garantir que a bexiga esteja cheia. Confirma-se pela palpação, transiluminação ou ultrassonografia.

Posiciona-se a criança para o procedimento em decúbito dorsal horizontal, mantendo os membros inferiores estendidos e imobilizados. Realiza-se a antissepsia da parede abdominal e isola-se a área com campos esterilizados.

Introduz-se a agulha em um ângulo perpendicular à pele ou com inclinação ligeiramente podálica (cerca de 20° em relação à perpendicular), 1 a 2cm acima da sínfise púbica, mantendo sempre pressão negativa com o êmbolo, até o refluxo de urina (Fig. X-17).

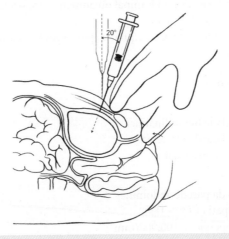

Figura X-17 – Punção suprapúbica.

Complicações

É incomum ocorrerem complicações após esse procedimento, eventualmente pode aparecer hematúria macroscópica ou, em casos raros, hematoma na parede vesical. Entretanto, tais complicações não são comuns e, se não coexistir discrasia sanguínea, a maioria tem resolução espontânea. Outras complicações são: infecção, perfuração intestinal, com ou sem peritonite e dor.

PARACENTESE ABDOMINAL

Consiste na punção da cavidade abdominal com uma agulha e na colocação de um cateter a fim de se remover líquido peritoneal.

Indicações

- Diagnóstica
  - Aparecimento de ascite de origem desconhecida.
  - Paciente com ascite crônica associada a um dos seguintes sintomas: febre, dor abdominal, aumento inexplicado da ascite, encefalopatia inexplicada, declínio da função hepática, falência renal.
- Terapêutica
  - Líquido ascítico acumulado em excesso levando a comprometimento respiratório, dor abdominal ou aumento importante de hérnias inguinais e umbilicais.
  - Para a remoção de ascite quilosa, por exemplo, na linfangiectasia intestinal.

Contraindicações

- Absolutas
  - Instabilidade hemodinâmica.
  - Instabilidade da via aérea.
  - Perfuração intestinal.
- Relativas
  - Infecção da parede abdominal.
  - Coagulopatia (TP > 18s).
  - Plaquetopenia (< 100.000/mm^3).
  - Cirurgia do trato digestório há menos de um mês.
  - Nos casos de gravidez e visceromegalias, deve ser sempre considerada a punção guiada por ultrassonografia.

Materiais necessários

- Material para antissepsia local.
- Cateter-sobre-agulha nº 22G.
- Material para anestesia local.
- Frascos para a coleta de material.

Riscos

A paracentese, de modo geral, é um procedimento seguro, com incidência menor de 1% de complicações que incluem:

- Pneumoperitônio.
- Perfuração intestinal e de órgão sólidos.
- Sangramento: hematoma de parede abdominal ou sangramento intraperitoneal por laceração da veia umbilical.

- Infecção do líquido ascítico associada à técnica de punção não estéril.
- Hipotensão está associada à retirada de grandes volumes de líquido ascítico em curto intervalo de tempo.

Técnica

Em crianças, o local de punção preferencial é na linha média, pouco abaixo do umbigo. Caso haja cicatriz no local ou a percussão não seja confiável, pode-se selecionar outro local próximo ao flanco. Em recém-nascidos, a punção é lateral ao músculo reto abdominal (Fig. X-18).

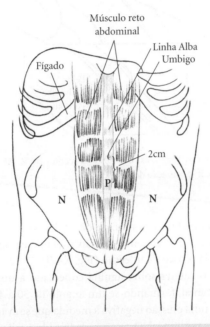

Figura X-18 – Local para a punção na paracentese abdominal. N = neonatal; P = pediátrica.

1º) Realiza-se antissepsia e anestesiam-se a pele e o subcutâneo.
2º) Pode-se realizar uma pequena incisão na pele de 3 a 5mm de comprimento com bisturi, para facilitar a inserção da agulha.
3º) É aconselhável utilizar-se a técnica do Z durante a inserção da agulha. Aplica-se uma tração caudal na pele e subcutâneo abaixo do ponto de inserção com a mão não dominante durante a punção,

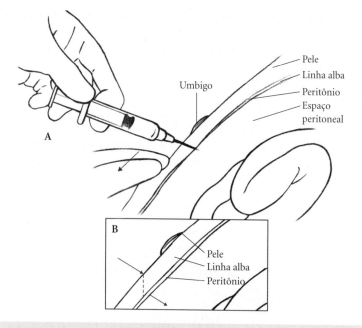

Figura X-19 – Punção peritoneal utilizando a técnica do Z. **A)** Tração da pele durante a punção. **B)** Formação do trajeto em Z.

a fim de impedir que à retirada da agulha se forme um túnel no subcutâneo e consequente coleção subcutânea ou fístula, o que aumentaria o risco de infecção (Fig. X-19).

4º) Insere-se o cateter-sobre-agulha conectado a uma seringa, em direção cranial, formando-se um ângulo de 30 a 45º com a pele. Exerce-se uma pressão negativa à medida que se avança em direção à cavidade peritoneal. O retorno de líquido peritoneal para o interior da seringa indica que o local adequado foi atingido. A partir daí, deve-se avançar apenas o cateter, sem mover a agulha. Retira-se a agulha, conectando-se a seringa diretamente ao cateter. Aspira-se a quantidade de fluido necessária, de acordo com a indicação da punção.

5º) Remove-se o cateter e comprime-se o local. No caso de ter sido feita incisão na pele, esta deve ser suturada.

BIBLIOGRAFIA

Adler M. Suprapubic catheterization. In Goodman DM, Green TP, Unti SM et al. (eds). Current procedures: pediatrics. EUA: McGraw-Hill; 2007. pp.141-4.

Araujo CC, Lima MC, Falbo GH. Percutaneous subclavian central venous catheter catheterization in children and adolescents: success, complications and related factors. J Pediatr (Rio J) 2007;83:64-70.

Carvalho WB, Hirschheimer MR, Matsumoto T. Terapia intensiva pediátrica. 3ª ed. Atheneu; 2006.

Dunn P. Localization of the umbilical catheter by post-morten measurement. Arch Dis Child 1966;41:69.

Freitas LCM. Conceitos teóricos básicos para a instalação e manuseio de cateter venoso central de inserção periférica (CCIP). Rio de Janeiro: Editora da Fundação Biblioteca Nacional; 2000. 23p.

Hazinski MF. (ed). SAVP manual para provedores. Rio de Janeiro: Waverly Hispánica SA; 2003. pp.81-121.

Hazinski MF. (ed). SAVP manual para provedores. Rio de Janeiro: Waverly Hispánica SA; 2003, pp.155-72.

Josephson SA. Prevention of post-lumbar puncture headache. Postgrad Med 2005; 118:44.

Josiane AC. Manual de normas em terapia intensiva pediátrica. São Paulo: Sarvier; 1998.

Lane NE, Paul RI. Paracentesis. In King C, Henretig FM (eds). Textbook of pediatric emergency procedures. 2nd ed. EUA: Lippincott Williams & Wilkins; 2008. pp.836-9.

Loiselle JM. Ultrasound-assisted suprapubic bladder aspiration. In King C, Henretig FM (eds). Textbook of pediatric emergency procedures. 2nd ed. EUA: Lippincott Williams & Wilkins; 2008. pp.1220-6.

Marschall J, Mermel LA, Classen D et al. Strategies to prevent central line-associated bloodstream infections in acute care hospitals. Infect Control Hosp Epidemiol 2008; 29:S22-30.

Perfeito JAL, Schettini ST. Punção e drenagem pleural e pericárdica. In Matsumoto T, Carvalho WB, Hirschheimer MR. Terapia intensiva pediátrica, 2ª ed. São Paulo: Atheneu; 1997.

Schvarstsman C, Reis AG, Farhat SCL. Pronto socorro – coleção Pediatria do Instituto da Criança do Hospital das Clínicas. São Paulo: Manole; 2009.

Shukla H, Ferrara A. Rapid estimation of insertional length of umbilical catheters in new borns. Am J Dis Child 1986; 140:786-8.

Stovroff M, Teague G. Intravenous access in infants and children. Pediatr Clin North Am 1998;45:1373-93.

Sudel B, Li BK. Paracentesis, peritoneal lavage. In Goodman DM, Green TP, Unti SM et al. Current procedures: pediatrics. EUA: Mc Graw-Hill Medical; 2007. pp.101-3.

Thiagarajan RR, Ramamoorthy C, Gettmann T, Bratton SL. Survey of the use of peripherally inserted central venous catheters in children. Pediatrics 1997;99:e4.

CAPÍTULO 3

Escores Utilizados em UTI Pediátrica

MARCELO BARCIELA BRANDÃO

INTRODUÇÃO

A busca por indícios que pudessem prever a evolução do paciente criticamente enfermo sempre foi uma preocupação que acompanha o médico intensivista desde o início das primeiras unidades de terapia intensiva. Esta busca fez com que fossem desenvolvidos escores e índices para esta finalidade, inicialmente para o paciente adulto e posteriormente para os pacientes pediátricos.

O paciente criticamente enfermo apresenta várias alterações da homeostasia. A partir da análise destas alterações, foi possível o desenvolvimento de escores para avaliação de gravidade, probabilidade de óbito à internação (escores prognósticos) e de evolução de gravidade, isto é, a cada dia podemos avaliar a melhora ou não do paciente. A maioria destes escores não permite definir condutas diante do paciente, por outro lado, a classificação de um paciente com maior risco fará com que o médico fique mais atento às alterações clínicas. Outras vantagens do uso destes escores residem em avaliar o perfil de gravidade da unidade onde estamos atuando, procurar identificar pontos a serem melhorados na conduta do paciente, seja com recursos clínicos, seja tecnológicos, e otimização dos custos. Vale lembrar que os escores utilizados na avaliação de gravidade ou de probabilidade de óbito não têm a função de indicar a internação do paciente em unidade de terapia intensiva, e esta indicação está relacionada à necessidade de monitorização e cuidados intensivos do paciente.

COMO DESENVOLVER UM ESCORE

O processo de desenvolvimento de uma ferramenta de avaliação prognóstica requer para cada paciente as identificações epidemiológicas, clínicas e laboratoriais das variáveis prognósticas, assim como da possível evolução clínica binária (morte e sobrevida). A mortalidade durante a internação na UTI tem sido usada para a avaliação de qualidade do atendimento realizado. Apesar de poder ser calculado o risco do paciente dentro de uma curva contínua, geralmente se realiza um ponto de corte. Pacientes acima ou abaixo do ponto de corte têm prognóstico para morrer ou sobreviver, respectivamente.

Os sistemas de avaliação serão considerados válidos em bem-sucedidos quando puderem estratificar o risco com a maior precisão possível. Para isso, algumas medidas deverão estar presentes, entre elas a confiança ocupa um lugar de destaque, que é uma medida que o observador obtém para uma variável que deverá ser a mesma encontrada quando esta for novamente medida, seja pelo mesmo observador (confiança de intraobservação), seja por observador diferente (confiança de interobservação).

Na formatação de um escore são selecionadas as variáveis individuais ou componentes de um sistema de avaliação e os pesos relativos de variáveis de acordo com a opinião de especialista e análises estatísticas. As principais ferramentas estatísticas utilizadas nessa formatação são:

– Análise multivariada, que é o padrão estatístico atual para a seleção da variável e a determinação dos pesos relativos em um escore ou coeficientes em um modelo de predição.
– Regressão logística multivariada, utilizada para resultados de dicotomia (por exemplo: sobrevida/óbito).
– Análise de regressão linear, utilizada para variáveis contínuas (por exemplo: tempo de internação).
– Análise linear multivariada ou de função discriminante quadrática, usada para resultados categóricos (por exemplo: diagnóstico).

Já as principais medidas utilizadas na avaliação de desempenho são: sensibilidade, especificidade, valor preditivo positivo e valor preditivo negativo. Para medidas ordinárias ou contínuas usadas em modelos de predição de mortalidade, duas medidas essenciais e objetivas de desempenho de uma contagem são a discriminação e a calibração. Discriminação ou habilidade de um modelo distinguir entre grupos de resultado é avaliada utilizando-se, na maioria das vezes, a área abaixo da Curva Operador-Receptor (curva ROC). Calibração mede a correlação entre os resultados preditos e os obtidos em relação à predição de risco, sendo que o método mais usado para medir esta calibração dos escores é a estatística de ajuste proposta por Hosmer e Lemeshow, em 1989, ou uma avaliação de erro de predição sistemático por décimos de predição.

Este capítulo vai abordar dois tipos de escores: os prognósticos (preditivos) e os de evolução. De maneira geral, serão apresentadas as variáveis utilizadas para o cálculo dos escores, não sendo discutidas as fórmulas estatísticas para a obtenção dos resultados. Para o cálculo e uma descrição mais detalhada destes escores, sugerimos a utilização do *site* da Société Française d'Anesthésie et de Réanimation (http://www.sfar.org/t/spip.php?article60), disponível na internet em inglês ou francês.

ESCORES PROGNÓSTICOS (PREDITIVOS)

Foram desenvolvidos para poder prever ao máximo o risco total de mortalidade entre grupos de pacientes criticamente enfermos, mostrando a gravidade dos pacientes. Estes escores consideram algumas comorbidades e alterações fisiológicas na chegada do paciente à UTI ou em ensaios clínicos randomizados. Os dois principais e mais usados modelos são o PRISM (Pediatric Risk of Mortality) e o PIM (Pediatric Index of Mortality).

Escore PRISM

O PRISM foi desenvolvido por Pollack et al. em 1988, tornando-se desde então uma das principais ferramentas na avaliação de probabilidade de óbito e considerado o padrão-ouro para o desenvolvimento de outros modelos prognósticos similares. Pode ser usado desde o período neonatal até pacientes adolescentes, não sendo indicado para pacientes recém-nascidos prematuros ou adultos. O escore PRISM contém 14 variáveis (Quadro X-9), devendo ser coletadas nas primeiras 24 horas de internação na unidade de terapia intensiva (UTI) e considerados os piores valores encontrados.

A partir do PRISM foram desenvolvidas novas versões com novas variáveis com a finalidade de melhorar os resultados obtidos; dessa forma, surgiram o PRISM II (1988) e o PRISM III (1996) e das três versões apenas a primeira tem o uso liberado, sendo de domínio público, sem a necessidade de custo pela licença de uso.

Todos os escores da série PRISM incluem dados das primeiras 12 ou 24 horas de internação, e não apenas os dados da chegada do paciente à UTI. Dessa forma, deve-se procurar colher os dados o mais precocemente, pois, como ele permite ser colhido até 24 horas, seu cálculo pode estar sujeito a distorções, visto que o paciente pode ter sofrido intervenções que levaram a melhoras clínicas antes da sua coleta. Com isso, unidades que coletem dados mais tardiamente, nas primeiras 24 horas de internação, poderão ter resultados melhores se comparados com aquelas que

Quadro X-9 – PRISM (*Pediatric Risk of Mortality*) – variáveis fisiológicas (adaptado de Pollack et al.).

Variáveis	Variação de acordo com a idade		Pontos
Pressão arterial sistólica (mmHg)	Lactente 130-160 55-65 > 160 40-54 < 40	Crianças 150-200 65-75 > 200 50-64 < 50	2 2 6 6 7
Pressão arterial diastólica (mmHg)	Todas as idades > 110		6
Frequência cardíaca (bpm)	> 160 < 90	> 150 < 80	4 4
Frequência respiratória (rpm)	61-90 > 90 Apneia	51-90 > 90 Apneia	1 5 5
paO_2/FiO_2 [1]	Todas as idades 200-300 < 200		2 3
$paCO_2$ (mmHg) [2]	Todas as idades 51-65 > 65		1 5
Escala de coma de Glasgow [3]	Todas as idades < 8		6
Reações pupilares	Todas as idades Anisocóricas ou dilatadas Fixas e dilatadas		4 10
TP/TTPa	Todas as idades > 1,5 x controle		2
Bilirrubina total (mg/dL)	Maiores que 1 mês > 3,5		6
Potássio (mg/dL)	Todas as idades 3-3,5 6,5-7,5 < 3,0 > 7,5		1 1 5 5

[1] Não deve ser realizado em pacientes com *shunt* intracardíaco nem insuficiência respiratória crônica; é necessário amostra arterial.
[2] Pode ser realizado com amostra de sangue capilar.
[3] Não pode ser realizado em pacientes com sedação, paralisia, anestesia nem disfunção neurológica crônica.

Quadro X-9 – PRISM (*Pediatric Risk of Mortality*) – variáveis fisiológicas (adaptado de Pollack et al.). (*Continuação*).

Variáveis	Variação de acordo com a idade	Pontos
Cálcio (mg/dL)	Todas as idades	
	7-8	2
	12-15	2
	< 7	6
	> 15	6
Glicemia (mg/dL)	Todas as idades	
	40-60	4
	250-400	4
	< 40	8
	> 400	8
Bicarbonato (mEq/L)[4]	Todas as idades	
	< 16	3
	> 32	3

[4] Podem ser utilizados os valores medidos.

coletam dados mais precocemente. Outro possível viés está associado ao fato de os escores PRISM permitirem a coleta dos dados naqueles que vão a óbito nas primeiras 24 horas de internação. Como um número significativo de pacientes vão a óbito neste período, o escore estaria diagnosticando o óbito e não prevendo a probabilidade de óbito.

Escore PIM

Desenvolvido por um grupo de pesquisadores do Reino Unido, incluindo Austrália e Nova Zelândia, surgiu em 1997 com sua primeira versão (PIM-1). Baseado no PRISM, tenta ser uma ferramenta mais simples com menos variáveis. Atualizado em 2003, quando ganhou uma nova versão PIM-2, tendo sido validada em 20.787 crianças criticamente enfermas internadas em 14 unidades de terapia intensiva do Reino Unido, Austrália e Nova Zelândia. Consta de 10 variáveis que devem ser coletadas na primeira hora de internação na UTI (Quadro X-10) e, com isso, diminuem os possíveis vieses encontrados no PRISM. O escore PIM é de livre acesso, com seu uso liberado e sem custos, podendo ser utilizado com a mesma proposta do PRISM.

Como seus próprios autores recomendam, os escores PIM devem ser aplicados a grupos, nos quais apresentam os melhores resultados, não sendo recomendado seu uso para descrever pacientes individualmente e não deve ser usado para influenciar a conduta diante do paciente.

3 ESCORES UTILIZADOS EM UTI PEDIÁTRICA

Quadro X-10 – PIM (*Pediatric Index of Mortality*) – variáveis envolvidas.

Pressão arterial sistólica (PAs) (mmHg)[1]	Desconhecido = 120
Reação pupilar à luz[2]	> 3mm e fixas = 1 outros ou desconhecido = 0
PaO_2 (mmHg) FiO_2 no momento da PaO_2 (se oxigênio por TOT ou capuz)	Desconhecido = 0 Desconhecido = 0
Base excess (mmol/L)	Desconhecido = 0
Ventilação mecânica[3]	Não = 0 Sim = 1
Admissão eletiva[4]	Não = 0 Sim = 1
Recuperação pós-cirúrgica ou procedimento como principal causa e internação na UTI[5]	Não = 0 Sim = 1
Admissão após circulação extracorporal[6]	Não = 0 Sim = 1
Diagnóstico de alto risco	[0] Nenhum [1] Parada cardíaca antes da internação[7] [2] Deficiência imune combinada grave [3] Leucemia ou linfoma após a primeira indução

[1] Registrar PAs como 0 se o paciente estiver em parada cardíaca e 30 se estiver chocado com PAs tão baixa que não pode ser mensurada.
[2] Reação pupilar a luz é usado como índice de função cerebral. Não registrar como achado anormal caso seja secundária a drogas, toxinas ou lesão ocular.
[3] Ventilação mecânica inclui CPAP por máscara ou nasal ou BiPAP ou ventilação por pressão negativa.
[4] Admissão eletiva inclui admissão após cirurgia eletiva ou admissão para um procedimento eletivo (por exemplo, inserção de cateter venoso central), ou monitorização eletiva, ou revisão de ventilação domiciliar. Admissão ou cirurgia em UTI é considerada eletiva se puder ser adiada por mais que 6 horas sem causar efeitos adversos.
[5] Recuperação pós-cirúrgica ou procedimento inclui procedimentos radiológicos ou cateter cardíaco. Não inclui pacientes provenientes do centro cirúrgico onde se recuperam de procedimentos que não foram a razão da internação na UTI (por exemplo, após inserção de cateter para a monitorização de pressão intracraniana em paciente com traumatismo craniano, neste caso a causa de internação é traumatismo craniano).
[6] Neste caso, os pacientes também devem ser registrados como recuperação pós-cirúrgica.
[7] Inclui tanto parada cardíaca dentro do hospital como fora. Requer que tenha sido documentada ausência de pulso e compressão cardíaca externa. Não incluir história prévia a esta internação de parada cardíaca.

Quadro X-10 – PIM (*Pediatric Index of Mortality*) – variáveis envolvidas. (*Continuação*).	
Diagnóstico de alto risco	[4] Hemorragia cerebral espontânea[8]
	[5] Miocardiopatia ou miocardite
	[6] Síndrome do coração esquerdo hipoplástico[9]
	[7] Infecção por Aids
	[8] Falência hepática como principal motivo de internação[10]
	[9] Desordem neurodegenerativa[11]
Diagnóstico de baixo risco	[1] Asma
	[2] Bronquiolite[12]
	[3] Crupe
	[4] Apnéia obstrutiva do sono[13]
	[5] Cetoacidose diabética

[8] Hemorragia cerebral deve ser espontânea (por exemplo, aneurisma, malformação arteriovenosa). Não inclui hemorragia cerebral traumática ou hemorragia que não seja intracerebral (por exemplo, hemorragia subdural).

[9] Qualquer idade, mas incluem somente os casos nos quais o procedimento de Norwood ou equivalente é ou foi necessário no período neonatal para manter a vida.

[10] Inclui pacientes internados para a recuperação de transplante hepático por falência hepática crônica ou aguda.

[11] Requer história de perda progressiva da função neuromuscular ou diagnóstico que inevitavelmente ocorrerá.

[12] Incluem pacientes com desconforto respiratório ou apneia central nos quais o diagnóstico clínico é bronquiolite.

[13] Inclui pacientes internados após tonsilectomia e/ou adenoidectomia cujo diagnóstico de apneia obstrutiva do sono estava presente (também devem ser registrados como recuperação pós-cirúrgica).

ESCORES DE EVOLUÇÃO

Escore de Disfunção de Múltiplos Órgãos e Sistemas (DMOS)

A DMOS já foi detalhadamente discutida no seu respectivo capítulo. Embora não seja um escore propriamente dito e não apresente um sistema de pontuação, a classificação de DMOS permite analisar a gravidade de cada paciente. O diagnóstico de DMOS é baseado na presença simultânea da disfunção de pelo menos dois órgãos ou sistemas. Até sete órgãos e sistemas têm sido considerados nesta avaliação: respiratório, cardiovascular, neurológico, hematológico, hepático e gastrintesitnal; nas últimas atualizações o sistema gastrintestinal não foi mantido. Há forte relação entre o número de órgãos e sistemas em disfunção e a taxa de mortalidade, isto é, quanto mais órgãos e sistemas em disfunção maior o risco de óbito. Entretanto, a mortalidade está relacionada não somente ao número de sistemas em disfunção, mas também ao risco relativo e do grau de disfunção de cada sistema.

Escore de Logística de Disfunção Orgânica Pediátrica (PELOD – *Paediatric Logistic Organ Dysfunction*)

Uma boa ferramenta para avaliar a gravidade dos casos com DMOS deveria descrever corretamente o curso da doença da criança criticamente enferma. Dessa forma, foi criado e validado um escore para DMOS na criança, este escore foi denominado PELOD (Quadro X-11).

Quadro X-11 – Sistema de escore PELOD (*Paediatric Logistic Organ Dysfunction*).

Disfunção de órgãos e variáveis	Sistema de pontuação			
	0	1	10	20
Neurológico				
ECGlasgow[1]	12-15	7-11	4-6	3
	e		ou	
Reação pupilar[2]	ambas reativas	NA	ambas fixas	NA
Cardiovascular[3]				
FC (bpm)				
< 12 anos	≤ 190	NA	> 190	NA
≥ 12 anos	≤ 150	NA	> 150	NA
	e		ou	
PAs (mmHg)				
< 1 mês	> 65	NA	35-65	< 35
1 mês-1 ano[4]	> 75	NA	35-75	< 35
1-12 anos[4]	> 85	NA	45-85	< 45
≥ 12 anos	> 95	NA	55-95	< 55
Renal				
Creatinina (µmol/mL)				
< 7 dias	< 140	NA	≥ 140	NA
7dias-1 ano[4]	< 55	NA	≥ 55	NA
1-12 anos[4]	< 100	NA	≥ 100	NA
≥ 12 anos	< 140	NA	≥ 140	NA

[1] Usar o menor valor para ECGlasgow, registra antes de sedação, avaliar apenas pacientes com suspeita de doenças agudas do sistema nervoso central.
[2] Pupilas não reativas devem ser > 3mm, não avaliar após dilatação pupilar iatrogênica.
[3] Não deve ser avaliado durante agitação ou choro.
[4] Estritamente menor que.

Quadro X-11 – Sistema de escore PELOD (*Paediatric Logistic Organ Dysfunction*). (*Continuação*).

Disfunção de órgãos e variáveis	Sistema de pontuação			
	0	1	10	20
Respiratório[5]				
paO$_2$/FiO$_2$	> 70 e	NA	≤ 70 ou	NA
pCO$_2$ (mmHg)	≤ 90 e	NA	> 90	NA
Ventilação mecânica	Não	Sim	NA	NA
Hematológico				
Leucócitos (× 10⁹/L)	≥ 4,5 e	1,5-4,4 ou	< 1,5	NA
Palquetas (× 10⁹/L)	≥ 35	< 35	NA	NA
Hepático				
AST (UI/L)	< 950 e	≥ 950 ou	NA	NA
TP (ou RNI)	> 60 (< 1,4)	≤ 60 (≥ 1,4)	NA	NA

ECGlasgow = escala de coma de Glasgow; FC = frequência cardíaca; PAs = pressão arterial sistólica; paO$_2$ = pressão de oxigênio arterial; FiO$_2$ = fração inspirada de oxigênio; paCO$_2$ = pressão de dióxido de carbono arterial; RNI = relação normalizada internacional.

[5] paO$_2$ usar somente medida arterial. paO$_2$/FiO$_2$ não devem ser consideradas em pacientes com *shunt* intracardíaco, é considerada normal em crianças com doença cardíaca cianogênica. paCO$_2$ pode ser medida por meio de amostra arterial, capilar ou venosa. O uso de máscaras não é considerado ventilação mecânica.

O escore PELOD mede a gravidade da doença a partir da linha de base. Ele descreve o curso clínico da doença, sendo seus dados coletados diariamente, desde a internação até o óbito ou alta do paciente da UTI. Nos casos de pacientes sépticos, apresenta resultados melhores quanto pior for o estado séptico deste paciente.

Geralmente, é aplicado dividindo a probabilidade de óbito em cinco categorias: menor que 1%, de 1 a 5%, de 5 a 15%, de 15 a 30% e maior que 30%.

Contra ele pesa o fato de não ter sido amplamente testado e validado, tendo sido feito apenas na França, Canadá e Suíça. O viés de tratamento pode ser um problema, pois incluem dados que podem modular os cuidados oferecidos durante a internação na UTI, não podendo diferenciar terapia e gravidade da doença, mas este viés e inevitável, a não ser que não fosse oferecido tratamento ao paciente.

BIBLIOGRAFIA

Frey B, Argent A. Safe paediatric intensive care. Part 2: Workplace organisation, critical incident monitoring and guidelines. Intensive Care Med 2004;30:1292-7.

Lacroix J, Cotting J. Severity of illness and organ dysfunction scoring in children. Pediatr Crit Care Med 2005;6(Suppl 3): S123-34.

Leteurtre S, Martinot A, Duhamel A et al. Validation of the paediatric logistic organ dysfunction (PELOD) score: prospective, observational, multicentre study. Lancet 2003;362:192-7.

Pollack MM, Patel KM, Ruttimann UE. PRISM III: an updated pediatric risk of mortality score. Crit Care Med 1996;24: 743-52.

Pollack MM, Ruttimann UE, Getson PR. Pediatric risk of mortality (PRISM) score. Crit Care Med 1988;16:1110-16.

Shann F, Pearson G, Slater A et al. Paediatric index of mortality (PIM): a mortality prediction model for children in intensive care. Intensive Care Med 1997;23:201-7.

Slater A, Shann F, Pearson P et al. PIM2: a revised version of the paediatric indexof mortality. Intensive Care Med 2003;29:278-85.

Vincent JL. Organ dysfunction in patients with severe sepsis. Surg Infect 2006;7(Suppl 2):S69-72.

BULÁRIO

ANTIMICROBIANOS

Droga	Apresentação	Dose	Observação
Aciclovir (Zovirax®)	Cp: 200mg, 400mg Fr-amp: 250mg Creme a 5%; pomada oftálmica (4,5g = 0,135g de aciclovir)	**Crianças (3 meses a 12 anos)** *Herpes simplex* ou por *Varicella zóster*: 250mg/m² , IV, de 8/8h Pacientes imunocomprometidos com infecções por *Varicella zóster* **ou** na meningoencefalite herpética: 500mg/m², IV, de 8/8h (função renal normal) Profilaxia da infecção pelo CMV em crianças > 2 anos e transplantadas de medula óssea, pode-se administrar a dose de adultos Ajuste de dose para insuficiência renal **Adultos** Infecções por *Herpes simplex* ou com infecções pela *Varicella zóster*: 5mg/kg, IV, de 8/8h Pacientes imunocomprometidos com infecção pelo *Varicella zóster* ou na meningoencefalite herpética: 10mg/kg, IV, de 8/8h (função renal normal) Profilaxia da infecção pelo CMV em pacientes transplantados de medula óssea: 500mg/m², IV, de 8/8h. Nesses pacientes, a duração do tratamento recomendada é de 5 até 30 dias após o transplante Herpes zóster: < 1 ano: 30mg/kg/dia de 8/8h; > 1 ano: 1.500mg/m²/dia de 8/8h, IV, por 5-10 dias	Efeito colateral: flebite cáustica, nefrotóxico (avaliar função renal) e hepatotóxico

Droga	Apresentação	Dose	Observação
Albendazol (Zentel®, Zolben®)	400mg/10mL Cp: 200mg	Dose única 400mg	Não absorvido
Amicacina (Novamin®)	Fr-amp: 2mL = 100mg Amp: 2mL = 250 ou 500mg	RN < 7 dias: < 28 sem 7,5mg/kg/dia 1 vez/dia; 28-34 sem 7,5mg/kg/dia de 18/18h; a termo 20mg/kg/dia, IM ou IV, de 12/12h RN > 7 dias: < 28 sem 7,5mg/kg/dia de 18/18h; 28-34 sem 7,5mg/kg/dia de 12/12h; a termo 20-30mg/kg/dia de 8/8h Crianças: 15-22,5mg/kg/dia a cada 8 ou 12h (máx. 1,5g/dia)	Oto e nefrotóxica Controlar níveis séricos Avaliação da função renal
Amoxicilina (Amoxil®, Novocilin®)	Cp: 250 e 500mg Susp: 5mL = 125 ou 250mg BD – Cp: 800mg Susp 5mL = 400mg	40-70mg/kg/dia, VO, de 8/8h ou 12/12h	*Rash* cutâneo, alterações gastrintestinais

Droga	Apresentação	Dose	Observação
Amoxicilina + clavulanato (Clavulin®, Novamox®)	Cp: 500mg amoxicilina + 125mg clavulanato Susp – 5mL: 250mg amoxicilina + 62,5mg clavulanato BD – cp: 875mg amoxicilina + 125mg clavulanato Susp – 5mL: 400mg amoxicilina + 57mg clavulanato	Amoxicilina: 40-70mg/kg/dia, VO, 8/8h ou 12/12h	*Rash* cutâneo, alterações gastrintestinais
Ampicilina (Amplacilina®, Binotal®)	Cp: 250 e 500mg Fr-amp: 10mL = 1g Susp: 5mL = 250mg	RN < 7 dias – meningite: 100mg/kg/dia, IV, de 12/12h; outras infecções: 50mg/kg/dia de 12/12h RN > 7dias – meningite: 150mg/kg/dia, IV, de 6/6h; outras infecções: 75mg/kg/dia, VO, IM, IV, de 8/8h Crianças – infecções leves: 50-200mg/kg/dia, VO, IM, IV, de 6/6h; infecções do SNC: 400mg/kg/dia de 6/6h (máx. 12g/dia)	*Rash* cutâneo, nefrite intersticial

Droga	Apresentação	Dose	Observação
Ampicilina + sulbactam (Unasyn®)	Cp: 1g de ampicilina + 0,5g de sulbactam Pó injetável: 1,5 e 3,0g	RN < 7 dias: 75mg/kg/dia (25mg/kg/dia de sulbactam e 50mg/kg/dia de ampicilina) de 12/12h RN e crianças: 150mg/kg/dia (50mg/kg/dia de sulbactam e 100mg/kg/dia de ampicilina) de 6/6 ou 8/8h	
Anfotericina B (Fungison®)	Fr-amp: 50mg	Teste: 0,1mg/kg, IV, máx. 1mg, dissolvido em SG a 5% durante 10-30 minutos Inicial: 0,25mg/kg, IV, em 4-6h Aumentar lentamente em 0,125-0,25mg/kg diariamente ou dias alternados até 1mg/kg 1 vez/dia ou 1,5mg/kg em dias alternados	Proteger frasco da luz direta Na infusão: calafrios, tremor, náuseas e vômitos Para prevenção: acetaminofeno, difenidramina 30min e 4h após a infusão, hidrocortisona 1mg/kg de anfotericina (máx. 25mg) Toxicidade renal, hepática e hematológica
Anfotericina B complexo lipídico	Fr-amp: 20mL e 100mg, 5mg/mL	5mg/kg/dia a cada 24h, infusão em 2h	Antifúngico que se liga a esteróis da membrana fúngica, aumentando sua permeabilidade
Anfotericina B dispersão coloidal (Amphocil®)	Fr-amp: 50mg	3-4mg/kg/dia a cada 24h, taxa de infusão: 1mg/kg/h; máx. 6mg/kg/dia	Antifúngico que se liga a esteróis da membrana fúngica, aumentando sua permeabilidade

Droga	Apresentação	Dose	Observação
Anfotericina B lipossomal (Ambisome®)	Fr-amp: 50mg	3mg/kg/dia a cada 24h, infusão em 2h	Antifúngico que se liga a esteróis da membrana fúngica, aumentando sua permeabilidade. Menos efeitos colaterais relacionados à infusão e à nefrotoxicidade que a anfotericina desoxicolato
Azitromicina (Zitromax®, Novatrex®, Astro®)	Cp: 250 e 500mg Susp: 5mL = 200mg	7,5-10mg/kg/dia 1 vez/dia (máx. 500mg/dia)	
AZT (ver Zidovudina)			
Aztreonam (Azactam®)	Amp: 0,5 e 1g	RN: 30mg/kg/dose, IM ou IV; < 1,2kg e 0-4sem, de 12/12h; 1,2-2kg e 0-7 dias, de 12/12h; 1,2-2kg e > 7 dias, de 8/8h; >2kg e 0-7dias, de 8/8h; 2kg e 7 dias, de 6/6h Crianças: 90-120mg/kg/dia, de 6/6h ou 8/8h, IM ou IV Fibrose cística: 150-200mg/kg/dia, IV, de 6/6 ou 8/8h (máx. 8g/dia)	Alterações hematológicas, hepáticas e neurológicas

Droga	Apresentação	Dose	Observação
Caspofungina (Cancidas®)	Fr-amp: 70mg	50mg/m², IV, a cada 24h; iniciar com 70mg/m² no 1º dia. Máx. 70mg/dia. Manter por 14 dias após a última cultura positiva Neutropenia febril: mesma dose e manter até resolução da neutropenia ou mínimo 14 dias se infecção comprovada	Equinocandina que inibe a síntese da parede celular fúngica
Cefalotina (Keflin Neutro®, Cefalotil®)	Fr-amp: 1g	50-100mg/kg/dia, de 6/6h, IM ou IV	O uso prolongado de cefalotina pode ser indutor de resistência microbiana. Pode ocorrer reação falso-positiva para glicose na urina com as soluções de Benedict ou Fehling, mas não com a Glico-fita®. Pode falsamente elevar a concentração da creatinina no soro e na urina, quando pela reação de Jaffé. Têm sido observadas neutropenia, trombocitopenia e anemia hemolítica. Pode levar a uma ↑ AST e na fosfatase alcalina, nitrogênio ureico no sangue (BUN) e ↓ do *clearance* de creatinina (pacientes com insuficiência renal)

Droga	Apresentação	Dose	Observação
Cefazolina (Kefazol®)	1Fr = 250 e 500mg; 1g	50-100mg/kg/dia, 3 a 4 vezes, IM ou IV	Têm sido observados neutropenia, leucopenia, trombocitopenia e trombocitemia, ↑ transitório de AST/ALT, uremia e fosfatase alcalina. Sem evidências de prejuízo renal ou hepático
Cefepima (Maxcef®)	Fra-amp: 500mg, 1 e 2g	> 2 meses e peso < 40kg: 50mg/kg de 8/8 ou 12/12h, IV ou IM > 40kg: 500mg-1g/dose, de 8/8 ou 12/12h, IV ou IM Infecções graves: 2g, IV, a cada 12h Risco de morte: 2g, IV, a cada 8h	Cefalosporina de quarta geração Eventos adversos mais comuns: sintomas gastrintestinais e reações de hipersensibilidade
Cefotaxima (Claforan®, Cetazima®)	Fr-amp: 0,5-1g	Lactentes a 12 anos: 50-100mg/kg, IM ou IV, de 6/6 a 12/12h. Casos graves de 150-200mg/kg de peso corporal (≥ 50kg da dose de adultos) > 12 anos e adultos: 1-2g, IM ou IV, de 12/12h	De preferência não usar em crianças com menos de 30 meses de idade Se a *clearance* de Cr < 10mL/min, a dose de manutenção deve ser reduzida para a metade Em raríssimos casos, após a infusão em bolo, poderão ocorrer arritmias

Droga	Apresentação	Dose	Observação
Ceftazidima (Fortaz®)	Fr-amp: 1 e 2g	< 2 meses: 25-60mg/kg/dia, IM ou IV, de 12/12h > 2 meses: 100mg/kg/dia, IM ou IV, de 8/8h (máx. 6g/dia) Infecção de SNC: 150mg/kg/dia, IV	Ação contra *Pseudomonas* Pode levar a resistência bacteriana, eosinofilia e trombocitose, flebite ou tromboflebite por via IV, elevação discreta de uma ou mais enzimas hepáticas, ALT/AST, LDH, GGT e fosfatase alcalina
Ceftriaxona (Rocefin®)	Fr-amp IM: 250 e 500mg ou 1g Fr-amp IV: 500mg e 1g	< 14 dias: dose única diária de 20-50mg/kg Não ultrapassar 50mg/kg 15 dias até 12 anos: dose única diária de 20-80mg/kg. Para crianças ≥ 50kg, posologia de adultos. Doses, IV, ≥ 50mg/kg devem ser administradas por períodos de infusão superiores a 30min SNC: 100mg/kg/dia > 12 anos e adultos: 1-2g em dose única diária (a cada 24h). Casos graves ou em infecções causadas por patógenos moderadamente sensíveis, a dose pode ser elevada para 4g, 1 vez/dia	Administrar com soluções que não contenham cálcio Reações adversas: Distúrbios gastrintestinais: fezes moles ou diarreia, náuseas, vômitos, estomatite e glossite Alterações hematológicas: eosinofilia, leucopenia, granulocitopenia, anemia hemolítica, trombocitopenia; casos isolados de granulocitopenia (< 500/mm³); na maioria após 10 dias de tratamento seguindo-se a uma dose total de 20g ou mais Reações cutâneas: exantema, dermatite alérgica, prurido, urticária, edema e eritema

Droga	Apresentação	Dose	Observação
Cefuroxima (Zinnat®, Zinacef®)	Cp: 125 e 250mg Susp: 5mL = 125mg Fr-amp: 750mg	RN: 30-100mg/kg/dia de 8/8 ou 12/12h Lactentes e crianças: 30-100mg/kg/dia, IM ou IV, de 6/6 ou 8/8h SNC: 100mg/kg/dia	Distúrbios do sangue e sistema linfático: neutropenia, eosinofilia
Ciprofloxacino (Cipro®)	Cp: 250-500mg e 1g Fr-amp: 200mg/100mL	20-30mg/kg/dia a cada 12h	Quinolona Uso restrito em crianças
Claritromicina (Klaricid®)	Cp: 250 e 500mg Susp: 125 e 250mg/5mL Amp: 500mg	7,5mg/kg/dose de 12/12h, VO ou IV (máx. 1g/dia)	Metabolização hepática
Clindamicina (Dalacin C®)	Fr-amp: 150mg/mL	10-40mg/kg/dia 3-4 vezes/dia, dependendo da gravidade da infecção, IM ou IV Dose mínima: 300mg/dia	Reação de hipersensibilidade, colite pseudomembranosa
Cloranfenicol (Quemicetina®)	Cp: 250 e 500mg Susp: 5mL = 150mg Fr-amp: 250mg e 1g	RN < 7 dias: 25mg/kg/dia de 12/12h, VO ou IV RN > 7 dias: 25-50mg/kg/dia de 12/12h, VO ou IV Crianças: 50-70mg/kg/dia de 6/6 ou 8/8h, VO ou IV; SNC: 100mg/kg/dia	Síndrome do bebê cinzento; pancitopenia
Cloroquina (Clopirim®)	Amp: 50mg/mL	25mg/kg em 3 dias (10mg/kg no 1º dia e 7,5mg/kg no 2º e 3º dias – máx. 600mg)	Antimalárica; usada na artrite reumatoide juvenil

Droga	Apresentação	Dose	Observação
Doxiciclina (Vibramicina®)	Drágea: 100mg Xp: 60mL	<45kg: 5mg/kg/dia, VO ou IV, de 12/12h (máx. 200mg/dia) >45kg: 200mg/dia, VO, ou IV (máx. 300mg/dia)	Contraindicada: com menos de 8 anos de idade e gravidez Excreção não renal Dentes amarelos
Espiramicina (Rovamicina®)	Caps: 250mg	40-50mg/kg/dia divididos em 4 doses	Toxoplasmose
Eritromicina (Pantomicina®, estearato; Ilosone®, estolato)	Pantomicina – drágea: 250 e 500mg; susp: 5mL = 125 ou 250mg Ilosone® – cp: 250mg; drágea: 500mg; susp: 125 ou 250mg	30-50mg/kg/dia, VO ou IV, a cada 6-8h Profilaxia da febre reumática: 500mg/dia de 12/12h Profilaxia da endocardite: 20mg/kg/dia (máx. 1g)	Efeitos gastrintestinais Estolato é absorvido por VO, relacionado com hepatite colestática
Fluconazol (Candizol®)	Cp: 100 ou 150mg Fr-amp: 2mg/mL	Candidíase em mucosa: 3mg/kg/dia, após ataque de 6mg, VO Candidíase sistêmica: 6-12mg/kg/dia Profilático: 3-12mg/kg/dia	Ajustar dose na insuficiência renal
Ganciclovir (Cytovene®)	Injeção: 500mg	>3 meses: 2-5mg/kg/dose, IV, de 8/8h até 10mg/kg/dia de 12/12h durante 14-21 dias	Toxicidades hematológica e hepática
Gatifloxacino (Tequin®)	Cp: 400mg Fr-amp: 400mg	400mg 1 vez/dia	Não deve ser utilizado em <18 anos

BULÁRIO

Droga	Apresentação	Dose	Observação
Gentamicina (Garamicina®)	Amp: 2mL = 80mg ou 1,5mL = 60mg ou 1mL = 20 ou 40mg	RN < 7dias – < 28 sem: 2,5mg/kg/dose, IM, ou IV, 1 vez/dia, 28-34 sem: 2,5mg/kg/dose, IM ou IV, a cada 18h; > 34 sem: 2,5mg/kg/dose, IM ou IV, a cada12h RN > 7 dias – < 28 sem: 2,5mg/kg/dose a cada 18h; 28-34 sem: 2,5mg/kg/dia, IM ou IV, a cada 12h; > 34 sem: 2,5mg/kg/dose a cada 8h Lactentes – 5–7,5mg/kg/dia, IM ou IV, de 8/8h	Toxicidade renal e visual Monitorizar nível sérico
Imipenem (Tienan®)	Fr: 120mL = 500mg	0-7 dias: 50mg/kg/dia, IV, de 12/12h < 3 anos: 100mg/kg/dia, IV, de 6/6h > 3 anos: 60mg/kg/dia IV, de 6/6h	Hipersensibilidade, hepatopatia
Lamivudina (3TC)	Cp: 150mg Sol oral: 10mg/mL	RN (< 30dias) 2mg/kg de 12/12h Crianças: 4mg/kg de 12/12h (máx. 150mg de12/12h) Adolescente < 50kg: 2mg de 12/12h	Inibidor de enzima transcriptase reversa Cefaleia, trato gastrintestinal
Levamisol (Ascaridil®)	Cp: 80mg	3-5mg/kg/dia, VO, dose única	
Levofloxacino (Levaquim®)	Cp: 250 e 500mg	250-500mg/dose de 12/12 ou 24/24h	Uso adulto, dose depende da gravidade da infecção
Mebendazol (Pantelmin®)	Cp:100mg Susp:100mg/5mL	100mg 2 vezes/dia, durante 3 dias (oxiuríase: 100mg dose única)	Repetir em 10 dias

Droga	Apresentação	Dose	Observação
Meropenem (Meronem®)	Fr-amp: 500mg ou 1g	3 meses-12 anos: 10-40mg/kg a cada 8h, IV Neutropênicos: 20mg/kg a cada 8h Meningite/fibrose cística: 40mg/kg a cada 8h Adultos: 1,5-6g/dia de 8/8h	Não comprovada sua eficácia em pacientes com insuficiência renal
Metronidazol (Flagyl®)	Cp: 250 e 400mg Susp: 1mL/40mg Fr-amp: 100mL/500mg Gel tópico	Amebíase: 35-50mg/kg/dia, VO, de 8/8h durante 10 dias Giardíase: 15mg/kg/dia Infecções por anaeróbios – ataque: 15mg/kg, IV; RN pré-termo: 7,5mg/kg/dose, IV, de 12/12h; RN a termo: 7,5mg/kg/dose, IV, de 12/12h; lactentes e crianças: 7,5mg/kg/dose, IV ou VO, de 6/6h (máx. 4g/dia)	Contraindicado: associação com álcool Potencializa anticoagulantes
Micafungina		Não padronizada para crianças; adultos: 100-150 mg/dose, IV, a cada 24h	Equinocandina que inibe a síntese 1,3-beta-D-glucan, um essencial componente da parede celular fúngica
Nelfinavir	Cp: 250mg Pó: 50mg por medida	30mg/kg de 8/8h (máx. 750mg/dia) Adolescentes: 750mg, VO, de 8/8 ou 1.250mg de 12/12h	Trato gastrintestinal Hepatotóxico Administrar com alimentos não ácidos
Neomicina (Nebacetin®)	Bisnagas com 15 e 50g	Aplicação tópica 2 a 5 vezes ao dia	

Droga	Apresentação	Dose	Observação
Nistatina (Micostatin®)	Drágea: 500.000U Susp: 100.000U/mL Creme: 4g = 100.000U	RN: 400.000U/dia, VO, de 6/6h Crianças: 1.000.000-2.000.000U/dia, VO, de 6/6h	Tratar por 48-72h após o desaparecimento dos sintomas
Nitrofurantoína (Furadantina®, Hantina®)	Cp: 50 e 100mg Susp: 5mg/mL	5-7mg/kg/dia, VO, de 6/6h (máx. 400mg/dia)	Contraindicada em insuficiência renal grave
Ofloxacino (Ofloxacin®)	Cp: 200mg	200mg, VO, 12/12 ou 24/24h	Contraindicado em menores de 12 anos
Oseltamivir (Tamiflu®)	Susp: 12mg/mL Cp: 75mg	Tratamento 2 vezes/dia; profilaxia 1 vez/dia < 15kg: 30mg 15-23kg: 45mg 23-40kg: 60mg > 40kg: 75mg	
Oxacilina (Staficilin-N®)	Cp: 500mg Fr-amp: 500mg/3mL	100-300mg/kg/dia, VO, IM ou IV, a cada 4-6h RN < 7 dias: 50-100mg/kg/dia, IV, de 12/12h RN > 7 dias: 100-200mg/kg/dia, IV, de 6/6h	Reações alérgicas cruzadas com as penicilinas
Penicilina G benzatina (Benzetacil®)	Fr-amp: 600.000 e 1.200.000U	50UI/kg/dose, IM, dose única (máx. 1.200.000U)	Reação alérgica Não necessita de teste
Penicilina G cristalina	Fr-amp: 5.000.000U	50.000 a 250.000U, IV, de 4/4h	Reação alérgica

Droga	Apresentação	Dose	Observação
Penicilina procaína (Despacilina®)	Fr-amp: 400.000U	400.000U, IM, de 12/12h	Reação alérgica
Piperazina	500mg/5mL	50-75mg/kg/dia (máx. 3g) durante 3-5 dias	Ataxia
Pirimetamina (Daraprim®)	Cp: 25mg	2mg/kg/dia	Toxoplasmose; malária
Ribavirina (Virazole®)	Cp: 100 e 250mg Susp: 50mg/5mL	7-10mg/kg/dia de 6/6h, VO IV: 2g dose de ataque, após 1g de 6/6h durante 4 dias e 0,5g de 8/8h durante 6 dias	Evitar em pacientes em ventilação mecânica
Rifampicina (Rifaldin®)	Caps: 300mg Susp: 5mL = 100mg Gt: 1gt = 5mg	Profilaxia de meningococcemia: 20mg/kg/dia de 12/12h durante 2 dias (máx. 600mg/dose) Profilaxia da meningite por H. influenzae: 20mg/kg/dia, 1 vez/dia, durante 4 dias (máx. 600mg/dose)	
Ritonavir	Caps: 100mg Sol oral: 80mg/mL	Crianças: 350-400mg/m^2 de 12/12h (máx. 600mg de 12/12h) (iniciar com 200mg/m^2 e aumentar 50mg/m^2 de 3 em 3 dias) Adolescentes: 600mg de 12/12h (iniciar com 300mg de 12/12h e aumentar 100mg de 12/12h a cada 3-4 dias)	Trato gastrintestinal Metabolização hepática Interação com várias drogas
Secnidazol (Secnidal®, Tecnid®)	Susp: 900mg/30mL Cp: 500mg e 1g	Dose única 30mg/mg (1mL/kg) > 12 anos: 2g (4 cp de 500mg ou 2 cp de 1g)	

Droga	Apresentação	Dose	Observação
Sulfametoxazol (S) + trimetoprima (T) (Bactrim®)	Cp: 400mg/S e 80mg/T Susp: 5mL = 200mg/S e 40mg/T Amp: 5mL = 400/S e 80mg/T	40mg/kg/dia de S e 8mg/kg/dia de T, VO, de 12/12h Pneumonia por *P. carinii*: 100mg/kg/dia de S e 20mg/kg/dia de T, IV, de 6/6h Profilaxia: 50mg/kg/dia de S e 10mg/kg/dia de T, VO, de 12/12h	Inibe a ação do ácido fólico Reações de hipersensibilidade
Tobramicina	Amp: 1mL = 10, 25, 50 e 75mg Amp: 1,5mL = 75 e 150mg Amp: 3mL/150mg Sol oftálmica e pomada 3,5g		
Urato-oxidase recombinante (Rasburicase®)	Fr-amp: 1,5mg	0,1-0,2mg/kg de 12/12h se baixo ou alto risco, infundir IV em 30 minutos, tempo de uso de 1-7 dias	Dosar ácido úrico com frequência para acertar a dose. Não deve ser usado com alopurinol Efeitos colaterais: reações alérgicas Contraindicações: portadores de G6PD, gestantes e mulheres amamentando

Droga	Apresentação	Dose	Observação
Vancomicina (Vancocina®)	Fr-amp: 500mg e 1g	RN < 7 dias – < 1kg: 10mg/kg/dose, IV, 1 vez/dia; 1-2kg: 10mg/kg/dose, IV, de 18/18h; > 2kg: 10mg/kg/dose, IV, de 12/12h; RN > 7 dias – < 1kg 10mg/kg/dose IV, de 18/18h; 1-2kg: 10mg/kg/dose, IV, de 12/12h; > 2kg: 10mg/kg/dose, IV, de 8/8h Lactentes – SNC: 45mg/kg/dia, IV, de 8/8h; outros: 30mg/kg/dia, IV, de 8/8h	Oto e nefrotóxico. Flebite. Pode causar *rash* cutâneo, devendo-se diminuir a velocidade de infusão e/ou aumentar a diluição
Voriconazol (Vfened®)	Cp: 50 e 200mg Fr-amp: 200mg	Aspergilose invasiva: 7mg/kg/dose de 12/12h. Pode ser iniciado IV e depois VO, 200mg/dose, de 12/12h	Antifúngico azólico que inibe o citocromo P450 e a alfademetilação do esterol C-14
Zidovudina (AZT®)	Cp: 100mg	90-180mg/m^2/dose, VO, de 6/6h (máx. 200mg/dose)	Sintomas gastrintestinais, mialgia, granulocitopenia

CARDIOVASCULAR E DIURÉTICOS

Droga	Apresentação	Dose	Observação
Adenosina (Adenocard®)	Amp: 2mL = 20mg	0,1mg/kg/dose, IV rápido, lavando o equipo em seguida com SF, podendo repetir após 2-5 min se necessário Doses máximas: 6mg na 1ª dose e 12mg nas doses subsequentes	Droga de eleição para taquicardia supraventricular. Vasodilatador coronariano Não converte *flutter* ou fibrilação atrial, nem taquicardia ventricular ao ritmo sinusal Metilxantinas são antagonistas competitivos Contraindicada em bloqueio atrioventricular V de 2º e 3º graus Meia-vida: 10 segundos
Adrenalina (ver epinefrina)			
Alfametildopa (Aldomet®)	Cp: 250 e 500mg	10mg/kg/dia, VO, de 6/6 ou 12/12h, aumentar a cada 2 dias se necessário (máx. 65mg/kg ou 3g/dia) Crise hipertensiva: 20-40mg/kg/dia, IV, de 6/6 ou 8/8h	Bloqueador adrenérgico central Depressão do SNC e reações extrapiramidais Contraindicação: feocromocitoma e hepatopatia Evitar suspensão abrupta
Amilorida	Cp: 50mg e associações	2mg/kg/dia 3 vezes/dia	Poupador de potássio

Droga	Apresentação	Dose	Observação
Amiodarona (Ancoron®, Atlansil®, Miodaron®, Angiodarona®)	Amp: 3mL = 150mg Cp: 200mg Gt: 1mL (30 gts) = 200mg	Inicial: 10-20mg/kg/dia, VO ou IV, 12/12h, por 7-10 dias (máx. 1.600mg/dia) Manutenção: um terço da dose inicial, 5 vezes/semana por 3-4 semanas (máx. 800mg/dia) Taquiarritmia: 5mg/kg, IV (alíquotas de 1mg/kg a cada 5min)	Indicada na taquicardia supraventricular
Anlodipina	Cp: 10mg	0,1-0,2mg/kg/dia 1 vez/dia	Anti-hipertensiva Bloqueadora do canal de cálcio
Atenolol	Cp: 25 e 100mg	1-8mg/kg/dia a cada 12-24h	Betabloqueador Contraindicação: asma, broncoespasmo Evitar suspensão abrupta
Atropina	Amp: 1mL = 0,25mg	0,01-0,03mg/kg/dose, IV, repetir a cada 2-5 min, 2 a 3 vezes, se necessário (mínimo 0,1mg; máx. 0,5mg)	Nas intoxicações por inseticidas organofosforados, repetir até obter o efeito desejado Contraindicada: glaucoma, tirotoxicose
Captopril (Capoten®)	Cp: 12,5 ou 25 ou 50mg	RN: 0,1-0,4mg/kg/dose 1-4 vezes/dia Lactentes: 0,15-0,3mg/kg/dia de 8/8h Crianças: 0,5-1mg/kg/dia de 8/8h VO (máx. 6mg/kg/dia)	Inibidor da CoA II Angioedema, hipotensão Ajustar dose se insuficiência renal: ClCr normal = 6mg/kg/dia 40-80 = 4mg/kg/dia 20-40 = 2mg/kg/dia 10-20 = 1mg/kg/dia < 10 = 0,5mg/kg/dia

BULÁRIO

Droga	Apresentação	Dose	Observação
Clortalidona (Higroton®)	Cp: 12,5, 25 e 50mg	2mg/kg	Diurético tiazídico
Diazóxido (Tensuril®)	Amp: 15mg/mL (20mL)	1-5mg/kg/dose	
Digoxina	Amp: 2mL = 0,5mg Cp: 0,25mg Elixir ped: 1mL = 0,05mg Gt: 1mL = 0,5mg	Ataque: 0,04-0,06mg/kg/dia (½ - ¼ - ¼) Manutenção: um terço da dose de ataque	Arritmia ventricular Ajustar a dose em insuficiência renal
Dobutamina (Dobutrex®)	Amp: 20mL = 250mg	1-15mcg/kg/min, IV, contínuo, máx. 40mcg/kg/min	Para uso IV contínuo: Dobutamina: 6mg/kg SF ou SG a 5%: q.s.p. 100mL 1mL/h = 1mcg/kg/min
Dopamina (Revivan®)	Amp: 10mL = 50mg	Efeito delta = 1-5mcg/kg/min Efeito delta e β₁ = 2-10mcg/kg/min Efeito α > 10mcg/k/min (máx. 20mcg/kg/min)	Para uso IV contínuo: Dopamina: 6mg/kg SF ou SG a 5%: q.s.p. – 100mL 1mL/h = 1mcg/kg/min Usar em veia central. Em veia periférica pode causar necrose tecidual
Enalapril (Renitec®)	Cp: 5-10 e 20mg Fr-amp: 1mg/mL	Crianças: 1/10 da dose do captopril Adultos: iniciar 2,5-5mg/kg/dia aumentando até 40mg/dia, 1-2 vezes/dia; IV, 0,625-1,25mg/kg/dose de 6/6h	Segurança em crianças ainda não estabelecida

Droga	Apresentação	Dose	Observação
Epinefrina (Adrenalina)	Amp: 1mL = 1mg	Choque anafilático: 0,01mL/kg/dose, SC (máx. 0,3mL). Parada cardíaca: 0,1mL/kg/dose da solução aquosa 1:10.000, IV, ou intraóssea, repetir até dose 20 vezes maior. Bradicardia e hipotensão: 0,1-1mcg/kg/min. Inalatória: 0,25-0,5mL/kg + SF	Solução 1:10.000: diluir 1mL da solução 1:1.000 em 9mL de SF
Esmolol	250mg/mL 10mg/mL	Ataque: 0,1-0,5mg/kg durante 1-2min, IV. Infusão constante: 0,2mg/kg/min, podendo ser aumentada lentamente a critério IV	Betabloqueador de ação ultracurta
Espironolactona (Aldactone®)	Cp: 25 e 100mg	1-3mg/kg/dia, VO, de 6/6 a 12/12h (máx. 200mg/dia)	Contraindicada na insuficiência renal. Poupador de potássio
Fenilefrina (Neo-synefrine®)	Gt: 1mL = 2,5mg Elixir: 1mL = 1mg Injet: sol a 1% (1mL = 10mg)	Hipotensão: 0,1mg/kg/dose a cada 1/2h, IM ou SC; 5-20mcg/kg/dose, IV, em bolo, a cada 10-15min; infusão contínua 0,1-0,5mcg/kg/min (máx. IV = 5mg). TSV paroxística (*push* IV em 20-30s); 5-10mcg/kg/dose, repetir a cada 5min até atingir o efeito desejado. Descongestionante nasal – < 6 anos: solução a 0,125%, 2-3 gotas a cada 3-4h; 6-12 anos: solução a 0,25%, 2-3 gotas a cada 3-4h; > 12 anos: solução a 0,25 ou 0,5%, 2-3 gotas a cada 3-4h	Contraindicada no feocromocitoma e hipertensão grave. Arritmia cardíaca

Droga	Apresentação	Dose	Observação
Furosemida (Lasix®)	Cp: 40mg Sol oral: 1mL = 10mg Amp: 2mL = 20mg	IM ou IV: 1-2mg/kg/dose, a cada 6, 8 ou 12h (máx. 80mg/dose) VO: 2-4mg/kg/dose (máx. 600mg/dia)	Diurético de alça
Hidralazina (Apresolina®)	Cp: 25 e 50mg	0,75-7,5mg/kg/dia, a cada 6h	Vasodilatador direto Efeito colateral: taquicardia reflexa, retenção de fluidos, síndrome lúpus-*like*
Hidroclorotiazida	Cp: 50mg	1-3mg/kg/dia, a cada 12h	Diurético tiazídico Hipocalemia, hipercalcemia Não indicado para atletas e recém-nascidos
Labetolol	5mg/mL	1-3mg/kg/dia a cada 6-12h Crise adrenérgica: 0,2-1mg/kg ou 0,25-1mg/kg/h (pico de ação em 15min, duração 2-6h)	Alfa-betabloqueador Hipotensão postural Não existe no Brasil
Manitol (Manitol® 20%)	Fr: 250 e 500mL	Edema cerebral: 0,25g/kg, IV, repetir a cada 5min, aumentar até 1g/kg/dose	Pode causar: hipovolemia, cefaleia, sobrecarga circulatória
Milrinona (Primacor®)	1mL = 1mg Amp: 10, 20 e 50mL	Ataque 50mcg/kg e manutenção 0,5mcg/kg/min	Reduz a pós-carga Controle de PA/hipotensão Cefaleia/arritmia
Minoxidil (Loniten®)	Cp: 10mg	0,1-1mg/kg a cada 12h	Vasodilatador de ação direta, hipertricose

Droga	Apresentação	Dose	Observação
Nifedipina (Adalat®, Oxcord®)	Caps: 10mg	Lactentes: 0,1-0,3mg/kg/dose, SL, 6/6h Crianças maiores: 0,125-0,5mg/kg/dose, SL, 6/6h	Bloqueador do canal de cálcio Cefaleia, rubor facial, urina alaranjada. Efeitos adversos: infarto agudo do miocárdio em adultos, hipertensão rebote
Nitroprussiato de sódio (Nipride®)	Fr-amp: 2mL/50mg	Crise hipertensiva: 0,5-10mcg/kg/min (média 3mcg/kg/min), efeito imediato até 10min pós-infusão Bomba de infusão	Ajustar dose com a PA Proteger da luz Controle rigoroso da PA
Norepinefrina (Noradrenalina) (Levophed® 1:1.000)	Amp: 4mL = 4mg	0,05- 0,3mcg/kg/min, IV contínuo (máx. 1mcg/kg/min)	Indicada no choque com resistência vascular aumentada Início de ação: 1-2min
Prostaglandina E₁ (Alprostadil®, Prostin®)	500mcg/mL	Dose inicial: 0,01mcg/kg/min, IV, podendo chegar até 0,1mcg/kg/min ou mais para se obter resposta terapêutica com aumento da paO₂ Dose de manutenção: 0,01-0,05mcg/kg/min, deve ser a menor possível para se obter o efeito desejado	Efeitos colaterais: depressão respiratória (12%), ocorrendo mais comumente no grupo de RNs cianóticos nas primeiras 24 horas e com peso inferior a 3.000g *Alterações cardiovasculares: rush* cutâneo, hipotensão, bradicardia *Alterações no sistema nervoso central*: convulsões, irritabilidade, febre e letargia. A incidência de efeitos colaterais é maior na infusão arterial

Droga	Apresentação	Dose	Observação
Prazosina (Minipress®)	Caps: 1, 2 e 4mg	0,05-0,5mg/kg/dia a cada 6-8h	Alfabloqueador. Hipotensão postural, fraqueza, palpitação, síncope
Procainamida (Procamide®)	Cp: 300mg Amp: 5mL = 500mg	IM: 20-30mg/kg/24h 4-6 vezes/dia (máx. 4g/dia) IV: ataque 2-6mg/kg/dose em 5min (máx. 100mg/dose), repetir a cada 5-10min até 15mg/kg. Não exceder 500mg Manutenção: 20-80mcg/kg/min, infusão contínua máx. 2g/dia VO: 15-50mg/kg/dia a cada 3-6h	Antiarrítmico. Contraindicada em *miastenia gravis*
Propranolol	Cp: 10, 40 e 80mg Amp: 1mg/mL	Na crise de cianose: 0,15-0,25mg/kg/dose, IV lento Pode ser repetido 1 vez após 15min Na HAS: 1-8mg/kg/dia a cada 6-12h Na profilaxia da enxaqueca: 1-2mg/kg/dia	Contraindicado em asmáticos e portadores de bloqueios cardíacos. Pode causar: hipoglicemia, hipotensão, náuseas, vômitos
Verapamil (Dilacoron®, Veracoron®)	Cp: 80mg Drágea: 120 e 240mg Amp: 2mL = 5mg	> 1 ano: 0,1-0,3mg/kg, IV, em 5-10min Repetir após 30min, se necessário	Antiarrítmico para TSV. Em lactentes < 1 ano: dar preferência à adenosina ou à cardioversão elétrica

NEUROLÓGICAS, SEDAÇÃO, ANALGESIA E BLOQUEADORES NEUROMUSCULARES

Droga	Apresentação	Dose	Observação
Acetominofeno/ Paracetamol (Tylenol®, Dórico®)	Cp: 500 e 750mg Gt: 200mg/mL Gt em susp: 100mg/mL Líquido em susp: 160mg/5mL	10-15mg/kg/dose, VO, 4-6 vezes ao dia, máx. 65mg/kg/dia ou 4g	Hepatotóxico Contraindicado em deficiência de G6PD
Ácido valproico/ valproato (Depakene®, Valpakene®)	Cp: 25mg Susp: 5mL = 250mg	Iniciar: 10-15mg/kg/dia, VO, de 12/12h, aumentar semanalmente 5-10mg/kg/dia, até 60mg/kg/dia ou controle	Toxicidade: hematológica, hepática e gastrintestinal
Carbamazepina (Tegretol®)	Cp: 200-400mg Susp: 5mL = 100mg	< 4 anos: iniciar com 20-60mg/dia, aumentar 20-60mg a cada 2 dias, de 8/8 ou 12/12h > 4 anos: iniciar com 100mg/dia, aumentar semanalmente 100mg, de 8/8 ou 12/12h Manutenção: 10-20mg/kg/dia, de 8/8 ou 12/12h	Avaliar nível sérico
Cetamina (Ketalar®)	Fr-amp (10mL): 1mL = 50mg	2-3mg/kg, IV, ou 8-12mg/kg, IM (indução), a cada 30min 0,5-1,0mg/kg, IV (analgesia) até de hora em hora	Aumenta secreções salivares e brônquicas, aumenta PA e HIC Pode ser associada à atropina

Droga	Apresentação	Dose	Observação
Clonazepam (Rivotril®)	Cp: 0,5 e 2mg Susp: 2,5mg/mL (1gt = 0,1mg)	Inicial: 0,01-0,03mg/kg/dia de 8/8 ou 12/12h, aumentar 0,25-0,5mg a cada 3 dias Manutenção: 0,1-0,2mg/kg 8/8h (máx. 0,05mg/kg/dia)	Depressão do SNC, sonolência, distúrbios neurológicos, ataxia
Clorpromazina (Amplictil®)	Amp: 5mL = 5mg Cp: 25mg Gt: 1mg/gt (40mg/mL)	0,5-1mg/kg/dose 4-6 vezes/dia	Antipsicótico Sedação, sonolência
Codeína (Gotas Binelli®, Belacodid® Tylex®)	Sol oral a 2%: 4mg/mL Tylex: 7,5mg de codeína + 500mg de paracetamol 30mg de codeína + 500mg paracetamol	Antitussígeno: 2-6 anos: 1mg/kg/dia em 4-6 doses (máx. 30mg) 5-12anos: 5-10mg/dose 4-6 vezes (máx. 60mg) Analgésico (em associação com acetaminofeno): 0,5-1mg/kg/dose, VO, SC, IM, 4-6 doses/dia	Depressão do SNC, convulsões, depressão respiratória. Pode levar à dependência Não utilizar em menores de 2 anos como antitussígenos Atenção na intoxicação por paracetamol
Diazepam (Dienpax®, Valium®)	Cp: 5 e 10mg Amp: 2mL = 10mg	0,2-0,5mg/kg/dose, IV lento, repetir mais 2 vezes, se necessário em 30-60 min. (máx. < 5 anos: 5mg; > 5 anos: 10mg) Infusão contínua: 0,2mg/kg/h	Pode ocasionar depressão respiratória e hipotensão arterial
Dipirona (Novalgina®, Magnopyrol®)	Amp: 1mL = 500mg Sol oral de 1mL = 50mg Gt: 1mL = 500mg	10-20mg/kg/dose, VO, IM ou IV, de 6/6h (máx. < 6 anos: 1,5 g/dia; 6-12 anos: 3g/dia; > 12 anos: 4g/dia)	Antitérmico e analgésico

Droga	Apresentação	Dose	Observação
Etambutol (Myambutol®)	Cp: 400mg Susp: 5mL = 125mg	15-25mg/kg/dia, VO, 1 vez/dia ou 50mg/dose, VO, 2 vezes/semana (máx. 2,5g/dia)	Toxicidade: visual, hepática, hematológica, renal
Fenitoína (Hidantal®, Epelin®)	Cp: 100mg Amp: 5mL = 250mg	Convulsão: Inicial: 18-20mg/kg, IV (máx. 1.000mg/dia) Manutenção: iniciar 24h após a dose inicial – 4-8mg/kg/dia, 12/12h, VO ou IV (máx. 400mg/dia) Antiarrítmico: 2-4mg/kg, IV, em 5min (máx. 100mg) a cada 2h, se necessário	Pode causar parada respiratória Pode ser usado nas intoxicações digitálicas quando faltar a medicação específica (anticorpo antidigoxina)
Fenobarbital (Gardenal® = VO ou IM) (Fenocris® = IV)	Cp: 50 e 100mg Gt: 1 gt = 1mg Amp: 2mL = 200mg Cp: 50 e 100mg	Estado de mal convulsivo: Inicial: 15-20mg/kg/dose, IV lento (diluir em SF) (máx. 25mg/min ou 600mg/dia) Manutenção: 24h após a dose inicial, VO ou IV: RN: 5-8mg/kg/dia, de 12/12h < 4 anos: 8-10mg/kg/dia a cada 8-12h 4-6 anos: 8-10mg/kg/dia a cada 8-12h 7-9 anos: 7-8mg/kg/dia a cada 8-12h > 10 anos: 6-7mg/kg/dia a cada 8-12h Sedação: 2-3mg/kg/dose, VO ou IM, de 8/8h	Pode causar parada cardiorrespiratória
Fentanil	Fr-amp: 1mL = 50mcg	Inicial: 3-10mcg/kg/dose, IV ou IM (máx. 200mcg) Manutenção: 1-2mcg/kg/dose	Analgésico. Pode causar depressão respiratória Início de ação: 1-2min Pico de ação: 10min Duração da ação: 30-60min

Droga	Apresentação	Dose	Observação
Haloperidol (Haldol®)	Cp: 1 e 5mg 1gt: 0,1mg Amp: 1mL = 5mg	3-12 anos: agitação – 0,01-0,03mg/kg/dia, VO, 1 vez/dia; psicose – 0,05-0,15mg/kg/dia, VO 2-3 vezes/dia > 12 anos: agitação aguda – 2-5mg, IM, ou 1-15mg, VO, repetir em 1h se necessário; psicose – 2-5mg/cose, IM, a cada 4-8h ou 1-15mg/dia, VO, em 2-3 doses (máx. 100mg/dia)	Sedação, hipotensão, liberação extrapiramidal
Hidrato de cloral 10%	1mL = 100mg	Sedativo: 5-25mg/kg/dose, VO ou VR, de 8/8h (máx. 250mg/dose) Hipnótico: 50-100mg/kg/dose, VO ou VR, de 8/8h (máx. 2g/dose)	Não usar em insuficiência renal ou hepática Pico de ação: 30-60min
Lidocaína (Xylocaína®)	Sol a 1%: 1mL = 10mg Sol a 2%: 5mL = 100mg	Intubação: 1-2mg/kg Anestésico tópico: máx. 3mg/kg/dose a cada 2h (máx. 200mg) Anestésico injetável: 7mg/kg/dose com epinefrina a cada 2h ou 4-5mg/kg/dose sem epinefrina (máx. 500mg) Antiarrítmico: 1mg/kg/dose, VO, IV ou ET, repetir até 2 vezes, a cada 10-15min (máx. 4,5mg/kg/h)	Contraindicada: bloqueio AV ou intraventricular
Lidocaína 2% (Xylocaína®, sem vasoconstritor a 2%)	Fr-amp: 10mL = 200mg	Intubação traqueal: 1-2mg/kg, IM ou IV Anestesia local: máx. 3mg/kg Antiarrítmico: 1-2mg/kg/dose, IV lento, repetir após 5-10min (máx. 4,5mg/kg/h) ou 30-50mcg/kg/min, IV contínuo	Uso em anestesia local ou regional, por infiltração ou bloqueio de plexo nervoso periférico Início de ação: 1-5min após infiltração Duração da ação: 1-2h

Droga	Apresentação	Dose	Observação
Meperidina (Dolantina®, Demerol®)	Dolantina: 2mL = 100mg Demerol: 2mL = 50mg	Crianças: 1-1,5mg/kg/dose, IM, IV ou VO, a cada 3-4h (máx: 100mg/dose) Adultos: 50-150mg/dose, IM, IV ou VO, a cada 3-4h	Contraindicada: arritmia cardíaca, asma Pode causar depressão respiratória Potencializada pelos inibidores da monoamino-oxidase
Midazolam (Dormonid®)	Amp: 3mL = 15mg Amp: 5mL = 5mg Amp: 10mL = 50mg Cp: 15mg	0,07-0,2mg/kg/dose (máx. 2,5mg/dose), IV, em 2min; repetir se necessário, ou 4-6mcg/kg/min, IV contínuo	Pode causar depressão respiratória, hipotensão e bradicardia Meia-vida: 1,6h
Morfina	Amp: 1mL = 1 e 10mg	0,1-0,2mg/kg/dose, IV ou IM, a cada 4-6h (máx. 10mg/dose)	Pode ocasionar depressão respiratória, hipotensão arterial, bradicardia e aumento da pressão intracraniana
Nalorfina (Cloridrato de Nalorfina)	Amp: 1mL=5mg	0,1mg/kg/dose IV, IM ou SC	Início de ação: 1-2min; duração: 1-4h
Pancurônio (Pavulon®)	Amp: 2mL = 4mg Fr-amp: 5mL = 10mg Fr-amp: 10mL = 10mg	RN: 0,02mg/kg/dose, IV, repetir após 5-10min, ou manter com 0,03-0,09mg/kg/dose a cada 30min a cada 4h > 1 mês: 0,04-0,1mg/kg/dose, IV, e manter com 0,015-0,1mg/kg/dose a cada 30-60min	Curarizante competitivo Pode causar choque, taquicardia, apneia
Paracetamol (ver acetaminofeno)			

Droga	Apresentação	Dose	Observação
Propofol (Diprivan®)	Amp: 20mL Fr: 50 e 100mL = 10mg/mL de emulsão lipídica sem conservantes	Sedação: Inicial: 0,5-1,0mg/kg, IV em 10s Manutenção: 0,7-4,0mg/kg/h Anestesia: Inicial: 2,5mg/kg, IV em 10s Manutenção: 9-15mg/kg/h	Hipnótico-sedativo e anestésico por via IV Início de ação: 2-8min e meia-vida de 35-65min Pode causar hipotensão, apneia, vasodilatação, aumento do tônus vagal central com bradicardia. Não é recomendado seu uso em pacientes hemodinamicamente instáveis
Rocurônio (Esmeron®)	10mg/mL	Lactente: 0,5mg/kg a cada 30min Criança: 0,6mg/kg	Relaxante muscular Sequência rápida de intubação
Succinilcolina (Quelicin®)	50mg/mL	1-2mg/kg diluir em água destilada	Bloqueador neuromuscular despolarizante de efeito ultracurto Sequência rápida de intubação
Tiopental sódico (Thionembutal®)	Fr-amp: 500mg e 1g	Anestesia geral: 2-4mg/kg, IV Edema cerebral: 1,5-3mg/kg/dose, IV Estado de mal convulsivo: Inicial: 0,5-1mg/kg IV lento Manutenção: 10mcg/kg/min, IV contínuo, aumentando 5mcg/kg/min, se necessário (máx. 90mcg/kg/min)	Usar solução com concentração < 2,5% Pode causar depressão respiratória e hipotensão arterial Meia-vida de 3-8h, embora o efeito no cérebro seja < 30min
Valproato (ver Ácido valproico)			

Droga	Apresentação	Dose	Observação
Vecurônio (Norcuron®)	Amp: 4mg	0,1mg/kg/dose, IV	Curarizante não despolarizante Duração da ação 20-55min

CORTICOIDES E OUTROS ANTI-INFLAMATÓRIOS

Droga	Apresentação	Dose	Observação
Beclometasona (Beclosol® spray, Adelcina®)	1 dose = 50mcg e 250mcg	Inicial: 2 doses de 50mcg Manutenção: 1 dose de 50mcg a cada 6-8h (máx. 500mcg/dia)	Não recomendado nos pacientes com menos de 6 anos de idade
Budesonida (Pulmicort®)	Fr: 2mL = 0,5 ou 1mg	Inalação com 0,25-1mg diluída em SF para completar 5mL, 2 vezes/dia	Glicocorticoide com grande ação local Contraindicada em tuberculose, infecções virais e fúngicas
Dexametasona (Decadron®)	Elixir 5mL = 0,5mg Cp: 0,5, 0,75 e 4mg Amp: 1mL = 2mg Fr-amp: 2,5mL = 10mg	Inicial: 0,5-1,5mg/kg, VO, IM ou IV (máx. 10mg) Manutenção: 0,2-0,5mg/kg/dia, VO, IM ou IV (máx. 4mg/dose)	Retirada gradual se utilizada por mais de 7 dias
Diclofenaco (Cataflan®)	Susp: 10mg/5mL Drágea: 50mg Amp: 3mL = 75mg	Anti-inflamatório: 2-3mg/kg/dia a cada 8-12h	AINE Trato gastrintestinal Erupção cutânea

Droga	Apresentação	Dose	Observação
Fludrocortisona (Florinefe®)	Cp: 0,1mg	0,05-0,15mg/dia, VO, 1 vez/dia	0,1mg equivale a 1mg de DOCA
Hidrocortisona (Flebocortid®, SoluCortef®)	Fr-amp: 100, 300 e 500mg	Choque anafilático: Inicial: 10mg/kg, IV Manutenção: 20mg/kg/dia, IV, de 4/4h Estado de mal asmático: 20-40mg/kg/dia, IV, de 6/6h (máx. 0,5g/dose)	
Ibuprofeno (Dalsy®, Spidufen® gotas)	Cp: 300 e 600mg Susp: 5mL = 100mg Gt: 200mg/mL	Antitérmico: 10mg/kg/dose, VO, de 6/6h Anti-inflamatório: 20-40mg/kg/dia de 6/6 ou 8/8h	
Indometacina (Indocid®)	Caps = 25 e 50mg Sup = 100mg	1-3mg/kg/dia a cada 6-8h	AINE
Metilprednisolona (Solu-Medrol®)	Fr-amp: 1mL = 40mg Fr-amp: 2mL = 125mg Fr-amp: 2mL = 500mg	Inicial: 1-2mg/kg, IM ou IV Manutenção: 1,6mg/kg/dia, IM ou IV, de 6/6h (máx. 250mg/dose). Pulso: 30mg/kg/dia (máx. 1g), IV, 1 vez/dia, durante 3 dias	IV: diluir 2,5mg/mL em SG 5% Fazer lento (3-6h) Pulso: contraindicada em processo infeccioso não controlado; controlar FC, FR, PA e temperatura. Efeito colateral: hiper ou hipotensão, taquicardia, turvamento visual, *rash* cutâneo e sudorese
Naproxeno (Naprosyn®)	Cp: 250 e 500mg Susp: 25mg/mL	10-20mg/kg/dia 2 vezes/dia (anti-inflamatório)	Trato gastrintestinal, pseudoporfiria

Droga	Apresentação	Dose	Observação
Nimesulida (Nisulid®, Scaflan®)	Cp: 100mg Gt: 50mg/mL Susp: 50mg/5mL	2,5mg/kg/dose 2 vezes/dia Acima de 10 anos: 50-100mg/dose 2 vezes/dia	Trato gastrintestinal Erupção cutânea
Prednisolona (Prelone®)	Cp: 5 e 20mg Susp: 3mg/mL	1-2mg/kg/dia 1-2 vezes/dia, VO	
Prednisona (Meticorten®)	Cp: 5 e 20mg	1-2mg/kg/dia 1-2 vezes/dia, VO	

DOENÇAS RESPIRATÓRIAS OBSTRUTIVAS

Droga	Apresentação	Dose	Observação
Aminofilina	Amp: 10mL = 240mg Cp: 0,1 e 0,2g Gt: 1gt = 10mg	Inicial: Sem aminofilina/teofilina prévia: 6mg/kg Se recebeu aminofilina/teofilina previamente: < 6h: aminofilina, VO ou IV < 12h: teofilina de liberação lenta = 3mg/kg Manutenção (em mg/kg/dia): 1-12 meses (idade em semanas × 0,3 + 8)/0,85 1-9 anos: 28; 9-12 anos: 24 12-16 anos: 20; > 16 anos: 16	Objetivo: manter a concentração sérica de teofilina de 10-20mcg/mL Aminofilina: 85% de teofilina

Droga	Apresentação	Dose	Observação
Brometo de ipratrópio (Atrovent®)	Gt: 1mL (20 gts) = 250mcg Aerossol: 1 dose = 20mcg	Via inalatória (em 3-5mL de SF): 5-10mcg/kg, diluído em 2-5mL de SF, 4-6 vezes/dia Aerossol: 2 doses, 3-4 vezes ao dia (máx. 40mcg/dose)	Derivado atropínico
Cetotifeno (Asdron®, Zaditen®)	Cp: 1mg Gt: 1mg/mL Xp: 1mg/5mL	6 meses-3 anos: 1gt/kg de 12/12h, VO > 3 anos: 1mg de 12/12h, VO	Intercrises em atópicos
Cromoglicato dissódico (Intal® 2 e 4%)	Caps: 20mg Sol para nebulização: 10mg Aerossol: 5mg	Inalação: 20mg de 6/6h Nebulização: 20mg a cada 6-8h Aerossol: 2 *puffs* 2 vezes/dia Nasal: 1 *spray* em cada narina 2-3 vezes/dia	Irritação da orofaringe, tosse e sibilância
Fenoterol (Berotec®)	Berotec 100: 1 dose = 0,1mg Gt: 1mL (20 gt) = 5mg Xp ped: 10mL = 2,5mg Xp adulto: 10mL = 5mg Cp: 2,5mg	Por via inalatória (em 2-5mL de SF): 1gt/3-5kg 0,08-0,15mg/kg/dose (máx. 5mg) Fluxo = 6L/min, fazer uma aplicação a cada 20 minutos (3 por hora)	Suspender se FC > 200bpm ou presença de alterações cardiocirculatórias Por via IV, manter até melhora clínica e laboratorial evidente

Droga	Apresentação	Dose	Observação
Salbutamol (Aerolin®, Aerotrat®, Suxar®)	*Spray*: 1 dose = 100mcg Cp: 2 e 4mg Xp: 5mL = 2mg Gt: 1mL (20 gt) = 5mg Amp: 1mL = 0,5mg	Por via inalatória (em 2-5mL de SF): 1gt/1,5-3kg = 0,08-0,15mg/kg/dose (máx. 5mg), fluxo = 6L/min, fazer uma aplicação a cada 20min (3 por hora) Por via IV contínua: Inicial: 10mcg/kg/10min Manutenção: 0,2mcg/kg/min e aumentar 0,1mcg/kg/min, se necessário (máx. 1mcg/kg/min)	Suspender se FC > 200bpm ou presença de alterações cardiocirculatórias Por via IV, manter até melhora clínica e laboratorial evidente
Sulfato de magnésio	1mL = 100mg = 0,8mEq 125mg/mL (1mEq/mL) 250mg/mL (2mEq/mL)	Catártico: 0,25g/kg/dose, VO, a cada 4-6h Hipomagnesemia ou hipocalcemia: 25-50mg/kg/dose, IV ou IM, a cada 4-6h; ou 100-200mg/kg/dia, VO Manutenção: 0,25-0,50mEq/kg/dia ou 30-60mg/kg/dia, IV (máx. 1g/dia) Asma grave: 25-75mg/kg (máx. 2g) em 20-30min	
Teofilina (Teolong®, Talofilina®)	Xp: 15mL = 100mg; Caps: 100, 200 e 300mg	Xp: 4-6mg/kg/dose, a cada 6h Caps: 16-20mg/kg/dia, de 12/12h	Aminofilina: 85% de teofilina

Droga	Apresentação	Dose	Observação
Terbutalina (Bricanyl®)	Amp: 1mL = 0,5mg Gt: 1mL = 10mg Turbuhaler: 1 dose = 0,5mg	Por via SC: 5-10mcg/kg (máx. 0,25mg) Por via inalatória (em 2-5mL de SF): 1gt/3-6kg = 0,08-0,15mg/kg/dose (máx. 5mg), fluxo = 6L/min, fazer uma aplicação a cada 20min (3 por hora) Por via IV contínua: Inicial: 10mcg/kg/10min Manutenção: 0,2mcg/kg/min e aumentar 0,1mcg/kg/min, se necessário (máx. 1mcg/kg/min)	Suspender se FC > 200bpm ou presença de alterações cardiocirculatórias Por via IV, manter até melhora clínica e laboratorial evidente

ANTIEMÉTICOS, PROCINÉTICOS, PROTETORES GÁSTRICOS

Droga	Apresentação	Dose	Observação
Bromoprida (Digesan®)	Cp: 10mg Amp: 2mL = 10mg Susp: 1mL = 1mg Gts = 1mg/gota	0,5mg/kg/dia	Sonolência, fraqueza
Cimetidina (Tagamet®)	Cp: 200, 400 e 800mg Susp: 5mL = 200mg Injetável: 150 e 300mg	20-40mg/kg/dia de 6/6 ou 12/12h, VO, IM ou IV F.N: 10-20mg/kg/dia, VO ou IV, de 6/6h	Sonolência, alterar dose na insuficiência renal. Antiácidos diminuem a absorção

Droga	Apresentação	Dose	Observação
Cisaprida (Prepulsid®)	Cp: 5 e 10mg Susp: 1mL = 1mg	0,2mg/kg/dose 3-4 vezes/dia, VO	Tomar 15min antes das refeições Recentemente foram descritas graves complicações cardíacas associadas e interações medicamentosas
Dimenidrato (Dramin®)	Amp: 1mL = 50mg 1gt = 1mg	5mg/kg/dia de 6/6h, VO, IM ou VR	Evitar em crianças menores de 2 anos
Dimeticona (Luftal®)	Cp: 40mg Gt: 2,5mg/gota	Lactentes 3-6 gotas 3 vezes/dia < 12 anos: 6-12gts 3 vezes/dia > 12 anos: 16g ou 1cp 3 vezes/dia	Meteorismo, aerofagia
Famotidina (Famotidine®, Famox®)	Cp: 20-40mg	Crianças: 1-1,2mg/kg/dia, VO, de 8/8 ou 12/12h (máx. 40mg/dia) Adultos: 20mg, VO, de 12/12h	Ajustar dose na insuficiência renal Antagonista do receptor H_2, indicada na úlcera duodenal ativa
Hidróxido de alumínio (Aldrox®)	Cp: 100mg Susp: 5mL = 300mg	Lactentes: 2-5mL/dose, VO ou SNG, de 2/2h Crianças: 5-15mL, VO ou SNG, de 3/3 ou 6/6h Antiácido: 0,5-1mL/kg/dia	Constipação intestinal
Lactulose (Lactulona®)	Xp: 50% ou 10g/15mL	Lactentes: 2,5-10mL/24h 3-4 vezes/dia, VO Crianças e adolescentes: 40-90mL/dia 3-4 vezes/dia, VO Adultos: 30-45mL/dose, VO, 3-4 vezes/dia	Contraindicada: galactosemia
Lanzoprazol (Prazol®, Lanzol®)	Caps: 15 e 30mg	Crianças: 0,7-3,5mg/kg/dia 1-2 vezes/dia, VO Adultos: 15-30mg/dia, VO	Favorece o supercrescimento bacteriano

Droga	Apresentação	Dose	Observação
Loperamida (Imosec®)	Cp: 2mg 1gt: 0,06mg Susp: 5mL = 1mg	> 2 anos: 0,4-0,8mg/kg/dia, VO, a cada 6-12h (máx. 2mg/dose)	Não usar em crianças com menos de 2 anos de idade
Magnésio, hidróxido (Leite de Magnésia® 8%)	5mL = 13,7mEq de Mg	Crianças: 0,5-1mL/kg/dia, VO, 3-4 vezes/dia Adultos: 30mL/kg/dose, VO, 3-4 vezes/dia	Tomar 1-3h após a alimentação e ao deitar
Metoclopramida (Plasil®; Eucil®)	Cp: 10mg Sol oral: 5mL = 5mg Gt ped: 1mL = 4mg Amp: 2mL = 10mg Supositório: 5 e 10mg	Antiemético: 0,1-0,2mg/kg/dose, IM ou IV, a cada 4-6h, se necessário (máx. 15mg/dia). Antirrefluxo: 0,5-1mg/kg/dia, VO, de 6/6h	Pode ocasionar sintomas extrapiramidais
Óleo mineral (Nujol®)	Fr: 100 e 200mL	15-30mL por SNG a cada 2h, até eliminação pelo ânus	Comprovação no trânsito intestinal
Omeprazol (Losec®, Gastrium®)	Cp: 10, 20 e 40mg Amp: 40mg	Crianças: 0,7-3,5mg/kg/dia 1-2 vezes/dia VO ou IV Adultos: 20-40mg/dia, VO ou IV	Favorece o supercrescimento bacteriano
Ondansetrona (Zofran®)	Cp: 4 e 8mg Amp: 4mg/2mL e 8mg/4mL	> 4 anos: 5mg/m^2 durante 15min, IV Em pacientes sob quimioterapia: administrar, IV 5mg/m^2 durante 15min, imediatamente antes da quimioterapia, seguida de dose oral com comprimidos de 4mg, 12h após. Pode-se continuar com 4mg, VO, 2 vezes ao dia, por até 5 dias, após o término de um tratamento	Pouca experiência com crianças Efeitos adversos: cefaleia, sensação de calor ou rubor na cabeça e no epigástrio e aumento ocasional e assintomático nos testes de função hepática. Sabe-se que a ondansetrona aumenta o tempo do trânsito intestinal e, por isto, pode causar constipação em alguns pacientes

Droga	Apresentação	Dose	Observação
Ranitidina (Antak®, Label®, Zylium®)	Cp: 150 e 300mg Amp: 2mL = 50mg Susp: 15mg/mL	2-4mg/kg/dia, 2 vezes/dia (máx. 300mg/dia), VO 1-2mg/kg/dia, de 6/6 ou 8/8h, IV	Bloqueador H_2
Sucralfato (Antepsin®)	Cp: 500mg	40-80mg/kg/dia, VO, de 6/6h Adultos: 1g 4 vezes/dia, VO	Indicação: úlcera gástrica e duodenal

MEDICAÇÕES RELACIONADAS COM A COAGULAÇÃO

Droga	Apresentação	Dose	Observação
Ácido aminocaproico (Ipsilon®)	Cp: 5mg Xp: 5mL/500mg Fr-amp: 1 ou 4g	Ataque: 100-200mg/kg, VO ou IV, em 1h, depois 100mg/kg/dose a cada 4-6h (máx. 30g/dia)	Inibidor de enzimas proteolíticas
Enoxeparina (Clexane®)	Seringa: 0,2mL = 20mg	< 30kg: 05mg/kg > 30kg: 1mg/kg	SC
Heparina	5mL = 25.000UI (IV)	Iniciar: 100UI/kg Manutenção: 20UI/kg	Diluir em 250mL de SG a 5% Não fazer bolo em AVCH Manter TTPA entre 50 e 75s e RNI ao redor de 2,5

BULÁRIO 787

Droga	Apresentação	Dose	Observação
Vitamina K (Kanakion®)	1mL = 10mg	0,1mg/kg até máx. de 10mg, VO, IM ou IV	Reposição vitamina K, antagonista dos dicumarínicos
Warfarina (Marevan®)	Cp: 5mg	Dose variável de acordo com coagulograma, iniciar com 10-15mg/dia	Dicumarínico anticoagulante

ANTÍDOTOS

Droga	Apresentação	Dose	Observação
Azul de metileno	1%	1-2mg/kg (0,1-0,2mL/kg), IV, repetir a cada 4h se necessário, lentamente	Contraindicado: meta-hemoglobinemia secundária à administração de nitrato de sódio e intoxicação por cianidro
Biperideno (Akineton®)	Cp: 2mg Drágea: 4mg Amp: 1mL = 5mg	IV Até 1 ano: 1mg De 1-6 anos: 2mg De 6-10 anos: 3mg VO 1-5 anos: 0,5-1mg 1-3 vezes/dia 5-12 anos: 1-2mg até de 4/4h 12-16 anos: 2mg até de 4/4h	Reações alérgicas Indicação: síndromes extrapiramidais de origem medicamentosa, acatisia (metoclopramida)

Droga	Apresentação	Dose	Observação
Carvão ativado		0,5-1g/kg, VO, em 200-500mL de água, repetir a cada 4-6h	Pode ser usado na lavagem gástrica Não utilizar antes do xarope de ipeca Utilizar o mais precocemente possível Não usar para cáusticos
Flumazemil (Lanexat®)	5mL = 0,5mg	0,01-0,02mg/kg, IV rápido, com intervalo de 2min; máx. 0,2mg/dose ou 1mg acumulado	Intoxicação por benzodiazepínicos
Ipeca, xarope de	Ipecacuanha em pó: 7g Glicerina: 10g Sacarose q.s.p.: 100g	9-12 meses: 10mL (não repetir) 12-24 meses: 15-20mL > 24 meses: 20-30mL (pode repetir após 20min)	Dar após administrar líquidos sob qualquer forma
N-acetilcisteína (Fluimucil®)	Sol adulto: 200mg/5mL Sol ped: 100mg/5mL Cp: 600mg	Ataque: 140 e 70mg/kg, VO, a cada 4h, até 17 doses	Intoxicação por acetaminofeno

Droga	Apresentação	Dose	Observação
Naloxona (Narcan®)	Amp: 1mL = 0,4mg	RNs: deprimidos pelo uso de narcóticos durante o trabalho de parto, recomendam-se doses de 0,005-0,01mg/kg Crianças: 0,01mg/kg, IV Adultos: 0,4mg, IV Se necessário, a dose poderá ser repetida a cada 2-3min, mas a ineficácia após a 2ª ou 3ª dose sugere revisão do diagnóstico Se a via de aplicação IV não for possível, pode ser administrada por via IM ou SC, em doses divididas	Propriedade em reverter a maioria dos efeitos farmacológicos dos derivados opiáceos mais comuns (heroína, metadona, morfina e meperidina) É considerada um antagonista específico da pentazocina, controlando a depressão respiratória e outros efeitos colaterais tipo narcótico Uma abrupta reversão da depressão narcótica pode resultar em náuseas, vômitos, taquicardia e aumento da pressão arterial, tremores e sudorese
Nitritos (Nitrito de amila®)	Bastões a 3%	Aplicar durante 30s a cada 2min	Intoxicação por cianetos

MISCELÂNEA

Droga	Apresentação	Dose	Observação
Acetazolamida (Diamox®)	Cp: 250mg	Diurético e alcalinizante urinário: 5mg/kg/dose a cada 8h, VO ou IV Hipertensão intracraniana: 25-100mg/kg/dia, dose máxima para adulto de 2g/dia, VO ou IV Convulsões: 8-30mg/kg/dia, VO ou IV, a cada 6-12h	Efeitos colaterais: parestesia, zumbido, tontura, sonolência, febre, convulsão, erupção cutânea, vômitos, diarreia, melena, depressão medular, hipopotassemia, acidose hipoclorêmica, hiperglicemia, poliúria, necrose hepática fulminante

Droga	Apresentação	Dose	Observação
Albumina humana a 20%	Fr: 50mL = 10g	0,5-1g/kg/dose, IV, em 2-4h (máx. 6g/kg/dia)	Contraindicação: anemia Cautela com hipervolemia
Alopurinol (Zyloric®, Zilopur®, Labopurinol®, Lopurax®)	Cp: 100 e 300mg	10mg/kg/dia 3 vezes/dia, ou 300-400mg/m² 3 vezes/dia, dose máxima de 600mg/dia, VO ou IV, existe apresentação IV, porém não comercializada no Brasil. Reduzir a dose em 50% ou mais na insuficiência renal	Usado na hiperuricemia primária da gota e na secundária à terapia antineoplásica (síndrome de lise tumoral) Efeitos colaterais: erupção cutânea pruriginosa (macular, papular, urticariforme e purpúrica), raramente necrose epidérmica tóxica e síndrome de Stevens-Johnson. Febre, mal-estar, dores musculares, disfunção renal, hepatotoxicidade com aumento de enzimas hepáticas, vômitos, diarreia, gastrite, dor abdominal. Leucopenia, leucocitose e eosinofilia são reações raras e podem exigir suspensão da medicação. Inibe a inativação da mercaptopurina e seu metabólito derivado da azatioprina. A dose destes antineoplásicos deverão ser diminuídas em 65-75% quando usados concomitantemente com o alopurinol
Amitriptilina (Tryptanol®)	Cp: 25mg	5-6 anos: 10mg à noite 6-10 anos: 10-20mg à noite 11-16 anos: 25-50mg à noite	Sonolência, reações anticolinérgicas Retirar lentamente

Droga	Apresentação	Dose	Observação
Benzoato de benzila (Acarsan®)	Susp: a 25%	Diluir 1:1 e aplicar no couro cabeludo ou corpo após o banho, retirar após 4-12h	
Bicarbonato de sódio	3%: 1mL = 0,36mEq 8,4%: 1mL = 1mEq 10%: 1mL = 1,2mEq Amp: 10 e 250mL	0,5-1mEq/kg, IV ou IO, rapidamente, diluindo em concentrações < 4,2% RN: 2mEq/kg	Acidose metabólica grave documentada PCR prolongada
Bismuto, compostos de (Pepto-Bismol®)	100mL = 1,75g	120mg/1,73m² 2 vezes/dia (máx. 120mg/dose) Adultos: 120mg 4vezes/dia	Antiulceroso. Associação com a síndrome de Reye (contém salicilatos)
Calcitonina (Acticalsin®)	Amp: 1mL = 50 e 100UI *Spray* nasal: 50-100UI/dose	Hipercalcemia: 4UI/kg de 12/12h, podendo aumentar até 8UI a cada 12h, IV ou IM	Osteoporose, doença de Paget, hipercalcemia
Cetoconazol (Cetonax®, Nizoral®)	Cp: 200mg Tópico	3-6mg/kg/dia, 1 vez/dia	Hepatotóxico
Cipro-heptadina, Cloridrato de (Periatin®)	Cp: 4mg Susp: 5mL = 2mg	2-6 anos: 2mg de 8/8h (máx. 8mg/dia), VO 6-14 anos: 4-8mg de 8/8h (máx. 16mg/dia), VO	Sonolência Contraindicada em RN

Droga	Apresentação	Dose	Observação
Clonidina (Atensina®)	Cp: 0,1, 0,15 e 0,2mg	Dose inicial: 5-10mcg/kg/dia 1-3 vezes/dia, pode chegar até 25mcg/kg/dia	Bloqueador adrenérgico central Sonolência e boca seca, hipotensão postural
Cloreto de potássio – xarope a 6%	5mL = 300mg = 4mEq	1,5mEq/kg/dia em 2-3 vezes/dia	Reposição de K^+
Cloridrato de benzidamida (Benzitrat®, Benflogin®)	Gt: 1gt = 1mg Drágea: 50mg	1mg/kg/dose, VO, de 8/8h	Anti-inflamatório não esteroide Alucinação, alterações hematológicas e do trato gastrintestinal
Cloroquina (Clopirim®)	1 amp: 50mg/mL	25mg/kg em 3 dias (10mg/kg no 1º dia e 7,5mg/kg no 2º e 3º dias, máx. 600mg)	Antimalárico, usado na artrite reumatoide juvenil
Clotrimazol (Canesten®)	Bisnaga: 50g Pó: 30g	Aplicações 1-2 vezes ao dia	Uso tópico
Colestiramina (Questran®)	1 envelope: 4g	Crianças: 0,25-0,50g/kg/dia, VO, 3 vezes/dia Adultos: 3-4g 3 vezes/dia	Efeito colateral: acidose metabólica hiperclorêmica, piora da esteatorreia, obstrução intestinal, diluir em água ou suco
Deltametrina (Deltacid®, Scabin®)	Loção, xampu e sabonete	Uso tópico durante 3 dias	

Droga	Apresentação	Dose	Observação
Desferoxamina (Desferal®)	Fr-amp: 500mg	Intoxicação aguda: 15mg/kg/h, IV, para intoxicação grave (clínica + radiografia + nível sérico > 500mcg/dL) até melhora clínica e 24h após normalização da cor da urina (vinho), dose máxima de 6g/dia	Efeitos colaterais: prurido, urticária, erupção cutânea, anafilaxia, disúria, desconforto gastrintestinal, diarreia, catarata, disfunção visual, disfunção auditiva, dor local, SARA, febre, plaquetopenia, taquicardia e hipotensão
Dexclorfeniramina (Polaramine®)	Cp: 2 e 4mg Susp: 5mL = 2mg	0,15-0,2mg/kg/dia 2-3 vezes/dia	Sonolência
Difenidramina (Benadryl®)	Susp: 4mL = 10mg Fr-amp: 1mL = 50mg	5mg/kg/dia, VO, IM ou IV, 6/6h (máx. 300mg/dia)	Contraindicação: RN, usuários de inibidor da monoamino-oxidase ou surto agudo de asma
Divalproato	Cp: 250 e 500mg	15-45mg/kg/dia	Profilaxia da enxaqueca
Emedastina	Fr: 5 e 10mL	1-2 vezes/dia	Conjuntivite alérgica
Flunarizina (Sibelium®)	Cp: 10mg	2,5-10mg/dia à noite	Profilático da enxaqueca
Fluoxetina (Prozac®)	Caps: 20mg Sol: 20mg/5mL	Acima de 5 anos: 5-10mg/dia (máx. 20mg)	Dose pediátrica mal estabelecida Contraindicada em uso de inibidores da monoamino-oxidase
Gamaglobulina intravenosa (Imunoglobulina Humana®)	Fr-amp: 250mg = solvente Fr-infusão: 2.500mg	400mg/kg na primeira administração e 200mg/kg após a cada 4 semanas Kawasaki: 2g/kg em 10h ou 400mg/kg/dose em 2h durante 4 dias	Pode levar à descompensação cardíaca

Droga	Apresentação	Dose	Observação
Gatifloxacino (Tequin®)	Cp: 400mg Fr-amp: 400mg	400mg 1 vez/dia	Não deve ser utilizado em < 18 anos
Geolfoam	Placas	Tópico	Aplicação sobre superfícies com sangramento
Gluconato de cálcio	Amp a 10% 1mL = 4,5mEq = 93mg de cálcio	0,5-1mL/kg, IV (0,5mL/kg/min) 200-500mg/kg/dia, IV, de 6/6h ou 400-800mg, VO, de 6/6h	Cuidado com infusões periféricas (extravasamento pode causar necrose)
Hialuronidase (Hyalozima®)	Pote com 30g de creme Frasco com 2.000 e 20.000UTR	Sem posologia definida Indicada na reabsorção de coleções serosas (exsudatos e transudatos)	Cicatrizante
Hidroxiureia (Hydrea®)	Cápsula: 500mg	5-35mg/kg/dia, em adultos iniciar com 0,5g/dia, aumentar 5mg/kg a cada 6 semanas, até resposta clínica	Efeitos colaterais: leucopenia, plaquetopenia, hepatotoxicidade e nefrotoxicidade Potencialmente teratogenicidade, carcinogênese, alteração do desenvolvimento cognitivo Suspender tratamento em pacientes com anemia falciforme com leucócitos < 1.000/mm^3, plaquetas e reticulócitos < 80.000/mm^3, reiniciar com leucócitos > 2.000/mm^3 e plaquetas e reticulócitos > 100.000/mm^3

Droga	Apresentação	Dose	Observação
Hidroxizina (Hixizine®)	Cp: 25mg Xp: 1mL = 2mg	1-2mg/kg/dia, VO, de 12/12h	
Imipramina (Tofranil®)	Cp: 10 e 25mg	Iniciar com 1,5mg/kg/dia em 3 doses, aumentando até 5mg/kg/dia Adolescentes: 25-50mg/dia em 1-3 doses Enurese: 1mg/kg/dia	Sonolência, retenção urinária
Imunoglobulina antirrábica		2UI/kg, metade local, metade IM	Reações alérgicas
Imunoglobulina varicela-zóster		125UI/10kg (máx. 625UI), se necessário repetir a cada 3 semanas	Reações alérgicas
Insulina Regular	100UI/mL	A critério	Diabetes
Interferon alfa		Hepatites B e C: 3 milhões de unidade, SC, 3 vezes/sem durante 3 meses	
Isoconazol (Icaden®)	Creme: 20g Sol: 30mL Spray: 60mL	Aplicação tópica diária	Antimicótico
Ivermectina (Revectina®)	Cp: 6mg	150-400mcg/kg	Acima de 20kg Trato gastrintestinal, rash cutâneo
Itraconazol (Itramax®)	Cp: 100mg	>18 meses: 150mg/dia, VO	

Droga	Apresentação	Dose	Observação
Levamisol (Ascaridil®)	Cp: 80mg	3-5mg/kg/dia, VO, dose única	
Levocarbastina (Livostin®)	*Spray* nasal Gotas oculares	Aplicação diária	Anti-histamínico tópico
Losartana (Corus®)	Cp: 50mg	0,5-1mg/kg/dia 1 vez/dia	Inibidor da CoA II Hipercalemia, neutropenia
Miconazol (Daktarin®, Vodol®)	Creme: 1g = 20mg Loção: 1mL = 20mg Pó: 1g = 20mg	3 vezes/dia durante 3-4 semanas	
Nitrato de prata	Bastões de 5mg	Aplicação diária	Bastonetes para cauterização
Palivizumab (Synagis®)	100mg/mL	15mg/kg 1 vez/mês durante 5 meses	Anticorpo antimonoclonal contra vírus sincicial respiratório
Periciazina (Neuleptil®)	Cp: 10mg Gt adulto: 1mg/gt Gt ped: 0,25mg/gt	Crianças: 1g/ano de idade/dose Adultos: ataque 100-200mg/dia, manutenção 50-100mg/dia	Antipsicótico Efeito colateral: síndrome extrapiramidal
Permanganato de potássio	1 cp = 1 envelope = 100mg	Diluir 1 comprimido em 4-5 litros de água	
Pizotifeno (Sandomigran®)	Drágea: 0,5mg	0,5 -1,5mg/dia, VO	Efeito colateral: ganho de peso, sedação

Droga	Apresentação	Dose	Observação
Poliestirenossulfonato de cálcio (Sorcal®)	30g/envelope	1g/kg, VO ou VR	Hiperpotassemia na insuficiência renal Resina de troca
Prometazina (Fenergan®)	Amp: 2mL = 50mg Cp: 25 e 50g Xp: 1mL = 5mg	0,1-0.5mg/kg/dose, IM ou IV lento, a cada 4 ou 6h (máx. 25mg/dose a cada 4h)	Anti-histamínico Pode ocasionar diminuição do limiar convulsivo, tonturas, sintomas extrapiramidais e hipotensão arterial
Salmeterol (Serevent®)	Rotadisks: 1 disco = 50mcg, 1 dose = 25mcg	Adultos: 1-2 discos, 2 vezes/dia, ou 2 doses, 2 vezes/dia	
Secnidazol (Secnidal®; Tecnid®)	Susp: 900mg/30mL Cp: 500mg e 1g	Dose única: 30mg/kg (1mL/kg) > 12 anos: 2g (4cp 500mg ou 2cp 1g)	
Sulfadiazina	Cp: 500mg	Iniciar 75mg/kg, VO, e após 150mg/kg/dia, VO, de 6/6h Malária: 100-200mg/kg/dia, VO, de 6/6h durante 5 dias (máx. 2g/dia)	Reações alérgicas
Sulfadiazina prata (Dermazine®)	1%	3 vezes/dia, com troca de curativo	Curativos diários em queimaduras acima de 20-25% de área queimada
Tianfenicol (Glitisol®)	Cp: 500mg	1cp de 12/12h	Metabolização hepática e alterações hematológicas em uso prolongado

Droga	Apresentação	Dose	Observação
Tretinoína (ácido transretinoico)		> 1 ano: 45mg/m²/dia, VO, divididos a cada 12h, no máximo durante 90 dias	Exato mecanismo de ação não conhecido; induz diferenciação e diminui a proliferação de células leucêmicas pró-mielocíticas

Amp = ampola; Caps = cápsula; Cp = comprimido; Fr = frasco; Fr-amp = frasco-ampola; Gt = gota; Injet = injetável; Sol = solução; Susp = suspensão; Ped = pediátrico; Xp = xarope; SL = via sublingual; VR = via retal; VO = via oral; IV = via intravenosa; IM = via intramuscular; SC = via subcutânea; SNG = sonda nasogástrica; IO = via intraóssea; CMV = citomegalovírus; RN = recém-nascido; sem = semana; SNC = sistema nervoso central; SG = soro glicosado; SF = soro fisiológico; TSV = taquicardia supraventricular; PA = pressão arterial; HAS = hipertensão arterial sistêmica; HIC = hipertensão intracraniana; AV = atrioventricular; AINE = anti-inflamatório não esteroide; FR – frequência respiratória.

APÊNDICE

Uso de Hemoderivados em UTI Pediátrica

1. Plasma fresco congelado (PFC), crioprecipitados
   - PFC está indicado quando são demonstradas deficiências multifatoriais associadas com sangramento grave e/ou coagulação intravascular disseminada (CIVD).
   - O PFC não está indicado na CIVD sem evidências de sangramento. Não há dados que sugiram que seu uso profilático reduza as necessidades de transfusão.
   - Em paciente com grandes sangramentos, o quanto e se convém usar PFC deve ser guiado pelos testes de coagulação.
   - PFC não deve ser usado para corrigir tempos de coagulação prolongados em pacientes de UTI; estes devem ser conduzidos com vitamina K (3mg/kg 3 vezes/sem).
   - Em pacientes com doença hepática, as evidências atuais demonstram que aqueles cujo tempo de protrombina tem mais de 4 segundos acima do valor de controle são os que apresentam algum benefício com o uso de PFC.
   - PFC não deve ser indicado para reverter a anticoagulação causada pelo uso de anticoagulantes quando não houver evidência de sangramento grave.
   - Não há indicação para o uso de PFC na policitemia.
   - Não há indicação para o uso de PFC para a reposição de volume no choque. Neste caso, os cristaloides são mais seguros, com menor custo e mais disponíveis.

- Não há indicação para o uso de PFC para pacientes com RNI prolongado sem sinais de sangramento.
- Crioprecipitado pode estar indicado quando o fibrinogênio plasmático é menor que 1g/dL, ainda que não seja claro o significado clínico da hipofibrinogenemia.

2. Plaquetas
   - Plaquetopenia grave (< 50.000/mm³) na vigência de sangramento ativo.
   - Prevenir sangramento espontâneo em plaquetopenia muito grave (< 5.000 ou 10.000/mm³).
   - Plaquetopenia grave (< 50.000/mm³) antes de procedimento invasivo.
   - Alterações com disfunção plaquetária (uremia, tromboastenia, drogas antiagregantes plaquetárias) na vigência de sangramento ativo quando DDAVP e criopreciptado não são efetivos.
   - Prevenir sangramento espontâneo no paciente com plaquetopenia moderada (< 10.000 ou 50.000/mm³), na vigência de sepse, uso de antibiótico, ou outro distúrbio de coagulação.
   - Sepse grave/choque séptico
     • Transfundir quando ≤ 5.000/mm³, independente de sangramento ativo.
     • Considerar a transfusão quando estiver entre 5.000 e 30.000/mm³.
     • Em contagens acima de 50.000/mm³, podem ser requeridas em cirurgias e procedimentos eletivos.

3. Hemácias
   - Pacientes críticos que se apresentem estáveis considerar transfusão com níveis de hemoglobina inferiores a 7g/dL.
   - Pacientes críticos com instabilidade respiratória ou hemodinâmica (sepse grave, choque séptico) considerar transfusão com níveis inferiores a 10g/dL.

O quadro 1 apresenta as principais complicações relacionadas à transfusão de hemoderivados.

Quadro 1 – Principais complicações relacionadas à transfusão de hemoderivados.

Reação hemolítica
Destruição acelerada das hemácias por reação doador *versus* receptor ou devido a mecanismos autoimunes
Sinais e sintomas: febre, calafrios, náuseas, dor, hipotensão, ansiedade
Exames complementares: hemoglobinúria, hemoglobinemia, Coombs direto positivo

Reação não hemolítica febril
Febre que não pode ser explicada pelas condições clínicas do paciente, atribuída a anticorpos do receptor aderindo aos leucócitos do doador e/ou acúmulo da resposta de elementos biológicos (complemento, lipídios, citocinas) no hemoderivado
Sinais clínicos: febre, calafrio, rubor, náuseas, taquicardia

Reação alérgica menor (urticária)
Manifestação cutânea, sem nenhuma manifestação sistêmica, devido à reação de hipersensibilidade tipo I
Sinais e sintomas: *rash*, pruridos

Reação alérgica maior (anafilaxia)
Manifestações sistêmicas devido à reação de hipersensibilidade tipo I.
É raro
Sinais e sintomas: dispneia, estridor, tosse, hipotensão, náuseas, vômitos, diarreia, rubor, angioedema, choque

Contaminação bacteriana
Contaminação do produto sanguíneo
Sinais e sintomas: febre, calafrios, dispneia, taquicardia, hipotensão, choque
Exames complementares: culturas positivas

TRALI (*Transfusion related acute lung injury*/lesão pulmonar aguda relacionada à transfusão)
Lesão pulmonar aguda relacionada à transfusão de qualquer hemoderivado contendo plasma, atribuída à reação entre doador e hospedeiro
Sinais e sintomas: dispneia, hipoxemia, hipotensão, taquicardia, febre
Exames complementares: radiografia de tórax com infiltrado difuso

TACO (*Transfusion associated circulatory overload*/sobrecarga circulatória associada à transfusão)
Desconforto respiratório devido à sobrecarga circulatória causando insuficiência cardíaca e edema pulmonar
Sinais e sintomas: dispneia, hipoxemia, cefaleia, hipertensão, pressão venosa central elevada

Hipotensão isolada
Hipotensão isolada provavelmente devido à geração de bradicinina
Sinais e sintomas: hipotensão, rubor

Adaptado de Gauvin et al., 2006.

BIBLIOGRAFIA

Brierley J, Carcillo JA, Choong K et al. Clinical practice parameters for hemodynamic support of pediatric and neonatal septic shock: 2007 update from American College of Critical Care Medicine. Crit Care Med 2009; 37:666-88.

Duguid J, O'Shaughnessy DF, Atterbury C et al. (British Committee for Standards in Haematology, Blood Transfusion Task Force). Guidelines for the use of fresh-frozen plasma, cryoprecipitate and cryosupernatant. Br J Haematol 2004; 126:11-28.

Gauvin F, Lacroix J, Robillard P et al. Acute transfusion reactions in the pediatric intensive care unit. Transfusion 2006; 46:1899-908.

Jacques Lacroix J, Hébert PC, Hutchison JS et al. (The Canadian Critical Care Trials Group, and the Pediatric Acute Lung Injury and Sepsis Investigators Network). Transfusion strategies for patients in pediatric intensive care units. N Engl J Med 2007; 356:1609-19.

Kelsey P et al. (British Committee for Standards in Haematology, Blood Transfusion Task Force). Guidelines for the use of platelet transfusions. Br J Haematol 2003; 122:10-23.

Zimmerman JL. Use of blood products in sepsis: an evidence-based review. Crit Care Med 2004; 32(Suppl):S542-S7.

ÍNDICE REMISSIVO

A

Abscesso retrofaríngeo, 102
Acarsan®, 791
Acesso
 - vascular, 54, 709
 - venoso central para hemodiálise, 715
Acetaminofeno, 468
Acetazolamida, 789
Acetominofeno/Paracetamol, 772
Aciclovir, 749
Acidente vascular cerebral, 583
 - isquêmico, 599
Acidentes por submersão, 638
 - efeitos cardiovasculares, 640
 - efeitos no sistema nervoso central, 641
 - efeitos pulmonares, 640
 - métodos de reaquecimento, 647
 - prognóstico, 646
 - tratamento, 643
Ácidos
 - acetoacético 385
 - aminocaproico, 786
 - β-hidroxibutírico, 385
 - fracos não voláteis, 371
 - ípsilon-aminocaproico, 537
 - tranexâmico, 537
 - valproico, 464
 - valproico/valproato, 772
Acidose, 393
 - hiperclorêmica, 389
 - metabólica, 359
 - respiratória, 365
 -- manifestações clínicas, 366
 -- tratamento, 367
Acticalsin®, 791
Adalat®, 770
Adelcina®, 778
Adenocard®, 765
Adenosina, 59, 203, 765
Adenovírus, 671
Adrenalina (epinefrina), 32, 35, 58, 76, 246, 765
Aerolin®, 782
Aerotrat®, 782
Afogamento, 638
Akineton®, 787
Albendazol, 750
Albumina humana a 20%, 790
Alcalose metabólica, 362
 - etiologia, 363
 - manifestações clínicas, 363
 - tratamento, 364

Alcalose respiratória, 368, 612
- etiologia, 368
- manifestações clínicas, 369
- tratamento, 369
Alcanilização urinária, 563
Aleitamento materno, 413
Aldactone®, 768
Aldomet®, 765
Aldrox®, 784
Alfametildopa, 765
Alimentação
- jejunal, 409
- nasogástrica, 409
- nasojejunal, 410
- orogástrica, 409
Alopurinol, 563, 790
Alprostadil®, 770
Alvéolo instável, 8
Ambisome®, 753
Amicacina, 750
Amilorida, 765
Aminofilina, 119, 780
Amiodarona, 59, 203, 222, 766
Amitriptilina, 790
Amoxicilina, 750
Amoxicilina + clavulanato, 751
Amoxil®, 750
Amphocil®, 752
Ampicilina, 751
Ampicilina + sulbactam, 752
Amplacilina®, 751
Amplictil®, 773
Analgesia, 465
Ancoron®, 766
Anel vascular, 106
Anencefalia, 498
Anestesia geral, 466
Anestésicos inalantes, 463
Anfotericina B, 752
Anfotericina B
- complexo lipídico, 752

- dispersão coloidal, 752
- lipossomal, 753
Angina de Ludwig, 102
Angiodarona®, 766
Angiografia
- cerebral, 495
- convencional, 493
Ânion *gap*, 352
Anlodipina, 766
Anorexia nervosa, 407
Anormalidades da válvula tricúspide, 233
Antak®, 786
Antepsin®, 786
Antibiótico, 120
Antibioticoterapia, 77, 665
- de largo espectro, 543
- profilática, 451
Anticoagulante oral, 595
Anticonvulsivantes, 614
Anticorpos antilinfócitos, 326
Antitrombina, 538
Aparelho
- cardiovascular, 619
- digestório, 619
- geniturinário, 619
- respiratório, 619
Apneia, 127
Apresolina®, 769
Artérias, 717
- femoral, 717
- pediosa, 717
- radial, 717
- tibial posterior, 717
- ulnar, 717
Ascaridil®, 759, 796
Asdron®, 781
Asfixia traumática, 633
Asma, 110
- exames subsidiários, 113
- fases, 112
-- rápida ou espasmogênica, 112

-- tardia mantida, 112
-- subaguda ou crônica, 112
- quadro clínico, 113
- tratamento, 115
Aspergilose pulmonar invasiva (API), 550
Aspiração de corpo estranho, 103
Aspirina, 597
Assistolia, 215
Astro®, 753
Atelectrauma, 136, 155
Atenolol, 203, 766
Atensina®, 792
Atividade elétrica sem pulso, 214
Atlansil®, 766
Atropina, 58, 766
Atrovent®, 781
Auto-PEEP, 123, 156
Avaliação gasométrica, 11
Azactam®, 753
Azatioprina, 326
Azitromicina, 753
AZT (ver Zidovudina), 753
AZT®, 764
Aztreonam, 753
Azul de metileno, 787

B

Bacilos gram-negativos, 678
Bactrim®, 763
"Balancim", 5
Barbitúricos, 610, 613
Barotrauma, 136, 155
Beclometasona, 778
Beclosol® *spray*, 778
Belacodid®, 773
Benadryl®, 793
Benflogin®, 792
Benzetacil®, 761
Benzitrat®, 792
Benzoato de benzila, 791
Benzodiazepínicos, 434, 462

Berotec®, 781
Bicarbonato de sódio, 58, 791
- cálculo, 361
Binotal®, 751
Biópsia cerebral estereotáxica, 686
Biotrauma, 136
BiPAP, 158
Biperideno, 787
Bismuto, compostos de, 791
Bloqueador neuromuscular, 120, 479
Bloqueio atrioventricular, 217
- 1º Grau, 217
- 2º Grau, 218
- 3º Grau, 218
Bolsa-valva de ressuscitação, 56
Bolsa-válvula-máscara, 698
Bradiarritmias, 215
- tratamento, 219
Bradicardia, 622
- sinusal, 217
Bricanyl®, 783
Brometo de ipratrópio, 117, 781
Bromoprida, 783
Bronquiolite grave, 126
Brown-Sequard, 617
Budesonida, 778

C

Cálcio, 340
Cálcio-gluconato, 58
Calcitonina, 342, 791
Câncer, 539
Cancidas®, 754
Candizol®, 758
Canesten®, 792
Cânula
- orofaríngea, 56
- traqueal, 56
Capacidade residual funcional, 5
Capilary leak syndrome, 88
Capnografia, 167, 270
Capoten®, 766

Captopril, 766
Carbamazepina, 772
Cardioversão química e elétrica, 211
Carvão ativado, 788
Caspofungina, 754
Cataflan®, 778
Cateter
- dentro de agulha, 714
- protegido, 667
- venoso central de inserção periférica (CCIP), 715
- venoso central, 710
Cateterismo
- arterial, 717
- da artéria umbilical, 721
- da veia umbilical, 718
- de vasos umbilicais, 718
Cefalotil®, 754
Cefalotina, 754
Cefazolina, 755
Cefepima, 755
Cefotaxima, 755
Ceftazidima, 756
Ceftriaxona, 756
Cefuroxima, 757
Cetamina, 237, 463, 472, 772
Cetazima®, 755
Cetoacidose diabética, 39, 383
- diagnóstico, 385
- fisiopatologia, 384
- quadro clínico, 385
- tratamento, 387
Cetoconazol, 791
Cetona, 385
Cetonax®, 791
Cetotifeno, 781
Choque, 21, 23
- anafilático, 40
- cardiogênico, 25, 40
- compensado, 23
- descompensado, 23
- diagnóstico, 26
- dissociativo, 25
- distributivo, 25
- frio, 64, 70
- hipovolêmico, 25, 39
- irreversível, 2
- monitorização, 30
- neurogênico, 622
- obstrutivo, 25
- quente, 64, 70
- refratário, 65
- reposição volêmica, 31
- séptico, 61, 64, 541
- terapia farmacológica, 32
- terapia fluídica, 31
- tratamento, 31
-- vasodilatador, 76
- volume refratário/dopamina resistente, 65
Cianose central, 233
Ciclosporina, 326
Cimetidina, 783
Cintilografia
- cerebral, 493
- de perfusão cerebral, 495
Cipro®, 757
Ciprofloxacino, 757
Cipro-heptadina, cloridrato de, 791
Circulação, 49, 51
- espontânea, 44
- extracorpórea, 239
Cisaprida, 784
Citomegalovírus (CMV), 551
Claforan®, 755
Claritromicina, 757
Clavulin®, 751
Clearance estimado de creatinina, 289
Clexane®, 786
Clindamicina, 757
Clonazepam, 773
Clonidina, 792
Clopirim®, 757, 792

Cloranfenicol, 757
Cloreto de potássio – xarope a 6%, 792
Cloridrato de benzidamida, 792
Cloroquina, 757, 792
Clorpromazina, 773
Clortalidona, 767
Clotrimazol, 792
Coagulação intravascular disseminada, 533, 534
- aguda, 534
- crônica, 534
- tratamento, 536
-- terapia de reposição, 536
Coartação da aorta, 259
Codeína, 471, 773
Coleperitônio, 628
Colestiramina, 792
Colonização do cateter, 660
Coma, 522
- anatômico, 528
- difuso, 528
- estrutural, 528
- metabólico, 528
- na síndrome de Reye, Estágios do 441
Combitube, 699
Compressão
- da medula espinhal, 559
- torácica, 50
Concussão, 604
Constante de tempo, 152, 169
Consumo de oxigênio, 5, 22
Contusão, 604
- pulmonar, 634
Conus medullaris, 617
Convulsões, 680
Corticoides, 79, 117, 614
Corticosteroides, 140, 326, 683
Corus®, 796
CPAP, 158
Craniectomia, 610
- descompressiva, 614

Craniossinostoses, 508
- secundária, 509
Cricotireoidotomia, 701, 721
Crioprecipitado, 442, 537
Crises
- aplástica, 585
- de cianose
-- tratamento, 235
- hipertensivas, 224
-- tratamento, 231
- hipoxêmicas nas cardiopatias congênitas cianogênicas, 233
Cromoglicato dissódico, 781
Cross matching test, 325
Curva pressão-volume, 171, 605
Cytovene®, 758

D

Daktarin®, 796
Dalacin C®, 757
Dalsy®, 779
Daraprim®, 762
Débito cardíaco, 22
Decadron®, 778
Defeitos de fechamento do tubo neural, 510
Deficiência de proteína C ou S, 599
Deltacid®, 792
Deltametrina, 792
Demerol®, 776
Dengue, 688
Depakene®, 772
Dependência, 466
Derivação
- externa, 515, 685
- ventricular, 516
-- falha, 516
--- funcional, 516
--- mecânica, 516
- ventriculoperitoneal, 684
Dermazine®, 797
Derrame pleural 723, 725, 726

Desferal®, 793
Desferoxamina, 793
Desfibrilador externo automático, 55
Desidratação hipernatrêmica, 333
Desmame ventilatório, 156
Despacilina®, 762
Dexametasona, 778
Dexclorfeniramina, 793
Diabetes insipidus, 568, 615
Diabetes mellitus, 383
Diafragma, 5
Diálise
 - peritoneal, 293
 - indicações, 292
Diamox®, 789
Diazepam, 462, 474, 773
Diazóxido, 767
Diclofenaco, 778
Dienpax®, 773
Dietas
 - artesanais, 413
 - cetogênica, 464
 - componentes, 415
 - elementar, 414
 - industrializadas, 414
 - oligomérica, 414
 - polimérica, 414
 - semielementar, 414
Difenidramina, 793
Diferença entre íons fortes, 371
Difusão pulmonar de O_2 e CO_2, 5
Digesan®, 783
Digoxina, 203, 767
Dilacoron®, 771
Dimenidrato, 784
Dímero D, 535
Dimeticona, 784
Dipirona, 468, 773
Diprivan®, 777
Disfunção cardiovascular, 84
Disfunção
 - de múltiplos órgãos e sistemas, 81, 82
 -- barreira intestinal, 88
 -- primária e secundária, 87
 -- tratamento, 89
 - do ventrículo direito, 258
 - hematológica, 84
 - hepática, 84
 - neurológica, 84
 - precoce do enxerto, 327
 - renal, 84
 - respiratória, 84
Disrafismos, 508
Distância ombro-umbigo, 620, 622
Divalproato, 793
Doador cadáver, 321
 - manutenção, 322
Doador vivo, 321
Dobutamina, 32, 35, 246, 767
Doenças
 - autoimunes, 652
 - de Kawasaki, 599
 - do refluxo gastroesofágico, 409
 - falciforme, 575
Dolantina®, 776
Dopamina, 32, 33, 75, 246, 767
Doppler transcraniano, 493, 496
Dôrico®, 772
Dormonid®, 776
Doxiciclina, 758
Dramin®, 784
Drenagem
 - torácica, 725
 - venosa pulmonar anômala total, 233
 - ventricular externa, 517
Drogas
 - imunossupressoras, 654
 - vasoativas, 32, 140
 - vasopressoras, 622
Dumping, 409

E

Edema
 - cerebral, 394
 - de glote, 108
 - pulmonar neurogênico, 621

Efeito
- espaço morto, 7, 9
-- alveolar, 9
-- anatômico, 9
- lusitrópico, 247
- *shunt*, 7
Eletroencefalograma, 493, 494
Embolia
- arterial, 592
- pulmonar, 592
Emedastina, 793
Emergências
- cardiotorácica, 555
- metabólicas, 560
- neurológicas, 559
Enalapril, 767
Encefalite, 676
- herpética, 686
Encefalocele, 511
Encefalopatias
- aguda, 440
- crônicas e lesões raquimedulares, 652
- hepática, 436
Enoxeparina, 786
Enterocolite do neutropênico, 552
EPAP, 158
Epelln®, 774
Epiglotite, 99
Epinefrina (Adrenalina), 768
Equimose
- periorbital, 606
- retroauricular, 606
Eritromicina, 758
Escala clínica de Wood, 114
Escala de coma de Glasgow, 524, 606, 607, 609
Escore
- de disfunção de múltiplos órgãos e sistemas, 742
- de logística de disfunção orgânica pediátrica (PELOD – Paediatric Logistic Organ Dysfunction), 743

Esmeron®, 777
Esmolol, 202, 768
Espaço morto anatômico, 5
Espiramicina, 758
Espironolactona, 768
Estado de mal epiléptico, 459
- tratamento, 460
Estafilococo coagulase-negativa, 666, 678
Estreptococo do grupo B, 677
Etambutol, 774
Eucil®, 785
Euvolêmica/hipervolêmica, 335
Exsanguinotransfusão, 577
Extrassístoles, 221
Extubação, 156

F

Falência hepática
- crônica, 431
- fulminante, 430
- subaguda, 430
Famotidina, 784
Famotidine®, 784
Famox®, 784
Fator VII ativado recombinante, 537
Febre, 542, 651
- amarela, 688
- causas não infecciosas, 652
- por drogas, 652
- pós-operatório, 652
- purpúrica brasileira, 688
- tifoide, 688
Fenergan®, 797
Fenilefrina, 768
Fenitoína, 462, 774
Fenobarbital, 462, 774
Fenocris®, 774
Fenoldopam, 232, 247
Fenoterol, 781
Fentanil, 470, 774
Fibras, 416
- musculares

-- tipo I, 5
-- tipo IIa, 5
-- tipo IIb, 5
Fibrilação
 - atrial, 204
 - ventricular, 214
Fisiologia restritiva do ventrículo direito, 258
Fístula
 - atrioventricular, 628
 - broncopleural, 635
Fita de ressuscitação pediátrica de Broselow, 57
Flagyl®, 760
Flebite, 660
Flebocortid®, 779
Flecainida, 202
Florinefe®, 779
Fluconazol, 758
Fludrocortisona, 779
Fluimucil®, 788
Flumazenil, 477, 788
Flunarizina, 793
Fluoxetina, 793
Flutter atrial, 201
Fluxo
 - inspiratório, 153
 - sanguíneo cerebral, 609, 612
Fórmulas
 - de Holliday-Segar, 389
 - de partida, 413
 - infantis modificadas, 413
Fortaz®, 756
Fosfato, 344
Fósforo, 562
Fundoplicatura, 418
Fungison®, 752
Furadantina®, 761
Furosemida, 325, 769

G

Gamaglobulina intravenosa, 793
Ganciclovir, 758
Garamicina®, 759
Gardenal®, 774
Gasometria arterial, 163
Gastrium®, 785
Gastroparesia, 409
Gastrostomia, 409
Gatifloxacino, 758, 794
Gentamicina, 759
Geolfoam, 794
GIF, 373
Glicemia
 - controle da, 79
 -- no paciente crítico, 400
 - valores de, 383
Glitisol®, 797
Glomerulopatias agudas, 284
Gluconato de cálcio, 794
Gorduras, 415
Gotas Binelli®, 773

H

Haemophilus influenzae tipo b, 677
Haldol®, 775
Haloperidol, 775
Hantavirose, 688
Hantina®, 761
Heliox, 119
Hematoma
 - extradural, 604
 - intraparenquimatoso, 604
 - subdural, 604
Hemobilia, 628
Hemodiálise, 296
Hemoglobina, 11
Hemorragia
 - intraventricular, 604
 - subaracnoide, 604, 652
Hemotímpano, 606
Hemotórax, 635, 723, 726
Heparina, 537, 786
 - fracionada, 594
 - não fracionada, 538, 592

ÍNDICE REMISSIVO

Hepatites, 688
 - fulminante, 430
Hérnia diafragmática traumática, 636
Herpes simplex, 749
Herpes zoster, 749
Herpesvírus, 685
Hialuronidase, 794
Hiato de íons fortes, 373
Hidantal®, 774
Hidralazina, 769
Hidrato de cloral, 475, 775
Hidrocefalia, 509, 513
Hidroclorotiazida, 769
Hidrocortisona, 779
Hidróxido de alumínio, 784
Hidroxiureia, 794
Hidroxizina, 795
Higroton®, 767
Hiperamonemia, 442
Hipercalcemia, 337, 340
 - manifestações eletrocardiográficas, 338
 - sinais e sintomas, 341
 - tratamento, 342
   -- paratireoidectomia de urgência, 342
Hipercapnia permissiva, 122, 139
Hiperfosfatemia, 344
 - tratamento, 344
Hiperleucocitose, 571
Hipermagnesemia, 346
Hipernatremia, 332
Hiperpotassemia, 565
Hiperproteinorraquia, 679
Hipertensão
 - arterial, 224
 - intracraniana, 604
 - pulmonar, 6, 257
 - renovascular, 230
Hipertermia pós-traumática, 614
Hiperventilação, 610, 612

Hipocalcemia, 339, 342, 565
 - sintomática, 562
 - causas, 343
Hipocapnia, 612
Hipofosfatemia, 345
 - manifestações clínicas, 345
Hipoglicemia, 381
 - causas, 382
Hipoglicorraquia, 679
Hipomagnesemia, 347
Hiponatremia, 334, 335, 566
Hipotensão, 622
Hipotermia, 240, 642, 646
Hipoxemia, 6
Hipóxia, 6
Hixizine®, 795
Hyalozima®, 794
Hydrea®, 794

I

Ibuprofeno, 779
Icaden®, 795
Ilosone®, estolato, 758
Imagem por ressonância magnética, 618
Imipenem, 759
Imipramina, 795
Imosec®, 785
Imunodeficiências
 - primárias, 654
 - secundárias, 654
Imunoglobulina
 - antirrábica, 795
 - varicela-zóster, 795
Imunoglobulina Humana®, 793
Imunossupressão, 325, 451
Imunossupressores, 192
Índice
 - de Horovitz, 164
 - de oxigenacão de Horovitz, 13
Indocid®, 779
Indometacina, 342, 779

Infecções, 646
- do trato respiratório inferior, 548
- do trato urinário, 672
-- prevenção da ITU relacionada ao cateterismo vesical, 673
- liquórica, 516
- relacionadas a cateter intravascular, 660
-- da corrente sanguínea, 660
-- do local de inserção, 660
Inibidor da fosfodiesterase, 36
Inodilatadores, 36
Insuficiência
- adrenal, 543
-- aguda, 652
- cardíaca, 183
-- de alto débito, 183
-- paciente seco e frio, 188
-- paciente úmido e frio, 187
-- paciente úmido e quente, 187
- hepática, 430
-- diagnóstico, 432
-- tratamento, 434
- renal, 77, 282, 562, 565
-- aguda, 277
--- pós-renal, 285
--- pré-renal, 281
--- prognóstico, 290
- respiratória obstrutiva alta, 93
-- alérgicas, 96
-- congênitas, 95, 96
-- infecciosas, 95
-- traumáticas e iatrogênicas, 95
-- tumorais, vasculares e hematológicas, 96
- respiratória, 3
Insulina, 391
- regular, 795
Intal® 2 e 4%, 781
Interferon alfa, 795
Intubação, 120
- indicação, 621
- nasotraqueal, 703
- orotraqueal, 697, 704

IPAP, 158
Ipeca, xarope de N-acetilcisteína, 788
Ipsilon®, 786
Isoconazol, 795
Isoproterenol, 203
Isquemia-reperfusão, 88
Itraconazol, 795
Itramax®, 795
Ivermectina, 795

J

Janela de tempo, 152
Jejunostomia, 410

K

Kanakion®, 787
Kefazol®, 755
Keflin Neutro®, 754
Ketalar®, 772
Klaricid®, 757

L

Label®, 786
Labetalol, 232, 769
Labopurinol®, 790
Lactulona®, 784
Lactulose, 784
Lâminas
- curvas (Macintosh), 701
- de laringoscópio, 56
- retas (Miller), 701
Lamivudina (3TC), 759
Lanexat®, 788
Lanzol®, 784
Lanzoprazol, 784
Laparotomia, 627
Laringites
- estridulosa, 102
- pós-extubação, 105
- viral aguda, 100
Laringomalacia, 96
Lasix®, 769

Lavado broncoalveolar, 667
Leite de Magnésia® 8%, 785
Leptospirose, 688
Lesões
 - axonal difusa, 604
 - pulmonar aguda, 134
Leucemias, 540
 - linfoide
  -- aguda, 572
  -- crônica, 572
 - mieloide
  -- aguda, 572
  -- crônica, 572
Leucostase, 571
Levamisol, 759, 796
Levaquim®, 759
Levetiracetam, 463
Levocarbastina, 796
Levofloxacino, 759
Levophed® 1:1.000, 770
Levosimendan, 247
Lidocaína, 775
Lidocaína 2%, 775
Lidocaína, 59, 202
Listeria monocytogenes, 678
Livostin®, 796
Loniten®, 769
Loperamida, 785
Lopurax®, 790
Lorazepam, 474
Losartana, 796
Losec®, 785
Luftal®, 784

M

Má absorção, 407
Magnésio, 120
 - hidróxido, 785
Magnopyrol®, 773
Malária, 688, 762
Manitol, 442, 610, 612, 769
Manitol® 20%, 769

Manobras
 - de Sellick, 706
 - vagais, 209
Marca-passo externo, 250
Marevan®, 787
Máscara de O_2, 56
Máscara laríngea, 57, 699
Maxcef®, 755
Mebendazol, 759
Medida da PIA, 628
Membrana alveolocapilar, 10
Meningites
 - asséptica, 520, 677
 - bacterianas, 676
  -- complicações, 683
  -- diagnóstico diferencial, 681
  -- sequelas, 683
  -- tratamento antimicrobiano, 682
Meningococcemia, 688
Meningoencefalites virais, 685
Meperidina, 469, 776
Meronem®, 760
Meropenem, 760
Metadona, 470
Meticorten®, 780
Metilprednisolona, 779
Metoclopramida, 785
Métodos dialíticos, 292
Metronidazol, 760
Micafungina, 760
Micofenolato mofetila, 326
Miconazol, 796
Micostatin®, 761
Midazolam, 462, 472, 776
Mielomeningocele, 512
Milrinona, 32, 36, 256, 769
 - efeitos colaterais, 36
 - meia-vida longa, 37
Minerais, 424
Minipress®, 771
Minoxidil, 769

Miocardiopatias 184
- dilatada, 189
- hipertrófica, 189
- restritiva primária, 189
Miocardite, 184
- aguda, 190
-- tratamento, 191
Miodaron®, 766
Mitramicina, 342
Monitorização da pressão intracraniana, 493, 497, 608
Monitorização não invasiva, 268
Monro-Kellie, 605
Morfina, 469, 776
Morte, 482
- encefálica, 482, 485, 615
-- diagnóstico clínico, 486
-- notificação, 499
Mucolíticos, 120
Musculatura acessória, uso de, 114
Mutismo cerebelar, 519
Myambutol®, 774

N

Nalorfina (Cloridrato de Nalorfina), 776
Naloxona, 59, 477, 789
Naprosyn®, 779
Naproxeno, 779
Narcan®, 789
Nebacetin®, 760
Necessidades
- de lipídios, 422
- proteicas, 422
Necrose tubular aguda, 282
Neisseria meningitidis, 677
Nelfinavir, 760
Neomicina, 760
Neo-synefrine®, 768
Nesiritida, 247
Neuleptil®, 796
Neuraminidase, 313

Neurocirurgia, 508
Neutropênico, 542
Nicardipina, 231
Nifedipina, 770
Nimesulida, 780
Nistatina, 761
Nipride®, 770
Nisulid®, 780
Nitrato de prata, 796
Nitrito de amila®, 789
Nitritos, 789
Nitrofurantoína, 761
Nitroprussiato de sódio, 37, 76, 231, 247, 770
Nizoral®, 791
Noradrenalina, 32, 34, 76, 247
Norcuron®, 778
Norepinefrina (Noradrenalina), 770
Novalgina®, 773
Novamin®, 750
Novamox®, 751
Novatrex®, 753
Novocilin®, 750
Nujol®, 785
Nutrição enteral, 403
- administração, 410
- carboidratos, 415
- complicações, 417
- contraindicações, 407
- indicações, 407
- procedimento antirrefluxo, 418
- sistema aberto, 411
- sistema fechado, 411
- tipo de fórmula, 412
Nutrição parenteral, 420

O

Oferta energética e hídrica, 412, 424
Ofloxacin®, 761
Ofloxacino, 761
Óleo mineral, 785
Omeprazol, 785

ÍNDICE REMISSIVO

Ondansetrona, 785
Oseltamivir, 761
Oxacilina, 761
Oxcord®, 770
Óxido nítrico, 142
Oximetria de pulso, 166, 269

P

Palivizumab, 796
Pancurônio, 480, 776
Pantelmin®, 759
Pantomicina®, estearato, 758
Paracentese abdominal, 731, 733
Paracetamol (ver acetaminofeno), 776
Parada
 - cardíaca, 44
 - cardiorrespiratória, 42
 - respiratória, 44
Parainfluenza, 671
Pavulon®, 776
Pediatric Index of Mortality, 738
Pediatric Risk of Mortality, 738
PEEP, 124
 - elevada e recrutamento alveolar, 138
Penicilina G benzatina, 761
Penicilina G cristalina, 761
Penicilina procaína, 762
Pepto-Bismol®, 791
Perfuração intestinal, 455
Periatin®, 791
Periciazina, 796
Permanganato de potássio, 796
Persistência do canal arterial, 261
P_{flex}, 138
PIM, 740
Piperazina, 762
Piridoxina, 463
Pirimetamina, 762
Pizotifeno, 796
Plaquetas, 537
Plasil®, 785
Plasma fresco congelado, 442, 537

PLEDs (descargas epileptiformes periódicas lateralizadas), 686
Pneumocystis jirovecii, 551
Pneumonias, 621
 - associada à ventilação mecânica, 667
 -- precoce, 667
 -- tardia, 667
 -- diagnóstico, 669
 -- tratamento empírico, 669
 - virais, 551
Pneumotórax, 635, 726
 - hipertensivo, 635, 723
Polaramine®, 793
Poliestirenossulfonato de cálcio, 797
Politraumatismo, 652
Ponto de inflexão
 - inferior, 174
 - superior, 138, 174
Posição
 - genupeitoral, 235
 - prona, 139
Potássio, 337, 390, 562
Potencial evocado de tronco encefálico, 493, 494
Prazol®, 784
Prazosina, 771
Prednisolona, 780
Prednisona, 342, 780
Prelone®, 780
Pré-oxigenação, 698
Prepulsid®, 784
Pressão
 - de perfusão cerebral (PPC), 609
 - inspiratória, 154
 - intra-abdominal, 627
 - intracraniana, 442
 - positiva expiratória final (PEEP), 154
Primacor®, 769
PRISM, 738
Procainamida, 59, 202, 771
Pró-calcitonina, 682

Procamide®, 771
Procinéticos, 623
Produtos de degradação da fibrina, 535
Profilaxia
- de meningococcemia, 762
- para trombose venosa profunda, 623
Prometazina, 797
Propafenona, 202
Propofol, 463, 475, 777
Propranolol, 202, 771
Prostaglandina E_1, 770
Prostin®, 770
Proteína C ativada, 535
Prova de hiperóxia", 13
Prozac®, 793
Pseudo-hiperfosfatemia, 344
Pseudo-hipoxemia em pacientes com hiperleucocitose, 573
Pulmicort®, 778
Punção
- de emergência do pneumotórax hipertenso, 724
- intraóssea, 709
- liquórica, 727
- lombar, 681, 727, 728
- suboccipital, 727, 728
- suprapúbica, 730, 731
- torácica de emergência, 724
- ventricular, 727

Q

QT corrigido, 208
Quelicin®, 777
Quemicetina®, 757
Questran®, 792
Quimioterapia, 520
Quinidina, 202

R

Radioterapia, 520
Ranitidina, 786
Rasburicase®, 763
Razão ânion *gap*/bicarbonato de sódio, 357
Reanimação fluídica, 73
Reflexos
- corneopalpebral, 490
- de mergulho, 642
- de tosse e deglutição, 491
- do tronco cerebral, 489
- fotomotor, 490
- oculocefálico, 490
- oculovestibular, 491
Rejeição, 327
- acelerada, 327
- aguda, 327
- crônica, 327
- de transplantes, 652
- hiperaguda, 327
Relação
- inspiratória/expiratória, 152
- ventilação/compressão, 52
- ventilação-perfusão, 7
Renitec®, 767
Resina de troca, 338
Resistências
- das vias aéreas, 4
- pulmonar total, 4
Resolução CFM nº 1.480/97, 503
Respiração de resgate, 50
Ressonância magnética, 493, 496
Ressuscitação, 44
- cardiopulmonar, 44
-- avançada, 44
-- básica, 44
Revectina®, 795
Reversão da anticoagulação, 252
Revivan®, 767
Ribavirina, 762
Rickettsiose, 688
Rifaldin®, 762
Rifampicina, 762
Ritonavir, 762

ÍNDICE REMISSIVO

Rivotril®, 773
Rocefin®, 756
Rocurônio, 480, 777
Rovamicina®, 758

S

Salbutamol, 782
Salmeterol, 797
Sandomigran®, 796
Sangramento refratário à terapia de reposição, 537
Saturação venosa de oxigênio do bulbo jugular, 493, 497
Scabin®, 792
Scaflan®, 780
SCIWORA (*spinal cord injury without radiographic abnormalities*), 617
Secnidal®, 762, 797
Secnidazol, 797
Sedação, 118, 442, 465
 - e analgesia, 611
 - mínima (ansiólise), 465
 - moderada, 465
 - para procedimento, 465
 - profunda, 465
Selo de antibiótico, 666
Sepse, 61, 63, 452, 541, 589
 - grave, 63
 - manifestações clínicas, 69
 - monitorização, 70
 - novas recomendações, 72
 - tratamento, 71
Sequência rápida de intubação, 705, 707
Sequestro hepático, 588
Serevent®, 797
Shaken baby syndrome, 603
Shunt
 - anatômico normal, 8
 - fisiológico, 8
Sibelium®, 793
Síndromes
 - compartimental abdominal, 627, 630

 -- avaliação por imagem, 628
 -- tratamento, 629
 - da criança sacudida, 603
 - da resposta inflamatória sistêmica, 62, 82
 - da secreção inapropriada do hormônio antidiurético, 129, 566, 615, 684
 -- diagnóstico, 130
 -- tratamento, 131
 - de abstinência, 466
 - de baixo débito cardíaco, 244
 -- hormônio tireoidiano, 247
 - de desconforto respiratório agudo (SDRA), 8
 - de lesão medular, 617
 - de lise tumoral, 541, 560
 - de Reye, 439
 -- tratamento, 442
 - de Wolff-Parkinson-White, 199
 - do ácido transretinoico, 573
 - do anticorpo antifosfolipídio, 599
 - do bebê chacoalhado, 603
 - do desconforto respiratório agudo, 134, 644
 -- aspectos clínicos, 137
 -- fisiopatologia, 135
 -- secundária ao afogamento, 638
 -- tratamento, 137
 - do mediastino superior, 540, 555
 - febris íctero-hemorrágicas agudas (SFIHA), 688
 - hemoliticourêmica, 311
 -- tratamento, 315
 -- prognóstico, 317
 - hiperglicêmica hiperosmolar, 397
 - perdedora de sal cerebral, 567
 - torácica aguda, 579
Sistema
 - cardiovascular, 645
 - neurológico, 645
 - renina-angiotensina-aldosterona, 230
Sódio, 332
 - corrigido, 388

Soluções
- hipertônicas, 442
- salina a 3%, 612
SoluCortef®, 779
Solu-Medrol®, 779
Sondas pós-pilóricas, 410
Sorcal®, 797
Sotalol, 203
Spidufen® gotas, 779
Staficilin-N®, 761
Staphylococcus aureus, 666
Streptococcus pneumoniae, 313, 677
Subluxação, 617
Substituição hepática, tecnologias de 438
Substituição renal, 256
Succinilcolina, 479, 777
Sucralfato, 786
Sulfadiazina, 797
Sulfadiazina prata, 797
Sulfametoxazol (S) + trimetoprima (T), 763
Sulfato de magnésio, 782
Superfície corporal, 288
Suplementos
- enterais, 414
- nutricionais, 417
- orais, 414
Surfactante, 142
Suxar®, 782
Swelling, 604, 610
Synagis®, 796

T

Tacrolimus, 326, 451
Tagamet®, 783
Talofilina®, 782
Tamiflu®, 761
Tamponamento cardíaco, 252, 558, 636
Taquiarritmias
- tratamento, 209

Taquicardias
- atrial, 201
-- ectópica, 201
- juncional ectópica, 204
- por reentrada atrial, 199
- por reentrada nodal, 200
- sinusal, 198
- supraventricular, 198
- ventricular, 205
-- fascicular, 207
-- monomórfica idiopática, 206
-- polimórfica, 207
Técnica de Seldinger modificada, 714
Tecnid®, 762, 797
Tegretol®, 772
Tempo
- de enchimento capilar, 267
- inspiratório, 152
Tensuril®, 767
Teofilina, 782
Teolong®, 782
Tequin®, 758, 794
Terapia de substituição renal, 290
Terbutalina, 783
Teste
- de Allen modificado, 717
- de apneia, 492
Tetania, 342
Tetralogia de Fallot, 233
Thionembutal®, 777
Tianfenicol, 797
Tienan®, 759
Tiopental sódico, 777
Tiopental, 462, 476
Tireotoxicose, 652
Tobramicina, 763
Tofranil®, 795
Tolerância, 466
Tomografia computadorizada, 493, 618
- de crânio, 495, 681
- por emissão de pósitrons, 493, 497
Tônus simpático, 622
Topiramato, 464
Toracocentese, 723

Tórax instável, 634
Torsades de pointes, 207
Toxina do tipo Shiga, 312
Toxoplasmose, 762
Tramadol, 471
Transfusion Related Acute Lung Injury (TRALI), 548
Transfusões, 652
Transplante
- hepático, 437, 444
-- indicações, 445
-- complicações, 452
-- cuidados pré-transplante, 445
-- disfunção do enxerto, 452
-- não função primária do enxerto, 453
-- rejeição, 453
-- complicações vasculares, 454
- renal, 319
Transporte de oxigênio, 22
Transposição das grandes artérias, 233
Traqueíte bacteriana, 101
Traqueomalacia, 97
Trato biliar
- complicações, 454
- hemorragia, 455
Traumatismos
- abdominal fechado, 624
-- avulsão de delgado, 628
-- cirurgia de controle de danos, 625
-- indicações de cirurgia, 625
-- lesões, 628, 629
--- de delgado, 628
--- duodenal, 628
--- pancreática, 628
--- tardias pós-traumáticas, 628, 629
-- pseudocisto, 628
- cervicais, 617
-- com lesão medular, 617
--- com subluxação, 617
--- fraturas, 617
-- sem lesão medular, 617
-- transecção medular completa, 617
- cranioencefálico, 603
-- afundamento de crânio, 606
-- complicações, 615
-- lesão secundária, 604
-- penetrante, 606
-- terapia hiperosmolar, 611
-- tratamento, 611
- medular, 617
-- anterior, 617
-- central, 617
- raquimedular, 616
-- avaliação e cuidados iniciais, 618
--- exames, 618, 619
---- de imagem, 618
---- físico, 619
-- manejo hemodinâmico, 622
- torácico, 632
-- fechado, 633
-- penetrante, 633
Tretinoína (ácido transretinoico), 798
Triagem nutricional, 404
Tromboembolismo
- arterial, 598
- pulmonar, 652
Tromboflebites, 652
Trombose
- de seio venoso, 598
- venosa profunda, 591, 597
Tronco arterioso, 233
Tryptanol®, 790
Tubo com *versus* sem *cuff*, 701
Tylenol®, 772
Tylex®, 773

U

Unasyn®, 752
Urato-oxidase recombinante, 763
Urato-oxidase não recombinante, 564

V

Valium®, 773
Valpakene®, 772

Valproato (ver Ácido valproico), 777
Vancocina®, 764
Vancomicina, 764
Varicella zoster, 749
Vasoconstrição cerebral, 612
Vasopressina, 37
Vecurônio, 480, 778
Veia
 - femoral, 711
 - jugular externa, 711
 - jugular interna, 712
 - subclávia, 713
Ventilação, 49
 - com baixo volume corrente, 137
 - de alta frequência por oscilação (VAFO), 139
 - espontânea, 44
 - mecânica, 21, 75, 621
  -- complicações associadas, 155
  -- invasiva, 144
   --- ciclada, 145
   --- complacência, 144
   --- frequência, 145
   --- limitada, 145
   --- resistência, 145
   --- tempo de resposta, 154
  -- modalidades de, 149
   --- assistida, 149
   --- assistida-controlada, 150
   --- com pressão de suporte, 151
   --- controlada, 149
   --- intermitente mandatória sincronizada, 150
   --- mandatória intermitente, 150
   --- pressão positiva contínua nas vias aéreas, 151
  -- sensibilidade de disparo, 154
 - pulmonar invasiva
  -- pressão controlada, 147
  -- variável basal, 149
  -- variável de ciclo, 149
  -- variável de controle, 146
  -- variável de disparo, 148
  -- variável de fase, 147
  -- variável de limite, 148
  -- volume controlado, 147
 - pulmonar mecânica, 132
Veracoron®, 771
Verapamil, 203, 771
Vfened®, 764
Vias aéreas, 48
 - manejo das, 620
Vibramicina®, 758
Virazole®, 762
Vírus
 - da imunodeficiência humana, 654
 - da influenza, 671
 - sincicial respiratório, 671
Vitamina K, 787
Vitaminas e oligoelementos, 426
Vodol®, 796
Volume corrente, 153
Volutrauma, 136, 155
Voriconazol, 764

W

Warfarina, 787
Warfarina sódica, 596

X

Xarope de KCl a 6%, 340
Xylocaína®, 775
Xylocaína®, sem vasoconstritor a 2%, 775

Z

Zaditen®, 781
Zentel®, 750
Zidovudina, 764
Zilopur®, 790
Zinacef®, 757
Zinnat®, 757
Zitromax®, 753
Zofran®, 785
Zolben®, 750
Zovirax®, 749
Zylium®, 786
Zyloric®, 790